U0380386

生殖医学实验室诊断

主 编 陆金春

东南大学出版社
SOUTHEAST UNIVERSITY PRESS
·南京·

内容简介

生殖医学的快速发展与实验室诊断密不可分。《生殖医学实验室诊断》力求以"全""新""细""实用"为目的,对目前评估男女生育力的各项检测项目、规范化路径及质量管理体系,精子、卵子和胚的制备、质量评估、冷冻及复苏技术,以及生殖医学相关的科研技术及应用、实验室安全及与临床沟通等内容进行了详细阐述,其中包括许多教科书和文献中读者无法获取的编者的临床经验。《生殖医学实验室诊断》可为从事生殖医学实验室工作的专业技术人员提供指导,并对我国生殖医学的发展起一定推动作用。

图书在版编目(CIP)数据

生殖医学实验室诊断 / 陆金春主编 . — 南京:东南大学出版社,2020.8
ISBN 978-7-5641-9061-3

Ⅰ . ①生… Ⅱ . ①陆… Ⅲ . ①生殖医学 - 实验室诊断
Ⅳ . ① R339.2

中国版本图书馆 CIP 数据核字(2020)第 149059 号

生殖医学实验室诊断

出版发行	东南大学出版社
社　　址	南京市玄武区四牌楼 2 号(邮编:210096)
出 版 人	江建中
责任编辑	张　慧
经　　销	全国各地新华书店
印　　刷	南京工大印务有限公司
开　　本	787mm×1092mm　1/16
印　　张	36.5
字　　数	820 千字
版　　次	2020 年 8 月第 1 版
印　　次	2020 年 8 月第 1 次印刷
书　　号	ISBN 978-7-5641-9061-3
定　　价	150.00 元

东大版图书若有印装质量问题,请直接与营销部联系。电话(传真):025-83791830

《生殖医学实验室诊断》
编委会

主　编　陆金春

副主编　梁元姣　李宏军　夏欣一　史轶超　招　霞　刘凯峰

编　者（按拼音顺序）

主编简介

陆金春，主任技师，博士，东南大学附属中大医院生殖医学中心副主任、实验室主任，国家卫健委计划生育与优生重点实验室客座研究员。首届江苏卫生拔尖人才。

以第一作者或通讯作者发表学术论文 130 余篇，其中 SCI 论文 20 余篇。担任《中国男性生育力规范化评估专家共识》等 8 部专著主编，担任 4 部专著副主编，参编专著 16 部。获江苏省医学科技奖一等奖 1 项，全军科技进步二等奖 1 项，武警部队科技进步二等奖 2 项，武警部队医疗成果三等奖 2 项，国家发明专利 3 项。

现任中国性学会生殖检验分会主任委员，中国性学会妇幼保健男科分会常委，中国医师协会生殖医学专业委员会生殖男科学组委员，中华医学会男科学分会男性生殖与不育学组委员，中国妇幼保健协会辅助生殖技术监测与评估专业委员会精子库与生殖男科学组委员，世界中医药学会联合会男科专业委员会第四届理事会常务理事，江苏省妇幼健康研究会生殖健康服务专业委员会委员，《中华男科学杂志》编委，《临床检验杂志》常务编委等。

前　言

自 1978 年全球首例试管婴儿在英国诞生以来，我国的生殖医学也取得了长足发展。1986 年我国生殖医学的开创者卢慧霖教授结合自己的实践经验出版了《人类生殖与生殖工程》一书，对我国生殖医学临床和科研工作的开展起到了巨大的指导和推动作用；1988 年，在张丽珠教授带领下，我国首例试管婴儿在北京大学附属第三医院成功进行接生手术，标志着我国生殖医学发展达到国际水平；1996 年应用卵细胞质内单精子注射（ICSI）技术获得的我国首例第二代试管婴儿诞生于广州中山医科大学附属第一医院，仅比全球首例第二代试管婴儿（1992 年诞生于比利时）迟了 4 年；2000 年应用植入前遗传学诊断（PGD）技术获得的我国首例第三代试管婴儿亦在广州中山医科大学附属第一医院顺利诞生。在随后的十多年里，我国生殖医学发展迅猛，辅助生殖技术水平基本与国际同步发展。2016 年我国二孩政策全面放开，许多医疗机构相继建立生殖中心，我国生殖医学的发展迎来了又一个春天。

生殖医学的快速发展与实验室诊断密不可分。最近几年，随着世界卫生组织（WHO）《人类精液检查与处理实验室手册》第 5 版的出版，精液分析的标准化进一步受到重视，质量控制和质量管理已成为实验室诊断的核心。一些新的检测项目不断出现，一些准确性更高的检测方法替代了原有的方法，体外操作处理对精子、卵子和胚胎质量的影响更受重视，生殖医学实验室诊断已成为生殖医学发展的重要推动力。《生殖医学实验室诊断》正是在这样的背景下应运而生的。

《生殖医学实验室诊断》的编写原则是，注重"全""新""细"。"全"就是包含生殖医学实验室诊断的几乎全部内容，不仅有评估男、女生育力的各项检测项目，亦有精子、卵子和胚的制备、质量评估、冷冻及复苏技术，还有生殖医学相关的科研技术及应用、实验室安全及与临床的沟通等内容；"新"就是包含目前生殖医学实验室最新的检测方法和技术、最新的诊疗路径和质量控制措施；"细"就是每一个检测项目和技术阐述详细，不仅有背景资料、基本原理、具体操作步骤，亦有针对同一项目不同检测方法的评价以及质量控制措施，还有每个检测项目的临床意义及新技术的临床应用示例，其中包括许多读者从教科书和文献中无法获取的编者的临床经验。

相信《生殖医学实验室诊断》的出版能够为从事生殖医学实验室工作的专业技术人员提供指导，并可能对我国生殖医学的发展起一定推动作用。应该说，生殖医学实验室诊断技术及临床应用还远没有达到尽善尽美，我们未来还要不断地探索和改进，为人类生殖医学的发展做出贡献。

编　者

目　录

第一章 男性生殖系统的解剖与生理

男性生殖系统是男性产生精子、维持男性性征的功能结构系统。作为生殖医学实验室工作人员，了解男性生殖系统的基本解剖结构与生理活动很有必要，因为这样可以更准确理解男科实验室各项检测指标，从而更好地服务于临床，做好患者的解释工作。

第一节 男性生殖系统的解剖

男性生殖系统由内、外生殖器两部分组成（图 1-1）。内生殖器包括睾丸、输精管道和附属性腺。其中，睾丸又称为生殖腺，是产生精子和分泌雄性激素的场所；输精管道是将精子排出体外的一条迂回曲折的管道，具有促进精子成熟，营养、贮存和运输精子的作用，包括睾丸生精小管汇合成的睾丸网、睾丸输出小管、附睾、输精管、射精管和尿道；附属性腺包括前列腺、精囊腺和尿道球腺，它们的分泌物是构成精液的主要组分。外生殖器包括阴茎和阴囊。

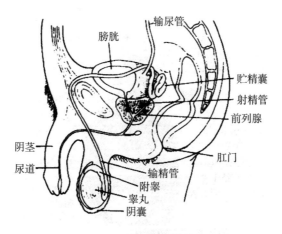

图 1-1 男性生殖系统的组成

一、睾丸

睾丸为微扁的椭圆体，左右各一，是一对实质性器官（图 1-2）。表面光滑，前缘游离，后侧与附睾相连，由精索悬于阴囊内，左侧睾丸较右侧略低。成年人睾丸长约 4 ~ 5 cm，宽约 2.5 cm，前后径约 3 cm，重约 10.5 ~ 14.0 g。临床体检常以睾丸容积作为衡量男性生殖功能的一项参考指标，一般认为成年男性睾丸容积小于 12 ml，提示睾丸功能不良。

睾丸表面覆盖睾丸被膜，其由外向内依次为鞘膜、白膜和血管膜。鞘膜有脏层和壁层之分，鞘膜脏层又称睾丸外膜，几乎覆盖着整个睾丸，在睾丸后缘处，脏层反折紧贴于阴囊的内表面，形成阴囊最内层即鞘膜壁层。鞘膜脏、壁层之间存在鞘膜腔，正常时腔内有少量浆液，有利于保持鞘膜腔的润泽及睾丸在阴囊内的自由滑动，病理情况下，鞘膜腔内液体增多即形成睾丸鞘膜积液。鞘膜脏层之下为一坚实致密的纤维膜即白膜，其对睾丸实质具有保护功能，在睾丸后缘白膜特别增厚，形成睾丸纵隔，并由此分出许多纤维组织隔膜深入睾丸实质，将睾丸分成 200 ~ 300 个长锥形的睾丸小叶，每个小叶内有 1 ~ 4 条弯曲细长的生精小管（以往参考书中亦称为曲细精管、曲精小管，现统一为生精小管）。生精小管的上皮细胞是产生精子的基地，它由多层生精细胞和支持细胞所组成。生精小管在接近睾丸纵隔时汇成一条短而直的直细精管（又称直精小管或精直小管），其管壁上皮为单层立方或矮柱状，无生精细胞。各小叶的直细精管再向上侧汇合进入睾丸纵隔，形成睾丸网，其由单层立方上皮组成，管腔大而不规则。睾丸网再发出 10 ~ 15 条睾丸输出小管，穿过白膜进入附睾头。睾丸被膜的最内层为血管膜，是一层富含血管的疏松结缔组织。血管膜向睾丸内部延伸，则与睾丸小叶内生精小管间的睾丸间质相延续。其间的血管来自睾丸动脉及伴行的静脉分支，与睾丸实质的代谢循环和调节睾丸内温度密切相关。

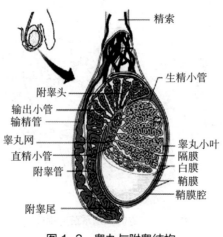

图 1-2 睾丸与附睾结构

生精小管是男性生殖细胞分裂增生和分化发育的场所。成年男性的生精小管直径150～250 μm，壁厚60～80 μm，每条小管拉直后长约30～80 cm，一侧睾丸的生精小管总长度可达250 m。生精小管管壁由生精上皮和界膜组成，中间为不规则的生精小管腔（图1-3）。界膜是一种特殊的复合结构。紧贴生精上皮的是基底膜，其富含糖蛋白，有很强的抗原性，由肌样细胞分泌。向外依次为内无细胞层（含胶原纤维、糖蛋白及透明质酸等）、内细胞层（由数层不连续的肌样细胞组成，其具有收缩、生成纤维蛋白和屏障功能，肌样细胞收缩有助于精子排出）、外无细胞层（与内无细胞层一样，亦含胶原纤维、糖蛋白及透明质酸等）和外细胞层（含成纤维细胞和纤维，外与间质成分相接触）。界膜不仅是血-睾屏障的重要组分，而且对睾丸精子的排放具有重要作用。

生精小管之间的疏松结缔组织称为睾丸间质，除含有血管、淋巴管、神经，以及成纤维细胞、巨噬细胞、肥大细胞外，还含有一种合成和分泌雄激素的特殊细胞，即 Leydig 细胞，又称睾丸间质细胞。睾丸内的血液供应主要来自起源于腹主动脉的睾丸动脉和起源于腹壁下动脉的提睾肌动脉。静脉回流形成蔓状丛，经腹股沟管于内环处形成精索静脉，左侧者呈直角入肾静脉，右侧者于肾静脉下方斜行入下腔静脉。睾丸的淋巴十分丰富，经腹股沟管引流至腰淋巴结。分布于睾丸的神经为睾丸丛，由交感神经和副交感神经组成。

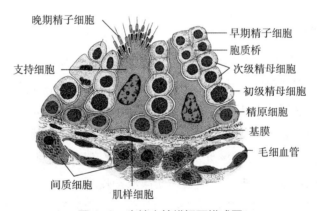

图 1-3　生精小管横切面模式图

生精上皮由生精细胞和支持细胞组成。支持细胞又称 Sertoli 细胞。光镜下支持细胞轮廓不清，胞核较大，直径约9～12 μm，呈三角形或不规则形，染色质稀疏，着色浅，细胞核内有1～2个非常明显的核仁及附着于外面的核仁外周体。胞质着色较浅，除含一般细胞器外，还含有脂滴、糖原颗粒、黑色素颗粒、类晶体、空泡等。支持细胞基部紧贴基膜，顶端伸至腔面，侧面和腔面有许多不规则凹陷，内镶嵌各级生精细胞，其外形随嵌入的生精细胞变化而变化。生精细胞由管周至管腔约有5～8层，依次为精原细胞、初级精母细胞、次级精母细胞、精子细胞和精子。

二、附睾

附睾附着于睾丸的上缘及后缘，为一对长而扁圆形的器官，表面有鞘膜和白膜覆盖（图1-2）。附睾分为头、体、尾三部分。头部膨大，位于睾丸上极，由10~15条输出小管盘曲而成，输出小管的上皮由单层高柱状纤毛细胞与低柱状无纤毛细胞相间排列而成，故管腔的腔面起伏不平。高柱状细胞有分泌功能，其上的纤毛摆动及管周平滑肌的收缩作用，可形成睾丸网至附睾管内的液体流，将精子输送到附睾管；低柱状细胞含大量溶酶体及吞饮小泡，有吸收和消化管腔内物质的作用。附睾管是一长而弯曲的管道，长约4~6 m，构成了附睾体和附睾尾，体部位于睾丸后部，尾部位于睾丸下极。附睾管的管壁主要由高柱状细胞（又称主细胞）和基底细胞构成，尚可见少量晕轮细胞和狭细胞。柱状细胞游离面有细长的微绒毛，又称静纤毛；基底细胞体积小，贴近基膜，管周有薄层平滑肌。附睾管腔面整齐，腔内充满分泌物和精子。在弯曲的附睾管之间有纤毛组织和蜂窝组织。附睾尾向上弯曲延伸为输精管。

附睾不仅是精子运行的管道，而且是精子贮存和成熟的场所，精子通常在附睾内停留5~25 d，通过附睾分泌物的压力、附睾的收缩以及精子本身的活动力，精子被运送向前到达输精管。附睾的血液供应、神经和淋巴的来源与睾丸相同。

三、输精管道

输精管道包括输精管、射精管和尿道。输精管起始于附睾尾，沿睾丸后缘上行，经阴囊根部皮下进入腹股沟管，至内环处绕过腹壁下动脉，呈袢状于腹膜外沿盆壁向外、向下行，然后折向内跨越输尿管下缘，于输尿管与膀胱之间向正中走行，其末端膨大扩张形成输精管壶腹，最后与精囊腺管相汇合。输精管行程长而复杂，按其解剖部位可分为睾丸部、精索部、腹股沟部和盆部。睾丸部是起始段，在平附睾头的高度处进入精索。精索部走行于精索内，稍显迂曲，向上出阴囊，至腹股沟皮下环。此段位置表浅，可以用手摸到，为坚实的圆索状物，是进行输精管结扎的部位。腹股沟部为腹股沟管浅环至深环间的一段。盆部的一段最长，约15~16 cm，为沿盆壁行走至与精囊腺汇合的一段。输精管壶腹、精囊腺和直肠之间有膀胱直肠筋膜相隔。

射精管是输精管壶腹末端与精囊腺排泄管汇合后形成，很短，约2 cm长，管壁很薄，位于前列腺底的后方，斜穿前列腺实质，开口于尿道前列腺部前列腺小囊的两侧。射精管黏膜为柱状上皮，外为菲薄的肌层，内层为内纵行肌，外层为外环形肌，肌层外为纤维层。其肌纤维受肾上腺素能神经支配，性高潮时激发肌纤维做同步的节律性强烈收缩，促使精液喷出。

输精管的精索部有一特殊结构称为精索，其由输精管和伴行的动脉、静脉、神经和淋巴管等被一结缔组织包裹形成，为一柔软的圆索状物，活动度大，易触摸到。精索是在胚胎时期，睾丸由腹腔下降至阴囊过程中形成的。精索中的动脉有睾丸动脉、输精管动脉及提睾肌动脉；静脉为蔓状丛；神经有股生殖神经生殖支和睾丸丛。精索内有提睾肌。精索对生殖功能的维持具有重大意义，它可为睾丸、附睾、输精管提供血液循环、淋巴回流和神经支配，保护睾丸免受损害，保证睾丸具有 34 ℃左右的低温生精环境。

四、附属性腺

男性附属性腺主要包括前列腺、精囊腺和尿道球腺，现分别介绍其解剖结构特点。

1　前列腺

前列腺是男性附属性腺中最大的一个实质性器官，外形似栗子，上端稍宽大，称底部，与膀胱相连接，尖向下，抵尿生殖膈上筋膜，背面与直肠邻近，前面有膀胱颈与之相接，尿道穿行而过，后部有左、右射精管贯穿其中。前列腺质坚实，色淡红稍带灰白。成年男性前列腺纵径约 3 cm，横径约 4 cm，前后径约 2 cm，重约 20 g。前列腺由腺体及肌肉纤维组织组成，腺体约占 70%，由柱状上皮组成，肌肉组织约占 30%，为前列腺的支架组织。

依据前列腺包绕尿道的结构关系，可将前列腺分为前、中、后、左、右五叶。前叶仅为尿道与侧叶间的狭小区，此叶多退化，腺泡少，临床无重要意义；中叶位于尿道后面及两侧射精管和后叶之间；后叶位于两侧射精管的后面，直肠指检摸到的即此叶；左、右两侧叶位于尿道两侧，范围较大。其中，中叶和左、右两侧叶的临床意义较大，老年人容易发生肥大，压迫尿道后易发生排尿困难或尿潴留。实际上各叶之间并无明显界限，也有人将前列腺分为中央带、边周带和过渡带，在两个射精管与尿道内口至精阜周围之间的前列腺组织称为中央带，在中央带周围的腺体称边周带。两带之间有明显的界限：中央带腺管分支复杂，细而密，上皮细胞密集；边周带腺管分支粗而简单，上皮细胞较稀疏。中央带好发前列腺增生，边周带好发前列腺癌。在精阜近端的尿道周围有一部分组织，称为过渡带，约占前列腺的 5%，这部分组织可能是前列腺增生的发源地。前列腺在尿道的前面为肌肉纤维组织，在精阜近端，平滑肌加强，称为前列腺前括约肌，可能具有防止逆行射精的作用。

前列腺的结构与年龄有密切关系。10 岁以前，前列腺很小，无真正的腺管，仅有胚芽；10 岁左右，腺管在胚芽的基础上，上皮细胞开始增生，形成腺管；至青春期迅速发育成腺泡，同时纤维肌肉支架组织也增多；30 岁左右时，腺泡内的上皮组织向腺泡内折叠，使腺泡变得复杂；从 45 ~ 50 岁开始，折叠于腺泡内的上皮组织开始消失，前列腺开始退化，但位于过渡带及尿道周围的腺体开始增生，边周带被压迫而萎缩。

2　精囊腺

精囊腺左右各一，位于膀胱和直肠之间，前列腺上方，输精管壶腹的外侧。精囊腺长约 4 ~ 5 cm，宽约 2 cm，容积约 4 ml。新生儿精囊腺小如短棒，表面光滑，结节也不明显；青春期迅速增大，呈囊状；老年人随性功能衰退而缩小，囊壁变薄。正常状态下，精囊腺腔内充满淡黄色胶性液体，是精液的主要成分之一，对精子的存活起重要作用。

精囊腺为一高度迂曲的囊性结构，由黏膜、肌层和外膜组成。黏膜包括假复层柱状上皮和富于弹性纤维的固有层，黏膜向腔内突起形成高大的皱襞，皱襞又彼此融合，将囊腔分隔成许多彼此通连的小腔，大大增加了黏膜的分泌表面积；肌层薄，分内环、外纵两层平滑肌；外膜为疏松结缔组织，盖有腹膜间皮。

3 尿道球腺

尿道球腺左右各一，为一对豌豆大小的球形腺体，位于尿生殖膈上下筋膜之间的会阴深囊内，膜部尿道的两侧，属复管泡状腺。腺的间质中有平滑肌和骨骼肌纤维，腺上皮为单层立方或柱状，腺泡分泌黏液于射精前经细长排泄管排入尿道球部，起润滑尿道的作用，分泌物本身亦是精液的一部分。

五、阴茎

阴茎为男性的性器官，未勃起时呈圆柱状，长 4~7 cm，勃起时呈三棱形圆柱状，长度可增加一倍以上。阴茎分为根部、体部及头部。根部固定，位于会阴部；头部膨大呈圆锥形；头部与体部的交接部较细，为颈部，通常称为冠状沟。

阴茎由 3 个海绵体组成，均为勃起组织，背部有 2 个海绵体于会阴部向左右两侧分开，通过阴茎脚固定在两侧耻骨支上；1 个尿道海绵体位于两个阴茎海绵体在腹侧形成的沟内，末端膨大，形成阴茎头，后端与尿生殖膈相连，尿道贯穿于海绵体内。勃起组织是以具有大量不规则血窦为特征的海绵状组织，血窦彼此通连，血窦之间是富含平滑肌纤维的结缔组织小梁。一般情况下，流入血窦的血液很少，血窦呈裂隙状，海绵体柔软。当大量血液流入血窦时，血窦充血而膨大，白膜下的静脉受压，血液回流受阻，海绵体变硬，阴茎勃起。阴茎血窦内皮细胞能释放多种使平滑肌细胞舒张的物质，统称内皮舒张因子，一氧化氮（NO）是其中之一，可促使螺旋动脉的平滑肌细胞舒张，引起血管扩张，血窦充血。

每个海绵体之外有一层较为坚韧的纤维膜包围，称为白膜；海绵体之间的白膜融合成隔膜。白膜结构坚韧，具有限制海绵体及其内的血窦过分扩张的作用。白膜之外为深阴茎筋膜，又称 Buck 筋膜，其包裹背深静脉、背动脉和背神经；Buck 筋膜之外为浅阴茎筋膜，与阴囊的肉膜相连，阴茎的背浅静脉在此层之下（图 1-4）。

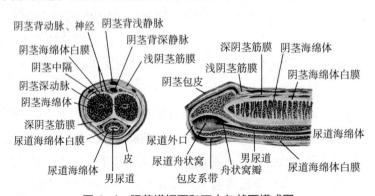

图 1-4　阴茎横切面和正中矢状面模式图

阴茎由两个韧带支撑：阴茎系韧带和阴茎悬韧带。阴茎系韧带由腹白线向下延续而成，于耻骨联合下方，在阴茎部分为左右两叶，将阴茎包围，在阴茎腹侧两叶又融合在一起，向下延续称为阴囊的隔膜；阴茎悬韧带在阴茎系韧带的深面，呈三角形，附着于耻骨联合前上方，可使阴茎在勃起时维持正常姿势，切断该韧带将导致阴茎勃起时成角减小。

阴茎皮肤薄而柔软，与下腹壁皮肤相延续，延展到阴茎头时在冠状沟处折叠附着形成包皮，包皮在尿道口的下方形成皱襞，与阴茎头部相连，为系带。阴茎皮肤可在勃起组织表面自由滑动。

阴茎是一个血液循环十分丰富的器官。血液供应主要来自阴茎深动脉、球部动脉和尿道动脉，阴茎深动脉入阴茎海绵体，为海绵体动脉；球部动脉供应球海绵体肌和尿道海绵体近侧端血液；尿道动脉供应尿道的血液。阴茎静脉回流主要有三条，即海绵体静脉、阴茎背深静脉和阴茎背浅静脉。海绵体静脉引流海绵体血流，并经旋静脉与阴茎背深静脉相吻合；阴茎背深静脉引流阴茎头及海绵体血流至前列腺静脉丛；阴茎背浅静脉引流包皮和阴茎皮肤的血流入外阴静脉。阴茎的神经主要是阴茎背神经和海绵体神经。阴茎背神经分布于阴茎皮肤、包皮及阴茎头，主要传递阴茎头和阴茎皮肤的感觉；海绵体神经由阴茎脚进入双侧阴茎海绵体和尿道海绵体，并在勃起组织中形成一个精细的神经网络，有交感神经和副交感神经，从而调控阴茎勃起。

六、阴囊

阴囊位于阴茎及耻骨联合的下方，由外向内依次为皮肤、肉膜、精索外筋膜、提睾肌、精索内筋膜及鞘膜。皮肤薄而柔软，颜色深暗，富含汗腺。浅阴茎筋膜（Colles 筋膜）延续至阴囊时，称为肉膜，它是阴囊的皮下组织，内含平滑肌纤维。平滑肌在寒冷时收缩，使阴囊皮肤形成许多皱褶而变厚，温暖时松弛，阴囊皮肤舒张而变薄，从而调节阴囊内的温度，以适应精子的正常发育。肉膜在正中线向深部发出突起，形成阴囊中隔，将阴囊分为左右两个囊腔，同侧睾丸、附睾及下段精索位于相应的囊腔内。精索外筋膜极其菲薄，由腹外斜肌腱膜向下延续而成。提睾肌是一层薄弱的横纹肌，由腹内斜肌向下延续而成。精索内筋膜是一层十分薄弱的纤维膜，由腹横肌延续而成，如果止于腹股沟内环，则该筋膜缺如。鞘膜将睾丸包裹，分为壁层和脏层，两者之间有许多浆液，起润滑作用。胚胎时期，腹膜随着睾丸下降呈囊状，称为鞘状突，出生前该囊腔于内环至睾丸之间闭锁，睾丸仍呈囊状，形成鞘膜。若鞘状突未闭锁，即形成交通性鞘膜积液或先天性腹股沟疝。

阴囊血供极其丰富而阴囊又十分松弛，因此手术时止血必须彻底，否则可产生阴囊巨大血肿。阴囊前部的血供由股动脉的分支外阴动脉供给，后部由阴囊内动脉分支供给，精索外动脉及精索内动脉分支亦向阴囊供血，静脉回流至同名静脉及阴茎背静脉。阴囊淋巴引流至腹股沟浅、深淋巴结。阴囊的神经支配，前壁为髂腹股沟神经及腹生殖神经分支，后壁为阴部神经分支。

第二节　男性生殖系统的生理

男性生殖系统的生理主要包括睾丸的生理、附睾的生理及附属性腺的生理。睾丸是精子发生的场所，附睾具有贮存和促进精子成熟和排放的功能，而附属性腺的分泌物是组成精液的主要成分，对精子获能和维持精子正常活动能力具有重要作用。生殖生理活动是在神经系统与内分泌腺的控制调节下，有规律地顺序而协调地进行的，如果有意识地阻碍或干扰任何一个生理环节，即可影响正常的生育能力而达到控制生育的目的。

一、睾丸的生理

青春期的睾丸主要有两大生理功能：精子的发生和雄性激素的合成，前者在生精小管中完成，后者由间质中的 Leydig 细胞合成和分泌。生精小管中的生精上皮是精子发生的基地，生精上皮由生殖细胞和支持细胞组成，生殖细胞包括精原细胞、初级精母细胞、次级精母细胞、精子细胞和精子。生精小管壁和支持细胞间的复合连接是血-睾屏障的主要结构，对保证精子的正常发育十分重要。

1　睾丸的发育历程

睾丸的生理功能随年龄不同而有演变和盛衰。睾丸的发育历程一般分为胎儿期、青春前期、青春期和老年期。

胎儿期：第 6 周的胎儿有原始性腺，但没有两性的差异；第 7 周时，原始性腺开始分化，皮质层萎缩代之以结缔组织，而髓质层显著发育；第 8 周时开始出现间质细胞，并有合成睾酮的功能，同时中肾管（即沃尔夫管）开始发育成男性副性器官——附睾、输精管、精囊等，而向女性发育的中肾旁管（米勒管）开始退化。胎儿的原始性腺是分化为睾丸还是卵巢，主要决定于原始生殖细胞和生殖腺嵴细胞膜上有无组织相容性 Y 抗原（即 H-Y 抗原），产生 H-Y 抗原的基因位于 Y 染色体的短臂上。如果个体具有 Y 染色体，其原始性腺分化为睾丸，其间的间质细胞分泌的雄激素促使中肾管发育，而支持细胞分泌抗中肾旁管激素，抑制米勒管发育，使其退化。

青春前期：睾丸在 8 岁以前基本上无变化，其后生精小管管径逐渐增大，至 10 岁时，这种变化更为明显，青春前期的生精小管中已可见支持细胞和生殖细胞。

青春期：青春期的性成熟经历 3 个阶段。第 1 阶段在 9～12 岁，可分为三期：第一期，睾丸内分叶明显，但生精小管仍然很细，腔内有少量未分化细胞，管壁组织未分化，间质组织内只有嗜酸性物质；第二期，间质组织明显出血，出现第 2 代间质细胞，胞质内富含脂质和抗坏血酸；第三期，生精小管进一步发育，管径增大，腔内可见精原细胞、精母细胞和少量支持细胞，生精小管壁分化，可见基底膜和固有层。第 2 阶段在 12～15 岁，生精小管管径显著增大，腔内有精子细胞，偶见精子，支持细胞进一步发育，间质内成熟间质细胞显著增多。第 3 阶段在 15～17 岁，睾丸的结构基本上与成人相同。

老年期：一般来说，老年人的生精小管管腔扩大，有的管腔呈玻璃样硬化变性，间质细胞也有变性，胞质内有较多的色素沉着，对促性腺激素不敏感，雄激素合成锐减，间质组织内胶原纤维增加。但因人而异，个别 90 岁的老年人的睾丸组织形态学特征仍与青年人一样。

2 各级生精细胞

生精细胞包括精原细胞、初级精母细胞、次级精母细胞、精子细胞和精子。精原细胞经过一系列分化发育发展为精子，在此过程中形成的各级生精细胞其胞质未完全分开，细胞之间有胞质桥相连。各级生精细胞的形态特征及发育分化过程见"配子发生、成熟、受精与分化"一章。

3 支持细胞

支持细胞又称 Sertoli 细胞，分布于生精小管的各级生精细胞之间。人的生精小管每个横断面有 8～11 个支持细胞，其外形不规则，基部紧贴基膜，顶端伸至腔面，侧面和腔面有许多不规则凹陷，内镶嵌各级生精细胞。支持细胞的胞核较大，直径约 9～12 μm，呈三角形或不规则形，染色质呈细网状，有 1～2 个明显的核仁；胞质丰富，有时可见较多空泡。支持细胞内含有多种细胞器：富含滑面内质网和粗面内质网，这是支持细胞合成和分泌类固醇激素和蛋白质分泌物的主要形态学依据；有发达的高尔基复合体，多位于细胞的基底部，为 4～6 层平行排列的扁平膜囊及与之相关的小囊；富含线粒体，形如细管样或盘样嵴，位于核上部胞质中的线粒体与细胞长轴平行，而近基底的则随机分布；还含有溶酶体、脂滴、糖原、微丝和微管等。另外，相邻支持细胞在侧面近基部细胞膜处形成紧密连接，它是构成血 - 睾屏障的主要结构。紧密连接将生精上皮分为基底小室和近腔小室两部分：前者位于基膜和紧密连接之间，内有 A、B 型精原细胞、细线前期或细线期初级精母细胞；后者位于紧密连接上方，与生精小管腔相通，内有初级精母细胞、次级精母细胞、精子细胞和精子。

成年男性睾丸的支持细胞是不分裂的，其数量增加只在出生前和出生后早期进行，这个发育阶段决定了成年男性支持细胞拥有量。支持细胞依赖卵泡刺激素（FSH）、黄体生成素（LH）和睾酮发挥生理效应，并在一定程度上决定了睾丸的生殖能力。支持细胞除了参与血 - 睾屏障外，还有如下功能：① 为生精细胞的分化发育提供适宜的微环境，保护和营养生精细胞。因为生精上皮中没有血管，其营养物质由支持细胞从外周结缔组织血液中转运而来。② 支持细胞中微丝、微管的收缩，可促使生精上皮中生精细胞位置的移动和精子的释放。③ 支持细胞中有多种形态的溶酶体，可以吞噬、消化生精过程中产生的残余小体和发育中退化的生精细胞以及死亡的精子。④ 支持细胞具有内分泌功能，可分泌雄激素结合蛋白（ABP）、抑制素及雌激素等，参与胚胎期的性分化，保证男性生殖器官的正常发育。ABP 为含少量唾液酸的糖蛋白，是雄激素的载体，其与双氢睾酮（DHT）和睾酮有较高的亲和力，而与其他类固醇激素的亲和力较低。生精细胞的发育和成熟需要较高浓度的雄激素，ABP 作为雄激素的载体可把低浓度的雄激素浓缩起来，使生精小管内的雄激素维持在一个可利用的稳定水平，而且，ABP 与 DHT 和睾酮的复合物可随睾网液流入附睾，在附睾内释放睾酮或 DHT，这对精子在附睾内的成熟很重要。支持细胞分泌的抑制素，可抑制垂体前叶合成和分泌 FSH，并可在生精小管内由局部作用而减少精原细胞的有丝分裂。⑤ 支持细胞分泌的液体是组成睾网液的一部分，睾网液可帮助精子排向附睾。

4 睾丸间质

睾丸间质约占睾丸总体积的 1/3，为疏松结缔组织，富含血管和淋巴管。睾丸间质内除有常见的结缔组织细胞如巨噬细胞、肥大细胞外，还有一种特殊的间质细胞即 Leydig 细胞。Leydig 细胞常成群分布，体积较大，呈圆形或多边形，散在时常呈梭形，细胞直径约 $150\sim200~\mu m$，核圆，多位于中央，偶有双核，核膜下有少量异染色质，有 $1\sim2$ 个明显的核仁。Leydig 细胞内含有丰富的粗面内质网和滑面内质网、管状嵴线粒体、脂滴及少量空泡等，这些细胞器对其合成睾酮有重要作用。脂滴为睾酮合成所需的类固醇提供来源；线粒体含有许多酶，可使胆固醇转化为孕酮；滑面内质网上也有许多酶，可使孕酮转化为睾酮。脑垂体分泌的 LH（又称间质细胞刺激素，即 ICSH）与 Leydig 细胞膜上的受体结合后，可在几分钟内通过 cAMP 作用使胆固醇转化为孕酮，再转化为睾酮。Leydig 细胞合成的雄激素主要有睾酮、脱氢异雄酮、雄烯二酮及微量的 DHT，而真正发挥作用的为睾酮和 DHT，它们有促进精子发生、促进第二性征（胡须生长、音调变低、喉结突出、肌肉发达等）、外生殖器和附属性腺发育以及维持正常性功能的作用。血液中 90% 以上的睾酮由睾丸 Leydig 细胞分泌，其余的由肾上腺皮质网状带细胞分泌。Leydig 细胞亦合成和分泌雌激素和前列腺素等。Leydig 细胞分泌雄激素的能力受 FSH、LH 的正调控和黄体生成素释放激素（LHRH）样分子、雌激素、催乳素及睾酮等的负调控。

5 血-睾屏障

人类在青春期前缺乏血-睾屏障，青春期时，精子发生过程一开始，血-睾屏障迅速形成，最早约 11 岁就可出现。血-睾屏障亦称血-生精小管屏障，其组成包括：睾丸间质内的毛细血管或淋巴管的内皮及其基膜、结缔组织、生精小管壁和支持细胞的紧密连接。睾丸间质的毛细血管内皮细胞间缺乏紧密连接，对大分子物质有通透性，间质淋巴管内皮细胞形态不规则，有间隙，通透性大，故间质毛细血管和淋巴管不是血-睾屏障的主要结构。血-睾屏障的主要结构是生精小管壁和支持细胞的紧密连接，生精小管壁中的管周平滑肌细胞（PSM 细胞）起主要屏障作用，而其他各层亦有一定屏障作用，支持细胞的紧密连接则是血-睾屏障的关键结构。

血-睾屏障对通过的物质有辨别能力，可使生精细胞的内环境有别于体内其他细胞的内环境。一般而言，离子和小分子物质如钾、钠、氯、水、乙醇等能相对较快地进入睾网液中；碳水化合物中的葡萄糖、肌酐和氨基酸等进入缓慢；血浆蛋白几乎不能通过血－睾屏障，而 FSH、LH、睾酮等则可通过；胆固醇不能进入血－睾屏障，而许多抗生育药物如甲烷磺酸酯等则可进入睾网液中。

血－睾屏障具有重要功能，主要为：①血－睾屏障形成和维持生精上皮分裂和分化的特定内环境，这是精子发生的必要条件。②血－睾屏障可阻止血浆内不适合物质如药物、毒素、免疫因子等进入生精小管，因此，利用药物抗精子发生时，常需服用大量药物才能有效。如能服用药物首先打开血－睾屏障，再用抗精子发生药，可提高该药物的避孕效果，减少药物的副作用。③血－睾屏障可阻止精子相关抗原的逸出。精子具有抗原性，一旦血－睾屏障受到破坏，精子抗原将诱发自身免疫性睾丸炎而导致不育。正常情况下，血－睾屏障对热、电离辐射和各种毒素有一定耐受性，但有些因素如金属镉、高温、腮腺炎病毒、输精管结扎、雌激素升高等可增加血－睾屏障的通透性或破坏血－睾屏障，从而削弱男性生育能力。

6 睾丸功能的内分泌调节

睾丸功能的内分泌调节主要包括下丘脑－垂体－睾丸轴的调控和睾丸内调控两方面，它们相互协调作用，从而保证睾丸功能的正常发挥（图 1-5）。下丘脑的神经内分泌细胞分泌促性腺激素释放激素（GnRH），其可促进腺垂体远侧部的促性腺激素细胞分泌卵泡刺激素（FSH）和黄体生成素（LH）。FSH 可促进支持细胞合成 ABP，LH 可刺激 Leydig 细胞合成和分泌雄激素，ABP 可与雄激素结合，从而保持生精小管内含有高浓度的雄激素，促进精子发生。另外，支持细胞分泌的抑制素和 Leydig 细胞分泌的雄激素又可反馈地抑制下丘脑和腺垂体分泌 FSH 和 LH。

除了下丘脑－垂体－睾丸轴的调控外，睾丸还存在自身局部调节机制，主要包括雄激素分泌的睾丸内调节和精子发生的睾丸内调控。前者主要指间质细胞和支持细胞间的相互作用，如支持细胞产生的 17β-雌二醇可与间质细胞的雌二醇受体结合，从而抑制间质细胞合成睾酮，而间质细胞产生的睾酮可与支持细胞的 ABP 结合，从而维持生精小管内睾酮浓度的稳定；后者包括间质细胞分泌的睾酮对精子发生过程的调控，以及支持细胞分泌的抑制素对 B 型精原细胞分裂的直接抑制作用等。另外，睾丸还可通过旁分泌或自分泌作用，对睾丸间质细胞合成和分泌雄激素及生精小管的精子发生进行局部调控。

正常情况下，各种激素的分泌量是相对恒定的，其中某一种激素分泌量升高或降低，或某一种激素的相应受体有所改变，都可影响精子发生，并可能导致第二性征的改变或性功能障碍。

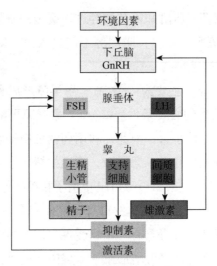

图 1-5　睾丸功能的内分泌调节示意图

二、附睾的生理

附睾上皮主要由 4 种细胞组成：基底细胞、主细胞、亮细胞和晕细胞（halo 细胞），对其功能了解较多的是前两者。基底细胞位于附睾上皮的基底部，具有周期性分泌的特点，其活动分为发育和释放两个时相，前者指分泌物的产生和积累，后者指分泌物释放到附睾管腔中；主细胞是带纤毛的柱状上皮细胞，为附睾的主要吸收单位。

附睾上皮主要有三大功能：① 分泌功能。附睾上皮能合成和分泌多种物质，包括甘油磷酸胆碱（GPC）、糖蛋白、类固醇类和唾液酸（SA）等。GPC 从附睾头部至尾部含量逐渐增加，尾部最高，可能有抑制精子代谢的作用；糖蛋白主要有前向运动蛋白、特异性附睾蛋白、糖苷酶和糖基转移酶等，前向运动蛋白与附睾精子表面的前向运动蛋白受体结合后，可促使精子产生前向运动，特异性附睾蛋白由附睾头部上皮分泌，可结合于精子表面，可能对精子固着于透明带上有重要作用，糖苷酶能将精子表面的末端糖基除去，而糖基转移酶可将新的糖基转移到精子表面糖蛋白糖链上，从而对精子表面某些蛋白进行修饰；类固醇类主要指雄激素，附睾上皮能够利用乙酸和胆固醇合成睾酮，且附睾上皮亦具有 5α 还原酶，能将睾酮转变为 DHT，它是调节附睾功能的主要雄激素；附睾液内的 SA 有游离的和结合于蛋白质的唾液酸蛋白，从附睾头部至尾部，SA 含量逐渐升高，而与精子结合的 SA 逐渐下降。精子在附睾运行期间，通过唾液酸化和去唾液酸化，使精子表面结合的 SA 含量发生变化。前者依赖于 SA 糖基转移酶，主要发生于附睾头部；后者依赖于唾液糖苷酶，主要发生于附睾尾部。附睾液内的 SA 与维持附睾液内的离子平衡有关，而精子表面的 SA 为精子表面负电荷的主要来源，它不仅可掩盖精子表面的特异抗原以避免自身免疫反应的发生，而且对维持精子顶体的稳定和膜结构的完整性也有重要作用。② 吸收功能。睾丸支持细胞产生大量睾网液进入附睾，但真正从附睾排出的量很少，这是由于附睾上皮具有吸收功能，因附睾与肾小管在胚胎发育上是同一起源，所以附睾的吸收机制与肾小管相似。一般认为，主细胞参与吸收过程，亮细胞可能也有较强的吸收作用，且附睾头与附睾体的吸收功能明显强于附睾尾，因此附睾尾部最终呈高渗状态。③ 浓缩功能。从附睾头部至尾部，附睾液内的肉碱含量逐渐增加，可比血浆高 2 000 倍，这主要依赖附睾上皮的浓缩功能。附睾上皮不能合成肉碱，但能将循环血液内的肉碱转运至附睾并浓缩，以满足精子的需要。睾丸内精子不含肉碱，但进入附睾后，附睾液内的肉碱进入精子内，精子内含有肉碱乙酰转移酶，可以催化 L 肉碱和乙酰 CoA 转变为乙酰肉碱和 CoA，从而将乙酰 CoA 和脂肪酸转运进入线粒体，其在线粒体内氧化产生 ATP，以供应精子运动所需的能量。肉碱还与精子运动的发育和调节有关，故附睾液内的肉碱浓度可作为反映附睾功能的指标。

附睾上皮的三大功能使附睾液内的成分不断变化，从而为精子的成熟和贮存提供了特定的内环境，保障了生殖过程的顺利进行。附睾内环境的稳定依赖于雄激素的调节和血 - 附睾屏障的存在。雄激素调节附睾上皮的吸收和分泌功能，附睾所需雄激素的量要比附属性腺高得多，而附睾尾部的要求又高于头部。附睾所需雄激素来自血液或睾网液，睾网液中雄激素与 ABP 结合，进入附睾后，在附睾腔内 ABP 与雄激素分开，雄激素被转运至附睾上皮细胞内，或者 ABP 与雄激素的复合物被吸收至附睾上皮细胞内，经溶酶体作用而释放出雄激素。附睾所依赖的雄激素主要是 DHT。血 - 附睾屏障的存在限制了血液与附睾腔内液之间的分子运动，使某些物质仍留在附睾液内，特别是 GPC 和肉碱保留在附睾液内，以利于精子的成熟和贮存。

另外，附睾还具有收缩运动，附睾的头部和体部有蠕动和摆动，尾部有分节运动，这可能与推动精子在附睾腔内向前运动和雄性的生殖活动有关。附睾头部和尾部之间亦有明显的温度差异，对某些哺乳动物的测试结果表明，附睾头部温度为 35℃，而附睾尾部温度为 31℃，很显然，尾部的低温对精子的贮存有利。

三、附属性腺的生理

1　前列腺的生理

当进入青春发育期（12 ~ 17 岁）时，前列腺随血浆睾酮浓度上升而增大。前列腺上皮在雄激素刺激下分泌功能不断增强。青春期时，前列腺分泌物为稀薄的白色液体，呈弱酸性，pH6.5 左右，含有多种水解蛋白酶、电解质及多胺等。随着年龄增长或前列腺感染，pH 可呈碱性。前列腺液约占射出精液的 30%，正常量约为 0.5 ml，在精液的前 1/3 段射出。

前列腺分泌物中主要包括：① 纤维蛋白溶酶及纤维蛋白溶酶激活因子，它们与精液的液化密切相关，慢性前列腺炎时易出现分泌异常，可引起精液不液化，从而影响精子运动和受精能力。② 酸性磷酸酶（ACP），为一种糖蛋白，可水解精液中的磷酸胆碱、磷酸甘油及核苷酸等物质，与精子运动和代谢有关。精液中 ACP 的测定可作为反映前列腺功能的重要指标之一。③ 柠檬酸，精浆中的柠檬酸几乎全部来自前列腺，其分泌受雄激素调节，因柠檬酸具有很强的缓冲能力，故其对维持精液的渗透压平衡及适宜的 pH 有重要作用。柠檬酸亦可能与精子运动有关。④ 锌，以游离或与蛋白质结合的形式存在，其不仅可抗细菌感染，也可作为酶的辅基参与多种物质的代谢，精浆中的锌进入精子内，可抑制核染色质的聚集并起抗生物氧化作用，对精子活力的维持十分重要。⑤ 钙，少量以游离形式存在，大部分与柠檬酸或磷酸形成螯合物。精液中的钙可通过精子膜上的钙泵泵入精子内，参与精子运动的调节。精液钙亦与精子获能和顶体反应有关。⑥ 多胺，主要有精胺、亚精胺和四甲烯二胺等，其中精胺含量较高，精液的特殊气味就是精胺在二胺氧化酶作用下氧化成可挥发的醛类所致。据推测，多胺可能影响精子的运动和代谢，并且在精浆抗菌活性中有一定作用。

前列腺上皮的分泌功能对保证男性生殖活动的顺利进行十分重要。前列腺疾病也是男性的常见病，慢性前列腺炎可见于青春期后的各个年龄段，此时分泌物中锌浓度明显降低；老年时，雄激素分泌减少，腺组织逐渐萎缩，而某些老年人前列腺增生肥大，压迫尿道引起排尿困难，此时分泌物中锌含量增多；前列腺癌时，分泌物中锌浓度下降，而 ACP 升高，前列腺特异性抗原显著升高，其为目前公认的前列腺肿瘤的敏感指标之一。

2 精囊腺的生理

精囊腺亦为一分泌器官，其分泌物为黏稠的碱性淡黄色液体，常含有少数精子。精囊腺分泌物约占精液的 46% ~ 80%，平均含量 2.5 ml，其可对阴道和子宫中的酸性物质起中和作用，以维持精子在阴道和子宫内的活动。有人认为性欲的强度可能与精囊腺的膨胀有关。

精囊腺分泌物中主要包括：① 前列腺素（PG），精液中含有 PGA（A_1，A_2）、PGB（B_1，B_2）、PGE（E_1，E_2，E_3）、PGF（$F_{1\alpha}$，$F_{2\alpha}$）四类 9 种及 19- 羟 -PG 衍生物 6 种，共 15 种，其中对男性生殖系统起主要作用的是 PGE 和 $PGF_{2\alpha}$。前者可使精子活力增强，后者则可抑制精子活动，它们影响精子活动的机制可能与细胞内 cAMP 和 cGMP 的水平有关。PGE 增加 cAMP，从而增加精子活力，而 $PGF_{2\alpha}$ 使 cAMP 减少或 cGMP 增多，则抑制精子活动。另外，精液中 PG 不仅具有刺激女性生殖道平滑肌收缩的作用，以利于精子运行，而且对阴茎海绵体肌有收缩作用，可增强海绵体肌的收缩强度与次数，对血管则有扩张作用。PG 的分泌受睾酮的调节，且 PG 对睾酮的产生也有一定影响，只有两者维持合适的比例才能保证生殖过程的完成。② 果糖，为精囊分泌的特征性产物，是精子活动的主要能源，也直接参与精子获能与受精。精囊腺分泌的果糖由血液中葡萄糖转变而来，当精囊腺有炎症时果糖含量降低。精浆果糖的测定也是鉴别无精子症的主要手段，若无精子症因先天性输精管精囊腺缺如所致，则果糖含量极低，若因原发性睾丸生精功能障碍所致，果糖含量仍保持正常。③ 黄素，其在紫外线照射下可出现荧光，法医学上常利用这一原理来证实是否为精液。④ 蛋白质的酶簇，它们可使刚射出的精液呈半凝固状态，若射出的新鲜精液不呈半凝固状态，且伴有果糖含量降低，则可能为双侧输精管精囊腺发育不全。⑤ 去能因子，其可覆盖于精子头部，起抑制顶体蛋白酶活性的作用。

精囊腺对精子获得正常活动能力很重要，而精囊腺正常功能的维持与雄激素密不可分。睾丸切除后，精囊腺逐渐萎缩，精液中果糖浓度大大降低，补充睾酮后，精液中又出现果糖。由于睾酮与精液中果糖的关系十分密切，临床上也可用测定精浆果糖含量的方法来反映睾丸内分泌功能的状况。

3 尿道球腺和尿道腺的生理

尿道球腺分泌的液体清亮而黏稠，亦称尿道黏液，其 pH6.2 ～ 6.8。尿道黏液内含有蛋白质、半乳糖、半乳糖胺、半乳糖醛酸、唾液酸、ATP 酶等。将尿道黏液涂于玻片上干燥后，可见与女性宫颈黏液结晶相似的羊齿植物叶状结晶，且无周期性变化。结晶共分 4 型，有典型结晶者（Ⅲ型和Ⅱ型）提示生育力正常。尿道黏液具有润滑尿道的作用，它是构成最初射出的精液的一部分。

尿道腺（Littre 腺）广泛分布于前尿道，尿道腺上皮分泌无色水样液体，内含黏蛋白，它是射精时的前导分泌物，可能也是尿道黏液的组成成分。

（陆金春）

第二章　女性生殖系统的解剖与生理

　　女性生殖系统是女性产生卵子、维持女性性征的功能结构系统。生殖医学实验室工作人员了解女性生殖系统的基本解剖结构与生理活动后，可以对生殖过程、相关检测指标的临床意义有更好的理解，从而更好地为临床和患者服务。

第一节　女性生殖系统的解剖

　　女性生殖系统包括卵巢、输卵管、子宫、阴道和外生殖器（图2-1）。卵巢产生卵细胞并分泌生殖激素；输卵管输送生殖细胞，且是受精的部位；子宫是产生月经和孕育胎儿的器官；阴道为性交器官、月经血排出及胎儿娩出的通道。输卵管与卵巢又称子宫附件。此外，乳腺分泌乳汁，哺育婴儿。

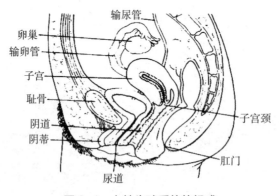

图2-1　女性生殖系统的组成

一、卵巢

　　卵巢位于子宫底的后外侧，呈葡萄状，一般位于卵巢窝内，外侧与盆腔侧壁的腹膜相接。卵巢窝在髂内、外动脉起始部的交角内，前界为脐动脉索，后界为输尿管和髂内动脉。卵巢窝底由闭孔内肌及覆盖其表面的盆筋膜和腹膜壁层组成。在卵巢窝底处的腹膜外组织内，有闭孔血管和神经通过。卵巢内含有处于不同发育时期的卵泡，卵泡呈黄色，卵巢表面密布血管。卵巢的大小与年龄和产卵期有关。

卵巢属于腹膜内位器官，完全被子宫阔韧带后叶包裹形成卵巢囊。卵巢与子宫阔韧带间的腹膜皱襞称为卵巢系膜。卵巢系膜很短，内有至卵巢的血管、淋巴管和神经通过。卵巢的移动性较大，其位置多受大肠充盈程度的影响。

胎儿卵巢的位置与男性睾丸的位置相似，位于腰部和肾的附近。初生儿卵巢位置较高，略成斜位。成人的卵巢位置较低，其长轴近于垂直位。老年女性的卵巢位置更低。卵巢的位置可因子宫位置的不同而受影响。当子宫左倾时，左侧卵巢稍向下移位，子宫端稍转向内；右倾时，则相反。卵巢的输卵管端及其后缘上部被输卵管伞覆盖。当妊娠时，由于子宫的移动，其位置也有极大的改变。胎儿娩出后，卵巢一般不再回到其原来位置。

卵巢表面被覆有单层扁平或立方上皮，称表面上皮，上皮下方为薄层致密结缔组织，称白膜。卵巢实质的周围部称皮质，中央部称髓质，两者间无明显分界（图2-2）。皮质较厚，主要含不同发育阶段的卵泡、黄体和白体等，这些结构之间有特殊的结缔组织，主要由低分化的梭形基质细胞、网状纤维及散在的平滑肌纤维构成。髓质较小，由疏松结缔组织构成，含较多血管及淋巴管。近卵巢门处的结缔组织中含有少量的平滑肌束和门细胞。门细胞的结构类似睾丸间质细胞，分泌雄激素。妊娠期和绝经期的门细胞较明显。若门细胞增生或发生肿瘤，患者可出现男性化症状。

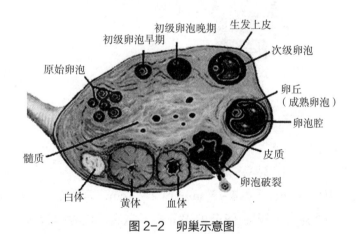

图2-2 卵巢示意图

二、输卵管

输卵管是输送卵子的肌性管道，左右各一（图2-3）。根据输卵管的形态由内向外可分为4部分：间质部（又称子宫部）、峡部、壶腹部和伞部（又称漏斗部）。间质部与子宫相连，扩大成囊状，壁较厚；峡部为输卵管壶腹部与间质部之间缩细部分；壶腹部为输卵管最长最弯曲的部分；伞部中央有输卵管腹腔口，覆盖于卵巢上。

输卵管的管壁由内向外依次分为黏膜、肌层和浆膜。黏膜由单层柱状上皮和固有层构成，单层柱状上皮由纤毛细胞和分泌细胞组成。纤毛细胞在伞部和壶腹部最多，峡部和间质部则逐渐减少。纤毛向子宫方向的摆动有助于卵子的运送。夹在纤毛细胞之间的分泌细胞虽无纤毛，但有微绒毛，其分泌物构成输卵管液，其中含有氨基酸、葡萄糖、果糖及少量乳酸等。该分泌物在纤毛表面形成黏稠的膜，这不但对卵细胞有营养作用，而且还有助于卵子的运输和防止病菌从子宫经输卵管进入腹腔。黏膜上皮在卵巢激素的影响下随月经周期而发生周期性变化。子宫内膜增生期时，上皮细胞变高，分泌细胞胞质内充满分泌颗粒；分泌期时，分泌细胞以顶浆分泌方式释放其分泌物，因而上皮细胞变低。固有层为薄层结缔组织，内含较多的血管和少量平滑肌。肌层为内环、外纵两层平滑肌，峡部最厚，伞部最薄。浆膜由间皮和富含血管的疏松结缔组织构成。

输卵管黏膜向管腔突起形成纵行、有分支的皱襞，故输卵管管腔很不规则。皱襞于壶腹部最发达，高而多分支，此处为受精发生的部位。

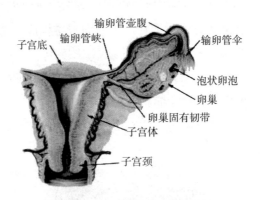

图 2-3　女性子宫和输卵管结构

三、子宫

子宫为肌性器官，腔小壁厚，是胚胎发育的场所。成年人子宫呈前后略扁的倒置梨形，重约 50 g，长 7 ~ 8 cm，宽 4 ~ 5 cm，厚 2 ~ 3 cm，宫腔容量约 5 ml。可分为底、体、颈三部分（图 2-3）。上端向上隆凸的部分称子宫底，在输卵管入口平面上方；下部变细呈圆筒状的部分称子宫颈，底和颈之间的部分称子宫体。底、体部的内腔呈前后压扁的、尖端向下的三角形称子宫腔；子宫颈的内腔叫子宫颈管，呈梭形，成年女性长约 2.5 ~ 3.0 cm，上口为子宫内口，通子宫腔，下口为子宫外口，通阴道。未产妇的宫颈外口呈圆形；已产妇的宫颈外口受分娩影响形成大小不等的横裂，而分为前唇和后唇。在子宫体与子宫颈之间形成的最狭窄部分称子宫峡部，在非孕期长约 1 cm。

子宫为腹膜间位器官，位于盆腔中央，在膀胱和直肠之间，下端接阴道，两侧有输卵管和卵巢。成年女性子宫的正常位置呈轻度前倾屈位，主要靠子宫韧带及骨盆底肌和筋膜起支托作用。子宫韧带共有4对：圆韧带有使宫底保持前倾位置的作用；阔韧带覆盖于子宫前后壁的腹膜，自子宫侧缘向两侧延伸达到骨盆壁，形成一对双层腹膜皱襞；主韧带起固定宫颈位置的作用，为保持子宫不向下脱垂的主要结构；宫骶韧带将宫颈向后向上牵引，维持子宫处于前倾位置。若这些韧带、骨盆底肌和筋膜薄弱或受损伤，可导致子宫位置异常，形成不同程度的子宫脱垂。子宫体伏于膀胱上，可随膀胱和直肠的虚盈而移动。

子宫壁的结构由外向内可分外膜、肌层和内膜（又称黏膜）三层。外膜大部为浆膜，只有子宫颈部分为纤维膜。肌层很厚，非孕时厚约0.8 cm，由平滑肌构成。肌层自内向外大致可分为三层，即黏膜下层、中间层和浆膜下层。黏膜下层和浆膜下层主要由纵行平滑肌束组成；中间层较厚，由环行和斜行肌束组成，并含有丰富的血管。子宫平滑肌细胞长30~50 μm，在妊娠时肌细胞增生肥大，可增长数十倍，长达500~600 μm。妊娠时，新增的平滑肌细胞来自未分化的间充质细胞或平滑肌细胞自身的分裂。雌激素能够促使平滑肌细胞数量增加。黄体酮能使平滑肌细胞体积增大，并有抑制平滑肌收缩的作用。分娩后子宫平滑肌细胞逐渐变小，恢复原状，部分平滑肌细胞凋亡。肌层的收缩活动有助于精子向输卵管运行、经血排出以及胎儿娩出。子宫内膜为一层粉红色黏膜组织，由单层柱状上皮和固有层组成。上皮由大量分泌细胞和散在的纤毛细胞构成。固有层结缔组织较厚，含大量低分化的基质细胞、网状纤维、血管和子宫腺。基质细胞呈梭形或星形，核圆，胞质较少，可合成和分泌胶原蛋白，并随月经周期和妊娠的变化而增生与分化；子宫腺为单管状腺，由上皮下陷而成，腺上皮主要由分泌细胞构成，子宫腺在近肌层处可有分支。

子宫底部和体部的内膜，按其结构和功能特点可分深浅两层。浅层为功能层，从青春期开始受卵巢激素影响，每次月经来潮时发生脱落；妊娠时，胚泡植入此层。深层称为基底层，基底层在月经和分娩时均不脱落，并有较强的增生和修复能力，可以产生新的功能层。

子宫内膜的血管来自子宫动脉的分支。子宫动脉进入子宫壁后，分支行走至肌层的中间层，由此发出许多与子宫腔面垂直的放射状小动脉。在进入内膜之前，每条小动脉分为两支：短而直的分支营养基底层，不受性激素的影响，称之为基底动脉；主支称螺旋动脉，在功能层内呈螺旋状走行，至功能层浅层时形成毛细血管网和血窦，然后汇入小静脉，经肌层汇合为子宫静脉。螺旋动脉对性激素的刺激敏感，反应迅速。

子宫颈壁由外向内分为纤维膜、肌层和黏膜。纤维膜为较致密的结缔组织；肌层平滑肌较少且分散，结缔组织较多；黏膜形成许多大而分支的皱襞，相邻皱襞之间的裂隙形成腺样的隐窝，在切面上形似分支管状腺，称子宫颈腺。黏膜上皮为单层柱状，由少量纤毛细胞、较多分泌细胞以及储备细胞构成。储备细胞较小，位于上皮深层，分化程度较低，有增殖修复功能。此细胞在有慢性炎症时易癌变。上皮纤毛向阴道摆动，可促使分泌细胞的分泌物排出并流向阴道。宫颈阴道部的黏膜光滑，上皮为复层扁平，细胞内含有丰富的糖原。宫颈外口处单层柱状上皮移行为复层扁平上皮，此处是宫颈癌的好发部位。

宫颈黏膜无周期性剥落，但其分泌物的性质却随卵巢活动周期发生变化。排卵时，宫颈在雌激素作用下，分泌增多，分泌物黏稠度降低，有利于精子穿过；黄体形成时，黄体酮可抑制宫颈上皮细胞分泌，分泌物黏稠度增加，使精子难以通过；妊娠时，其分泌物的黏稠度更高，起到阻止精子和微生物进入子宫的屏障作用。

四、阴道

阴道位于骨盆下部中央，呈上宽下窄的管道。阴道前壁长 7～9 cm，与膀胱和尿道相邻；后壁长 10～12 cm，与直肠贴近。阴道上端包围宫颈，环绕宫颈周围的部分称阴道穹隆，按其位置分为前、后、左、右 4 部分，其中后穹隆最深，与直肠子宫陷凹紧密相邻，为盆腔最低部位，临床上可经此处穿刺或引流。阴道下端开口于阴道前庭后部。

阴道壁由黏膜、肌层和外膜组成。黏膜呈淡红色，向阴道腔内形成许多横行皱襞，故有较大伸展性。黏膜由上皮和固有层构成。上皮较厚，为未角化的复层扁平上皮，无腺体，在雌激素作用下，上皮细胞内聚集大量糖原。浅层细胞脱落后，糖原在阴道杆菌作用下转变为乳酸，使阴道保持酸性，有一定的抗菌作用。年老或其他原因导致雌激素水平下降时，阴道上皮细胞内的糖原减少，阴道液的 pH 上升，使细菌容易生长繁殖，发生阴道感染。阴道上皮的脱落和新生与卵巢活动周期有密切关系，因而根据阴道脱落上皮细胞类型不同可推知卵巢的功能状态。幼女及绝经后妇女的阴道黏膜上皮甚薄，皱襞少，伸展性小，容易创伤而感染。黏膜固有层由富含弹性纤维和血管的结缔组织构成，其浅层较致密，深层较疏松。

肌层较薄，平滑肌束呈左、右螺旋状走行，相互交织成格子状排列，其间的结缔组织中富有弹性纤维，使阴道壁易于扩张。阴道外口处有骨骼肌构成的括约肌。外膜由富含弹性纤维的致密结缔组织构成。

五、外生殖器

指女性生殖器官的外露部分（图 2-4），包括阴阜、大阴唇、小阴唇、阴蒂、阴道前庭、前庭大腺、前庭球、尿道口、阴道口和处女膜。其上界为阴阜、下界是会阴，两侧居两股内侧。阴阜即为耻骨联合前面隆起的外阴部分，由皮肤及很厚的脂肪层构成。青春期皮肤上开始生长阴毛，呈尖端向下的三角形分布。会阴是阴道口和肛门间的薄膜部分，分娩时会产生非常大的延展，能让胎儿头部顺利露出阴道口。

大阴唇为外阴两侧、靠近两股内侧的一对长圆形隆起的皮肤皱襞，前连阴阜，后连会阴。由阴阜起向下向后伸张开来，前面左、右大阴唇联合成为前联合，后面的两端会合成为后联合。后联合位于肛门前，但不如前联合明显。大阴唇外面长有阴毛。皮下为脂肪组织、弹性纤维及静脉丛，受伤后易成血肿。未婚妇女的两侧大阴唇自然合拢，遮盖阴道口及尿道口。经产妇的大阴唇由于分娩影响而向两侧分开。

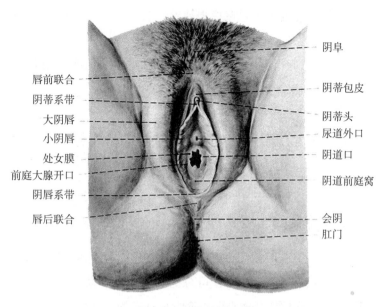

唇前联合
阴蒂系带
大阴唇
小阴唇
处女膜
前庭大腺开口
阴唇系带
唇后联合

阴阜
阴蒂包皮
阴蒂头
尿道外口
阴道口
阴道前庭窝
会阴
肛门

图 2-4 女性外生殖器

　　小阴唇是一对黏膜皱襞，在大阴唇的内侧，表面湿润。小阴唇的左右两侧的上端分叉相互联合，其上方的皮褶称为阴蒂包皮，下方的皮褶称为阴蒂系带，阴蒂就在它们的中间。小阴唇的下端在阴道口底下会合，称为阴唇系带。小阴唇黏膜下有丰富的神经分布，故感觉敏锐。

　　阴蒂位于两侧小阴唇之间的顶端，是一个长圆形的小器官，末端为一个圆头，内端与一束薄的勃起组织相连接。勃起组织是一种海绵体组织，有丰富的静脉丛和神经末梢，故感觉敏锐，受伤后易出血。女性的阴蒂相当于男性的阴茎头，其在胚胎学上与男性阴茎是同源器官，在人体解剖学上也有头部、体部、包皮，但其相比男性阴茎已明显退化，已不具备直接的生殖与排尿功能。阴蒂是女性最敏感的性器官，能像阴茎一样充血勃起，对触摸尤其敏感，可以唤起较其他部位更为直接、迅速、强烈的性兴奋、性快感和性高潮。阴蒂包皮用以保护阴蒂，由两片小阴唇的上方接合处形成。

　　两侧小阴唇所圈围的菱形区称前庭。表面有黏膜遮盖，近似一三角形，三角形的尖端是阴蒂，底边是阴唇系带，两边是小阴唇。尿道开口在前庭上部，介于耻骨联合下缘及阴道口之间，为一不规则之椭圆小孔，小便由此流出。其后壁有一对腺体，称为尿道旁腺，开口于尿道后壁，常为细菌潜伏之处。阴道开口在尿道开口的下部。阴道口由一个不完全封闭的黏膜遮盖，此黏膜即处女膜。处女膜中间有一孔，经血即由此流出。处女膜孔的大小及膜的厚薄因人而异。处女膜破裂后，黏膜呈许多小圆球状物，成为处女膜痕。此区域内还有尿道旁腺、前庭球和前庭大腺。前庭球系一对海绵体组织，又称球海绵体，有勃起性，位于阴道口两侧，前与阴蒂静脉相连，后接前庭大腺，表面为球海绵体肌所覆盖，受伤后易出血。前庭大腺又称巴氏腺，位于阴道下端，大阴唇后部，也被球海绵体肌所覆盖，是一边一个如小蚕豆大的腺体，腺管很狭窄，长约 1.5～2 cm，开口于小阴唇下端的内侧。腺管的表皮大部分为鳞状上皮，仅在腺管的最里端由一层柱状细胞组成。性兴奋时前庭大腺分泌黄白色黏液，起滑润阴道口作用，正常检查时摸不到此腺体。

第二节　女性生殖系统的生理

一、女性一生各阶段的主要生理特点

女性从新生儿到衰老是渐进的生理过程，也是下丘脑－垂体－卵巢轴功能发育、成熟和衰退的过程。女性一生随年龄的增长，可分为新生儿期、幼年期、青春期、性成熟期、更年期、绝经期及老年期等不同阶段，每个阶段都有它的生理特点。其是一个不断发展的过程，没有截然的年龄界限，不同女性可因遗传、营养、环境和气候等影响而出现差异。

新生儿期：即出生后 4 周内。胎儿在宫内受到母体性腺及胎盘所产生的性激素（主要为雌激素）的影响，其子宫、卵巢及乳房等均可有一定程度的发育，个别有乳液分泌现象。出生后，性激素浓度骤减，可引起少量阴道出血，这是生理现象，多很快消失。

幼年期：从新生儿期至 12 岁左右。此期内生殖器官处于幼稚状态。阴道狭窄，上皮薄，无皱襞，细胞内缺乏糖原、酸度低、抗感染力弱。子宫颈较子宫体长，占子宫全长 2/3。卵巢狭长，卵泡不发育。七八岁起，内分泌腺开始活动，逐渐出现女性特征，骨盆渐变宽大，髋、胸及耻骨前等处皮下脂肪渐增多。10 岁左右，卵巢中开始有少数卵泡发育，但大都达不到成熟程度。11～12 岁时，第二性征开始出现。

青春期：从月经来潮至生殖器官发育成熟，一般在 13～18 岁之间。此期全身及生殖器官迅速发育，性功能日趋成熟，第二性征（除生殖器官以外女性所特有征象）明显，开始有月经；丘脑下部和垂体的促性腺激素分泌增加，作用加强；卵巢增大，卵泡细胞反应性提高，进一步发育，并产生性激素。在性激素的作用下，内外生殖器官发育增大，阴阜隆起，大阴唇变肥厚，小阴唇变大且有色素沉着；阴道的长度及宽度增加，阴道黏膜变厚，出现皱襞，上皮细胞内有糖原；子宫体增大，为宫颈长度的两倍；输卵管增粗。

青春期女孩最显著的生理特征是第二性征的出现和月经来潮。此时女孩的音调变高，乳房丰满隆起，乳头增大，乳晕加深，阴阜出现阴毛，腋窝出现腋毛，骨盆呈现质薄的女性型，脂肪分布于胸、肩及臀部，显现出女性特有的体表外形。12～13 岁左右开始有月经，第一次行经称为"初潮"。由于卵巢功能尚不稳定，所以月经不规则。初潮后一般要隔数月、半年或更长时间再来月经，一般需两年左右才渐变规则。女孩至 18 岁尚不见月经来潮，应查明原因。

性成熟期：一般自18岁左右起，历时约30年。此期为卵巢生殖功能与内分泌功能最旺盛时期。在此期间，身体各部分发育成熟，出现周期性的排卵及行经，并具有生育能力。受孕以后，身体各器官发生很大变化，生殖器官的改变尤为突出。

更年期：是女性由成熟期进入老年期的一个过渡时期，一般发生于45～55岁间。分绝经前、绝经、绝经后期。卵巢功能由活跃转入衰退状态，排卵变得不规律，直到不再排卵。月经渐趋不规律，最后完全停止。更年期内，少数女性由于卵巢功能衰退，自主神经功能调节受到影响，出现阵发性面部潮红、情绪易激动、心悸及失眠等症状，称"更年期综合征"。

老年期：一般指女性60岁以后。机体所有内分泌功能普遍低落，卵巢功能进一步衰退。除整个机体发生衰老改变外，生殖器官亦逐渐萎缩。卵巢缩小变硬，表面光滑；子宫及宫颈萎缩；阴道逐渐缩小，穹窿变窄，黏膜变薄、无弹性；阴唇皮下脂肪减少；阴道上皮萎缩，糖原消失，分泌物减少，呈碱性，易感染发生老年性阴道炎。

二、卵巢的生理

1　卵泡的发育与成熟

新生儿两侧卵巢皮质中有70万～200万个原始卵泡，青春期开始时约4万个，至40～50岁时仅剩几百个。从青春期至更年期30～40年的生育期内，卵巢在脑垂体周期性分泌的促性腺激素的影响下，每隔28 d左右有15～20个卵泡生长发育，但通常只有1个优势卵泡发育成熟并排卵。女子一生中两侧卵巢共排卵约400余个，其余卵泡均在发育的不同阶段退化为闭锁卵泡。绝经期以后，卵巢一般不再排卵，结缔组织增生，体积变小。

卵泡呈球形，由一个卵母细胞和包绕在其周围的多个卵泡细胞组成。卵泡发育是个连续的生长过程，一个卵泡从发育至成熟约需85 d，可分为原始卵泡、初级卵泡、次级卵泡和成熟卵泡四个阶段（图2-5）。初级卵泡和次级卵泡合称为生长卵泡。

原始卵泡：是处于静止状态的卵泡，位于卵巢皮质的浅层，体积小，数量很多。卵泡中央有一个初级卵母细胞，周围是单层扁

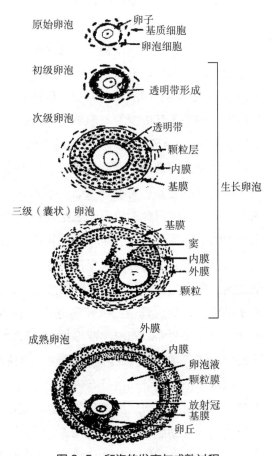

图2-5　卵泡的发育与成熟过程

平的卵泡细胞。初级卵母细胞圆形，直径 $30 \sim 40 \, \mu m$，胞质嗜酸性，核大而圆，染色质稀疏，核仁大而明显。胞质内细胞器丰富，核周围部有成层排列的滑面内质网，可能与核和胞质间的物质传递有关。卵泡细胞呈扁平形，胞体小，核扁圆，着色深，与周围结缔组织之间有较薄的基膜。卵泡细胞具有支持和营养卵母细胞的作用。

初级卵泡：青春期开始，原始卵泡相继生长发育为初级卵泡。主要变化有：① 初级卵母细胞体积增大，核也变大。胞质内高尔基复合体、粗面内质网、游离核糖体等均增多，浅层胞质内还出现皮质颗粒，这是一种溶酶体，在受精时发挥重要作用。② 卵泡细胞由扁平变成立方形或柱状，由单层增殖为多层（5 ~ 6 层）。③ 初级卵母细胞与最内层的卵泡细胞间出现一层均质状、折光性强的嗜酸性膜，称透明带（zona pellucida，ZP），其由 3 种糖蛋白分子即 ZP1、ZP2 和 ZP3 构成，为初级卵母细胞和卵泡细胞共同分泌。其中 ZP3 为精子受体，在受精过程中，ZP 上的精子受体对精子与卵子之间的相互识别和特异性结合具有重要作用。电镜下可见初级卵母细胞的微绒毛和卵泡细胞的突起伸入透明带，两者间有缝隙连接。卵泡细胞通过缝隙连接向初级卵母细胞传递营养和与卵母细胞发育有关的信息分子。随着初级卵泡体积增大，卵泡逐渐移向皮质深部。卵泡周围结缔组织内的基质细胞增殖分化，逐渐形成卵泡膜，与卵泡细胞之间以基膜相隔。

次级卵泡：由初级卵泡受卵泡刺激素作用发育而成，主要变化有：① 当卵泡细胞增殖到 6 ~ 12 层，在卵泡细胞间出现大小不等的液腔，继而汇合成一个大的卵泡腔，腔内充满卵泡液，内含促性腺激素、雌激素及多种生物活性物质，对卵泡的生长与成熟起着重要的调节作用。具有卵泡腔的卵泡（包括成熟卵泡）又称囊状卵泡。由于卵泡腔扩大，致使初级卵母细胞与其周围的卵泡细胞居于卵泡腔的一侧，形成一个圆形隆起突入卵泡腔，称为卵丘。② 初级卵母细胞已达到最大体积，直径 $125 \sim 150 \, \mu m$，其周围包裹一层较厚的透明带。紧靠透明带的一层高柱状卵泡细胞呈放射状排列，称放射冠。分布在卵泡腔周围的卵泡细胞排列密集，称颗粒层，构成卵泡壁，卵泡细胞改称颗粒细胞。③ 卵泡膜分化为内、外两层。内层含有较多毛细血管和多边形或梭形的膜细胞，膜细胞具有分泌类固醇激素细胞的结构特点；外层有环形的平滑肌细胞和胶原纤维。

成熟卵泡：在两侧卵巢里同时存在的一批次级卵泡中，通常仅一个发育最佳的卵泡能够成熟，称之为优势卵泡。成熟卵泡可释放抑制素，负反馈作用于垂体，使卵泡刺激素分泌水平降低，导致其他次级卵泡退化。成熟卵泡很大，直径可达 2 cm 以上，占据皮质全层并突向卵巢表面。卵泡腔变得很大，颗粒层的卵泡细胞停止增殖，卵泡壁变薄，卵丘根部的卵泡细胞间出现裂隙。近排卵时，卵丘与卵泡壁分离，漂浮在卵泡液中。

次级卵泡与成熟卵泡具有内分泌功能，主要分泌雌激素。雌激素是膜细胞和颗粒细胞在脑垂体分泌的卵泡刺激素和黄体生成素的作用下协同合成的。膜细胞合成的雄激素透过基膜进入颗粒细胞，在芳香化酶系的作用下转变为雌激素，这是雌激素合成的主要方式。合成的雌激素小部分进入卵泡腔，大部分释放入血，调节子宫内膜等靶器官的生理活动。

2 排卵

成熟卵泡破裂，次级卵母细胞从卵巢排出的过程称排卵。排卵前，成熟卵泡的卵泡液剧增，卵泡的体积增大，并突出卵巢表面；突起部分的卵泡壁、白膜和表面上皮变薄，并局部缺血形成半透明的卵泡小斑；继而小斑处的组织被胶原酶、透明质酸酶等解聚，再加上卵泡膜外层的平滑肌收缩等因素，导致卵泡破裂，次级卵母细胞连同外周的透明带、放射冠与卵泡液一起，从卵巢排出。排卵后的卵巢表面裂口 2~4 d 后即可修复。

生育期女性每隔 28 d 左右排一次卵。一般一次只排一个卵，偶见排两个或两个以上者。两侧卵巢交替排卵。排卵一般无特殊不适，少数人可感到排卵侧下腹酸胀或坠痛。正常排卵发生在月经周期的第 14 d 左右。若排出的卵于 24 h 内未受精，次级卵母细胞便退化并被吸收；若受精，则继续完成第二次减数分裂，形成单倍体的卵细胞和一个第二极体。

3 黄体的形成与退化

排卵后，残留于卵巢内的卵泡颗粒层连同卵泡膜向卵泡腔塌陷，在黄体生成素的作用下逐渐发育成一个体积较大又富有血管的内分泌细胞团，新鲜时呈黄色，故称黄体。其中由颗粒细胞衍化来的颗粒黄体细胞占多数，位于黄体的中央。其胞体较大，呈多边形，染色较浅，分泌黄体酮。由膜细胞衍化来的膜黄体细胞较小，染色较深，数量少，位于黄体的周边。膜黄体细胞与颗粒黄体细胞协同作用分泌雌激素。

黄体的发育取决于排出的卵是否受精。如卵未受精，黄体维持两周左右即退化，称月经黄体；如卵受精，在胚胎绒毛膜分泌的绒毛膜促性腺激素的作用下，黄体继续发育增大，直径可达 4~5 cm，称妊娠黄体，可维持约 6 个月。两种黄体最终都退化消失，逐渐被结缔组织取代，变成白色瘢痕，即白体。白体被吸收直至消失需数月至数年。

4 闭锁卵泡与间质腺

卵巢内的绝大多数卵泡不能发育成熟，它们在发育的不同阶段退化。退化的卵泡称为闭锁卵泡。卵泡的闭锁自胎儿期已开始，至出生后并持续于整个生殖期。原始卵泡和初级卵泡退化时，卵母细胞形态变为不规则，染色质固缩成块状，卵泡细胞变小而分散，最后两种细胞均自溶消失。次级卵泡和成熟卵泡闭锁时，卵母细胞凋亡消失，透明带塌陷成为不规则的嗜酸性环状物，存留较长一段时间后消失。卵泡壁塌陷，膜细胞增大，胞质中充满脂滴，形似黄体细胞，并被结缔组织和血管分隔成分散的细胞团索，称为间质腺。间质腺能分泌雌激素。人的间质腺不发达，存留时间短。间质腺最后也退化，由结缔组织代替。

三、子宫的生理

自青春期开始，子宫底部和体部的内膜功能层在卵巢分泌的激素作用下，开始出现周期性变化，即每 28 天左右发生一次内膜剥脱出血、增生、修复过程，称为月经周期。每个月经周期是从月经第一天起至下次月经来潮前一天止，可分为月经期、增生期和分泌期三个时期。

月经期：为月经周期的第 1~4 天。由于排出的卵未受精，卵巢内月经黄体退化，雌激素和黄体酮的水平骤然下降，引起子宫内膜功能层的螺旋动脉持续收缩，从而使功能层缺血，导致各种组织细胞坏死。继而螺旋动脉又突然短暂扩张，致使功能层的血管破裂，血液流出并积聚在内膜浅部，最后与剥脱的内膜一起经阴道排出，即为月经。一次月经的血液排出量一般为 35 ml。在月经期末，基底层的子宫腺细胞开始增生，向表面铺展，修复内膜上皮，内膜转入增生期。

月经血一般呈暗红色，除血液外，还有子宫内膜碎片、宫颈黏液及脱落的阴道上皮细胞等。月经血的主要特点是不凝固，这是由于剥落的子宫内膜中含有活化物质，可激活纤溶酶原转化为纤溶酶，从而溶解月经血中的纤维蛋白及纤维蛋白原，剥落的子宫内膜中的其他活性酶可破坏许多凝血因子，也妨碍血液凝固。但在正常情况下，月经血中偶尔亦有些小凝块。

月经期时，女性可有全身不适、乳房胀痛、下腹及腰部下坠感等，个别可有膀胱刺激症状（如尿频）、轻度神经系统不稳定症状（如头痛、失眠、精神忧郁、易于激动）、胃肠功能紊乱（如食欲不振、恶心、呕吐、便秘或腹泻）以及鼻黏膜出血、皮肤痤疮等，但一般不严重，不影响其正常工作和学习。月经期期间，女性应注意卫生，防止感染；注意保暖，避免寒冷刺激；不宜吃生冷、酸辣、酒类等刺激性食物；多休息，避免疲劳；保持精神愉快，避免精神刺激和情绪波动等。

增生期：为月经周期的第 5~14 天。此时，卵巢内若干卵泡开始生长发育，故又称卵泡期。在生长卵泡分泌的雌激素的作用下，剥脱的子宫内膜由基底层增生修补，并逐渐增厚到 2~3 mm，固有层内的基质细胞分裂增殖，产生大量纤维和基质。增生早期，子宫腺短，直而细，较稀疏；增生晚期的子宫腺增多、增长且更弯曲，腺腔扩大。腺细胞顶部有分泌颗粒，糖原集聚，同时螺旋动脉亦伸长和弯曲。至月经周期第 14 天时，卵巢内通常有一个卵泡发育成熟并排卵，子宫内膜随之转入分泌期。

分泌期：为月经周期的第 15~28 天。此时卵巢内黄体形成，故又称黄体期。在黄体分泌的黄体酮和雌激素作用下，子宫内膜继续增生变厚，可达 5 mm；此期子宫腺进一步变长、弯曲、腺腔扩大，腺腔内充满含有糖原等营养物质的黏稠液体。固有层内因组织液增多而呈水肿状态。螺旋动脉继续增长，变得更弯曲。基质细胞继续分裂增殖，胞质内充满糖原和脂滴，称前蜕膜细胞。妊娠时，此细胞继续发育增大变为蜕膜细胞；如未妊娠，内膜功能层将脱落，转入月经期。

四、女性生殖系统的内分泌调节

1 下丘脑 – 垂体 – 卵巢轴

女性自青春期到更年期，生殖器官出现周期性变化，称"性周期"。这种周期性变化，是通过在中枢神经系统控制下的下丘脑、垂体、卵巢（称为下丘脑－垂体－卵巢轴）内分泌系统的兴奋和抑制作用来调节的（图2-6）。

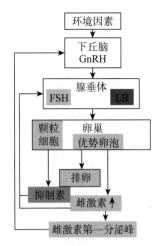

图 2-6 卵巢的内分泌调节示意图

（1）下丘脑：位于脑底部，其中间隆突细胞能分泌肽类激素，具有高度生物活性，只需几纳克（ng）就可产生生物效应。这些激素通过垂体门脉血管系统到达垂体前叶，促进或抑制其分泌相应的激素。起促进作用的称释放激素（RH），起抑制作用的称抑制激素（IH）。下丘脑调节卵巢功能所分泌的释放激素为促性腺激素释放激素（GnRH），为十肽化合物，其可促进腺垂体分泌卵泡刺激素（FSH）和黄体生成素（LH），抑制激素主要为催乳素（PRL）抑制激素（PIH）。

与此同时，下丘脑激素的分泌亦受神经介质和卵巢性激素的反馈调节。神经介质去甲肾上腺素促进黄体生成素释放激素（LHRH）的分泌，多巴胺抑制 LHRH 和 PRL 的分泌，而 5- 羟色胺抑制 LHRH 分泌但促进 PRL 分泌。卵巢分泌的雌激素和垂体分泌的促性腺激素对 GnRH 的分泌起负反馈调节作用。另外，位于第三脑室顶部的小腺体——松果体，如果幼年时被破坏，易发生性早熟；成年时被破坏，GnRH 的释放将受影响；发生肿瘤时，常伴有下丘脑－垂体－卵巢轴功能状态的抑制。

（2）垂体前叶：主要分泌 FSH、LH 和 PRL。FSH 可促进卵泡周围间质分化为卵泡膜细胞，使颗粒细胞增生及细胞内芳香化酶系统活化，从而促进雌激素的合成。LH 作用于已分化的卵泡膜细胞，使卵泡完全成熟，与 FSH 协同作用促使性激素的合成与分泌。卵泡成熟后 LH 突然大量释放，诱发排卵。黄体的正常功能也是在 LH 的作用下产生的。PRL 除受 PIH 调节外，促甲状腺素释放激素（TRH）、雌激素和 5- 羟色胺等对其有促进作用。PRL 和雌激素、孕激素起协同作用，促进乳房发育和乳腺分泌。血液中 PRL 浓度无周期性变化，但卵泡中 PRL 含量在卵泡期偏高，抑制了颗粒细胞的黄素化，在黄体期则浓度降低，有利于黄体酮的合成。

（3）卵巢：在垂体促性腺激素的影响下，卵巢主要合成并分泌雌激素与孕激素。女性体内雄激素由卵巢与肾上腺皮质分泌。卵泡期的卵泡内，卵泡膜细胞为合成雌激素和雄激素的主要场所，其酶系统能将雄激素部分地转化为雌激素；颗粒细胞的芳香化酶系统受 FSH 的作用活化，也能将雄激素转化为雌激素。黄体期上述细胞的性激素合成更为活跃，此时卵泡膜黄体细胞主要产生雌激素，也分泌孕激素；黄体粒层细胞的 LH 受体量大为增加，主要分泌孕激素。

除卵巢外，胎盘可产生大量雌激素与孕激素，肾上腺皮质也能产生极少量雌激素与孕激素。卵泡外，卵泡膜细胞和卵巢间质细胞亦能合成极少量的雄激素。性激素和肾上腺皮质激素的基本结构与胆固醇相似，为一种类固醇激素，亦称甾体激素。各激素合成的基本途径是统一的，仅因组织中酶系统的差别，而合成了不同的激素。合成过程均在细胞的粗面内质网内进行。

2 **卵巢性激素的作用**

（1）雌激素：即 17β- 雌二醇（E2），活性较强，易被氧化成为雌酮，又可水合为作用较弱的雌三醇（E3）。雌激素的主要生理功能有：① 促进子宫发育，肌层增厚，血管增生，内膜呈增生期改变，宫颈口松弛，宫颈分泌透明稀薄黏液，便于精子通过。有增强子宫对催产素的敏感性作用。② 促进输卵管的发育及蠕动，出现纤毛细胞，有利于卵子或受精卵的运行。③ 促进阴道上皮细胞增生角化，角化程度与雌激素水平成正比，并使上皮细胞内糖原增加，经阴道杆菌分解成为乳酸，使阴道分泌物呈酸性反应，有抑制致病菌繁殖的作用，从而增强局部的抵抗力。④ 促进乳腺管增生，但产后立即用较大量雌激素可抑制乳汁的分泌。⑤ 促进女性第二性征发育。⑥ 协同 FSH 促进卵泡发育，通过对下丘脑的正反馈作用，间接促进排卵。⑦ 对雄激素起拮抗作用。⑧ 促进蛋白质合成，调节脂肪代谢，降低胆固醇与磷脂的比例。⑨ 促进醛固酮的分泌，提高肾小管对抗利尿激素（ADH）的敏感性，引起水钠潴留。⑩ 促进成骨细胞、抑制破骨细胞活动，加速骨骼的生长，促进骨骺软骨的愈合。

（2）孕激素：人体内产生的孕激素，主要是孕酮，其代谢产物主要为孕二醇，与葡萄糖醛酸或硫酸结合，从尿中排出。孕激素的主要生理功能有：① 促进子宫肌纤维松弛、宫颈口闭合；使经雌激素作用而增生的子宫内膜出现分泌现象，宫颈黏液变得黏稠，精子不易通过；降低妊娠子宫对催产素的敏感性，即具有安宫保胎作用。② 抑制输卵管的蠕动。③ 逐渐使阴道上皮细胞角化现象消失，脱落的细胞多蜷缩成堆。④ 促进乳腺小泡的发育，但必须在雌激素刺激乳腺管增生之后才起作用。⑤ 有致热作用，可通过中枢神经系统使体温升高约 0.5℃。⑥ 促进体内水、钠排出。

由此可见，孕激素与雌激素既有拮抗作用又有协同作用。孕激素在雌激素作用的基础上，进一步促使女性生殖器和乳房发育，为妊娠准备条件，两者表现为协同作用；另一方面，在子宫收缩、输卵管蠕动、宫颈黏液变化、阴道上皮细胞角化和脱落以及水钠潴留与排出等方面，两者表现为拮抗作用。孕期此两种激素在血中上升曲线平行，孕末期达高峰，分娩时子宫的强有力收缩与两者协同作用有关。

（3）雄激素：女性体内的雄激素主要是睾酮，其在少女青春期生长发育中可能起作用。

3 **女性生殖系统的周期性调节**

（1）卵巢功能的周期性调节：卵巢为女性生殖内分泌腺，有两个主要功能：一是产生卵子并排卵，二是合成并分泌甾体激素和多肽激素。从青春期开始到绝经前，卵巢在形态和功能上发生周期性变化，称卵巢周期。其主要变化为：卵泡的发育、成熟及排卵，黄体形成及退化，雌、孕激素的周期性变化。卵泡期时，随着卵泡的发育，出现优势卵泡，雌激素分泌增加，雌激素和抑制素共同作用对腺垂体进行负反馈调节，可致 FSH 和 LH 水平降低，尤其是 FSH 降低，从而抑制其他卵泡发育。这一调节过程对优势排卵卵泡的形成和雌激素第一分泌峰的出现起重要作用。当优势卵泡发育成熟时，雌激素分泌大量增加，出现第一分泌峰，其对下丘脑进行正反馈调节，导致 FSH 和 LH 分泌峰出现，诱导排卵发生。排卵后的黄体在 LH 作用下，雌激素和孕激素分泌增加，形成雌激素第二分泌峰。此时排出的卵若未受精，雌激素和孕激素将对腺垂体和下丘脑进行负反馈调节，导致 FSH 和 LH 水平降低，黄体退化，最终进入月经期（月经黄体）。排出的卵若受精，黄体将继续分泌雌激素和孕激素，并分泌松弛素以抑制子宫平滑肌的收缩，此时的黄体为妊娠黄体。

（2）子宫内膜的周期性调节：卵巢的周期性变化使女性生殖器发生一系列周期性变化，尤以子宫内膜的周期性变化最显著。下丘脑在中枢神经系统控制下，受到刺激产生兴奋即分泌 GnRH，其通过丘脑下部与垂体之间的门脉系统进入垂体前叶，使之分泌 FSH 和少量 LH。这些垂体激素促进卵巢内的卵泡发育成长，并随着卵泡的逐渐成熟而分泌愈来愈多的雌激素，进而促使子宫内膜增生。日益增多的雌激素，将对下丘脑和垂体产生负反馈作用，使 FSH 的分泌减少，但促进 LH 的分泌。排卵前 LH 分泌明显增多，卵泡生长迅速，终至破裂而释放出成熟的卵子，即排卵。排卵后 LH 分泌急骤下降，而后 LH 和 FSH 协同作用，使破裂的卵泡形成黄体，其中粒层黄体细胞及卵泡细胞将分泌雌激素、孕激素，并随着黄体发育产生愈来愈多的孕激素，使增生的内膜转入分泌期或月经前期。排出的卵子若未受精，黄体期的孕激素与雌激素达到一定浓度时，将协同对下丘脑及垂体起负反馈作用，黄体即退化，孕激素及雌激素的分泌随之渐减少，导致子宫内膜退化剥落，月经来潮。下丘脑、垂体因卵巢激素浓度的下降而不再受抑制，于是一个新的性周期又从此开始。

（3）输卵管和宫颈黏液的周期性调节：受卵巢雌、孕激素的协同作用，输卵管的黏膜上皮亦发生周期性变化，以保证受精卵在输卵管内的正常运行。宫颈黏液在雌、孕激素的协同作用下，周期性变化比较明显，表现为：月经干净后，宫颈管分泌的黏液量很少，随着卵泡期的发展，黏液分泌渐增；排卵期时，黏液分泌量最多，黏液稀薄、透明，若将黏液做涂片检查，干燥后可见羊齿植物叶状结晶；排卵后，黏液分泌量逐渐减少，质地变黏稠而混浊，拉丝度差，易断裂，涂片检查时结晶逐渐模糊，至月经周期第 22 日左右完全消失，而代之以排列成行的椭圆体。

（智珊珊　过志君　陆金春）

第三章 配子发生、成熟、受精与分化

生殖细胞又称配子，包括精子和卵子。人类配子发生即精子发生和卵子发生。精子在睾丸内由精原细胞逐步发育为形态上成熟的精子，运送至附睾后，在附睾内功能上进一步成熟。精子具有定向运动的能力和使卵子受精的潜力，经正常性生活，精子通过子宫到达输卵管，并在输卵管获能。从卵巢排出的卵子处于第二次减数分裂的中期，进入并停留在输卵管壶腹部。当精子到达输卵管壶腹部时，受卵子激发发生顶体反应，并穿过放射冠和透明带，进入卵子内。受到精子穿入其内的激发，卵子才完成第二次减数分裂，精子与卵子结合形成受精卵。受精卵经过卵裂发育为桑葚胚、胚泡，并植入子宫，在子宫内进一步完成胚胎发育。精子在女性生殖道内的受精能力一般可维持一天，若在壶腹部的卵子未被精子受精，其在排卵后 12 ~ 24 h 退化。

第一节 精子发生与成熟

所谓精子发生，即精原细胞形成精子的过程（图 3-1）。人需要（64 ± 4.5）天方可完成，此过程经历了精原细胞增殖、精母细胞减数分裂和精子形成 3 个阶段。精子发生和形成须在低于体温 2 ~ 3℃的环境中进行，故隐睾患者常因睾丸温度升高，引起精子发生障碍而导致不育。

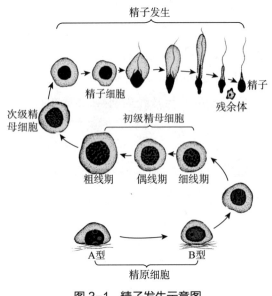

图 3-1 精子发生示意图

一、精子发生过程

精原细胞形成精子的过程主要经历了精原细胞、初级精母细胞、次级精母细胞、精子细胞及精子五个阶段。精子发生是一个连续的过程，五个阶段的划分只是相对而言。在精子发生过程中，一个精原细胞增殖分化所产生的各级生精细胞，其细胞质并未完全分开，有胞质桥相连，形成同步发育的同源细胞群（图1-3）。胞质桥的存在有利于细胞间信息传递，保证同源生精细胞同步发育（邹仲之等，2014）。但从生精小管全长来看，精子发生是不同步的，不同区域的生精小管生精细胞组合不同。因此在睾丸组织切片上，可见生精小管不同断面具有不同发育阶段的生精细胞组合。

（1）精原细胞：是睾丸内最幼稚的一类生精细胞，位于生精小管上皮的基层，紧贴基膜。细胞胞体较小，呈圆形或椭圆形，直径约12 μm，胞核为圆形或卵圆形，胞质染色较深，胞质内除核糖体外，细胞器不发达。精原细胞可分为A型和B型2类。A型精原细胞是生精细胞中的干细胞，根据细胞核染色的深浅，又将A型分为Ad型（暗A型）和Ap型（亮A型）。Ad型细胞核为深染的圆形，核内染色质颗粒细小，核中常有淡染的大核泡，有1～2个核仁。胞质内富含糖原颗粒，糖原染色（PAS）阳性。Ad型精原细胞相当于储备干细胞，通常处于休眠状态，仅当各种有害因素如药物、放射线等将其他类型精原细胞破坏耗尽时，才进入有丝分裂以补充精原细胞的数量，待恢复到原来的数量时，分裂即终止，又回到休眠状态。Ap型细胞核呈卵圆形，核内染色质颗粒粗大，有1～3个核仁。胞质内糖原颗粒极少，PAS染色阴性。Ap型精原细胞相当于更新干细胞，具有更新和分化能力，可逐步增殖分化，参与精子发生的全过程。Ap型精原细胞进一步分化为B型精原细胞。B型精原细胞呈球形，体积较大，核圆形，核周有块状染色质，着色浅，核中央有1～2个小而不规则的核仁，胞质内无糖原颗粒。B型精原细胞经3～5次有丝分裂后发育为初级精母细胞。

（2）初级精母细胞：由B型精原细胞分裂产生，位于精原细胞的近腔侧。初级精母细胞体积较精原细胞大，细胞器逐渐增多，细线前期不易与精原细胞区别。初级精母细胞向管腔移动并离开基膜，同时细胞质不断增多，体积增大，胞质丰富，直径可达15～24 μm，核仁明显。初级精母细胞经过短暂间期后，转入细胞分裂期（第一次减数分裂）。首先，DNA进行复制，由$2n$变成$4n$，减数分裂开始时，核内染色体呈细长的丝状，称为细线期；继之同源染色体互相配对，称为偶线期；接着染色体变粗，同源染色体紧密排列，每个染色体出现明显的纵裂，称为粗线期；随后，紧密成对的同源染色体开始分开，只在交换点上暂时保留并存，此现象称为染色体交叉，其意义是一对同源染色体中相邻两个染色单体进行部分基因交叉互换，此期称为双线期；最后进入终变期，同源染色体进一步分开，完成遗传物质的交换。前期完成后进入减数分裂中期、后期和末期，从而完成了减数分裂，产生两个较小的次级精母细胞。次级精母细胞的染色体数目只有初级精母细胞的一半。由于第一次减数分裂的分裂前期较长，所以在生精小管的切面可见到处于不同阶段的初级精母细胞。

（3）次级精母细胞：由初级精母细胞增殖分化而来，位于初级精母细胞近腔侧。胞体较小，圆形，直径约12 μm，核染色质呈网状，光镜下难以观察到核仁。有单核及双核两种类型，双核型的细胞与蜻蜓的头眼相似。次级精母细胞经历短暂的分裂间期（无 DNA 复制）即进行第二次减数分裂，其与一般的有丝分裂相同，每条染色体的两条染色单体分离，移向细胞两极形成 2 个均等的精子细胞，而染色体数目保持不变。次级精母细胞形成很快，故在生精小管的切面中极少见到。

（4）精子细胞：由次级精母细胞发育而来，靠近生精小管的管腔。精子细胞较次级精母细胞小，直径约 8 μm，核大，着色较深，染色质致密，核旁有高尔基复合体，胞质内含有颗粒状的线粒体。精子细胞的核型为 23，X 或 23，Y。精子细胞没有分裂能力，其经过复杂的变态过程由圆形的细胞逐渐分化转变为蝌蚪形的精子，此过程称为精子形成。精子形成的主要变化为：① 细胞核染色质极度浓缩，核变长并移向细胞的一侧，构成精子的头部；② 高尔基复合体形成顶体泡，逐渐增大，凹陷为双层帽状覆盖在核的头端，成为顶体；③ 中心粒迁移到细胞核的尾侧，发出轴丝，随着轴丝逐渐增长，精子细胞变长形成尾部（或称鞭毛）；④ 线粒体从细胞周边汇聚于轴丝近段周围，盘绕成螺旋形的线粒体鞘；⑤ 在细胞核、顶体和轴丝的表面仅覆有细胞膜和薄层细胞质，多余的细胞质逐渐汇集于尾侧，形成残余胞质，最后脱落。

（5）精子：形似蝌蚪，长约 60 μm，分头、尾两部分。头部正面观呈卵圆形，侧面观呈梨形，尾部是精子的运动装置，可分为颈段、中段、主段和末段四部分。颈段短，其内主要是中心粒，由中心粒分出"9+2"排列的微管，构成鞭毛中心的轴丝（图 3-2）；在中段，轴丝外侧有 9 根纵行的外周致密纤维，外侧再包有一圈线粒体鞘，为鞭毛摆动提供能量，使精子得以快速向前运动；主段最长，轴丝外周无线粒体鞘，代之以纤维鞘；末段短，仅有轴丝。精子头内有一个染色质高度浓缩的细胞核，核的前 2/3 有顶体覆盖，顶体内含有多种水解酶，如顶体蛋白酶、透明质酸酶、酸性磷酸酶等。在受精时，精子释放顶体酶，分解卵子外周的放射冠与透明带，从而进入卵子内使卵子受精。

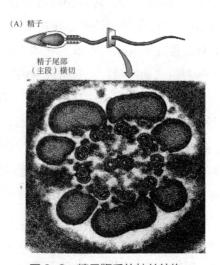

图 3-2　精子鞭毛的轴丝结构

二、精子在附睾内成熟

精子自睾丸生成后，并不具备前向运动及使卵子受精的能力，必须在附睾内使其结构、代谢和功能等进一步完善才能成为成熟精子（双卫兵 等，2015）。临床上特发性男性不育患者中，多达 40% 被疑为精子成熟环节异常。

尽管有用睾丸精子进行体外受精获得成功妊娠的报道，但就自然生育而言，附睾精子成熟是个必需的过程。精子在附睾内成熟是一个高度程序化的过程，一方面受到精子自身因素的影响，另一方面受到附睾微环境的影响。

1　精子结构的成熟

（1）胞质小滴的移行与脱落：在精子形成阶段，大部分生精细胞的残余胞质脱落并被支持细胞吞噬，但仍有很多精子有残留胞质小滴。在许多哺乳动物实验中发现，附睾中的精子残留胞质小滴由颈部向远端不断移行，并在射精前后脱落。胞质小滴的移行可能与附睾管的蠕动有关，而残留胞质小滴的脱落可能与精囊液中存在的溶血磷脂结合蛋白有关。

（2）精子核的成熟：在精子发生过程中，精子细胞核中的大部分组蛋白被鱼精蛋白替换。附睾精子成熟过程中，核的主要变化为凝集程度不断增强。这主要归因于：一是鱼精蛋白与 DNA 进一步紧密结合；二是鱼精蛋白内及鱼精蛋白分子之间的结合巯基逐渐被氧化为二硫键，使精子核更加紧密。精子核凝集程度的增强有利于保护精子遗传物质的完整性和准确性，使其能在经历储存、射出、游动、受精等过程后，仍能完整、准确地将遗传物质传递给下一代。

（3）顶体的成熟：顶体是精子的重要功能结构，生理状态下，精子进入女性生殖道内才能进行获能和发生顶体反应。如果精子提早发生顶体反应，精子将无法穿透卵子周围的放射冠和透明带。因此，在附睾中，精子头的表面将经历去糖基化、蛋白酶解加工等分子修饰，以防过早发生顶体反应导致顶体酶释放。另外，很多与顶体功能相关的重要分子如膜蛋白和顶体内分子也会发生分子大小的改变，如顶体蛋白酶原、SP-10 前体、β 半乳糖苷酶等，在精子成熟过程中分子量变小。

（4）精子膜的变化：精子膜是与精子所处微环境直接相接触的结构，也是发生顶体反应、与卵子识别和结合的结构。与其他细胞不同的是，精子头、中段和尾部的膜很不均一。随着精子在附睾中的运行，精子膜的流动性逐步降低，主要与膜内磷脂分子的内部结构、胆固醇的含量及膜蛋白的含量与组成发生改变有关。

2　精子成熟过程中的代谢变化

（1）能量代谢的改变：精子能量代谢对精子功能十分重要，精子在女性生殖道内的泳动、受精等过程，均需要很多的 ATP 维持。在睾丸圆形精子细胞中，乳酸盐和丙酮酸盐是能量代谢的主要底物，而在经附睾成熟后，精子主要通过糖酵解途径产生 ATP，其次为氧化磷酸化途径。精子在附睾内成熟过程中，糖酵解的相关酶活性逐渐增强，糖酵解酶

LDH-C4逐渐增加，精子内肉碱含量及肉碱乙酰转移酶活性亦有类似变化，成熟精子中这些酶活性最高，而且，附睾精子含有几乎所有能有效进行糖酵解的酶类，且大多处于高活性状态。精子顶体反应一般通过氧化磷酸化途径产生ATP。

（2）蛋白分子的变化：在精子成熟过程中，蛋白分子的变化主要有三种方式：一是蛋白种类的变化，既有新蛋白种类的获得，也有原有膜蛋白成分的失去，或者是原有膜蛋白分子的遮盖或暴露。新蛋白的出现可能是附睾分泌蛋白附着到精子表面所致，附睾液内低钠和高肌醇浓度促进了蛋白质与精子的结合；精子膜表面蛋白的丢失主要归因于附睾液中蛋白水解酶的作用。二是蛋白在精子中的定位发生变化，诸多参与精子功能的酶或功能蛋白，如 β 半乳糖转移酶等发生了所在位置的改变。三是蛋白分子的大小改变及分子修饰，如 α 甘露糖苷酶、去整合素金属蛋白酶（ADAM）家族等，蛋白分子的修饰还存在糖基化、磷酸化等过程。

3　精子运动能力的获得

在自然生育过程中，精子需要通过子宫颈进入子宫，再到达输卵管完成受精。精子要完成此使命，必须有运动能力，而且要达到一定的水平。精子穿透宫颈黏液能力、前向运动能力、沿化学物质或温度梯度定向运动的能力（即趋化运动能力）以及超活化运动，均是精子完成受精所必需的。这些运动能力在睾丸精子中缺乏或者很弱，大部分需要在附睾成熟过程中获得。随着精子从附睾头迁移至附睾尾，精子运动速度和直线性均明显增加。

在附睾中精子运动能力的获得主要与以下方面有关：① 精子尾部鞭毛结构的成熟。精子的运动依赖于鞭毛内相邻的轴丝中微管间的相对滑动，而外周致密纤维的物理性状与精子摆动时形成的弧度有关。在精子成熟过程中，巯基被氧化为二硫键，可使精子鞭毛内的这些结构及其连接更趋稳定。另外，胞质小滴的移行与脱落，也有利于精子的运动。② 离子通道及信号转导系统的调节有助于精子运动。③ 附睾微环境的变化，包括离子种类与浓度的改变、pH 的改变以及物质成分的改变，有助于精子运动能力的获得。④ 精子运动能力的储备与保持。精子运动需要消耗大量的能量和物质，为了保证精子射出后的能量需要，精子核基因的表达处于惰性状态。精子在附睾中贮存时，附睾尾部高浓度的肉碱可抑制精子运动，使精子以静息状态贮存。

4　精子受精能力的获得

精子受精能力主要指精子在受精过程中所需要的多方面的复杂功能，包括对透明带的黏附、精卵识别、精子穿入和精卵融合等。这些能力也是在附睾运行和贮存过程中获得和完善的，并与精子结构成熟、代谢与运动能力的获得息息相关。

精子受精能力的获得与精子成熟过程中蛋白分子的变化密切相关，目前研究也主要集中于蛋白分子。例如，聚糖磷脂酰肌醇（GPI）锚定的质膜蛋白 PH-20，在睾丸和附睾头部精子中均匀分布于整个头部表面，而在附睾尾部精子中则主要定位于顶体后区。PH-20在精子成熟过程中的主要变化是位置发生改变，其具有透明质酸酶活性，可分解卵丘细胞间的透明质酸，使卵丘细胞散开而协助精子穿过卵丘，并参与精子与透明带的识别。又如，去整合素金属酶家族（ADAMs）中的 ADAM7 为附睾表达而传递入精子中，并参与精卵特异性结合。

第二节　卵子发生与成熟

卵子发生指从胚胎发育早期开始，经过胚胎期、出生，直至性成熟才完成的由原始生殖细胞形成卵原细胞，再由卵原细胞形成成熟卵细胞的过程（图 3-3）。

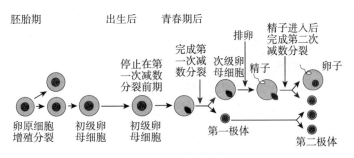

图 3-3　卵子的发生过程

（1）卵原细胞的形成：原始生殖细胞（primordial germ cells，PGCs）在胚盘原条尾端部形成后到达内胚层，随后以阿米巴样运动迁移到胚胎两侧的生殖嵴上皮内，迁移过程中 PGCs 不断分裂增殖。随后，PGCs 进一步迁移到未分化性腺的原始皮质中，与其他生殖上皮细胞一起形成原始性索。之后 PGCs 发生形态学变化，转化为卵原细胞，并进入卵原细胞的增殖期，在此期，卵原细胞通过有丝分裂不断增加细胞数量，形成大约 600 万 ~ 700 万个卵原细胞。

（2）初级卵母细胞的形成和原始卵泡的发生：卵原细胞增殖到一定时期，部分细胞开始进入第一次减数分裂的细线期，成为初级卵母细胞。初级卵母细胞从细线期经偶线期、粗线期到达双线期后细胞分裂周期被打断。此时卵母细胞的核较大，成为生发泡，并处于静止状态；卵母细胞周围包有一层扁平的前颗粒细胞，形成原始卵泡，并进一步发育为初级卵泡。此后卵泡进入生长和发育阶段，而卵母细胞在卵泡内生长发育直至成熟排卵。卵母细胞的生长发育主要是让卵母细胞生长到足够的体积，以便能够携带足够的营养物质为胚胎发育之用。

（3）次级卵母细胞的形成：在女性发育成熟（大约 12 岁以后）后，在排卵前被中断的减数分裂恢复，随后完成第一次减数分裂，形成次级卵母细胞和一个极体。黄体生成素

（LH）峰是卵母细胞恢复减数分裂的信号。在颗粒细胞与卵母细胞间存在缝隙连接，LH刺激颗粒细胞合成上皮生长因子样因子，导致颗粒细胞内 cGMP 流入卵母细胞的量下降，cGMP 可抑制磷酸二酯酶 3A（PDE3A）的活性，cGMP 的量下降导致 PDE3A 活性增加，进而导致卵母细胞内 cAMP 的量下降，通过蛋白磷酸化作用触发减数分裂恢复机制。初级卵母细胞的分裂是不均等的，次级卵母细胞几乎保留了全部的细胞质，而极体几乎不含细胞质。次级卵母细胞随后进行第二次减数分裂，从卵巢排出的卵子处于第二次减数分裂的中期，此期的卵子即为成熟的卵母细胞。

卵母细胞的成熟主要包括核与胞质的成熟及线粒体的储备。核成熟指的是卵母细胞的减数分裂进程有序进行，染色体发生遗传重组，并将染色体组的数量减半。成熟的卵母细胞在形态上具有典型的特征：生发泡消失，第一极体出现。卵母细胞胞质的成熟主要指细胞质的储备。成熟卵母细胞直径可达 $100 \sim 150\ \mu m$，相比于卵原细胞（直径约 $13\ \mu m$），体积增加了 $500 \sim 1\ 000$ 倍。排卵后卵子的受精、胚胎早期发育所依赖的物质基础都来自卵母细胞的细胞质储备，这是卵母细胞体型巨大的重要原因。卵母细胞的细胞质储备包括：① 物质储备，满足受精与植入前胚胎发育过程中的主要物质需求；② 酶储备，保障受精与植入前胚胎发育过程中新陈代谢的酶需求；③ 蛋白合成储备，储备了大量核糖体、tRNA 和 mRNA 等，满足胚胎发育过程中对新功能蛋白合成的需求。如果卵母细胞的细胞质储备不足，将直接影响受精与胚胎发育，导致胚胎死亡，受孕失败。生殖过程中的线粒体为母系遗传，具有独立的 DNA-mRNA- 蛋白质体系，卵母细胞中储备了大量的线粒体以保障受精和胚胎的早期发育。卵母细胞的线粒体除了合成 ATP 为卵母细胞和早期胚胎的生存和功能提供能量外，亦可通过 Ca^{2+} 释放加强钙振荡现象，促进受精中的卵母细胞激活。卵母细胞的线粒体一般具有如下特点：① 数量多，成熟卵母细胞的线粒体数量大约为 12 万 ~35 万个，当卵母细胞线粒体数量少于 2 万 ~6 万时，胚胎的发育可能在某阶段受阻。② 形态幼稚，功能低下。卵母细胞的线粒体处于低发育状态，小而圆，间质致密，线粒体嵴少，功能低下。随着胚胎的发育，线粒体功能逐步增强。③ 线粒体在卵母细胞内的分布与不同区域功能的活跃程度相一致，以保障能量的供应（黄国宁，2014）。

（4）第二次减数分裂的完成：人类没有单一的成熟卵细胞，当卵细胞形成时，受精过程已经开始。从卵巢排出的"成熟卵子"并没有完成减数分裂，第二次减数分裂需要在精子的刺激下方能完成。次级卵母细胞同样进行不均等分裂，排出一个几乎不含细胞质的极体。

第三节　精子获能、顶体反应与受精

一、精子获能

所谓获能，即精子在女性生殖道内停留期间获得受精能力的分子和生理活动。精子在睾丸内已达到形态学上的成熟，经过附睾转运又获得了前向运动能力和受精能力，但完全的受精能力的获得还需在女性生殖道内停留。附睾和精囊腺均能分泌一种去能因子附着于精子表面，精浆内的去能因子包括放射冠穿透酶和顶体蛋白酶的抑制剂。去能因子与精子结合后，可阻断精子的特异性受体、必要的功能团、离子的转运以及顶体蛋白酶的释放等，从而抑制精子的受精能力。精子进入女性生殖道以后，去能因子的作用被解除，精子才真正具有了受精的能力。这种解除去能因子作用的物质称为获能因子，其来源于子宫内膜和输卵管的分泌物，包括白蛋白、高密度脂蛋白（HDL）、葡萄糖、一些离子等。

精子获能是一个多时相的过程，第一时相在子宫内进行，第二时相在输卵管内进行，还可能有第三时相，在卵泡细胞内进行。精子获能的过程就是精子超活化或精子活动亢进的过程，可以保证精子通过弯曲狭窄的输卵管以到达受精部位。精子获能所需的时间至今仍未得到一致的界定，一般以受精或发生顶体反应为获能完成的终点。

精子获能时除精子活动变得亢进外，精子膜的变化最为明显，主要表现在精子膜对 Ca^{2+} 的通透性增加，精子膜表面的糖蛋白和嵌入蛋白发生变化，精子膜表面的活性基团改变，以及精子膜流动性明显增加。这些变化为精子获能的外部表现，精子获能的分子机制途径可能有以下几条：① 白蛋白、HDL 等促进精子膜胆固醇的流失，精子膜组分的重排有利于 HCO_3^- 和 Ca^{2+} 内流，两者激活精子膜上的腺苷酸环化酶（AC），AC 促进 cAMP 合成，其依次激活蛋白激酶 A（PKA），通过酪氨酸蛋白激酶和磷酸酪氨酸磷酸酶的双重调节而促进蛋白质酪氨酸磷酸化，最终引起精子获能。磷酸二酯酶（PDE）可通过调节 cAMP 含量而调节精子获能。② 氧自由基可能通过直接或间接促进 cAMP 增加而进入 PKA 途径，或通过抑制磷酸酪氨酸磷酸酶而促进蛋白质酪氨酸磷酸化以诱导获能。③ 肝素可通过精子膜上肝素结合蛋白而促进细胞内 Ca^{2+} 浓度升高、pH 升高以及 cAMP 增加，三者皆可通过 PKA 途径促进精子获能。④ 葡萄糖进入精子后的代谢可促进 ATP 和还原型尼克酰胺腺嘌呤二核苷酸（NADH）的生成，从而调节精子获能。⑤ 精子膜的超极化促进 Ca^{2+} 内流，细胞内的 Ca^{2+} 浓度升高亦可通过 cAMP/PKA 途径促进精子获能。由于以上获能机制的研究来自不同物种，这几条获能途径可能在不同物种有所不同，而第一条途径可能为所有物种共有。

二、顶体反应

精子获能后即能发生顶体反应，即精子膜与顶体外膜发生间断融合，出现许多小孔，使顶体内的顶体酶系释放。它为受精做准备，同时它也与受精过程密不可分，可以认为，顶体反应实际上是精卵受精过程的一个重要组成部分。

顶体是类似溶酶体的一种结构，含有许多水解酶，如透明质酸酶、顶体素、蛋白酶、磷酸酶等。在体内，一般认为卵泡细胞和透明带是诱发产生顶体反应的主要因素，但离子（如 Ca^{2+}、Na^+、K^+ 等）、pH 及温度也必须达到一定条件，例如，缺 Ca^{2+} 时即使有透明带也不能诱发顶体反应。因此，体内顶体反应通常在卵母细胞的附近或与卵泡细胞相接触时发生。但在精子通过女性生殖道的过程中，有少许精子会自发地发生顶体反应，这些精子将不能受精。体外研究表明，许多哺乳类动物精子在比较简单的溶液中就可发生顶体反应，但发生的具体机制目前尚不完全清楚。

顶体反应发生时有大量 Ca^{2+} 内流，进入精子内的 Ca^{2+} 可直接或间接激活顶体素原使之成为顶体素。顶体素激活磷脂酶，将精子膜上的磷脂分解为溶血磷脂和脂肪酸，这两种物质均可促进精子膜与顶体外膜形成局部点状融合，然后形成小泡，顶体内容物外流，顶体内膜暴露，并最后与精子膜融合，完成顶体反应。顶体反应后释放的透明质酸酶、顶体蛋白酶等可溶解卵泡细胞之间的基质、放射冠及透明带，从而为精卵最后融合扫除一切障碍。

三、受精

受精，即精子与卵子自发融合成为受精卵的过程。受精卵又称合子。受精一般发生在输卵管壶腹部，受精的时间一般在排卵后 24 h 内。精卵正常受精一般需满足 4 个条件：正常的生殖细胞，即正常的精子和卵子；正常的性功能；生殖管道通畅；精子排出后的 48 h 和卵子排出后的 24 h 内受精。

受精的过程包括精子与卵子的识别和接触、精子穿越放射冠和透明带、次级精母细胞完成第二次减数分裂以及两性原核融合形成合子（图 3-4）。精子和卵子相遇时，许多精子都释放顶体蛋白酶、透明质酸酶和放射冠穿透酶（即精子发生顶体反应），它们能解离放射冠，使精子穿过透明带到达卵黄间隙。首先到达的精子，其头部的侧面细胞膜与卵细胞膜融合，随即精子的细胞核和细胞质进入卵母细胞内。精子穿入后，卵母细胞被激活，细胞内钙离子浓度升高（钙振荡），进而导致卵母细胞近表面胞质内的皮质颗粒立即释放，使透明带结构发生变化，即透明带反应，从而阻止其他精子穿越透明带，防止多精受精；卵母细胞恢复并迅速完成第 2 次减数分裂，排出一个第二极体。精子激活卵母细胞的同时，卵母细胞质对精子也产生作用，激活精子，结果导致精子核的去致密化（主要归因于成熟卵母细胞中含有大量谷胱甘肽，还原鱼精蛋白的二硫键）和精子的鱼精蛋白被卵源性组蛋白取代。随后，精子和卵子的细胞核膨大，分别称为雄原核和雌原核，两个原核逐渐在细胞中部靠拢，接着核膜消失，染色体相互混合，形成二倍体的合子。进入卵子的精子尾部结构退化消失。

受精使单倍体的精子和卵子形成二倍体的合子，其中一半来自父亲，另一半来自母亲，形成新的染色体组合，保持了物种的延续性；同时合子更富有生命力，其酶活性升高，代谢加强，启动细胞不断地分裂分化，发育为新个体。由于精子有带 X 染色体和带 Y 染色体的两种类型，若带 X 染色体的精子与卵子结合，发育为女性，若带 Y 染色体的精子与卵子结合，则发育为男性。因此，受精时已决定了胎儿性别。精子进入卵子，犹如中子轰击入铀原子核，引起剧烈的级联反应，使原本相对静止的卵子转而进行旺盛的能量代谢与生化合成，受精卵开始进行细胞分裂，启动了胚胎发育的进程。

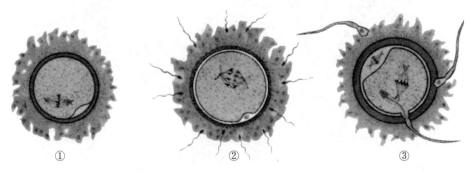

①：成熟卵子；② 精子与卵子识别，并穿越放射冠；③ 精子穿透透明带进入卵子内

图 3-4　精卵受精过程

第四节　胚胎发育与分化

人胚胎在母体子宫中发育经历 38 周（约 266 天），可分为两个时期：一是从受精卵形成到第 8 周末，为胚期，在此期，受精卵由单个细胞经过迅速而复杂的增殖分化，历经胚的不同阶段，发育为各器官、系统与外形都具雏形的胎儿；二是从第 9 周至出生，为胎期，此期内胎儿逐渐长大，各器官、系统继续发育，多数器官出现不同程度的功能活动。胚期质变剧烈，胎期量变显著。

一、卵裂和胚泡形成

受精卵一旦形成，便开始一边向子宫方向移动，一边进行细胞分裂（图 3-5）。由于子细胞被透明带包裹，在分裂间期无生长过程，仅原受精卵的细胞质被不断分到子细胞中，因而随着细胞数目增加，细胞体积逐渐变小。受精卵的这种特殊的有丝分裂称卵裂，卵裂产生的子细胞称卵裂球。到第 3 天，卵裂球数达 12～16 个，共同组成一个实心胚，外观如桑葚，故称桑葚胚。于第 4 天，桑葚胚进入子宫腔，其细胞继续分裂，当卵裂球数达 100 个左右时，细胞间出现若干小的腔隙，它们逐渐汇合成一个腔，腔内充满来自子宫腔内的液体，此时透明带溶解，胚呈现为囊泡状，故称胚泡。胚泡中心为胚泡腔；胚泡壁由单层细胞构成，与吸收营养有关，称滋养层；位于胚泡腔内一侧的一群细胞，称内细胞群，该细胞具有多种分化潜能。

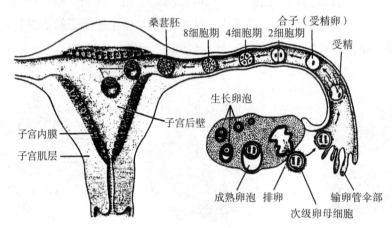

图 3-5　排卵、受精与卵裂过程

二、植入

胚泡进入子宫内膜的过程称植入，又称着床。植入约于受精后第 5~6 天开始，于第 11~12 天完成。植入时，内细胞群一侧的滋养层首先与子宫内膜接触，分泌蛋白水解酶，在内膜溶蚀出一个缺口，然后胚泡陷入缺口，逐渐被包埋其中。植入过程中，与内膜接触的滋养层细胞迅速增殖，滋养层增厚，并分化为内、外两层。外层细胞互相融合，细胞间界限消失，称合体滋养层；内层细胞界限清楚，由单层立方细胞组成，称细胞滋养层。后者的细胞通过分裂使细胞数目不断增多，并补充、融入合体滋养层。

胚泡全部植入子宫内膜后，缺口修复，植入完成。这时胚泡的整个滋养层均分化为两层，并迅速增厚。合体滋养层内出现一些小的腔隙，称滋养层陷窝，因与子宫内膜的小血管相通，其内充满母体血液。

植入时的子宫内膜正处于分泌期，植入后血液供应更丰富，腺体分泌更旺盛，基质细胞变得十分肥大，富含糖原和脂滴，内膜进一步增厚。子宫内膜的这些变化称为蜕膜反应。此时的子宫内膜改称蜕膜，基质细胞改称蜕膜细胞。根据蜕膜与胚的位置关系，将其分为三部分：基蜕膜，位于胚深面；包蜕膜，覆盖在胚的子宫腔侧；壁蜕膜，是子宫其余部分的蜕膜。

胚泡的植入部位通常在子宫的体部和底部，最多见于后壁。若植入部位位于近子宫颈处，在此形成的胎盘称前置胎盘，自然分娩时堵塞产道，导致胎儿娩出困难，需行剖宫产。若植入在子宫以外部位，称异位妊娠，常发生在输卵管，偶见于子宫阔韧带、肠系膜、子宫直肠陷窝，甚至卵巢表面。异位妊娠胚胎多因营养供应不足，早期死亡，被吸收；少数植入输卵管的胚胎发育到较大后，可引起输卵管破裂和大出血。

植入过程受母体雌激素和孕激素的精细调节，这些激素的正常分泌使子宫内膜保持在分泌期。若母体内分泌紊乱，子宫内膜的周期性变化与胚泡发育不同步，植入便不能完成。绒毛膜促性腺激素（HCG）在着床前即由胚泡分泌，受精后第10天在植入的局部，HCG浓度可高达10 000 IU/L。HCG可使卵巢黄体变成妊娠黄体，妊娠黄体分泌的激素使子宫内膜变成蜕膜，为胚泡植入和发育创造条件。胚泡的植入还需要有正常的子宫腔内环境。子宫有炎症或有避孕环，均可阻碍胚泡植入。在整个植入过程中，有些女性有流血现象，血的颜色多为淡淡的粉红色，就像月经刚刚来潮时的样子，如果是深红或者是流量多，要考虑是先兆流产，需及时就医。

三、胚层的形成与分化

在第2周胚泡植入过程中，内细胞群增殖分化，逐渐形成圆盘状的胚盘，其由两个胚层组成，称二胚层胚盘。胚盘是人体发生的原基。胚盘的上胚层细胞增殖，其内出现一个充满液体的小腔隙，称羊膜腔；下胚层的周缘细胞向腹侧生长延伸，形成由单层扁平上皮细胞围成的另一个囊，即卵黄囊。羊膜腔和卵黄囊对胚盘起保护和营养作用。

此时胚泡腔内出现松散分布的星状细胞和细胞外基质，充填于细胞滋养层和卵黄囊、羊膜腔之间，形成胚外中胚层。继而胚外中胚层细胞间出现腔隙，腔隙逐渐汇合增大，在胚外中胚层内形成一个大腔，称胚外体腔。胚外中胚层则分别附着于滋养层内面及卵黄囊和羊膜腔的外面。随着胚外体腔的扩大，二胚层胚盘和其背腹两侧的羊膜腔、卵黄囊仅由少部分胚外中胚层与滋养层相连，这部分胚外中胚层称体蒂。体蒂将发育为脐带的主要成分。

第3周初，部分上胚层细胞增殖较快，在上胚层正中线的一侧形成一条增厚区，称原条。原条头端略膨大，为原结。继而在原条的中线出现浅沟，原结的中心出现浅凹，分别呈原沟和原凹。原沟深部的细胞在上、下胚层之间向周边扩展迁移。一部分细胞在上、下两胚层之间形成一个夹层，称胚内中胚层，即中胚层。另一部分细胞进入下胚层，并逐渐全部置换了下胚层的细胞，形成一层新的细胞，称内胚层。在内胚层和中胚层出现之后，原上胚层改称外胚层。至此，三胚层胚盘形成，三个胚层均起源于上胚层。

原条的出现使胚盘有头、尾端之分，原条所在的一端为尾端。从原凹向头端增生迁移的细胞，在内、外胚层之间形成一条单独的中胚层细胞索，称脊索，其对早期胚胎起一定支持作用。在脊索的头侧和原条的尾侧，各有一个无中胚层的小区，此处内、外胚层相贴，呈薄膜状，分别称口咽膜和泄殖腔膜。随着胚体发育，脊索向头端生长、增长，原条相对缩短，最终消失。若原条细胞残留，在未来人体骶尾部可增殖分化，形成由多种组织构成的畸胎瘤。

第4~8周，三个胚层逐渐分化为各种器官的原基。外胚层进一步分化为神经外胚层和表面外胚层。神经外胚层分化为神经管和神经嵴。神经管为中枢神经系统的原基，将分化为脑、脊髓、松果体、神经垂体及视网膜等；神经嵴是周围神经细胞的原基，将分化为脑神经节、脊神经节、自主神经节及周围神经等。表面外胚层将分化为皮肤的表皮及其附属器，以及牙釉质、角膜上皮、晶状体、内耳膜迷路、腺垂体、唾液腺、口腔、鼻腔及肛管下段的上皮等。中胚层首先分化为轴旁中胚层、间介中胚层和侧中胚层。轴旁中胚层将分化为背侧的皮肤真皮、骨骼肌和中轴骨骼如脊柱等；间介中胚层将分化为泌尿生殖系统的主要器官；侧中胚层将分化为胸腹部和四肢的皮肤真皮、骨骼肌、骨骼、血管，消化和呼吸系统的肌组织、血管、结缔组织和间皮，心包腔、胸膜腔和腹膜腔等。内胚层将分化为咽喉及其以下的消化管、消化腺、呼吸道和肺的上皮组织，以及中耳、甲状腺、甲状旁腺、胸腺、膀胱等器官的上皮组织。伴随三胚层的分化，扁平形的胚盘逐渐变为圆柱形的胚体。至第 8 周末，胚体外表已可见眼、耳、鼻及四肢，初具人形。

第五节 男女生殖系统的发生

一、男性生殖系统的发生

男性生殖系统的发生包括睾丸的发生、男性生殖管道的发生及外生殖器的发生。

（1）睾丸的发生：第 3 周时，靠近尿囊根部的卵黄囊壁内胚层出现一团圆形细胞，称原始生殖细胞；第 4 周时，原始生殖细胞开始以变形运动的方式沿后肠背系膜向生殖腺嵴（由体腔上皮及其下方的间充质增生聚集而成）迁移；第 6 周时，原始生殖细胞迁入初级性索（即生殖腺嵴表面的上皮细胞增生，伸入下方的间充质，形成的许多不规则的细胞索条）；第 7 周时，在 Y 染色体短臂上性别决定区（SRY）编码的睾丸决定因子（TDF）影响下，初级性索与表面上皮分离，继续向深部增生，形成许多细长弯曲的睾丸索（青春期时演化为生精小管），睾丸索的末端吻合成睾丸网，其中初级性索上皮细胞演变为支持细胞，原始生殖细胞增殖分化为精原细胞；第 8 周时，表面上皮下方的间充质形成白膜，睾丸索之间的间充质细胞分化为睾丸间质细胞并分泌雄激素。出生后，睾丸间质细胞退化，至青春期时再现。

生殖腺最初位于腹后壁，后突入腹膜腔，由厚而短的系膜悬吊于体腔腰部。中肾退化后系膜变得细长，形成头、尾两条韧带，随后，头端韧带退化消失，尾端韧带保留，呈纤维索状连于生殖腺尾端与阴唇阴囊隆起之间，称引带。随着胚体生长、腰部直立，引带相对缩短而牵拉生殖腺下降。第 3 个月时，睾丸停留在腹股沟管内口；第 7~8 个月时，睾丸与包绕它的双层腹膜经腹股沟管降入阴囊，双层腹膜构成鞘突，覆盖在睾丸的前面及侧面，成为鞘膜；出生前后，鞘膜腔与腹膜腔之间的通路逐渐闭合。

（2）男性生殖管道的发生：第 6 周时，胚体内已先后出现左右两对生殖管道，即中肾管和中肾旁管（米勒管）；睾丸形成后，其支持细胞产生抗米勒管激素，使中肾旁管退化；睾丸间质细胞分泌雄激素，促使睾丸旁的十余条中肾小管分化为附睾的输出小管，中肾管延长弯曲形成附睾管、输精管、精囊和射精管。

（3）外生殖器的发生：第3周时，来自原条的间充质细胞增殖迁移至泄殖腔膜周围，形成泄殖腔褶。第6周时，泄殖腔褶被分隔为尿生殖褶和肛褶。尿生殖褶的头端靠拢，增殖隆起为生殖结节，与此同时，左右尿生殖褶外侧的间充质增生，形成一对大的纵行隆起，称阴唇阴囊隆起。在雄激素作用下，生殖结节明显伸长、增粗，形成阴茎；左、右尿生殖褶随生殖结节生长，在腹侧中线闭合，形成尿道海绵体，参与阴茎的形成；左、右阴唇阴囊隆起向尾端牵拉，于中线融合，形成阴囊。

二、女性生殖系统的发生

女性生殖系统的发生包括卵巢的发生、女性生殖管道的发生及外生殖器的发生。

（1）卵巢的发生：早期未分化生殖腺与初级性索的发生类似男性。由于女性胚胎细胞的性染色体为 XX，无 Y 染色体，故其未分化生殖腺发育为卵巢。在向卵巢发生的过程中，初级性索退化，未分化生殖腺的表面上皮增生，再次向间充质伸入，形成次级性索，又称皮质索。皮质索与上皮分离后构成卵巢皮质，上皮下的间充质分化为白膜。第3个月时，皮质索断裂，形成许多细胞团。细胞团中央为原始生殖细胞分化成的卵原细胞，周围是一层由皮质索上皮细胞分化成的扁平的卵泡细胞，两者构成原始卵泡。胎儿出生时，卵巢中有70万~200万个原始卵泡，其中的卵原细胞已分化为初级卵母细胞，并停留在第一次减数分裂的前期。

（2）女性生殖管道的发生：卵巢形成后，由于缺乏雄激素，中肾管退化，同时由于无抗米勒管激素的抑制作用，中肾旁管进一步发育。其上段和中段演化为输卵管，起始端以喇叭形开口于体腔，形成输卵管漏斗部；下段左、右合并后，间隔组织消失，管腔融合，演变为子宫及阴道穹窿部。窦结节（为第6周时，中肾旁管下段突入尿生殖窦背侧壁，在窦腔内形成的一隆起）增生延长，形成阴道板。第5个月时，阴道板演化为中空的阴道，上端与子宫相通，下端以处女膜与阴道前庭相隔。处女膜于出生前后穿通，使阴道开口于阴道前庭。

（3）外生殖器的发生：无雄激素作用，外生殖器自然分化为女性。生殖结节稍增大为阴蒂；左、右尿生殖褶发育为小阴唇；两侧阴唇阴囊隆起继续增大隆起，形成大阴唇，其头端合并为阴阜，尾端合并与会阴相连；尿生殖沟（尿生殖褶之间的凹陷）扩展，参与形成阴道前庭。

如果男女生殖系统某一环节发生异常，可能导致隐睾、先天性腹股沟疝、尿道下裂、双子宫或双角子宫、阴道闭锁、两性畸形、雄激素不敏感综合征等。

（洪仁芸　陆金春）

第四章　不孕不育诊断的规范化路径

生殖医学的主要任务就是解决男性不育和女性不孕的问题。不孕不育是指正常性生活的配偶，未采取任何避孕措施，一年内未能受孕；有时虽能受孕，但未能获得活产（江苏省中西医结合学会生殖医学分会，2010）。据世界卫生组织（WHO）调查，15%～20%的育龄夫妇存在着不孕不育问题，而发展中国家的某些地区该比例可高达30%，男女双方原因各占50%。对于初诊的不育夫妇，关键是明确不孕不育的原因是男方因素、女方因素还是双方的因素，然后据此确定治疗措施。因此，男女双方应同时就诊，而建立男性不育和女性不孕的规范化诊断路径非常重要。其中，实验室检查是其最重要的内容之一。

第一节　男性不育诊断的规范化路径

世界卫生组织（WHO）规定，夫妇不采取任何避孕措施，有正常性生活1年以上，由于男方因素造成女方不孕者，称为男性不育。近年来随着人们对人类生育问题认识的提高以及男科学的飞速发展，男性不育的发现率以及诊断率逐步增高，已引起男科学工作者的高度重视。男性不育分为原发性不育和继发性不育。原发性不育是指男方从未使女方受孕。继发性不育是指男方曾有使女方受孕史，继发性不育的年限是指男方使女性最后一次受孕距今的时间。男性不育不是一种由单一因素造成的疾病，而是受到多种疾病及多种因素影响。所以临床对有生育需求的男性不必等到满足一年条件后才开始检查，而应尽早检查，对于检查结果异常的应尽早治疗。

男性不育诊断的规范化路径一般包括病史采集、体格检查、辅助检查及不育原因的确定。

一、病史采集

仔细询问患者既往的检查及治疗史，如就诊医院是否是公立医院或正规的私立医院，所做的检查项目有哪些，检查结果如何，是否服药或进行其他治疗，治疗是否有效。注意相关检查结果的有效期，如精液检查有效期通常为一年。充分了解患者的既往检查及治疗史对于男性不育的治疗有着十分重要的意义。

1　既往史

（1）支气管扩张、慢性鼻窦炎以及慢性支气管炎等慢性呼吸系统疾病有时与精子鞭毛异常如纤毛不动综合征或与附睾分泌功能障碍的央氏综合征（Young syndrome）相关，后者亦见于患有纤维囊性病的男性，有时会合并输精管缺如或精囊发育不全。部分纤毛不动综合征患者可能合并内脏反位，可以诊断为卡塔格内综合征（Kartagener syndrome）（Leigh et al，2009）。

（2）睾丸、附睾、前列腺等结核会造成近端输精管不全或完全梗阻，可表现为少精子或无精子而导致不育。

（3）糖尿病、高血压以及神经性疾病可导致性功能障碍或射精异常，此外，此类疾病也可能损害精子生成和附属性腺功能。

（4）腮腺炎可引起睾丸炎症。尤其是青春期患有腮腺炎性睾丸炎的患者，有可能发生睾丸萎缩，甚至终生不育。而青春期前的腮腺炎及未引起睾丸炎的腮腺炎一般不会影响生育，所以对腮腺炎的患病时间及是否引起睾丸炎要认真记录。

（5）其他有可能与不育有关的非生殖系统疾病，其中包括肾功能衰竭、肝脏疾病以及其他不常见的代谢性疾病。

2　治疗史

有些药物会影响精子的发生功能，降低男性生育力，如某些抗生素、化疗药以及某些靶向药物，对于此类患者应考虑停药或是换用不影响生育的同类药物。对于无法更换药物的患者，或者对于某些疾病需要进行放疗的患者，需要在行相关治疗前冻存足够的精子，以免对生育力造成不可逆损伤而致终生不育。

3　手术及外伤史

有些手术可能引起生殖系统损伤、梗阻及产生抗精子抗体，如尿道手术、输精管结扎术和腹股沟疝手术。而对于直肠、前列腺及膀胱颈等部位的手术，以及腰交感神经区域的手术则可能引起射精功能的异常。患者如果有下腹部及骨盆部的外伤史，要详细记录发生的时间、损伤位置、接受的治疗，重点记录当时是否损伤生殖系统或有生殖系统相关症状等。

4　发热

对于近半年内有发热的患者，需要详细记录发热程度、持续时间及治疗过程。因为睾丸需要处在35℃左右才能维持正常的生精功能。当体温超过38.5℃时，睾丸温度随之上升，则有可能抑制精子发生功能，最长可达6个月。

5　性传播疾病

性传播疾病如梅毒、淋病、支原体感染等可以引起生殖器官炎症及损伤，从而造成男性不育。对于此类患者应详细记录其病史、患病时间、治疗情况、最后一次发病距今的时间，必要时需要复查。

6 精索静脉曲张

精索静脉曲张是影响男性精液质量的重要因素。对于此类患者询问病史时需要了解患病时间及程度、影像学检查以及其对精液质量的影响，还要记录治疗时间、方法、手术方式及预后情况等。

7 泌尿生殖系统感染

泌尿生殖系统感染会引起白细胞增多，导致白细胞精子症，从而造成精子质量下降，另外某些部位的感染如附睾炎等还可能导致精液流出道的梗阻，造成无精子症。

8 性功能障碍

不育夫妇中约有 2% 是由性交障碍或射精功能障碍而导致的。糖尿病、高血压、盆腔部的外伤及手术史以及某些内分泌性疾病等都有可能导致性功能障碍。夫妇双方如果平均每个月阴道性交的次数 ≤ 2 次，则应记录为性交频率低下；如果夫妇常集中在排卵期同房，则即使性交频率较低，也可算性生活正常。另外询问病史时应了解患者的阴茎勃起是否正常，能否足以进行阴道性交，能在阴道内射精为正常。不射精、插入阴道之前射精，或阴道外射精等都应记录为异常。

另外，某些生活习惯会使睾丸温度升高从而造成暂时的生精功能障碍，如经常性泡热水澡、洗桑拿浴、长期睡电热毯或穿紧身裤等。不良嗜好如吸烟或酗酒也会影响生精功能，同时有可能造成性欲下降、性功能障碍等。而长期的高温作业（如厨师、焊工或工作环境需要长期曝晒），长时间接触重金属如铅、汞或其他物质如杀虫剂、除草剂等化工产品，或者长时间处在高剂量辐射环境下等都会影响精子发生。

二、体格检查

1 一般检查

对全身基本情况的一般检查包括：身高、体重、血压、脉搏、营养等，特别注意受检者的体质、体态、全身毛发分布、发声、视觉、嗅觉、喉结、男性乳房发育、皮肤弹性、肥胖程度、异常脂肪分布，以及头面、颈部、胸部、腹部、四肢、脊柱、神经系统等的检查。

一般检查能够提供全身疾病的相关信息，同时提示与生育相关的异常体征。中国人身体质量指数（BMI）$\geq 25 \ kg/m^2$ 被认为肥胖，常伴随着激素水平的异常而影响生育能力。

男性第二性征的检查是全身检查的重要内容，包括体型、骨骼肌肉发育、脂肪分布、体毛分布、有无男性乳房发育、过于肥胖或过于消瘦、有无内分泌异常等。许多疾病会引起男性相关体征改变，例如：体毛稀疏、喉结较小可能提示雄激素的水平较低；男性乳房发育、身高与臂长比例失调提示克兰费尔特综合征（Klinefelter syndrome）可能；出现嗅觉异常需注意卡尔曼综合征（Kallmann syndrome）可能。

2 阴茎检查

患者取直立位，首先观察第二性征的发育情况：阴毛分布（正常男性呈现梭形分布）；

外生殖器大小、形态、位置及有无畸形、包茎、包皮过长；阴茎头有无肿胀，有无溃疡、糜烂及赘生物；阴茎体及包皮皮肤有无破溃、分泌物。阴茎海绵体有无硬结、肿块。尿道口的大小及位置，有无分泌物，有无狭窄及异位开口。

阴茎长度有明显的个体差异。阴茎的检查需患者取直立位，要测量非勃起和勃起时阴茎的长度、周径。周径的平均值为 7~10 cm。阴茎的长度如果在勃起状态下 < 8 cm 和 / 或非勃起状态下长度 < 3 cm 则考虑为阴茎短小。阴茎短小常见于先天性睾丸发育不全、双侧隐睾和垂体功能减退，但阴茎短小不一定会引起不育。阴茎增大多见于先天性肾上腺皮质增生、睾丸癌等。

3　阴囊及其内容物检查

检查阴囊皮肤有无红肿、增厚、破溃，有无窦道残迹或瘢痕，有无精索静脉曲张，是否存在阴囊肿块，同时需区分囊实性，应考虑到鞘膜积液或阴囊疝可能。阴囊内肿块常规行透光试验或超声检查。囊性常见的为鞘膜积液，同时还要注意疝的可能，要对两者进行区别。实性肿块一定要明确其性质。阴囊内可触及的肿块总结如图 4-1。

精索静脉曲张的患者检查应包括直立位和平卧位的检查，结合瓦尔萨尔瓦动作（Valsalva manruver）试验，且两侧都需检查。首先嘱患者取直立位，可观察阴囊浅表扩张、迂曲的静脉丛。触诊可感觉曲张的静脉呈蚯蚓团块。平卧位时曲张静脉减少或逐渐消失。若曲张静脉在平卧后不消失，应特别注意有同侧腹膜后肿瘤继发所致可能。对静脉曲张体征不明显者，行瓦尔萨尔瓦动作试验进一步分度：

Ⅰ度：阴囊触诊时无异常，只有采用瓦尔萨尔瓦动作检查时，才能摸到扩张的精索蔓状静脉丛。

Ⅱ度：触诊时可扪及扩张的精索蔓状静脉丛，但不能看到。

Ⅲ度：患者取直立位，通过视诊阴囊皮肤即可看到成团扩张的精索蔓状静脉丛，触诊可扪及明显增大、曲张的静脉团。

亚临床型：阴囊内无扩张的精索蔓状静脉丛，但用多普勒超声检查可发现异常者。

在诊断精索静脉曲张时，还要结合超声诊断。超声分级标准如下：

Ⅲ级：临床触诊阳性且超声检查精索静脉最大内径（DR）≥ 3.1 mm，反流持续时间（TR）≥ 6 s。

Ⅱ级：临床触诊阳性且超声检查 DR：2.8~3.1 mm，TR：≥ 4 s 但 < 6 s。

Ⅰ级：临床触诊阳性且超声检查 DR：2.2~2.7 mm，TR：≥ 2 s 但 < 4 s。

亚临床型：临床触诊阴性而超声检查精索静脉内有反流，DR：1.8~2.1 mm，TR：≥ 1 s 但 < 2 s。

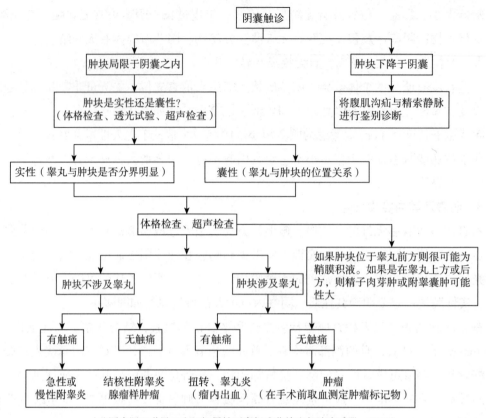

（此图来源于世界卫生组织男性不育标准化检查与诊疗手册，2007）

图 4-1　阴囊肿块的诊断步骤

注意只有精索静脉曲张引起了精液质量下降或产生了严重的症状时才建议进行手术治疗。此外，对于精索静脉曲张的患者，还需排查肾脏肿瘤和肾静脉受压综合征（陆金春等，2018）。

4　睾丸检查

睾丸是一对内外略扁的卵圆形器官，初生儿的睾丸相对较大，出生至性成熟前发育较慢，性成熟期迅速增大，老年后随着性功能衰退而萎缩变小。睾丸的检查对评估男性生育能力具有重要意义。

（1）睾丸大小及质地：正常成人睾丸的体积是 15～25 ml，成年人睾丸体积小于 12 ml 提示睾丸发育不良。睾丸体积在 5～12 ml 之间，则考虑低促性腺激素性性腺功能低下的可能。睾丸体积 < 3 ml 多见于克兰费尔特综合征患者。双侧睾丸对称性增大，体积均 > 35 ml，则提示巨睾丸症。当睾丸不对称性增大，排除囊性病变，应考虑睾丸肿瘤可能。

正常睾丸质地均匀、活动，可与附睾分界。触诊应比较两侧睾丸大小、质地硬度、有无结节、有无肿块或触痛。当一侧睾丸质地硬，较另一侧沉重，应特别注意睾丸癌可能。质地软的睾丸，常常提示睾丸生精细胞受损，可能影响男性生育力。当睾丸肿大且伴有触痛，考虑睾丸炎可能。如出现以上情况一定要结合超声检查来综合分析。

（2）睾丸位置：正常睾丸发育是由腰部腹膜后下降到阴囊底部，中途经过腹腔内、腹股沟区、阴囊入口。若正常阴囊底部无法触及睾丸则通常有以下几种情况：

①　回缩性睾丸：睾丸一般位于阴囊内，提睾肌的作用下可以上提至腹股沟管外环甚至腹腔内。注意询问病史，应与睾丸未降相区别。

②　异位睾丸：睾丸下降过程中背离正常途径。最常见的位置为腹股沟浅筋膜囊，也可以进入股管甚至是对侧阴囊。

③　睾丸下降不全：单侧或双侧睾丸未降至阴囊而停留在其正常下降过程中的任何一处，从后腹壁到腹股沟管外环之间均可见。

④　睾丸缺如：真正的睾丸缺如非常罕见，表现为雄激素不足体征。

以上异常都要通过超声等方法做进一步检查以明确诊断。

5　附睾及输精管检查

正常附睾紧贴于睾丸的上端和后缘，分为头、体、尾三部。附睾质地柔软、形态规则。检查时应注意其与睾丸的解剖位置是否正常、大小、质地、形状、有无肿块及触痛。正常输精管起于附睾尾段，沿睾丸后缘上行进入精索内，触诊感觉细长呈条索状。查体应注意其粗细、有无触痛、有无结节及与附睾是否连接或有无缺如情况。

如果附睾查体过程中可触及痛性结节，则提示附睾炎症或附睾淤积的可能性大。慢性附睾炎查体可扪及附睾增粗，伴轻度触痛，一般不伴有全身症状。急性附睾炎往往伴有全身症状，附睾肿大，有明显压痛，严重时可累及精索。附睾结核病变多在附睾尾部，通常伴有输精管结核，输精管可扪及串珠结节样改变，少数可在附睾头部扪及结节。

输精管炎症及结核、发育不良，甚至先天缺如，导致输精管道不通，会出现少精子症或无精子症。因此在无精子症患者中应仔细检查输精管情况，必要时行进一步的超声检查。

6　前列腺及精囊检查

前列腺是男性特有的性腺器官，正常前列腺形如栗子，分为底、体、尖三部分，前、后及两侧面。底朝上，与膀胱相贴，尖朝下，至尿生殖膈。前列腺后面横向平坦，纵向凸出，正中有一浅沟为中央沟。

前列腺的查体主要依靠简单易行而又有效的直肠指检。正常前列腺触诊时质地中等，用手推移略活动，能触及中央沟，两侧叶对称，表面光滑，边缘清楚，无结节。因此检查时应注意前列腺形态、质地、表面是否光滑、有无结节、有无肿块及触痛，中央沟是否居中、变浅或消失。急性前列腺炎患者不做前列腺按摩。精囊一般不易触及，若可触及或有压痛，则可能有炎症存在，同时还应排除精囊肿瘤的可能。

前列腺直肠指检具体操作方法：一般患者取胸膝位，也可取站立弯腰体位。术者以右手食指戴橡皮手套，涂润滑的液状石蜡先轻柔按摩肛周而后缓缓伸入直肠内，摸到前列腺后，用食指的最末指节对着前列腺的直肠面，从外向上、向内、向下顺序对前列腺进行检查，手法应轻、缓。若前列腺肿胀，有轻压痛，伴有尿道烧灼感则提示有前列腺炎症可能。急性前列腺炎时腺体也可肿大，且有明显压痛，如有波动则提示形成脓肿。若前列腺饱满，可触及结节，提示有前列腺增生。若前列腺质地较硬，有硬结，大小不一，则高度怀疑前列腺癌，应做进一步检查。

三、辅助检查

根据病史和体格检查等情况，选择以下辅助检查。

1 精液常规分析

精液常规分析提示有异常时，详细的男科检查是必要的。因为精液常规分析结果仍然是做出适当治疗的前提，尤其是需要完整的标准化的实验室检查。为此，世界卫生组织（WHO）出版了《WHO 人类精液检查与处理实验室手册》(第 5 版)。根据 WHO 标准，若精液常规分析是正常的，那么一次就已经足够。若精液常规分析不正常，需要做 2～3 次，仍不正常则需要做进一步的男科检查。另外，检查精液的时间应该在末次排精后的 2～7 天内，两次精液常规检查的时间间隔一般为 1～3 周。

2 精子顶体酶检测

精子顶体酶活性可反映精子质量。顶体酶活力不足影响精子穿透卵母细胞透明带，从而导致不育。顶体酶活性是判断男性精子功能和生育力强弱的主要指标之一。精子顶体酶活性降低提示精子的受精功能较差，精子难以穿透卵母细胞透明带完成受精全过程。

3 精浆生化检查

（1）精浆锌定量分析：精浆锌对维持精子功能活动起重要作用，与前列腺感染和精液不液化有关，可作为前列腺功能的指标。

（2）精浆果糖定量检测：精囊炎症可使精液果糖含量降低。射精管阻塞可使精液果糖下降。逆行射精后取膀胱尿液（含精液）做果糖测定，可用于鉴别单纯射精管阻塞导致的无精子症和输精管、精囊发育不良引起的无精子症。

（3）精浆中性 α - 葡糖苷酶定量分析：中性 α - 葡糖苷酶是附睾分泌功能指标。精浆中性 α - 葡糖苷酶为精子代谢和运动提供能源。临床检测中性 α - 葡糖苷酶，可用于附睾引起的不育症的诊断，同时还有助于鉴别输精管道阻塞与睾丸生精功能障碍所致的无精子症。

除此之外，还有精浆超氧化物歧化酶、肉碱、柠檬酸、尿酸等的检测，可以从不同方面反映精液质量。

4 精子存活率检测

主要用于反映精液中活精子所占比例，可采用伊红染色法或低渗膨胀试验来鉴定。

5 抗精子抗体检测

为排除免疫性因素，抗精子抗体混合凝集实验（MAR）或免疫珠试验已经是男性不育症的重要检查项目之一。

6　内分泌检查

卵泡刺激素（FSH）反映生精细胞功能，受精子生成的负反馈调节。在无精子症的患者中必须检查激素水平，若未发现其他导致生精障碍的原因，其血清 FSH 水平正常，可提示精子输出通道的全部或部分梗阻，但不排除在精子生成过程中有生精成熟阻滞情况存在。若 FSH 水平升高，提示精子生成的严重障碍。若 FSH 水平降低，考虑为垂体－下丘脑的病变。

常规男性不育症检测血清黄体生成素（LH）水平可以反映间质细胞功能情况，其受雄激素负反馈调节，LH 水平升高，提示间质细胞功能障碍，同时男性也存在类似女性因单纯 LH 水平升高引发的内分泌紊乱。临床上常将 FSH 和 LH 综合分析，若 FSH 水平升高，但 LH 水平正常，提示间质细胞功能正常，但生精细胞衰竭，如纯睾丸支持细胞综合征。若 FSH 和 LH 水平都升高，睾酮水平降低提示支持细胞和生精细胞功能均障碍，如睾丸衰竭。若 FSH 和 LH 水平降低，考虑为低促性腺激素性性腺功能低下。

对临床表现为雄激素缺乏症的患者，要检测血浆睾酮的水平，对于 FSH 水平升高、睾酮水平降低的患者可以考虑雄激素替代治疗。

患有性功能障碍、睾酮水平降低的男子应测泌乳素（PRL）水平。对所有 PRL 测定值升高的患者，必须重复检测一次。如果复查 PRL 水平仍持续增高，则应询问患者是否服用了镇静药、抗抑郁症药等可能促使 PRL 测定值增高的药物。同时应查 MRI 确定是否为垂体泌乳素瘤所致。由于高泌乳素血症也可合并甲状腺功能低下，因此也应测定甲状腺功能。PRL 水平升高，会同时抑制 FSH、LH 的分泌而影响患者生育能力。

7　染色体及基因遗传学检查

染色体异常可影响精子的发生，造成少精子症或无精子症。严重少精子症、无精子症和复发性流产患者要进行染色体核型检测。生精基因（也称无精子基因，AZF）位于 Y 染色体长臂上，对于严重少精子症或无精子症患者以及小 Y 的患者需要测定该基因是否缺失。克兰费尔特综合征是无精子症最常见的遗传学因素，Y 染色体微缺失次之（Jungwirth et al，2017）。对生精基因缺失的患者建议行辅助生殖技术解决生育问题。

8　精子 DNA 完整性检查

精子 DNA 的完整性是父系遗传信息传递给子代的前提。精子 DNA 完整性异常会严重影响精子受精、受精后原核形成，并可能导致流产。临床常用精子 DNA 碎片指数（DNA Fragment Index，DFI）来评价精子 DNA 的完整性。精子 DFI 升高可造成配偶不孕、反复流产、胎停育等，也是宫腔内人工授精（IUI）、体外受精/卵细胞质内单精子注射（IVF/ICSI）成功率的影响因素。目前常用的检测方法为基于流式细胞术的染色质结构分析法（SCSA）。

9　精液游离弹性蛋白酶的检测

弹性蛋白酶是机体内能水解弹性蛋白的酶，当炎症发生于男性生殖系统时，由中性粒细胞释放的弹性蛋白酶被 α1 抗胰蛋白酶抑制剂结合而失活，而未能结合的游离弹性蛋白酶可对男性生殖系统造成损伤。弹性蛋白酶亦能刺激细胞合成活性氧自由基，导致细胞损伤甚至死亡。因此，检测精液中游离弹性蛋白酶活性可以反映男性生殖系统炎症损伤程度，可以辅助诊断男性生殖道感染，尤其是可能存在的隐性感染，从而为男性不育诊断提供可靠依据。

10 超声检查

对于生殖系统疾病尤其是隐睾、睾丸微石症、精索静脉曲张、鞘膜积液、输精管道梗阻或囊肿、附睾梗阻或炎症、前列腺增生、结节或囊肿、精囊缺失、扩张或炎症等，对睾丸的功能状态，如睾丸血流、体积、有无占位等，B超检查很有价值。因此生殖系统体格检查中可疑或有异常发现的，应该做相应的B超检查，尤其是最新的弹性超声还可以判断睾丸质地与硬度等（李敏等，2012）。

11 尿液检查

尿液常规检查可以初步判断有无尿道感染的可能。性高潮后的尿液检查可以判断无精子症或少精子症的患者是否存在逆行射精。前列腺按摩后收集尿液有助于对附属性腺感染的判断。

12 血液检查

血液常规检查可以帮助判断一些可能影响男性生育力的全身疾病，其中包括血红蛋白浓度、红细胞及白细胞计数、血糖、肝、肾功能检查等。如有必要还要进行性传播疾病病原体的相关检查。

13 睾丸活检及睾丸附睾取精术

对于睾丸体积正常、FSH水平正常的无精子症患者，常要用睾丸活检的方法查找无精子症的病因。随着辅助生殖技术的发展，睾丸附睾取精术还应用于卵细胞质内单精子注射。

四、不育原因的确定

根据精液检查结果，可以用不同的术语来描述精液质量（表4-1），但这样的描述却无法体现具体的不育原因。通过上述病史采集、体格检查和辅助检查，基本可以明确不育的原因。为了便于进一步理解男性不育病因，李铮等（2015）提出的男性不育类型"三分法"值得推荐。

表4-1 描述不同精液质量的常用术语

术语	精液检查结果
无精液症	无精液（没有精液射出或逆行射精）
无精子症	精液中无精子
隐匿精子症	新鲜精液制备的玻片中没有精子，但在离心沉淀团中可观察到精子

术语	精液检查结果
少精子症	精子总数（或浓度）低于参考值下限
弱精子症	前向运动（PR）精子百分率低于参考值下限
畸形精子症	正常形态精子百分率低于参考值下限
少弱精子症	精子总数（或浓度）和前向运动（PR）精子百分率低于参考值下限
少畸精子症	精子总数（或浓度）和正常形态精子百分率低于参考值下限
弱畸精子症	前向运动（PR）精子百分率和正常形态精子百分率低于参考值下限
少弱畸精子症	精子总数（或浓度）、前向运动（PR）精子百分率和正常形态精子百分率均低于参考值下限
血精症	精液中有红细胞
白细胞精液症	精液中的白细胞超出临界值
坏死精子症	精液中活精子百分率低于参考值下限，不活动精子百分率增高
正常精子	精子总数（或浓度）、前向运动（PR）精子百分率和正常形态精子百分率均等于或高于参考值下限

注：应该总是优先考虑精子总数，因为精子总数优于精子浓度

所谓男性不育类型"三分法"，即睾丸性、睾丸前和睾丸后男性不育。

睾丸前不育，即下丘脑－垂体－性腺轴受影响导致的不育。对该类患者的评估关键在于明确病变部位位于垂体还是下丘脑。下丘脑功能不全的患者促性腺激素释放激素（GnRH）分泌不足，从而导致促性腺激素水平低下。其中部分患者合并嗅觉缺失或减弱，可以诊断为卡尔曼综合征（Flannigan et al，2017）；还有一部分患者则可能出现选择性卵泡刺激素（FSH）缺乏或选择性黄体生成素（LH）缺乏。垂体功能不全，可能由肿瘤、感染、垂体手术等损伤垂体引起，影响垂体的促性腺激素分泌。血清中泌乳素水平较高的患者，下丘脑会受到负反馈作用，抑制垂体产生促性腺激素。GnRH激发试验对于鉴别下丘脑病变和垂体病变具有一定的作用。下丘脑病变的患者注射GnRH后FSH和LH水平升高，垂体病变的患者FSH和LH水平无明显变化。部分下丘脑功能障碍的患者，在注射GnRH后FSH和LH水平上升不明显，可能与长期缺乏GnRH刺激，垂体失去对GnRH刺激的正常反应能力有关。对这部分患者采取连续注射或滴注GnRH 7～14 d，对GnRH刺激的反应可恢复正常。

睾丸性不育，即睾丸本身受损伤，影响其精子发生从而导致的不育，包括克兰费尔特综合征、Y染色体微缺失、隐睾、精索静脉曲张、腮腺炎性睾丸炎、全身疾病、热损伤、辐射、药物和毒物等导致的不育。对此类患者通常先进行遗传学检查和评估，再结合前述

病史采集、体格检查和辅助检查基本可明确病因。隐睾是影响生精功能的重要因素，需要充分了解患者是单侧隐睾还是双侧隐睾、睾丸的位置和体积、是否接受过隐睾手术及手术的时间和细节，并且关注其睾丸是否存在恶变征象。

睾丸后不育，即精子发生正常，因为输精管道梗阻导致精子无法运输至体外，包括输精管道梗阻、先天性输精管道缺失、多囊肾、纤毛不动综合征、附睾或附属性腺功能障碍等。其中输精管道梗阻依照发病部位不同，可以分为睾丸网梗阻、附睾梗阻、输精管梗阻、射精管梗阻等。多囊肾患者可能存在输精管道囊肿，其中射精管囊肿可能会导致射精管梗阻，影响精液的排出，完全性的梗阻可能导致无精子症，而不完全性的梗阻则可能导致少精子症或弱精子症，而对于此类患者，在评估其生育力时，也要关注其血压、肾功能等多个方面的情况，并且了解其家族史。

对于不育男性，在评估时先将其归为以上三类中的一类，再进行后续的诊疗。但有时可能同时存在两种原因，既有睾丸受损伤影响生精功能的因素，又存在梗阻性因素，影响精子经输精管道排出体外。此时应综合治疗。

第二节　女性不孕诊断的规范化路径

女性不孕症分为原发性不孕症和继发性不孕症。原发性不孕指原先从没有怀孕过，继发性不孕指的是原先怀孕过，包括流产和宫外孕，而目前处于不孕状态。女性不孕诊断的规范化路径一般包括初诊、各类检查和不孕原因的确定（江苏省中西医结合学会生殖医学分会，2010；Zegers-Hochschild et al，2009；图 4-2）。

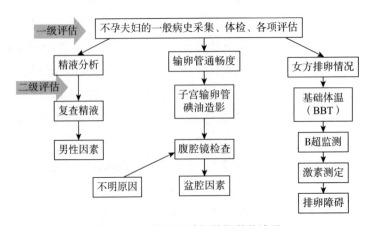

图 4-2　女性不孕诊断的规范化流程

一、初诊流程

（1）病史采集：主要包括婚育史、月经史、既往病史、家族史、治疗史等。婚育史包括结婚时间、自然不孕时间、避孕措施、性生活情况等。

（2）全身的常规体检：包括身高、体重指数、发育营养情况、皮肤和四肢、雄激素过多体征（如多毛、痤疮）等。

（3）盆腔的双合诊和三合诊检查：强调妇科医师对女方盆腔进行细致的检查。重点触诊子宫的质地和活动度以及子宫骶韧带的触痛结节。对有阳性体征的患者，酌情建议进行腹腔镜检查诊断。

（4）心理和精神状态、社会因素和生活环境等综合评估。

二、采集完病史和完成体格检查后，进一步完善四项基本检查

（1）男性精液分析：见"精液检查"一章。

（2）盆腔超声：推荐使用阴道超声，检查内容包括子宫情况、卵巢基础状态的评估（卵巢体积及窦卵泡计数）、卵巢外有无异常回声等。

（3）排卵监测和基础内分泌检查

女方排卵监测：经阴道超声动态排卵监测。周期规则者一般于周期的第 11～12 天开始，每个监测周期记录窦卵泡计数（两侧卵巢窦卵泡数目总计）。根据卵泡直径安排监测时间，直到排卵。优势卵泡直径 12 mm 时，每三天监测一次；14 mm 时每两天监测一次；16 mm 时每天监测一次。成熟卵泡直径的正常值范围为 18～25 mm。如果排卵异常，连续监测 2～3 个周期；卵泡直径达标后，可等到尿 LH 水平升高后 48 小时，或基础体温上升后再用 B 超确定排卵。

基础内分泌检查：一般在月经来潮第 2～4 天进行，包括卵泡刺激素、黄体生成素、雌激素、孕激素、睾酮、泌乳素等的检测。

（4）输卵管通畅度的检查

X 线下子宫输卵管造影（HSG）：推荐首选，与腹腔镜相比，创伤更小。推荐子宫输卵管造影使用碘化油作为造影剂，在造影的第二天拍摄腹部平片，分析子宫形态和输卵管的通畅度及功能。注意宫腔及腔壁形态、输卵管走行、形态、位置以及盆腔内造影剂弥散情况等。

超声下子宫输卵管造影：除 HSG 外检测输卵管通畅度的另一选择，但要求由相关专业人员进行。

腹腔镜下通液：有盆腔疾病史的患者，可行腹腔镜检查及通液，以便同时评估其他盆腔疾病（如盆腔炎或子宫内膜异位症）。腹腔镜不作为常规检查，主要用于有阳性体征，而影像学检查无法确定病因，或有其他腹腔镜检查或治疗的适应证，或确定原因不明性不孕诊断者。

如果前四步均未发现阳性结果，则初步诊断为原因不明性不孕。原因不明性不孕是一种生育力低下的状态，可能病因应用目前的手段无法确定。原因不明性不孕诊断中，盆腔通畅度的检查以腹腔镜检查结果为准。

三、女性不孕症按病因大致分为排卵障碍性和盆腔因素不孕症

（1）排卵障碍性不孕症诊断：询问近期心理、进食、体重改变史，近期环境或生活习惯改变史，全身性疾病史（如甲状腺疾病、自身免疫性疾病史等），药物治疗史等有重要提示意义。月经周期紊乱（周期 > 35 天或 < 26 天）或闭经和排卵功能评估，可诊断是否存在排卵障碍。对于确诊为排卵障碍者，可结合特异性病史、临床表现及辅助检查［如卵巢基础状态的评估、血清基础内分泌激素的测定、颅脑电子计算机断层扫描 / 磁共振成像（CT/MRI）检查、遗传学检查等］等明确病因。导致排卵障碍性不孕症的可能原因有：卵巢早衰、持续不排卵和多囊卵巢综合征、性腺发育不良、卵泡黄素化不破裂综合征、高泌乳素血症、垂体衰竭、黄体功能不全和低促性腺激素血症等。

（2）盆腔因素不孕症的诊断：了解有无生殖道、盆腔及腹腔感染或手术史，传染病史（如结核病、性传播疾病），宫内节育器应用史，孕产史及并发症史等有重要提示意义。原发疾病的症状（包括盆腹腔痛、低热、痛经及伴随症状等）、体征（主要指妇科双合诊 / 三合诊检查的异常发现）和辅助检查（盆腔超声和输卵管通畅度检查）可确定是否存在盆腔因素。对于存在盆腔因素的患者可通过针对性辅助检查（如腹腔镜 / 宫腔镜、CT/MRI 等）明确病因。导致盆腔因素不孕症的可能原因有：输卵管不通、积水或梗阻，子宫肌瘤，子宫畸形，子宫内膜异位症，盆腔粘连等。

（刘凯峰　陈　莉　梁元姣）

第五章　精液检查

精液检查是评估男性生育力的最基本的也是最重要的检测项目。其尽管不能阐明少数到达受精部位精子的受精能力，但能提供一位男性的临床状况的基本信息。精液由精浆和精子组成。精浆主要由附睾液以及前列腺、精囊腺和尿道球腺等附属腺体的分泌液组成；精子由睾丸生精细胞产生，在附睾内成熟。在射精过程中，两者混合构成精液。精液检查对评估男性生育力、诊断不育原因及生殖系统疾病均有重要作用。为了不断提高精液检查的质量，世界卫生组织（WHO）先后出版了5版精液分析和处理的实验室手册，为精液检查的标准化提供了可遵循的依据。本章以WHO第5版手册为依据（WHO，2010），结合我国男科实验室的现状（陆金春等，2009）以及最新研究进展，详细阐述精液检查中各个检测项目的原理、具体方法、方法学评价及质量控制、临床意义等，供我国生殖医学中心男科实验室、独立男科实验室及医学检验科中从事精液检查的技术人员参照执行。

第一节　精液样本的采集

精液样本的采集是精液检验的重要环节，采集过程是否规范可能会直接影响检测结果的准确性。

一、一般情况下的精液样本采集

1　样本采集的场所

精液离开人体之后，环境变化可能影响检测结果，因此，精液采集应安排在靠近男科实验室的房间进行，以保证样本在尽可能短的时间内转运到实验室。另外，精液采集的房间应整洁、安静，配有洗手池、肥皂和一次性清洁毛巾等，并具有足够的私密性，确保采集过程不受干扰。

如果受检者在医院采样室留取样本确实有困难，可以允许受检者在家里或宾馆里留取精液样本，同时给予受检者一个预先称重的、标记有其姓名和编码的标本容器。但必须向受检者强调以下几点：① 一般不使用避孕套留取，因为普通的乳胶避孕套可影响精子的存活。如遇到特殊情况需要使用，应该使用专门为采集精液设计的无毒性避孕套。② 不可用性交中断法，这样很容易丢失部分精液或受到阴道分泌物的污染，影响精子浓度和活力的测定。③ 在运送到实验室的过程中，标本容器应该保持在 20～37℃环境中，尤其是冬天，标本运送的过程一定要注意保温。④ 在采集标本后 1 h 内送到实验室。⑤ 如果检测标本在家或者实验室外面的场所、性交时使用不含杀精剂的避孕套采集，检测报告应该记录。

2 给受检者的指导

采集精液前，实验室工作人员需要给受检者提供清晰的书面或口头指导，需要询问禁欲时间和受检目的，以及最近有无发烧、服用某些药物、病史等，同时提供留样容器，并嘱咐留样时的注意事项。如果受检者不在实验室提供的房间留取精液，还应告诉受检者如何转运精液标本。

精液采集前，受检者应禁欲至少 48 h，至多 7 d。如果禁欲时间不符合这个时间范围，检测结果可能无法反映受检者的真实情况。对于初诊患者，应分析两份标本，且两次采集的间隔应大于 7 d，少于 3 周，如果两次的结果有明显差异，应再次留取标本进行检测；如果患者处于治疗过程中，需要多次采集标本，每次禁欲天数应尽可能一致；如果需要进行精浆 α 葡糖苷酶的检测，禁欲时间应为 4～7 d，因为禁欲 2～3 d 留取的精液所测精浆 α 葡糖苷酶水平 $[（34.04±11.22）U/ml]$ 明显低于禁欲 4～7 d $[（47.25±17.54）U/ml]$ 留取的精液标本（陆金春 等，2009）；如果仅仅是为了观察受检者精液中有无精子，禁欲时间没有严格的限制。

采样容器上必须标明受检者姓名、采集时间、禁欲时间，以及样本采集是否完整等。每一份标本应有一个独一无二的编号，可按照年份＋日期＋序号的方式编号。

样本采集前应向受检者特别强调精液样本必须完整，射精过程应彻底。一般情况下，通过手淫获得的精液质量，可能低于在家性交时使用不含杀精子剂避孕套获取的精液质量，因为不同的性唤醒方式，排精的溢出程度不同，手淫取精时间的长短可反映精液溢出程度，也会影响精液质量（WHO，2010）。样本采集过程中遇到的任何问题都要记录并报告实验室。受检者要报告精液标本任何部分的丢失情况，尤其是含精子浓度最高的初始部分精液，以免影响精子浓度的测定。精子浓度受精囊腺和前列腺分泌液量的影响，如果标本不完整，尤其是富含精子的初始部分丢失时，要在检测报告上注明，并在禁欲 2～7 d 后重新采集标本检测。

3 样本采集和记录

由受检者自行手淫采集精液样本，将精液射入一个洁净、干燥、广口的玻璃或塑料容器内，该批次的容器必须已经证实对精子没有毒性。证实留样容器没有毒性，可以选择 30 份精子浓度正常、活力较好的精液样本，将每份样本的一半置于已知无毒性的容器内（对照组），另一半置于待测容器内，置于室温或 37℃下 4 h，分别于 1 h、2 h、3 h 和 4 h 重复评估一次精子活力。如果每个时间点的对照组和待测组之间经配对 t 检验后没有差异

（$P > 0.05$），即可认为待测容器对精子是无毒性的，达到精液采集的要求。

有些受检者如脊髓损伤患者不能用手淫法取出精液，可用电动按摩器刺激阴茎头部及系带处，以帮助获得精液标本。

留样容器应能使阴茎头前端放入，又不会触及容器底部，以保证精液不会射至容器外，又不会黏在阴茎头表面；留样容器应配备盖子，以免置于水浴箱中等待液化过程中水蒸气滴入样本中。样本在运送至实验室期间，应该保持在 20～37℃，以免温度变化对精子的影响；送达实验室的样本容器置于 35～37℃水浴箱中待精液液化。

接收样本后，应准确记录受检者姓名、样本编号、禁欲时间、样本采集的日期及时间、采集方法、样本是否完整、采集样本过程中是否遇到困难以及哪种困难、开始检测的时间等。精液样本的检测应该在样本采集后 1 h 内进行。

二、特殊情况下的精液样本采集

如果采集精液的目的是用于辅助生殖治疗或是微生物学检查（精液培养），必须避免非精液来源的微生物污染（例如来自皮肤的共栖微生物），且标本容器、移液器吸头和混匀用的吸液管等必须是无菌的，处理标本过程中必须使用无菌技术。从精液样本采集到开始在微生物学实验室进行检测的时间不应超过 3 h。

此时，受检者应该：排尿→用肥皂清洗双手和阴茎→冲洗掉肥皂沫→使用一次性洁净毛巾擦干手和阴茎→将精液射入无菌容器，以减少皮肤共栖微生物所致的标本污染的风险。也可采取排尿→碘附消毒→生理盐水冲洗→干棉签擦净的方法对手和阴茎进行消毒。进行微生物学检查时应注意送检时间和温度，如淋球菌对温度和氧气敏感，精液标本在 20 min 之内应作处理。

三、精液样本的生物安全性问题

精液样本中可能含有致病微生物，如肝炎病毒、人类免疫缺陷病毒（HIV）以及单纯疱疹病毒等。在处理过程中应将所有精液样本视为生物危险品，严格遵循实验室安全操作规程，特别小心地操作和丢弃。

从事精液分析的实验室技术人员应注意自身安全防护。凡接触样本的实验室人员都应当接种乙型肝炎疫苗。实验室技术人员必须穿上实验室工作服，常规洗手，佩戴一次性手套和医用口罩，在必要时应佩戴安全防护眼镜、绝缘手套和防护鞋。避免精液接触到裸露的皮肤、破口、擦伤或病变部位。不允许用嘴吹吸移液管，应当用机械移液装置进行液体的操作。所有用过的尖锐物品，应密封收集到一起适当处理。在实验室内决不允许饮食、吸烟、化妆、贮存食物等。已经接触过精液或其他生物样本的工作台和非一次性容器应当灭菌或消毒。当工作人员离开实验室或使用电话、电脑时，必须摘下并丢弃手套，手套不能重复使用。

每日精液分析完成后，应常规进行如下工作：用消毒剂如 0.1%（1 g/L）的次氯酸钠或类似的消毒剂清洗工作台面，处理至少 1 h（或过夜），然后用清水冲洗；计数板和盖玻片应浸泡在 0.1%（1 g/L）的次氯酸钠或类似消毒剂中过夜处理，用清水冲洗掉消毒液即可。如果发生精液样本溢洒，装样本的容器外面被污染了，要用上述消毒剂清洗，然后用水冲洗。溢洒发生后应立即用上述消毒剂清洗工作台，至少处理 4 h 再用水冲掉消毒剂。必要时，可用以下方法对精液收集管内的 HIV 病毒进行热灭活：在 170℃（340°F）干热消毒至少 2 h，加热前用铝箔纸包裹容器，待冷却后再取出；或在 121℃（250°F）、101 kPa（1 个标准大气压）以上，蒸汽消毒至少 20 min；或持续煮沸 20～30 min。

第二节　精液常规分析

精液常规分析是评估男性生育力的最基本测试。精液常规分析包括精液外观、精液体积、液化时间、pH、黏稠度、精子凝集、精子浓度与总数、精子活力与活动率分析（WHO，2010；丛玉隆，2013）。精液常规分析应在精液液化不久后立即开始，最好在射精后 30 min 时，不要超过 1 h，以避免脱水或温度变化影响精液质量。

一、精液外观

精液液化后或于射精后 1 h 内用肉眼进行观察。正常精液外观呈灰白色、均质、半流体状。由于前列腺分泌的精胺被氧化，所以精液具有一种特殊的刺激性腥味。

长时间未排精者射出的精液略带黄色，黄疸患者的精液和服用维生素或某些药物者的精液可呈黄色；精液清亮、透明常见于无精子或少精子症男性；精液呈红褐色或带血，称为血精，常见于精囊炎、前列腺炎等生殖系统疾病，也可见于米勒管囊肿、结石、肿瘤，如前列腺癌、输精管的微小损害等。

二、精液体积

1　检测方法

WHO 推荐使用的精液体积测定方法有两种，一是通过称重收集量器中的精液来测量精液体积的称重法，二是将精液标本直接采集到广口带刻度玻璃量筒中的直接测量法。首选称重法测量精液体积。

称重法的具体步骤为：① 用一个预先称重、干净、处理过的容器收集精液；② 称重盛有精液的容器；③ 减去容器的重量；④ 由精液的重量计算出精液体积，假设精液的密度为 1 g/ml（精液密度的变化范围在 1.043～1.102 g/ml）。

刻度量筒法的具体步骤为：① 将精液标本直接采集到一个改良的广口带刻度的玻璃量筒中，目前市场上可购得这种量筒；② 直接从刻度上读取精液体积（精确到 0.1 ml）。

2　方法学评价与质量控制

称重法假设精液密度为 1 g/ml，而不同个体的精液标本由于精子浓度的不同、精浆成分的差异，精液密度差异亦较大，而且，随着精液体积的增加，这种差异更为明显。刻度量筒法避免了这种差异，但量筒的内径和刻度的精细程度对精液体积的准确判读有一定影响。尽管如此，这两种方法都是目前 WHO 推荐的测定精液体积较为准确的方法。

由于要计算精液中的精子总数和非精子细胞等，精确测定精液体积是精液评价的基础。不推荐使用目测法检测精液体积；亦不推荐将精液从量杯中吸到移液管和注射器或倒入量筒中来测量精液体积，因为此操作会导致精液丢失，丢失的精液体积可达 0.3～0.9 ml（WHO，2010）。使用称重法测定精液体积时，由于空的标本容器重量可能不同，因此每个容器需预先单独称重。将容器交给受检者前，应预先在容器上标记重量，并使用永久性标记笔标记在容器上或标签上。如果用标签记录重量，应该在称重空容器前贴好它。另外，称量精液的天平应半年或一年校准一次。这些都是保证准确测定精液体积的前提。

3　正常参考值及临床意义

精液体积的正常参考值 ≥ 1.5 ml。发现精液体积少或无时，应注意询问收集方式是否正确，或鉴别是否有不完全或完全逆行射精。此时可嘱咐患者留取尿液，显微镜观察尿液中是否有大量精子，必要时尿液可离心后再镜检。精液体积少亦是射精管阻塞或先天性双侧输精管缺如以及精囊腺发育不良的特征。无精液症常见于不射精或逆行射精；少精液症在排除人为因素如性生活频度高、精液收集不完整后，常见于附属性腺感染、不完全性逆行射精和精囊的发育不全；多精液症常见于附属性腺功能亢进。精液量增加，可以造成精子浓度降低，而且精液过多可使阴道内的精液大量流出并带出大量精子，干扰精子在女性生殖道内运行从而导致不孕。

三、精液液化

1　精液液化的概念

刚射出的精液呈稠厚的胶冻状，因含有前列腺分泌的蛋白酶，在其作用下精液便从凝固状态转变呈液体状态，这称为精液液化。液化期间精液渗透压升高。精液的凝固蛋白由精囊腺分泌，而液化因子则由前列腺分泌。精液暂时凝固及逐渐液化是正常生理现象。射出的精液如果超过 60 min 仍未液化，则称为精液液化不全或液化迟缓，其可影响精子活力，进而影响男性的生育能力。精液液化不全一般认为与缺乏蛋白水解酶有关。

正常液化的精液标本可能含有不液化的胶冻状颗粒（凝胶状团块），这不具有任何临床意义。然而，黏液丝的存在可能干扰精液分析。随着精液的液化，不动精子获得活动的能力。液化期间，精液标本置室温下或 37 ℃ 孵箱中，在一个二维摇动器上，不断地轻轻混匀或旋转样本容器，有助于形成均质的精液标本。正常精液标本在 60 min 内液化，但通常情况下在 15 min 内精液液化即完成。因此，精液标本留取后，应间隔 5～10 min 观测一次，精液液化后即可进行精液常规指标的检测。

2　检测方法

精液液化的检测一般用滴管法或玻棒法，类似于精液黏稠度的检测（见"黏稠度"一节）。另外，Tauber 等（1980）设计了一种"袋法"来检测精液液化，其原理为用一孔径为 37 μm 的尼龙网袋放置精液，只有液体及 < 37 μm 的小颗粒才能通过，而凝胶样物质不能通过，以检定精液的液化程度。具体方法为，将刚射出的精液置于尼龙网袋中，并将袋置于量杯中，间隔一定的时间将网袋提起，测量杯中液体的量，当精液全部液化后，杯中的精液量即为袋中凝固精液的量，每次测定杯中精液量与总量的百分比即为液化率。正常生育男性的精液 6 min 内的液化率为 35% 以上，12 min 为 60% 以上，24 min 为 100%。

3　液化不全精液标本的处理

如果留取后的精液 60 min 内液化不全，可按如下方法处理。如果不进行处理，将会影响精子浓度、活力、形态学及精浆生化和抗精子抗体等检测结果的准确性，因为液化不全的精液不均一，且影响取样的准确性。对于液化不全的精液标本，采用机械混匀或酶消化等方法可使液化状况明显改善。具体处理方法有：

（1）通过加入等体积的生理培养液（如 Dulbecco 磷酸缓冲盐水），并且用加样器反复吹打，可使某些精液标本液化。

Dulbecco 磷酸缓冲盐水的配制：① Dulbecco 葡萄糖 -PBS：将 0.2 g 氯化钾（KCl）、0.2 g 磷酸二氢钾（KH_2PO_4）、0.1 g 氯化镁（$MgCl_2 \cdot 6H_2O$）、8.0 g 氯化钠（NaCl）、2.16 g 磷酸氢二钠（$Na_2HPO_4 \cdot 7H_2O$）和 1.0 g D- 葡萄糖加入 750 ml 纯净水中；② 将 0.132 g 氯化钙（$CaCl_2 \cdot 2H_2O$）溶于 10 ml 纯净水中，边搅拌边缓慢加入上述溶液中；③ 用 1 mol/L NaOH 调节 pH 至 7.4；④ 用纯净水定容至 1 000 ml。

（2）精液反复（6～10 次）缓慢地通过接在注射器上的 18 号钝性针头或 19 号针头，可降低精液的非均匀状态。

（3）应用广谱蛋白水解酶菠萝蛋白酶或糜蛋白酶消化，有助于促进精液液化。

可用 Dulbecco 磷酸缓冲盐水制备 10 IU/ml 的菠萝蛋白酶，然后与等体积的精液混合，用移液管吸头的尖部搅拌混匀，37 ℃孵育 10 min。或在液化不全的精液中加入 1% 的 10 mg/ml 的糜蛋白酶，混匀后置 37 ℃水浴箱中温育 30 min（陆金春 等，2009）。在进一步分析之前充分混匀精液。

上述处理可能影响精浆生化、精子活力和精子形态结果，应将这样的操作记录在检测报告上。例如，糜蛋白酶处理液化不全精液，不影响精浆生化指标包括 α 葡糖苷酶、酸性磷酸酶和果糖的检测，但精子运动指标中直线性可显著性降低（$P = 0.025$），侧摆幅度可显著升高（$P = 0.029$），而其他指标如精子浓度、活动率、前向运动精子百分率（PR）、直线运动速度、曲线运动速度、鞭打频率、平均路径速度等不受影响（Chen F et al, 2006）。

4 正常参考值及临床意义

正常精液标本在 60 min 内液化完全。在排除人为因素（射出精液的第一部分丢失）后，精液液化不全常见于前列腺疾病，特别是和前列腺炎有关。在精液分析时，精液呈不凝固状态，可能是先天性精囊腺或射精管缺陷所致。

四、pH

1 检测方法

推荐使用测量范围在 6.0～10.0 的 pH 精密试纸进行检测。将一滴混匀的已液化精液在 pH 精密试纸上均匀展开，等待浸渍区的颜色变得均匀（30 s 内），与标准带进行颜色比较读出其 pH。

2 方法学评价与质量控制

检测溶液 pH，pH 计的准确性要明显高于 pH 试纸。尽管 pH 试纸的测定带有一定主观性，但用 pH 计来检测精液 pH 确实很不合适，一是精液量有限，二是精液有一定的黏稠度。

为了保证检测结果的准确性，应用已知的标准品来检验 pH 试纸的精确性。精液 pH 应在精液液化后立即测定，无论如何要在射精后 1 h 内测定，因为精液 pH 会受射精后精液中 CO_2 逸出影响。

3 正常参考值及临床意义

正常精液的 pH 参考值范围为 7.2～8.0（WHO 第 5 版《人类精液检查与处理实验室手册》的参考值将 pH7.2 作为低值临界点）。精液 pH 反映了不同附属性腺分泌液 pH 之间的平衡，主要是碱性的精囊腺分泌液和酸性的前列腺分泌液之间的平衡。

精液一般偏碱性，可中和阴道分泌物的酸性。如果精液量少或 pH 降低，就不能中和阴道分泌物的酸性，不利于保护精子活力，影响精子穿过宫颈管，不利于受孕。

当附属性腺或者附睾有急性感染性疾病时，精液的 pH 可以大于 8.0。射精管阻塞或先天性精囊腺缺如，可导致精液 pH 降低。分析射出的第一部分精液，因大部分为前列腺液，所以 pH 偏低。当前列腺液缺乏时精液 pH 偏高。细菌污染和含有死精子的精液，可能会产生氨（NH_3）从而使精液 pH 偏高。

五、黏稠度

1 检测方法

一般用滴管（直径一般为 1.5 mm）吸入精液，让精液依靠重力滴落并观察拉丝的长度，正常精液形成不连续的小滴从吸液管口滴下，如果拉丝长度大于 2 cm 视为黏稠度异常。也可以将玻棒插入精液中，提起玻棒，观察拉丝长度，同样视长度大于 2 cm 为黏稠度异常。

2 方法学评价与质量控制

尽管滴管法和玻棒法亦可用于精液液化异常的检测，但与不完全液化的精液标本相比，黏稠的精液标本呈现均质黏性，并且其黏稠度不随时间而变化。而液化不全或延迟的精液标本黏稠度随时间延长而降低。

精液黏稠度增加，可能会影响精子活力、浓度、精子表面抗体及精浆生化指标等的检测结果，因此，精液黏稠度异常应该准确告知。降低精液黏稠度的处理方法同液化不全精液标本。

3 正常参考值及临床意义

正常精液的黏液丝长度小于 2 cm。精液黏稠度异常可影响精子活力及精子的穿透能力。精液黏稠度异常与精液液化不全两者常相伴随，常常很难区别。

六、精子凝集

1 精子凝集的概念

精子凝集特指活动精子以不同方式，如头对头、头对尾、尾对尾或混合型，彼此粘在一起的现象。精子经常呈现活跃的快速摆动方式，但是有时精子凝集太严重，以致其活动受制约。故在精液常规检测中应记录所有精子通过头、尾、中段黏附在一起的情况。不活动精子之间、活动精子与黏液丝之间、非精子细胞成分或细胞碎片等粘在一起，为非特异性聚集而非凝集，这种情况也应如实记录。

2 检测方法

精子凝集在测定精子活力时评估。应当记录精子凝集的程度和黏附部位，凝集程度分为 1~4 级：

1 级：零散的，每个凝集 <10 个精子，有很多自由活动精子；

2 级：中等的，每个凝集的精子数为 10~50 个精子，存在自由活动精子；

3 级：大量的，每个凝集 >50 个精子，仍有一些自由活动精子；

4 级：全部的，所有的精子凝集，数个凝集又粘连在一起。

黏附部位分为 A~E 级：

A 级：头对头；

B 级：尾对尾，此种凝集可清晰看到精子头部自由运动；

C 级：尾尖对尾尖；

D 级：混合型，可见清晰的头对头和尾对尾凝集；

E 级：缠结，头和尾缠结在一起，由于精子以尾对尾的方式凝集，不能清晰看到头部的凝集。

3　临床意义

凝集的存在不足以推断不育是由免疫因素引起的，但暗示可能存在抗精子抗体，需要做进一步的实验证明。严重的凝集影响精子活力和浓度的评估。

七、精子计数

1　概述

精子计数包括两个基本参数：精子浓度和精子总数。精子浓度，即单位体积精液中的精子数量，通常以每毫升精液中的精子数量来表示。如果以精子浓度乘以精液体积，即为该标本的精子总数。目前在临床工作和一些文献中，仍使用"精子密度"来表示精子浓度，这是不正确的，因为密度是指质量与体积的比值，而精子是可以计数的，应该使用精子浓度。

2　检测方法

根据所用精子计数池的不同，精子浓度分析方法亦有所不同。WHO 推荐使用的精子计数池为改良牛鲍氏板（血细胞计数板），其基本用于精子浓度的手工分析。具体程序如下：

（1）确定精液标本的稀释倍数：① 充分混匀精液标本，混匀时可盖紧样本容器盖子上下颠倒混匀 10 次，或用一次性塑料吸管上下抽吸 10 次，或用低速振荡器混匀。② 混匀后立即取精液标本置于玻片上，使精液没有从悬浮液沉降的时间。③ 盖上盖玻片，一般 10 μl 精液采用 22 mm×22 mm 的盖玻片，使精液形成一约 20 μm 深的池（池深度为取样体积除以它扩散的面积，$10~\mu l=10~mm^3$，22 mm×22 mm 的盖玻片面积为 $484~mm^2$，池深度即为 10÷484=0.020 66 mm≈20.7 μm）。小心，尽量避免在盖玻片和载玻片之间形成气泡。④ 一旦制片内精液不再漂移，立即评估此新鲜制备的湿片，计数每高倍视野的精子数目。⑤ 根据每 400 倍视野下精子数目确定精液的稀释倍数。如果每 400 倍视野下精子数目小于 15 个，精液进行 1∶1 稀释；如果精子数目在 16～100 个之间，精液进行 1∶5 稀释；如果精子数目大于 100 个，精液进行 1∶20 稀释。

（2）准备精子计数稀释液：常用的精子计数稀释液主要有下面几种：① 碳酸氢钠 - 甲醛稀释液：$NaHCO_3$ 5 g，36% 甲醛（V/V）1 ml，龙胆紫饱和水溶液 0.5 ml 或台盼蓝 0.025 g，加蒸馏水至 100 ml。在相差显微镜下观察时，可不加染料。② 尿素溶液：尿素 40 g 加水至 100 ml。③ 甲醛稀释液：40% 甲醛 1.0 ml，Triton X-100 1.0 g，加 0.1 mol/L 磷酸盐缓冲液（pH7.4）至 100 ml。④ 0.2 mol/L 盐酸溶液。以第一种精子计数稀释液最为常用，也是 WHO 所推荐的精子计数稀释液。

（3）混匀精液，按高倍镜下计数精子所确定的稀释比例，将精液进行稀释。

（4）在血细胞计数板的计数池上加样，在一个湿盒中使精子沉降。血细胞计数板由一块厚玻璃底板与专用盖玻片组成，底板中央有两个计数池，深度为 0.1 mm。每个计数池为

3 mm×3 mm，平分成 9 个大方格，中央一个大方格用 3 条线作边界分为 25 个中方格，每个中方格又用单线分为 16 个小方格（图 5-1）。盖玻片为血细胞计数板专用，厚度为 0.4~0.7 mm。盖上盖玻片后，每个中方格占有的体积为 0.2 mm×0.2 mm×0.1 mm＝4×10^{-3} mm^3＝4×10^{-3} μl＝4 nl。稀释的精液充分混匀后注入一侧的计数池；重新将精液样本混匀、稀释，并注入另一侧的计数池。充池时，将加样器头小心地接触盖玻片的边缘，通过毛细管作用使样本充满计数池。计数池不应过满或不满，并且盖玻片不应移动。

（5）在 10~15 min 内评估精液样本，如果时间过长，水分蒸发后对精子计数池内精子的位置会有显著影响，精子计数结果亦会受影响。

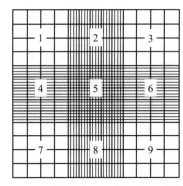

图 5-1　血细胞计数板的一个计数池上的全部 9 个网格

（6）每份样本计数至少 200 个精子，计数原则为精子头部全部或 1/2 以上在计数方格内时为有效计数。依据稀释倍数和要计数的精子数目，计数的计数池网格有所不同。对于 1∶20 和 1∶5 稀释的精液标本，计数第 5 号网格的所有排的精子，当有必要时再计数第 4 号和第 6 号网格。对于 1∶2 稀释的精液标本，为计数 200 个以上精子，必要时需计数所有 9 个网格。

（7）比较两份重复样本的数值，看其差异的接近程度是否可以接受。如果可以接受，则计算数据；如果不能接受，制备新的稀释样本，重新进行两次重复计数，直至两次重复计数结果可以接受为止。能否接受的差异判断参照表 5-1。

（8）根据所计数网格的体积和稀释倍数，计算每毫升精液中的精子浓度和每次射精的精子总数。

表 5-1　两次重复计数之间可接受的差异（基于 95% 的可信区间）

精子总数/个	可接受差异/个	精子总数/个	可接受差异/个
144~156	24	329~346	36
157~169	25	347~366	37
170~182	26	367~385	38
183~196	27	386~406	39

精子总数 / 个	可接受差异 / 个	精子总数 / 个	可接受差异 / 个
197 ~ 211	28	407 ~ 426	40
212 ~ 226	29	427 ~ 448	41
227 ~ 242	30	449 ~ 470	42
243 ~ 258	31	471 ~ 492	43
259 ~ 274	32	493 ~ 515	44
275 ~ 292	33	516 ~ 538	45
293 ~ 309	34	539 ~ 562	46
310 ~ 328	35	563 ~ 587	47

精子计数时需注意：（1）仅计数完整的精子，即带有头部和尾部的精子。（2）是否计数一个精子由精子头部的位置决定，精子尾部的摆放位置不重要。（3）为避免在相邻的方格里计数同一个精子，精子计数原则为：数上不数下，数左不数右。即精子头部大部分位于上侧分界线或左侧分界线时，计数这个精子，而位于下侧分界线或右侧分界线的精子则不计数。（4）如果有很多无头精子的尾部（大头针状头）、或无尾的精子头，应在报告中记录这种情况。（5）血细胞计数板和盖玻片使用后，用水清洗，并用纸巾擦干，因为任何干燥的残渣都可能妨碍加样和计数，尤需注意的是，要轻擦网格表面，除去先前标本的任何残留精子，以免下一个无精子标本被误诊为有精子。（6）在消毒剂中隔夜浸泡可再次使用的计数板和盖玻片，避免精液中潜在感染因素的污染。

精子浓度的分析亦可采用计算机辅助精子分析（CASA）系统，根据 CASA 所配备的精子计数板的不同，所加精液量亦有所不同。CASA 系统计数精子时，一般均使用原始液化精液直接计数，精液标本无须稀释。基本操作程序为：（1）充分混匀液化精液，根据所用计数池的要求取一定量的精液滴加至精子计数池上，轻轻盖上盖板；（2）根据仪器要求设定相应的参数，开始捕捉精子，肉眼观察捕捉的精子是否为真正的精子，并进行相应的修正；（3）连续捕捉 5 个以上视野的精子且精子总数超过 200 个，仪器自动给出精子浓度；（4）再次混匀精液并进行充池，CASA 检测获得第二次检测结果。如果两次检测结果的差异可以接受，则 CASA 自动计算两次的均值报告结果；如果不能接受，重新进行两次重复检测，直至两次重复检测结果可以接受为止。

CASA 系统常用的精子计数板有 Makler、Macro、Cell-VU、MicroCell、Leja 等（图 5-2），其他报道的精子计数板还有 DROP、Standard Count、Cell Vision、2X-CEL 等。Makler 精子计数板（简称 Makler 板）为 1978 年以色列学者 Makler 发明的专用于精液分析的计数板。它的特点是简便、快速，精液不需要稀释。一次加样不但可计数精子浓度，还可分析精子活力和活动率，拍摄精子运动轨迹，分析精子的运动速度和运动方式。但其价格十分昂贵，其计数精子浓度的准确性一直受到质疑，研究显示，其明显高估精子浓度，可能与其深度高于标称值 10 μm 有关（Lu et al, 2016）。

  Makler 计数板由底盘和盖板二部分组成，底盘是一块金属圆板，中央为光学玻璃载物平台。载物平台四周有 4 根石英圆柱体支柱，支柱高出平台 10 μm。石英具有很强的耐磨性。盖板为四周镶嵌了金属的玻璃，具有很好的平整度。其中央刻有 100 个 0.1 mm×0.1 mm 的小方格，当盖上盖板后，盖板与载物平台之间的间隙正好为 10 μm，恰好能容纳一层精子而又不影响精子在水平方向上的自由运动。1 个小方格所占有的体积为 0.1 mm×0.1 mm×0.01 mm =$1.0×10^{-4}$ mm^3。计数时，取液化后充分混匀的精液 5 μl 滴加在载物平台上，轻轻盖上盖板，随机计数 10 个以上小方格内的精子数，使计数的精子数达 200 条以上即可。

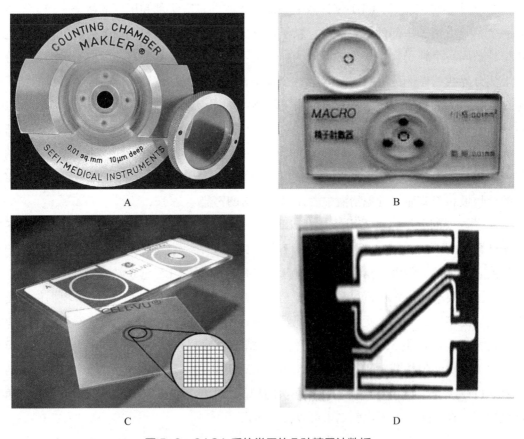

A：Markler 计数板　　　　　　B

C　　　　　　D

图 5-2　CASA 系统常用的几种精子计数板
A：Markler 计数板；B：Macro 计数板；C：Cell-VU 计数板；D：MicroCell 计数板

  Macro 计数板为我国著名男科专家黄宇烽和徐元诚教授领导的科研小组研制而成，其除具有 Makler 板的一切优点外，还具有价格低，可在普通显微镜下使用的特点。目前，它作为 CASA 系统的配套产品，在我国男科实验室有一定市场。Macro 计数板的基本原理同 Makler 计数板，池深 10 μm，盖板的盖玻片厚度有 1 mm 和 0.4 mm 两种，前者适合于在

20× 或 25× 物镜下观察，后者可在普通显微镜 40× 物镜下观察。盖板上可有或无计数网格。未刻有计数网格的盖板多用于 CASA 系统，可同时分析精子活动率，而有计数网格的盖板，网格刻在盖板中央，为 100 个 0.1 mm × 0.1 mm 的小方格。计数时，取液化后充分混匀的精液 5 µl 滴加在载物平台上，轻轻盖上盖板，随机计数 10 个以上小方格内的精子数，使计数的精子总数达 200 条以上即可。

MicroCell 计数板（池深 20 µm）是由 Ginsbury 和 Armand 于 1990 年发明的一次性使用的精子计数板，因为其体积小，精液无须稀释，通过毛细管作用加入少量精液，提供了一单层细胞而又不妨碍精子泳动，且可提供适当的焦点以使整个池中的样本显像清楚，因而使用起来较为方便，也更常用于 CASA 系统。但研究发现，通过毛细管作用加样的 MicroCell 计数板可明显低估精子浓度，这是由于以普瓦泽伊（Poiseuille）定律流动的流体发生了 Segre-Silberberg（SS）效应。即在充池后形成的半月面精子浓度较高，而其他区域包括计数的区域精子浓度相对降低，精子总浓度与计数区域浓度之比为 1.17∶1。故此类计数池应该以补偿因子矫正精子浓度，补偿因子取决于计数池深度和样本黏度，当以精液充池时，补偿因子约为 1.3，且精液黏度越高补偿因子越低（Douglas-Hamilton et al，2005a；Douglas-Hamilton et al，2005b）。

Cell-VU 计数板由载玻片和 0.5 mm 厚的盖玻片构成，每个载玻片有两个计数池，可同时配有两个盖玻片。盖玻片中央有激光蚀刻的网格，网格区为 1 mm × 1 mm，均分为 100 个 0.1 mm × 0.1 mm 的小方格。计数池的深度为 20 µm。计数时，取液化精液 4 µl 上样，盖上盖玻片，避免气泡产生。按数上不数下、数左不数右的原则计数 10 个或 50 个小方格的精子数，以保证每次计数不少于 200 个精子。使用标准乳胶珠（质控珠）的研究结果显示，Cell-VU 计数板的计数结果较为准确。而且，Cell-VU 计数板可一次性或反复多次使用，这在计数传染性较强的样本时将显示出独特的优势（陆金春 等，2009）。

3　方法学评价与质量控制

精子浓度的手工分析和 CASA 分析均需要使用精子计数板，而两种方法所用计数板不同，对结果可能有一些影响。WHO 一直推荐使用血细胞计数板来计数精子，但血细胞计数板的不足之处在于精液需要稀释，而稀释后的精子丧失了运动能力，因此不能用来分析精子活力和活动率等运动功能指标。而且，黏稠的精液样本稀释后，由于水合分子和水合离子的形成，以及水分子与蛋白质分子的相互作用，稀释后的总体积并不等于稀释前两者体积之和，而是总体积降低，因而精子浓度相对增高（Lu et al，2007a）。另外，血细胞计数板多次重复使用造成的磨损同样会影响以后分析结果的准确性，结果亦倾向于偏高。因此，目前的研究认为，血细胞计数板明显高估精子浓度。CASA 分析中，由于不同品牌的 CASA 系统所用精子计数板不同，结果亦可能有所差异。但 CASA 系统分析精子浓度时精液无须稀释，大大减少了精液由于稀释而造成的误差，而且，CASA 系统可同时分析精子活力，其根据精子的运动和灰度来捕捉精子，相对比较客观，且重复性比手工分析好。需要注意的是，由于精液中颗粒成分较多，CASA 分析精子浓度时需进行人工校正。

临床上，目前专门用于精子浓度分析的质控品尚缺乏。因为精液样本比较特殊，精子为活细胞，精液的成分亦比较复杂，而且，精液量十分有限，这大大限制了精液质控品的开发和临床应用。目前，一些实验室使用乳胶珠作为精液标本的替代品用于精子浓度的质量控制。用乳胶珠作为质控品优于精液样本，因为其大小一致，比较稳定，没有生物危险性，且容易操作，可用于 CASA 和手工分析的质量控制。然而，乳胶珠的基质毕竟不同于精浆，因此，其作为质控品尚有一些无法解决的问题。

精子浓度分析的质控品最好为精液本身。作实验室内部质量控制用，实验室可以自制质控品，一般认为可以用分装的冷冻精液和固定的洗涤精子悬液。用固定精子悬液作为质控品有其局限性，沉淀和结块的精子需要在分析前将样本混匀，样本混匀不充分可导致错误结果。而分装的冷冻精液，由于精液样本有限，且在分装前确定精子浓度的靶值又需要消耗一些样本量，而且，精液样本冻融会破坏一些精子，因此其应用亦十分有限。如果用若干份标本合并成一更大体积的精液标本，很可能会发生精子凝集。而且，冷冻精液的精子浓度靶值如何确定也备受争议。因此，在目前尚无可获得的专门用于精子浓度分析的质控品的时候，标准乳胶珠、分装的冷冻精液和精子悬液等代用品可与常规标本一起检测，以保证精子浓度分析结果尽可能准确。

影响精子浓度结果准确性的另一重要因素为计数池的深度。深度偏高或偏低，将会导致所有使用此计数池检测的精子浓度结果整体偏高或偏低，这将严重影响临床上对男性生育力的准确评估（Lu et al，2016）。精子计数池的深度每半年或一年必须检测一次，如果计数池的深度超过标称值，精子浓度结果必须进行校正（陆金春 等，2013c）。

4 正常参考值及临床意义

精子浓度正常参考值下限为 15×10^6/ml。精子浓度 $< 15 \times 10^6$/ml，为少精子症；在 $(5 \sim 10) \times 10^6$/ml 之间为中度少精子症；$< 5 \times 10^6$/ml，为重度少精子症；精液中无精子为无精子症。精子总数的正常参考值下限为 39×10^6/ 每次射精。少精子症和无精子症常见于睾丸生精功能低下、输精管道阻塞或部分阻塞、纯睾丸支持细胞综合征等。

每次射精的精子总数和精子浓度与妊娠时间和妊娠率存在联系，并且可以预测受孕。精子总数与生殖结局相关的更多数据已被认可。对于正常射精，当男性输精管道畅通且禁欲时间短的时候，精液中精子总数与睾丸体积相关，因此精子总数可以衡量睾丸产生精子的能力和男性输精管道畅通的程度。精子总数比精子浓度更有意义，尤其是对辅助生殖中治疗措施的选择很有帮助。

需要注意的是，要做出无精子症的诊断，精液检查应至少进行两次，且至少需间隔 3 周以上再重复留取精液检查，而且所有精液标本离心后取沉淀检查方可。推荐使用 3 000 g 离心 15 min 后，倾去精浆后将沉淀重悬，彻底检查所有沉淀后未发现精子才能报告无精子。无精子症是指射出的精液里没有精子，仅指精液离心后沉淀物中未见精子，而不是指睾丸没有生成精子。无精子症可分为梗阻性和非梗阻性两种，可通过检查精浆生化指标和精液中生精细胞而鉴别，前者精浆中果糖和 α 葡糖苷酶常缺乏或显著降低，精液中见不到生精细胞，而后者精浆生化指标可正常，精液中可见到不同阶段的生精细胞。

八、精子活力分级与活动率

1　基本概念

精子活力即精子的运动能力，为衡量精子质量的重要参数之一。精子活动率即活动精子占所有精子的百分率。前向精子活动力的大小与妊娠率相关。

WHO《人类精液及精子－宫颈黏液相互作用实验室检验手册》第 4 版将精子活力分为 a、b、c、d 四级（世界卫生组织，2001）：

a 级：快速前向运动（即 37℃时速度 ≥ 25 μm/s，或 20℃时速度 ≥ 20 μm/s；25 μm 大约相当于精子 5 个头的长度或半个尾的长度）；

b 级：慢速或呆滞的前向运动；

c 级：非前向运动（<5 μm/s）；

d 级：不动。

精子活动率为 a、b、c 级精子百分率总和。

鉴于技术人员很难无偏差地精确界定前向运动精子活力，使用手工分析时，WHO《人类精液检查与处理实验室手册》第 5 版推荐使用简单的分类系统，即将精子活力分为三级：

前向运动（progressive motility，PR）：精子主动地呈直线或沿一大圆周运动，不管其速度如何。

非前向运动（non-progressive motility，NP）：所有其他非前向运动的形式，如以小圆周泳动，尾部动力几乎不能驱使头部移动，或者只观察到尾部摆动。

不动（immotile sperm，IM）：没有运动。

PR 相当于 WHO《人类精液及精子－宫颈黏液相互作用实验室检验手册》第 4 版的 a 和 b 级精子之和；NP 相当于 WHO《人类精液及精子－宫颈黏液相互作用实验室检验手册》第 4 版的 c 级精子。精子活动率为 PR 和 NP 精子百分率总和。

需要注意的是，目前在临床工作和一些文献中，经常使用"精子活率"这个术语，这是很不规范的。"精子活率"究竟是指精子活动率还是精子存活率？这是两个完全不同的概念，精子存活率是指在所有计数的精子中存活精子所占的比例，存活的精子可以不运动，因此，精子存活率结果总应该是高于精子活动率的。如果两者反过来，说明两者中至少有一项结果是不准确的，应该查找原因后重新检测。"精子总活动率"也常被使用，其实就是"精子活动率"，这是画蛇添足。一些男科医生和实验室人员对"精子活力"的概念也不甚理解，甚至等同为"精子活动率"。"精子活力"是对精子运动能力的分级，它不是单一项目指标，而是包括 PR、NP 和 IM，PR 和 NP 之和即为精子活动率（陆金春，2017）。

　　另外，国内一些教科书上将精子活力分为4类：无活动能力、活动能力差、活动能力良好、活动能力很好。无活动能力表示精子无任何活动；活动能力差表示精子前向运动能力差，有的只在原地旋转移动；活动能力良好表示精子呈曲线向前运动；活动能力很好表示精子很活跃地向前呈直线运动。Jenks等将精子活力分为0～Ⅳ级。[0]无活动精子；[Ⅰ]精子尾部活动，但不能前向运动；[Ⅱ]缓慢地波形前向运动；[Ⅲ]有快速运动，但波形运动的较多；[Ⅳ]活跃快速前向运动。这样的分级标准均比较主观，不推荐在临床上应用。

2　检测方法

　　精子活力的分析有手工和CASA系统分析两种方法。精液标本液化后，应尽快检测精子活力，最好在30 min内，任何情况下都应在射精后1 h内检测，以防止脱水、pH值或温度变化对精子活力的有害影响。

　　手工分析的基本程序为：

　　（1）充分混匀精液样本。

　　（2）混匀后立即取精液样本置于一载玻片上，使精子没有从悬浮液沉降的时间。盖上盖玻片，一般10 μl精液采用22 mm×22 mm的盖玻片，使精液形成一约20 μm深的池。小心，尽量避免在盖玻片和载玻片之间形成气泡。一旦制片内精液不再漂移（约等待60 s），立即评估此新鲜制备的湿片。

　　（3）在200或400倍的相差显微镜视野下观察玻片，推荐使用带有网线和网格的目镜，以限制观察区域。首先评估前向运动（PR）的精子，然后是非前向运动（NP）精子和不活动（IM）精子，这可借助于实验室计数器，计数每类精子的数目。至少评估约200个精子。

　　（4）重新混匀精液，制备湿片，在相同的区域评估至少约200个精子。

　　（5）比较两次重复测定的结果，核查两值的差异是否可以接受（表5-2）。如果可以接受，计算两次测定的平均百分率；否则，制备新标本再做检测。

表5-2　重复测定两次所给出平均值的两个百分率之间的可接受差异

平均值 /%	可接受差异 /%	平均值 /%	可接受差异 /%
0	1	66 ~ 76	9
1	2	77 ~ 83	8
2	3	84 ~ 88	7
3 ~ 4	4	89 ~ 92	6
5 ~ 7	5	93 ~ 95	5
8 ~ 11	6	96 ~ 97	4
12 ~ 16	7	98	3
17 ~ 23	8	99	2
24 ~ 34	9	100	1
35 ~ 65	10		

CASA 分析精子活力和精子运动参数相对于手工分析要简单得多。首先将精液充分混匀，然后取一定量精液置于精子计数池上，轻轻盖上盖板，根据仪器要求设定好参数，开始进行分析，并进行人工校正，最终仪器给出各类精子的百分率和运动参数结果。

3　方法学评价与质量控制

精子活力的手工分析方法不够准确，因为活动精子可能在几秒钟内已从一个视野进入另一个视野。而且，精子活力分析受时间和温度的影响，手工分析时这种影响更大。CASA 系统是一种比较客观的分析精子活力的方法，具有较高的精确性。但 CASA 系统并非万能，其仍依赖于样本制备、所用显微镜光学系统、分析池及参数设置（Lu et al，2014）。精子活动率和运动方式受视频帧数影响，帧率高于 60 帧/s 一般足以定性精子运动方式和活动率。CASA 系统分析精子活力时仍须进行人工校正，在保证计算机捕捉的精子数与视野中真实的精子数一致后，再进行分析。

精子活力分析的质量保证对于 CASA 相对容易，而手工分析相对较难。目前倾向于使用录像带法来评价精子活动率的准确性。几个不同精液样本的录像带可展示不同程度的活动率，可以预先被记录，并可随机选择用来分析和评价。但录像带法亦有两个不足：一是没有观察显微镜的经验，二是无需精液混匀和加样操作。而在常规精液分析中，这两点是不可少的。但作为质控材料其有特殊的好处，即所有参与者可以看到完全相同的精子运动图像，可以直接评判分析误差，而且可重复分析，且可在不同时间和不同地点分析，亦可用于 CASA 的日常定标。如果录像被正确制备，对监测精子活动率是一个有效的工具。需要注意的是，使用不同录像带，记录仪的记录结果有所差异，高质量的录像带能反映实时测定情况，具有较好的精确性。

用冷藏精液来评价精子活动率的准确性亦被提出，即将几个供者的精液收集并混匀后分装冷藏，这是基于冷藏精液解冻后精子仍保持活的特性。然而，用混合精液样本供实验室分析，可能会引起异质性，而且精液经冷藏后精子活动率有所下降。另外，冷藏精液的解冻效率不一致、冷藏精液标本很昂贵且耗时，均限制了冷藏精液的使用。

CASA 分析精子活力避免了手工分析时肉眼判断的主观性，而且录像带用于 CASA 系统时基本类似常规分析，但其参数设置相对重要。手工分析精子活力时，随机选择视野很重要，不要刻意选择活动精子数高或低的视野，也不要等活动精子进入视野再开始计数，而且，要用较短的时间计数网格的一个区域，避免将计数过程中游进分析区域的精子计数在内。这些均给检测者提出了较高要求，这也是不同检测者结果差异较大的原因之一。

不论是手工还是 CASA 分析精子活力，应在带有加热载物台（37℃）的显微镜下进行，应在距离盖玻片边缘至少 5 mm 的区域观察精子，且仅评估完整精子的活力，因为评估精子浓度只计数完整的精子，不计数大头针状精子。另外，计数池的深度不同对活动率的影响较小，但会改变 PR 和 NP 精子百分率（陆金春 等，2013b）。

需要强调的是，精子活力分级受精子浓度影响较大，精子浓度 > 50×10^6/ml 时，精子碰撞的机会较多，精子的碰撞会改变精子的运动轨迹，故在用 CASA 分析精子活力时，有可能出现一个轨迹来自不同精子轨迹的组合。因此，使用 CASA 分析精子活力时，高精子浓度（>50×10⁶/ml）的精液样本需要稀释。稀释时，根据原始精子浓度使用患者的同源精浆稀释，即取部分混合精液样本，3 000 g 离心 10 min 后，取上层精浆稀释原始精液样本，一般进行 1∶1 稀释（如 50 μl 原始精液样本加 50 μl 上层精浆混匀），如果原始精子浓度很高（>100×10⁶/ml），可进行 1∶2 或 1∶3（或更高稀释倍数）稀释，即一份原始精液样本与双倍量或三倍量（或更高倍数量）的上层精浆混匀。其余分析同上述精子活力分析。

4 正常参考值及临床意义

WHO《人类精液检查与处理实验室手册》第 5 版推荐的正常生育男性精子活动率（PR+NP）≥ 40%，前向运动精子（PR）百分率 ≥ 32%。精子活力降低，即 PR < 32%，或 PR+NP<40% 时，称为弱精子症，其病因复杂，最可能与附属性腺或附睾炎症有关，精子代谢异常、精索静脉曲张及理化因素等也可影响精子活力。

第三节 精子存活率检测

1 概述

精子存活率以活精子在精子总数中所占百分比表示，其对了解男性生育能力的作用不及精子活力分析。精子活动率小于 40% 时应进一步检查精子存活率，以帮助选择治疗方案。

2 检测方法

精子存活率一般用染色技术确定。这是由于死精子的细胞膜受损，可透入一定染料，从而使死精子着色而活精子不着色。常用的染色方法有伊红染色法、台盼蓝染色法及伊红－苯胺黑染色法。精子存活率也可根据精子膜功能异常与否来判，即用低渗膨胀试验（HOST）或荧光分子探针染色法来检测精子存活率，此内容见本章第十节"精子功能检测"中的第二部分"精子膜完整性分析"一节。

（1）伊红 Y 染色法：基本操作程序为：① 用生理盐水将伊红 Y 配制成 5 g/L 的溶液。② 充分混匀精液标本。③ 取 5 μl 精液与 5 μl 伊红溶液置于载玻片上，用移液器吸头混合、搅拌玻片上的标本，覆盖 22 mm×22 mm 的盖玻片，静止 30 s。④ 用负相差显微镜在 200 倍或 400 倍镜下观察，借助实验室计数器，计数染色精子（死精子）和非染色精子（活精子）的数目，至少评估 200 个精子。⑤ 重复制片和计数，计算重复制片的两个活精子百分率的平均值和差异，根据表 5-2 确定差异的可接受性。如果两个百分率之间的差异可以接受，报告活精子的平均百分率；如果差异太大无法接受，重新精液取样两次，制备两张新鲜玻片，再次评估玻片。⑥ 以最接近的整数报告活精子的平均百分率。

（2）台盼蓝染色法：基本操作程序与伊红 Y 染色法一致，仅仅将伊红染液换成台盼蓝染液。台盼蓝染液的配制：用生理盐水将台盼蓝配制成 2% 的溶液。

（3）伊红 – 苯胺黑染色法：① 用生理盐水将伊红 Y 配制成 1% 的溶液，再将 10 g 苯胺黑加入 100 ml 伊红 Y 溶液中，将悬液煮沸，然后冷却至室温，用滤纸过滤溶液，除去残渣和凝胶状沉淀物，储存在暗色的密封玻璃瓶中。② 充分混匀精液标本。③ 取 50 μl 精液与等体积的伊红 – 苯胺黑悬液混匀，等待 30 s。④ 重复取样前，再次混匀精液样本，取样与伊红 – 苯胺黑悬液混合，等待 30 s。⑤ 两份混悬液分别在载玻片上制成涂片，空气中干燥。⑥ 干燥后立即检查，或使用非水性永久封固液封片后以后观察。⑦ 用亮视野显微镜在 1 000 倍油镜下检查每张玻片，借助实验室计数器，计数染色精子和非染色精子，每个重复样本至少评估 200 个精子，以达到可接受的较低取样误差。⑧ 计算重复玻片的两个活精子百分率的平均值和差异，根据表 5-2 确定差异的可接受性。如果两个百分率之间的差异可以接受，报告活精子的平均百分率；如果差异太大无法接受，重新精液取样两次，制备两张新鲜玻片，再次评估玻片。⑨ 以最接近的整数报告活精子的平均百分率。

3　方法学评价与质量控制

伊红 Y 染色法和台盼蓝染色法相比伊红 – 苯胺黑染色法，试剂配制和操作相对简单些，但伊红 Y 染色法染成的淡粉红色精子或台盼蓝染色法染成的淡蓝色精子有时很难分辨，此时用伊红 – 苯胺黑染色法可以提高背景的对比度，染色和非染色精子更加容易判断。如果染色只限于颈部区域，头部的其余区域未染色，这种情况考虑是"颈部膜渗漏"，这不是精子死亡和整个细胞膜破裂的征象信号。这些精子应被评估为活精子。

精子存活率的检测基于染料可以透过死精子细胞膜而使精子着色，而存活精子细胞膜阻止染料进入。这种对活细胞的检测，目前临床上并没有相应的质控品，但严格按照 WHO 推荐的操作程序，且重复评估时差异在可以接受范围内是很有必要的。另外，精液标本一旦液化后应该立即检测精子存活率，最好在液化后 30 min 内检测，任何情况下不能超过 1 h，以防止脱水或温度变化对精子存活率产生有害影响。而且，精子存活率结果应与精子活动率对比分析，精子存活率应该总是超过精子活动率，因为死精子比例不应超过不动精子的比例。

4　正常参考值及临床意义

精子存活率的正常参考值为：≥ 58%。如果活的但不动的精子占很大比例，应怀疑精子鞭毛结构有缺陷。精子存活率降低亦可能与附睾功能障碍、生殖道炎症及环境污染等有关。

第四节　精子形态学分析

一、概述

精子形态学分析是评估精子质量的重要指标之一。在严格使用精子形态学评判标准的情况下，已经证实正常形态精子百分率与不同的生育力评价的终点指标（妊娠等待时间、体内与体外妊娠率）存在联系（陆金春，2013）。由于人精子形态具有多样性，精子形态评估困难，因此，标准化的操作程序和有效的质量控制方法尤为重要（陆金春，2012）。

二、检测方法

（一）精子涂片的制备

1　精子浓度正常的精液标本的涂片制备

（1）载玻片的准备：新的载玻片可用流水冲洗 10 min，70% 乙醇浸泡过夜，自然干燥后备用。也可在使用前用不掉屑的纸巾，用力擦干净磨砂载玻片的两面。

（2）用 HB 或 2B 铅笔在载玻片的磨砂处标记上精液样本的编号、日期等。

（3）根据精子浓度，取 5～10 μl 的精液滴在载玻片的一端。用另一张载玻片沿第一张载玻片的表面"拖拉"精液滴，如图 5-3a 所示。同法制备第二张重复涂片。

（4）涂片经空气干燥后进行固定及染色。

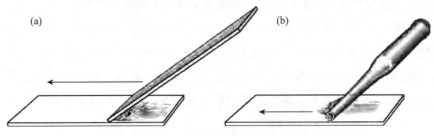

图 5-3　用于精子形态学分析的涂片方法

2　低精子浓度精液标本的涂片制备

如果精子浓度低于 2×10^{6}/ml，直接制片很难得到满意的涂片。这时需要浓缩精液标本：将标本 600 g 离心 10 min 后，除去大部分上清液，用移液器轻轻吹打，使精子团重新悬于剩余的上清液中，再按正常精液标本制备涂片。浓缩后的精液标本中精子浓度以不超过约 50×10^{6}/ml 为宜。

3　黏稠或用于 CASA 分析的精子涂片制备

对于碎片多或黏稠的精液标本，以及用 CASA 评估精子形态学时，为减少背景对精子形态分类的影响，可以洗涤精液。

（1）在室温下，将少量精液（0.2～0.5 ml，取决于精子浓度）加入 10 ml 生理盐水中稀释。

（2）800 g 离心 10 min 后，吸出大部分上清液。

（3）用移液器轻轻吹打，让精子团重新悬于剩余的上清液中（20～40 μl）。

（4）用巴斯德吸管将 5～10 μl 的精子混悬液均匀地涂在载玻片上（图 5-3b）。

（5）用相差显微镜在 400 倍镜下检查涂片，确认精子分布均匀，没有聚集成团或互相重叠，空气干燥后染色。

对于高黏度的精液标本，除了洗涤精液外，也可采用液化不良标本的处理方法后直接制备涂片。这些处理液化不良的方法及离心、洗涤等操作可能影响精子形态，必须记录在检验报告上。

精子涂片亦可用改良滴管法制备，即用滴管将一滴混匀精液或精子悬液置于载玻片上，然后从液滴中央向周围循环吸净多余的精液或精子悬液，注意滴管的头要平整，滴管与载玻片垂直，缓慢吸去多余的液体。此法制备的精子涂片比较均匀，且一张载玻片上可以同时制备多份样本的精子涂片，但每份样本的涂片区域需用记号笔或红色蜡笔清晰区分。

（二）精子涂片的染色

精子涂片空气干燥后（至少 4 h，但不超过 1 周），应立即固定并染色，以便清晰、详细地观察精子。WHO 推荐的染色方法有巴氏染色法、Shorr 染色法或 Diff-Quik 染色法。用上述染色法，在光学显微镜亮视野下，精子头部的顶体区染成淡蓝色，顶体后区呈深蓝色，中段可能略呈红色，尾部染成蓝色或淡红色。通常位于头部下部或围绕中段的过量残留胞质染成粉红色、红色（巴氏染色）或者橘红色（Shorr 染色）。

1 巴氏染色法的程序

（1）固定：将空气干燥的精子涂片浸入 95% 的乙醇中至少 15 min。

（2）已固定涂片的染色：涂片固定后，按顺序浸入以下溶液中：

80% 乙醇	30 s
50% 乙醇	30 s
纯水	30 s
Harris's 苏木精	4 min
纯水	30 s
酸性乙醇浸	4～8 次（每次约 1 s）
冷流水冲洗	5 min
50% 乙醇	30 s

80% 乙醇	30 s
95% 乙醇	至少 15 min
橙黄 G6	1 min
95% 乙醇	30 s
95% 乙醇	30 s
95% 乙醇	30 s
EA-50 染色液	1 min
95% 乙醇	30 s
95% 乙醇	30 s
100% 乙醇	15 s
100% 乙醇	15 s

上述操作可以人工进行，也可以在全自动染片机上完成。

2　Shorr 染色法的程序

（1）固定：将空气干燥的精子涂片浸入酸性乙醇或 75% 乙醇中固定 1 h。

（2）已固定涂片的染色：涂片固定后，按顺序浸入以下溶液中：

流动自来水浸	12～15 次（每次约 1 s，下同）
苏木精	1～2 min
流动自来水浸	12～15 次
乙醇胺浸	10 次
流水浸	12～15 次
50% 乙醇	5 min
Shorr 溶液	3～5 min
50% 乙醇	5 min
75% 乙醇	5 min
95% 乙醇	5 min

Shorr 溶液的配制：BDH Shorr 粉 4 g 溶于 220 ml 50% 温乙醇中，冷却，加入 2.0 ml 冰醋酸，过滤即可。

3　Diff-Quik 快速染色法的程序

（1）固定：将已空气干燥的精子涂片浸入三芳基甲烷固定液 15 s 或 95% 甲醇固定液 1 h。

（2）已固定涂片的染色：涂片固定后，按顺序浸入以下溶液中：

快速染液 1（嗜酸性氧杂蒽）	10 s
快速染液 2（嗜碱性硫氮杂苯）	5 s
流水浸	10～15 次（每次约 1 s）

上述每一步之间均将载玻片垂直竖立放在吸水纸上，以去除多余的溶液。

4 瑞氏／瑞－吉氏染色法和 HE 染色法

除了 WHO 推荐的精子涂片染色方法外，瑞氏／瑞－吉氏染色法和苏木精 - 伊红（HE）染色法也被一些实验室使用。瑞氏染料是由酸性染料伊红和碱性染料美蓝组成的复合染料，细胞染色后可用于观察内部结构；吉氏染料是由天青、伊红组成的染料，天青对细胞核着色较好，结构显示更清晰。因此，瑞－吉氏染色法比瑞氏染色法效果稍好些，两种染液均可自行配制或购买，操作都比较简单。① 瑞氏染液：取瑞氏染料 0.1 g 放入清洁干燥的研钵中，边加少量甲醇边磨至染料完全溶解，加甲醇到 60 ml，倒入棕色瓶中，室温下放置 1 周以后即可用。② 吉氏（Giemsa）染液：取 Giemsa 染料 0.5 g，置于 33 ml 甘油中，60℃水浴 2 h，使其溶解，再加入 60℃预热的甲醇 33 ml，混匀后置棕色瓶中，室温下放置数周后方能使用（最好放置半年以上）。③ 0.1 mol/L pH6.9 磷酸盐缓冲液：称取 $NaH_2PO_4 \cdot 2H_2O$ 1.4 g、$Na_2HPO_4 \cdot 12H_2O$ 3.94 g，加蒸馏水至 100 ml。染色时，将单独瑞氏染液或瑞 - 吉氏（瑞氏染液：吉氏染液 =10：1）混合染液滴加于精子涂片上，静置 10 s 后，滴加等量 pH6.9 磷酸盐缓冲液，染色 10 min 后自来水冲洗，自然干燥，置于油镜下观察。

HE 染色：带正电荷的碱性染料苏木精能与细胞核中带负电荷的核酸结合而使核染成紫蓝色；伊红为酸性染料，能与细胞质中具有相反电荷的蛋白质结合，使胞质呈红色。HE 染色为医院病理科的常用染色方法，操作比较烦琐，可借助病理科染色的医疗单位可以选用此法对精子进行染色。

（三）精子涂片的封片

精子涂片封片或不封片均可评估精子形态，但封片后的涂片有利于长期保存，并可用于精子形态学质量控制。

对于溶于乙醇的封片剂，可在涂片上的乙醇未干时，直接使用。对于不溶于乙醇的封片剂，在染色最后一步乙醇结束后，将涂片浸入二甲苯与乙醇的混合溶液（1：1混合）1 min，再浸入 100% 二甲苯溶液 1 min，将涂片取出滴干 1～2 s 后即可封片。

已染色精子涂片的封片程序如下：

（1）滴加 2～3 小滴封片剂在载玻片上。

（2）将盖玻片（24 mm×50 mm 或 24 mm×60 mm 最合适）直接放置在载玻片上：盖玻片接触封片剂，从载玻片的一长边开始放置，以防止产生气泡。如有必要，轻轻地按压盖玻片的顶端，以使气泡移到载玻片的边缘。

（3）抹去载玻片底下多余的二甲苯（如果使用二甲苯）。

（4）在通风柜内，把已封片的精子涂片水平地放在载玻片干燥架上晾干，或者放在吸水纸上干燥 24 h。

（四）精子形态学评估

1　正常精子形态学的分类

精子包括头、颈、中段、主段和末段。由于通过光学显微镜很难观察到精子末段，因此可以认为精子是由头（和颈）和尾（中段和主段）组成。只有头和尾部都正常的精子才认为是正常的。所有处于临界形态的精子应该认为是异常的。

头部：外形应该光滑、轮廓规则，大体上呈椭圆形。顶体区可清晰分辨，占头部的40% ~ 70%。顶体区没有大空泡，如果有小空泡，不超过2个，空泡大小不超过头部的20%。顶体后区不含任何空泡。

中段：应该细长、规则，大约与头部长度相等。中段主轴应与头部长轴成一条直线。残留胞质不应超过头部大小的1/3。

主段：应该比中段细，均一，其长约为45 μm（约为头部长度的10倍）。尾部应没有显示鞭毛折断的锐利折角。主段可自身卷曲成环状。

WHO《人类精液检查与处理实验室手册》第5版给出了经巴氏染色的精子头部及中段的测量数据：

头部长度的中位数为4.1 μm，95% 置信区间为3.7 ~ 4.7 μm；

头部宽度的中位数为2.8 μm，95% 置信区间为2.5 ~ 3.2 μm；

头部长宽比的中位数为1.5，95% 置信区间为1.3 ~ 1.8；

中段长度的中位数为4.0 μm，95% 置信区间为3.3 ~ 5.2 μm；

中段宽度的中位数为0.6 μm，95% 置信区间为0.5 ~ 0.7 μm。

2　异常精子形态学的分类

人类精液标本中含有各种各样畸形的精子。主要的精子缺陷类型有（图5-4，图5-5）：

（1）头部缺陷：大头、小头、锥形头、梨形头、圆头、不定形头、有空泡的头（超过2个空泡，或空泡区域占头部20%以上）、顶体后区有空泡、顶体区过小（小于头部的40%）、顶体区过大（大于头部的70%）、双头，或上述缺陷的任何组合。

（2）颈部和中段的缺陷：中段非对称地接在头部、粗或不规则、锐角弯曲、异常细，或上述缺陷的任何组合。

（3）主段缺陷：短尾、多尾、断尾，尾部发卡形平滑弯曲、锐角弯曲、宽度不规则、卷曲，或上述缺陷的任何组合。

（4）过量残留胞质（ERC）：胞质的大小超过精子头部的三分之一，通常伴有中段的缺陷。

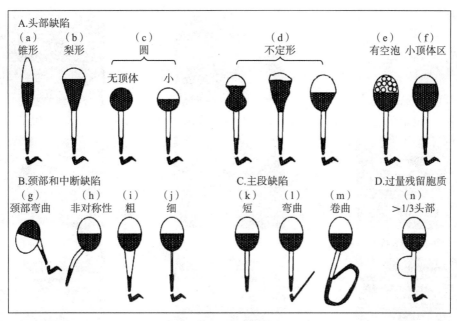

图 5-4　人精子的异常形态示意图

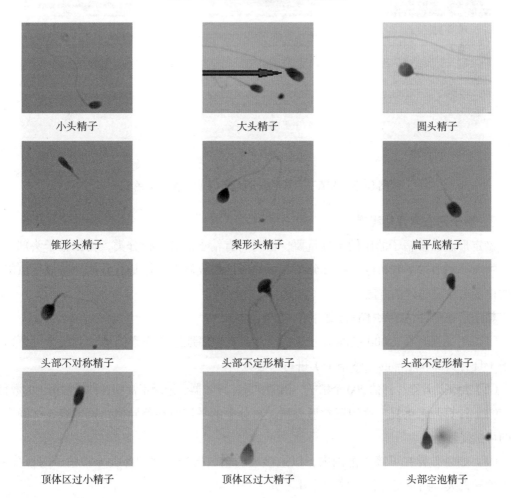

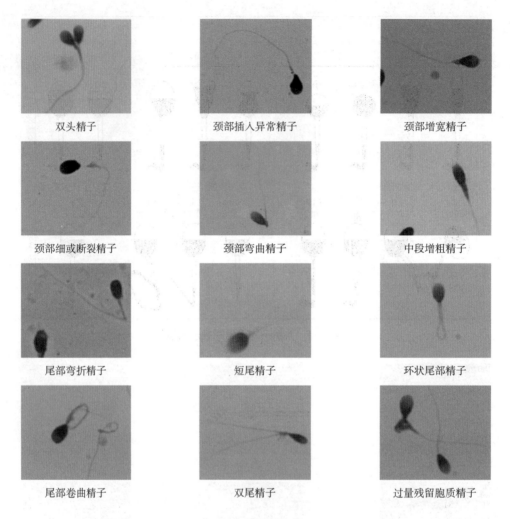

图 5-5　人精子异常形态分类图（Diff-Quik 染色）

3　精子形态学评估程序

确定形态正常精子的比例十分重要，但对所有精子形态进行分类，得出精子头部、中段、主段缺陷或过量残留胞质的百分率，可能对诊断或研究工作是有益的。应该尽可能采用这种多重缺陷的评估方法。

精子形态学评估的大体程序如下：

（1）用亮视野在 1 000 倍油镜下观察涂片，有顺序地选择观察区域，对每个可评估的精子（具有头部和尾部的完整精子）进行形态分析。

（2）每张涂片至少评估 200 个精子，借助实验室计数器，记录正常和各种异常精子的数目。

（3）计算两张重复涂片的正常形态精子百分率的平均值和差异值，根据表 5-2 确定差异的可接受性。

（4）如果差异在可接受范围内，以最接近的整数报告正常和各类异常精子的百分率。如果差异太大，则重复评估相同的涂片。

4 精子巴氏染色形态学评估示例

图 5-6 和图 5-7 为精子巴氏染色形态学示例，表 5-3 和表 5-4 分别为图 5-6 和图 5-7 中各个精子的形态学评估结果。

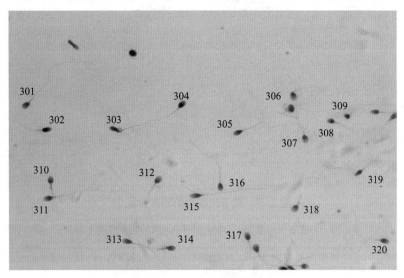

图 5-6 精子巴氏染色形态学图 1

表 5-3 图 5-6 中的精子形态学评估结果

精子	头部形状	其他头部评估	中段评估	主段评估	精子整体分类	注释
301	异常	不规则，扁平底			异常	
302	异常	锥形			异常	
303	异常	锥形	弯曲		异常	
304	正常				正常	
305	异常	梨形		环状	异常	
306	异常	不规则	弯曲		异常	
307	正常		插入	卷曲	异常	
308	异常	不规则			异常	
309	异常	不定形			异常	
310	正常		粗		异常	
311	异常	不规则			异常	
312	正常				正常	
313	异常	锥形			异常	
314	异常	梨形			异常	
315	异常	锥形，PA vac，>2vac			异常	
316	正常				正常	
317	正常				正常	if PP OK
318	异常	圆形			异常	
319	异常				异常	侧面观
320	正常				正常	

PA vac：顶体后区有空泡；vac：空泡；if PP OK：如果主段是正常的，那么认为该精子是正常的

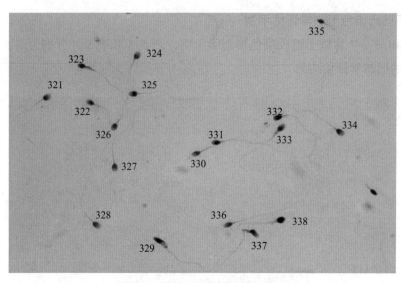

图 5-7　精子巴氏染色形态学图 2

表 5-4　图 5-7 中的精子形态学评估结果

精子	头部形状	其他头部评估	中段评估	主段评估	精子整体分类	注释
321						聚焦不清
322						聚焦不清
323	异常	顶体区 < 40%	粗		异常	
324	正常				正常	
325	异常	扁平底			异常	
326	正常				正常	
327	正常				正常	
328	正常				正常	
329	异常	不定形	ERC		异常	
330	正常				正常	
331	正常	顶体区 <40%	插入		异常	
332	正常		不规则		异常	
333	正常				正常	
334	正常		插入		异常	
335	异常	不规则			异常	
336	正常	PA vac，>2vac			异常	
337	异常	不定形	CD，弯曲	卷曲	异常	
338	异常	圆形，无顶体			异常	

PA vac：顶体后区有空泡；vac：空泡；CD：胞质小滴；ERC：过量残留胞质

5　精子 Shorr、瑞氏、瑞-吉氏及 HE 染色形态学示例

图 5-8 所示为 Shorr、瑞氏、瑞-吉氏及 HE 染色后的精子形态。精子头部、中段和尾部结构均被清晰显示。

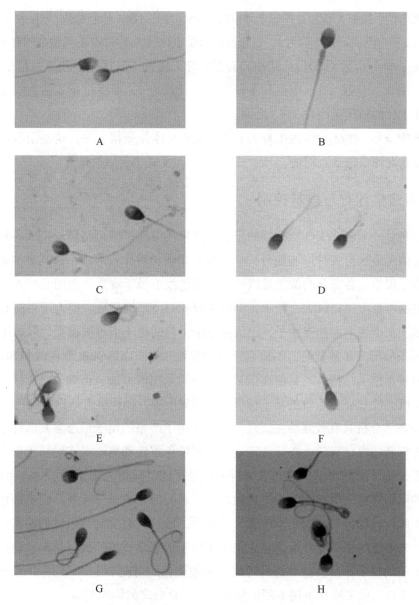

图 5-8　4 种染色法的精子显微照片
A、B 为 Shorr 染色；C、D 为瑞氏染色；E、F 为瑞 – 吉氏染色；G、H 为 HE 氏染色

6　多重精子缺陷指数

　　形态学异常的精子通常有多种缺陷（头部缺陷、中段或主段缺陷，或这些缺陷的组合）。各种形态学异常发生率的详细检测可能比单一评估正常形态精子百分率更有用，尤其在研究人类精子发生损伤程度方面。采用 WHO 第 5 版《人类精液检查与处理实验室手册》给出的形态学标准（WHO，2010），用多重异常记录系统记录精子头部、中段和主段的每种缺陷，可以得出两个指数：

（1）畸形精子指数（TZI）：即每个异常精子缺陷的平均数（缺陷总数/缺陷精子数）。由于将头部、中段和主段缺陷各计数为1，过量残留胞质也计数为1，TZI的数值范围在1~4之间。

（2）精子畸形指数（SDI）：即缺陷总数/精子总数（包括正常和异常精子）。SDI将几种头部缺陷合并计数为1，中段和主段缺陷各计数为1，而将过量残留胞质考虑为中段缺陷，因此TZI的数值范围在1~3之间。

相关研究显示，TZI与体内生育力有关，SDI与体外受精有关，这些指数对某些暴露评估或病理状况评估也是有用的。

三、方法学评价与质量控制

巴氏染色法一直是WHO所推荐的精子形态染色方法，其可将精子染成各种不同的颜色，从而能清楚地区分各种细胞成分，但其操作步骤相对比较烦琐，且其在油镜下用肉眼观察时，精子很小，各部分的颜色难以区分且着色浅不易于观察；而用CASA分析时，精子可以在电脑屏幕上得以放大，精子各部分可以相对清晰地呈现，但由于目前CASA系统基本上是基于灰度强弱而捕捉精子，巴氏染色法染色的精子很难被捕捉，因此用CASA分析时必须逐条分析，非常费时，不适宜于临床常规开展。Diff-Quik染色法和Shorr染色法可以清晰地显示精子结构，是目前逐渐被实验室所采用的方法。但如果巴氏染色操作使用全自动染片机，且CASA系统的精子捕捉能力明显改善，仍建议首选巴氏染色法。

精子形态学分析具有较强的主观性。尽管采用了严格的精子形态学判断标准，但不同技术人员的判断结果仍有较大差异。而且，不同染色方法和离心操作对精子形态分析有无影响，尚无定论。因此，精子形态学分析的质量保证就显得尤为重要了。在目前形势下，已被提出的可用作精子形态学分析的质控品的材料有照片、录像带及已固定染色或未染色玻片。由于照片易褪色、已固定染色涂片易变质，而且其缺少对染色过程的监控，因而少用。因此，未染色的精子涂片可能是未来用于精子形态学质控的较好材料，使用相同精液样本制备大量的精子涂片，这些涂片可以在未被染色的情况下于4℃贮存，然后定期被染色和分析。而且，精子涂片可用不同正常形态精子百分率的标本制备。

精子涂片经过干燥、固定和染色后，不同染色方法对精子头体积的影响不同，尽管具体原因尚不清楚，但可能与不同化学物质的特性和不同染色液的渗透压等有关。陆金春等（2009）研究显示，瑞－吉氏和瑞氏染色法测得的精子头的长轴、短轴、面积和周长最高，其次为Diff-Quik染色法，它们均显著高于HE、Shorr和巴氏染色法测得相应值，可能与精子头发生肿胀有关；巴氏染色法测得的精子头的长轴、短轴、面积和周长最低，可能与染色过程中精子被反复脱水有关。6种染色方法测得的精子长轴、短轴、长宽比、面积、周长和顶体比见表5-5、5-6。另外，精子残留胞质对渗透压很敏感，故精子过量残留胞质在某些染色过程中可能会丢失（WHO，2010）。

表 5-5　6 种染色方法所测精子长轴、短轴、长宽比的比较（ *n* = 2 500 ）

染色方法	长轴 /μm	短轴 /μm	长宽比
瑞 – 吉氏	4.73 ± 0.65	2.98 ± 0.44	1.61 ± 0.31
瑞氏	4.57 ± 0.62[*]	2.84 ± 0.43[*]	1.64 ± 0.42[*]
Diff-Quik	4.57 ± 0.64[*]	2.82 ± 0.40[*]	1.64 ± 0.32[*]
HE	4.42 ± 0.61[*#$]	2.75 ± 0.37[*#$]	1.63 ± 0.31
Shorr	4.39 ± 0.60[*#$]	2.73 ± 0.39[*#$]	1.63 ± 0.32[*]
巴氏	4.20 ± 0.57[*#$§△]	2.63 ± 0.40[*#$§△]	1.62 ± 0.35[$]

与瑞 – 吉氏染色比较，*: $P < 0.05$；与瑞氏染色比较，#: $P < 0.05$；与 Diff-Quik 染色比较，\$: $P < 0.05$；与 HE 染色比较，§: $P < 0.05$；与 Shorr 染色比较，△: $P < 0.05$

表 5-6　6 种染色方法所测精子面积、周长、顶体比的比较（ *n* = 2 500 ）

染色方法	面积 /μm²	周长 /μm	顶体比
瑞 – 吉氏	11.10 ± 2.49	12.82 ± 1.49	26.40 ± 10.24
瑞氏	10.22 ± 2.27[*]	12.34 ± 1.42[*]	28.46 ± 10.15[*]
Diff-Quik	10.16 ± 2.09[*]	12.34 ± 1.40[*]	23.77 ± 8.61[*#]
HE	9.57 ± 1.98[*#$]	11.94 ± 1.34[*#$]	24.92 ± 9.58[*#$]
Shorr	9.41 ± 1.94[*#$§]	11.85 ± 1.32[*#$§]	27.37 ± 9.57[*#$§]
巴氏	8.75 ± 2.04[*#$§△]	11.38 ± 1.33[*#$§△]	29.46 ± 7.49[*#$§△]

与瑞 – 吉氏染色比较，*: $P < 0.05$；与瑞氏染色比较，#: $P < 0.05$；与 Diff-Quik 染色比较，\$: $P < 0.05$；与 HE 染色比较，§: $P < 0.05$；与 Shorr 染色比较，△: $P < 0.05$

在精子形态学评估中，方法的标准化很重要。在精子涂片制备、染色和评估过程中需要注意几点：

（1）每份新鲜的精液标本应制备两张或更多的涂片，以防染色发生问题或载玻片破碎。

（2）精液样本涂片前应充分混匀，快速取样，以保证所分析精子能代表样本精子群。

（3）精子涂片所用精液或精子悬液浓度要适中，以保证涂片上精子分散均匀，没有较多重叠，且足够计数和分析。涂片的厚薄可根据精子浓度而定。拖拉精液涂片时，角度越小，涂片越薄；速度越快，涂片越厚。

（4）离心洗涤精液标本时，离心速度控制在 600～800 g，时间为 10 min，过高的离心速度可能对精子有损伤。

（5）人工评估精子形态时，精子所在视野应有标尺，便于精子大小的鉴别。

（6）精子形态学评估所用电脑显示屏应是标屏，而不是宽屏，因为宽屏可人为改变精子形态，影响精子形态分类结果的正确判读。

（7）为了统一同一实验室技术人员的精子形态判断标准，可以用定位质控片进行培训，目前已证实，定位质控片在精子形态学分析培训中可明显提高实验室技术人员精子形态学评估结果的准确性和重复性。

四、正常参考值及临床意义

正常生育男性的正常形态精子百分率下限为4%。精液中正常形态精子的总数更具有生物学意义。可将精液中精子总数乘以正常形态精子百分率得出正常形态精子的总数。

精子形态的任何异常改变均表示睾丸功能受损害，异常精子百分率明显增高也称为畸形精子症。常见于泌尿生殖道感染、腮腺炎并发的睾丸炎、附睾结核、精索静脉曲张、使用激素或某些化学药物（如抗癌药、利血平、白消安、呋喃类等）、放射线照射、阴囊局部长期高热、长期酗酒（特别是高浓度的烈性酒）以及环境污染等。精子畸形率的增高，往往间接反映了睾丸生精功能的障碍，也必然影响精子的活力和受精能力。精子的形态缺陷通常是多重的，常伴有 DNA 碎片的增加、染色体结构异常、不成熟染色质和非整倍体。精子形态异常往往与精子减少或活力差同时存在，但有时也单独存在。另外，一些附睾的病理改变也常与畸形精子百分率升高有关联。

第五节　精液脱落细胞的检查

一、概述

脱落细胞是指自然管腔器官内表面黏膜脱落的细胞，有正常情况下自然更新脱落的正常细胞，也有病变黏膜上皮脱落的病理细胞。如胸膜腔、腹膜腔、阴道上皮、支气管黏膜上皮等均可脱落细胞。精液脱落细胞是指睾丸生精上皮、附睾、输精管道、精囊腺、前列腺等生殖道黏膜上皮脱落的细胞，包括精子、生精细胞、粒细胞、淋巴细胞、红细胞、附睾上皮细胞、精囊腺上皮细胞、前列腺上皮细胞等。

一些实验室经常把精液脱落细胞称为圆细胞，在检测报告中经常有精液圆细胞百分率或圆细胞计数。有些学者认为圆细胞就是生精细胞，也有些学者认为圆细胞就是白细胞，圆细胞增多即有生殖道炎症。其实这两种说法是完全错误的。圆细胞只是形态上的概念，精液中的脱落细胞基本均为圆形，其包括来自睾丸的各类生精细胞、各种上皮细胞以及血细胞，而实验室通过简单的染色方法完全可以将这些细胞区分开来（陆金春，2017）。精液中出现大量生精细胞，提示可能存在精子发生障碍或生精上皮损伤，其在鉴别梗阻性和非梗阻性无精子症、判断精子发生阻滞阶段以及监测非梗阻性无精子症治疗效果上有重要临床意义；精液中淋巴细胞和中性粒细胞虽然均为白细胞，但它们对感染类型的鉴别很有帮助；而特定的附睾上皮细胞、精囊腺上皮细胞和前列腺上皮细胞的出现则可提示特定附属性腺的损伤。

目前，精液脱落细胞的检查主要是用染色的方法进行，一般有瑞氏和瑞－吉氏染色法、HE 染色法和巴氏染色法等。

二、检测方法

精液脱落细胞的检查可与精子形态学分析同时进行，故精子形态学分析所用的染色方法同样适用于精液脱落细胞的检查，但以巴氏染色法最适宜。HE 染色法、瑞氏和瑞－吉氏染色法同样适用于精液脱落细胞的检查。本节将主要介绍 HE 染色法，其他方法参见"精子形态学分析"一节。

精液常规检测白细胞是用新鲜精液直接镜检来判定结果。然而，这种方法往往把精液中非精子细胞误认为白细胞，由于染色后镜检能准确地识别白细胞，因此精液中白细胞必须用染色法加以鉴别。常用的精液白细胞检测方法有：瑞－吉氏染色法、联苯胺染色法、正甲苯胺蓝过氧化物酶染色法以及基于白细胞特异性抗原的单克隆抗体技术，本节主要介绍后三种染色技术。

精液凋亡细胞的检测一般用瑞－吉氏染色法和末端脱氧核苷酸转移酶介导的 dUTP 缺口末端标记法（TUNEL 法），本节主要介绍 TUNEL 法。

（一）HE 染色法

【基本原理】

核酸的等电点（pI）约为 1.5~2.0。在 pH > 2.0 环境中，核酸带负电荷，与带正电荷的碱性染料苏木精结合呈紫蓝色，细胞质中带正电荷的蛋白质与酸性染料伊红结合而呈红色，从而将脱落细胞染成不同的颜色。

【基本操作】

（1）试剂配制

① 苏木精染液：

A 液：苏木精 1 g，无水乙醇 10 ml；

B 液：硫酸铝钾 20 g，蒸馏水 20 ml，加温溶解。

A、B 两液分别溶解后混合，加热煮沸，待溶液不沸腾时立即加入氧化汞 0.5 g。迅速冷却染液，冷却后过滤。临用时每 10 ml 加冰醋酸 4 ml。

② 伊红 Y 染液：伊红 Y 1 g 加蒸馏水 5 ml，溶解后滴加冰醋酸，有沉淀生成，至成浆糊状再加水，并继续滴加冰醋酸，直至沉淀不再增加，过滤，将沉淀干燥，用 200 ml 95% 乙醇溶解沉淀。

③ 固定液：95% 乙醇：乙醚按体积比 1∶1 配制。

（2）精子涂片制备：液化精液 800 g 离心 10 min 后，将上层精浆倒出，沉淀用生理盐水悬浮洗涤 1~2 次后，用生理盐水将精子调整到一定浓度（约 $50 \times 10^6/ml$）涂片，自然干燥或用电吹风吹干。少精子症和无精子症标本可直接用沉淀涂片，无需用生理盐水洗涤。

（3）固定：干燥后的精子涂片置固定液中固定 15 min，流水洗 2 min，蒸馏水洗 1 min。

（4）染色：苏木精染液染色约 5 min，染色时间根据着色情况调整；水洗，1% 盐酸分色，显微镜下控制；流水浸洗约 15 min，显微镜下观察细胞核呈蓝色。若核染色过深或不足，应再次分色或重染；伊红 Y 染液染色 1~2 min 后，95% 乙醇浸洗 2 次，无水乙醇浸洗 2 次，每次 1~2 min；苯酚：二甲苯（体积比 1∶3 配制）浸洗 5 min；二甲苯浸洗 2 次，每次 3~5 min；用中性树胶封片，光学显微镜下观察。

（5）结果判读：HE 染色可以很好地区分精液中各类脱落细胞，包括精子、生精细胞、上皮细胞及各种血细胞等。精子形态见"精子形态学分析"一节，各种血细胞特征参照临床检验和血液学检验相关书籍，本节主要介绍各级生精细胞、各类上皮细胞、异常生精细胞及凋亡生精细胞等的形态特征。

① 正常生精细胞形态特征

根据细胞核的形态与大小、染色质固缩程度以及核浆比例可将生精细胞分为四种：精原细胞（GN）、初级精母细胞（PS）、次级精母细胞（SS）和精子细胞（图 5-9）。

精液中除精子外，常可见到各级生精细胞，包括精原细胞、初级精母细胞、次级精母细胞、早期和晚期精子细胞（Sab 和 Scd）、无核胞质体（CM）等。正常生精细胞的特征（陆金春 等，2009；黄宇烽，1994）：① 精原细胞。细胞核圆形或椭圆形，核内有许多细小或粗大染色质颗粒，核膜内表面有半球状核仁，通常 1~2 个，大小不一，嗜伊红；细胞质一般呈深蓝色。② 初级精母细胞。精液中可见到偶线期的联会（同源染色体配对）或晚粗线期的去联会（配对的同源染色体片段提前分离）细胞形态。细胞体积较精原细胞大，直径可达 15~24 μm，为四种生精细胞中体积最大的细胞，细胞质呈灰蓝色。③ 次级精母细胞。体积一般较初级精母细胞小，有单核及双核两种类型，双核形的细胞与蜻蜓的头眼相似。胞核染紫红色。次级精母细胞存在的时间很短，故涂片中少见。④ 精子细胞。形态多样，大小各异，体积较次级精母细胞小，直径约 8 μm，核较小，着色较深，常呈球形偏于一侧或形成精子头的雏形，核旁有高尔基复合体，胞质内含有线粒体，线粒体呈颗粒状，分散于胞质中。

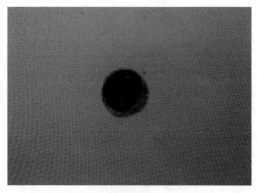

精原细胞
（胞体圆形；胞质量少；围绕核周；蓝色或深蓝色；胞
核椭圆形；染色质较细致）

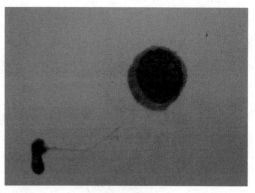

初级精母细胞
（胞体圆形；胞质蓝紫色；均匀一致；胞核圆形；染色
质呈细颗粒状；分布均匀）

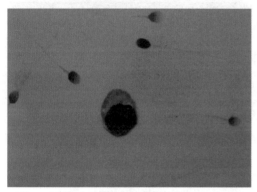

次级精母细胞
（胞体圆形；胞质较丰富，淡蓝色，无颗粒；
胞核圆形，呈细颗粒状）

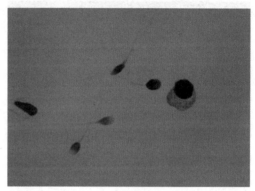

精子细胞
（胞体圆形；胞质丰富，淡蓝色；胞核圆形，偏向一极，
染色质致密）

图 5-9　精液中正常生精细胞图片

② 异常生精细胞形态特征

在精液中除可观察到正常形态特征的生精细胞外，还可观察到异常生精细胞。异常生精细胞主要表现在（图 5-10）：

• 胞核变性。可见到核固缩、溶解和核断裂等形态特征。核固缩，常使核变小、致密，均匀着色；核溶解，常呈胞核膨胀、疏松，染色质模糊，着色较浅，或核膜破碎，轮廓不清；核断裂，可见胞核呈断裂状态或为几个核碎片，明显可见着色深浅分明的断裂块。

• 胞质破损。胞体变形，肿大或缩小，甚至破碎，形态多样、异常，胞质内空泡大小不一，着色深浅不一。常见有深紫色大小不一的颗粒，有时核裸露，偶见精子穿入生精细胞的胞质内。

• 核分裂异常。可见核内复制现象。在次级精母细胞、精子细胞阶段，有时可见三个或四个以上的核，有时可见核质发育不平衡的生精细胞，核质比例失调。

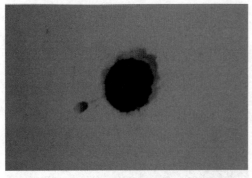

异常初级精母细胞
（胞膜不完整；胞质量少，蓝色，边缘不规则；胞核染
色质较浓缩）

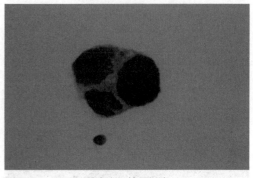

异常次级精母细胞
（胞体椭圆形；胞质蓝灰色，有空泡；胞核有 3 个，大
小不一致，染色质固缩呈块状）

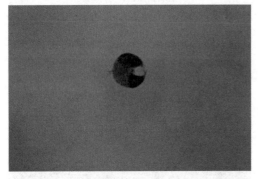

异常精子细胞
（胞体圆形；胞质较丰富，有空泡；胞核染色质致密，
呈双核泪滴状）

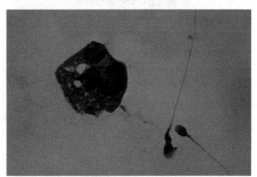

异常精子细胞（多核巨型）
（胞体圆形；胞质丰富，蓝紫色，见多个空泡；胞核 4
个，染色质浓缩致密）

图 5-10　精液中异常生精细胞图片

③ 各类上皮细胞形态特征

精液中有时可见支持细胞（图 5-11），尤其是非梗阻性无精子症患者的精液中。支持细胞又称 Sertoli 细胞，分布于生精小管的各期生精细胞之间。其外形不规则，常呈圆形或菱形，染色质呈细网状，有 1～2 个明显的核仁，胞质丰富，有时可见较多空泡。电镜下胞质内有大量滑面内质网和一些粗面内质网，高尔基复合体发达，线粒体和溶酶体较多，并有许多脂滴、糖原、微丝和微管。支持细胞是构成血 - 睾屏障的重要成分。

在正常男性精液中偶尔可见到呈柱状、方形、圆形以及多边形的前列腺上皮细胞；圆形或卵圆形，嗜碱性，胞质含色素颗粒的精囊腺上皮细胞；以及附睾上皮细胞、生殖道上皮细胞等（图 5-11）。

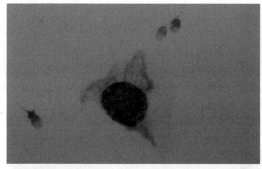

支持细胞
胞体不规则形；胞质丰富，淡蓝色，边界不整齐；
胞核椭圆形，染色质较粗糙，呈粗网状

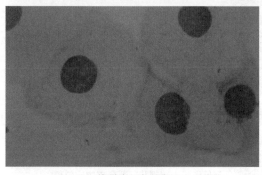

前列腺上皮细胞
胞体多边形；胞质丰富，淡蓝色，无颗粒；
胞核圆形，较小，染色质细致，呈细颗粒状

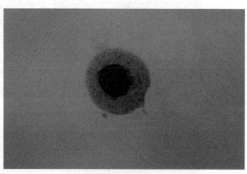

精囊腺上皮细胞
胞体圆形；胞质丰富，内含许多弥散分布的细颗粒；
胞核卵圆形，染色质深染

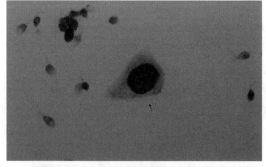

附睾上皮细胞
胞体不规则形；胞质丰富，淡蓝色；
胞核椭圆形，染色质较粗糙，呈团块状

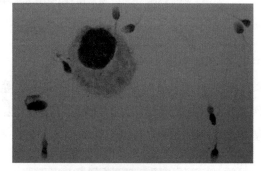

生殖道上皮细胞
胞体椭圆形；胞质丰富，淡蓝色；
胞核圆形，染色质较致密，呈细网状

图 5-11 精液中各类上皮细胞图片

④ 凋亡生精细胞形态特征

精液中除见到精子、各级生精细胞、各类上皮细胞外，有时还可见到凋亡的生精细胞（图 5-12）。凋亡生精细胞最主要特征为细胞核染色质呈固缩块状，核破碎呈不规则状，可表现为双核或多个核碎片，核中常有空泡。

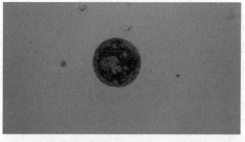

凋亡的初级精母细胞
胞体圆形；胞质量较少，围绕核周；
胞核呈不规则形，核内有多个空泡

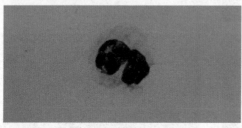

凋亡的次级精母细胞
胞体椭圆形，边缘不完整；胞质较丰
富，淡蓝色；双叶核，核中有空泡，
染色质呈块状固缩

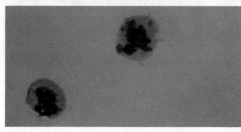

凋亡的精子细胞
胞体椭圆形；胞质量较多，淡蓝色；
胞核破碎不规则状，部分核物质脱离
胞核

图 5-12　精液中凋亡生精细胞图片

⑤ 其他细胞

精液中有时可见到浆细胞和巨噬细胞等（图 5-13）。浆细胞典型的特征为胞核偏位，染色质较粗，呈车轮状，胞质较丰富，呈泡沫状，核周有淡染区。巨噬细胞的典型特征为胞体较大，胞质内含有较多吞噬小体，胞核不规则，染色质浓缩不均匀。

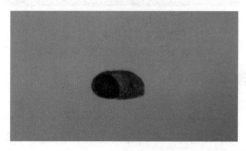

浆细胞
胞体长椭圆形；胞质量多，呈泡沫状；
胞核椭圆形，偏位，染色质较粗，呈车轮状

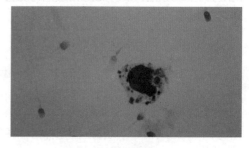

巨噬细胞
胞体椭圆形；胞质丰富，淡蓝色，
含较多吞噬小体；胞核不规则，染色质浓缩不均匀

图 5-13　精液中的浆细胞和巨噬细胞

（二）联苯胺染色法

【基本原理】

由于白细胞含有过氧化物酶，其可分解 H_2O_2 氧化联苯胺显色。含过氧化物酶的白细胞呈褐色，而其他细胞被染成品红色。

【基本操作】

（1）试剂配制：① 将 125 mg 联苯胺溶于 50 ml 95% 甲醇中；② 将 150 mg 玫瑰红 B 溶于 50 ml 蒸馏水中。上述①② 两液混合。取 1 ml 混合液，再加 H_2O_2 2 滴（以质量浓度 0.3% 为好），即为联苯胺染液。

（2）取新鲜精液 1 滴于载玻片上，加入 1 滴联苯胺染液，混匀，置盖玻片后，于 37℃ 放置 20 min，光学显微镜镜检。

（3）观察并计数至少 200 个精子视野中的白细胞数。重复步骤（2），再次观察至少 200 个精子视野中的白细胞数，根据表 5-1 和 5-7 确定两次计数结果的差异是否可以接受，如果两次差异可以接受，报告两次结果的平均值；如果两次差异不可接受，重新制备两张染色片并计数，直至两次计数差异可以接受。精液中白细胞数 /ml=（每 100 个精子视野中的白细胞数 × 精子数 /ml）/100。

表 5-7 两次重复计数之间可接受的差异（基于 95% 的可信区间）

白细胞总数 / 个	可接受差异 / 个	白细胞总数 / 个	可接受差异 / 个
35 ~ 40	12	80 ~ 89	18
41 ~ 47	13	90 ~ 98	19
48 ~ 54	14	99 ~ 109	20
55 ~ 62	15	110 ~ 120	21
63 ~ 70	16	121 ~ 131	22
71 ~ 79	17	132 ~ 143	23

（三）正甲苯胺蓝过氧化物酶染色法（WHO 推荐方法）

【基本原理】

白细胞含有过氧化物酶，能分解 H_2O_2，氧化正甲苯胺蓝显色。含过氧化物酶的白细胞呈棕色，而过氧化物酶阴性细胞不着色（图 5-14）。

【基本操作】

（1）TA 试剂配制：正甲苯胺蓝染液的配制。先分别配制饱和 NH_4Cl 溶液（250 g/L）、Na_2ED-TA 磷酸盐缓冲液（pH6.0，50 g/L）和正甲苯胺蓝（0.25 mg/ml），三者按 1 : 1 : 9（ml）混合后，加入 1 滴 30%H_2O_2 混合，即为正甲苯胺蓝染液，配制后可使用 24 h。

（2）将 0.1 ml 精液与 0.9 ml 正甲苯胺蓝染液混合，振摇 2 min，室温放置 20 ~ 30 min，再振摇。

（3）取1滴混匀液置于载玻片上，置盖玻片后，光学显微镜镜检。

（4）观察并计数至少200个精子视野中的白细胞数。重复步骤（2）和（3），再次观察至少200个精子视野中的白细胞数，根据表5-1和5-7确定两次计数结果的差异是否可以接受。如果两次差异可以接受，报告两次结果的平均值；如果两次差异不可接受，重新制备两张染色片并计数，直至两次计数差异可以接受。精液中白细胞数/ml=（每100个精子视野中的白细胞数 × 精子数/ml）/100。

（5）用血细胞计数板直接计数：取步骤（2）中的混匀液分别充填血细胞计数板两侧的计数池，置于湿盒内至少4 min，使细胞沉降，用相差显微镜计数过氧化物酶阳性细胞，每份样本重复计数两次，每次至少计数200个过氧化物酶阳性细胞，如（4）中所述确定两次计数结果的差异是否可以接受。必要时需计数血细胞计数池的所有网格数中的白细胞数。精液中白细胞数/ml=（计数白细胞数/计数网格的容积）×10（稀释倍数）×10^3/ml。

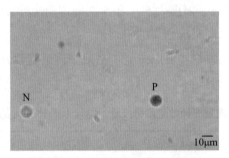

图5-14　人精液中过氧化物酶阳性与阴性细胞
一个过氧化物酶阳性的粒细胞（P）（棕褐色）和一个过氧化物酶阴性的圆细胞（N）

（四）CD45单克隆抗体法

【基本原理】

人白细胞的所有类型表达一种特异性抗原CD45，故可用抗CD45单克隆抗体来检测不同类型的白细胞，如巨噬细胞、中性粒细胞、B细胞或T细胞等。

【基本操作】

（1）试剂配制：① Dulbecco磷酸缓冲盐水（PBS）。$CaCl_2 \cdot 2H_2O$ 0.132 g，KCl 0.2 g，KH_2PO_4 0.2 g，$MgCl_2 \cdot 6H_2O$ 0.1 g，NaCl 8.0 g，Na_2HPO_4 1.15 g，加水至1 L。② 三羟甲基氨基甲烷（Tris）缓冲盐水（TBS）。Tris 6.06 g，NaCl 8.52 g，加蒸馏水900 ml，用1 mol/L HCl调整pH至8.6，加水至1 000 ml。③ 按照以下配方配制碱性磷酸酶底物并过滤。碱性磷酸酶底物配方为苯酚AS-MX磷酸盐2 mg，二甲基甲酰胺0.2 ml，0.1 mol/L Tris缓冲液（pH8.2）9.7 ml，1 mol/L左旋咪唑0.1 ml，快速红TR盐（用前加入）10 mg。④ 抗人全白细胞CD45单克隆抗体，为市场广泛销售产品。⑤ 二抗，来自兔抗小鼠免疫

球蛋白（碱性磷酸酶标记），其应用稀释度取决于抗体的滴度和来源。⑥ 碱性磷酸酶 – 抗碱性磷酸酶（APAAP）复合物，稀释度也取决于抗体的滴度和来源。

（2）标本处理及制片。取液化精液 0.5 ml，用 pH7.4 PBS 洗 2 次，调整精子浓度至 50×10^6/ml，取此混悬液 5 μl，一式两份于干净玻片上涂片，空气中干燥，丙酮固定 10 min，Tris 缓冲盐水洗 2 次，晾干备用。

（3）免疫组化染色。取涂有精子细胞的玻片，加小鼠抗人白细胞 CD45 单克隆抗体 20 μl，置 37℃湿盒孵育 30 min，TBS 洗 3 次；加 20 μl 兔抗小鼠 IgG（碱性磷酸酶标记），置 37℃湿盒 30 min，TBS 洗 3 次；加 APAAP 复合物，置 37℃湿盒 30 min，TBS 洗 3 次；加 20 μl 碱性磷酸酶底物溶液，37℃湿盒显色 15～30 min。先置低倍镜下观察，待见到细胞膜上出现明显红色标记时，用 TBS 洗玻片，加复染液（苏木素）1 滴，复染 1 min，自来水冲洗，光镜下观察结果。

（4）分别观察并计数两张染色片中至少 200 个精子视野中的白细胞数。细胞表面呈红色、细胞核呈蓝色为阳性，细胞表面不着色为阴性（图 5-15）。根据表 5-1 和 5-7 确定两次计数结果的差异是否可以接受。如果两次差异可以接受，报告两次结果的平均值；如果两次差异不可接受，重新制备两张染色片并计数，直至两次计数差异可以接受。精液中白细胞数 /ml=（每 100 个精子视野中的白细胞数 × 精子数 /ml）/100。

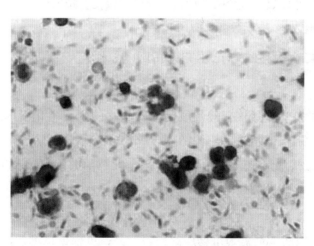

图 5-15　精液中的白细胞
携带 CD45 的细胞（白细胞）染成红色

（五）CD4、CD8 单克隆抗体染色法

【基本原理】

人 T 淋巴细胞表面含有特异性抗原 CD4、CD8，因此，可用小鼠抗人 CD4、CD8 单克隆抗体来检测精液中 T 淋巴细胞。

【基本操作】

（1）试剂配制：① 小鼠抗人 CD3、CD4、CD8 单克隆抗体、羊抗鼠 IgG-FITC，为市场广泛销售产品。② 碘化丙啶（PI），常用分析纯，为市场广泛销售产品。③ pH7.4 0.01 mol/L 磷酸盐缓冲液（PBS）。NaCl 8.5 g，$Na_2HPO_4 \cdot 12H_2O$ 2.9 g，KH_2PO_4 0.2 g，KCl 0.2 g，加蒸馏水至 1 000 ml。

（2）标本处理及制片：新鲜液化精液用 pH7.4 0.01 mol/L PBS 洗 3 次，调整精子浓度至 5×10^7/ml，在载玻片上画圈部分涂片。每份标本制备两张涂片，电吹风冷风吹干，甲醇固定 3 min。

（3）荧光染色：在精子涂片上，分别加小鼠抗人 CD3、CD4、CD8 单克隆抗体 1 滴，切勿相互污染，置 37℃湿盒 30 min，用自来水冲洗后，再用 pH7.4 0.01 mol/L PBS 洗 3 次，每次 3 min，电吹风冷风吹干，分别加羊抗小鼠 IgG-FITC（PBS 1：20 稀释），置湿盒 40 min，自来水冲洗 5 min，用 PBS 浸洗 3 次，每次 3 min，电吹风冷风吹干。再滴加碘化丙啶（PI）液 10 μl，盖上盖玻片，在荧光显微镜（1 000×）下镜检。

（4）分别观察并计数两张染色片中至少 200 个精子视野中的白细胞数。精子及生精细胞不染荧光，T 淋巴细胞膜染草绿色荧光。根据表 5-1 和 5-7 确定两次计数结果的差异是否可以接受。如果两次差异可以接受，报告两次结果的平均值；如果两次差异不可接受，重新制备两张染色片并计数，直至两次计数差异可以接受。精液中白细胞数 /ml=（每 100 个精子视野中的白细胞数 × 精子数 /ml）/100。

（六）原位末端转移酶标记（TUNEL）技术

【基本原理】

DNA 裂解为许多单或寡核苷酸片段是细胞凋亡的主要生化指标之一。这些离断的 DNA 序列可以经末端核苷酸转移酶催化在其 3′-OH 末端结合上标记有荧光素的 dNTP，然后通过荧光显微镜直接观察，或用标记有辣根过氧化物酶的抗荧光素抗体与其二次结合后和底物进行显色反应，用普通显微镜进行观察。

【基本操作】

目前，TUNEL 检测试剂盒为市场广泛销售产品，可根据试剂盒说明书进行操作。精液中凋亡细胞的 TUNEL 检测一般包括如下程序：① 精液液化后离心洗涤 3 次。② 沉淀涂片，自然干燥后用 95% 乙醇固定 10 min。③ 3%H_2O_2 甲醇溶液封闭 30 min。④ 用 Triton X-100 通透细胞。⑤ TUNEL 混合液（可来自相应试剂盒）温育 60 min。⑥ 过氧化物酶（POD）转换液温育 30 min。⑦ 加二氨基联苯胺（DAB）底物显色。⑧ 镜检计数细胞凋亡率。观察全片，细胞呈现棕黄色为凋亡细胞。

三、方法学评价与质量控制

HE 染色法和巴氏染色法作为病理细胞的常规染色方法，已被临床广泛应用。相比于瑞 – 吉氏染色法，精液脱落细胞经 HE 染色和巴氏染色后，细胞形态结构更加清晰，更利于不同细胞类型的判断。但这两种染色方法染色步骤相对繁杂，影响因素亦较多，需要一定的临床经验。可以借助病理科染色的医疗单位可以选用此法对精液脱落细胞进行染色。

目前，尚没有细胞学检验的质量控制标准，细胞学检验更多依赖于技术人员的经验，因此，熟悉精液中各种脱落细胞的结构特征，并且经常阅片，是保证精液脱落细胞检查结果准确、可靠的前提。涂片制备的质量和染色效果对正确判断精液脱落细胞类型有重要影响。一般而言，无精子症和少精子症精液标本可以直接涂片，但有时背景不够清晰，染色效果差。此时可与一般液化精液标本一样处理，即精液离心去除上层精浆后，沉淀用生理盐水洗涤 1 ~ 2 次，为防止离心操作对精液脱落细胞的损伤，离心速度不宜超过 800 g，时间不宜超过 10 min。细胞涂片的制备、染色程序和观察要建立标准操作程序（SOP）文件，并严格按 SOP 文件进行，且所有染液均不能有沉渣。要注意实验室温度对染色效果的影响，染色时间要随温度做适当改变。使用电脑放大系统观察精液脱落细胞时，视野应带有标尺，可有助于判断细胞大小，且显示屏应为标屏，以免人为改变细胞影像。另外，对精液脱落细胞进行识别时，应先观察全片，了解全片中大部分细胞的主要形态特征，再进行细胞分类和计数，切忌对单个细胞过分关注。

一般而言，精液生精细胞检查不进行定量分析，观察到哪一阶段的生精细胞就提示生精细胞发育可能阻滞在此阶段。如果生精细胞需要像白细胞、凋亡细胞等一样进行定量分析，可以按方法中说明的那样进行计数。在目前尚无质控品提供的状况下，可以每份标本进行重复检测，然后根据两次重复结果的差异来判断是否可以接受。差异能否接受可参照表 5-1 和表 5-7。只有两次结果的差异可以接受，才可以向临床上报告结果，否则需寻找引起差异的原因并改正，且经过再次的重复检测，结果差异在允许范围内方可。需要说明的是，对于精液白细胞而言，如果第一次检测精液白细胞的值低于 1×10^6/ml，可以直接报告精液白细胞 $< 1 \times 10^6$/ml；只有在精液白细胞明显增加时，才按照表 5-1 和表 5-7 检测两次差异后再报告结果。

白细胞，主要是中性粒细胞，存在于大多数男性的精液中。精液常规检查白细胞是用新鲜精液直接镜检，这种判断方法往往把精液中非精子细胞误认为白细胞，而使用上述方法检测精液中白细胞，可以避免将精液中非精子细胞误认为白细胞。但上述检测白细胞的几种方法所得白细胞结果会有所差异，这是由方法本身的性质所决定的。瑞 – 吉氏染色法相对比较简单，可以同时观察精液中的中性粒细胞、淋巴细胞和单核细胞等，但要求技术人员对各种细胞的结构和特点比较熟悉，要能将淋巴细胞与生精细胞、生殖道上皮细胞加以区别。在能清楚地辨别各种细胞的基础上，这不失为一种简单快速、价格便宜的方法，而且准确性亦相对较高。联苯胺染色法和正甲苯胺蓝过氧化物酶染色法均不能检测已经活化并已释放其颗粒的多形核白细胞，也不能检测不含过氧化物酶的其他类的白细胞，例如淋巴细胞。因此，它们的检测结果会偏低。CD45 单克隆抗体法和 CD4、CD8 单克隆抗体染色法相比于前三种方法，操作比较烦琐且成本亦相对较高，但特异性相对较强，避免了根据细胞着色主观判断的影响。CD45 单克隆抗体法可以检测出各种类型的白细胞，而 CD4、CD8 单克隆抗体法检测的白细胞类型相对较少，主要为 T 细胞，因此检测结果亦会偏低。不同的实验室可以根据自身条件选择不同的检测方法，并对相应结果给出合理的临床解释。

四、正常参考范围及临床意义

正常情况下，精液中可见生精细胞，尤以精子细胞和精母细胞多见。对于精子浓度正常的精液，生精细胞检查的临床意义不大。对于无精子症病因分析来说，见到生精细胞基本可以排除梗阻性无精子症。为了确定睾丸生精障碍阻滞于哪一阶段以及无精子症的治疗效果，方可考虑生精细胞的比例。一般而言，正常生育男性精原细胞不超过 0.8%，初级精母细胞不超过 8.0%，次级精母细胞不超过 7.0%，精子细胞不超过 7.0%（陆金春 等，2009）。20 例正常生育男性瑞 - 吉氏染色法检测，精母细胞凋亡率为（1.4 ± 0.9）%，精子细胞凋亡率为（1.7 ± 0.8）%。正常生育男性精液中白细胞 $\leqslant 1 \times 10^6$/ml。

精液中脱落细胞的检查主要有如下临床意义：

（1）评估精子受精能力：即精子形态学检查，可检出包括精子顶体、核、颈部、尾部、残余胞质等的异常。目前研究显示，精索静脉曲张、感染、外伤、高温、放射线、酒精中毒、药物、激素失调或遗传因素等均可使畸形精子增加。具体见"精子形态学分析"一节。

（2）评估睾丸生精能力：即精液中生精细胞检查。无论生育与不育男性精液中均可能存在一定比例的精子和 / 或生精细胞。约 25% 的生育男性精液中可检出生精细胞。不育男性精液中非精子细胞数量明显增加。通过检测精液中精原细胞、初级精母细胞、次级精母细胞、精子细胞的异常，即这些细胞的存在异常、形态异常及比例异常，可帮助临床评估睾丸生精损害程度和恢复能力，为分析睾丸性病因提供客观指标，为无精子症、少精子症的病因分析提供科学依据。

除此之外，精液生精细胞的检查还有如下临床意义：① 精液中生精细胞的检查能有效地将生精细胞与精液中其他细胞（如白细胞）区别，避免误诊。② 精液生精细胞检查可取代睾丸活检。采用睾丸活检观察生精细胞形态学，不仅给患者造成创伤，带来痛苦，而且易使患者体内产生抗精子抗体。睾丸活检不能反复进行，且因活检部位的局限易造成误诊，而精液生精细胞检查属无创检查，可以反复进行。③ 可了解细胞毒类药物、温度等因素对生精细胞的影响。高温、药物、疾病、放射线等都可导致睾丸出现生精停滞，可干扰生精细胞分化过程的任何一个阶段，从而出现少精子（部分停滞）或无精子（完全停滞）的症状，精液中可见不成熟生精细胞。④ 动态观察精液生精细胞的变化，可以作为男性不育症疗效观察和判断预后的指标之一，从而减少治疗盲目性。

（3）鉴别诊断梗阻性无精子症：精液中生精细胞检查不仅是评价男性生育能力的重要指标，也是判断梗阻性和非梗阻性无精子症的重要依据。无精子症病因包括两大类：一是睾丸生精障碍；二是输精道梗阻。因为生育男性与不育男性精液中均存在一定数量的生精细胞，病理状态下还可能存在非生精细胞（如支持细胞），但双侧输精道完全性梗阻患者精液中，不可能出现生精细胞。所以，精液中一旦出现生精细胞和 / 或支持细胞等，说明输精道是通的，可排除梗阻，诊断为睾丸性生精障碍。反之，精液细胞学检查未见生精细胞，也无其他非精子细胞成分（如支持细胞等），若睾丸大于 12 ml，质地正常，临床则可判断输精道梗阻。结合精浆附属性腺指标测定可进一步鉴别梗阻部位。

（4）确定白细胞精液症：常规精液检查常把脱落的生精细胞误认为白细胞，导致临床抗感染治疗无效，延误了正确的诊断和治疗。当精液中白细胞计数 $>1 \times 10^6/ml$ 时，称为白细胞精液症，白细胞精液症可能与感染和精液质量差有关。当生殖道感染，如精囊腺炎、附睾炎、淋病等时，精液中常可见到红细胞、中性粒细胞、淋巴细胞及单核巨噬细胞等，其形态特征类似于血液中此类细胞的特征。当精液中白细胞数目多时，应该进行微生物学试验以证实有无附属性腺感染，相关检查包括：初段尿、中段尿的检查，前列腺按摩液检查，前列腺按摩后尿液检查以及精浆生化分析等。但精液白细胞与感染间的关系存在争议，需做具体分析。白细胞对精液质量的影响，取决于它进入精浆的部位、白细胞类型以及它们的活性状态。精液中的单核 / 巨噬细胞很可能发挥一些正常生理功能，如抵抗外来微生物感染，吞噬退化的细胞残体，破坏并清除死亡或未成熟的生精细胞等。这就要求对精液中发现的"圆细胞"，不仅要确定是不是白细胞，还要进一步做白细胞分类，以明确精液白细胞的临床意义，这正是精液脱落细胞学检查的优势所在。但需注意，无白细胞并不能排除附属性腺感染的可能，此时，检测精液游离弹性蛋白酶有助于诊断隐性感染。

精液白细胞增多的主要原因有：① 生殖系统的炎症，如睾丸炎、附睾炎、前列腺炎、精囊炎等；② 不良刺激，如酗酒、经常过多食用刺激性食物、长期接触有毒物质、长期置于高温环境等；③ 自身免疫性疾病，如免疫性睾丸炎等；④ 长期接触辐射和放射性损害。有些学者认为精液中白细胞的重要功能是杀死、吞噬异常精子，精液白细胞增多与精液中异常精子增多有关。

白细胞精液症在男性不育患者中约占 10%～20%。精液白细胞在吞噬过程中产生活性氧（超氧阴离子、羟自由基和过氧化氢等），氧自由基产生脂质过氧化作用，导致精子膜功能障碍和膜酶损伤，导致精子活力下降；大量白细胞在附睾、前列腺上皮浸润，可引起附属性腺功能障碍，影响精子在生殖道中的运行和成熟；白细胞产物 IL-8、干扰素和 TNF-α 可使精子运动能力降低，而且，TNF-α 可启动细胞免疫，使精液中抗精子抗体

（AsAb）产生增多，在 AsAb 存在情况下，白细胞具有较强杀伤精子能力；白细胞含大量蛋白酶，如过氧化物酶、弹性蛋白酶和胶原酶等，这些酶在杀灭细菌的同时也损伤精子；白细胞精液症亦可引起精子染色质异常和 DNA 损伤（李晶 等，2006）。精液白细胞可通过影响精子浓度、活动率、前向运动能力、精子形态及精液黏稠度、精浆生化等成分的改变，使精液综合质量下降，进而导致生育力下降或不育（韩茜 等，2010）。因此，精液白细胞的检测十分重要。

（5）评估生精细胞的凋亡：凋亡在精子发生的生理、病理过程中起着重要作用，可能是人体清除剩余或缺陷生精细胞的正常生理机制，也可能是引起不育的病理环节。睾丸生精细胞的凋亡受人体多种基因的调控，与凋亡相关的基因包括凋亡激活基因和凋亡抑制基因，如 *Fas*、*Bcl-2*、*p53* 基因等，各基因间的相互作用决定了细胞的生存与死亡。

引起细胞凋亡的原因很多，细胞生存与繁殖的必要信号的缺乏可引起细胞自杀，如生长因子的缺乏等。环境因素如激素（卵泡刺激素、内源性睾酮）、温度（高温）、化学药物（内分泌干扰物）、吸烟、放射线等均可诱导生精细胞凋亡。肿瘤、精索静脉曲张、睾丸扭转和损伤、隐睾、感染、抗精子抗体、糖尿病等亦可诱导生精细胞凋亡。

（6）评估生殖系统损伤程度：精液中见到大量支持细胞，提示睾丸生精上皮严重受损，患者可能患纯睾丸支持细胞综合征（SCOS）；精液中见到大量附睾上皮细胞、前列腺上皮细胞、精囊腺上皮细胞和生殖道上皮细胞，提示附睾、附属性腺或生殖道有明显损伤，可能源自感染、外伤、理化因素（射线、有害化学物质等）或其他疾患侵犯生殖系统等；精液中出现大量红细胞（血精），往往提示精囊腺炎症。

总之，精液脱落细胞学检查是一种无创检查，可以反复进行，结合其他相关检查可以明确病因，或者对某些疾病提供支持性诊断，并可用于无精子症的疗效鉴别和预后判断。但由于细胞学检查有一定主观性，各种细胞的鉴别有一定困难，故精液脱落细胞学检查除需建立标准的操作程序（SOP）文件外，更需进行定期培训和相互交流，平常结合细胞图谱多观察并了解各种细胞形态特征，必要时结合生精细胞标志物检查或流式细胞术确定细胞类型。

第六节　计算机辅助精液分析

一、概述

手工精液分析往往带有很大的主观性，不同的技术人员分析的结果有时相差甚远，对精子运动能力的判断缺少严格的量化指标。计算机辅助精液分析（computer-aided semen analysis，CASA）是 80 年代发展起来的新技术，可减少人为因素对分析结果的干扰，现已逐步应用于男科实验室常规分析。CASA 具有客观、高效、高精度的特点，尤其能分析与精子运动功能相关的多种参数并提供定量数据。与国外普遍使用人工分析不同，CASA 的使用在中国相对较普遍。

二、CASA 的组成和检测原理

CASA 系统一般包括下列几个部分：① 相差显微镜、恒温装置和专用计数板（Makler 板、Macro 板或 MicroCell 计数板等）组成的摄像系统。② 高速、高分辨率的摄像机和电视监视器组成的摄像系统。③ 计算机分析处理系统及设备打印输出。

不同厂家、不同型号的 CASA 系统，其检测原理略有不同，目前主要有下列几种（Lu et al，2014）：

（1）采用 CCD 摄像头采集精子形态图像及精子运动图像，经视频输出口输入到监视器和计算机图像采集卡中，计算机相应的操作软件根据设定的精子大小和灰度、精子运动的移位及精子运动有关参数，对采集到的图像进行动态分析处理。分析结果打印输出，同时也可将结果储存或将精子运动状态录制到录像带上，以供日后对比分析与研究。这样的 CASA 系统既可定量分析精子总数、活动力、活动率，又可分析精子运动速度和运动轨迹特征。

（2）利用微机控制下的图像卡所具有的快速抓拍功能，实现对显微镜下的精子运动图像或静态图像进行随机连续拍摄，所获得的图像序列被暂存在图像卡和计算机存贮单元中。然后图像卡和计算机对每一幅图像分别进行识别运算，提取出图像中样本的位置参数并予以记录，再根据这些不同图像中的位置参数，求出各位置参数之间的关联关系，由这些关系参数求解出样本运动的轨迹，最后从这些轨迹计算出样本运动的各项参数。这样的检测系统不仅可对精子动态特性进行精确的检测，还可对畸形精子形态和生精细胞进行分类，并可对精液中各种病原微生物和血细胞等进行检测。

（3）将精液样本液化后吸入特制的采样管，将采样管插入仪器测量部位，光束通过精液样本后，将精子浓度高低和精子活动的强弱以光信号形式接收后处理，并将其转换成电脉冲数字信号，经数字化处理并自动换算为相应的精液参数。

（4）应用免疫荧光染色方法，使精子特异性染色后，在荧光显微镜下观察特殊颜色，以区别其他非精子成分。通过染色，存活精子变为绿色，死精子变为红色，再加上智能性很高的软件识别功能，即能快速、准确、客观地检测精子的动静态特性参数，如各种运动速度的快慢、死活精子的多少及各级精子所占的百分比等。

三、CASA 中的术语

CASA 系统可用于分析精子浓度、活力及形态，尤其在分析精子运动能力上有明显优势。CASA 系统用于分析精子运动能力有一套术语（图 5-16）：

（1）VCL（curvilinear velocity），即曲线速率（μm/s）。为精子头沿其实际曲线，即在显微镜下见到二维方式运动轨迹的平均速度，反映精子活动能力。

（2）VSL（straight-line velocity），即直线速率（μm/s）。为精子头在开始检测时的位置与最后所处位置之间的直线运动的平均速度。

（3）VAP（average path velocity），即平均路径速率（μm/s）。为精子头沿其平均路径移动的平均速度。平均路径是根据 CASA 仪器的算法将实际的曲线轨迹平滑化后计算出来的，算法因仪器不同而有差异，故不同 CASA 系统所得的数值可能不具可比性。

（4）ALH（amplitude of lateral head displacement），即精子头侧摆幅度（μm）。为精子头关于其平均路径的侧向位移幅度，以侧摆的最大值或平均值表示。不同的 CASA 分析仪采用不同的算法计算 ALH，故不同 CASA 系统所得的数值可能不具可比性。

（5）LIN（linearity），即直线性。也称线性度，为精子运动曲线的直线分离度，即 VSL/VCL。

（6）WOB（wobble），即摆动性。为精子头沿其实际运动轨迹的空间平均路径摆动的尺度，即 VAP/VCL。

（7）STR（straightness），即前向性。为精子运动平均路径的直线分离度，即 VSL/VAP。

（8）BCF（beat-cross frequency），即鞭打频率（Hz）。为精子头部跨越其平均路径的频率。

（9）MAD（mean angular displacement），即平均角位移（度）。为精子头部沿其运动轨迹瞬间转折角度的时间平均值。

这些参数可综合反映精子的运动状况，在评价精子获能和顶体反应中也有一定意义。

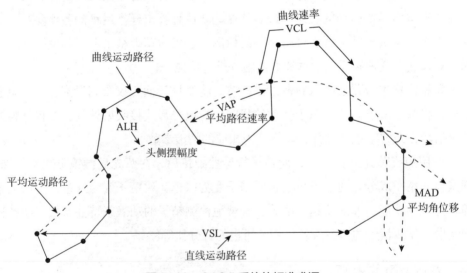

图 5-16　CASA 系统的标准术语

四、CASA 的操作

不同厂家不同型号的 CASA 系统应根据其说明书要求进行操作。一般而言，CASA 系统的操作步骤如下：

（1）为了保证最佳表现，每个 CASA 仪器必须正确装配。制造商提示了合适的设置，但使用者应该检测仪器是否满足重复性和可信性需要。仪器使用前应使用合适的质量控制材料如视频记录校正仪器。

（2）CASA 系统必须使样本维持在 37℃，因为精子运动对温度敏感，因此在进行精液分析前，载物台应预先加热并将温度维持在 37℃。

（3）精子浓度和精子运动特性可以用未稀释精液分析，此时可直接取一定量的充分混匀的精液置于精子计数池中，静置约 10 s 后开始分析。精子活动率应在精子浓度为 $2 \times 10^6/ml \sim 50 \times 10^6/ml$ 之间的精液样本中分析，因为精子浓度较高（大于 $50 \times 10^6/ml$）的样本，精子碰撞的频率较高，很可能会引起误差。这样的样本应该被稀释，优先用同一男性的精浆稀释。具体程序为：取一部分精液在 16 000 g 下离心 6 min 获得无精子的精浆；用无精子的精浆稀释原始精液样本获得精子浓度低于 $50 \times 10^6/ml$ 的样本；吸取充分混匀的稀释后精液样本充入精子计数池进行分析。使用 20 μm 深的一次性计数池可获得可靠的结果。这是一种具有双计数池的装置，两个计数池都应被充满样本并进行评估（WHO，2010）。

（4）检测几个代表性的视野：每个池阅读 6 个视野（共 12 个视野）通常可给出可信的结果。每个池至少 200 个精子被计数并分析。

（5）计算机辅助精子形态学分析（computer-assisted sperm morphology analysis，CASMA）系统现在商业可得，一般将精子头和中段分类为异常或正常，还可以给出头部和中段尺度、头部椭圆率和匀称性的均数、标准差和中位数，以及对染色的精子顶体区进行测量。同人工形态学评估一样，CASMA 也应当使用标准化程序和设备，以及进行质量控制，以确保得到可比且可靠的结果。已有研究报道了 CASMA 结果与生育力评价的终点指标之间的显著相关性，显示自动分析的正常形态精子结果是预示体外受精率和妊娠率的有意义指标（WHO，2010）。

五、方法学评价与质量控制

尽管 CASA 系统比手工操作具有更好的客观性、精确性和可重复性，但也有其无法弥补的局限性。使用 CASA 系统过程中需要注意以下影响因素：

（1）一些 CASA 系统识别精子是根据人为设定的大小和灰度来判断的，故其准确性受精液中细胞成分和非细胞颗粒的影响。故用 CASA 分析精子浓度、活力和形态学时，需要进行人工校正，只有 CASA 捕捉的精子数与视野中真实的精子数一致时方可进行进一步的分析。

（2）不同的 CASA 分析系统采用不同的分析运算方法，故不同 CASA 系统测量值之间的可比性尚属未知。

（3）CASA 系统参数的设置、阈值的设定、帧率等都可以影响最终结果。例如，计算精子活动率时，精子只有产生了一定的位移，CASA 系统才认为是活动精子，而对原地摆动的精子则判为不活动精子，因此测出的值往往低于实际结果；阈值的设定应以误捕率和漏捕率最低为原则；帧率越高，越能反映精子运动的真实轨迹，用于评价常规精子运动能力时帧率最好大于 60 Hz，而用于评价获能精子运动特征时帧率至少 80 Hz 以上（Lu et al, 2014）。

（4）用于 CASA 系统的精子计数板有 Macro 计数板、Makler 板、MicroCell 计数板、Cell-VU 等。不同计数板的计数池方式有不同的深度，而且样本充池方式不完全一致，有些是加盖板，有些是将精液样本充入固定的池中，这些对 CASA 系统的精子浓度和活力分析结果可能会有影响（陆金春 等，2013b；陆金春 等，2013c）。

（5）CASA 仅适用于检测一定精子浓度范围的精液标本，尤其是分析精子活力时，精子浓度应低于 50×10^6/ml。

另外，CASA 系统分析结果的可重复性和准确性可能受到方法学不一致的影响。如 CASA 系统的聚焦、照明、正确区分精子头和非精子细胞碎片的能力等，样本处理、染色效果、不同视野的背景等，均可能影响到 CASA 或 CASMA 结果的可重复性和准确性。因此，与精液手工分析一样，CASA 或 CASMA 用于精子浓度、活力、形态学等的分析时，操作和仪器必须被标准化，并且只有维持质量控制方可保证可比较的和可信的结果。那些用于手工精子浓度、活力和形态学分析的质量保证措施亦可用于 CASA 的质量保证。相比于手工分析，CASA 或 CASMA 更容易实现室内质控及室间质评。

第七节　精浆生化指标的检测

人类精液由精子和精浆组成，其中，精子约占 5%，精浆占 95%。精浆的来源比较复杂，约 30% 来自前列腺，60% 来自精囊腺，5%~10% 来自附睾及尿道球腺等。精浆成分亦较复杂，精浆中含有丰富的蛋白质，正常生育男性精浆蛋白质达 2 000 种以上；精浆中亦含丰富的糖类，以果糖为主；精浆中脂类、无机盐及代谢产物含量亦较丰富（Feng et al, 2015）。正常生育男性的精浆可以稀释精子，为精子运动和存活提供适宜的微环境，并提供精子运动的能源。精浆亦可保护精子，刺激雌性生殖道的运动，便于精子正常通过雌性生殖道。因此，了解精浆的各种组分及其可能的生理意义对评估男性生育力非常重要。

最近几年，对精浆生化指标的研究取得了重大进展。除了常规反映男性附属性腺功能的指标外，一些新的精浆生化指标也不断出现。以往的精浆生化指标的检测方法如手工法、半自动法逐渐被全自动检测法所代替（陆金春，2018b）。目前，南京欣迪生物药业工程有限责任公司研发的全自动精浆生化指标系列检测试剂盒在国际、国内均处于领先地位。由于目前我国男科实验室精浆生化指标的检测为手工法与全自动检测法并存，故本书主要介绍全自动检测法，亦对目前临床上仍在使用的手工法做简要介绍。目前临床上已开展的精浆生化指标包括：① 反映附睾分泌功能的精浆总 α 葡糖苷酶和中性 α 葡糖苷酶活性；② 反映精囊腺分泌功能的精浆果糖；③ 反映前列腺分泌功能的精浆酸性磷酸酶、γ- 谷氨酰转肽酶（γ-GT）、柠檬酸和锌；④ 反映精浆抗氧化功能的精浆超氧化物歧化酶（SOD）活性和尿酸；⑤ 反映精子能量代谢的精浆肉碱。

为了保证精浆生化指标能够准确评估男性生育力，用于精浆生化指标检测的精浆标本必须合格。精浆样本处理时需注意：① 精液样本必须完全液化，不完全液化的精液样本需预先处理后再离心分离精浆，且检测报告上需注明精液样本的处理方法。液化不完全的精浆样本可能会引起全自动生化分析仪的加样针阻塞，以及加样不准确，其必然导致检测结果不准确。② 精液样本常规检测完成后尽早将精浆和精子分离，最好在 2 h 内分离，否则可能人为造成精浆果糖等指标的降低。③ 分离精浆标本时的离心速度不得低于 3 000 g，离心时间不得低于 10 min，否则残留于精浆中的精子可能会影响一些生化指标的检测结果。④ 离心分离的精浆可于 -20℃保存待测，但忌反复冻融。

一、精浆总 α 葡糖苷酶活性的测定

α 葡糖苷酶又称为麦芽糖酶，它能够水解多糖和寡糖上的葡萄糖残基，在精子的成熟、获能以及受精过程中具有重要的作用。精浆中存在两种 α 葡糖苷酶异构体，即中性 α 葡糖苷酶和酸性 α 葡糖苷酶。前者来源于附睾，由附睾上皮细胞分泌，约占总酶活性的 80%；后者来源于前列腺，约占总酶活性的 20%。精浆总 α 葡糖苷酶活性的测定即中性和酸性 α 葡糖苷酶活性均被测定。

【检测原理】

在 α 葡糖苷酶的催化下，麦芽糖分解为 α-D- 葡萄糖，α-D- 葡萄糖在葡萄糖氧化酶的作用下，生成过氧化氢，再利用 Trinder 反应系统，即在过氧化物酶催化下，过氧化氢与 4- 氨基安替比林和苯酚反应，生成红色醌亚胺，醌亚胺在 505～520 nm 波长处有最大吸收峰，其颜色的深浅与 α 葡糖苷酶活性成正比。

【检测方法】

1 精浆总 α 葡糖苷酶活性的全自动检测法

目前，精浆总 α 葡糖苷酶活性的全自动检测方法为速率法。通过监测 505～520 nm 波长处的醌亚胺吸光度变化率，可计算出精浆样本中 α 葡糖苷酶的活性。精浆总 α 葡糖苷酶活性的全自动检测法适用于多种品牌的全自动生化分析仪,包括迈瑞系列、罗氏、奥林巴斯、日立等,所用试剂为开放型。具体操作为:

(1)设置仪器参数。在仪器和试剂第一次使用时设置参数,以后的每次检测均无须再次修改。基本参数设置如下:

主/辅波长:505~520/630~700 nm　　　样本量:5 μl

分析方法:速率法　　　　　　　　　　R1 试剂:240 μl

反应方向:上升　　　　　　　　　　　R2 试剂:60 μl

(2)在仪器的适当位置放入 R1 试剂和 R2 试剂。R1 试剂的主要成分为磷酸盐缓冲液、葡萄糖氧化酶和过氧化物酶;R2 试剂的主要成分为磷酸盐缓冲液、苯酚、4-氨基安替比林和麦芽糖。

(3)精液液化后,3 000 g 离心 10 min,取上层精浆置于样本杯中,并置于仪器适当位置。

(4)点击开始检测,仪器自动给出结果。

2 精浆总 α 葡糖苷酶活性的手工检测法

所用试剂包括:① 0.1 mol/L pH5.2 醋酸盐缓冲液。② 麦芽糖基质液(56 mmol/L)。称取麦芽糖 100 mg,溶于 5 ml 0.1 mol/L 醋酸盐缓冲液中,用时新鲜配制。③ 0.5 mol/L pH7.0 Tris-HCl 缓冲液。④ 5.56 mmol/L 葡萄糖标准液。⑤ 153.06 mmol/L 氯化钠溶液。⑥ 葡萄糖氧化酶法测定试剂盒,市场广泛可得。

具体操作步骤见表 5-8。Bp 为空白对照管,Rb 为试剂对照管,Ub 为样本对照管,U 为测定管,S 为标准管。

表 5-8　精浆总 α 葡糖苷酶活性测定操作步骤

试剂	Bp	Rb	Ub	U	S
醋酸盐缓冲液 /μl	20	—	20	—	—
153.06 mmol/L/ 氯化钠 /μl	10	10	—	—	—
麦芽糖基质液 /μl	—	20	—	20	20
葡萄糖标准液 /μl	—	—	—	—	10
37℃ 5 min					
精浆 /μl	—	—	10	10	—
37℃ 30 min					
Tris-HCl 缓冲液 /ml	0.5	0.5	0.5	0.5	0.5
葡萄糖氧化酶试剂 /ml	2.5	2.5	2.5	2.5	2.5

混匀,于 37℃静置 15 min 后,用 505 nm 波长,Bp 管调零,读取吸光度值。结果计算:精浆总 α 葡糖苷酶活性(U/ml)= (U–Ub–Rb)/(S–Rb)×0.01×2×1/0.01÷0.1=(U–Ub–Rb)/(S–Rb)×20。

目前,精浆总 α 葡糖苷酶活性的全自动检测法和手工法,市场上均有相应试剂盒提供,医疗机构可根据实验室实际情况选用。

【方法学评价与质量保证】

精浆总 α 葡糖苷酶活性的全自动检测法相比于以往的手工法和半自动法（陆金春 等，2007），操作更为简便，所用试剂量少，大大节省了人力成本和经济成本，反应时间短，报告结果更为迅速和准确（张红烨 等，2014）。但需注意的是：（1）试剂从 2 ~ 8℃取出后，应于室温下平衡 30 min 后再上机检测。（2）精浆中 α 葡糖苷酶活性超出可测线性范围上限时，需进行确认试验，即将样本用生理盐水稀释，结果乘以稀释倍数。（3）不要使用过期试剂，超过稳定期的试剂所测结果准确性难以保证。一般情况下，检测试剂可在 2 ~ 8℃保存 6 个月，开封后可稳定 30 d。（4）每次检测要进行质控，质控品可以商业获得或者自制。

精浆中 α 葡糖苷酶十分稳定，在 -20℃至少可保存 1 个月，实验室可以利用混合精浆作为精浆 α 葡糖苷酶项目的室内质控品。室内质控品的制备及使用方法：将混合精浆混匀、分装、-20℃保存；每天取出一支检测，重复 10 天，每天 3 次，以此 30 个数据计算平均值和标准差（SD），质控品的靶值即为平均值，警戒限为均值 ±2SD，处置限为均值 ±3SD；以后每天检测样本时，取出一支室内质控品随样本一起检测，将质控品的检测结果标注在质控图上，查看质控结果是否在规定的范围内。若超出规定范围，应查找原因并采取相应的处置措施。

【正常参考值及临床意义】

由于手工法和全自动检测法的检测体系不同，酶活性单位的定义不同，故正常参考值亦不同。全自动检测法的正常生育男性精浆总 α 葡糖苷酶活性的参考值范围为 109.63 ~ 570.76 U/L。手工检测法的正常生育男性精浆总 α 葡糖苷酶活性参考值为 35.1 ~ 87.7 U/ml。

精浆 α 葡糖苷酶是人类附睾分泌功能的标志物，并反映附睾的功能状态，此酶可以催化多糖或糖蛋白中碳水化合物分解为葡萄糖，为精子代谢和运动供能，其活性高低可直接影响精液质量。有研究表明（蔡文伟 等，2011），精浆 α 葡糖苷酶活性与精液量、精子浓度、活动率和前向运动精子百分率呈显著正相关关系。不育患者相比正常生育男性，精浆 α 葡糖苷酶活性明显降低；在精索静脉曲张患者，输精管切除、阻塞或发育不全的患者中，α 葡糖苷酶活性显著降低；附睾炎及附睾分泌功能紊乱的患者精浆 α 葡糖苷酶活性也降低。精浆 α 葡糖苷酶活性的降低可以导致结合至透明带的精子数减少，进而降低男性生育力。因此，检测精浆 α 葡糖苷酶活性对附睾及相关疾病的诊断、疗效的判断及预后有重要价值。

精浆总 α 葡糖苷酶活性与禁欲时间的长短密切相关。禁欲时间越长，α 葡糖苷酶水平越高。禁欲 4 ~ 5 d 和禁欲 6 ~ 7 d 的结果之间没有显著性差异，而禁欲 2 ~ 3 d 的精浆 α 葡糖苷酶水平明显降低，禁欲 7 d 以上的精浆 α 葡糖苷酶水平明显升高（Lu et al，2006）。

值得注意的是，精浆总 α 葡糖苷酶活性的测定中包含约 20% 的来自前列腺的酸性

α 葡糖苷酶，因此其总活性值可能受到前列腺分泌功能的影响。射精管梗阻并精囊腺缺如的患者，精浆总 α 葡糖苷酶活性可能正常甚至升高，这是由于患者的精液量明显减少，精浆主要为前列腺液，而前列腺液中有酸性 α 葡糖苷酶。此类患者如果检测中性 α 葡糖苷酶，结果应为零或极低。

二、精浆中性 α 葡糖苷酶活性的测定

精浆总 α 葡糖苷酶活性检测在反映附睾分泌功能的同时受前列腺分泌功能的影响，故在鉴别梗阻性和非梗阻性无精子症尤其是梗阻部位时，其应用效能不及精浆中性 α 葡糖苷酶活性的检测。故精浆中性 α 葡糖苷酶活性的检测更为必要。

【检测原理】

精浆中含有中性 α 葡糖苷酶和酸性 α 葡糖苷酶，十二烷基磺酸钠（SDS）能抑制酸性 α 葡糖苷酶活性，故在抑制精浆酸性 α 葡糖苷酶活性的基础上可以直接检测中性 α 葡糖苷酶活性。中性 α 葡糖苷酶能将 4- 硝基苯 - α -D- 吡喃葡糖苷底物转化成对硝基苯酚（PNP），中性 α 葡糖苷酶的活性与 PNP 的生成量成正比。

【检测方法】

1 精浆中性 α 葡糖苷酶活性的全自动检测法

目前，精浆中性 α 葡糖苷酶活性的全自动检测法为速率法。PNP 在 400～420 nm 波长处有最大吸收峰，通过监测 400～420 nm 波长处的吸光度变化率，进而计算出样本中的中性 α 葡糖苷酶活性。精浆中性 α 葡糖苷酶活性的全自动检测法适用于多种品牌的全自动生化分析仪，包括迈瑞系列、罗氏、奥林巴斯、日立等，所用试剂为开放型。具体操作为：

（1）设置仪器参数。在仪器和试剂第一次使用时设置参数，以后的每次检测均无须再次修改。基本参数设置如下：

主 / 辅波长：400～420/600～700 nm　　样本量：10 μl

分析方法：速率法　　　　　　　　　　R1 试剂：150 μl

反应方向：上升　　　　　　　　　　　R2 试剂：150 μl

（2）在仪器的适当位置放入 R1 试剂和 R2 试剂。R1 试剂的主要成分为十二烷基磺酸钠；R2 试剂的主要成分为 4- 硝基苯 - α -D- 吡喃葡糖苷。

（3）精液液化后，3 000 g 离心 10 min，取上层精浆置于样本杯中，并置于仪器适当位置。

（4）点击开始检测，仪器自动给出结果。

2 精浆中性 α 葡糖苷酶活性的手工检测法

目前，WHO《人类精液检查与处理实验室手册》第 5 版介绍的精浆中性 α 葡糖苷酶活性测定的方法即为手工检测法，其将反应所得 PNP 进一步与碳酸钠反应，所得黄色产物在 405 nm 波长处有吸收峰，通过对比标准曲线即可获得精浆中性 α 葡糖苷酶活性（WHO，2010）。

所用试剂包括：

（1）缓冲液 1（0.2 mol/L 磷酸缓冲液，pH6.8）。分别溶解 4.56 g K_2HPO_4 和 2.72 g KH_2PO_4 于 100 ml 纯水中，将两者等体积混合，调整 pH 至 6.8。

（2）缓冲液 2。溶解 1 g SDS 于 100 ml 缓冲液 1 中。SDS 于 4℃储存会发生沉淀，但稍微加温会重新溶解。

（3）底物 p- 硝基苯酚吡喃葡糖苷（PNPG）（5 mg/ml）。溶解 0.1 g PNPG 于 20 ml 缓冲液 2 中，置于 50℃的加热板上搅拌，并振荡约 10 min。由于其溶解性差，使用过程需将溶液保持在 37℃，且每次测试需新鲜配制。

（4）显色剂 1（用于终止反应，0.1 mol/L Na_2CO_3）。溶解 6.20 g $Na_2CO_3 \cdot H_2O$ 于 500 ml 纯水中。

（5）显色剂 2。溶解 0.1 g SDS 于 100 ml 显色剂 1 中。

（6）用于精液空白的葡糖苷酶抑制剂（castanospermine，澳洲栗精胺，10 mmol/L）。溶解 18.9 mg 澳洲栗精胺于 10 ml 纯水中。工作液为 1 mmol/L，用纯水稀释 10 倍。约 1 ml 分装，−20℃冻存。

（7）p- 硝基苯酚（PNP）标准溶液（5 mmol/L）。溶解 69.5 mg PNP 于 100 ml 纯水中，必要时加温溶解。用铝箔包裹或装在棕色玻璃瓶里，4℃避光储存。每 3 个月配制新鲜的标准液。

操作步骤：

（1）制备系列标准溶液（在孵育的最后 1 h 内完成）：加 400 μl 5 mmol/L PNP 储备溶液于 10 ml 容量瓶中，加显色剂 2 定容至 10 ml（200 μmol/L）。将 200 μmol/L 标准液用显色剂 2 稀释，分别得到 4 个标准液：160、120、80 和 40 μmol/L PNP。

（2）精液液化后，3 000 g 离心 10 min，获得上层精浆。用正向置换式移液器重复取 15 μl 精浆标本分别加入 2 个 1.5 ml 试管中，另取 2 份空白（15 μl 纯水）、一式 4 份的 15 μl 混合精浆样本作为内质量控制样本。

（3）向 2 个内质量控制样本中各加入 8 μl 1 mmol/L 澳洲栗精胺，以提供精浆空白值。

（4）向每管分别加入约 37℃的 100 μl PNPG 底物溶液。

（5）旋转混匀每个试管，37℃孵育 2 h（准确的温度和时间控制至关重要）。

（6）2 h 后，向每个试管中加 1 ml 显色剂 1 以终止孵育，并混匀。

（7）移取 250 μl 标本和 250 μl 标准液至 96 孔板中，60 min 内，用水空白调零，在 405 nm 波长处读取吸光度值。

（8）通过比较吸光度值，从标准曲线（μmol/L）上读取标本产生的 PNP 浓度。剔除超出标准浓度上限的结果，这些标本稀释（用缓冲液 1 稀释）后，重新进行测定。乘以校正因子（0.619 4），即得未稀释精浆中性 α 葡糖苷酶活性（IU/L）。从每个标本活性减去精浆澳洲栗精胺活性，即得到校正的精浆中性 α 葡糖苷酶活性。

校正因子的计算：1 个国际单位（IU）的 α 葡糖苷酶活性定义为：在 37℃，每分钟生成 1 μmol 产物（PNP）。在此测试中，经过 120 min 反应，在 1.115 ml 总体积中，从 15 μl 精浆得出活性。因此，校正因子 =（1 115/15）/120 = 0.619 4。

（9）精浆中性 α 葡糖苷酶活性（mU）= 校正的中性 α 葡糖苷酶活性 × 精液体积（ml）。

目前，精浆中性 α 葡糖苷酶活性的全自动检测法和手工法市场上均有相应试剂盒提供，医疗机构可根据实验室实际情况选用。

【方法学评价与质量控制】

WHO 推荐的精浆中性 α 葡糖苷酶活性检测方法，要求 2 份重复测定结果的差异应在 10% 之内，即两个检测值之差除以检测值的平均值 ×100% ≤ 10%。如果不符合，应取 2 份新的精浆标本，重新检测。由于此方法的检测步骤比较烦琐，操作时间较长，以及 SDS 溶液容易形成沉淀，在实际检测中不易操作，目前此方法在实验室应用相对较少。

精浆中性 α 葡糖苷酶活性的全自动检测法相比于 WHO 推荐的手工法，操作更为简单，反应时间明显缩短，节省了试剂用量，降低了人为误差，在提高检测结果准确性和可靠性的同时，大大提高了检测效率，实现了对男性精浆中性 α 葡糖苷酶活性的批量、快速、准确的检测。但需注意的是：① 试剂从 2~8℃取出后，应于室温下平衡 30 min 后再上机检测。② R1 试剂在 2~8℃贮存时会出现浑浊，故每次从冰箱取出试剂在室温下平衡 30 min 后，仍需在 37℃放置 5 min，变澄清后再上机检测。③ 不要使用过期试剂，超过稳定期的试剂所测结果准确性难以保证。一般情况下，检测试剂可在 2~8℃保存 6 个月，开封后可稳定 30 d。④ 每次检测要进行质控，质控品可以商业获得或者自制。室内质控品的制备及使用方法参照"精浆总 α 葡糖苷酶活性的测定"一节。

【正常参考值及临床意义】

根据正常生育男性精浆中性 α 葡糖苷酶检测结果，以第 5 百分位数确定正常参考值范围，精浆中性 α 葡糖苷酶的全自动检测法的正常参考值范围为：≥ 10.12 U/L。WHO 推荐的中性 α 葡糖苷酶活性检测手工法的正常参考值为：≥ 20 mU/ 一次射精。

精浆中性 α 葡糖苷酶来源于附睾，是附睾的特异性酶和标志性酶，其可间接反映附睾的功能变化。在某些异常情况下，如附睾炎、输精管道部分梗阻时，精浆中性 α 葡糖苷酶活性明显降低；精囊腺缺如或射精管梗阻，精浆中性 α 葡糖苷酶活性可为零或极低。故在鉴别诊断梗阻性、非梗阻性和部分梗阻性无精子症时，精浆中性 α 葡糖苷酶活性有重要临床价值。结合其他精浆生化指标，可用于鉴别大致梗阻部位。

三、精浆果糖测定

血液中的葡萄糖主要源于食物，而精浆果糖是由血液中的葡萄糖在精囊中经酶促转化产生并分泌的单糖。其合成途径主要有 3 条：① 糖原分解；② 血液中葡萄糖在磷酸化酶、磷酸葡萄糖变位酶的作用下，转变成为 6- 磷酸葡萄糖，6- 磷酸葡萄糖再在磷酸己糖异构酶催化下，转变成为 6- 磷酸果糖；③ 通过醛糖还原酶在还原型烟酰胺腺嘌呤二核苷酸（NADPH）的作用下，葡萄糖还原成为山梨糖醇，山梨糖醇在烟酰胺腺嘌呤二核苷酸（NAD）作用下，被山梨糖脱氢酶氧化而生成游离果糖。精囊上皮中存在 NADPH 发生系统，有利于第 3 条途径的生物合成。

精浆中果糖来自精囊液，由精囊所分泌，是精子活动主要糖类能源。精子轴丝收缩依赖 ATP 供给能量。在精子线粒体鞘内，果糖在一系列酶作用下，通过无氧酵解或三羧酸循环进一步降解，并释放能量，以供给精子运动。精子运动能力与果糖酵解呈正相关，果糖的分解率越高，精子的活动力越强，受精力亦越强。

【检测原理】

精浆果糖检测的手工法和全自动法检测原理有所不同。手工法有间苯二酚显色法和 WHO 推荐的吲哚显色法。前者检测原理为：果糖与溶于强酸的间苯二酚溶液加热后，产生红色化合物，参比标准品，即可知其含量。后者检测原理为：在热和低 pH 的条件下，果糖与吲哚形成有色复合物，在 470 nm 处有吸收峰，通过对比标准曲线即可测得果糖含量。

全自动法为己糖激酶法，原理为：D- 果糖在己糖激酶的作用下与三水合 5- 三磷酸腺苷二钠反应生成果糖 -6- 磷酸，果糖 -6- 磷酸在磷酸葡萄糖异构酶作用下生成葡萄糖 -6- 磷酸，葡萄糖 -6- 磷酸在葡萄糖 -6- 磷酸脱氢酶（G-6-PDH）的作用下与氧化型辅酶Ⅱ反应生成还原型辅酶Ⅱ，还原型辅酶Ⅱ的生成量与 D- 果糖浓度成正比，还原型辅酶Ⅱ在 330 ~ 360 nm 波长处有最大吸收峰，通过测定此波长处的吸光度变化率，可计算出精浆样本中果糖的浓度。

【检测方法】

1　精浆果糖的全自动检测法

精浆果糖的全自动检测使用的是己糖激酶法，其适用于多种品牌的全自动生化分析仪，包括迈瑞系列、科华、罗氏、奥林巴斯、日立等，所用试剂为开放型。具体操作为：

（1）设置仪器参数。在仪器和试剂第一次使用时设置参数，以后的每次检测均无须再次修改。基本参数设置如下：

主 / 辅波长：330 ~ 360/600 ~ 700 nm　　　样本量：3 μl

分析方法：终点法　　　R1 试剂：240 μl

反应方向：上升　　　R2 试剂：60 μl

（2）在仪器的适当位置放入 R1 试剂和 R2 试剂。R1 试剂的主要成分为氧化型辅酶Ⅱ、己糖激酶、磷酸葡萄糖异构酶；R2 试剂的主要成分为三水合 5- 三磷酸腺苷二钠、葡萄糖 -6- 磷酸脱氢酶。

（3）精液液化后，3 000 g 离心 10 min，取上层精浆置于样本杯中，并置于仪器适当位置。

（4）点击开始检测，仪器自动给出结果。

2 精浆果糖的手工检测法（间苯二酚显色法）

精浆果糖的手工检测法主要为间苯二酚显色法。所用试剂包括：① 果糖标准储备溶液（500 mg/L）。50 mg 果糖加蒸馏水至 100 ml。② 果糖标准液（50 mg/L）。取果糖标准储备溶液 1 ml，加蒸馏水至 10 ml。③ 0.175 mol/L $ZnSO_4 \cdot 7H_2O$。称取 50.2 g 加蒸馏水至 1 L。④ 0.15 mol/L Ba（OH）$_2 \cdot 8H_2O$。称取 47.3 g 加蒸馏水至 1 L。⑤ 1 g/L 间苯二酚（雷锁辛）。用 95% 乙醇配制。⑥ 10 mol/L HCl。于 87 ml 蒸馏水中加入浓 HCl 413 ml。

具体操作步骤为：① 精浆预处理。取精浆 0.1 ml，加蒸馏水 2.9 ml，混匀；加 Ba（OH）$_2$（0.15 mol/L）0.5 ml，$ZnSO_4$（0.175 mol/L）0.5 ml，混匀；静置 5 min，离心取上清液备用。② 按表 5-9 加入试剂。加完后，90℃水浴 10 min，流水冷却，490 nm 波长下、以空白管调零读取吸光度值。③ 结果计算。果糖（g/L）= 测定管吸光度 / 标准管吸光度 ×2。

表 5-9 间苯二酚法测定精浆果糖操作步骤

（单位：ml）

试剂	测定管	标准管	空白管
待测上清液	1	—	—
果糖标准液	—	1	—
蒸馏水	—	—	1
间苯二酚	1	1	1
HCl	3	3	3

3 WHO 推荐的吲哚显色法

所用试剂包括：① 脱蛋白剂 1（63 μmol/L $ZnSO_4$）。溶解 1.8 g $ZnSO_4 \cdot 7H_2O$ 于 100 ml 纯水中。② 脱蛋白剂 2（1 mol/L NaOH）。溶解 0.4 g NaOH 于 100 ml 纯水中。③ 显色剂（16 μmol/L 苯甲酸固定液，含 2 μmol/L 吲哚）。溶解 200 mg 苯甲酸于 90 ml 纯水中，60℃水浴振荡。将 25 mg 吲哚溶解于其中，加纯水至 100 ml，过滤（0.45 μm 孔径滤器），4℃储存。④ 果糖标准液（2.24 mmol/L）。溶解 40 mg D-果糖于 100 ml 纯水中。4℃储存，或分装冻存。

具体操作步骤为：① 制备标准溶液。将 2.24 mmol/L 果糖标准液加纯水稀释，得到 4 个浓度的标准液，分别为 1.12 mmol/L、0.56 mmol/L、0.28 mmol/L 和 0.14 mmol/L。② 每例精浆标本重复稀释 2 份。在 2 个 1.5 ml 试管中各加入 50 μl 纯水，再各加入 5 μl 精浆（使用正向置换式移液器），混匀。③ 脱蛋白。向 55 μl 已稀释的标本加入 12.5 μl 63 μmol/L $ZnSO_4$ 和 12.5 μl 0.1 mol/L NaOH，混匀。室温中放置 15 min 后，以 8 000 g 离心 5 min。④ 取每例标本 50 μl 上清液移入检测管。包括 2 份空白（50 μl 纯水）和 2 份 50 μl 每种标准液。⑤ 向每支检测管加入 50 μl 显色剂（吲哚液），混匀。⑥ 向每支检测管加入 0.5 ml 浓盐酸 [HCl，32%（V/V）]，用实验室模压封膜封管口，在通风橱内小心地混匀。⑦ 在 50℃ 热水浴中放置 20 min。混匀，在冰水中冷却 15 min。⑧ 在通风橱内用正向置换式移液器将 250 μl 检测管液体小心地移入 96 孔板中。用实验室透明贴膜将 96 孔板封闭，以避免分光光度仪受酸液的影响。⑨ 在 470 nm 波长处读取结果，用水空白调零。⑩ 通过比较吸光度值，从标准曲线（mmol/L）上读取标本中果糖的浓度。每例标本的结果乘以稀释因子 16（用 75 μl 水和脱蛋白剂稀释 5 μl 精浆）得到未经稀释精浆中果糖的浓度（mmol/L）。精液中果糖的总量（μmol）= 果糖的浓度 × 精液总体积（ml）。

如果检测结果超出标准浓度上限，这些标本需以更大的倍数稀释（用纯水稀释），重新进行测定。另外，重复样本测定结果的差异应在 10% 之内。即两个检测值之差除以检测值的平均值 ×100% ≤ 10%。如果不符合，新取 2 份重复精液标本，重新检测。如果不使用 96 孔板检测，而使用分光光度仪的 3 ml 或 1 ml 比色杯时，可以按比例地调整精液和试剂的体积。在计算结果时需作适当的校正。

目前，精浆果糖的全自动检测法和手工法市场上均有相应试剂盒提供，医疗机构可根据实验室实际情况选用。

【方法学评价与质量控制】

目前，精浆果糖测定的主要方法有气相层析法、吲哚显色法、间苯二酚显色法、果糖脱氢酶法及己糖激酶法等（陆金春 等，2009）。气相层析法具有准确度高、特异性好，对标本需求量少的特点，但需要用特殊仪器；吲哚显色法及间苯二酚显色法均为手工方法，加样程序多，操作步骤复杂，均需使用具有刺激性气味的浓盐酸和加温操作，不但耗时且可能引起人体伤害，结果人为误差也比较大，故在临床上的应用大受限制；果糖脱氢酶法可使用全自动生化分析仪，其试剂空白、重复性、线性和准确性均较好，但该方法中的果糖脱氢酶原料很难获得，且该原料的溶液状态在 2 ~ 8℃稳定性不好，需要在 −20℃条件保存，且试剂的反复冻融也会影响试剂的效期（陆金春 等，2015b）。而目前使用的己糖激酶法灵敏度和精密度较高，线性范围宽，准确度高，且校准品有良好的溯源性，定值可靠，适用于各种不同类型的全自动生化分析仪，实现了对男性精浆果糖的批量、快速、准确的检测。

精浆果糖全自动检测法需要注意的是：① 试剂从 2 ~ 8℃取出后，应于室温下平衡30 min 后再上机检测。② 每批试剂使用前，或者仪器进行维修或环境发生明显改变后，应用蒸馏水和果糖校准品定标后再进行精浆样本检测。③ 不要使用过期试剂，超过稳定期的试剂所测结果准确性难以保证。一般情况下，检测试剂可在 2 ~ 8℃保存 6 个月，开封后可稳定 45 d。④ 每次检测要进行质控，质控品可以商业获得或者自制。室内质控品的制备及使用方法参照"精浆总 α 葡糖苷酶活性的测定"一节。

目前，南京欣迪生物药业工程有限责任公司已能提供精浆复合定值质控品作为检测精浆果糖的质控品，以保证实验室检测结果的准确性和不同实验室检测结果的一致性。该复合定值质控品提供了精浆锌、果糖、肉碱和柠檬酸检测项目在不同型号仪器上的靶值和范围，具体的使用方法可参照相应的精浆复合定值质控品说明书。

【正常参考值及临床意义】

根据正常生育男性精浆果糖检测结果，以第 5 百分位数确定正常参考值范围。精浆果糖全自动检测法的正常参考值范围为：≥ 6.04 mmol/L。正常生育男性精浆果糖间苯二酚显色法的参考值为：0.87 ~ 3.95 g/L。WHO 推荐的吲哚显色法的精浆果糖正常参考值为：≥ 13 μmol/ 每次射精。

精浆果糖是精子的主要能量来源，精浆果糖测定可用于判断精囊腺功能。精囊炎症或发育不全，均可使精浆果糖含量降低；非梗阻性无精子症患者精浆果糖浓度偏高，而射精管梗阻性无精子症和 / 或精囊腺缺如患者精浆果糖极低或为 0。研究表明，精浆果糖含量与精子浓度呈明显负相关，精子浓度越高，果糖消耗越快，故精液标本留取后应尽快将精浆与精子分离，否则随着体外放置时间延长，精浆果糖含量亦明显降低（Lu et al，2007b）。另外，睾酮水平影响精囊腺分泌功能，故雄激素不足可造成精浆果糖含量降低，因此精浆果糖含量亦可间接反映睾丸间质细胞分泌睾酮的能力。

四、精浆酸性磷酸酶测定

酸性磷酸酶（ACP）是一种在酸性条件下催化磷酸单酯水解生成无机磷酸的水解酶，精浆酸性磷酸酶由 426 个氨基酸残基组成。精浆中酸性磷酸酶几乎全部来自前列腺，是前列腺特征性分泌物，其合成受雄激素调控。它参与精子代谢并有助于维持精子活力，其在精浆中的含量变化能反映前列腺的分泌功能，并有助于前列腺疾病的诊断。

【检测原理】

精浆酸性磷酸酶全自动检测法的原理为：4- 硝基苯磷酸二钠盐在酸性磷酸酶的作用下生成 4- 硝基酚，4- 硝基酚的生成与酸性磷酸酶活性成正比。在碱性条件下，4- 硝基酚在 400 ~ 420 nm 波长处有最大吸光度，通过测定此波长处的吸光度变化率，可计算出精浆样本中的酸性磷酸酶活性。

精浆酸性磷酸酶检测手工法为磷酸苯二钠法，原理为：精浆酸性磷酸酶在酸性条件下分解磷酸苯二钠产生游离酚和磷酸，酚在碱性溶液中与 4- 氨基安替比林作用，经铁氰化钾氧化成红色醌的衍生物，根据红色深浅测出酶活性的高低。

【检测方法】

1 精浆酸性磷酸酶的全自动检测法

目前，精浆酸性磷酸酶测定的主要方法有对硝基酚法、磷酸苯二钠法及重氮盐法（陆金春 等，2009）。精浆酸性磷酸酶的全自动检测使用的是对硝基酚法，其适用于多种品牌的全自动生化分析仪，包括迈瑞系列、科华、奥林巴斯、日立等，所用试剂为开放型。具体操作为：

（1）设置仪器参数。在仪器和试剂第一次使用时设置参数，以后的每次检测均无须再次修改。基本参数设置如下：

主 / 辅波长：400 ~ 420/600 ~ 700 nm　　　样本量：4 μl

分析方法：终点法　　　　　　　　　　　R1 试剂：280 μl

反应方向：上升　　　　　　　　　　　　R2 试剂：70 μl

（2）取 1 支 R1 干粉（主要成分为 4- 硝基苯磷酸二钠盐），用 20 ml R1 溶解剂（柠檬酸缓冲液）进行溶解，盖好摇匀至完全溶解，得到 R1 试剂。

（3）在仪器的适当位置放入 R1 试剂和 R2 试剂（氢氧化钠溶液）。

（4）精液液化后，3 000 g 离心 10 min，取上层精浆用生理盐水稀释 2 000 倍后，置于样本杯中，并置于仪器适当位置。

（5）点击开始检测，仪器自动给出结果。

2　精浆酸性磷酸酶的手工检测法（磷酸苯二钠法）

所用试剂包括：① 0.2 mol/L 枸橼酸盐缓冲液（pH4.9）。枸橼酸（$C_6H_8O_7 \cdot H_2O$）42 g，溶于 600 ml 水中，用 NaOH 矫正 pH 至 4.9，加蒸馏水至 1 L。加氯仿数滴，冰箱保存。② 0.01 mol/L 磷酸苯二钠基质液。取无水磷酸苯二钠 2.18 g（如含 2 分子结晶水应加 2.54 g），加蒸馏水至 1 L。此溶液应迅速煮沸，以消灭微生物，冷却后加氯仿 4 ml 防腐，冰箱保存（一次不宜配过多）。③ 碱性溶液。碳酸氢钠 4.2 g，4- 氨基安替比林 0.1 g，溶于 100 ml 蒸馏水中，加入 0.5 mol/L NaOH 100 ml，混匀。④ 铁氰化钾溶液。分别称取铁氰化钾 2.5 g，硼酸 17 g，各溶于 400 ml 蒸馏水中，二液混合，加水至 1 L，棕色瓶暗处保存。⑤ 酚标准液（1 mg/ml）。称取酚（AR）1 g 于 0.1 mol/L HCl 中，用 0.1 mol/L HCl 稀释到 1 L。

具体操作步骤为：① 标准曲线的制备。按表 5-10 操作，加完试剂后，立即充分混匀，用 510 nm 波长、0 号管调零，读取吸光度值，以 1 ~ 5 管所得读数与其相应的酸性磷酸酶单位（依次为 100、200、300、400、500 U）回归绘制标准曲线。② 将精浆用等渗盐水稀释 1 000 倍后按表 5-11 操作。加完试剂后混匀，于 510 nm 波长、蒸馏水调零后读取吸光度。③ 结果计算。以测定管吸光度 – 对照管吸光度所得差值，查标准曲线求酶活性。1 单位酸性磷酸酶定义为每毫升精浆在 37℃与基质作用 15 min，产生 10 mg 酚。

表 5-10　精浆酸性磷酸酶检测标准曲线建立步骤

（单位：ml）

试剂	管号					
	0	1	2	3	4	5
酚标准液	0	0.01	0.02	0.03	0.04	0.05
蒸馏水	0.51	0.50	0.49	0.48	0.47	0.46
枸橼酸盐缓冲液	0.50	0.50	0.50	0.50	0.50	0.50
37℃水浴 5 min						
碱性溶液	1.0	1.0	1.0	1.0	1.0	1.0
铁氰化钾溶液	1.5	1.5	1.5	1.5	1.5	1.5

表 5-11　精浆酸性磷酸酶检测操作步骤

（单位：ml）

试剂	测定管	对照管
稀释精浆	0.01	—
枸橼酸盐缓冲液	0.5	0.5
37℃水浴 5 min		
预温至 37℃基质液	0.5	0.5
混匀，37℃水浴 15 min		
碱性溶液	1.0	1.0
铁氰化钾溶液	1.5	1.5
稀释精浆	—	0.01

　　除标准曲线法检测精浆酸性磷酸酶活性外，试剂盒法亦可检测精浆酸性磷酸酶活性，这是利用检测血清酸性磷酸酶试剂盒的方法加以改进而成的。首先将精浆标本做 1：10 000 稀释，即 5 μl 精浆加入 495 μl 生理盐水，充分混匀后再吸取 5 μl 加入 495 μl 生理盐水，再次充分混匀后，取 50 μl 稀释精浆按试剂盒说明书进行。ACP 活性（U/ml）= 测定管吸光度 / 标准管吸光度 ×10，其定义为：1 ml 精浆与基质在 37℃条件下作用 30 min 产生 100 mg 酚为 1 个活性单位。与标准曲线法相比，试剂盒法有一定优势。由于标准曲线不可能在每次检测时都制备，而往往是发现检测结果差异较大或者是更换试剂时才重新制备，这常常需经历相当一段时间。然而，在这一段时期内的每次检测过程中，由于样本制备、吸样、孵育、比色等条件的不同，每次检测的吸光度并不能真正代表所测得的精浆 ACP 活性。而试剂盒法的每次检测中均带有标准品，标准品可以和常规标本同时检测，并且可根据标准品的吸光度直接求出样本的 ACP 活性值，从而避免了标准曲线法中根据标准曲线查得 ACP 活性所带来的不足。而且，试剂盒法的批间 CV（分别为 13.8% 和 15.49%）明显低于标准曲线法检测的批间 CV（分别为 24.43% 和 21.04%）（陆金春 等，2006）。

　　目前，精浆酸性磷酸酶活性的全自动检测法和手工法市场上均有相应试剂盒提供，医疗机构可根据实验室实际情况选用。

【方法学评价与质量控制】

　　精浆酸性磷酸酶测定的手工法，加样程序多，操作步骤复杂，不但耗时耗力，而且人为误差也比较大。而以对硝基酚法为基础的全自动精浆酸性磷酸酶检测方法，灵敏度和精密度高，线性范围宽，准确度高。所用校准品有良好的溯源性，定值可靠，适用于不同类型的全自动生化分析仪，实现了对男性精浆酸性磷酸酶的批量、快速、准确的检测。

　　精浆酸性磷酸酶全自动检测法需要注意的是：① 试剂从 2～8℃取出后，应于室温下平衡 30 min 后再上机检测。② 每批试剂使用前，或者仪器进行维修或环境发生明显改变后，应用蒸馏水和校准品（4- 硝基酚）定标后再进行精浆样本检测。③ 不要使用过期试剂，超过稳定期的试剂所测结果准确性难以保证。一般情况下，检测试剂可在 2 ~ 8℃保存 6 个月，开封后可稳定 21 d。④ 由于精浆样本需要进行 2 000 倍稀释，稀释后酸性磷酸酶稳定性降低，故需立即检测。精浆 γ-L- 谷氨酰转肽酶（γ-GT）亦由前列腺分泌，其临床意义等同于精浆酸性磷酸酶，而精浆 γ-GT 检测所用精浆无须稀释，故亦可用精浆 γ-GT 检测替代精浆酸性磷酸酶检测（陈芳 等，2006）。⑤ 每次检测要进行质控，质控品可以商业获得或者自制。室内质控品的制备及使用方法参照"精浆总 α 葡糖苷酶活性的测定"一节。

【正常参考值及临床意义】

根据正常生育男性精浆酸性磷酸酶检测结果，以 95% 置信区间确定正常参考值范围，精浆酸性磷酸酶全自动检测法的正常参考值范围为：152 ~ 1 665 U/ml，手工法的正常参考值范围为 48.8 ~ 208.6 U/ml。两者参考值不同与其检测原理和酶活性单位定义不同有关。

精浆酸性磷酸酶是评价前列腺分泌功能的敏感性指标。前列腺炎患者精浆酸性磷酸酶含量降低，前列腺增生或前列腺肿瘤患者其含量增高。有文献报道（Mukhopadhyay et al，1989）精浆酸性磷酸酶具有免疫抑制作用，是精浆免疫抑制剂的重要组分，含量减少时精浆免疫抑制剂抑制作用减弱，可有助于抗精子抗体（AsAb）产生，从而使精子活动率、浓度降低和精子顶体膜破损。

五、精浆 γ 谷氨酰转肽酶测定

目前认为成人前列腺持续分泌一种稀薄的液体，呈酸性，其主要化学成分有酸性磷酸酶、γ-L- 谷氨酰转肽酶（γ-GT）、锌、柠檬酸盐等。这些化学成分一般认为可作为前列腺功能的评价指标。在前列腺功能低下患者中，γ-GT 活性明显下降；在前列腺癌以及前列腺良性增生患者中，其活性显著增高。同时，人类精液中 γ-GT 为谷胱甘肽代谢的关键酶，在保护精子免受氧化应激损伤和对抗自由基中起到重要作用。

【检测原理】

精浆 γ-GT 的全自动检测法原理为：γ-GT 催化 γ-L- 谷氨酰基 –p- 硝基苯胺的谷氨酰基转移到双甘氨肽分子上，同时释放出有色产物 p- 硝基苯胺，通过监测 p- 硝基苯胺在 405 ~ 410 nm 处的吸光度变化率，进而检测出精浆中 γ-GT 活性。

精浆 γ-GT 的手工法检测原理为：精浆 γ-GT 可分解 γ- 谷氨酰 –α- 萘酚为游离的 α- 萘酚，α- 萘酚与重氮试剂作用产生红色，其色泽深浅与酶活性成正比。

【检测方法】

1　精浆 γ-GT 的全自动检测法

精浆 γ-GT 的全自动检测使用的是速率法，其适用于多种品牌的全自动生化分析仪，包括迈瑞系列、科华、奥林巴斯、日立等，所用试剂为开放型。具体操作为：

（1）设置仪器参数。在仪器和试剂第一次使用时设置参数，以后的每次检测均无须再次修改。基本参数设置如下：

主 / 辅波长：405 ~ 410/630 ~ 700 nm　　　　样本量：3 μl

分析方法：速率法　　　　　　　　　　　　R1 试剂：240 μl

反应方向：上升　　　　　　　　　　　　　R2 试剂：60 μl

（2）在仪器的适当位置放入 R1 试剂和 R2 试剂。R1 试剂的主要成分为双甘氨肽；R2 试剂的主要成分为 L-γ- 谷氨酰基 -p- 硝基苯胺。

（3）精液液化后，3 000 g 离心 10 min，取上层精浆置于样本杯中，并置于仪器适当位置。

（4）点击开始检测，仪器自动给出结果。

2　精浆 γ-GT 的手工检测法（化学比色法）

精浆 γ-GT 含量是血清的 200 ~ 500 倍，因其稀释倍数远低于酸性磷酸酶，故检测误差比酸性磷酸酶检测为低。与酸性磷酸酶检测一样，γ-GT 的手工检测法也可分为标准曲线法和试剂盒法，两者检测原理一样。

标准曲线法使用的试剂包括：① 硼酸盐缓冲液（pH9.0）。硼酸钠 3.092 g、氯化钾 3.728 g，溶于 500 ml 蒸馏水中，加 1 mol/L NaOH 21.4 ml，加水至 1 L。② 基质缓冲液（10 μmol/L）。取 γ- 谷氨酰 -α- 萘酚 27.1 mg，加 pH9.0 硼酸缓冲液 10 ml，加热助溶，注意加热时间不要过长。溶解后即置冷水中冷却，防止基质分解，冰箱保存，可用 2 周。③ 重氮试剂。临用时取甲液 96 ml 加乙液 4 ml 混合。甲液：氨基苯磺酸 2 g，溶于 400 ml 水中加热，冷却后加冰乙酸 200 ml，再加水稀释至 1 L。乙液：亚硝酸钠 0.1 g 溶于 100 ml 水中，约可用一周。④ α- 萘胺标准液（2 μmol/L）。取 α- 萘胺 143 mg，溶于无水乙醇 10 ml 中，加水至 500 ml，临用前配制。

具体操作步骤：① γ-GT 标准曲线的制备：取 α- 萘胺标准液（2 μmol/L）以蒸馏水稀释成每毫升含 0.05、0.1、0.2、0.3、0.4、0.5 μmol 的标准液，按表 5-12 分别加入管中，每管 0.25 ml。试剂加完后，混匀，10 min 后，用 520 nm 波长以 0 管调零读取吸光度值，与其相应的 γ-GT 单位（依次为 25、50、100、150、200、250 U）绘制标准曲线。② 精浆用生理盐水稀释 10 倍后按表 5-13 操作。试剂加完后，混匀，10 min 后，于 520 nm 波长用蒸馏水调零读取吸光度值。③ 结果计算。以测定管吸光度值－空白管吸光度值所得的差值查标准曲线，即可得 γ-GT 活性。1 U γ-GT 定义为每毫升精浆在 37℃ 与基质作用 30 min，释出 α- 萘胺 0.5 μmol。

表 5-12　精浆 γ-GT 检测标准曲线的制备

（单位：ml）

试剂	0	1	2	3	4	5	6
标准液	0	0.25	0.25	0.25	0.25	0.25	0.25
蒸馏水	0.26	0.01	0.01	0.01	0.01	0.01	0.01
重氮试剂	5.0	5.0	5.0	5.0	5.0	5.0	5.0

表 5-13　精浆 γ-GT 检测程序（单位）

（单位：ml）

试剂	测定管	空白管
稀释精浆	0.01	—
基质液（预温 37℃）（ml）	0.25	0.25
37℃水浴 30 min		
重氮试剂	5.0	5.0
稀释精浆	—	0.01

　　试剂盒法检测精浆 γ-GT 活性是利用检测血 γ-GT 活性试剂盒的方法加以改进而成的。每批检测都带有标准品。即取 5 μl 精浆，加入 995 μl 生理盐水中，充分混匀后吸取 50 μl 加至 0.5 ml 底物基质液中，37℃水浴 15 min，加显色剂 5 ml，混匀后静置 5 min，在 530 nm 波长处测定 A 值。精浆中 γ-GT 活性（U/ml）=（测定管 A 值 - 空白管 A 值）/（标准管 A 值 - 空白管 A 值）×30，其定义为：1 ml 精浆与基质在 37℃作用 15 min 释放出 1 μmol α-萘胺为 1 个单位。

　　试剂盒方法的每次检测中均带有标准品，标准品可以和常规标本同时检测，并且可根据标准品的吸光度直接求出样本的 γ-GT 活性值，从而避免了标准曲线法查得 γ-GT 活性所带来的不足。而标准曲线不可能在每次检测时都制备，而往往是发现检测结果差异较大或者是更换试剂时才重新制备，这常常需经历相当一段时间。然而，在这一段时期内的每次检测过程中，由于样本制备、吸样、孵育、比色等条件的不同，每次检测的吸光度并不能真正代表所测得的精浆 γ-GT 活性。因此，试剂盒法略优于标准曲线法。

　　目前，精浆 γ-GT 活性的全自动检测法和手工法市场上均有相应试剂盒提供，医疗机构可根据实验室实际情况选用。

【方法学评价与质量控制】

　　精浆 γ-GT 的测定是一个相对新的评价前列腺功能的指标。手工法（化学比色法）检测所用试剂需于 -20℃保存，精浆在使用前需要稀释 10 倍，操作步骤烦琐，试剂反应时间较长。而全自动精浆 γ-GT 检测方法，操作简单，样本无须稀释，线性范围宽，准确度高，适用于不同类型的全自动生化分析仪，实现了对男性精浆 γ-GT 的批量、快速、准确的检测（陆金春 等，2013a）。

　　精浆 γ-GT 全自动检测法需要注意的是：（1）试剂从 2～8℃取出后，应于室温下平衡 30 min 后再上机检测。（2）不要使用过期试剂，超过稳定期的试剂所测结果准确性难以保证。一般情况下，检测试剂可在 2～8℃保存 6 个月，开封后可稳定 30 d。（3）每次检测要进行质控，质控品可以商业获得或者自制。室内质控品的制备及使用方法参照"精浆总 α 葡糖苷酶活性的测定"一节。

【正常参考值及临床意义】

　　检测男性精浆中 γ-GT 的水平，主要用于医学临床上前列腺分泌功能的体外诊断，全

自动检测法精浆 γ-GT 的正常参考值为 503.84 ~ 1 849.57 U/L；手工检测法（化学比色法）的正常参考值为 69.3 ~ 206.5 U/ml。两者的参考值不同与其检测原理和酶活性单位定义不同有关。

精浆 γ-GT 和酸性磷酸酶均由前列腺分泌，两者之间呈高度正相关，因此均可用于评价前列腺功能，但 γ-GT 活性检测比酸性磷酸酶活性检测更适合用来评价前列腺功能，因为其检测过程中样本无须稀释，结果更为准确。而且，文献报告，精浆 γ-GT 活性与精子浓度和精子存活率呈明显正相关（陈芳 等，2006）。

六、精浆柠檬酸测定

柠檬酸的化学结构为 $HOOC–CH_2–（HO）C（COOH）–CH_2–COOH$（3- 羟基 -1，3，5- 戊三酸）。精浆中的柠檬酸主要来自前列腺，与酸性磷酸酶一样被认为是前列腺的功能指标。精浆中柠檬酸的功能主要表现在五个方面（陆金春 等，2009）：（1）通过与 Ca^{2+} 结合而影响精液的液化；（2）通过与 Ca^{2+} 结合调节精液中 Ca^{2+} 浓度而有助于防止前列腺中形成结石；（3）维持透明质酸的活性；（4）与 K^+ 和 Na^+ 结合，维持精液内渗透压的平衡；（5）可起前列腺酸性磷酸酶激活剂的作用，从而影响精子活力。

【检测原理】

精浆柠檬酸全自动检测法的原理为：柠檬酸在柠檬酸裂解酶作用下生成 α- 酮酸，后者在弱酸环境下与硫酸苯肼反应生成 α- 酮酸苯腙，α- 酮酸苯腙的生成量与柠檬酸浓度成正比，α- 酮酸苯腙在 330 ~ 360 nm 波长处有最大吸光度，通过测定此波长处的吸光度变化率，计算出精浆样本中柠檬酸的浓度。

精浆柠檬酸手工测定法的原理为：精浆柠檬酸可与乙酸酐和吡啶反应（Furth-Hermann 反应）生成有色产物，颜色深浅与柠檬酸含量成正比，故可根据标准曲线求得相应的精浆柠檬酸含量。

【检测方法】

1 精浆柠檬酸全自动检测法

用于精浆柠檬酸全自动检测的方法为柠檬酸裂解酶法，其适用于多种品牌的全自动生化分析仪，包括迈瑞系列、科华、奥林巴斯、日立等，所用试剂为开放型。具体操作为：

（1）设置仪器参数。在仪器和试剂第一次使用时设置参数，以后的每次检测均无需再次修改。基本参数设置如下：

主 / 辅波长：330 ~ 360/600 ~ 700 nm　　　样本量：5 μl

分析方法：终点法　　　R1 试剂：240 μl

反应方向：上升　　　R2 试剂：60 μl

（2）取 1 瓶 R1 干粉（硫酸苯肼），用 R1 溶解剂（Tris-HCl 缓冲液）溶解，混匀后即得 R1 试剂；取 1 瓶 R2 冻干粉（柠檬酸裂解酶），加 4 ml 蒸馏水复溶，即得 R2 试剂。在仪器的适当位置放入 R1 试剂和 R2 试剂。

（3）精液液化后，3 000 g 离心 10 min，取上层精浆用生理盐水稀释 5 倍后置于样本杯中，并置于仪器适当位置。

（4）点击开始检测，仪器自动给出结果。

2 精浆柠檬酸手工检测法

具体操作步骤如下：（1）液化精液 50 μl 加至 950 μl 500 g/L 三氯乙酸中，立即充分混匀，3 000 r/min 离心 15 min 后，取上层去蛋白精浆备用；（2）取试管 2 支，于测定管中加入去蛋白精浆 0.1 ml，空白管内加入 250 g/L 三氯乙酸 0.1 ml，两管中各加入乙酸酐 0.8 ml，混匀，56℃水浴保温 10 min，然后各加入吡啶 0.1 ml 混匀，56℃水浴保温 50 min，取出置冰浴或冷水浴 5 min。（3）以蒸馏水调零，用分光光度计于 423 nm 下测定吸光度值，查标准曲线，结果乘以 20（稀释倍数）即为精浆中柠檬酸含量。（4）标准曲线的制备。用 250 g/L 三氯乙酸配制 0.119、0.238、0.476、0.952、1.904、2.855 mmol/L 的柠檬酸标准系列，按（2）中方法取代精浆操作，每一浓度做三管平行测定吸光度值，取均值。以吸光度均值为纵坐标，对应的柠檬酸标准浓度为横坐标绘制标准曲线。

目前，精浆柠檬酸的全自动检测法和手工法市场上均有相应试剂盒提供，医疗机构可根据实验室实际情况选用。

【方法学评价与质量控制】

目前，精浆柠檬酸测定的主要方法有荧光分析法、气相色谱法、Furth-Hermann 反应、氯化铁络合法、柠檬酸裂解酶法等（杜家菊 等，2009）。荧光分析法灵敏度高，但操作步骤烦琐，在样本处理过程中会发生一些酶反应，影响因素较多，测定结果误差较大；气相色谱法具有准确度高、特异性好、对标本需求量少的特点，但需要用特殊仪器，且价格昂贵；Furth-Hermann 反应即本节所述精浆柠檬酸手工检测法，操作比较烦琐，反应时间较长，需加温孵育；氯化铁络合法加样程序多，操作步骤复杂，不但耗时耗力，而且人为误差也比较大。而全自动检测精浆柠檬酸的柠檬酸裂解酶法，操作简单，试剂用量少，降低了人为误差，准确性高。

精浆柠檬酸全自动检测法需要注意的是：① 试剂从 2～8℃取出后，应于室温下平衡 30 min 后再上机检测。② 不要使用过期试剂，超过稳定期的试剂所测结果准确性难以保证。一般情况下，检测试剂可在 2～8℃保存 6 个月，溶解后的 R1 和 R2 试剂可稳定 2 周，溶解后的 R1 试剂应避光保存。③ 每批试剂使用前，或者仪器进行维修或环境发生明显改变后，应用蒸馏水和柠檬酸校准品定标后再进行精浆样本检测。④ 每次检测要进行质控，质控品可以商业获得或者自制。室内质控品的制备及使用方法参照"精浆总 α 葡糖苷酶活性的测定"一节。

目前，南京欣迪生物药业工程有限责任公司已能提供精浆复合定值质控品作为检测精浆柠檬酸的质控品，以保证实验室检测结果的准确性和不同实验室检测结果的一致性。该复合定值质控品提供了精浆锌、果糖、肉碱和柠檬酸检测项目在不同型号仪器上的靶值和范围，具体的使用方法可参照相应的精浆复合定值质控品说明书。

【正常参考值及临床意义】

根据正常生育男性精浆柠檬酸检测结果，以第 5 百分位数确定正常参考值范围。精浆柠檬酸全自动检测法的正常参考值为：≥ 11.80 mmol/L；手工检测法的正常参考值范围为 18.65 ~ 55.87 mmol/L。

人精浆的化学组成除 90% 以上的水分外，还有多种生化成分。其中柠檬酸含量较高，且几乎全部来源于前列腺。柠檬酸在细胞外环境的稳定上起重要作用，因而能维持正常的生育能力和精子功能。在患急性或慢性前列腺炎时柠檬酸含量显著降低，故精浆柠檬酸含量可作为了解前列腺功能的重要指标。研究显示（Dondero et al，1972），血浆睾酮浓度与精浆柠檬酸含量呈正相关，精浆中柠檬酸含量可间接反映睾丸分泌雄激素的水平。

七、精浆锌测定

人精浆中含有丰富的锌，其浓度大约是血浆的数十倍甚至上百倍。精浆中的锌主要来自前列腺，其被认为是评价前列腺分泌功能的重要指标之一。精液中一定浓度的锌是维持精子活力的重要因素，直接参与精子的生成、成熟和获能过程，进而保证精子的质量、受精能力和生精功能正常。精子活力良好者与低下者相比，精浆锌有显著差异（廖春盛 等，2011）。精液中锌主要与蛋白质结合存在，可保护精子膜，延缓精子细胞膜的脂质过氧化以维持膜结构的稳定性和通透性，从而维持精子活力。锌与精子核染色质解聚起决定作用的巯基结合，可逆性抑制精子核染色质解聚，使精子在贮存过程中保存了其内在的核染色质解聚能力，延长了射出精子的功能。锌对精子顶体酶具有可逆性抑制作用，当精子进入宫颈黏液后，黏液中与锌结合的蛋白可使锌降低，导致顶体酶被激活，从而使精子能顺利通过透明带与卵子结合（Liu et al，2009）。此外，锌是超氧化物歧化酶（SOD）中重要的组成成分，通过 SOD 可清除精浆中自由基，从而抑制细胞膜发生脂质过氧化反应，保证精子的形态结构和功能正常（Nematollahimahani et al，2014）。

【检测原理】

精浆样本中的锌能与 1-（2- 吡啶偶氮）-2- 萘酚（PAN）反应生成红色络合物，络合物的生成量与样本中的锌含量成正比，红色络合物在 540 ~ 550 nm 波长处有最大吸收峰，通过测定该波长处的吸光度变化率计算出样本中的锌浓度。

【检测方法】

1　精浆锌的全自动检测法

精浆锌的全自动检测使用的是终点法，适用于多种品牌的全自动生化分析仪，包括迈瑞系列、科华、罗氏、奥林巴斯、日立等，所用试剂为开放型。具体操作为：

（1）设置仪器参数。在仪器和试剂第一次使用时设置参数，以后的每次检测均无须再次修改。基本参数设置如下：

主 / 辅波长：540 ~ 550/630 ~ 700 nm　　　　样本量：3 µl

分析方法：终点法　　　　　　　　　　　　R1 试剂：300 µl

反应方向：上升

（2）在仪器的适当位置放入 R1 试剂，其主要成分为氯化铵、十二烷基硫酸钠、氨水、氟化铵、PAN 等。

（3）精液液化后，3 000 g 离心 10 min，取上层精浆置于样本杯中，并置于仪器适当位置。

（4）点击开始检测，仪器自动给出结果。

2　精浆锌的手工检测法

精浆锌的手工检测法有用标准液的化学比色法和 WHO 推荐的使用标准曲线的化学比色法，前者所用显色剂为 PAN，后者所用显色剂为 2-（5- 溴 -2- 吡啶偶氮）-5-（N- 丙烷 -N- 磺丙氨）- 苯酚（5-Br-PAPS）。

（1）使用标准液的化学比色法

主要试剂：① pH10 的缓冲液。6 g 氯化铵加 20 ml 蒸馏水，再加 57 ml 25% 的氨水，补充蒸馏水至 100 ml。② 镁遮蔽液。10 g SDS 加 500 ml 蒸馏水，再加 10 g 氟化铵，补充蒸馏水至 900 ml。③ 锌标准液（15 mmol/L）。4.313 1 g 硫酸锌加蒸馏水至 1 000 ml，稀释 10 倍成应用液 1.5 mmol/L。④ PAN［1-（2- 吡啶偶氮）-2- 萘酚］溶液。100 mg PAN 溶于 100 ml 甲醇中。⑤ 反应液。100 ml 缓冲液，加 900 ml 镁遮蔽液，加 20 ml PAN 溶液。

具体操作步骤：取 3 支试管，分别标记为空白管、标准管和测定管，按表 5-14 加样。加好样后，混匀，以空白管调零，用 1.0 cm 比色杯，在 554 nm 波长下读取吸光度。结果计算：精浆锌（mmol/L）= 测定管吸光度 / 标准管吸光度 ×1.5。

表 5-14　精浆锌测定的操作步骤

试剂	测定管	标准管	空白管
精浆 /µl	50	—	—
锌标准液 /µl	—	50	—
去离子水 /µl	—	—	50
反应液 /ml	1.5	1.5	1.5

（2）WHO 推荐的使用标准曲线的化学比色法

主要试剂：① Zn 标准液（100 µmol/L）。溶解 0.144 g $ZnSO_4 \cdot 7H_2O$ 于 50 ml 纯水中，将 1 ml 上述溶液加入 99 ml 纯水中稀释 100 倍。置 -20℃ 储存。② 系列标准液的配制。用纯水稀释 Zn 标准液，得到 5 个浓度的标准液系列，浓度分别为 80、60、40、20 和 10 µmol/L。③ 显色剂。将商用显色剂 A 与显色剂 B 按 4：1 比例混合，此显色液在室温下可稳定 2 天，在 4℃ 下可稳定 1 周。

具体操作步骤：① 精液液化后，3 000 g 离心 10 min，取上层精浆供检测用，同时取 1 份混合精浆作为内质控。② 每例的精浆标本重复稀释 2 份。在 2 个 1.5 ml 试管中各加入 300 μl 纯水，再各加入 5 μl 精浆（使用正向置换式移液器），并用涡旋器混匀 5 秒钟。③ 重复取双份 40 μl 稀释精浆样本，加入 96 孔板中。另取 2 份空白（40 μl 纯水）、2 份 40 μl 的每种标准液，加入 96 孔板中。④ 加 200 μl 显色剂到每孔中，在 96 孔板振荡器上混匀 5 min。⑤ 在 560 nm 波长处读取结果，用水空白调零。⑥ 通过比较吸光度值，从标准曲线（mmol/L）上读取标本中锌的浓度。⑦ 结果乘以稀释因子 61（用 300 μl 水稀释 5 μl 精浆）得到未经稀释精浆中锌的浓度（mmol/L）。精液中锌的总量（μmol）= 锌的浓度 × 精液总体积（ml）。

如果锌浓度超出标准浓度上限，这些标本以更大的倍数稀释（用纯水稀释），重新进行测定。重复样本测定结果的差异应在 10% 之内。即两个检测值之差除以检测值的平均值 ×100% ≤ 10%。如果不符合，新取 2 份重复精液样本，重新检测。

目前，精浆锌的全自动检测法和手工法市场上均有相应试剂盒提供，医疗机构可根据实验室实际情况选用。

【方法学评价与质量控制】

目前，文献报道的精浆锌测定方法有原子吸收法、新型卟啉化合物分光光度法、5-Br-PAPS 法、改良吡啶偶氮间苯二酚（PAR）法以及 PAN 法等（Alexandrino et al, 2011；李朝献 等，2014）。原子吸收法准确度高、方法灵敏，但需要特殊仪器；新型卟啉化合物分光光度法、5-Br-PAPS 法、改良 PAR 法均为手工法，与手工 PAN 法一样，它们的加样程序多，操作步骤复杂，不但耗时耗力，而且人为误差也比较大。而以 PAN 法为基础的全自动精浆锌检测方法，灵敏度和精密度高，线性范围宽，准确度高，实现了对男性精浆锌的批量、快速、准确的检测（陆金春 等，2015a）。但需注意的是，这些检测方法检测的是精浆中游离形式的锌，而不能检测与蛋白质结合的锌。

不论是手工检测法还是全自动检测法，为防止对检测结果产生影响，检测过程中需注意：① 所用器皿必须经硫酸或盐酸浸泡过夜，然后洗净备用，若用一次性聚乙烯试管效果更佳；② 整个操作过程都要严格防止污染；③ 尽快分离精浆，及时测定；④ 比色杯尽可能专用，以免污染而影响测定结果；⑤ 标准品的吸光度常稳定在一定范围内，如果吸光度过高或过低，需进行确认试验，找出影响结果的可能因素。

全自动检测法需要注意的是：① 试剂从 2～8℃ 取出后，应于室温下平衡 30 min 后再上机检测。② 不要使用过期试剂，超过稳定期的试剂所测结果准确性难以保证。一般情况下，检测试剂可在 2～8℃ 保存 6 个月，开封后可稳定 30 d。③ 每批试剂使用前，或者仪器进行维修或环境发生明显改变后，应用蒸馏水和硫酸锌校准品定标后再进行精浆样本检测。④ 精浆中锌浓度超出可测线性范围上限时，需进行确认试验，即将样本用生理盐水稀释后重新检测，结果乘以稀释倍数。⑤ 每次检测要进行质控，质控品可以商业获得或者自制。室内质控品的制备及使用方法参照"精浆总 α 葡糖苷酶活性的测定"一节。

目前，南京欣迪生物药业工程有限责任公司已能提供精浆复合定值质控品作为检测精浆锌的质控品，以保证实验室检测结果的准确性和不同实验室检测结果的一致性。该复合定值质控品提供了精浆锌、果糖、肉碱和柠檬酸检测项目在不同型号仪器上的靶值和范围，具体的使用方法可参照相应的精浆复合定值质控品说明书。

【正常参考值及临床意义】

检测男性精浆中锌离子的水平，主要用于临床上前列腺分泌功能、精液不液化症等的体外诊断。全自动检测法的精浆锌正常参考值范围为：1.09 ~ 4.86 mmol/L。使用标准液的化学比色法的精浆锌正常参考值为：0.8 ~ 2.5 mmol/L。WHO 推荐的基于标准曲线的化学比色法的精浆锌正常参考值为：$\geq$ 2.4 μmol/ 每次射精。

精液中的锌主要来自前列腺，目前认为精浆锌浓度的检测是评估前列腺功能最可靠的生化指标之一。前列腺炎时，精浆锌浓度降低。研究显示，弱精子症和少弱精子症患者精浆锌含量明显低于正常生育男性，而死精子症患者精浆锌含量明显高于正常生育男性。

精浆锌在男性生殖活动中起重要作用，研究显示，不论是补充无机锌（硫酸锌）还是有机锌（丙酸锌），均可明显改善精子数、精液量、精子形态、前向运动精子百分率、精子 DNA 完整性、精液液化程度、体内激素状态、热应激导致的精子损伤，甚至可用于预防和治疗吸烟引起的不育等（Ghasemi et al，2009；Khan et al，2011；Hadwan et al，2012；Garcia et al，2012；Azizollahi et al，2013），精浆中适当的锌浓度是正常精子功能所必需的，但如果精浆锌浓度过高，锌将在精子核和主段的线粒体中累积，致使精子 DNA 损伤增加（García-Contreras et al，2011），精子存活率和活动率显著降低，且对透明带（ZP）诱导的顶体反应（AR）有不利效应。故临床上补锌应适度。

八、精浆超氧化物歧化酶活性测定

精液中氧自由基和抗氧化剂的平衡是保持正常生育能力的基础，这种平衡的打破可能是造成男性不育和精子质量下降的重要原因。活性氧（reactive oxygen species，ROS）产生过多会造成精子活力下降，抑制精子获能和顶体反应，使精子 DNA 发生氧化损伤，是导致男性不育的重要原因。在正常男性生殖系统中，具有多种保护精子对抗 ROS 损伤作用的抗氧化物和抗氧化酶类。精浆中抗氧化酶主要包括超氧化物歧化酶（superoxide dismutase，SOD）、过氧化氢酶（catalase，CAT）、谷胱甘肽过氧化物酶（glutathione peroxidase，GPX）等。SOD 是机体抗氧化的重要酶类，其作用机制是催化自由基发生歧化反应生成过氧化氢和氧分子，从而阻断由超氧化物自由基所激发的一系列细胞内自由基反应。精子对于脂质过氧化反应异常敏感，SOD 活性下降，精子势必受到损害。

【检测原理】

焦性没食子酸在碱性（OH⁻）条件下与空气中的氧（O₂）自发生成半醌自由基，进而形成有色的醌。该醌在 330 ~ 340 nm 有最大吸收峰，当此反应系统中加入 SOD 时，SOD 可将超氧阴离子（O_2^-）转变为 H_2O_2，超氧阴离子的减少，将导致有色醌的生成量减少。根据有色醌减少量即可计算出样本中 SOD 活性。具体反应如下：

$$焦性没食子酸 + O_2 \xrightarrow{\quad OH^- \quad} 半醌自由基 + O_2^- + H^+$$

$$半醌自由基 + O_2^- + H^+ \longrightarrow 醌（有色）$$

$$2O_2^- + 2H_2O \xrightarrow{\quad SOD \quad} H_2O_2 + O_2 + 2OH^-$$

【检测方法】

精浆 SOD 活性的全自动检测使用的是邻苯三酚（焦性没食子酸）法，适用于多种品牌的全自动生化分析仪，包括迈瑞系列、科华、罗氏、奥林巴斯、日立等，所用试剂为开放型。具体操作为：

（1）设置仪器参数。在仪器和试剂第一次使用时设置参数，以后的每次检测均无须再次修改。基本参数设置如下：

主 / 辅波长：330 ~ 340/600 ~ 700 nm　　　样本量：5 μl

分析方法：速率法　　　　　　　　　　　R1 试剂：200 μl

反应方向：上升　　　　　　　　　　　　R2 试剂：60 μl

（2）在仪器的适当位置放入 R1 试剂和 R2 试剂，R1 试剂的主要成分为 Tris-HCl 缓冲液，R2 试剂的主要成分为焦性没食子酸。

（3）精液液化后，3 000 g 离心 10 min，取上层精浆置于样本杯中，并置于仪器适当位置。

（4）点击开始检测，仪器自动给出结果。

目前，精浆 SOD 活性的全自动检测法已有相应试剂盒提供，医疗机构可根据实验室条件适时开展。

【方法学评价与质量控制】

目前，文献报道的检测 SOD 的方法主要有黄嘌呤氧化酶法、放射免疫测定法（RIA）、四唑盐法（WST-1 法）和邻苯三酚法（张凤翔，2001；孙卓祥 等，1998；Peskin et al，2000）。黄嘌呤氧化酶法和 WST-1 法加样程序多，操作步骤复杂，不但耗时耗力，而且人为误差也比较大；RIA 法结合了放射性同位素标记物的高敏感性与抗原抗体结合反应的高度特异性，可测出毫微克到微微克含量，精确性好，易于自动化和规范化，但缺点是需要特殊仪器设备，同位素半衰期短，并有一定的放射性危害。而以邻苯三酚法为基础的全自动精浆 SOD 检测方法，灵敏度和精密度高，线性范围宽，准确度高，并且校准品有良好的溯源性，定值可靠，可适用于不同类型的全自动生化分析仪，实现了对男性精浆 SOD 活性的批量、快速、准确检测。

全自动检测法需要注意的是：① 试剂从 2 ~ 8℃取出后，应于室温下平衡 30 min 后再上机检测。② 不要使用过期试剂,超过稳定期的试剂所测结果准确性难以保证。一般情况下,检测试剂可在 2~8℃保存 6 个月,开封后可稳定 30 d。③ 每批试剂使用前,或者仪器进行维修或环境发生明显改变后,应用蒸馏水和 SOD 校准品定标后再进行精浆样本检测。④ 每次检测要进行质控,质控品可以商业获得或者自制。室内质控品的制备及使用方法参照"精浆总 α 葡糖苷酶活性的测定"一节。

【正常参考值及临床意义】

根据正常生育男性精浆 SOD 检测结果,以第 5 百分位数确定正常参考值范围。精浆 SOD 的正常参考值为: ≥ 27.26 U/ml。

在男性生殖系统中存在大量的 SOD,可及时清除氧自由基,使精子免受其害,因而 SOD 在保护生殖细胞方面有其重要意义。男性不育症患者精浆 SOD 含量显著降低,精浆的抗氧化能力下降,可导致精子氧自由基反应和脂质过氧化反应,使精子膜受到损害,精子活力下降甚至精子死亡(张金萍 等,1999),因此,检测精浆 SOD 含量可作为诊断男性不育症的指标之一。临床上常用维生素 E、硫辛酸等进行抗氧化治疗,精浆 SOD 活性的检测可作为临床治疗的依据,并可用于监测抗氧化治疗效果。

九、精浆尿酸测定

ROS 产生过多会造成精子活力下降,抑制精子获能和顶体反应,使精子 DNA 发生氧化损伤,是导致男性不育的重要原因。在正常男性生殖系统中,具有多种保护精子对抗 ROS 损伤作用的抗氧化物和抗氧化酶类。尿酸(uric acid,UA)即为男性生殖系统中的一个重要抗氧化物,它不但能直接结合铁、铜离子,发挥其预防性抗氧化功能,而且还能直接清除单线态氧及羟基自由基等物质,是机体内一种重要的 ROS 清除剂(李红 等,2010)。

机体尿酸由嘌呤分解代谢产生酮式和烯醇式两种形式,其烯醇式具有酸性,与钠离子形成尿酸钠盐。尿酸钠盐在弱碱性体液中以阴离子形式存在,与 ROS 作用后,生成稳定的尿酸自由基,从而起到抗氧化作用。精浆中的强抗氧化缓冲能力可以保护精子免受氧化损伤,UA 对精子活力有利,故检测精浆尿酸的含量对辅助诊断男性不育具有重要的临床意义。

【检测原理】

精浆尿酸的全自动检测法和手工检测法均使用尿酸酶-过氧化物酶偶联法,即尿酸在尿酸酶作用下可生成尿囊素和过氧化氢,过氧化氢在过氧化物酶作用下进一步与 4-氨基安替比林和 3,5-二氯-2-羟基苯磺酸钠反应生成红色的醌亚胺化合物,醌亚胺化合物在 505~520 nm 波长处有最大吸收峰,根据标准品的浓度和吸光度变化率可计算出精浆样本中的尿酸含量。具体反应如下:

$$尿酸 \xrightarrow{尿酸酶} 尿囊素 + H_2O_2$$

$$H_2O_2 + 4-氨基安替比林 + 3,5-二氯-2-羟基苯磺酸钠 \xrightarrow{过氧化物酶} 醌亚胺化合物（红色） + H_2O$$

【检测方法】

1 精浆尿酸的全自动检测法

精浆尿酸的全自动检测使用的是终点法，适用于多种品牌的全自动生化分析仪，包括迈瑞系列、科华、罗氏、奥林巴斯、日立等，所用试剂为开放型。具体操作为：

（1）设置仪器参数。在仪器和试剂第一次使用时设置参数，以后的每次检测均无须再次修改。基本参数设置如下：

主/辅波长：505～520/600～700 nm　　样本量：5 μl

分析方法：终点法　　　　　　　　　　R1 试剂：240 μl

反应方向：上升　　　　　　　　　　　R2 试剂：60 μl

（2）在仪器的适当位置放入 R1 试剂和 R2 试剂，R1 试剂的主要成分为 4-氨基安替比林和过氧化物酶，R2 试剂的主要成分为 3,5-二氯-2-羟基苯磺酸钠和尿酸酶。

（3）精液液化后，3 000 g 离心 10 min，取上层精浆置于样本杯中，并置于仪器适当位置。

（4）点击开始检测，仪器自动给出结果。

2 精浆尿酸的手工检测法

精浆尿酸的手工检测法主要是利用检测血清 UA 的尿酸酶法加以改良后建立的（张红烨 等，2007）。由于精浆成分复杂且含有丰富的蛋白质，有一定黏稠度，故精浆尿酸检测不像血清那么简单，需要先沉淀精浆蛋白再测定。

主要试剂：① 酶混合试剂。尿酸酶 160 U/L，过氧化物酶 1 500 U/L，4-氨基安替比林 0.4 mmol/L，3,5-二氯-2-羟基苯磺酸 2 mmol/L，pH7.7 磷酸盐缓冲液 100 mmol/L。称取的混合干粉试剂，在应用前用蒸馏水复溶，在 4℃可稳定 2 周。② 300 μmol/L 的尿酸标准应用液。③ 0.175 mol/L $ZnSO_4$ 溶液。④ 0.15 mol/L Ba（OH）$_2$ 溶液。

具体操作步骤：① 取液化后的精液标本 0.1 ml 于测定试管中，加入 1.5 ml 蒸馏水、0.4 ml 0.15 mol/L Ba（OH）$_2$、0.4 ml 0.175 mol/L $ZnSO_4$，每一步都充分混匀，静置 5 min 后于 3 000 r/min 离心 15 min，取上清 1.2 ml 于另一试管中。② 设标准管一支，加入 10 μl 尿酸标准液和 1.2 ml 蒸馏水。③ 测定管和标准管均加入 300 μl 酶混合试剂，混匀，37℃ 水浴 15 min 之后于 3 000 r/min 离心 15 min，取上清液，于 520 nm 波长处比色。④ 精浆尿酸浓度 =（测定管吸光度/标准管吸光度）× 60 μmol/L。

目前，精浆尿酸含量的全自动检测法和手工法市场上均有相应试剂盒提供，医疗机构可根据实验室实际情况选用。

【方法学评价与质量控制】

目前，文献报道的检测尿酸的方法主要有液相色谱－串联质谱法、高效液相色谱法（HPLC）及尿酸酶－过氧化物酶偶联法（丁萍 等，2004）。液相色谱－串联质谱法和HPLC法，一般需要经过萃取后再检测，操作烦琐和费时，且所需仪器成本比较高，难以在临床上广泛应用；手工尿酸酶－过氧化物酶偶联法，需要预先沉淀精浆蛋白后再测定，加样程序多，操作步骤复杂，且人为误差比较大。而以尿酸酶－过氧化物酶偶联为基础的全自动精浆尿酸检测方法，灵敏度和精密度高，线性范围宽，准确度高，且校准品有良好的溯源性，定值可靠，适用于不同类型的全自动生化分析仪，实现了对男性精浆尿酸的批量、快速、准确检测。

全自动检测法需要注意的是：① 试剂从 2～8℃取出后，应于室温下平衡 30 min 后再上机检测。② 不要使用过期试剂，超过稳定期的试剂所测结果准确性难以保证。一般情况下，检测试剂可在 2～8℃保存 6 个月，开封后可稳定 30 d。③ 每批试剂使用前，或者仪器进行维修或环境发生明显改变后，应用蒸馏水和尿酸校准品定标后再进行精浆样本检测。④ 每次检测要进行质控，质控品可以商业获得或者自制。室内质控品的制备及使用方法参照"精浆总 α 葡糖苷酶活性的测定"一节。

【正常参考值及临床意义】

根据正常生育男性精浆尿酸检测结果，以第 5 百分位数确定正常参考值范围。全自动检测法的精浆尿酸正常参考值为：≥ 39.08 μmol/L；手工检测法的正常参考值为：39.76～52.65 μmol/L。

由于生殖系统和精液中存在丰富的抗氧化酶系和非酶类抗氧化物，从而使 ROS 的产生和清除保持动态平衡。尿酸作为非酶类抗氧化物在清除 ROS 中发挥重要作用。尿酸含量的减少可导致清除 ROS 能力下降，造成 ROS 相对增多，从而对男性生殖系统和精子产生损伤作用。徐开生等（2004）研究表明，正常生育男性精浆尿酸含量显著高于梗阻性无精子症、非梗阻性无精子症、少精子症及弱精子症患者。李红等（2010）亦报道，正常生育男性精浆 UA 浓度明显高于不育男性，且精浆过氧化氢浓度与尿酸浓度呈负相关。郭续胜（2008）研究发现，白细胞精子症患者精浆 UA 含量显著低于非白细胞精子症患者及健康对照者，且精液中白细胞浓度与精浆 UA 含量呈显著负相关。而且，精浆尿酸含量降低可致精子畸形率升高（Zhang et al，2009）。因此，检测精浆尿酸水平对辅助诊断与抗氧化能力降低相关的男性不育有重要意义。

十、精浆肉碱测定

肉碱有左旋（L-）和右旋（D-）两种旋光异构体，分别具有不同的生理和药理性质。L- 肉碱是线粒体膜上唯一的活化脂肪酸载体，主要功能是携带、转运活化的脂肪酸，特别是长链饱和和不饱和脂肪酸穿越线粒体膜，进入线粒体内进行 β 氧化和三羧酸循环反应，为机体的各种代谢活动提供能量。L- 肉碱还具有促进丙酮酸、支链氨基酸的氧化利用，清除胞质中乙酰辅酶 A 的积聚和不良反应，调节和维持线粒体基质中酰基辅酶 A 与辅酶 A 之间的比例，防止长链脂酰辅酶 A 对生物膜的损伤等生物功能（李克 等，2005）。而 D- 肉碱对肉碱乙酰基转移酶和肉碱脂酰转移酶具有竞争性抑制作用，不利于 L- 肉碱生物功能的发挥和生物体的正常代谢，对生物体表现出较大毒性。因此，在生物体提到的肉碱一般指 L- 肉碱。

人体获取肉碱的途径通常通过食物，各食物中均有不同量肉碱，但植物性食物中肉碱含量比动物性食物低，羊肉中肉碱含量最高。在男性和雄性动物的生殖道中，肉碱高浓度地集中在附睾中，主要以游离态形式存在，但附睾中的肉碱来自血浆。

【检测原理】

肉碱在肉碱脱氢酶的作用下与硫代氧化型辅酶 I 反应，生成脱氢肉碱和硫代还原型辅酶 I，硫代还原型辅酶 I 的生成量与肉碱浓度成正比。硫代还原型辅酶 I 在 400 ~ 420 nm 波长处有最大吸收峰，通过测定此波长处的吸光度变化率，可计算出精浆样本中的肉碱浓度。具体反应如下：

$$\text{L- 肉碱} + \text{硫代氧化型辅酶 I} \xrightarrow{\text{肉碱脱氢酶}} \text{脱氢肉碱} + \text{硫代还原型辅酶 I}$$

【检测方法】

精浆肉碱的全自动检测使用的是肉碱脱氢酶法，适用于多种品牌的全自动生化分析仪，包括迈瑞系列、科华、罗氏、奥林巴斯、日立等，所用试剂为开放型。具体操作为：

（1）设置仪器参数。在仪器和试剂第一次使用时设置参数，以后的每次检测均无须再次修改。基本参数设置如下：

主 / 辅波长：400 ~ 420/600 ~ 700 nm　　　　样本量：20 μl

分析方法：固定时间法　　　　　　　　　　R1 试剂：160 μl

反应方向：上升　　　　　　　　　　　　　R2 试剂：53 μl

（2）取 1 瓶 R1 冻干粉（硫代氧化型辅酶 I），加 4 ml 蒸馏水复溶，即得 R1 试剂；取 1 瓶 R2 冻干粉（肉碱脱氢酶），加 2.5 ml 蒸馏水复溶，即得 R2 试剂。在仪器的适当位置放入 R1 试剂和 R2 试剂。

（3）精液液化后，3 000 g 离心 10 min，取上层精浆置于样本杯中，并置于仪器适当位置。

（4）点击开始检测，仪器自动给出结果。

目前，精浆肉碱的全自动检测法已有相应试剂盒提供，医疗机构可根据实验室条件适时开展。

【方法学评价与质量控制】

目前，文献报道的肉碱检测方法有化学法、酶法、荧光法、高效液相色谱（HPLC）

法、放射性同位素酶法和固定时间法等（李克 等，2007c；陆金春 等，2009；宁波赛克生物技术有限公司，2013）。化学法为手工方法，加样程序多，操作复杂，人为误差较大；酶法专一性好，灵敏度高，但操作步骤多，所用试剂量大，比较昂贵，且待测样本如含有巯基类物质会产生干扰；荧光法的灵敏度与放射性同位素酶法较为接近，两者测定时均不受样本中胆红素、硫醇类物质的影响，但前者测定结果易受样本中内源性荧光物质的影响，且两者均需特殊仪器设备，对检测人员的操作和检测环境要求较高；HPLC 法检测结果准确，但样本处理复杂，仪器价格昂贵，检测时间较长，难以适应医疗机构检测大批样本的需求。而基于肉碱脱氢酶的精浆肉碱全自动检测法（固定时间法），操作简单，试剂用量少，人为误差小，且肉碱校准品有良好的溯源性，定值可靠，适用于不同类型的全自动生化分析仪，实现了对男性精浆肉碱的批量、快速、准确的检测。

精浆肉碱的全自动检测法需要注意的是：① 试剂从 2～8℃取出后，应于室温下平衡 30 min 后再上机检测。② 不要使用过期试剂，超过稳定期的试剂所测结果准确性难以保证。一般情况下，检测试剂可在 2～8℃保存 6 个月，开封后可稳定 30 d。R1 和 R2 试剂溶解后均需置 −20℃条件下避光密闭贮存。③ 每批试剂使用前，或者仪器进行维修或环境发生明显改变后，应用肉碱校准品定标后再进行精浆样本检测。④ 每次检测要进行质控，质控品可以商业获得或者自制。室内质控品的制备及使用方法参照"精浆总 α 葡糖苷酶活性的测定"一节。

目前，南京欣迪生物药业工程有限责任公司已能提供精浆复合定值质控品作为检测精浆肉碱的质控品，以保证实验室检测结果的准确性和不同实验室检测结果的一致性。该复合定值质控品提供了精浆锌、果糖、肉碱和柠檬酸检测项目在不同型号仪器上的靶值和范围，具体的使用方法可参照相应的精浆复合定值质控品说明书。

【正常参考值及临床意义】

根据正常生育男性精浆肉碱检测结果，以第 5 百分位数确定正常参考值范围。精浆肉碱的正常参考值为：≥ 145.83 μmol/L。

肉碱分布于人体内各种组织，以附睾中的肉碱浓度最高。附睾是人精子成熟与贮存的场所，与精子运动及受精能力的获得直接相关。作为附睾液中的一种重要成分，肉碱具有极为重要的生理功能，可携带脂肪酸进入线粒体内进行 β 氧化和三羧酸循环反应，为精子代谢提供能量。附睾因急、慢性炎症、囊肿、精子肉芽肿等影响到附睾正常生理功能时，精浆肉碱含量下降。当肉碱缺乏时，精子线粒体内正常的 β 氧化过程缓慢，为精子提供的能量降低，可导致精子存活力和运动能力明显降低，进而可导致男性不育（商学军 等，2006）。因此，精浆肉碱水平测定可用于男性不育的辅助诊断。临床上左卡尼汀（L- 肉碱）已被广泛应用于治疗少、弱精子症等男性不育相关疾病（王亚轩 等，2010），精浆肉碱的检测可为临床上左卡尼汀的应用及疗效监测提供依据。

研究显示（李克 等，2007a；李克 等，2007b；尹彪 等，2013）：正常生育男性精浆肉碱含量显著高于弱精子症和少精子症患者；精浆肉碱含量与精子浓度、活动力和形态均存在显著的正相关；精浆肉碱含量与精浆 α 葡糖苷酶活性呈较强正相关，而与精浆果糖及酸性磷酸酶活性没有相关性。

第八节　精液游离弹性蛋白酶的检测

中性粒细胞弹性蛋白酶（neutrophil elastase，NE）是一种重要的中性蛋白水解酶，直接参与体内各种生理和病理过程，在感染性疾病发生、组织损伤和炎症等诸多方面起着重要介质作用（揭志军 等，2005）。各种体液或组织中弹性蛋白酶水平的高低可很好地反映该组织脏器损伤的严重程度，是判断组织损伤的严重程度和预后的敏感指标。正常生理情况下，由巨噬细胞、中性粒细胞分泌的弹性蛋白酶量很少，并不断与抗蛋白酶系统如 α1-抗胰蛋白酶（α1-AT）和 α2- 巨球蛋白（α2-MG）结合形成复合物而被巨噬细胞、中性粒细胞吞噬清除，蛋白酶和抗蛋白酶之间保持着一种动态平衡，因而不会引起正常组织的破坏和损伤。炎症反应过程中，中性粒细胞分泌大量弹性蛋白酶，使得弹性蛋白酶含量和活性明显增高，而抗蛋白酶含量相对不足，又易受到氧自由基的氧化失活，有活性的弹性蛋白酶会降解邻近组织的弹性蛋白、多黏蛋白、基底膜和胶原纤维，从而使组织脏器遭受破坏和损伤。因此检测精液有活性的游离弹性蛋白酶可以反映男性生殖道炎症程度，可为男性不育诊断提供可靠依据。

一、检测原理

Methoxysuccinyl-alanyl-alanyl-prolyl-valine-p-nitroanilide（MEOSAAPVNA）是 NE 的一种特异性的合成荧光底物。精液中的游离弹性蛋白酶可分解底物 MEOSAAPVNA 产生 p- 硝基苯胺，游离弹性蛋白酶的活性与 p- 硝基苯胺生成量成正比，通过测定 412 nm 波长处 p- 硝基苯胺的吸光度变化率，即可计算出精液样本中游离弹性蛋白酶活性。具体反应为：

MEOSAAPVNA　　　　　　　　　　　p- 硝基苯胺

二、检测方法

精液游离弹性蛋白酶的全自动检测适用于多种品牌的全自动生化分析仪，包括迈瑞系列、科华、罗氏、奥林巴斯、日立等，所用试剂为开放型。具体操作为：

（1）设置仪器参数。在仪器和试剂第一次使用时设置参数，以后的每次检测均无须再次修改。基本参数设置如下：

主 / 辅波长：400 ~ 420/600 ~ 700 nm   样本量：10 μl

分析方法：速率法   R1 试剂：150 μl

反应方向：上升   R2 试剂：50 μl

（2）在仪器的适当位置放入 R1 试剂和 R2 试剂。R1 试剂的主要成分为 HEPES 缓冲液；R2 试剂的主要成分为 MEOSAAPVNA。

（3）精液液化后，取 600 μl 精液，加入 20 μl 样本处理液（6% Triton X-100），混匀，6 000 g 离心 10 min 后取上清液上机检测。

（4）点击开始检测，仪器自动给出结果。

目前，精液游离弹性蛋白酶的全自动检测法已有相应试剂盒提供，医疗机构可根据实验室条件适时开展。

三、方法学评价与质量控制

目前，临床上广泛使用的精液弹性蛋白酶检测法是酶联免疫吸附分析法（ELISA）（陆金春 等，2009）。其基本原理为：包被于固相载体的抗弹性蛋白酶抗体可与精液中弹性蛋白酶 $-\alpha 1$ 抗胰蛋白酶抑制剂复合物相结合，结合的待测物再与酶标记的抗 $\alpha 1$ 抗胰蛋白酶抑制剂抗体结合，结合的酶可催化底物显色，有色产物的吸光度与精液样本中弹性蛋白酶 $-\alpha 1$ 抗胰蛋白酶抑制剂复合物浓度呈正相关。此种方法检测的是精液中弹性蛋白酶 $-\alpha 1$ 抗胰蛋白酶抑制剂复合物，而非游离弹性蛋白酶。而在精液样本中，与 $\alpha 1$ 抗胰蛋白酶抑制剂结合的弹性蛋白酶为已失活的酶，真正在炎症过程中起作用的是游离弹性蛋白酶，因此，此种方法的设计存在明显缺陷，不适合在临床上进一步开展（陆金春，2018）。

精液游离弹性蛋白酶的全自动检测法，以 Meo-Suc-Ala-Ala-Pro-Val-pNA 作为反应底物，灵敏度高，操作简单，试剂用量少，人为误差小，且弹性蛋白酶校准品有良好的溯源性，定值可靠，适用于不同类型的全自动生化分析仪，实现了对男性精液游离弹性蛋白酶的批量、快速、准确检测。

全自动检测法需要注意的是：① 试剂从 2 ~ 8℃取出后，应于室温下平衡 30 min 后再上机检测。② 不要使用过期试剂，超过稳定期的试剂所测结果准确性难以保证。一般情况下，检测试剂可在 2 ~ 8℃保存 10 个月，开封后可稳定 30 d。③ 每批试剂使用前，或者仪器进行维修或环境发生明显改变后，应用弹性蛋白酶校准品定标后再进行精液样本检测。④ 每次检测要进行质控，质控品可以商业获得或者自制。室内质控品的制备及使用方法参照"精浆总 α 葡糖苷酶活性的测定"一节。

四、正常参考值及临床意义

精液游离弹性蛋白酶的正常参考值为：≤ 4.41 U/L。

弹性蛋白酶是机体内能水解弹性蛋白的酶。当炎症发生于男性生殖系统时，由中性粒细胞释放的弹性蛋白酶被 α1 抗胰蛋白酶抑制剂结合而失活，而未能结合的游离弹性蛋白酶可对男性生殖系统造成损伤（魏小斌 等，2006）。弹性蛋白酶亦能刺激细胞合成活性氧自由基，导致细胞损伤甚至死亡（Yang，1996）。因此，检测精液中游离弹性蛋白酶活性可以反映男性生殖系统炎症损伤程度，可以辅助诊断男性生殖道感染，尤其是可能存在的隐性感染，从而为男性不育诊断提供可靠依据。

第九节　精子顶体分析

人精子头前端为顶体，覆盖在精子核前面。精子顶体由顶体帽与赤道板组成，是一个膜结合的帽状结构。顶体内含有多种蛋白水解酶和磷酸酯酶。获能的精子穿过卵丘细胞外基质时被激活，引发顶体反应（AR），从而将顶体内的酶释放出来以溶解卵放射冠及透明带。精子在体内只有经过获能和顶体反应，才能穿入卵细胞与其融合，完成受精。精子顶体是否完整、能否正常发生顶体反应以及顶体酶活性的高低对精卵正常受精有着重要的影响。因此，检测精子顶体完整率、顶体反应发生率及顶体酶活性，有助于预示精子的受精能力。

一、精子顶体完整率分析

精子顶体完整率的分析需要对精子进行涂片和染色，具体方法参见"精子形态学分析"一节。

根据顶体的外形和损伤情况，将精子顶体分为 4 种类型。Ⅰ 型：顶体完整，精子形态正常，着色均匀，顶体边缘整齐，有时可见清晰的赤道板。Ⅱ 型：顶体轻微膨胀，精子质膜（顶体膜）疏松膨大。Ⅲ 型：顶体破坏，精子质膜严重膨胀破坏，着色浅，边缘不整齐。Ⅳ 型：顶体全部脱落，精子核裸露。Ⅱ、Ⅲ、Ⅳ 型均为顶体不完整精子。计算顶体完整率时一般计数 200 个精子，计算 Ⅰ 型顶体精子占计数总精子的百分比。

顶体完整率（%）= 顶体完整精子数 / 精子总数 ×100%。

正常生育男性顶体完整率的正常参考值为：>75%。

临床意义：精子顶体内含有多种水解酶，如顶体蛋白酶、透明质酸酶、酸性磷酸酶等。在受精时，精子释放顶体酶，分解卵子外周的放射冠与透明带，进入卵子内。顶体酶也能降低宫颈黏液的黏度，提高精子穿透宫颈黏液的能力。精子顶体缺陷与男性不育有密切关系。

二、精子顶体反应的检测

顶体反应（AR）是获能的精子到达卵细胞附近时所发生的一系列变化，包括精子与卵子的接触、精子顶体小囊释放出水解酶以及卵子周围放射冠和透明带的溶解等。在自然情况下如果没有 AR 的发生，受精是无法进行的。对精子 AR 进行检测是了解男性生育能力的重要手段。精子 AR 发生率的降低与精子受精能力下降密切相关，因此，检测 AR 发生率可以预示精子的受精能力。

【检测方法】

AR 的发生一般认为是钙离子内流启动的，因此，使用钙转运剂如钙离子载体或孕激素等处理，可用于检测获能精子发生 AR 的能力。常用的检测方法有凝集素免疫荧光染色法和考马斯亮蓝染色法（陆海一 等，2002）。

1 凝集素免疫荧光染色法

（1）检测原理

凝集素免疫荧光染色法是基于精子顶体中含有大量糖蛋白，能与植物凝集素——豌豆凝集素（pisum sativum agglutinin，PSA）等特异性结合。钙离子载体 A23187 能诱导精子发生顶体反应。精子发生顶体反应后，顶体丢失。因此可利用能与糖基结合的 PSA 作为探针检测顶体反应。

（2）所用试剂

所用试剂包括：

① BWW（Biggers，Whitten and Whittingham）贮 备 液：5.540 g NaCl，0.356 g KCl，0.250 g $CaCl_2 \cdot H_2O$，0.162 g KH_2PO_4，0.294 g $MgSO_4 \cdot 7H_2O$，1 ml 酚红溶液，蒸馏水加至 1 000 ml。

② BWW 培养液：将 2.100 g $NaHCO_3$，0.37 ml 乳酸钠（60% 浆状体），0.028 g 焦丙酮酸钠，0.100 g 葡萄糖，青、链霉素各 10 万 U，0.350 g 人血清白蛋白以及 0.477 g HEPES 溶于 100 ml BWW 贮备液中，加温至 37℃，通入 CO_2 气体调 pH 至 7.4 即可。

③ 100 mg/L 氢溴酸罗丹明豌豆凝集素（TRITC-PSA）：用 0.1 mol/L pH7.4 PBS 配制。

④ 1 mmol/L A23187 溶液：用二甲亚砜（DMSO）溶解。诱导精子顶体反应亦可用 10 μmol/L 孕酮，用生理盐水配制。

（3）操作步骤

取液化的精液 1 ml 置于一无菌洁净的玻璃试管中，上层轻轻加入 5 ml BWW 液，45° 倾角 37 ℃上游 30 min。取上层活力良好的精子 1 000 r/min 离心 10 min，精子沉淀用

BWW 液调整至（1～10）×10^6/ml。37 ℃孵育 5 h，使精子获能。而后加入 A23187 使其终浓度为 10 μmol/L，37 ℃再孵育 1 h，诱导精子顶体反应。1 000 r/min 离心 10 min，沉淀用适量 PBS 悬浮后涂片，晾干，甲醇固定 30 s，迅速干燥。用 TRITC-PSA 染色 30 min，蒸馏水冲洗后浸泡 15 min，晾干，荧光显微镜 40 倍油浸物镜下观察（G 激发滤片 /G 双色分光组件，激发光谱 0～545 nm，0–515 阻挡滤片）。

（4）结果判读

镜下可见 3 种类型的精子：顶体帽无荧光或仅核有荧光为发生顶体反应的精子；顶体完整有荧光而核无荧光为顶体完整的活精子；整个精子有荧光为死精子。计算 200 个精子中第 1 种类型精子的百分率。

2　考马斯亮蓝染色法

（1）检测原理

精子获能后，经钙离子载体 A23187 诱导发生顶体反应，发生顶体反应后顶体丢失，用考马斯亮蓝染色时顶体区不着色。顶体完整而被考马斯亮蓝染上蓝色的精子为没有发生顶体反应的精子。

（2）所用试剂

所用试剂包括：

① BWW 贮备液和培养液：见前述"凝集素免疫荧光染色法"部分。

② 0.05% 考马斯亮蓝 G250：50 mg 考马斯亮蓝 G250 加入 100 ml 3.5% 的高氯酸水溶液中，煮沸溶解后过滤，置于棕色瓶内保存。

③ 1 mmol/L A23187 溶液：用二甲亚砜（DMSO）溶解。

（3）操作步骤

精子获能及顶体反应操作同前述 2.1 "凝集素免疫荧光染色法"部分。发生顶体反应的精子悬液 1 000 r/min 离心 10 min，沉淀用 4% 甲醛 –PBS 悬浮，固定 10 min。涂片，自然干燥，考马斯亮蓝 G250 染色 30 min，用蒸馏水冲洗后晾干，显微镜下观察。

（4）结果判读

计算 200 个精子中顶体未着色（发生顶体反应）精子的百分率，即为发生顶体反应精子的百分率。

【方法学评价与质量控制】

凝集素免疫荧光染色法的特异性高于考马斯亮蓝染色法，但所需材料相对昂贵，并需要荧光显微镜；而考马斯亮蓝染色法操作比较简单，但特异性不强，染色效果不好时，着色与未着色精子有时难以辨别。

在严格按照操作程序进行时，为了保证检测结果的准确可靠，每份样本须重复检测两次，两次的结果差异应在允许的范围内（表 5–2）。在有条件的医院，尽量采用凝集素免疫荧光染色法检测精子顶体反应发生率。

需要注意的是，这两种检测方法均未考虑到自发性顶体反应发生率。如果考虑到自发性顶体反应发生率，正常参考值会有所不同。自发性顶体反应发生率可直接用上游后的精子涂片，无须获能和诱导顶体反应过程，涂片直接用 TRITC-PSA 或考马斯亮蓝染色即可，也可用异硫氰酸荧光素标记的豌豆凝集素（FITC-PSA）进行染色，一般用 25 mg/L FITC-PSA 染色至少 1 h（WHO，2010）。因此，未来的检测方法应以诱导性顶体反应发生率为准，因为已发生自发性顶体反应的精子无法再释放顶体酶和溶解放射冠和透明带。诱导性顶体反应发生率 = 诱导获能和顶体反应后的顶体反应率 – 自发性顶体反应率。目前，应用流式细胞术检测诱导性顶体反应发生率的方法正在临床试验中。

为了保证检测体系的正常，每次试验必须有阳性对照的质量控制标本，即对离子载体反应良好的男性精液标本（诱导性顶体反应发生率 > 15%）。另外，在新配制的染料应用前，为确保每批新配制的染料配制适当，必须用已知阳性反应的质控精子同旧染料一起进行交叉试验。

【正常参考值及临床意义】

正常生育男性自发性顶体反应发生率一般低于 15%，诱导性顶体反应发生率大于 15%。如果诱导性顶体反应发生率低于 10%，则为异常；介于 10% 和 15% 之间，提示精子功能可能异常（WHO，2010）。

AR 是精子受精过程中的重要环节，与精子穿透卵子的卵丘、放射冠和透明带密切相关。因此，精子顶体反应发生率的降低可能是导致男性不育的重要因素之一。

三、精子顶体酶的检测

精子顶体含有多种蛋白水解酶，顶体酶是精子顶体蛋白水解酶的总称，存在于精子头部顶体内膜与赤道膜之间。当精子头部与卵透明带结合时，精子顶体内的顶体酶原被激活为顶体酶，通过顶体反应被释放，从而水解卵透明带，使精子穿过卵透明带最终实现与卵子的融合。顶体酶含量或活性降低必然影响精子穿透透明带和放射冠，因此，精子顶体酶的检测是目前临床上检测精子受精能力的重要指标之一。

【检测方法】

顶体内含有多种蛋白水解酶和磷酸酯酶，主要有精氨酸酰胺酶、透明质酸酶、酸性磷酸酶等。目前，检测精子顶体酶的方法较多，主要有固相 N α - 苯甲酰 –DL- 精氨酸 –p- 硝酰基苯胺（BAPNA）法、底物酶法、化学比色法、改良 Kennedy 法、明胶法和全自动检测法（终点法）（Kennedy et al，1989；肖春花 等，1994；Cui et al，2000）。

1　精子精氨酸酰胺酶活性测定法

（1）检测原理

底物酶法、化学比色法和改良 Kennedy 法的反应原理均是基于精子顶体中存在精氨酸酰胺酶，精氨酸酰胺酶以 N-α - 苯甲酰 –DL- 精氨酸 –p- 硝酰基苯胺（BAPNA）为底物，分解产生有色产物——硝酰基苯胺，通过测定硝酰基苯胺生成量即可推算出精氨酸酰胺酶的活性。精子精氨酸酰胺酶存在于顶体中，其活性可代表精子顶体酶活性。

（2）所用试剂

所用试剂包括：

① Ficoll 溶液（pH7.4）：l0.7 g NaCl、0.6 g HEPES、11.0 g Ficoll 400（聚蔗糖），加水至 100 ml。

② Triton 溶液（pH8.0）：0.32 g NaCl、1.31 g HEPES、1.0 g Triton X-100，加水至 100 ml。

③ 终止液：苯甲脒 8.73 g 加水至 100 ml。

④ BAPNA 液（1 份）：5 mg BAPNA 用 0.5 ml 二甲亚砜（DMSO）溶解，临用前配制。

⑤ 反应溶液：9 份 Triton 溶液 +1 份 BAPNA 液。

（3）操作步骤

液化精液先进行精子计数，以 $X \times 10^6$/ml 表示。以 7.5/X 作为所加精液量，加入 0.5 ml Ficoll 溶液，2 000 r/min 离心 15 min，弃尽上清液，用 100 μl Ficoll 溶液悬浮，再按表 5-15 操作。

表 5-15　顶体酶活性测定操作步骤

（单位：μl）

试剂	测试管	对照管
Triton 溶液	900	900
终止液	—	100
反应液	100	100
22～24℃孵育 1.5 h，每隔 0.5 h 振荡 1 次		
终止液	100	—

反应结束后 2 000 r/min 离心 15 min，取上清液于 410 nm 测吸光度（A）值，以反应溶液调零。

结果计算：顶体酶活性 =（测定管 A 值 – 对照管 A 值）× 329 IU/10^6 精子。

精子顶体酶活性定义：单位时间内 22～24℃水解 1.0 μmol BAPNA 为 1 IU 顶体酶活性。

注：顶体酶活性 = $\Delta A \times V \times 10^6 / (\varepsilon \times v \times L)$，其中 ΔA 为吸光度的变化，V 为反应体系体积，10^6 为 mol 和 μmol 之间的换算系数，ε 为摩尔消光系数 9.9 mM$^{-1} \cdot$ cm^{-1}，v 为样本量，L 为比色杯光径（cm）。将这些参数的具体值代入公式，计算出的系数为 329。

（4）正常参考值

正常生育男性精子顶体酶活性：> 36 IU/10^6 精子。

2　明胶法测定精子顶体酶活性

（1）检测原理

顶体酶含有多种蛋白水解酶。精子在明胶制成的薄膜上孵育后，引起顶体的解聚，释放出顶体酶，将明胶溶解形成亮环。酶活性的大小可依据形成亮环直径的大小来判断。

（2）所用试剂

所用试剂包括：

① 34 g/L 明胶：3.4 g 明胶加双蒸水 100 ml，100 ℃溶解。

② 0.05 mol/L pH7.0 巴比妥钠盐酸缓冲液：1.03 g 巴比妥钠加蒸馏水溶解，用 0.1 mol/L HCl 调至 pH7.0。

③ 0.05% 戊二醛溶液：用 pH7.0 巴比妥钠盐酸缓冲液配制。

④ 0.5% 台盼蓝水溶液。

⑤ 0.01 mol/L pH7.4 PBS。

（3）操作步骤

① 明胶膜的制备：34 g/L 明胶 100℃溶解后降至 56℃，每张洁净的玻片上滴加 1.0 ml，立即推成薄膜。置于 4℃冰箱 3～5 min 呈凝胶状，转置室温干燥 20 h。用 0.05% 戊二醛固定 2 min，后用 pH7.0 巴比妥钠盐酸缓冲液洗 2 次，每次 10 s，蒸馏水冲洗 6 次，用滤纸吸去水分，室温干燥 1 h。用 0.5% 台盼蓝水溶液染色 10 s，用滤纸将多余的染液吸去。

② 精子顶体酶活性测定：精液液化后 2 000 r/min 离心 10 min，去除上层精浆，精子用 PBS 洗 2 次后悬浮于 PBS 中。将上述悬浮液 1 滴滴加于制备好的明胶膜上，均匀涂开，37℃湿盒中孵育 2 h。取出，自然干燥，显微镜下观察。

阳性反应的精子镜下可见亮环，亮环直径表示酶活性大小。

（4）正常参考值

正常生育男性阳性率：>60%，亮环直径：>120 μm。

3　精子顶体酶活性全自动检测法（终点法）

（1）检测原理

对硝基苯磷酸二钠盐在顶体酶（酸性磷酸酶）的作用下，生成 4-硝基酚和无机磷。4-硝基酚在碱性条件下于 400～420 nm 波长处有最大吸收峰。通过监测 400～420 nm 波长处的吸光度变化率，并根据校准品的校准曲线，即可计算出精子顶体样本中顶体酶活性。

样本中顶体酶活性（U/L）=$K \times \Delta A + B$，K 和 B 分别为校准曲线的斜率和截距；ΔA 为样本的吸光度变化率。

（2）操作步骤

精子顶体酶活性的全自动检测法适用于多种品牌的全自动生化分析仪，包括迈瑞系列、科华、罗氏、奥林巴斯、日立等，所用试剂为开放型。具体操作为：

① 设置仪器参数。在仪器和试剂第一次使用时设置参数，以后的每次检测均无须再次修改。基本参数设置如下：

主／辅波长：400～420/600～700 nm　　样本量：10 μl

分析方法：终点法　　R1 试剂：280 μl

反应方向：上升　　R2 试剂：70 μl

② 取 1 支 R1 干粉（4- 硝基苯磷酸二钠盐），用 R1 溶解剂（柠檬酸盐缓冲液）溶解，得到 R1 试剂。在仪器的适当位置放入 R1 试剂和 R2 试剂（氢氧化钠溶液）。

③ 样本的预处理：

精子计数：以 $M \times 10^6$ 精子 /ml 表示浓度，计数后，按每管 10×10^6 精子数，计算出所需精液量，即（$5 \div M$）ml 为所需精液体积，加至 1.5 ml 离心管中。

精子洗涤：将上述所取标本 3 000 g 离心 5 min 后，弃上清液，加入 1 ml 生理盐水摇匀，3 000 g 离心 5 min，弃上清液，再重复用生理盐水洗涤 2 次，得精子沉淀物。加入 500 μl 裂解剂（Triton X-100）摇匀，静置 5 min，3 000 g 离心 5 min，取上清液置于样本杯中，并置于仪器适当位置。

④ 点击开始检测，仪器自动给出结果。

（3）正常参考值

根据正常生育男性精子顶体酶活性检测结果，以第 5 百分位数确定正常参考值范围。精子顶体酶活性的正常参考值为：≥ 14.51 U/L 或 ≥ 1.451 mU/10^6 精子。

4　固相 BAPNA 法

（1）检测原理

以高分子聚合物将待测精子固着于聚四氟乙烯膜（PTFE）表面，通过特制的反应装置控制反应液与 PTFE 表面精子的接触与分离（图 5-17），达到实现检测精子顶体酶活性和终止反应的目的。检测被固相捕获精子的精氨酸酰胺酶活性可反映精子顶体酶的活性。BAPNA 在精氨酸酰胺酶的作用下，分解产生黄色的硝酰基苯胺，通过测定硝酰基苯胺的产量即可推算出精氨酸酰胺酶的活性。

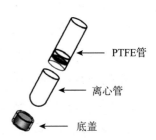

PTFE管
离心管
底盖

PTFE：聚四氟乙烯膜

图 5-17　反应装置组成

（2）操作步骤

① 试验准备：

a. 将所用试剂置于室温充分平衡。

b. 将孵育箱温度精确控制在 24 ℃。

c. 配制精子洗液。以纯化水 5 倍稀释 5× 精子浓缩洗液，如吸取 5× 精子浓缩洗液 10 ml，加入纯化水 40 ml，混匀即可。配制后的精子洗液 2 ~ 8℃保存至少可用 10 个月。

② 标本准备：

a. 在锥形离心管或试管中加入液化完全的新鲜精液标本 2 ml，加入精子洗液 4 ml，颠倒混匀或以巴氏管吹打混匀（图 5-18A）。

b. 800 g 离心 10 min，去除上层液体，保留底部精子沉淀。

c. 加入 0.2 ~ 0.5 ml 精子洗液，使精子重新悬浮（图 5-18B）。注意：精子洗液加入量不要太多，以免精子浓度过低影响后续检测。

d. 充分混匀后准确计数精子浓度。要求：精子浓度≥ 17.5×10^6/ml。若精子浓度低于 17.5×10^6/ml，则需要重新洗涤一定体积的原始精液，将二者合并，从而达到提高精子浓度的目的。

e. 在反应装置的 PTFE 管体完成标本标记后，向 PTFE 管底加入 7.0×10^6 个精子（图 5-18C），且加入的精液量应在 0.1～0.4 ml 之间。若加入量 <0.1 ml，则先在 PTFE 管中加入所需的精液量后，再补充加入 0.1 ml 的精子洗液，并轻轻摇动混匀。

精液加样量计算方法：若洗涤精子的浓度为 $D \times 10^6$/ml，则每份精液标本加入 PTFE 管中的精液量（ml）$= 7 \div D$。例如：洗涤精子的浓度为 40×10^6/ml，则加入 PTFE 管中的精液量 $= 7 \div 40 = 0.175$ ml。

f. 在水平式离心机上 1 500 g 离心 10 min。

g. 丢弃反应装置底部的离心管（图 5-18D），以底盖封紧底部（图 5-18E），待用。

注意：离心后的 PTFE 管不可久置，以免膜面上的精子过度干燥导致顶体酶活性下降。离心结束后 10 min 内执行下述操作。

③ 精子顶体酶活性检测：

a. 临用前 60 min 内，将装有缓冲液的小管插入泡沫板（图 5-18F），在装有缓冲液的小管内加入底物液 0.2 ml（此为反应液）。以其中 1 支装有反应液的小管作为试剂空白（RB），另 1 支装有反应液的小管作为质控（QC）。在小管管体上进行标本标记。

注意：准确计算每次检测所需的装有缓冲液小管的数量，加入底物（配成反应液）后应当天用完。

b. 将上述处理的反应装置倒转后，与装有反应液的小管结合在一起（图 5-18G）。试剂空白和质控无须使用反应装置，顶体酶活性检测在装有反应液的小管内完成。每次检测均需设置 RB 管和 QC 管。RB 管：将 1 支装有反应液的小管拧紧管盖即可；QC 管：在 1 支装有反应液的小管内加入质控液（需另购）35 μl 后，拧紧管盖即可。

c. 轻轻颠倒混合泡沫板 2 次，180° 翻转泡沫板，使反应液流入 PTFE 管底，24℃准确孵育 60 min（图 5-18H）。

d. 轻轻颠倒混合泡沫板 2 次，180° 翻转泡沫板，使反应液从 PTFE 管底分离从而终止反应。迅速在质控管（QC）中加入 10 μl 质控终止液，混匀。拧开、丢弃与小管结合的反应装置（图 5-18I）。

e. 将小管中的液体转移至微孔板内（图 5-18J），每测试均设复孔，每孔加入吸光度转换液 300 μl。依次在微孔内设立标准、试剂空白、质控和测定孔。标准孔每孔直接加入吸光度转换液 300 μl。也可直接将上述处理后的小管作为标本，上 BRED 生殖医学全自动生化免疫分析仪检测（见 BRED 生殖医学全自动生化免疫分析仪操作说明书）。

f. 酶标仪 405 nm 比色，以纯净水作为空白，读取各孔吸光度。

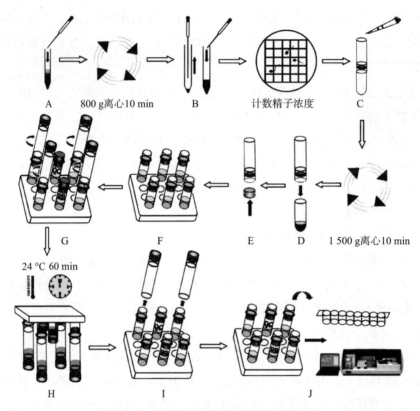

图 5-18 精子顶体酶活性检测操作示意图

④ 结果计算

1 IU 顶体酶活性 = 24 ℃，水解 1.0 μmol BAPNA/min 的底物量。

吸光度转换液在光径 1 cm、405 nm 条件下的吸光度 = 1.000 0

$$待测标本顶体酶活性（μIU/10^6 精子）= \frac{（标本吸光度 - 试剂空白吸光度）}{转换液吸光度 \times 594 \times 7.0} \times 1 \times 10^6$$

$$质控液顶体酶活性（μIU/5\ μl）= \frac{（标本吸光度 - 试剂空白吸光度）}{转换液吸光度 \times 594 \times 7.0} \times 1 \times 10^6$$

（3）正常参考值

正常生育男性的精子顶体酶活性：$\geq$ 64.9 μIU/10^6 精子。

【方法学评价与质量控制】

精子精氨酸酰胺酶活性测定、全自动检测法和固相 BAPNA 法测定精子顶体酶活性，反映的是整个精子群的顶体酶活性，与精子浓度密切相关，而明胶法反映的是具有正常顶体酶活性的精子占所有精子的比例。临床上可以根据患者的具体情况开展相关检查，例如，少精子症患者或准备行辅助生殖技术的患者可以行明胶法检测精子顶体酶活性，而精子浓度正常者一般行其他三种检测方法。目前，每种检测方法均已有市售的商品试剂盒用于临床，如南京欣迪生物药业工程有限责任公司不仅有精子精氨酸酰胺酶活性测定试剂盒，亦有精子顶体酶全自动检测法试剂盒，深圳市博锐德生物科技有限公司有精子顶体酶固相 BAPNA 法检测试剂盒，医疗机构可以根据实验室条件选用。

精子精氨酸酰胺酶活性测定法为手工法操作，所用试剂种类多，花费时间较长，误差亦较大。全自动检测法操作相对简单，所用试剂少，耗时短，误差小，可满足临床上大批样本检测需求。但使用全自动检测法需要注意的是：① 试剂从 2～8℃取出后，应于室温下平衡 30 min 后再上机检测。② 不要使用过期试剂，超过稳定期的试剂所测结果准确性难以保证。一般情况下，检测试剂可在 2～8℃保存 6 个月，开封后可稳定 14 d。R1 试剂溶解后需置 2～8℃条件下避光密闭贮存。③ 每批试剂使用前，或者仪器进行维修或环境发生明显改变后，应用校准品 4- 硝基酚定标后再进行样本检测。④ 每次检测要进行质控，质控品可以商业获得或者自制。室内质控品的制备及使用方法参照"精浆总 α 葡糖苷酶活性的测定"一节。

固相 BAPNA 法的不足是，对参加反应的精子数量和孵育条件要求很高，对实验室的设备条件要求比较高，操作步骤多，烦琐、耗时，不能满足临床上大批样本检测的需求。而且，使用固相 BAPNA 法时需注意：① 为保证精子均匀分布于反应装置的 PTFE 表面，必须使用水平式离心机进行离心，并严格按要求控制离心力和离心时间，否则将影响检测结果的准确性。② 精子悬液在 PTFE 管底的加样量过多（＞0.4 ml），可导致部分精子脱离固相进入反应液，使反应难以完全终止；精子悬液在 PTFE 管底加样量过少（＜0.1 ml），精子不能均匀分布于固相表面。③ 反应装置的 PTFE 管必须防潮保存，若管内膜片受潮可影响固相捕获精子的效果。因此 PTFE 管从冰箱取出需平衡至室温后才能打开防潮包装；在放入冰箱冷藏之前应在密封袋内放入干燥剂后严密封口。④ 精子在 PTFE 管内完成离心分离后，应尽快（最好在 10 min 内）与反应液接触反应。⑤ 反应结束后应尽快在质控管内加入终止液。⑥ 标本在反应装置中离心结束后底部以底盖封底。不可不封底，也不可在反应液流入 PTFE 管底后再封底。

为了保证精子顶体酶活性检测结果的准确性，所用精液样本必须液化良好。若精液标本黏稠度高（或液化迟缓），可导致精子分布不均而影响数子计数和加样准确性，此时需要预先降低精液黏度或促进精液完全液化后，才能用于洗涤和检测。精子精氨酸酰胺酶活性测定中，精子浓度的测定必须准确，整个操作过程中的加样量、温度和作用时间必须标准化。明胶法检测精子顶体酶活性中，明胶膜的制备必须标准化，不同批次的明胶膜应具有可比性，当更换新的明胶膜时，应用同一份精液标本进行对比试验，合格后方可应用于临床。另外，精子悬液与明胶膜作用的时间和温度必须准确，且应正确量读亮环直径。

因检测精子顶体酶活性所用的样本为新鲜样本，新鲜样本在液化后应尽快检测，所以精子顶体酶质控品的开发较为困难，国内外尚没有形成较为统一的质控品。有幸的是，相关质控品的研发工作正在进行中。

【临床意义】

顶体酶活性可反映精子质量，顶体酶活性不足影响精子穿透卵母细胞透明带，从而导致不育（熊承良 等，2013）。除精子自身质量之外，严重的生殖系统感染也可造成精子顶体酶活性降低（徐淑屏 等，2016）。顶体酶活性是判断男性精子功能和生育力强弱的主要指标之一（刘雅峰 等，2005a）。精子顶体酶活性降低提示精子的受精功能较差，精子难以穿透卵母细胞完成受精全过程；但当精子顶体酶活性正常时，却并不能完全肯定精子受精功能正常，原因是受精生理过程较为复杂，顶体酶溶解卵母细胞透明带只是环节之一，活力差和形态异常的精子也可能含有足量的顶体酶。

研究表明（刘睿智 等，2003；辛暨丽 等，2005）：精子顶体酶与精子活力、正常形态精子百分率存在正相关关系；与精浆 α 葡糖苷酶和酸性磷酸酶活性也存在正相关关系。因此，精子顶体酶活性的高低，可间接反映男性精子形态、精浆中 α 葡糖苷酶和酸性磷酸酶活性是否正常。

第十节　精子功能检测

精子功能检测是评估男性生育力的重要内容之一。随着精准医学和个体化医疗的发展和需求，一些男性患者需要进行特定的精子功能检测，其可反映精子代谢、膜功能、核完整性及成熟度、穿透宫颈黏液和卵子的能力等。本节主要介绍反映精子代谢功能的精子乳酸脱氢酶 C4（LDH-C4）活性的全自动检测法、精子膜完整性分析法、反映精子线粒体功能的线粒体膜电位测定、精子 DNA 完整性和精子核成熟度检测、精子穿透宫颈黏液和卵透明带能力检测、反映精子氧化损伤的精子氧化应激检测，以及最新的精子膜糖被完整性检测等。

一、精子 LDH－C4 活性测定

精子活力即精子的运动能力，是衡量精子质量的重要参数之一。影响精子运动的因素有精液黏稠度、精液 pH 值、精液渗透压、抗精子抗体及蛋白酶的缺乏等。精液黏稠度高会限制精子运动，使精子活动力下降；精液 pH 值低于 6.8 或高于 9.0 时，精子活动力下降；精子低渗膨胀率越高，精子活动力越高；精液或女性宫颈黏液中存在抗精子抗体时会影响精子的运动，阻碍精子穿透宫颈黏液从而影响生育；与精子运动有关的酶类，如 ATP 酶、尿激酶及乳酸脱氢酶等缺乏或酶活性降低亦会导致精子活力不足。乳酸脱氢酶同工酶 LDH-C4 是精子糖代谢所必需的酶，为精子在男性生殖道运动提供充足能源，与精子的生成、代谢、获能以及受精有密切关系。酶活性不足的 LDH-C4 可能仅够维持精子的一般活力，但不能使精子最终受精，进而导致男性不育。因此，检测精子 LDH-C4 活性可评价男性精子质量和生育能力，为男性不育诊断提供可靠依据。

研究显示（刘雅峰 等，2011b；孙华宾 等，2010）：大部分（79%）无精子症患者都缺乏 LDH-C4；部分男性不育患者其精子计数是正常的，但其 LDH-C4 无活性，分析可能原因是 LDH-C4 基因缺失导致精子能量代谢障碍、活力下降；也有部分不育患者精子计数正常但 LDH-C4 活性低下，同样可致精子活力降低。

【检测原理】

相对于乳酸脱氢酶的其他同工酶，LDH-C4 对长链 α - 酮酸（碳原子 ≥ 4）的亲合力最强。2- 酮己酸钠或 2- 酮基丁酸在 LDH-C4 催化下与还原型辅酶Ⅰ（NADH）反应，生成 NAD^+。于波长 330 ~ 350 nm 处连续监测 NADH 消耗引起的吸光度下降速率，即可求得 LDH-C4 的活性，因为吸光度下降速率与样本中 LDH-C4 活性成正比。

【检测方法】

精子 LDH-C4 活性的全自动检测法适用于多种品牌的全自动生化分析仪，包括迈瑞系列、科华、罗氏、奥林巴斯、日立等，所用试剂为开放型。具体操作为：

（1）设置仪器参数。在仪器和试剂第一次使用时设置参数，以后的每次检测均无须再次修改。基本参数设置如下：

主 / 辅波长：330 ~ 350/600 ~ 700 nm　　样本量：4 μl

分析方法：速率法　　R1 试剂：240 μl

反应方向：下降　　R2 试剂：60 μl

（2）取 R1 浓缩液（还原型辅酶Ⅰ），与 R1 稀释液（Tris-HCl 缓冲液）进行混溶，得到 R1 试剂。在仪器的适当位置放入 R1 试剂和 R2 试剂（2- 酮己酸钠）。

（3）样本的预处理：

① 精子计数：以 $M × 10^6$ 精子 /ml 表示浓度，计数后，按每管 $10 × 10^6$ 精子数，计算出所需精液量，即（5 ÷ M）ml 为所需精液体积，加至 1.5 ml 离心管中。

② 精子洗涤：将上述所取标本 3 000 g 离心 5 min 后，弃上清液，加入 1 ml 生理盐水摇匀，3 000 g 离心 5 min，弃上清液，再重复用生理盐水洗涤 2 次，得精子沉淀物。加入 500 μl 裂解剂（Triton X-100）摇匀，静置 5 min，3 000 g 离心 5 min，取上清液置于样本杯中，并置于仪器适当位置。

（4）点击开始检测，仪器自动给出结果。

目前，精子 LDH-C4 活性的全自动检测法已有相应试剂盒提供，医疗机构可根据实验室实际情况开展此项目。

【方法学评价与质量控制】

目前，临床上除了上述介绍的全自动检测精子 LDH-C4 活性的方法外，还有根据相同原理检测 LDH-C4 活性的试剂盒，其通过检测精浆和全精液中 LDH-C4 的方法来间接计算出精子 LDH-C4 活性。该方法的优点是能同时反映出精浆、精子中 LDH-C4 活性，缺点是反应时间较长，全精液需 −20℃冷冻至少 3 h 后进行检测，而且冷冻裂解精子不完全会导致结果误差较大；应用于免疫生化自动分析仪时，仍需要先手工加试剂，然后才上机检测，且无法监测整个反应过程；每个样本均需要设置对照，操作烦琐，耗材和试剂用量大。

本节介绍的精子 LDH-C4 活性全自动检测法，不仅缩短了样本预处理时间，而且实现了真正意义上的全自动检测，操作方便，试剂用量少，可监测整个反应过程，满足了临床上大批样本检测需求。

LDH-C4 活性全自动检测需要注意的是：① 试剂从 2～8℃取出后，应于室温下平衡 30 min 后再上机检测。② 不要使用过期试剂，超过稳定期的试剂所测结果准确性难以保证。一般情况下，检测试剂可在 2～8℃保存 10 个月，开封后可稳定 30 d。③ 每次检测要进行质控，质控品可以商业获得或者自制。室内质控品的制备及使用方法参照"精浆总 α 葡糖苷酶活性的测定"一节。

【正常参考值及临床意义】

精子 LDH-C4 活性的正常参考值为：≥ 30.83 U/L 或≥ 3.083 mU/10^6 精子。

LDH-C4 是精子糖代谢所必需的酶，与精子生成、代谢、获能以及受精密切相关。精子 LDH-C4 活性降低可导致精子活力降低（弱精子症）（郭瑞莹 等，2014），精子活力维持时间缩短，获能异常（刘耀华，2015），进而降低精子质量和男性生育能力，导致男性不育。

二、精子膜完整性分析

精子膜上含有丰富的多聚不饱和脂肪酸及多种蛋白成分。精子膜的功能与精子获能、顶体反应及精卵融合密切相关。精子膜功能的测定，可预见精子的受精能力。当精子暴露于低渗环境中时，因精子尾部的膜较精子头部的膜更柔韧疏松，进入的液体更多，外形变化更大，呈现出各种易于观察的膨胀现象，这是精子膜功能正常的标志之一，是精子具有完整的功能活动的特征，而膜功能不正常的精子在低渗条件下表现为不膨胀。

【检测原理】

目前评价精子膜完整性的方法主要有低渗膨胀试验（hypoosmotic swelling test, HOST）、伊红 Y 染色法和荧光分子探针染色法。

HOST 原理：精子在低渗溶液中，必须重新建立内外液体间的平衡，水分子通过精子膜进入精子，使精子体积增大而膨胀，这是活精子膜功能正常的标志。而膜功能不全的精子（包括死精子）表现为不膨胀。

伊红 Y 染色法原理：通常采用伊红 Y 或伊红 Y- 苯胺黑染色法。伊红 Y 是带阴离子的酸性染料，可以渗透进入细胞膜破损的精子与其内部阳离子结合而将其染上红色；细胞质膜完整的活精子则因为伊红 Y 无法渗入而不着色。苯胺黑可以形成黑色背景，提高背景和精子头部的对比，易于判读淡染色精子。此法除可检测精子膜功能的完整性外，还可以通过检测精子头部未着色率来评估精子存活率。

荧光分子探针染色法原理：以 Transgreen/ 碘化丙啶（PI）复染法为例。PI 是死细胞特异性的荧光探针，当细胞膜完整性受到破坏后，PI 透过质膜与核结合，激发红色荧光。Transgreen 是一种膜通透性的核染料，能够通过任何细胞膜与核结合，激发绿色荧光。完整的细胞膜能够阻止 PI 的进入，仅容 Transgreen 进入，因此质膜完整的精子（活精子）能发出绿色荧光；质膜破损的精子不能阻止荧光染料 PI 的进入，且 PI 与核的亲和力大于 Transgreen，因此质膜损伤的精子（死精子）被染成红色。

【检测方法】

1 HOST

（1）低渗膨胀液的配制：枸橼酸钠（$Na_3C_6H_5O_7 \cdot 2H_2O$）7.35 g，果糖 13.51 g，加蒸馏水至 1 000 ml，4℃冰箱保存。

（2）操作步骤：① 取 1 ml 低渗膨胀液置于试管中，并置于 37℃恒温水浴箱内预温 5 min。② 吸取 0.1 ml 已液化的精液标本，加入上述已预温的低渗膨胀液中，充分混匀后再置于 37℃恒温水浴箱内孵育 30 min。③ 吸取已孵育好的标本一滴置于载玻片上，加上盖玻片。④ 用相差显微镜在 200 或 400 倍视野下观察精子尾部膨胀情况（图 5-19），借助实验室计数器，计数尾部膨胀精子和非膨胀精子的数目，至少评估 200 个精子。⑤ 重复制片和计数，计算重复制片的两个尾部膨胀精子百分率的平均值和差异，根据表 5-2 确定差异的可接受性。如果两个百分率之间的差异可以接受，报告尾部膨胀精子的平均百分率；如果差异太大无法接受，重新两次精液取样制备两张新鲜玻片，再次评估玻片。⑥ 以最接近的整数报告尾部膨胀精子的平均百分率。

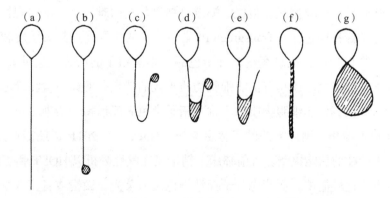

a：未膨胀；b：尾尖膨胀；c：尾尖弯曲膨胀；d：尾尖膨胀伴弯曲膨胀；
e：尾弯曲膨胀；f：尾粗短膨胀；g：尾完全膨胀。b～g 为膨胀精子

图 5-19 低渗膨胀试验后各种形态的精子（图片引自 Jeyendran et al，1984）

2 伊红 Y 染色法

具体检测步骤见本章第三节"精子存活率检测"。

3 荧光分子探针染色法（Transgreen/PI 复染法）

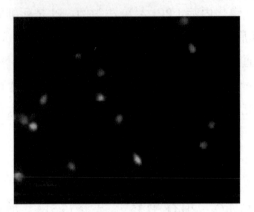

绿色为膜完整精子（活精子），红色为膜损伤精子（死精子）

图 5-20 Transgreen/PI 复染法荧光显微镜下精子

（1）试剂配制：配制 2% 的 Transgreen 和 50 μg/ml 的 PI 溶液。

（2）操作步骤：取混匀的液化精液 50 μl 置于 Eppendorf 管内，分别加入 1 μl 2% 的 Transgreen 和 50 μg/ml PI，混合；20 min 后取 10 μl 精子混悬液滴于 Macro 精子计数板，置于荧光显微镜下观察，统计绿色精子和红色精子数量（图 5-20）。

（3）结果判读：在荧光显微镜 200 或 400 倍视野下计数 200 个以上精子，计算绿色精子数 /（绿色精子数 + 红色精子数）× 100% 即为膜完整精子百分率。

【方法学评价与质量控制】

低渗膨胀试验不需要特殊染色，廉价简单，但结果准确性低，主观性强，可用于粗略评价精子质膜完整性，或用于需要避免精子染色来选择或评估存活精子的情况（如 ICSI 选择精子）。如果用于常规诊断精子质膜完整性，精液与膨胀液的孵育时间为 30 min，因为膜完整的精子在低渗溶液中 5 min 内发生膨胀，在 30 min 之内所有尾部的形状是稳定的（Hossain et al，1998）；如果用于选择精子，膨胀液以灭菌纯水 1：1 稀释后再与精液孵育，且孵育 5 min 即可。伊红 Y 或伊红 Y- 苯胺黑染色法（见本章第三节"精子存活率检测"）不需要荧光显微镜或流式细胞仪，缺点是结果判断困难，有一定主观性，结果的重复性差。荧光分子探针染色法（Transgreen/PI 染色法）的主要优点是灵敏度较高，染色后结果清晰可辨，准确性高，比较客观，且染色后不影响精子的活力（赵洪鑫 等，2008）。此外，荧光分子探针染色法还具有抗非细胞物质干扰的特点，例如在检测冷冻复苏精子存活率时不受脂肪球或其他非细胞物质的干扰，精子染色后死活精子清晰可辨。如果结合流式细胞仪（FCM）检测，则此方法的优势更突出（Niu et al，2011），还能通过 FCM 做活精子分选，用于后续的功能检测。目前临床上精子膜完整性分析以 HOST 和伊红 Y 染色法较为常用，两者均比较简单，而荧光分子探针染色法需荧光显微镜或者流式细胞仪，所需设备昂贵，难以在临床常规使用。

由于精子头部膜与尾部膜对低渗液顺应性不一致，在低渗膨胀试验中，精子头部并不能准确表现出明显的膨胀现象，也就是说低渗膨胀试验不能反映精子头部膜功能，即尾部膜功能完整的精子并不表示头部膜功能正常。伊红 Y 染色法除可检测精子尾部膨胀率来反映精子尾部膜功能的完整性外，还可以通过检测精子头部未着色率来评估精子头部膜结构的完整性。而且，相比于精子尾部低渗膨胀试验，伊红 Y 染色法操作更为简单，耗时更短。荧光分子探针染色法是借助精子的存活来反映精子膜损伤的，实际上反映的是精子存活率。

值得注意的是，由于某些精液标本在置于低渗膨胀液前会出现尾部卷曲的精子，因此有必要在精液标本置于低渗膨胀液前观察精液。处理后所获得的尾部卷曲的精子百分比减去未处理标本中尾部卷曲的精子百分比，即可以得到低渗膨胀试验中出现反应的精子的实际百分比。

低渗膨胀试验中的质量控制主要体现在对新低渗膨胀溶液的保证。在临床使用前，应当用老批号的低渗膨胀溶液对新批号的低渗膨胀溶液进行校验，评分不应有显著差异。如果差异显著，应废弃该批试剂，重新配制。

【正常参考值及临床意义】

正常生育男性的精子尾部低渗膨胀率或膜完整精子百分率为：≥ 58%。

精子膜完整性分析不仅可以检测精子膜功能有无损伤，而且可以间接反映精子存活率。只有精子膜功能正常的精子，才能最终到达卵子并与其受精，因此，精子膜完整性分析是反映精子质量的重要检测项目之一。

三、精子 DNA 完整性检测

精子 DNA 完整性检测是从分子层面检测精子 DNA 损伤程度，结果对于评估男性生育能力及预测辅助生殖治疗（ART）结局有不可低估的作用。选择 DNA 损伤较小的精子对提高辅助生殖技术（ART）妊娠成功率大有益处。精子 DNA 损伤是指在精子生成及成熟过程中，各种原因导致 DNA 完整性被破坏而产生断裂的碎片。引起精子 DNA 损伤的因素主要包括年龄，环境污染物如有机磷、有机氯杀虫剂、塑料增塑剂、辐射等，重金属如铅，致癌性多环芳烃（c-PAHs）、玉米赤霉烯酮（ZEA）等，男性生殖系统疾病或全身性疾病如精索静脉曲张、感染、肿瘤、隐睾、精子发生和成熟障碍、脊索损伤、内分泌功能紊乱、肥胖、脂类代谢障碍、基因突变和染色体结构异常等，季节和温度（如高温）等，生活方式如抽烟、酗酒等，禁欲时间，精液冷藏，体外处理操作，服用某些药物等（Lu et al，2018；Mir et al，2018；陆金春，2015a）。其中精子发生和成熟障碍可能是精子 DNA 损伤最隐秘的原因，涉及一些影响精子核染色质包装和重组的分子机制，如组蛋白向鱼精蛋白的转换、基因的单核苷酸多态性、端粒的作用等，其可能为未来精子 DNA 损伤研究中的热点之一。

【检测原理】

常用的精子 DNA 完整性检测方法包括精子染色质结构分析（SCSA）试验、精子染色质扩散（SCD）试验、末端转移酶介导的 dUTP 缺口末端标记法（TUNEL 法）、彗星试验等（陆金春，2015b）。它们的检测原理并不完全一致，但均以检测精子 DNA 链的原位断裂为主。

（1）SCSA 试验：其为一种基于酸诱导变性的通过吖啶橙（AO）染色精子的流式细胞术检测精子核损伤 DNA 和蛋白改变的方法。核损伤 DNA 通过低 pH（通常为 pH 1.2）处理，可在断裂位点打开 DNA 链，其与 AO 结合后经 488 nm 激光激发后发出红色荧光，而天然 DNA 结合 AO 后经 488 nm 激光激发后发出绿色荧光，通过流式细胞仪，至少 5 000 个含不同荧光的精子被分别记录在不同的坐标中，最后经过软件计算给出精子 DNA 完整性结果。精子 DNA 完整性以 DNA 碎片指数（DFI）表示，DFI 为红色荧光精子占所有精子的比例。通过此法染色的精子亦可通过荧光显微镜观测，DFI 为红色（或黄色）荧光精子占所有精子的百分比。

（2）SCD 试验：DNA 完整的精子在经过盐酸变性和 Triton X-100 去除核蛋白后，精子染色质结构变得松散，使得 DNA 环附着于残留的核结构并扩散形成特征性的光晕，经瑞–吉氏染液染色后，普通光学显微镜可直接观察光晕的大小；而 DNA 完整性受损的精子其染色质损伤处产生的单链 DNA 片段不受酸的影响，会抑制 DNA 光晕的扩散，不产生或很少产生光晕。因此，根据光晕的有无和大小可以判断精子是否存在 DNA 碎片，然后根据存在 DNA 碎片精子数和被观察精子总数计算出样本的碎片率，即 DFI。

（3）TUNEL 法：为细胞凋亡最常用的检测方法，其在末端脱氧核苷酸转移酶作用下，转移标记核酸至断裂 DNA 链的 3′-OH 上，然后通过流式细胞仪或者光学显微镜来检测核酸标记。

（4）彗星试验：为单细胞凝胶电泳技术，精子与融解的琼脂糖混合，然后置于玻片上，将细胞溶解后进行水平电泳，然后在光学显微镜下观察彗尾形成情况以确定有无 DNA 碎片。

【检测方法】

上述四种方法中，以 SCSA 试验和 SCD 试验在临床上应用最为广泛，而 TUNEL 法和彗星试验主要见于文献报道。故本节主要介绍前两种方法。

（1）SCSA 试验

主要试剂：① 试剂 A。pH7.4，含 0.01 mol/L 三羟甲基氨基甲烷、0.15 mol/L 氯化钠和 1 mmol/L 二水合乙二胺四乙酸二钠的溶液。② 试剂 B。含 0.08 mol/L 盐酸、0.15 mol/L 氯化钠和 1% Triton X-100 的溶液。③ 试剂 C1。pH7.4，含 37 mmol/L 一水合柠檬酸、0.15 mol/L 氯化钠、1 mmol/L 二水合乙二胺四乙酸二钠、0.126 mol/L 十二水合磷酸氢二钠的溶液。④ 试剂 C2。1 mg/ml 吖啶橙溶液。⑤ 试剂 C。临用前，将试剂 C2 和试剂 C1 以 1∶100 混合。

具体操作步骤：① 收集液化良好的精液样本，在完成常规检测后即刻用于精子 DFI 的检测。由于液化不完全的精液样本可导致精子分布不均匀，检测结果受影响，故检测前需用促液化剂使精液完全液化后再检测。不能立即检测的精液样本应于 –20℃ 保存，可保存 15 天，切忌反复冻融。已被污染的精液样本不可使用。② 取 10 μl 待测精液样本加入 100 μl 试剂 A 中，再加入 200 μl 试剂 B 后立即于混匀仪上混匀 30 s（需准确计时），之后迅速加入 600 μl 试剂 C，5 min 后，将样本上流式细胞仪（如 NovoCyte™ 型流式细胞仪）检测（488 nm 激发光），至少分析 5 000 个精子。③ 流式细胞仪分析结果如图 5-21 所示，DFI 为 Q2-2 和 Q2-4 象限的精子占总计数精子的百分比，即精子 DFI（%）= 红色荧光精子数 ÷（红色荧光精子数 + 绿色荧光精子数）× 100%。

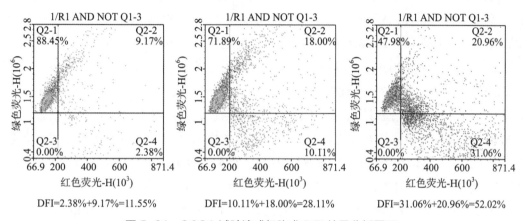

图 5-21 SCSA 试验流式细胞术 DFI 结果分析图示

（2）SCD 试验

主要试剂和材料：① 包被载玻片。包被有 1% 低熔点琼脂糖的载玻片。② 易熔凝胶。0.5% 低熔点琼脂糖溶液。③ 反应液 A。0.08 mol/L 盐酸溶液。④ 反应液 B。pH7.5，含 1% Triton X-100 的 Tris-HCl 缓冲液。⑤ 瑞 – 吉氏染液。含 0.2% 瑞氏色素、0.06% 吉氏色素的甲醇溶液。⑥ 缓冲液。pH6.6 的 0.06 mol/L 磷酸盐缓冲液。⑦ 盖玻片。⑧ 自备 70%、90% 和 100% 乙醇溶液。

具体操作步骤：① 试剂准备。将易熔凝胶管置于 80℃ 下 20 min，待完全融化后，将易熔凝胶管置于 37℃ 待用（至少平衡 5 min 后方可使用）。② 取液化良好的精液样本，常规检测完毕后即刻用于精子 DFI 的检测，以生理盐水调整精子浓度至（5～10）× 10^6/ml。③ 取精子浓度（5～10）× 10^6/ml 的待测样本 30 μl，加入已熔化的易熔凝胶管（注意 37℃ 持续保温），充分混匀，37℃ 待用。④ 将包被载玻片置于 2～8℃ 冰箱预冷 5 min 后取出，迅速于载玻片包被区域加入上述制备的精子悬液 30 μl，迅速（非常重要）盖上盖玻片（勿对盖玻片施压），尽量避免产生气泡，置 2～8℃ 冰箱 5 min，使其凝固。⑤ 从冰箱中取出载玻片，小心移去覆盖在上面的盖玻片。沿盖玻片下端向前轻轻推动盖玻片，直至盖玻片另一端稍稍超出载玻片宽度，捏住盖玻片的突出端，沿载玻片平面轻轻地抽走盖玻片。在移动盖玻片的过程中，注意盖玻片始终紧贴于载玻片平面滑动，切不可将盖玻片向上抬离凝胶平面。⑥ 将载玻片立即垂直浸入盛有反应液 A 的反应池内，室温下准确反应 7 min。取出载玻片，用滤纸吸去残存于载玻片背面及边缘的液体（勿接触样本区）。将载玻片垂直浸入盛有反应液 B 的反应池内，室温下准确反应 25 min。⑦ 取出载玻片，用滤纸吸去残存于载玻片背面及边缘的液体（勿接触样本区），将载玻片水平浸入大量的纯化水中 5 min，其间换水 1～2 次。取出载玻片，用滤纸吸去残存于载玻片背面及边缘的液体（勿接触样本区），将载玻片垂直浸入盛有 70% 乙醇的反应池内 2 min。取出载玻片，用滤纸吸去残存于载玻片背面及边缘的液体（勿接触样本区），将载玻片垂直浸入盛有 90% 乙醇的反应池内 2 min。取出载玻片，用滤纸吸去残存于载玻片背面及边缘的液体（勿接触样本区），将载玻片垂直浸入盛有 100% 乙醇的反应池内 2 min。⑧ 空气中自然干燥。每张载玻片加瑞－吉氏染液 15～20 滴覆盖，90 s 后再缓慢地加入缓冲液 30～40 滴，以洗耳球轻轻吹打混合染液，室温 20 min 后以流水轻轻冲洗染片。⑨ 自然干燥或吹干。普通光学显微镜高倍镜下观察。为避免重复读取同一个精子，观察时，从载玻片上样本染色区域的左上角开始，沿 X 轴向右观察计数到样本染色区域的对侧，然后沿 Y 轴下移一个视野，并再沿 X 轴向左观察计数同样宽度返回。继续以这种 "Z" 字形方式，对整个样本进行完全和系统的观察。在移动视野过程中，观察并计数，直至计数头部和尾部完整的 200 个精子即可。⑩ 精子 DNA 碎片判定标准：精子头部仅产生较小的光晕或无光晕，单侧光晕的厚度不超过精子头部最小直径的 1/3。见图 5-22。分别计数有 DNA 碎片精子数和无 DNA 碎片精子数，计算精子 DFI，精子 DFI（%）= 有 DNA 碎片精子数 ÷（有 DNA 碎片精子数 + 无 DNA 碎片精子数）×100%；精子 DNA 完整率（%）=1- 精子 DFI（%）。

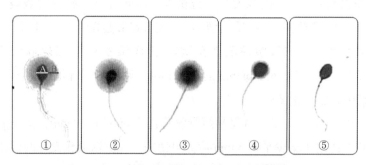

图 5-22 SCD 试验精子 DNA 碎片判定图示

① 为精子 DNA 碎片判定图示，其中 A 为精子头部最小直径，B 为单侧光晕厚度，当 $B \leq \frac{1}{3}$ A 则表明精子存在 DNA 碎片；②③ 为 DNA 完整的精子，④⑤ 为存在 DNA 碎片的精子

注意事项：① 将实验室温度控制在 20～28℃是必要的，可以保证反应体系的可靠性与稳定性。② 样本保存不当可导致精子 DNA 碎片率增高（假阳性），而延长反应液 A 或反应液 B 的反应时间可导致精子 DNA 碎片率降低（假阴性）。③ 同一批检测样本，所有精子均出现光晕或均无光晕产生，提示反应体系有问题，应查找原因后重新检测。

④ 需防止试剂挥发和过度携带污染。反应液 A、反应液 B 可反复使用 3 ~ 5 次；70%、90% 和 100% 乙醇可反复使用 3 次。已使用过的试剂不要与未使用过的试剂混合，反复使用数次后再更换新的试剂。可将盛有试剂的反应池（选购）加盖后直接置 2 ~ 8℃保存，使用前平衡至室温即可。⑤ 精液中的各类圆细胞在经过变性等过程后，形态结构会发生较大改变，很容易与失去尾部结构的精子相混淆。因此在计数精子过程中，如果发现细胞胞体较大且无精子尾部特征，不要将其计入精子之列。⑥ 瑞 - 吉氏染液的质量要有保证，如果涂片中精子光晕较小且颜色较浅，或精子头部与光晕分界不清，需更换新的瑞 - 吉氏染液。

目前，南京欣迪生物药业工程有限责任公司已有精子 DNA 完整性的 SCSA 和 SCD 检测法的相应试剂盒提供（佚名，2005；佚名，2017），医疗机构可根据实验室实际情况选用。

【方法学评价与质量控制】

SCSA 是一种相对省时（样本制备和分析仅需约 10 min）、准确和可重复的 DNA 碎片分析法，并有推荐的临床阈值，是目前临床上应用最广的方法，但需要使用流式细胞仪或荧光显微镜，设备昂贵。SCD 法基本为手工法，操作步骤多，耗时较长，且难以实现自动化检测，但试剂成本低。TUNEL 法运用分子生物学及免疫组化相结合检测凋亡精子的 DNA 片段，主要用于细胞凋亡的研究，操作较为复杂。彗星试验为单细胞凝胶电泳技术，操作较为复杂，耗时较长。这些方法虽然均检测 DNA 断裂，但 SCSA 和 SCD 检测的是间接 DNA 断裂，是通过酸诱导后再进行检测的，而 TUNEL 和彗星试验检测的是 DNA 的直接断裂。碱性彗星试验主要检测单链 DNA 损伤，而中性彗星试验主要评估双链 DNA 断裂，但许多单链 DNA 断裂可导致双链 DNA 断裂，有可能使检测结果更为复杂。这些检测方法之间有较好的相关性，但由于不同方法检测原理和检测目的有所不同，不同方法的结果可比性相对较差。

值得注意的是，目前我国大部分男科实验室的精子 DFI 检测（SCSA 法）试剂盒对精子 DFI 的分析原理主要基于 Evenson 和 Jost 一文（2000）中的原理（图 5-23），但此 DFI 分析法存在严重的不合理性，主要体现在如下几点（陆金春，2018）：

（1）设门随意，缺乏理论依据。综观流式细胞术相关图书（吴长有，2014；王书奎等，2004），对各类细胞的分析几乎毫无例外地采用十字象限门（图 5-23（a）），精子作为人类细胞的一种，同样适用。十字象限门的关键是确定十字象限的交叉点，对 AO 染色的精子而言，就是正常精子最低绿色荧光和最低红色荧光的界限，低于此界限的非特异荧光基本来自细胞碎片或微小颗粒杂质，这部分在进行细胞分析时应予扣除，即图 5-23（a）中 Q2-3 部分。十字象限门一旦确定，各象限的细胞特性基本确定。Q2-1 象限为正常精子细胞，精子 DNA 未断裂，AO 结合量少而呈绿色荧光；Q2-2 为 DNA 部分断裂细胞，荧光显微镜下细胞核被染成橘黄色，在一般文献和图书中亦称为坏死细胞；Q2-4 为含碎片化 DNA 的细胞，荧光显微镜下细胞核被染成红色，在一般文献和图书中亦称为凋亡细胞。Q2-2 和 Q2-4 象限的精子均应为 DNA 发生断裂的精子，两者之和应为 DFI。而目前的 DFI 检测中，却画出了从未见过的梯形门，DFI 仅指绿色荧光 75% 以下的主群外细胞（COMP），而绿色荧光 75% 以上的细胞却画为另一个门（图 5-23（b）），这种如此随意的设门法令人费解。

（2）计算方法有误。Evenson 等（2000）的精子 DFI 分析中，所有参数的获得均是基于 α_t 变量，DFI 即为图 5-23（c）中 C 图区域 2 的结果。文献中对 α_t 的定义为：α_t = 红色 /（红色 + 绿色）荧光。很明显，这是一个错误的定义。α_t 定义成立的前提为精子 DNA 结合 AO 后发出红色和绿色荧光的强度相同。而实际上，精子 DNA 结合 AO 发出绿色荧光的强度与发出红色荧光的强度并不相等，从图 5-23a 中（X 轴和 Y 轴的荧光强度）亦可看出，精子结合 AO 后发出绿色荧光的强度约是红色荧光强度的 5~6 倍。另外，DFI 的定义为含有碎片化 DNA 的精子占总精子的百分率，其应以数量表示，而不应该以荧光强度来表示。

（3）毫无意义的高 DNA 可染色性（high DNA stainability，HDS）参数。在 Evenson 和 Jost（2000）的精子 DFI 检测中，出现了两个参数：DFI 和 HDS。Evenson 和 Jost 将绿色荧光 70%~75% 以上的精子划分为 HDS，并认为不成熟的精子经 AO 染色后绿色荧光强度增加，同时也承认，对 HDS 这个参数不像对 SCSA 中其他参数那么明确，且缺乏足够的经验。针对 HDS，从未见过其他文献如此描述，一个具有正常 DNA 的细胞，经 AO 染色后绿色荧光越强，DNA 反而越不成熟。如果如 Evenson 和 Jost 所言，用荧光显微镜观察的绿色荧光精子中有许多是不正常的，也从根本上颠覆了 AO 染色鉴别 DNA 损伤的可能，那 SCSA 法检测的原理就已被全盘否定。另外，70%~75% 的分界线因为正好位于主群顶端而被确定，更让人难以理解。而且，这条分界线的确定，又无形中包含了此区域红色荧光从弱到强的所有精子，其中既包含没有红色荧光的精子（正常精子），又包含具有很强红色荧光的精子（与绿色荧光混合后呈现橘黄色荧光）。也许正因为如此，HDS 参数一直被相关学者认为是没有任何意义的，故在临床诊断中也极少应用。

针对此 DFI 检测中存在的明显不足，可以看出，其 DFI 结果明显偏低，其将 Q2-2 象限中 75% 绿色荧光分界线以上的含碎片化 DNA 的精子完全排除；而且，α_t 的引入，使 DFI 结果更不确定，因为在 Q2-2 和 Q2-4 象限中的精子，随着绿色荧光的成倍增加，α_t 值将会降低，本应归为异常的精子，根据图 5-23c 中 C 图的表述，将变为正常精子。可以说，一个并不复杂的 DFI 分析过程，由于设门的随意性、计算方法的不合理，再加上仪器分析过程的完全封闭，导致目前 DFI 检测结果的可靠性受到质疑。因此，目前急需在合理分析 DFI 结果的基础上，进一步使 DFI 的 SCSA 检测法更加标准和受控。

除此之外，目前在精子 DNA 完整性分析中存在的问题还有：检测方法不统一、DFI 阈值不统一、缺乏标准化的操作方法和质量控制（陆金春，2015b）。故在未来的精子 DNA 完整性检测的研究中，应先对不同检测方法进行系统评价，淘汰准确性和重复性较差、影响因素较多、检测质量难以控制的方法，从而确定一种或两种准确性和重复性较好、结果具有可比性、操作简单、省时的方法；然后对所选方法的具体操作进行标准化研究，且建立相应的质量控制措施；再进行多中心、大样本、严格配伍的临床研究，从而建立所选方法的正常参考值，并明确其真正的临床应用价值。另外，由于精子为活细胞，精液样本经过冻融后精子 DNA 会有损伤，因此，精子 DNA 完整性检测相关质控品一直缺乏。有幸的是，目前已有相关公司正致力于此质控品的研发。

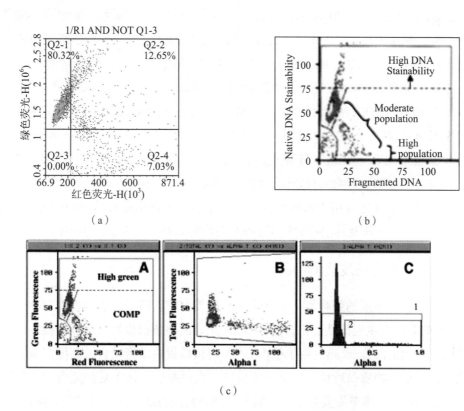

图 5-23　精子 DFI 的分析原理图

（a）流式细胞术常规分析的十字象限图；（b）引自深圳市博锐德生物科技有限公司产品推广说明书；
（c）引自文献（Evenson and Jost，2000）

【正常参考值及临床意义】

以第 95 百分位数确定参考区间，正常生育男性的精子 DNA 碎片率（DFI），SCSA 的参考值为 ≤ 23.17%，SCD 的参考值为 ≤ 27%。而目前在临床上普遍使用的三级 DFI 参考值，即 DFI ≤ 15% 为男性生育力正常、15% ~ 30% 为男性生育力减弱、>30% 可致男性不育，实际上未真正进行正常参考值的确定，而只是根据文献报道人为划分，这是不符合《体外诊断试剂分析性能评估系列指导原则（征求意见稿）》的，且 15% ~ 30% 的可疑范围，将会使许多男性被误诊。

常规精液分析（精子浓度、活动率和正常形态精子百分率）的指标只能反映最基本的精液质量，而对精子功能和受精能力方面提供的信息有限。因此，常规精液分析结果并不能完全反映精子是否具有正常的受精能力，也不能很好地预测精子的受精潜能。相比而言，DNA 完整性检测的变异系数较低：同一患者 2 周内连续 2 次标本中精子 DNA 完整性检测的变异系数明显低于常规精液分析。在预测男性生育能力方面，精子 DNA 完整性检测比传统常规分析参数更稳定、更敏感。Moskovtsev 等（2009）研究表明，精子 DFI 与精子浓度、活动率、正常形态精子百分率呈显著负相关。精子 DFI 尤其与精子头部异常显著相关（Boe-Hansen et al，2018；Zini et al，2009）。可见，对于男性不育患者，除了常规精液分析之外，精子 DNA 完整性检测对预测精子质量提供了分子生物学层面的依据。有研究表明（Daris et al，2010；Benchaib et al，2007），精子 DFI 与体外受精受孕率和胚胎质量呈负相关，检测精子 DNA 完整性可以预测 IVF 的成功率。但也有不一致的报道，Borini 等（2006）利用 TUNEL 法检测 IVF 及 ICSI 患者的精子 DNA 损伤，并探讨精子 DNA 损伤与 IVF 及 ICSI 结局的关系，发现 IVF 患者的临床妊娠率与精子 DNA 损伤无显著相关性，而 ICSI 患者的临床妊娠率与精子 DNA 损伤呈显著正相关。所以目前精子 DNA 完整性对 IVF 技术受孕率的影响尚有争议，尚需多中心、大样本的临床研究证实。

另外，精子 DFI 还可用于监测各种环境污染物和干预措施对精子 DNA 的损伤，以及评估男性生殖系统疾病及其治疗对精子 DNA 损伤的影响（陆金春，2015a）。

四、精子核成熟度检测

精子核是精子重要的细胞器，包含了父方遗传物质。精子发生过程中，各期生精细胞核内 DNA 的含量发生规律性变化，与核 DNA 结合的核蛋白也发生组型转换（即组蛋白→过渡蛋白→鱼精蛋白）。成熟的精子核内 DNA 与鱼精蛋白紧密结合，高度浓缩，抑制了基因的表达，使遗传物质保持稳定。精子核成熟度直接影响着精子受精能力和受精后原核的形成及胚胎的着床。本节简要介绍一些精子核功能检测方法（陆金春 等，2009）。

【检测方法】

1 精子核 DNA 荧光染色

（1）检测原理：精子核占精子头部的 65%，由鱼精蛋白和 DNA 组成。成年男性排出的精子中有双链 DNA 精子，也有单链 DNA 精子，其中只有双链 DNA 精子才具有受精能力。荧光染料吖啶橙可区别单链或双链 DNA，从而反映精子核 DNA 的成熟度以评估男性的生育力。

（2）试剂配制：① 吖啶橙染料。吖啶橙 0.1 g 加蒸馏水至 100 ml。② 柠檬酸溶液。柠檬酸 1.91 g 加蒸馏水至 100 ml。③ 磷酸氢二钠溶液。$Na_2HPO_4 \cdot 12H_2O$ 10.74 g 加蒸馏水至 100 ml。上述原液 4℃存放备用。④ 吖啶橙工作液。按吖啶橙染料 1.0 ml、柠檬酸溶液 4.0 ml、磷酸氢二钠溶液 0.25 ml 比例用前配制。

（3）操作程序：液化精液 1.0 ml 用 pH7.4 0.01 mol/L PBS 洗 3 次，弃上清液，用 PBS

调整精子浓度为 $5 \times 10^7/ml$。涂片，晾干，甲醇固定。滴加数滴新鲜配制的吖啶橙工作液染色 5 min，流水冲洗，晾干，荧光显微镜高倍镜下观察（波长 EF 490 nm，DM 500 nm，BP 510 nm，SEF 530 nm）。

（4）结果判断：吖啶橙（AO）可与双链 DNA 结合呈单体形式发出绿色荧光，与单链 DNA 结合呈聚合物形式发出红色或黄色荧光。计数 200 个精子中绿色、红色和黄色精子数，计算有受精能力的绿色精子的百分率。

2 精子核染色质抗解聚试验

（1）检测原理：精子核由于大量二硫键的存在呈高度浓缩，使 DNA 处于高度稳定状态。EDTA-SDS 能打开鱼精蛋白分子中的二硫键。当精子核内组蛋白含量过多时，阻碍了鱼精蛋白与 DNA 的紧密结合，使核的结构较为松散，稳定性降低。经 EDTA-SDS 作用后，核出现膨胀，呈解聚状态。精子核抗解聚能力反映了精子核成熟的程度。

（2）试剂配制：① 0.05 mol/L，pH9.0 硼酸盐缓冲液（BSS）。0.310 g 硼酸和 0.562 g 硼砂（四硼酸钠）加蒸馏水至 100 ml。② EDTA-SDS 溶液（6 mmol/L EDTA，10 g/L SDS）。0.223 g EDTA-$Na_2 \cdot 2H_2O$ 和 1.0 g SDS 加试剂①至 100 ml。③ 2.5% 戊二醛溶液。用上述 0.05 mol/L，pH9.0 硼酸盐缓冲液配制。

（3）操作程序：精液液化后 1 000 r/min 离心 10 min，去精浆，精子用 0.05 mol/L 硼酸盐缓冲液洗 2 次，精子沉淀加入 1 ml EDTA-SDS 溶液，混匀，37℃孵育 60 min，加入等体积的戊二醛溶液，终止反应。取出 1 滴（10 ~ 15 μl）滴加在玻片上，覆以盖玻片，相差显微镜 40× 物镜下观察，计数 200 个精子中头部核未解聚的精子比例。也可将反应物涂片干燥后用 Feulgen 染色，普通显微镜下同上观察计数。

3 苯胺蓝染色法检测精子核蛋白组型转换

（1）检测原理：精子核蛋白组型转换发生在精子细胞阶段。圆形精子细胞伸长时，首先合成过渡蛋白（TP）取代组蛋白。到了晚期精子细胞，TP 又被鱼精蛋白取代。人成熟精子中仍然保留了少量的组蛋白和过渡蛋白。鱼精蛋白分子中富含精氨酸和胱氨酸，一般不含赖氨酸，而组蛋白和过渡蛋白中则有众多的赖氨酸。苯胺蓝可与富含赖氨酸的蛋白结合，呈蓝色，以此来显示精子核蛋白组型转换。

（2）试剂配制：① 0.05 mol/L，pH9.0 硼酸盐缓冲液（BSS）：配方同上。② 0.5 g/L 苯胺蓝 -4% 醋酸溶液：50 mg 苯胺蓝溶于 100 ml 4% 醋酸溶液中。

（3）操作程序：精液液化后 1 000 r/min 离心 10 min，精子沉淀用 BSS 洗 3 次后再用 BSS 悬浮。涂片，空气干燥，用苯胺蓝 - 醋酸溶液染色 5 min，用 90% 乙醇脱色，干燥后显微镜下计数 200 个精子中染色阳性（核呈蓝色）精子，计算阳性精子百分率。

【方法学评价与质量控制】

精子核 DNA 荧光染色、精子核染色质抗解聚试验以及苯胺蓝染色法检测精子核蛋白组型转换三者均可反映精子核的成熟度，只不过三者从不同角度、利用不同的原理来检测，方法均比较特异，结果判断亦相对明确。不同实验室可以根据自己的实验条件选择其中一项用于临床。

尽管目前并没有这些试验的相关的质量控制标准，但为了保证检测结果准确可靠，建议每份标本重复检测两次。如果两次检测结果的差异在允许的误差范围内（表5-2），取两者的平均值报告给临床；如果两次检测结果的差异超出可接受的范围，必须重新检测，直至差异在可以接受的范围内。

【正常参考值及临床意义】

正常生育男性的双链 DNA 精子百分率 >66%，精子核未解聚的精子百分率 >70%，苯胺蓝阳性精子百分率≤ 30%。

上述三种精子核成熟度检测均可反映精子的质量，精子核成熟度越低，精子受精能力越低。但由于目前有关精子核成熟度的检测多为个体化诊断需要，尚未在临床上普遍开展，因此其正常参考值及可能的临床应用价值尚待进一步明确。

五、精子‐宫颈黏液相互作用试验

精子‐宫颈黏液相互作用试验分体内试验和体外试验（世界卫生组织，2001；WHO，2010）。体内试验即性交后试验（PCT），体外试验主要包括玻片试验和毛细管穿透试验。通常，当 PCT 结果为异常时才进行体外试验，并且使用供者的精液和供者的宫颈黏液进行交叉试验可以提供更多的信息。

【检测方法】

1 性交后试验

主要用于了解性交后宫颈黏液中的活精子的数量，以及性交后一定时间内精子在女性体内存活和运动情况。正常情况下，射精后数秒精子即穿入宫颈黏液，尔后依其自身的运动游向宫腔，同时有一部分精子贮存在宫颈腺上皮的隐窝内，不断游出，增加了卵子受精的概率。精子在宫颈黏液中的运动及其存活时间受许多因素影响。黏液中如有抗精子抗体存在，或精子表面结合有抗精子抗体，精子将失去其运动能力，出现凝集及摇摆现象；精子本身如有遗传或代谢障碍，也不能穿透宫颈黏液。

根据从性交至宫颈黏液镜检的时间不同，可将 PCT 分为标准试验、延迟试验和早期试验。标准试验通常在性交后 6 ~ 10 h 进行，而延迟及早期试验分别在性交后 18 ~ 24 h 及 2 ~ 3 h 进行，通常射精后 150 min 宫颈管内精子浓度最大。标准试验异常，应进行早期试验，以检查精子的穿透力。相反，当延迟试验时 PCT 仍正常，则可排除宫颈因素。

（1）试验时间的选择：宫颈管腺细胞分泌黏液受卵巢激素的影响。排卵前随雌激素分泌逐渐增多，宫颈黏液量渐增，且日渐稀薄。至排卵期宫颈黏液量可超过 0.3 ml，呈蛋清样，同时拉丝度大，可达 10 cm。涂于玻片干燥后可出现 3 级以上分支的羊齿状结晶，此时最便于精子穿透。排卵后，随孕激素的增多，宫颈黏液量渐减，变稠，此时正常精子也不能穿透。因此，PCT 必须在排卵期进行，否则出现假阴性。WHO 根据宫颈黏液的性状，制定了评分标准（表 5-16），并认为：总分少于 5 分者，精子不可能穿透宫颈黏液；5～10 分者，精子的穿透力受影响。做 PCT 时，在 10 分以上为宜。临床上，还可借助通常的周期长度、基础体温、宫颈黏液变化、阴道脱落细胞学检查，如有可能，也应测定血清或尿中的雌激素水平及采取卵巢的超声排卵监测来确定排卵期。对月经不规则或分泌功能紊乱者，可用人工周期。于月经来潮第 5 天服用己烯雌酚 1 mg/d，于服药后的 7～14 d 进行 PCT，且需复查。对于每个实验室来说，重要的是使性交后检查宫颈黏液的时间标准化，这一时间应是 6～10 h。

表 5-16　宫颈黏液的评分标准

评分标准	0	1	2	3
量 /ml	0	0.1	0.2	≥ 0.3
黏稠度	稠厚，似经前	中度	稍稠	水样，排卵期黏液
羊齿状结晶	无	不典型	主干和 2 级干的结晶	3 级和 4 级干的结晶
拉丝度 /cm	<1	1～4	5～8	≥ 9
脓细胞数（/HP）	≥ 20	10～20	1～10	0

（2）试验基本程序：① 试验前夫妇双方要禁欲 2 d。选择最适合做试验的日期，按照正常的习惯在前一天夜间同房。在同房过程中不能使用任何阴道润滑剂，性交时宜抬高臀部并平卧 0.5 h，性交后忌阴道冲洗，但可以冲个淋浴，不能使用盆浴。② 用不涂有润滑剂的窥阴器徐徐打开阴道，暴露宫颈与穹隆。用不带针头的注射器先吸取阴道后穹隆的黏液置于载玻片上，显微镜下检查有无精子。如无精子，表示性交失败，精子未射入阴道。如有精子，则换注射器抽吸宫颈口黏液，再用灭菌棉签擦拭宫颈外口，将注射器头插入宫颈管内抽取黏液，分别涂片后，加上盖玻片，用高倍镜计数每视野活动精子数目，同时注意精子有无凝集，有无脓细胞、滴虫、霉菌及其他微生物。

（3）结果判读：宫颈黏液中精子的活力分为 4 级。a 级：快速直线前向运动；b 级：慢或呆滞的前向运动；c 级：非前向运动；d 级：不活动。正常宫颈功能的最重要指征是其中存在快速直线前向运动的精子。WHO 制定的 PCT 分级诊断标准（表 5-17）可供参考。

表 5-17　WHO 的 PCT 分级诊断标准

分级	定义	标准（/HP）
A	正常	快速直线运动精子数 ≥ 50
B	可疑	慢或呆滞的前向运动精子数 ≥ 50
C	可疑免疫因素	非前向运动精子数 <10
D	异常	无活动精子
E	异常	无精子

2 毛细管穿透试验

毛细管穿透试验由 Kremer 于 1965 年创立，该试验后来进行了各种改良。毛细管穿透试验测试毛细管内精子穿透宫颈黏液柱的能力。毛细管穿透试验通常在性交后试验结果为阴性后才进行，并使用供者精液和供者宫颈黏液作为对照，进行交叉试验可以提供更多的信息。由于使用供者的宫颈黏液或宫颈黏液代用品，精子在黏液内的穿行距离及黏液内活动精子数，完全取决于精子本身的运动功能。据此可以检测精子穿透宫颈黏液的能力。

（1）常用的宫颈黏液代用品：① 动情期母牛宫颈黏液（BCM）。其在生化组成、黏稠度及流体力学上与人宫颈黏液（HCM）极为相似，干燥后也可形成羊齿状结晶。人精子在 BCM 内的穿透高度、穿透密度及活力与在 HCM 中无显著差别。BCM 对畸形精子的阻滞力较 HCM 更大。BCM 贮存于带塞的试管中，以免脱水，4 ℃可保存 1 周。② 含人血清精子营养液。7.721 g NaCl、0.247 g $MgSO_4 \cdot 7H_2O$、1 g 果糖、3.581 g Na_2HPO_4、0.136 g KH_2PO_4，调整 pH 至 7.4，加蒸馏水至 1 000 ml，于 4℃备用。用时取 6 ml 精子营养液加 25% 人血清白蛋白 1 ml。③ 含牛血清白蛋白精子营养液。取 150 mg 牛血清白蛋白溶于 5 ml 精子营养液中，混匀后即可使用。④ 鲜鸡蛋清。蛋清的物理性状类似于宫颈黏液，用蛋清做穿透试验，经济方便、结果可靠。取新鲜鸡蛋 2 只，分离蛋清，混匀、搅拌后加入 100 U/ml 青霉素。⑤ 精浆。取 3 ~ 5 例生育男性精液，液化后混匀，2 000 r/min 离心 15 min，取上清液，加入 100 U/ml 青霉素。以上代用品均分装于安瓿中，−20 ℃保存备用。

（2）毛细管（Kremer 精子穿透计）：推荐使用长 5 cm、带有内口直径为 0.3 mm 的观察路径的扁平毛细管（Kremer 精子穿透计，图 5-24）。Kremer 精子穿透计的简易制作过程：① 将从小塑料试管（半径 3.5 mm）剪下的 3 个精液储池粘在一张载玻片上。② 将第 2 张载玻片粘在第 1 张载玻片上，第 2 张玻片应比第 1 张玻片短 1.5 cm，并且距离精液储池 5 mm。这种构造防止精液渗入毛细管与玻片之间的缝隙。③ 在载玻片上贴上刻度尺。

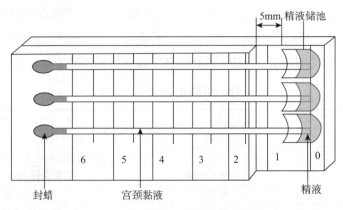

图 5-24　Kremer 精子穿透计（图片引自 WHO，2010）

（3）基本操作程序：试验前患者禁欲 2 d，然后按如下程序操作：① 穿透前将排卵期的宫颈黏液或其他代用品吸入毛细管内，并确保没有吸入气泡；② 每个管的一端用毛细管密封胶或类似物封闭，封管时应该用足量的封闭胶，以使宫颈黏液柱稍微突出于毛细管的开口端；③ 在精液储池塑料试管上标上标本编号；④ 在每个精液储池置入 100 μl 的液化精液；⑤ 放置毛细管的开口端在玻片上，使它深入含有精液标本的储池内 0.5 cm；⑥ 将穿透计水平放置在 37℃ 湿盒内 2 h，以避免精液和宫颈黏液干燥；⑦ 取出毛细管，100 倍相差显微镜下观察毛细管；⑧ 将穿透计放回 37℃ 孵箱，24 h 后再次检查毛细管内前向运动精子的存在情况。

（4）结果判断：穿透 2 h 后，检测精子的移动距离、穿透密度、移动减少和前向运动精子的存在情况。

① 移动距离：记录从浸入精液储池的毛细管端到管中最远精子的距离。

② 穿透密度：在距离浸入精液储池的毛细管端 1 cm 和 4.5 cm 处测量。在每个测量点，记录每个低倍视野（LPF，100×）的精子平均数。计数 5 个相邻低倍视野的精子数，算出平均数，表示为一个穿透密度等级（表 5-18）。记录 1 cm 处或 4.5 cm 处的最高精子穿透密度，作为本项试验的分级。

③ 移动减少：将 4.5 cm 处的精子穿透密度与 1 cm 处的相对比，计算出移动密度的减少。其以等级顺序的差别来表示。

④ 前向运动精子：在 2 h 和 24 h，检测宫颈黏液中前向运动精子的存在情况。

表 5-18　精子穿透密度的等级顺序

精子穿透密度等级	精子平均数（/LPF）
1	0
2	0 ~ 5
3	6 ~ 10
4	11 ~ 20
5	21 ~ 50
6	51 ~ 100
7	>100

综合上述 4 项指标，根据表 5-19 确定毛细管穿透试验的最终结果。

表 5-19　毛细管穿透试验结果的分级

移动距离/cm		最高穿透密度（1 cm 或 4.5 cm 处每低倍视野的精子数）		从 1 cm 到 4.5 cm 的移动减少（等级顺序数的减少）		在宫颈黏液中前向运动的时间 /h	分级
1		0		—		—	阴性
<3	或	<10	或	>3	或	2	差
4.5	和	>50	和	<3	和	>24	好
试验结果的所有其他组合				—		—	一般

3 玻片试验

最初由 Miller 和 Kurzrock 于 1932 年建立,后经 Moghissi 改进。原理和作用类似毛细管穿透试验,区别在于本法在载玻片上观察精子对宫颈黏液的穿透,比毛细管法更为简便。

(1)基本操作程序:取洁净玻片 1 张,相距 4 mm 分别滴加 1 滴排卵期宫颈黏液或其代用品和 1 滴液化的精液。轻轻盖上盖玻片使两液相互接触但不重叠,37 ℃孵育 30 min 后 40× 物镜下观察。宫颈黏液和精液均具有一定的表面张力,两样品接触时可形成明显的界面。精子可由指状突起处向黏液穿透。一旦领先精子突破界面,其他精子鱼贯而入,在黏液内自由活动。前向运动力强的精子不断穿入黏液深部。

(2)结果判断:以紧邻界面第一个高倍视野为 F1,紧邻 F1 的第二个高倍视野为 F2。计数 F1 和 F2 中活动的精子数,并依此判断结果(表 5-20)。

表 5-20 玻片试验结果判断

视野	精子数(/HP)			
	阴性	差	良	优
F1	0	1～5	6～15	16～25
F2	0	1	2～10	11～25

【方法学评价与质量控制】

PCT 试验主要观察性交后不同时间点宫颈黏液中精子活力。PCT 结果取决于精子与宫颈黏液的相互作用,任何一方的异常均可影响 PCT 结果。由于宫颈黏液的性状受人体内雌、孕激素的影响,因此,女性内分泌失调,如无排卵,PCT 常异常。有时,月经中期的雌激素高峰能诱发排卵,但不能使宫颈管腺上皮分泌黏液,此时虽有排卵,PCT 仍异常。宫颈黏液中的白细胞及细胞碎片也影响精子对黏液的穿透。pH < 7 或 pH > 8.5 也可导致 PCT 假阴性。宫颈疾病及男女双方性功能障碍,均可影响 PCT 结果。由于影响因素多,PCT 结果应结合夫妇双方具体情况加以分析,方能保证结果的真实有效。PCT 异常时必须复查。另外,尽管通常将运动速度大于 25 μm/s 的精子划分为快速前向运动精子,但不同的技术人员通过肉眼观察,这样的标准还是带有一些主观性,因此需加强这方面的培训。若用 CASA 系统来检测,结果的准确性将会进一步提高。

毛细管穿透试验操作简便,实验条件容易控制,影响因素少,特别是可以使用供者的宫颈黏液或宫颈黏液代用品,可方便同时检测一批标本。该试验还可以用来鉴定导致性交后试验(PCT)异常的因素是在男方还是在女方,有很大的临床实用价值。

玻片试验相比毛细管穿透试验操作更为简便,但由于在平面玻璃上使精液 – 宫颈黏液接触界面的大小与形状完全标准化是不可能的,因而本试验只能粗略地定性评估精子 – 宫颈黏液的相互作用。

为了保证上述试验结果的可靠性,试验过程中需注意:① 应使用人的月经中期宫颈黏液，收集宫颈黏液要规范，宫颈黏液评分应大于 10 分，并排除宫颈黏液中存在精子；经过冷冻和解冻的黏液标本不适用于精子穿透试验。② 男方应禁欲 2 ~ 7 d，并使用射精后 1 h 内的新鲜精液，以防脱水或温度变化影响精液质量。③ 精子对宫颈黏液 pH 变化甚为敏感，在宫颈黏液中精子移动和存活最适 pH 为 7.0 ~ 8.5，酸性宫颈黏液可使精子制动，碱性宫颈黏液可提高精子活力，pH 大于 8.5 对精子存活不利，pH 小于 7.0 通常不进行本试验。④ 每个毛细管吸入宫颈黏液要确保未吸入气泡，要用足量封口剂，以使宫颈黏液柱稍微突出于毛细管的开口端；穿透计放置 37℃ 湿盒内避免精液和宫颈黏液干燥。

【正常参考值及临床意义】

性交后试验中，标准试验时，宫颈口及宫颈管黏液中每高倍视野有 10 个以上快速向前直线运动的精子，则表示正常；延迟试验时，宫颈口黏液中活动精子数有所减少，但宫颈管内黏液中活动精子数不应少于 5 个 /HP。正常生育男性的毛细管穿透试验和玻片试验的评分结果均应为优或良。

精子表面抗精子抗体可导致精子相互凝集，导致精子呈摇摆式运动，影响精子前向活动能力，还影响精子穿透宫颈黏液能力。在临床上，抗精子抗体阳性患者可采用精子宫颈黏液穿透试验评价抗精子抗体对精子穿透宫颈黏液能力的影响。精子不能穿透宫颈黏液或穿透力差，精子将很难到达卵母细胞并与其结合，故可导致受精率下降。

六、精子透明带结合及精子选择

自然受精过程中，动物的数亿精子要经过获能、顶体反应等生化过程，才能有 1 个精子竞争性地与卵母细胞质膜识别和融合，将雄性遗传物质完整地输送到卵母细胞质中，开始新的生命过程。卵细胞质内单精子显微注射技术（ICSI）属于一种人工辅助生殖技术，实质上就是实现随意 1 个未经过自然选择的精子（头）通过显微注射受精。自 1992 年 ICSI 技术诞生以来，据统计，在医院生殖医疗中心接受治疗的不孕不育夫妇中，有超过 40% 的严重少、弱精子症，无精症不育症夫妇需要借助 ICSI 帮助受孕（Bonduelle et al, 2005）。可见，ICSI 已经成为辅助生殖临床医生最受欢迎的技术之一。ICSI 的优势在于将挑选出来的精子一个一个地注射进卵母细胞内，可以显著改善其他治疗途径（如人工授精和体外受精 - 胚胎移植）出现的低受精率的情况。即使这样，ICSI 也存在自身的缺陷，比如 ICSI 绕过了自然受精的过程，依靠人为的注射帮助卵子受精，但受精后无法保障高品质胚胎，以及胚胎植入人体后流产率高等问题。

究其原因，ICSI 的过程如何改善精子的筛选策略？目前，除了传统精液分析的手段之外，临床上根据精子的其他生理生化特征等也开展了一些其他检测项目（Oehninger et al, 2014）。主要划分为以下几类：① 精子细胞膜变化，可通过检测精子膜渗透压变化，如 HOST 来分析；② 精子染色质的异常，比如染色质的异常固缩或出现 DNA 碎片，可以采用 SCSA、SCD、彗星实验等来分析；③ 细胞质的亚细胞器的损伤，如过量活性氧的产生或线粒体膜功能丧失，目前多采用流式细胞术分析；④ 其他精子特异"器官"的损伤，如鞭毛的损伤，可采用电镜分析。尽管这些检测手段可以在一定程度上对传统精液分析的方法进行补充，但仍无法确定这些检测结果对受精能力和胚胎发育产生直接影响。因此，需要更多临床应用研究来验证这些检测结果，从而判断它们在预测男性生育力上的有效性。

正常受精时，精子必须完成顶体反应，即顶体囊泡化，释放内容物，精子才能与卵子质膜结合并融合。顶体反应是精子穿透卵子透明带，并且调整功能蛋白分布和基团的关键过程，必须在穿透透明带时发生。ICSI 技术中，顶体通常被注射到卵子的胞质中，顶体及其内容物对 ICSI 胚胎的正常发育是科学家担心的问题。用 FITC-PNA 标记法发现，有完整顶体的猪精子注射到卵子后，精核正常去浓缩、未形成原核前，可以在卵子内部检测到 PNA 的存在；如果顶体能够正常溶解，雄原核中观察不到 PNA 的存在（Katayama et al，2002）。电镜研究发现，人精子在注入卵 15～30 min 内，就可观察到顶体囊泡化的发生，4 h 时顶体完全消失，这些结果部分地消除了人们对试管婴儿技术的忧虑（Ramalho-Santos et al，2001）。对于顶体膜稳定而卵胞质溶解能力差的物种，顶体的存在对卵子的完全激活和雄原核的形成可能有消极的影响（Kimura et al，1998），例如将顶体较大的完整的兔和金黄地鼠精子注入小鼠卵，绝大部分卵会发生皱褶和破碎现象。Morozumi 等（2005）系统研究了不同物种精子的顶体注射到小鼠卵子中对卵造成的影响。在将 3 个以上顶体完整的小鼠精子注射到小鼠卵子中时，可以造成卵子畸形并且死亡，并与注射精子的数量呈正相关。而在去除顶体的精子组，并没有此现象发生。将仓鼠、猪和牛的具有完整顶体的 1 个精子注射到小鼠的卵子中也可以造成卵子畸形并死亡，同样对照组无此现象发生。由此说明，顶体中的水解酶会对胚胎发育产生负面影响，这种影响有物种、顶体大小的差别。从目前的研究看，人和小鼠的顶体对胚胎发育的消极影响还不是太明显。

回顾人自然受精过程，精子需要经过女性生殖道、卵子等重重筛选，最终完成精卵结合。其中，精子与卵透明带结合是关键的步骤之一，继而启动顶体反应、穿透透明带和卵膜融合等一系列精卵相互作用的生理活动。男科实验室的常规精液分析相关研究发现，精子的活力和形态与精子－透明带的结合呈现相关性，特别是近 20 年来科学家们进一步发现精子的顶体完整性与精子－透明带的结合率密切相关（Liu et al，2001）。自 2005 年以来，有医生开始尝试在辅助生殖临床应用上逐步采用精子－透明带结合的方法筛选优质精子，从而提高 ICSI 的受精率和胚胎移植的成功率，此已逐渐达成共识。

【原理】

透明带结合后的精子筛选原理是基于精卵结合的生理过程，包括精子超激活、精子－透明带结合、透明带诱导的顶体反应、穿过透明带、精卵膜融合、卵子激活以及原核形成（图 5-25）。

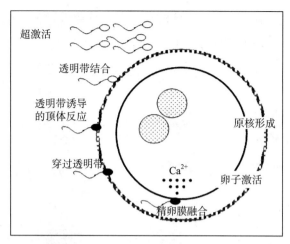

（图片引自 De Jonge CJ and Barratt CLR，2002）

图 5-25　精卵结合自然生理过程示意图

通常哺乳动物卵母细胞被细胞外一层蛋白外衣包围，这层外衣称为透明带（ZP），而精子头部也存在相应的 ZP 蛋白受体，从而使精子与卵子结合、受精过程具有很强的物种特异性。例如，在小鼠中，ZP 糖蛋白 ZP3（相对分子质量为 83 000）可与覆盖于精子头部质膜上的相应受体结合。精子与 ZP3 结合诱导顶体发生胞吐作用，可导致覆盖在精子头部前方的质膜破损而释放顶体中的蛋白水解酶。顶体反应后精子通过与另一个 ZP 蛋白结合进行下一步交互作用，此糖蛋白称为 ZP2（相对分子质量为 120 000），通常将 ZP2 的受体称为二级精子受体。综上，只有与 ZP3 蛋白结合的精子才可以穿过卵母细胞透明带，从而有机会通过使用与之相关的顶体内的蛋白酶，并与卵质膜融合形成受精卵（Bleil et al，1990；Buffone et al，2008）。

近期动物研究表明，ZP3 在受精过程中至少起到两个作用：一是作为主要的精子配体；二是作为顶体反应诱导物。ZP3 的精子配体功能仅依赖于特定大小的丝氨酸/苏氨酸（O–）连接的寡糖（相对分子质量为 3 900）。顶体反应诱导剂 ZP3 的功能也取决于糖蛋白 O– 连接的寡糖，但其多肽链亦起作用（Gong et al，1995；Wassarman，1995）。

【方法】

（1）精子处理：精子用添加 0.5% 的人血清白蛋白的 m-HEPES 洗涤。

（2）卵透明带准备：利用实验室获赠的 ART 手术患者的卵母细胞进行。这些废弃的卵母细胞 4℃保存在 1 mol/L 的硫酸铵中。在精子－卵透明带结合试验之前，盐储存的卵母细胞需要用 m-HEPES 洗涤 2 次，以便除去卵子保存液的盐离子。

（3）精子与透明带结合：根据 Liu 等（2001）报道的精－卵透明带结合的方法，改良后人精子结合透明带实验操作如下：将卵母细胞（3 个卵母细胞/每个精子微滴）与前向运动精子（约 1.5×10^6 个）在培养箱中（37℃，5% CO_2）孵育 2 h。孵育后，将卵母细胞用手工拉细的巴氏管吹洗，以去除未紧密结合的精子，记录 ZP 结合紧密的精子个数，然后计算 ZP 结合精子百分率，并收集结合的精子。在从卵母细胞表面吹下透明带结合的精子的整个过程中，不会对精子的形态和 DNA 造成损伤（图 5-26）。

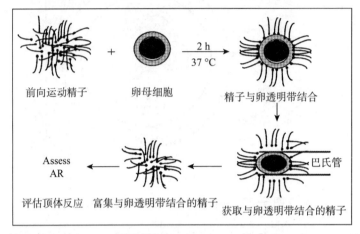

（图片引自 Garrett et al，1997）

图 5-26 采用卵透明带筛选精子的流程示意图

【方法学评价与质量控制】

使用豌豆凝集素荧光抗体（PSA-FITC）评估 ZP 结合精子的顶体反应率，从而评价与透明带结合的精子质量。与 FITC 交联的豌豆凝集素（PSA-FITC）可以特异地识别精子顶体。通常采用以下染色顶体的方法：精子涂片用 95% 乙醇固定，风干后 30 min，用 25 mg/L PSA-FITC 在 4℃下孵育 2 h 染色，蒸馏水将载玻片洗涤 2 次后晾干，用荧光显微镜在激发波长 450～490 nm、放大倍数 400 倍下观察，计数 200 个精子，统计顶体完整的精子（精子头部顶体区呈绿色明亮均匀的荧光）和发生顶体反应的精子（荧光带仅在赤道区域）的比率，从而评估所筛选的精子质量。

【临床意义】

男性不育已经成为仅次于肿瘤与心脑血管疾病之后，第三位影响人类生活质量和健康的重要因素。仅对男性生育力进行传统精液分析的方法已无法满足当前辅助生殖技术迅速发展的需求，亟须探索新的途径评估精子受精功能。许多临床研究使用透明带结合后的精子进行 ICSI，结果试验组的卵裂率、优质胚胎率、可使用胚胎率均显著高于对照组（刘锋 等，2011），如 Liu 等（2001）就发现 ZP 结合后筛选的精子形成的胚胎，其种植率（29%）、多胎率（35.71%，10/26）明显高于未采用 ZP 结合筛选精子的对照组（17%，10.53%，2/19）（$P < 0.01$）。可见利用患者夫妇自体 ZP 结合的精子进行 ICSI 注射，能获得高质量胚胎和高种植率。精子－透明带结合分析正是在这一领域进行的深入探索，为建立高效、快速、准确评估精子受精功能的新方法初步奠定了理论和实验基础。

七、精子穿卵试验

精子穿卵试验是精子穿透去透明带金黄仓鼠卵试验（sperm penetration of zona-free hamster egg assay，SPA）的简称，首先由 Yanagamashi 等于 1976 年报道，是测定精子获能、顶体反应、精子卵膜融合能力以及精子核解聚能力的经典方法。但由于实验条件要求很高，操作步骤多，有一定的技术难度，国内仅限于个体化诊断的需要。

【检测方法】

（1）常用试剂：

① BWW（Biggers，Whitten and Whittingham）贮备液：5.540 g NaCl，0.356 g KCl，0.250 g $CaCl_2 \cdot H_2O$，0.162 g KH_2PO_4，0.294 g $MgSO_4 \cdot 7H_2O$，1 ml 酚红溶液，加蒸馏水至 1 000 ml。

② BWW 培养液：将 2.100 g $NaHCO_3$，0.37 ml 乳酸钠（60% 浆状体），0.028 g 焦丙酮酸钠，0.100 g 葡萄糖，青、链霉素各 10 万 U，0.350 g 人血清白蛋白以及 0.477 g HEPES 溶于 100 ml BWW 贮备液中，加温至 37℃，通入 CO_2 气体调 pH 至 7.4 即可。

③ 高渗 BWW 溶液（获能液）：100 ml BWW 培养液加入 0.15 g 人血清白蛋白即可。这些培养液亦可商业获得。

④ 1.0 g/L 透明质酸酶：临用时用 BWW 培养液配制。

⑤ 1.0 g/L 胰蛋白酶：临用时用 BWW 培养液配制。

（2）操作程序：

① 制备卵细胞：对性成熟期（8～12 周龄）仓鼠观察 1～2 个性周期，以阴道口出现白色分泌物为周期第 1 天，于周期第 1 天上午给仓鼠腹腔注射孕马血清促性腺激素（PMSG）25～50 U，56 h 后（第 3 天下午），再注射人绒毛膜促性腺激素（HCG）30～50 U，15～17 h 后，将仓鼠断颈处死。剖腹，从输卵管伞端切断，取出卵巢，浸泡于盛有 BWW 培养液的培养器皿中。在体视显微镜下，从伞部插入针头，刺破卵泡，冲洗卵泡腔。冲洗液中即含有成熟卵细胞。通常 1 次排卵可获 30～50 个卵子。将卵子移入 1.0 g/L 透明质酸酶液中洗涤，待大部分卵丘细胞散脱后，再用 BWW 液洗 1 次，尔后移入 1.0 g/L 胰蛋白酶液中去除透明带。除去透明带后的卵子再用 BWW 液洗 2 次备用。

② 精液处理及精子获能：用手淫法收集精液于无菌消毒容器内，将精液倒入锥形离心管内，加 BWW 培养液至 10 ml，500 g 离心 5 min，弃上清液，重复洗涤 3 次；加精子获能液，于 37℃ 5%CO_2 培养箱中孵育 18 h 获能；获能后精子 500 g 离心 5 min 弃上清液，用高渗 BWW 溶液调整精子浓度为 1×10^7/ml。

③ 精卵受精：在无菌小培养皿中盛入 2～3 ml 液体石蜡，吸取已获能的精子悬液 0.1 ml 注入液体石蜡下，然后取出去除了透明带的仓鼠卵子 15～20 个注入获能液内。于 37℃ 含 5%CO_2 培养箱中温育 2～3 h 后观察结果。

④ 结果观察：受精后吸出卵子，用 BWW 培养液洗 3 次，除去吸附于卵子表面的精子，将受精卵放在载玻片上，四周涂抹少许凡士林与羊毛脂的混合物。将盖玻片轻轻盖在受精卵上，在相差显微镜直视观察下，轻压盖玻片，使卵细胞既不破裂，又能清楚地显示卵细胞质内肿大的精子头部。卵细胞质内出现肿大的精子头，且相对应的卵细胞膜上附有精子尾，提示卵已被精子穿透。肿大的精子头在镜下呈清亮区。如用 2.5 g/L 乙酰卡红或 10 g/L 乙酰间苯二酚蓝染色，则呈黑色斑块。受精卵也可先用乙醇 – 冰醋酸溶液（乙醇：冰醋酸 =3∶1）固定 2 h，然后用 20 ~ 40 g/L 吉姆萨（0.15 mol/L pH7.4 磷酸盐缓冲液配制）染液染色 8 ~ 10 min，镜检。

⑤ 结果表示方法：SPA 结果可用卵子受精率及受精指数表示。卵子受精率，即卵子被精子穿透的百分率，可按下列公式计算：卵子受精率=受精卵子数 / 卵子总数 ×100%。受精指数（fertilization index，FI）为穿透卵子的精子总数与卵子总数之比，可从整体上反映精子的穿透力与顶体反应率，可按下式计算：FI = 穿入卵子的精子总数 / 卵子总数。

【方法学评价与质量控制】

SPA 与 PCT 及体外精子 – 宫颈黏液穿透试验有良好的相关性。使用该方法来评价精子获能、顶体反应及受精能力，敏感性较高，但特异性相对较弱。由于体外孵育不及生物学过程有效，而且可能涉及多种不同机制，因此 SPA 经常会出现假阴性结果，如在仓鼠卵穿透试验中失败的某男性精子，在体外或体内却可能成功地使人卵母细胞受精。

SPA 的实验条件各实验室不尽一致，而结果的好坏又受实验条件左右。因此，应尽可能将实验条件控制在最佳状态，以获得最为可靠的结果。

（1）禁欲时间：建议为 1 ~ 5 d，禁欲时间过短或过长，精子对卵的穿透力会明显降低。

（2）标本送检时间：建议在 1 h 内处理精液标本，精液标本放置时间越长，精子的穿透力会相应降低。

（3）精子洗涤：洗涤精子时不宜强力离心，离心速度不宜超过 800 g。亦不宜用上游法替代精子洗涤，上游法能增加精子穿透卵子的能力，出现假阳性。

（4）获能时间：一般选用长时间培养，以保证每个精子均充分获能。精子获能亦可选用钙离子载体 A23187 或孕酮，获能时间可以大大缩短至 1 ~ 3 h。

（5）精卵穿透时间：精卵相互作用 3 h，卵子受精率最高。但如果获能时间短，应延长精卵穿透时间至 3 ~ 6 h，使未获能精子有机会获能。

（6）精子浓度：精子浓度过高或过低均影响穿透结果。调整时不能只以活动精子数为标准，否则结果偏高。精子浓度大多为 $5 \times 10^4/ml \sim 2 \times 10^7/ml$，但以 $1 \times 10^7/ml$ 为最佳。

（7）卵子收集：雌仓鼠至少 6 周龄以上。用酶去除卵丘细胞和透明带时，时间越短越好，特别是胰酶处理时间过长，可显著降低精子穿透率。因此，操作必须十分娴熟。特别是洗涤卵子时，易将卵子吸进毛细管上端而粘于管内，应特别小心。

（8）培养：培养液的组成成分相对固定。人血清白蛋白（HAS）与牛血清白蛋白

（BSA）均可使用，但以 35.0 g/L HSA 穿透效果最佳。空气中培养，效果也好，且精子获能比在 5%CO$_2$ 环境中快，后者可能与 CO$_2$ 降低 pH 有关。培养时，试管塞务必塞紧。

（9）镜检：加压盖玻片时力度要适宜。既不要压破卵子，又要能清楚地显示胞质内肿大的精子头。涂于细胞悬液四周的凡士林－羊毛脂混合物必须硬度适当。也可将其涂在盖玻片的 4 个角上。

（10）精卵的冷冻保存：仓鼠卵的采集有严格的时间程序。临时收集，多有不便。可收集大批卵子冷冻保存，以透明带完整的卵子为宜。将卵子置于含 30 g/L BSA、二甲亚砜（DMSO）、以 HEPES 缓冲液配制的 Tyrode 培养液中。以 0.3℃/min 速度逐渐冷却至 −80℃，尔后转入液氮中保存。解冻时，速度宜 8℃/min。解冻后，用 5 倍量的上述培养液洗 2 次，37℃温箱中作用 1 h 后，用胰酶去除透明带。此法保存的卵子与新鲜卵的精子穿透率无显著性差异。卵子的复活率为 70%～80%。冷冻精子解冻后绝大部分精子活力保持不超过 5 h，因而不宜用于 SPA，但精子可加入 TEST- 卵黄缓冲液中于 2～5℃保持 48 h，对卵子的穿透力不但不降低，反而增高。TEST- 卵黄缓冲液的配方为：211 mmol/L TES［N-tris（hydroxymethyl）methyl-2-amino-ethane sulfonic acid，N- 羟甲基 −2− 氨基乙烷磺酸］，96 mmol/L Tris（三羟甲基氨基甲烷），11 mmol/L 右旋糖苷（dextrose），20% 新鲜鸡蛋清，加入青、链霉素防腐。

（11）质量控制：本试验必须使用 >50% 卵母细胞被精子穿透的精液标本作为阳性对照，以保证整个检测体系正常。

【正常参考值及临床意义】

正常生育男性 SPA 时卵子受精率 ≥ 10% 为正常（SPA 阳性），<10% 为异常（SPA 阴性）。

SPA 是测定精子获能、顶体反应、精子卵膜融合能力以及精子核解聚能力的经典方法，是对精子受精能力的综合反映，对不育症诊断较精液常规分析更有价值。SPA 虽优于精液常规，但与精子活力及形态并无关联。精液中白细胞计数增高会显著影响 SPA 结果。虽然生育男性精子穿透率也可能低下，但不育男性精子穿透率很少正常。

八、精子氧化应激检测

正常生理条件下，机体中活性氧的产生与抗氧化防御系统之间处于动态平衡，即处于相对自稳态。当内源性和 / 或外源性刺激使机体代谢异常而骤然产生大量活性氧（reactive oxygen species，ROS），且超过了机体抗氧化体系的还原能力，机体即处于氧化应激状态（oxidative stress，OS），发生应激性氧化损伤。正常生理状态下，男性生殖系统中 ROS 的产生和清除亦处于平衡稳态。适量的 ROS 在精子发生、成熟、获能以及精卵融合等过程中，可以调节细胞内信号转导级联反应，调控基因的转录和表达。精浆中含有抗氧化清除物及抗氧化酶，参与维系精液氧化－抗氧化稳态。然而，过量产生的 ROS 则会打破精液的氧化－抗氧化平衡，造成氧化应激损伤，进而引发一系列男性生殖功能的病理学改变，包括精子成熟缺陷、质膜损伤、运动障碍、DNA损伤、线粒体功能缺陷以及生殖细胞凋亡等。目前认为，氧化应激是导致精液质量下降、胚胎发育不良甚至出生缺陷的潜在原因之一。

多种ROS在男性生殖系统病理生理过程中发挥作用，包括氧自由基如超氧阴离子（$O_2^-\cdot$）、羟自由基（$OH\cdot$）、过氧化氢（H_2O_2）、一氧化氮（NO），以及一些阴离子氧的非自由基衍生物，如单线态氧（$^1O_2$）、氢过氧化物（$HOO^-\cdot$）、次氯酸（HClO）、脂质过氧化物（$LOO^-\cdot$）等。根据来源不同，精液中ROS可以分为内源性和外源性两种。内源性的ROS主要来自精子本身和精液中的白细胞。目前认为精子产生ROS主要有两种方式：一是精子线粒体呼吸链中系列氧化还原反应的产物，二是精子膜上的NADPH（NADH）氧化还原酶体系反应的产物。除此之外，有功能缺陷的精子也会产生一氧化氮（NO）。精液中的白细胞主要来源于前列腺和精囊腺，在炎症、感染等各种应激条件下白细胞会发生"呼吸爆发"，产生比未激活时高100倍剂量的ROS，是精液高水平ROS的主要来源。精液外源性ROS的产生则主要与吸烟、环境理化因素以及辅助生殖治疗过程中精液处理有关。目前研究提示（Chen et al，2012），生育力低下的男性精液中ROS水平明显高于生育力正常者，而精子数量减少、运动力低下和畸形往往与精液ROS的水平过高有关。因此，在男性不育尤其是特发性不育症的临床诊断中，ROS浓度的测定可以为判断精子功能提供重要参考。

【检测原理】

氧自由基能与鲁米诺反应，在酶的催化下产生生物荧光，通过化学发光仪检测产生的光强度，可以推算氧自由基的量。甲酰三肽（FMLP）和佛波醇（PMA）是刺激细胞产生ROS的试剂。在鲁米诺和酶存在的条件下，FMLP作为白细胞的探针，可以刺激白细胞中的NADPH氧化酶系统产生氧自由基；而PMA可以进入细胞，包括精子细胞和白细胞，激活细胞产生氧化应激，但其效应比FMLP慢。

$$鲁米诺 + 氧自由基 \longrightarrow 光信号$$

【检测方法】

（1）常用试剂

① 25 mmol/L鲁米诺：29 mg鲁米诺（5-amino-2, 3-dihydro-1, 4-phthalazinedione）溶解于10 ml二甲亚砜（DMSO）中。

② 辣根过氧化物酶（Ⅵ型，310 IU/mg蛋白）：取5 mg（1 550 IU）溶解于1 ml Krebs-Ringer液（不含酚红）中。

③ 10 mmol/L白细胞特异探针FMLP：取44 mg FMLP溶解于10 ml DMSO中。

④ 10 μmol/L PMA探针：取6.2 mg PMA溶解于10 ml DMSO中得到1 mmol/L PMA，使用时以DMSO稀释100倍得到10 μmol/L的工作液。

（2）操作步骤

① 精子悬液自发产生ROS的测定：

• 新鲜液化精液常规精子计数后，用PBS混悬使精子浓度达到20×10^6/ml，然后取

400 µl 悬浮液加至一次性照度计（如 Berthold LB 9505）容器中。

· 按表 5-21 加入鲁米诺及辣根过氧化物酶。

表 5-21　精子悬液 ROS 测定体系

（单位：µl）

样本或试剂	测定管	对照管
精子悬液	400	—
PBS 液	—	400
25 mmol/L 鲁米诺	4	4
辣根过氧化物酶	8	—

· 37℃下监测化学发光信号约 5 min，直至其达到稳定，然后用发光分光光度计检测 15 min 内的发光强度。

② 氧化应激后 ROS 检测：

· 白细胞 FMLP 激惹试验：取 2 µl 白细胞特异探针 FMLP，加入反应混合液中以刺激精子悬液中的多形核白细胞产生化学发光信号。由于人精子表面没有 FMLP 受体，因此这一信号对白细胞群是特异性的，并可以用含有已知数量的多形核白细胞悬液校正。

· PMA 激惹白细胞和精子产生 ROS：在 FMLP 信号消退之后，取 4 µl 10 µmol/L PMA 加至精子悬液（终浓度为 10 nmol/L）。该试剂能够反映精子悬液中白细胞和精子亚群产生活性氧的能力。

（3）结果判断及计算

使用鲁米诺-过氧化物酶系统观察到的人精子悬液化学发光图形如图 5-27 所示。在存在白细胞的情况下，加入白细胞特异探针 FMLP 后，产生一个 ROS 峰。继之加入 PMA，精子和白细胞产生一个持久的强化学发光信号。如果精子悬液中没有白细胞，FMLP 反应则消失，而 PMA 引发一个显著的由精子产生的化学发光信号。

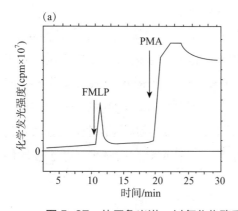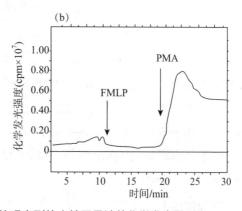

图 5-27　使用鲁米诺-过氧化物酶系统观察到的人精子悬液的化学发光图形

【方法学评价与质量控制】

鲁米诺探针技术对于精液 ROS 检测具有高灵敏性和高便捷性的特点，但从理论上来说，鲁米诺化学发光法可检测各种类型的氧自由基（$O_2^-\cdot$、H_2O_2 和 $OH\cdot$），因此存在测定氧自由基特异性不强的问题。由上海市计划生育科学研究所研发、湖州海创生物科技有限公司生产的男性生殖健康氧化应激检测试剂盒（化学发光法）采用鲁米诺化学发光法检测精液中氧自由基水平，可以快速反映精液中是否存在氧化应激以及氧化应激是否由于精液中白细胞所致，从而用于评估精子的氧化应激状态，从氧化应激角度评估精液质量，并为随后的临床抗氧化干预的有效性提供监测手段（史庭燕 等，2008；赵洪鑫 等，2009）。

【正常参考值及临床意义】

正常生育男性的精子悬液 ROS 水平为：$\leq 100 \times 10^4$ cpm/（20×10^6）个精子，超过此值即为精子氧化应激水平升高。

精液中存在的白细胞以及中段带有过量残留胞质的不成熟精子均可产生较高水平的 ROS，而正常情况下少量 ROS 对于精子获能和顶体反应是必需的，同时精浆中存在抗氧化剂和抗氧化酶可以清除多余的 ROS。在病理情况下，过量的活性氧类物质如果大幅超过精浆抗氧化平衡系统清除的最大限度，则可以造成精子的氧化损伤，导致精子质膜、核酸等结构和功能损伤（Chen et al，2012）。精浆 ROS 水平过高可能是造成男性不育或胚胎发育不良的原因之一。

九、精子线粒体膜电位测定

男性不育的原因之一是精子活力低下，其有可能由精子线粒体呼吸链活动降低所导致。线粒体位于精子中段，可合成 ATP，为精子运动提供能量。

在正常的细胞能量代谢中，线粒体内由三羧酸循环产生的能量传递给电子，电子经呼吸链传递的同时，将质子从线粒体内膜的基质侧泵到内膜外，形成跨膜电位，即线粒体膜电位（MMP）。MMP 下降是细胞凋亡早期的一个标志性事件。

正常 MMP 对于维持线粒体功能是必要条件，当 MMP 下降时表示线粒体功能下降。精子 ROS 的产生途径之一是，通过精子线粒体呼吸链的一系列氧化反应产生，其为精液 ROS 的主要来源。氧化应激可致 MMP 降低，主要原因就是 ROS 使线粒体膜发生脂质过氧化，导致线粒体呼吸链活动降低，能量合成减少，同时，ROS 抑制琥珀酸脱氢酶活性，使得呼吸链电子传递受限。ROS 对线粒体膜的损害，可致线粒体通透性增加，大量钙离子进入线粒体，亦可使得 MMP 降低。MMP 的降低，导致 ATP 合成减少，精子运动能力下降（白双勇 等，2015）。

【检测原理】

JC-1 是一种检测 MMP 的理想荧光探针。在 MMP 较高时，JC-1 聚集在线粒体的基质中，形成聚合物，产生红色荧光；在 MMP 较低时，JC-1 不能聚集在线粒体的基质中，此时 JC-1 为单体，产生绿色荧光。利用荧光显微镜或流式细胞仪可以检测红色或绿色荧光的比例，从而得到正常 MMP 精子百分率（夏欣一 等，2008）。

【检测方法】

（1）制备精子悬液：根据精子浓度，取一定量精液加至 0.5 ml 细胞培养液中，使精子浓度为 $2 \times 10^5/\text{ml}$。

（2）加入 0.5 ml JC-1 工作液，37℃孵育 20 min。

（3）4℃ 600 g 离心 5 min，去上清，沉淀细胞用 JC-1 缓冲液洗涤 2 次。

（4）用适量 JC-1 缓冲液重悬精子沉淀，用流式细胞仪分析。激发波长 488 nm，发射波长 530 nm。红色荧光说明 MMP 正常，而绿色荧光说明 MMP 降低，并且精子可能处于凋亡早期。

【方法学评价与质量控制】

精子 MMP 检测尚未在临床上普遍开展，但已有厂家可以提供相关检测试剂盒，相信在不久的将来，会有较多的临床医疗机构常规开展此项目。

由于相关质控品的缺乏且缺少临床应用的广泛验证，为了保证 JC-1 检测精子 MMP 的结果准确可靠，需注意：（1）JC-1 染液应完全溶解且混匀，避免反复冻融。溶解时，用双蒸水充分溶解后，方可加入 JC-1 缓冲液。不可先配制 JC-1 缓冲液，再加入 JC-1 染料，这样的话，JC-1 很难充分溶解，会严重影响后续的检测。（2）JC-1 探针装载完并洗涤后尽量在 30 min 内完成检测，且检测前需冰冻保存。（3）检测过程中应配有阳性对照，可用碳酰氰基 -p- 氯苯腙（CCCP）作为诱导 MMP 下降的阳性对照。一般配制 10 mmol/L 的储备溶液，临用时稀释到 10 μmol/L，且应置于 −20℃保存。（4）CCCP 作为线粒体电子传递链的抑制剂，有一定毒性，应注意小心防护。

【正常参考值及临床意义】

目前尚无正常生育男性的正常 MMP 精子百分率的确定参考值。文献报道的正常生育组的正常 MMP 精子百分率相差较大，且样本例数均很少，故尚需大样本的数据来确定最终的正常参考值。

研究显示（白双勇 等，2015），不育男性正常 MMP 精子百分率显著低于生育男性，且正常 MMP 精子百分率与精子浓度、精子总数、精子活动率及前向运动精子百分率呈显著正相关，而与精子畸形率和精浆 ROS 呈显著负相关。

十、精子膜糖被完整性检测

在精子的成熟过程中，各种糖基化修饰的蛋白或脂质结合到精子膜表面，形成 20 ~ 60 nm 厚的糖被。人精子糖被约由三百多种不同的糖蛋白和糖脂组成。在精子成熟、获能以及发生顶体反应的一系列生理过程中，膜表面的糖蛋白发生重排。精子糖被的成熟与精子功能紧密相关，在精子保护、宫颈黏液穿透、精卵识别和结合等诸多环节中发挥重要作用。凝集素芯片技术可以高通量、高效率地检测精子糖被的各类糖基，进而反映精子成熟及功能状况（Xin et al，2014）。

【检测原理】

凝集素可以特异性识别和结合糖基结构，是目前研究糖生物学的主要工具。与精子的结合信号降低代表精子表面相应的糖基减少，反之亦然。凝集素芯片技术可以高通量、高效率地检测复杂混合物的糖组分，已经应用到各种细胞中，包括细菌、真菌、病毒以及哺乳动物细胞。目前成熟应用于精子糖被检测的凝集素芯片包含 91 种凝集素。通过比较正常精子和受检者精子的凝集素结合谱，能高效率地了解精子表面糖基化特征，从而反映精子结构和功能状况。目前已被证实糖被有差异的异常精子包括冻融损伤的精子、精子膜表面防御素 126 表达异常的精子等（Xin et al，2016）。

凝集素芯片技术检测精子膜糖被的原理为：精子经过预处理标记荧光素后与凝集素芯片进行孵育，精子糖被与相应的凝集素特异性结合，经过洗涤去掉非特异性结合位点后，芯片进行荧光扫描，进而分析数据。具体流程见图 5-28。

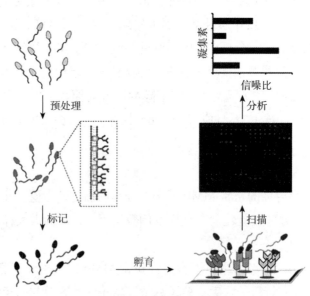

图 5-28　凝集素芯片检测精子膜糖被的示意图

【检测方法】

（1）精子样本的收集和制备：收集受试者精液经 37℃ 水浴液化后，500 g 离心 10 min 收集精子，PBS 洗涤 2 次后，用 2% 多聚甲醛 /0.2% 戊二醛固定 15 min，再用 PBS 洗涤 2 次后，加入 0.5 ml 含 0.02% 叠氮钠的 PBS 重悬精子，置于 4℃ 冰箱备用。

（2）从冰箱中取出凝集素芯片，置于室温下平衡 30 min；将芯片置于含有 0.5%
Tween-20 的 TBST 中，室温封闭 60 min；先用 PBST 清洗 1 次，再用 PBS 清洗 2 次，每次
10 min；室温风干；用 12 框围栏制备检测窗。

（3）在准备芯片的过程中，对精子进行荧光标记，固定的精子与 20 μg/ml PI 室温孵
育 20 min 后，离心去上清；按照每个检测窗 200 μl 结合缓冲液，调整精子浓度，混匀后加
入每个检测窗内，室温避光孵育 1 h；将芯片置于清洗盒中，沿着芯片纵向方向翻转芯片
洗涤约 10～20 次，至清晰看到精子结合的谱系。室温避光阴干芯片，芯片正面向下放入
扫描仪中，在 532 nm 通道进行扫描信号。人精子与凝集素芯片中的各类凝集素结合图谱
见图 5-29。

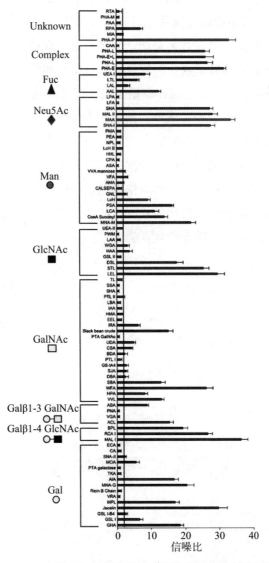

图 5-29 人精子与凝集素芯片中的各类凝集素结合图谱

【方法学评价与质量控制】

为保证检测系统准确有效，需设置阴性和阳性对照。可用 0.5%BSA 以及结合缓冲液作为阴性对照，精子顶体特异性凝集素 PSA 作为阳性对照。

【正常参考值及临床意义】

由于凝集素芯片技术检测精子的膜糖被结构是一种新建立的方法，尚未在大样本量的精子样本，特别是正常生育男性精子样本及不育男性精子样本中应用比较，因此目前尚无正常生育男性的精子膜糖被与凝集素结合的正常参考值，也很难归纳哪些凝集素结合异常与精子的功能损伤相关。现已发现（Xin et al，2016），精子膜糖蛋白 DEFB126 蛋白表达降低会导致男性生育力降低，表现为精子与 6 种 O- 连接的凝集素（Jacalin/AIA、GHA、ACL、MPL、VVL 和 ABA）结合降低；易于发生冷冻损伤的精子（冷冻复苏后活动率显著降低）与凝集素 ABA 的结合信号显著上升，而与凝集素 DSL 的结合信号显著减弱。建议用此方法判断受检者精子膜糖被有无损伤，应将正常生育且精液常规正常的精子样本设为对照组，同批次上样后做结合量大小的统计比较分析，如受检样本与凝集素结合的强度与正常生育组有显著差异，应考虑受检样本精子膜糖被受损的可能性。

精子在通过附睾的过程中进一步成熟，精子膜表面糖基的种类及表达量的改变，与精子成熟程度及受精潜能密切相关。影响附睾功能的因素和疾患均可能造成精子成熟障碍或功能缺陷。使用凝集素芯片检测精子糖被情况，丰富了精子功能检测的手段。通过凝集素芯片高通量检测受试者精子与不同类型的凝集素结合特征谱，比对正常精子凝集素结合情况，能够反映受试者精子成熟程度及功能状况。此外，结合生物信息学分析，有助于进一步深入了解精子功能异常相关机制及影响因素。

（朱照平　徐院花　唐山山　陆金春）

第六章　免疫性不育的诊断

受环境问题、不良生活方式、快节奏生活压力及婚育年龄推迟等影响，不孕不育成为仅次于肿瘤和心血管疾病之后的第三大人类疾病，成为21世纪影响人类健康发展的一个医学难题。近年来，随着基础免疫学与免疫遗传学研究的飞速发展，免疫因素对生殖的影响日益受到人们重视，越来越多的资料证明免疫异常是导致男性不育、女性不孕及习惯性流产等的重要原因之一。

目前临床常见的与免疫性不育相关的抗体有抗精子抗体、抗子宫内膜抗体、抗卵巢抗体、抗心磷脂抗体、抗透明带抗体、抗人绒毛膜促性腺激素抗体、抗滋养细胞膜抗体、封闭抗体等。抗精子抗体既可见于男性，又可见于女性，而其他自身抗体均仅见于女性。这些自身抗体的检测，对全面检查不育夫妇、明确导致不育的原因、指导治疗等均有重要的理论与实际意义，本章将对这些自身抗体的检测方法、质量控制及临床应用逐一介绍。

第一节　抗精子抗体的检测

精子抗原性较强，抗原种类较多，约有100多种，目前已经被鉴定的精子抗原已达数十种。精子抗原可分为特异性精子抗原和非特异性精子抗原，尤以前者为重要（Lu et al，2008）。在一定条件下，精子能够充分发挥其抗原性，刺激男女机体发生免疫应答，产生抗精子抗体（antisperm antibody，AsAb），AsAb 是一种以精子为靶标抗原的自身抗体（陆金春 等，2018）。正常情况下，男性血－睾屏障隔离精子被自身免疫系统识别，防止机体对精子产生免疫反应，但是当男性生殖系统有炎症存在或因物理、化学等因素遭到破坏后，巨噬细胞可进入生殖道吞噬降解精子，激活免疫网络引发机体免疫反应产生 AsAb，导致精子活力及精子穿透子宫颈黏液的能力降低，成为男性不育的一个重要原因。对于女性而言，精子经女性生殖道进入女性体内，女性生殖道中的某些蛋白成分和精浆中的免疫抑制物包裹精子，抑制机体对精子抗原的免疫应答，但当女性生殖道屏障被病毒感染、外力损伤、经期同房等因素造成破坏，机体免疫系统识别精子后，精子抗原作为同种异体抗原刺激女性免疫系统产生大量 AsAb，可引起女性免疫性不孕（刘亚敏 等，2018）。AsAb

水平过高不仅影响正常受孕，在孕后也容易产生不良影响，如胎停、流产等（朱伟杰，2017）。

根据结构和理化性质，AsAb 有 IgG、IgM、IgA 和 IgE 四种类型，AsAb 可存在于血清、宫颈分泌物、精浆和精子表面，其中生殖道分泌物中主要为分泌型 IgA，血清中主要以 IgG 和 IgM 为主，IgM 最先出现，而后转为 IgG，并可长期存在，故临床上通常检测血清中的 IgG（孙莉 等，2014）。

抗精子抗体为诊断免疫性不育最重要的指标。检测 AsAb 的方法有多种，包括免疫荧光法、浅盘凝集法（TAT）、乳胶珠凝集试验、精子制动试验（SIT）、固相酶染色法、免疫珠试验（immunobead test，IBT）、混合抗球蛋白反应（mixed antiglobulin reaction，MAR）法、酶联免疫吸附分析（ELISA）法、免疫金分析法等。目前临床上以 ELISA 法、IBT 和 MAR 为主，少数单位亦使用免疫金（胶体金）分析法，本节将介绍这四种方法，医疗机构可根据患者量的多少和实验室条件选择使用。IBT 和 MAR 法为 WHO 推荐用于免疫性不育诊断的首选方法。

一、检测方法

1 酶联免疫吸附分析（ELISA）法

（1）检测原理：即采用纯化的人精子膜抗原包被微孔，待测标本中的 AsAb 与微孔板上的精子膜抗原反应，再与辣根过氧化物酶（HRP）标记的羊抗人 IgG 结合，形成抗原 - 抗体 - 酶标抗体复合物，加入底物溶液，通过显色深浅来判定 AsAb 的存在和含量。

（2）基本操作程序：① 将已包被的微孔板及所有检测试剂置于室温下平衡 30 min，同时配制标本稀释液（含 5% 小牛血清的 PBS-T）。② 根据不同待测标本，每孔加标本稀释液 100 μl 或 50 μl，阴、阳性对照孔不加，空白对照孔加 100 μl 标本稀释液。③ 依次加入标本（血清 20 μl，精浆和宫颈黏液 50 μl）和 100 μl 阴、阳性对照（不同试剂盒，样本的稀释比例可能不同，请按相应试剂盒说明书操作）。④ 37℃温育 40 min。⑤ 用 PBS-T 洗板 5 次，每次 3 min，拍干。⑥ 每孔加酶结合物（HRP 标记的羊抗人 IgG）2 滴，充分混匀，用封膜覆盖，置 37℃温育 30 min。⑦ 甩净孔内液体，加洗液，洗涤方法同上。⑧ 每孔加显色剂 A、B（底物溶液，显色剂 A 主要成分为过氧化脲，显色剂 B 主要成分为四甲基联苯胺）各 1 滴，混匀后避光反应 10 min。⑨ 每孔加终止液（2 mol/L 的硫酸溶液）1 滴，终止反应。⑩ 以空白孔调零，450 nm 测吸光度值，P（患者样本）/N（阴性对照）≥ 2.1 为阳性（阴性对照吸光度值小于 0.1 时以 0.1 计算），也可以直接肉眼判断（与阳性对照比较）。

2 免疫珠试验（IBT）

（1）检测原理：即采用包被羊抗人 IgG 或 IgA 抗体的亲水性聚丙烯酰胺珠（免疫珠）来检测精子表面结合抗体，或待测血清（宫颈黏液）中的抗精子抗体。它分为直接法和间接法。直接法检测精子表面结合抗体，间接法检测精浆、血清或宫颈黏液中各 Ig 类别的抗精子抗体，此时精浆、血清或宫颈黏液样本需预先与正常生育男性精子孵育，以使其中可能存在的抗精子抗体与正常生育男性精子结合，然后同直接法一样检测。

（2）基本操作程序：分为直接法和间接法。

直接法操作步骤：① 新鲜待测精液 1 滴，一式 3 份，分别加 1 滴最适稀释度的羊抗人 IgG、IgA、IgM 抗体包被的免疫珠悬液，混匀后加盖玻片。② 置湿盒 3 min，然后在光学显微镜下观察，高倍镜视野下计数附着 2 个或更多免疫珠的活动精子百分率，重复计数 2 次，每次至少计数 200 个精子，如果差异可以接受，取均值报告结果。10 min 时再次观察，此时黏附免疫珠的活动精子数应该增加，如果减少，提示结果不可信，需重新检测；如果增加，以 3 min 时的计数结果报告。

间接法操作步骤：① 生育男性提供的精液（活动率 >70% 以上）用 Baker's 缓冲液（葡萄糖 3 g，$Na_2HPO_4 \cdot 12H_2O$ 0.6 g，NaCl 0.2 g，KH_2PO_4 0.01 g，加水至 100 ml）洗 2 次，调精子浓度为 6×10^7/ml。② 取 50 μl 待测血清或宫颈黏液，加 50 μl 精子悬液，37℃ 水浴 1 h，再用 Baker's 缓冲液洗 2 次。③ 以下操作同直接法。

3　混合抗球蛋白反应（MAR）试验

MAR 试验的反应原理和操作步骤类似免疫珠试验。只不过用人 IgG 或 IgA 包被于 O 型人红细胞、绵羊红细胞或乳胶颗粒上，再向悬浮液中加入特异性的抗人 IgG 或抗人 IgA，其起"桥连"的作用，并自身形成红细胞团或乳胶颗粒团作为内部质控。但需注意的是，这种看似有内部质控的方法，本身就消耗了很多红细胞或乳胶颗粒，如果抗人 IgG 与精子表面抗精子抗体的结合力低于与致敏红细胞或致敏乳胶颗粒的结合力，其很可能会导致假阴性结果，故此法的检测敏感性要低于 IBT 法。

（1）检测原理：抗人 IgG 血清既可与精子表面存在的 IgG 抗体结合，又可与包被在乳胶颗粒（又称致敏有 IgG 的微球）上的 IgG 结合，如果精子表面有抗精子抗体（AsAb），可形成精子 IgG 抗体 – 抗人 IgG 血清 –IgG 包被乳胶颗粒复合物，乳胶颗粒附着在精子表面随精子一起泳动，或 IgG 包被乳胶颗粒互相黏着成团。镜下观测到游动的精子表面附着有乳胶颗粒便被判定为该精子存在 IgG 抗体。

（2）基本操作程序：① 在洁净载玻片上加 5 μl 液化的新鲜精液和 5 μl 致敏微球，以加样器头或盖玻片边缘混匀。② 加 5 μl 抗血清，以加样器头或盖玻片边缘混匀，盖上盖玻片。③ 室温（25～35℃）孵育 3 min 后，在高倍显微镜或相差显微镜下同上判读结果。

4　胶体金法

（1）检测原理：采用胶体金粒子作为标记示踪物，结合金标免疫渗滤试验（gold immunofiltration assay，GIFA），利用间接法免疫测定血清标本中的抗精子抗体（AsAb）。先将特异性精子抗原固相化于硝酸纤维素膜上，当血清标本经渗滤作用通过硝酸纤维素膜时，其中的抗精子抗体便与膜上的固相抗原发生特异性结合形成复合物，而其他无关物质则被滤过，再加上金标记抗人 IgG 单克隆抗体，滤过时便与复合物结合，形成肉眼即可方便观察的红色印迹，根据有无红色印迹及印迹颜色深浅可判断血清中有无抗精子抗体存在及其相对含量。

（2）基本操作程序：以检测抗精子 IgG 抗体为例介绍，其他抗精子 IgA 和 IgM 抗体检测步骤相似。① 样本要求：必须使用新鲜血清或 2～8℃放置 3 天内的血清测定，特殊情况下标本无法及时检测，应于 −20℃以下保存。任何标本在临用前均须充分离心后取澄清液体部分检测。② 取出包被有精子膜抗原的检测板及各种检测试剂，室温平衡 20～30 min。③ 滴加洗涤液（主要成分为 0.5% 牛血清白蛋白、pH7.4 的三羟甲基氨基甲烷 – 盐酸及 0.25% 的 Triton X-100）2 滴于反应孔中，待液体将膜完全湿润。④ 加待测血清 50 μl（若用样品吸管则加 2 滴）于反应孔中，待液体充分吸入。⑤ 滴加金标液（主要成分为胶体金标记的鼠抗人 IgG 单抗、1% 牛血清白蛋白及 pH7.4 的三羟甲基氨基甲烷 – 盐酸）3 滴于反应孔中，待液体充分吸入。⑥ 滴加洗涤液 3 滴于反应孔中，待液体充分吸入后于 3 分钟内观察结果。阴性：质控点 C 显示红色，检测点 T 位置无红色出现。阳性：质控点 C 显示红色，检测点 T 位置有红色出现。无效：质控点 C 不显色，表明操作失误或试剂失效。

二、方法学评价与质量控制

ELISA 法、免疫珠试验、MAR 试验和胶体金法均可用于抗体的分型（IgG、IgM 和 IgA），不同的是，ELISA 法的最大优点是可以同时检测大量标本，并可以检测抗体滴度；MAR 试验和免疫珠试验必须每个样本单独检测，对于少弱精子症患者样本，由于精子活动力低下易造成假阳性，且结果判断较为困难，而且，检测精浆、血清或宫颈黏液中的抗精子抗体时，需要新鲜的高质量的精液，这就大大限制了其临床应用。但 MAR 试验和免疫珠试验比较直观，可以直接观察到免疫珠或颗粒与精子的凝集现象，并且可大体确定抗精子抗体在精子表面的位置，从而为临床治疗采取何种措施提供参考。而 ELISA 法和胶体金法不能检测精子表面结合的抗体。ELISA 法检测步骤多，易受环境和人为因素影响，而胶体金法操作简单，但胶体金法只能每个样本单独检测，且其灵敏度不及 ELISA 法。因此，不同的实验室可根据自身条件和患者量决定采取何种检测方法，并给临床医生做出相应的方法学和结果解释。

为了保证检测结果的准确可靠，不论是 ELISA 法还是 MAR 试验或免疫珠试验，在检测标本的同时均应同时检测相应的阳性对照和阴性对照，只有阴、阳性对照完全吻合，样本检测结果的准确性才有保证。

精液黏稠度增高或液化不良可导致 ELISA 法假阳性结果和 MAR 结果假性增高（刘瑜等，2009）。因此，ELISA 或 MAR 试验前应对黏稠度高或液化不良的精液或精浆样本进行处理，具体处理方法可参照"精液常规分析"一节。高血脂、溶血、血液凝固不充分、带有纤维蛋白丝以及受污染的标本可能会导致假阳性结果，这类样本尽量不用于检测，建议重新采取血样。

MAR 试验和免疫珠试验中，供者精液的精子活力要有保证，观察结果时要注意只观察黏附有颗粒或免疫珠的活动精子，而非前向运动精子靠近免疫珠或颗粒时要加以鉴别，而且，颗粒或免疫珠与精子尾尖的结合应忽略不计。MAR 试验和免疫珠试验对黏附颗粒的活动精子进行评分时，应在孵育 3 min 和 10 min 时分别检测一次，如果 10 min 时活动精子全部结合上颗粒或不再活动，以 3 min 时的数值作为试验结果；如果 10 min 时的检测结果低于 3 min 时的结果，应考虑是否有判断或记录误差，因为真正的抗体结合应该是颗粒逐渐凝集成团。

ELISA 法检测的阳性结果更应该小心对待。由于目前用于检测抗精子抗体的抗原基本来自用不同方法处理的精子膜抗原，而不同厂商制备精子膜抗原的方法不同，结果导致不同厂家试剂盒的检测结果的可比性很差，甚至彼此的阳性对照结果都不一致（陆金春，2017）。正是由于精子膜抗原成分比较复杂，相应的非特异性反应亦较多。故处于临界值附近的结果应重复检测且小心报告（可建议一段时间后复查），建议临床上检测的阳性标本，用另一品牌的抗精子抗体试剂盒再次检测，只有两种试剂盒检测均为阳性结果方可报告临床，如果两者结果不一致，建议用第三家品牌的抗精子抗体检测试剂盒核实。

ELISA 检测为阳性的精液标本，建议以 MAR 试验或免疫珠试验进一步验证。ELISA 法检测结果仅适用于临床辅助诊断，需结合临床表现、病史及其他诊断结果方可采取适当的临床干预。

三、正常参考值及临床意义

ELISA 法和胶体金法检测抗精子抗体，正常生育男性的抗精子抗体应为阴性。免疫珠试验和 MAR 试验的参考范围为：黏附颗粒或免疫珠的活动精子 < 50%。

在正常情况下，由于血 – 睾屏障和精液中免疫抑制物质的存在，男性精子难以接触到自身免疫系统，且不会产生或产生少量精子结合抗体 IgG，但不影响精子的功能。女性生殖道中也含有丰富的免疫抑制物质，尽管性交时女性多次接触男性精液，但正常情况下不会产生精子结合抗体 IgG。在异常情况下，如前列腺炎、精囊炎、附睾炎、睾丸炎等生殖道感染，输精管道阻塞、损伤等情况下，机体的免疫屏障及其保护机制遭破坏，精子抗原直接与机体的免疫系统接触，引起免疫反应，从而在血清和精浆中出现精子结合抗体 IgG，并导致生育能力低下或不育（刘雅峰 等，2005b）。因此，AsAb 可用于临床上男性免疫性不育的辅助诊断。

AsAb 与精子结合后，可使精子制动或黏附在宫颈黏液上而难以通过子宫颈，也可抑制顶体反应，阻碍精子与卵细胞膜的融合；AsAb 也可造成胚胎的死亡和早期消失。男性和女性患者都有可能出现 AsAb。当男、女产生抗精子免疫反应时，血清和生殖道局部可检测出精子凝集抗体和黏附于活精子表面的精子结合抗体。

精液中的 AsAb 几乎都是属于两类免疫球蛋白：IgA 和 IgG。IgM 抗体由于其分子量较大，在精液中极少发现，如果没有 IgG 抗精子抗体，IgA 抗体几乎不存在。精子结合抗体 IgG 干扰生育的机制为：引起精子发生过程的紊乱造成少精子症或无精子症；干扰精子的代谢活化；细胞毒作用杀死精子，凝集作用影响精子活动率，进而降低进入受精部位的精子数；妨碍精子获能过程干扰受精；抑制合子细胞分裂；影响胚胎发育导致流产等。有文献统计分析不育症患者中精子结合抗体 IgG 阳性率，结果精子结合抗体 IgG 呈阳性反应者占 15.77%（卢卫国 等，2007）。另有研究表明，不育男性精子 IgG 的 MAR 阳性率为 7.06%，远低于血清 IgG 阳性率。因此世界卫生组织（WHO）推荐在筛查男性不育原因时，应首选 IBT 或 MAR 检查精子结合抗体。

第二节　抗子宫内膜抗体的检测

子宫内膜是胚胎着床和生长发育之地，也是精子上行的必经之路。剥脱的子宫内膜随月经流出体外，一般不会诱发机体产生自身免疫反应。但在病理状态下，子宫内膜可诱发机体产生全身和局部的免疫反应，导致子宫内膜分泌功能障碍，引起子宫内膜免疫病理损伤，对子宫内膜的结构造成破坏，从而干扰受精卵着床及胚胎的早期发育等妊娠过程，引起不孕或流产（马芳芳 等，2016a；梁祺，2017；马开慧 等，2017；朱晓芳 等，2018）。

抗子宫内膜抗体（antiendometrial antibody，EmAb）是针对子宫内膜组织为靶抗原并可以引起一系列免疫反应的自身抗体，是子宫内膜异位的标志性抗体。抗子宫内膜抗体的产生常见于下列病理情况：① 异位生长的子宫内膜，如异位生长于卵巢 - 腹腔膜（子宫内膜异位症）或子宫肌内（子宫腺肌症）的内膜可刺激周围组织产生炎性反应，巨噬细胞吞噬内膜碎片后，也同时将其抗原提呈给免疫活性细胞，诱发自身免疫反应。② 经血逆流，即夹着子宫内膜碎片的月经血经输卵管流入腹腔，通过巨噬细胞的吞噬和腹膜的直接吸收，诱发自身免疫反应。经血逆流多见于经期阴道手术操作、经期性交及子宫内膜异位症者，也可见于正常妇女。③ 当女性发生子宫内膜炎、流产刮宫等情况时，发生损伤的子宫内膜可作为抗原刺激机体免疫系统产生抗子宫内膜抗体。④ 机体免疫失调。因此，EmAb 的检测是女性不孕或流产患者重要的辅助诊断指标之一。

一、检测方法

抗子宫内膜抗体的检测方法主要有酶联免疫吸附分析法（ELISA）、胶体金法等。

（1）酶联免疫吸附分析法（ELISA）：其检测原理和基本操作程序类似于抗精子抗体

检测的 ELISA 法，只不过微孔板为包被有特异性子宫内膜抗原的微孔板。

（2）胶体金法：其检测原理和基本操作程序类似于抗精子抗体检测的胶体金法，只不过固相化于载体硝酸纤维素膜上的是特异性子宫内膜抗原而非精子抗原。

二、方法学评价与质量控制

ELISA 法适用于大批量样本的检测，并可以检测抗体滴度，而胶体金法为每个样本单独检测。它们的方法学评价与质量控制类似于抗精子抗体的 ELISA 法和胶体金法。两者检测的特异性均取决于子宫内膜抗原的特异性，两者包被的抗原一般来自正常育龄妇女的子宫内膜。即刮取有规则行经周期且无盆腔疾病的育龄妇女的子宫内膜，用无菌生理盐水洗去血块，重悬于 pH7.4 的 0.01 mol/L PBS 中，与 2.5 g/L 胶原酶共孵育，37℃孵育 2 h 后，依序经过 250 μm、40 μm 分样筛过滤，洗去胶原酶，收集筛网上的子宫内膜腺体；经涂片、染色、镜检，证实为子宫内膜柱状腺体细胞。用玻璃匀浆器匀浆，1 000 r/min 离心 20 min 后，用羊抗人全血清抗体 –Sepharose 4B 柱纯化上清，收集蛋白峰，浓缩，即为纯化的人子宫内膜抗原（陆金春 等，2009）。

由于方法学的限制，两者均可能会出现一些假阳性（由于子宫内膜抗原不纯或特异性不强所致）或假阴性（由于检测灵敏度不够或者特异性子宫内膜抗原浓度较低所致）结果，故抗子宫内膜抗体检测仅适用于女性不孕或流产的辅助诊断，需结合患者临床表现、病史及其他诊断结果方可采取适当临床干预。

三、正常参考值及临床意义

ELISA 法和胶体金法检测抗子宫内膜抗体，正常生育女性应为阴性。女性血清和宫颈黏液中抗子宫内膜抗体（EmAb）的检测（IgM 型和 IgG 型，前者见于免疫反应早期，后者持续时间较长），为诊断女性免疫性不孕、子宫内膜异位症的一个重要指标，对免疫性不孕和子宫内膜异位症的早期诊断、治疗和随访具有重要意义。另外，抗子宫内膜抗体也可见于其他妇科疾病，如盆腔炎等。

第三节 抗卵巢抗体的检测

抗卵巢抗体（antiovarian antibody，AoAb）最早由 Coulam 等在研究早期绝经综合征时发现，是一种以卵巢内颗粒细胞、卵母细胞、黄体细胞和间质细胞等的胞质成分为靶抗原的自身抗体。当机体发生感染、创伤或服用促排卵药物后进行反复穿刺取卵时，大量的卵巢抗原释放，刺激机体产生 AoAb，抗体的持续存在或增加可导致卵巢病理损伤、功能衰竭，影响雌激素和孕激素的分泌，导致卵泡发育、成熟以及排出障碍，表现为排卵减少甚至不排卵、卵泡发育不良、黄体不足等，从而引起不孕或流产（戴钰 等，2018）。

AoAb 导致不孕的可能机制包括：① 在卵巢表面形成免疫复合物沉淀，影响卵子的排出、并可阻止精子对透明带的黏附而干扰受精过程，影响精子的穿入以及受精后胚胎的着床；② 抗卵巢抗体在补体作用下产生细胞毒作用，破坏卵巢细胞，阻碍卵母细胞成熟，使卵母细胞数量减少，导致卵泡闭锁，雌激素分泌不足，子宫内膜发育不良，还能干扰孕卵破壳而妨碍着床，影响胚胎细胞分裂引起流产；③ 抗卵巢抗体影响卵巢内分泌功能，引起透明带的异常，导致颗粒细胞变性坏死、内卵泡膜细胞和黄体细胞内固醇类物质代谢障碍，影响雌孕激素的产生，引起孕酮分泌减少、滋养细胞损害，导致自然流产；④ 使 T 淋巴细胞浸润导致卵巢局部类促性腺样物质增多，引起下丘脑 - 垂体 - 卵巢轴功能紊乱，间接影响卵泡发育（王逢春，2011；武传叶，2001）。

随着辅助生殖技术的普遍开展，反复的穿刺取卵操作导致 AoAb 发生率明显升高，自身免疫性卵巢炎和卵巢早衰患者相应增加。因此，AoAb 检测是女性不孕、自身免疫性卵巢炎、卵巢早衰等辅助诊断的重要依据之一。辅助生殖技术在带来新生命的同时，对孕妇潜在的损伤应引起生殖专家的重视。

一、检测方法

抗卵巢抗体的检测方法主要有酶联免疫吸附分析（ELISA）法、胶体金法等。

（1）酶联免疫吸附分析（ELISA）法：其检测原理和基本操作程序类似于抗精子抗体检测的 ELISA 法，只不过微孔板为包被有特异性卵巢抗原的微孔板。

（2）胶体金法：其检测原理和基本操作程序类似于抗精子抗体检测的胶体金法，只不过固相化于载体硝酸纤维素膜上的是特异性卵巢抗原而非精子抗原。

二、方法学评价与质量控制

ELISA 法适用于大批量样本的检测，并可以检测抗体滴度，而胶体金法为每个样本单独检测。它们的方法学评价与质量控制类似于抗精子抗体的 ELISA 法和胶体金法。两者检测的特异性均取决于卵巢抗原的特异性，两者包被的抗原一般来自多囊卵巢综合征、经病理切片及影像学检查确诊为良性的且无盆腔疾病的妇女的卵巢组织，用无菌生理盐水冲洗干净，切碎后用匀浆器匀成糊状，滤网过滤离心。沉淀于含 0.1 g/L 蔗糖的 Tris-HCl 缓冲液中加 Triton X-100 至 1%，4℃ 13 000 r/min 离心 30 min，收集上清液。用羊抗人全血清抗体 -Sepharose 4B 亲和层析柱纯化上清，收集蛋白峰，浓缩，即为纯化的人卵巢抗原（陆金春 等，2009）。

三、正常参考值及临床意义

ELISA 法和胶体金法检测抗卵巢抗体，正常生育女性应为阴性。女性血清中抗卵巢抗体（AoAb）的检测，为诊断女性免疫性不孕和自身免疫性卵巢炎的一个重要指标，对女性免疫性不孕和自身免疫性卵巢炎的早期诊断、治疗和随访具有重要意义。在卵巢功能早衰、早闭经患者中，AoAb 的检出率高达 42.4% ~ 52.2%，均显著高于健康孕妇的阳性率（3.2%）。

第四节　抗心磷脂抗体的检测

各种带负电荷的磷脂是机体细胞膜的主要成分，也参与构成某些凝血因子，其中又以心磷脂（cardiolipin）最具代表性，抗心磷脂抗体（anticardiolipin antibody，ACA）就是以血小板和内皮细胞膜上带负电荷的心磷脂作为靶抗原的自身抗体，分为 IgA、IgG、IgM 三种类型，其中以 IgG、IgM 型抗体与临床关系密切。

正常情况下，带有负电荷的心磷脂（心肌、子宫居多）位于细胞膜脂质双层的内层，不能被免疫系统识别，如果暴露，心磷脂抗原就会刺激机体产生 ACA。ACA 主要通过抑制血管内皮细胞合成前列环素（PGI_2），干扰血栓调节素、纤维蛋白溶酶原激活剂和蛋白质 C 系统的活性，抑制抗凝血酶Ⅲ的活化等而致凝血前高凝状态，直接造成血管内皮细胞损伤，可表现为反复的动静脉血栓。胎盘血管发生血栓会使妊娠女性出现反复自发性流产、早产、死胎、胎儿生长受限、胎儿宫内窘迫、胎盘功能不足等不良妊娠反应（马芳芳等，2016b）。这种与抗心磷脂抗体相关的临床症状统称为抗磷脂综合征。

ACA 导致流产或不孕的可能机制包括：① ACA 作用于滋养层表面的磷脂依赖抗原，影响其黏附、融合和分化过程，使合体滋养层细胞形成不足，造成子宫对胚胎接受性降低，维持妊娠的胎盘激素如 HCG、HPL 分泌减少；② 干扰血栓素 A2 和前列环素的平衡，导致血小板聚集，形成微血栓，引起胎盘梗死，造成不良妊娠结局；③ ACA 作用于胎盘血管内皮细胞膜上的磷脂上，引起胎盘血栓形成和血管收缩，胎盘血流量减少或引起胎盘血管炎，致使胎儿氧供及营养不足而死亡；④ ACA 与卵巢组织磷脂成分结合形成复合物，卵巢血管发生病变，血栓形成因素增加，从而减少卵巢供血，对卵细胞的正常生长发育造成干扰，干扰卵子形成和排出；⑤ ACA 与宫内膜磷脂成分结合形成复合物，破坏受精卵着床（李相新 等，2015）。因此，ACA 被认为是免疫性不孕的重要因素之一，在女性不孕、反复流产患者的诊治中起着重要的临床参考价值。

一、检测方法

抗心磷脂抗体的检测方法主要有酶联免疫吸附分析（ELISA）法、胶体金法等。

（1）酶联免疫吸附分析（ELISA）法：其检测原理和基本操作程序类似于抗精子抗体检测的 ELISA 法，只不过微孔板为包被有心磷脂抗原的微孔板。

（2）胶体金法：其检测原理和基本操作程序类似于抗精子抗体检测的胶体金法，只不过固相化于载体硝酸纤维素膜上的是心磷脂抗原而非精子抗原。

二、方法学评价与质量控制

ELISA 法适用于大批量样本的检测，并可以检测抗体滴度，而胶体金法为每个样本单独检测。它们的方法学评价与质量控制类似于抗精子抗体的 ELISA 法和胶体金法。两者检测的特异性均取决于心磷脂抗原的特异性，两者包被的抗原一般来自新鲜牛心心室，即取新鲜牛心心室部分 1 000 g，切碎后于缓冲液（0.5 mmol/L NaCl，50 mmol/L EDTA-Na_2，50 mmol/L Tris-HCl，pH8.4）中匀浆。用甲醇 – 氯仿溶液（甲醇：氯仿 =2：1）抽提，蒸干，得磷脂的粗提物。氯仿溶解后依次用丙酮和 $CaCl_2$–96% 的甲醇处理，并使其由酸性磷脂的钙盐转变成钠盐。加氯仿和 pH8.2 缓冲液（0.1 mol/L NaCl，0.1 mol/L EDTA-Na_2，50 mmol/L Tris-HCl）各 100 ml 混匀，分相，吸出氯仿层，蒸干，将此提取物溶于混合洗脱液（异丙醇：环乙烷：水 =50：43：7）中，通过经 100℃、先做活化的硅胶层分析柱（80 cm × 1.6 cm），流速 8 min/ml，用硅胶板做薄层层析，合并第一洗脱峰，即为心磷脂抗原（陆金春 等，2009）。

三、正常参考值及临床意义

ELISA 法和胶体金法检测 ACA，正常生育女性应为阴性。抗心磷脂抗体与不明原因的复发性流产（RSA）之间存在密切关系，是 RSA 的最危险因素之一。ACA 亦是诊断抗磷脂抗体综合征和各种自身免疫性疾病的一个重要指标，对抗磷脂抗体综合征、反复自然流产和各种自身免疫性疾病的早期诊断、治疗和随访具有重要意义。

第五节　抗透明带抗体的检测

透明带（zona pellucida，ZP）是围绕在哺乳动物卵细胞及着床前受精卵外的一层透明的非细胞膜性物质，是卵泡生长发育过程中形成的重要结构，其主要生化成分为 4 条多肽链通过二硫键结合而成的糖蛋白，分为 ZP1、ZP2 和 ZP3 三种类型。ZP1 和 ZP3 均参与精卵结合，其中 ZP3 是维持透明带形态完整所必需的。ZP 包绕卵子，不但可保护卵子免受外来因素的损害，也可防止卵裂后内细胞团的破散。同时，对卵子有营养和调节渗透压的作用。透明带内含特异性精子受体，在诱发精子顶体反应、精卵识别、结合、穿透和阻止多精子入卵的过程中及早期孕卵发育方面具有重要作用。胚胎植入子宫内膜前，ZP 自行削脱，以保证着床成功。当机体受到与透明带有交叉抗原性的抗原刺激或在其他病理情况下，机体就可产生针对透明带的抗透明带抗体，拮抗透明带作用，从而引起女性不孕（战思恩，2012）。

ZP 具有很强的免疫原性，能诱发机体产生全身与局部的细胞与体液免疫。正常情况下，尽管每次排卵后透明带在局部吸收，由于机体免疫系统的平衡调节作用，产生免疫耐受，并无抗卵透明带抗体产生。但当某些因素存在时，如感染等可使透明带变性，或有与透明带有交叉反应的抗原入侵时，可以产生抗卵透明带抗体。抗透明带抗体能够与透明带结合，干扰卵子与卵泡细胞间的信号交流、引起卵子的闭锁与退化，导致排卵障碍，进而造成不孕（张丽珠，2006）；抗透明带抗体与 ZP 结合，可掩盖 ZP 上的特异性精子受体，使卵子失去同精子结合的能力；抗透明带抗体可使透明带变硬，即使受精发生，也可能因透明带不能从孕卵表面脱落而干扰着床；即使受精卵着床，但由于早期受精卵受到损伤也不能正常发育，导致习惯性流产（付莉 等，2009）；抗透明带抗体在补体的作用下直接产生细胞毒作用，可破坏透明带和卵细胞（常笑雪，2008）；抗透明带抗体亦可引起母胎免疫识别过度，增加了母体对胎儿－胎盘的免疫损伤作用，加速了对胚胎的免疫排斥反应（张艳皎，2016）。因此，抗透明带抗体是导致女性不孕和卵巢早衰的重要原因之一，临床常规检测不孕女性血清中抗透明带抗体有助于进一步明确不孕症的原因和进行相应治疗。

一、检测方法

抗透明带抗体的检测方法主要有酶联免疫吸附分析（ELISA）法、胶体金法等。

（1）酶联免疫吸附分析（ELISA）法：其检测原理和基本操作程序类似于抗精子抗体检测的 ELISA 法，只不过微孔板为包被有特异性透明带抗原的微孔板。

（2）胶体金法：其检测原理和基本操作程序类似于抗精子抗体检测的胶体金法，只不过固相化于载体硝酸纤维素膜上的是特异性透明带抗原而非精子抗原。

二、方法学评价与质量控制

ELISA 法适用于大批量样本的检测，并可以检测抗体滴度，而胶体金法为每个样本单独检测。它们的方法学评价与质量控制类似于抗精子抗体的 ELISA 法和胶体金法。两者检测的特异性均取决于透明带抗原的特异性，两者包被的抗原一般来自动物特别是猪卵 ZP，因为人卵透明带来源有限，而许多动物如猪、牛、鼠卵的 ZP 与人卵的 ZP 有交叉免疫反应。即选择性成熟的猪，观察 1～2 个性周期，确定性周期的长短。会阴开始红肿为周期第一天。于周期的第 15～16 天肌注孕马血清促性腺激素（PMSG）500～1 000 U 和人绒毛膜促性腺激素 500～600 U。72 h 后回收卵子。猪卵巢取出后，用等渗盐水洗净，置 −30℃ 冰箱。后将卵巢切碎，加入 0.01 mol/L pH7.4 PBS 缓冲液，磁力搅拌 20 min，依次用孔径 1 500、500、200、75 μm 的尼龙网过筛，用 PBS 反复冲洗，收集卵子。将回收的卵子加入适量的 0.01 mol/L pH9.0 碳酸盐缓冲液，置水浴 68℃，溶解 40 min，经 15 000 r/min 离心 30 min，收集上清液，经 Sephadex G-100 凝胶过滤组分后便可获得精制透明带抗原（陆金春 等，2009）。

三、正常参考值及临床意义

ELISA 法和胶体金法检测抗透明带抗体，正常生育女性应为阴性。人血清中抗透明带抗体的检测，为诊断女性免疫性不孕的一个重要指标，并可为原因不明的早期流产患者提供病因学诊断依据。

第六节　抗人绒毛膜促性腺激素抗体的检测

人绒毛膜促性腺激素（HCG）是在胚胎发育成长过程中，由胎盘合体滋养层细胞大量产生的一种糖蛋白激素，约在受精后第 6 天受精卵滋养细胞形成时开始微量分泌，是妊娠早期维持胚泡生长发育最重要的激素，也是维持正常妊娠所必需的激素。HCG 作用于月经黄体，与黄体细胞膜上的受体结合，活化腺苷酸环化酶，延长黄体寿命，使黄体增大成为妊娠黄体，增加甾体激素的分泌以维持妊娠。同时 HCG 能抑制淋巴细胞的免疫性，能以激素屏障保护滋养层不受母体的免疫攻击，对维持早期妊娠时抗母体对胎儿的排斥起关键作用。HCG 在胚胎期与免疫系统不接触，但由于机体存在与这些抗原起反应的免疫活性细胞和对应的淋巴细胞克隆，如果女性存在免疫系统异常、曾接受过 HCG 注射治疗或进行促排卵等操作，HCG 可作为抗原刺激机体产生抗 HCG 抗体，导致孕酮和雌二醇的水平下降，进而导致不孕或复发性流产（王瑞，2017）。

抗人绒毛膜促性腺激素抗体（anti-human chorionic gonadotropin antibodies，AhCGAb）是与人绒毛膜促性腺激素（HCG）特异性结合的抗体，可灭活 HCG，使体内性激素水平紊乱而致不孕或流产（王亚玲，2011）。故检测 AhCGAb 对女性不孕或复发性流产的病因诊断有一定意义。

一、检测方法

AhCGAb 的检测方法主要有酶联免疫吸附分析（ELISA）法、胶体金法等。

（1）酶联免疫吸附分析（ELISA）法：其检测原理和基本操作程序类似于抗精子抗体检测的 ELISA 法，只不过微孔板为包被有特异性 HCG 抗原的微孔板。

（2）胶体金法：其检测原理和基本操作程序类似于抗精子抗体检测的胶体金法，只不过固相化于载体硝酸纤维素膜上的是特异性 HCG 抗原而非精子抗原。

二、方法学评价与质量控制

ELISA 法适用于大批量样本的检测，并可以检测抗体滴度，而胶体金法为每个样本单独检测。它们的方法学评价与质量控制类似于抗精子抗体的 ELISA 法和胶体金法。两者检测的特异性均取决于 HCG 抗原的特异性，两者包被的抗原一般均为 HCGβ。即用人绒毛膜促性腺激素亲和层析柱从孕妇的尿液中提取 HCG，用尿素裂解为 α、β 亚基，经 Sephadex G-100 凝胶过滤组分后便可获得精制抗原 HCGβ（陆金春 等，2009）。

三、正常参考值及临床意义

ELISA 法和胶体金法检测抗 HCG 抗体，正常生育女性应为阴性。抗 HCG 抗体的检测，可为女性不孕、原因不明的早期流产等提供病因学诊断依据。

第七节　抗滋养细胞膜抗体的检测

对孕妇而言，胎儿是一个半非己的同种异体，具有来自父亲和母亲的共同遗传基因。胎儿之所以不被排斥，主要依赖于母体对胎儿有特殊的免疫调节，这种调节可以制止或改变对胚胎不利的因素，以达到新的免疫平衡。胚胎外层的合体滋养层是直接与母体循环相接触的部位，是确保胎儿成活的一种保护性机制之一。但合体滋养层细胞也是母体免疫细胞识别和应答的直接靶细胞，它不表达任何人类白细胞抗原（human leukocyte antigen，HLA）或 ABO 抗原，但其浆膜上存在自身独特的抗原系统。通过血清学方法在合体滋养层微绒毛膜上发现了两组抗原即 TA1 和 TA2，TA1 只表达于合体滋养层浆膜上，被认为是滋养细胞膜特异性抗原；而 TA2 属于滋养层 – 淋巴细胞交叉抗原（trophoblast lymphocyte cross-reactive antigens，TLX），通常所说的 TA 是指 TA1。这两种抗原的作用相互拮抗：TA1 是母体淋巴细胞识别和攻击的主要靶抗原，而 TLX 抗原可产生一种保护性的封闭抗体（抗 TLX 抗体），该抗体可以通过与胎儿 – 胎盘滋养叶抗原结合或与母体淋巴细胞结合，防止胚胎或胎儿父系抗原被母体免疫系统识别和杀伤。在正常妊娠时，两者相互制约，达到免疫平衡。当 TA1 表达增多导致抗滋养细胞膜抗体相应增多，而封闭抗体产生不足时，孕早期可出现反复自然流产（战思恩，2012；班艳丽 等，2006）。通过对体外受精－胚胎移植（IVF-ET）结局进行分析，抗滋养细胞膜抗体在多次妊娠失败组、生化妊娠组的发生率显著高于对照组（邹淑花 等，2008）。

抗滋养细胞膜抗体（ATA）是母体淋巴细胞识别滋养层细胞特异性抗原（trophoblast antigen，TA）而产生的抗体。ATA 可能是导致流产的免疫因素之一，在女性不孕症的临床辅助诊断中有一定意义。

一、检测方法

抗滋养细胞膜抗体的检测方法主要有酶联免疫吸附分析（ELISA）法、胶体金法等。

（1）酶联免疫吸附分析（ELISA）法：其检测原理和基本操作程序类似于抗精子抗体检测的 ELISA 法，只不过微孔板为包被有特异性滋养细胞膜抗原的微孔板。

（2）胶体金法：其检测原理和基本操作程序类似于抗精子抗体检测的胶体金法，只不过固相化于载体硝酸纤维素膜上的是特异性滋养细胞膜抗原而非精子抗原。

二、方法学评价与质量控制

ELISA 法适用于大批量样本的检测，并可以检测抗体滴度，而胶体金法为每个样本单独检测。它们的方法学评价与质量控制类似于抗精子抗体的 ELISA 法和胶体金法。两者检测的特异性均取决于滋养细胞膜抗原的特异性，两者包被的抗原一般来自正常早孕终止妊娠绒毛。即取正常早孕终止妊娠绒毛数份，以冷 0.14 mol/L NaCl 反复漂洗，2 000 r/min 离心 10 min，弃上清，加 Tris-HCl 缓冲液（10 mmol/L Tris-HCl，0.5 mmol/L MgCl$_2$，0.14 mol/L NaCl，pH 7.4）适量，4℃振荡 30 min，1 000 r/min 离心 5 min，上清经超声波处理 10 min，1 000 r/min 离心 5 min，上清重复超声波处理 10 min，5 000 r/min 离心 30 min，上清 15 000 r/min 离心 30 min，沉淀悬于冷 0.01 mol/L pH 7.4 PBS 中，再重复超声处理 20 min，悬液用亲和层析柱纯化后，无菌过滤，即获得精制滋养细胞膜抗原（陆金春 等，2009）。

三、正常参考值及临床意义

ELISA 法和胶体金法检测抗滋养细胞膜抗体，正常生育女性应为阴性。抗滋养细胞膜抗体的检测为诊断女性免疫性不孕的一个重要指标，可为原因不明的早期流产患者提供病因学诊断依据。

第八节　封闭抗体的检测

封闭抗体（blocking antibody，BA）是人类白细胞抗原（HLA）、滋养层及淋巴细胞交叉反应抗原（TLX）等刺激母体免疫系统所产生的一类 IgG 抗体。封闭抗体是存在于正常孕产妇血清中的一类特异性抗体，能够保护胎儿免于母体的排斥，是妊娠的重要保护因子之一（石瑛 等，2017）。很多学者认为，封闭抗体可覆盖胚胎中来源于父亲的抗原成分，防止母体免疫系统对其进行攻击，如果妊娠时母体缺乏封闭抗体，则会引起母体同种免疫识别保护功能低下，使母体免疫系统把胚胎当作异物来排斥清除，造成妊娠终止而流产。封闭抗体既可以与胎盘抗原结合，也可以与母体淋巴细胞结合形成免疫复合物，覆盖滋养细胞膜抗原（trophoblast membrane antigens，TA），使其免被母体淋巴细胞识别和杀伤，干扰淋巴细胞介导的细胞毒作用，保护胎儿在子宫内正常发育，维持母体与胎儿间的平衡。当孕妇体内封闭抗体降低时，滋养细胞膜抗原就会被母体免疫系统识别，胎盘及胎儿就会受到免疫攻击而影响胎盘植入，导致早期流产、胚胎停育等不良妊娠结局（战思恩，2012；张劲丰 等，2012）。

目前临床上，封闭抗体的检测主要用于不明原因的反复自然流产患者，如果抗体阳性，可以排除是因封闭抗体缺乏导致的自然流产，再寻找其他可能原因；如果抗体阴性，提示反复自然流产可能由于封闭抗体缺乏，可以进行淋巴细胞主动免疫治疗。

一、检测方法

封闭抗体的检测方法主要以酶联免疫吸附分析（ELISA）法检测人类白细胞抗原（HLA）特异性 IgG 抗体和流式细胞仪检测 CD3/4/8 抗体为主。

1　ELISA 法检测 HLA 特异性 IgG 抗体

（1）检测原理：妊娠是成功的半同种异体移植过程，胚胎所携带的夫源性 HLA 抗原能刺激母体免疫系统，并产生一类 IgG 型抗体（封闭抗体），其存在于妊娠妇女血清中，可抑制针对丈夫 HLA 特异性抗体的淋巴细胞毒活性，并可抑制异体移植物的排斥，原因不明的习惯性流产妇女血清中缺乏该封闭抗体。故在 HLA 抗原（包括 HLA Ⅰ类和Ⅱ类抗原）包被的微孔板中加入待检女性血清，利用碱性磷酸酶标记的特异性识别人 IgG 的第二抗体检测血清中与这些包被抗原结合的特异性抗体，加入适当的底物显色后，可以通过酶标仪检测 OD 值来反映抗体的水平。

（2）检测程序：① 将试剂盒置于室温平衡 30 分钟，其间，配制洗涤缓冲液，用抗体稀释液稀释待测样本等；② 在微孔板中加入稀释后的待测样本、阳性对照、阴性对照等，室温孵育 1 h；③ 用洗涤缓冲液洗涤微孔板 2 次；④ 每孔加入碱性磷酸酶（AP）标记的羊抗人 IgG 结合物，室温孵育 40 min；⑤ 用洗涤缓冲液洗涤微孔板 2 次；⑥ 每孔加入底物溶液（底物 A 和 B 等量混合），37℃避光孵育 10～15 min；⑦ 加入终止液，混匀，酶标仪读取 OD 值；⑧ 根据试剂盒确定的 cut-off 值判定结果，正常女性应为阳性。

2 流式细胞仪检测 CD3/4/8 抗体

（1）检测原理：通过自身对照的方法来确定女性血清中有无抗 CD3/4/8 的抗体，如果有 CD3/4/8 的抗体（封闭抗体），实验组女方血清中的封闭抗体与男方全血中的淋巴细胞相结合，导致与荧光素标记的 CD3/4/8 抗体结合的淋巴细胞数量减少，通过与不加女性血清的对照组相比较，即可得知女性血清中有无封闭抗体。

（2）检测程序：① 实验组添加荧光素标记的 CD3/4/8 抗体（商业可得，一般为 CD3-PC5、CD4-FITC 和 CD8-PE）10 μl、女方血清 50 μl 和男方全血 50 μl 于试管中，同时自身对照组添加 CD3/4/8 抗体 10 μl、AB 型血液的血清 50 μl 和男方全血 50 μl 于试管中，匀浆器充分混匀后，室温避光孵育 15 min；② 添加 500 μl 溶血素，1 500 r/min 离心后，弃除上层液体，添加 500 μl PBS 混匀后，上流式细胞仪进行检测；③ 分别计数实验组和自身对照组 CD3-PC5、CD4-FITC、CD8-PE 的淋巴细胞群数值，通过实验组减去对照组 CD3/4/8 淋巴细胞群数值来反映封闭抗体状态，正值为封闭抗体阴性，负值为封闭抗体阳性。

二、方法学评价与质量控制

目前，封闭抗体的检测方法尚不统一，两种检测方法之间的相关性如何，尚缺乏有效的数据支持，相关的质量控制措施亦较缺乏。两者检测的结果与不明原因复发性流产以及主动免疫治疗结局的相关性亦罕见报道。这些均需大样本、多中心的临床研究数据的进一步验证。

三、正常参考值及临床意义

正常生育女性封闭抗体应为阳性。封闭抗体缺乏可能是引起免疫反应导致反复自然流产的主要原因之一。目前对不明原因的自然流产患者可应用封闭抗体检测，及时发现和治疗。已有研究表明临床上给予封闭抗体阴性患者淋巴细胞主动免疫治疗，可以对患者的免疫紊乱进行矫正，使对胚胎的免疫排斥得到缓解，从而提高妊娠成功率，并且治疗期间不容易出现不良的妊娠反应。

淋巴细胞主动免疫治疗的原理：基于复发性自然流产，可能是由于患者对胚胎父系抗原的免疫低反应所致，故可用丈夫或无关个体白细胞、淋巴细胞等对母体进行免疫治疗，以诱导母体对胚胎抗原或相关同种异体抗原产生免疫反应。

淋巴细胞主动免疫治疗程序如下：

（1）分离反复自然流产夫妇男性外周血淋巴细胞：① 采集男性外周肝素抗凝血，以生理盐水稀释（外周血：生理盐水 =1：2）；② 在离心管中加入淋巴细胞分离液（如 Ficoll 液），沿倾斜的管壁缓慢加入稀释的外周血（Ficoll：稀释外周血 =1：2）；③ 1 500 r/min 离心 30 min；④ 如图 6-1 所示，小心吸出外周血单个核细胞（PBMC）层细胞至另一离心管中，用足量生理盐水洗涤，1 800 r/min 离心 10 min，弃上清；⑤ 重复洗涤 1 次，1 500 r/min 离心 10 min，弃上清；⑥ 用适量的生理盐水重悬细胞（一般小于 1 ml），计数后备用。一般每毫升血液大约可获得 1×10^6 单个核细胞。

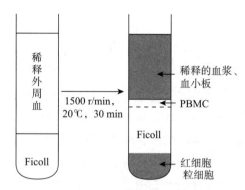

图 6-1 外周血单个核细胞（PBMC）分离示意图

外周血淋巴细胞分离过程中需注意：① 应用新鲜外周血，且避免溶血，以免红细胞碎片混入；② 外周血应充分稀释；③ 加入稀释外周血时应缓慢加入，以免冲散界面；④ 吸取 PBMC 细胞层时，应避免吸出过多的上清液或分离液，以免血小板污染；⑤ 应用分离效果好的淋巴细胞分离液，避免 PBMC 中混有其他细胞成分或杂质；⑥ 应注意无菌操作，且所有移液管应专人专用，切忌混用。

（2）免疫治疗：获得的淋巴细胞直接注射至妻子的前臂皮内，通常一个疗程 4 次，每次间隔 10 ～ 14 d，治疗一个疗程后就可以对封闭抗体进行复查，若结果显示为阳性，则可以计划怀孕，若仍为阴性，则需继续治疗。注射后 24 ～ 72 h 局部可出现直径 3 ～ 10 mm 不等的红润硬结。如果配偶患有肝炎等可以通过血液传播的疾病，不适合为患者提供血液，此时可以请配偶的兄弟姐妹作为供血者协助治疗。

但目前淋巴细胞主动免疫治疗仍存在一些争议：一是缺乏标准化治疗措施和评价标准，例如，注射 PBMC 的量、注射方式、免疫间隔时间等均没有统一标准；二是封闭抗体阴性者也能顺利产生后代，封闭抗体在生殖过程中的具体作用机制仍不清楚；三是部分国家叫停（如美国）此项目，而中国、菲律宾等国开展较多。

（朱春辉　靖　俊　于晓晓　王　琼　陆金春）

第七章 生殖激素的检测及其临床意义

生殖激素是指与生殖相关的内分泌激素。下丘脑－垂体－性腺轴所产生的生殖内分泌激素通过完整的反馈调控系统促进和调控睾丸精子的发生与成熟，以及卵巢的卵泡发育、成熟与衰退。该系统出现异常，最终都会影响到睾丸和卵巢的功能；同样，睾丸和卵巢本身的病变也会在该系统中表现出来，因此，准确地进行生殖内分泌激素的测定对评价下丘脑、垂体、性腺的功能具有重要意义，同时可为分析睾丸和卵巢功能异常的原因提供可靠的判断依据。而且，女性正常月经的发生和周期性变化受卵巢周期性变化的调节，故检测生殖激素水平亦可用于月经周期紊乱的病因分析和治疗监测。

经典的生殖激素主要包括卵泡刺激素（follicle-stimulating hormone，FSH）、黄体生成素（luteinizing hormone，LH）、催乳素（prolactin，PRL）、睾酮（testosterone，T）、雌二醇（estradiol，E2）、孕酮（progesterone，P）、人绒毛膜促性腺激素（human chorionic gonadotropin，HCG）等。此外，与生殖有关的激素还有抗米勒管激素（anti-mullerian hormone，AMH）、抑制素B（inhibin B，InhB）、胰岛素（insulin，INS）等。性激素结合球蛋白（sex hormone-binding globulin，SHBG）为一种运输性激素的载体，同时检测血清SHBG和睾酮、雌二醇水平对相关疾病的诊断亦有价值，本章将一并介绍。生殖激素的检测方法包括放射免疫测定（radioimmunoassay，RIA）法、酶联免疫吸附测定（enzyme linked immunosorbent assay，ELISA）法、化学发光免疫测定（chemiluminescence immuno-assay，CLIA）法、电化学发光免疫测定（electrochemiluminescence immunoassay，ECLIA）法等（中华人民共和国卫生部医政司，2006；陆金春 等，2009）。本章主要介绍生殖相关激素的检测方法及其在男女生殖相关疾病诊断、治疗、监测中的意义，为生殖医学临床提供一定的参考意见。

第一节 生殖激素的检测

一、RIA

【基本原理】

RIA检测内分泌激素是根据抗原与其相应抗体特异性结合形成抗原－抗体复合物的特

性，用定量的放射性同位素标记的抗原和变量的非放射性抗原共同竞争限量的抗体。因为抗体是定量的，所以结合抗原的总量也是固定的；又因样本中抗原与标记抗原具有相同的与抗体相结合的特性和结合力，所以结合标记抗原量与非标记抗原量成反比。在试验中，作为试剂的抗原，当抗体及标记抗原的量一定时，加入一系列已知浓度的非标记抗原（标准品）后，可以得到一条剂量反应曲线（或标准曲线）。根据质量作用定律，标准品浓度越高，结合标记抗原的计数就越低。一个样本，如果已知结合标记抗原的计数，则样本的浓度（非标记抗原的量）就可在标准曲线上用内查法查出或由直线方程计算出。

【基本操作】

以检测 FSH 为例叙述，其他生殖激素如 LH、PRL、睾酮（T）、E2、HCG 等的 RIA 检测法与其类似。即将患者血清及碘 ^{125}I 标记的 FSH 与定量抗体（一抗）反应，形成抗原 – 抗体复合物。然后待反应平衡后加入二抗及聚乙二醇（PEG），使结合部分与游离部分分离。离心后弃上清液用 γ - 计数器测量沉淀部分的放射性强度。以各标准管为纵轴，标准物浓度为横轴在半对数坐标纸上绘制标准曲线，在标准曲线上查找质控血清及各标本的 FSH 浓度。

所需材料：① ^{125}I-FSH 溶液：含 <10 μCi^{125}I 标记的 FSH 和磷酸盐缓冲溶液（PBS）。② FSH 抗体（Ab$_1$）：含兔抗人 FSH 抗血清和 PBS。③ FSH 标准物：7 瓶，浓度分别为 0、5、10、20、40、100、200 mIU/ml 的 FSH 血清。④ 质控血清：2 瓶，含正常水平和高浓度 FSH 的人血清。⑤ 沉淀抗体（Ab$_2$）：含驴抗兔 IgG 血清及 PEG。

实验方法：① 2 h 温育法：试管编号后按表 7-1 程序进行操作。② 过夜温育法：试管编号后按表 7-2 程序进行操作。

表 7-1　FSH 放射免疫测定程序（2 h 温育法）

（单位：μl）

试管号	1～2（B$_0$）	3～4（NSB）	5～18（标准物）	19～20（质控 1）	21～22（质控 2）	23～24（待测标本）
样本	200	—	200	200	200	200
抗 -FSH	200（H$_2$O）	—	200	200	200	200
充分混匀后置 37℃水浴箱温育 30 min						
^{125}I-FSH	200	200	200	200	200	200
充分混匀后置室温（20～25℃）下温育 90 min						
沉淀抗体	500	—	500	500	500	500
混匀后 1 500 g 离心 20 min，弃上清液，用 γ - 计数器测量沉淀物放射性强度						

注：每份标本均为双管。B$_0$ 为 0 标准物；NSB 为非特异性结合；标准物为 0～200 mIU/ml 的 FSH 标准物

表 7-2　FSH 放射免疫测定程序（过夜温育法）

（单位：μl）

试管号	1~2 （B₀）	3~4 （NSB）	5~18 （标准物）	19~20 （质控1）	21~22 （质控2）	23~24 （待测标本）
样本	200	—	200	200	200	200
¹²⁵I-FSH	200	200	200	200	200	200
抗-FSH	200 μl（H₂O）	—	200 μl	200	200	200
充分混匀后置室温（20~25℃）下过夜（12~16 h）						
沉淀抗体	500	—	500	500	500	500
混匀后 1 500 g 离心 20 min，弃上清液，用 γ-计数器测量沉淀物放射性强度						

注：每份标本均为双管。B₀为0标准物；NSB为非特异性结合；标准物为0~200 mIU/ml的FSH标准物

结果计算：① 测出每份标本双管的放射性强度（cpm），并计算出平均数。② 按下式分别计算各标准管、质控和待测标本的 $B/B_0\%$。$B/B_0\% = (B-NSB)/(B_0-NSB) \times 100\%$。$B$ = 每对试管所测计数率的平均值，B_0 = 0 标准双管计数率均值，NSB = 非特异性结合计数率的均值。③ 以各标准管 $B/B_0\%$ 为纵坐标，标准物浓度的对数为横坐标在半对数坐标纸上绘制标准曲线。④ 在标准曲线上查出质控血清及各标本的 FSH 浓度。

【方法学评价】

RIA 是将放射性核素示踪技术的高灵敏度和免疫学抗原抗体结合的高特异性相结合的产物，至今，其仍被看作激素测定的"金标准"。其优点是准确、灵敏、特异、仪器成本较低，但缺点亦很明显，如所用放射性核素对人有损伤、易造成放射性污染，且放射性核素半衰期短、试剂盒保存期短、不易自动化操作、实验周期长、每次测定必须同时制作标准曲线等，故其逐渐被其他非放射性免疫分析法所替代。

二、CLIA

【基本原理】

CLIA 是将化学发光反应与免疫反应结合的一种定量分析的方法，既有发光检测的高度灵敏性，又有免疫分析法的高度特异性。CLIA 包括免疫反应和化学发光两个系统。免疫反应系统是将发光物质（在反应剂激发下生成激发态中间体）直接标记在抗原（化学发光免疫测定）或抗体（免疫化学发光测定）上，或酶作用于发光底物。化学发光系统是利用化学发光物质经催化剂的催化和氧化剂的氧化，形成一个激发态的中间体，当这种激发态中间体回到稳定的基态时，同时发射出光子，利用发光信号测量仪器测量光量子产额。根据化学发光标记物与发光强度的关系，可利用标准曲线计算出被测物的含量。

【基本操作】

以检测 LH 为例叙述，其他生殖激素如 FSH、PRL、睾酮（T）、E2、HCG 等的 CLIA 检测法与其类似。即将一定量的荧光素标记的单克隆抗体和酶标单克隆抗体加入标本、标准品

和质控品中，置37℃孵育。荧光素标记的单克隆抗体和酶标单克隆抗体分别与LH分子的不同抗原决定簇结合，形成"三明治"结构。加入过量的结合磁性微粒的抗荧光抗体，其能快速地与LH-荧光素标记的单克隆抗体复合物发生特异性结合。在外加磁场中直接沉淀，不需离心即可分离。倾去上清液，清洗沉淀的复合物，然后加入酶促化学发光底物。底物在酶作用下被催化裂解，形成不稳定的激发态中间体，当激发态中间体回到基态时便发出光子，发生发光反应，即可使用发光仪检测反应的发光强度。在检测范围内，发光强度与样本中的LH浓度成正比，通过内插法就可以从标准曲线上读取待测样本的LH含量。

早期的发光物为鲁米诺、异鲁米诺的衍生物，但因发射信号为闪光，持续时间短，灵敏度差。目前常用的发光物为金刚烷衍生物（AMPPO），该化学发光体系具有发光持续而稳定的特点。与此发光物联用的酶为碱性磷酸酶（ALP），在ALP作用下，AMPPO脱去磷酸根，生成的中间体处于不稳定状态，当回到基态时可发光。

具体操作方法：不同型号的仪器操作程序不同，若使用自动化的仪器，则由仪器自动操作所取代，请严格按照仪器使用说明书执行。

【方法学评价】

CLIA是用化学发光物质作为标记物建立起来的一种非放射性标记免疫分析法。其灵敏度可达到或超过RIA的灵敏度，检测范围宽，稳定性好。由于此类化学发光仪自动化程度高，克服了放射免疫和酶联免疫实验周期长的缺点，患者样本可以随来随测，检测时间只需30～60 min，试剂保存期长，适合大量样本检测，但此类仪器试剂多为封闭式的，价格相对昂贵。

三、ECLIA

【基本原理】

ECLIA包括免疫反应系统和电化学发光系统。免疫反应系统与CLIA测定中的抗原抗体反应系统相同，电化学发光系统包括了电化学和化学发光两个过程，是在电极表面由电化学引发的特异性化学发光反应。采用三联吡啶钌为标记物，三联吡啶钌在三丙胺自由基（TPA）的催化及三角形脉冲电压激发下，只需0.01 ms就可发出稳定的光，三联吡啶钌在发光过程中的再循环利用大大提高了分析的灵敏度。

【基本操作】

以检测睾酮（T）为例叙述，其他生殖激素如FSH、LH、PRL、E2、孕酮（P）、HCG等的ECLIA检测法与其类似。即将待测抗原（T）、钌标记的T竞争性地与生物素化的抗T单克隆抗体结合，待测抗原（T）的量与钌标记的T和生物素化的抗T单克隆抗体所形成的免疫复合物的量成反比。加入链霉亲和素包被的微粒，免疫复合物通过生物素与链霉亲和素间的反应结合到微粒上。在磁场作用下，微粒通过磁铁吸附到电极上，未结合的物质被清洗液洗去，电极加电压后发生化学发光反应，通过光电倍增管进行测定。

具体操作方法：不同型号的仪器操作程序不同，请严格按照仪器使用说明书执行。但一般都包括如下几个程序：

① 定标：新批号试剂必须进行定标（新试剂盒在分析仪上放置不能超过 24 h）。以下情况建议重新进行定标：使用同一批号试剂 1 个月（28 d）后；同一试剂盒在分析仪上使用 7 d 后；特殊情况如质控品失控等。

② 质控分析：各浓度质控品至少每 24 h 检测一次，每次更换试剂盒或定标后必须进行质控。每个实验室可根据各自的情况设定合适的控制限和质控周期。质控值必须处于规定的控制限度内。若失控每个实验室必须采取相应的纠正措施。各实验室应遵循各地关于质量控制的有关规定。

③ 样品分析：请遵照说明书中有关分析仪的相关指导，并参照分析仪操作手册，包括试剂装载、仪器检测、样本分析等。

④ 样本分析后，对标本结果进行审核后再打印报告。

【方法学评价】

ECLIA 具有许多优点：仪器自动化程度高，发光时间长；快速，可在 9～18 min 内给出可靠的测试结果；高灵敏度，检测下限可达 1 pmol；线性范围宽，可达 6 个数量级；试剂货架寿命长，2～50℃可稳定 1 年以上；重复性好。但测定试剂盒及仪器多为封闭式的，且基本依赖进口，价格相对昂贵。

四、ELISA

【基本原理】

AMH 和 InhB 的检测一般使用双抗体夹心 ELISA 法，其基本原理为：将已知的特异性抗体与固相载体连接，形成固相抗体，洗涤除去未结合的抗体及杂质；加待测样本，使之与固相抗体接触反应一段时间，让样本中的抗原与固相载体上抗体结合，形成固相抗原复合物，洗涤除去其他未结合的物质；加酶标记特异性抗体，使在固相上形成包被抗体-待测抗原-酶标抗体复合物，彻底洗涤未结合的酶标抗体，此时固相载体上带有的酶量与标本中待测物质的量成正相关；加底物显色，夹心式复合物中的酶催化底物成为有色产物，根据颜色反应的程度进行该抗原的定性或定量。

【基本操作】

以 AMH 检测为例叙述，InhB、FSH、LH 等其他生殖激素的 ELISA 检测法与其类似。即用纯化的 AMH 抗体包被微孔板，制成固相抗体，向微孔中依次加入含 AMH 的待测样本，再与辣根过氧化物酶（HRP）标记的 AMH 单抗结合，形成抗体-抗原-酶标抗体复合物，底物液四甲基联苯胺（TMB）在 HRP 酶的催化下显蓝色，并在酸的作用下转化为最终的黄色。用酶标仪在 450 nm 波长下测量 OD 值，计算 AMH 浓度。

具体操作步骤如下：

① 标记待用的微孔板条。

② 分别吸取 25 μl 标准品、质控品和样本加入相应的微孔中；每孔加入 100 μl 样本缓冲液；置于摇床（300 ~ 400 r/min）中，于室温（25℃）下孵育 2 h。

③ 用全自动洗板机清洗微孔 6 次，或甩尽孔内液体，每孔加 350 μl 去离子水，重复洗涤 6 次，倒置于吸水纸上拍干。

④ 每孔加入 50 μl 酶标 AMH 抗体；加盖置于摇床（500 ~ 700 r/min）中，于室温（25℃）下孵育 30 min。

⑤ 用全自动洗板机清洗微孔 6 次，或甩尽孔内液体，每孔加 350 μl 去离子水，重复洗涤 6 次，倒置于吸水纸上拍干。

⑥ 每孔加入 100 μl TMB 底物；加盖置于摇床（500 ~ 700 r/min）中，于室温（25℃）下孵育 30 min。

⑦ 每孔加入 50 μl 终止液；在 30 min 内用酶标仪在 450 nm 波长下测量 OD 值，根据标准曲线方程，计算 AMH 浓度。

【方法学评价】

双抗体夹心 ELISA 法使用酶标抗体，酶的催化效率很高，间接地放大了免疫反应的结果，使得测定方法达到很高的敏感度，另外双抗体夹心法属于非竞争结合实验，固相载体和酶标抗体均与被检测物的两个以上抗原决定簇结合，形成抗体 - 抗原 - 酶标抗体复合物，特异性强。ELISA 法避免了同位素的污染，同时又保持了放射免疫测定法的灵敏度和特异性，且仪器价格低廉。该方法早些时候在我国使用较广泛，但由于操作仍不够简便，还存在酶稳定性差、光度测量范围窄、灵敏度不高、易出现假阴性和假阳性等不足，在应用上受到限制。最近，AMH 的化学发光检测法已被建立，并用全自动化学发光仪检测，有取代双抗体夹心 ELISA 法的趋势。

五、各种检测方法的比较

大多数生殖激素在血浆、体液中的浓度为 ng/L 甚至 pg/L 的水平，含量很低，一般需要灵敏度很高的检测方法。RIA、ELISA、CLIA 和 ECLIA 均有很高的检测灵敏度和特异性，均可满足常规检测需求。这些方法的检测原理基本相同，不同的仅仅是标记物，导致测定的方法亦不同。RIA 法测定的是放射性强度，ELISA 法测定的是反应产物颜色的光密度，而 CLIA 和 ECLIA 测定的是光量强度。

早期一般采用 RIA 法和 ELISA 法，但由于 RIA 法难以自动化且有同位素污染，ELISA 法操作不够简便且会出现假阳性和假阴性的情况，目前在临床上的应用越来越少。CLIA 和 ECLIA 法克服了上述两种方法的不足，自动化程度和检测灵敏度均更高，尤以 ECLIA 法在临床上更受欢迎。目前市场上已有不少厂家提供这些生殖激素的检测试剂盒，实验室可根据试剂盒说明书进行操作。

六、质量控制

质量控制是保证检验结果准确可靠的重要手段。生殖激素检测的质量控制可以参照临床内分泌学的质量控制。要保证检测结果的准确可靠，每次检测常规标本时，要严格按照操作程序进行操作，每批检测时必须带有高、中、低不同浓度的质控血清，与标本一起随机检测，以监控每批的检测结果是否在控。在室内质量控制结果比较稳定的情况下，尽可能参加市级、省级甚至国家级的室间质量评价，以保证检测结果与其他实验室具有可比性。

生殖激素测定一般是测定血清成分，收到标本后，应注意检查标本的质量。溶血或脂血样本可能影响测试结果，应注明或退回重新采集血样。离心分离血清前应有充分的时间使血液凝集，防止纤维蛋白丝的存在影响测定结果。纤维蛋白丝的存在很容易造成 ELISA 法的假阳性（假性增高）结果。

为保证生殖激素检测结果准确可靠，应对所用检测方法、仪器及试剂的性能有充分的了解，使用前要仔细阅读仪器和试剂说明书，充分了解检测方法的灵敏度、精密度、特异性、分析范围、回收率、线性关系等，在开始将一种新方法引入临床检测前均应用高、中、低的质控品进行精密度和准确度评估，每日的常规检测均应有质控品随样本一起检测。

如果实验室有两台以上的仪器同时检测同一生殖激素指标，应定期选择高、中、低不同浓度的血清样本，在不同仪器上多次检测，计算不同仪器测定结果的差异，以调整仪器的误差。

检测完成后，要由专业主管审核检验结果，双签名后发出检验报告。对于明显异常的结果，要进行复查并积极与临床医生沟通，实验室人员了解各种生殖激素生理水平之间的关系很有必要。

七、注意事项

由于某些激素呈脉冲式分泌，为了使检测结果具有可比性，推荐在早晨 8:00—10:00 空腹抽取血样。需要注意的是，由于生殖激素受年龄影响较大，一般临床上报告的正常参考值是来自成年男性和女性的，而儿童期的生殖激素水平一般均很低。而且，女性生殖激素水平受月经周期的影响。在一天的不同时间 FSH 和 LH 可有不规则的分泌波动，单次化验结果有时难以解释，每 15~20 min 采血 1 次，将多次血混合后测平均值，可减少波动造成的差异。在分析 FSH 和 LH 时应与靶器官激素同时考虑，如雌二醇、孕酮或睾酮。对于因内分泌原因导致的不育与不孕，生殖激素的综合分析非常重要。

需要说明的是，由于使用的方法不同和试剂盒的来源不同，不同生殖内分泌激素指标的正常参考值和使用单位有所差异。鉴于目前临床上法定单位（国际单位）和非法定单位均在使用，表 7-3 列举了常用的生殖内分泌激素的法定单位与非法定单位及其相互转换的系数。

临床医生应根据这些指标的结果，结合其他特殊检查和患者的症状和体征，综合分析患者的情况，以做出正确的诊断。

另外，需要注意的是，某些药物或个体环境会影响生殖激素的测定结果。例如：口服避孕药与睾酮有交叉反应，可以影响 T 的测定结果；妊娠或用卵磷脂、丹那唑、19- 去甲睾酮等一些药物或激素治疗时，或放射治疗和体内核医学实验时均可影响 T 测定结果；使用复方口服避孕药、雌激素和促排卵药会影响 E2 的水平；某些恶性肿瘤如子宫内膜样腺癌，可能对血清 AMH 浓度产生影响；一些化疗药物、免疫抑制剂会影响 AMH 对卵巢功能的评估；多囊卵巢综合征或不孕症患者在服用二甲双胍后，AMH 水平可有不同程度的下降（De Kat et al，2015）等。一般要求血清生殖激素检查前至少 1 个月内未使用过性激素类药物（雌、孕激素治疗可除外）。血清生殖激素的检测一般在月经期 1～3 天检测，此为基础生殖激素水平。月经稀发及闭经者，若尿妊娠试验阴性，阴道 B 超检查双侧卵巢未见 10 mm 以上的卵泡，子宫内膜厚度小于 5 mm，也可视作基础状态。

表 7-3　常用生殖内分泌激素的法定单位与非法定单位的相互转换

激素名称	非法定单位	法定单位	非法定单位→法定单位系数
催乳素（PRL）	ng/ml	nmol/L	0.045 5
黄体生成素（LH）	mIU/ml	U/L	1
卵泡刺激素（FSH）	mIU/ml	U/L	1
睾酮（T）	ng/dl	nmol/L	0.034 7
游离睾酮（f-T）	ng/dl	pmol/L	3.47
雌二醇（E2）	pg/ml	pmol/L	3.66
抑制素 B（INH B）	pg/ml	pmol/L	0.031 3
双氢睾酮（DHT）	ng/dl	nmol/L	0.034 4
性激素结合球蛋白（SHBG）	—	nmol/L	—

第二节　生殖激素的生物学特性

一、FSH 与 LH

FSH 和 LH 的分泌过程是由下丘脑和垂体完成的，在神经递质及来自丘脑或丘脑以外神经元轴索的影响下下丘脑产生和分泌促性腺激素释放激素（gonadotropin-releasing hormone，GnRH），包括卵泡刺激素释放激素（FSH releasing hormone，FSHRH）和黄体生成素释放激素（LH releasing hormone，LHRH）。下丘脑产生的 GnRH 呈脉冲式分泌，大约每小时有一个分泌峰，经垂体的门脉系统到达垂体，与垂体的促性腺细胞的特异性受体结合，促进垂体合成和释放 LH 和 FSH。GnRH 对 LH 生成的刺激作用比 FSH 要强，LH 分泌的量，一方面取决于 GnRH 的刺激，另一方面也取决于雌激素对垂体的反馈作用。垂体 LH 和 FSH 的释放也是脉冲式的，正常男性每天可测得 8～10 次 LH 分泌峰，女性比男性的次数要多，FSH 的脉冲释放与 LH 同步，但峰值较小。

FSH 和 LH 均是由腺垂体分泌的糖蛋白激素，由 α 和 β 两个亚基组成，两者 α 亚基相同，β 亚基结构不同。β 亚基决定激素的抗原性和功能，但需与 α 亚基结合才具有生物学活性。

FSH 和 LH 在垂体合成后释放入血液循环，然后对靶器官（性腺）产生作用。在男性体内主要对睾丸发挥作用，在女性体内主要对卵巢发挥作用。

下丘脑－腺垂体－睾丸轴系统功能能否正常发挥，直接关系到睾丸生精功能。一般认为，精子发生的启动和维持需要垂体分泌的 FSH 和睾丸间质细胞分泌的睾酮协同作用，其中睾酮起关键作用。FSH 主要作用于睾丸生精小管生精上皮中的支持细胞（Sertoli 细胞），使后者产生雄激素结合蛋白（androgen-binding protein，ABP）和抑制素（inhibin）（王艳梅，2009）。FSH 的部分作用也有可能是通过刺激 Sertoli 细胞中雄激素受体间接实现的。Sertoli 细胞受损，则 FSH 水平增高。FSH 也可使 Sertoli 细胞中的睾酮经芳香化酶的作用而转变为雌二醇。雌激素可能对睾酮的分泌有反馈调节作用，使睾酮分泌控制在一定水平。直接注射睾酮并不能反馈性控制 FSH 的分泌，反馈性控制 FSH 主要是靠睾丸分泌的抑制素。抑制素可使垂体失去对下丘脑分泌的 GnRH 的反应性，从而反馈性地抑制垂体 FSH 的分泌。睾丸间质细胞（Leydig 细胞）上亦含有 FSH 受体，因此 FSH 也可作用于 Leydig 细胞，FSH 能增加 Leydig 细胞上 LH 受体的数量从而增强 LH 引起的睾酮分泌功能。另外，Sertoli 细胞本身对各级生精细胞有着支持与营养作用，Sertoli 细胞的数量也影响睾丸的生精功能。生精上皮正常时，Sertoli 细胞分泌的抑制素抑制 FSH 的分泌，使其维持在正常水平。正常生理情况下，男性通过"下丘脑－垂体－生精小管轴"和"下丘脑－垂体－间质细胞轴"的反馈调节，维持机体生精功能的相对稳定，任何环节的功能障碍都将导致睾丸功能紊乱，影响精子的正常发生和成熟（牛嗣云 等，2009）。

LH 与睾丸间质细胞上的受体结合，通过 cAMP 的介导，刺激间质细胞合成和分泌睾酮，提供精子生成的激素环境。Sertoli 细胞产生的 ABP 可与睾酮结合，将其转运至生精小管内以维持管腔内的睾酮浓度，促进各级生精上皮细胞的生长发育。睾酮与 LH 间存在负反馈调节，即睾酮浓度增高则 LH 减少。另外，LH 还可引起 Leydig 细胞内的芳香化作用，使睾酮经芳香化转化为雌二醇。雌激素对睾酮的分泌有反馈调节作用，使睾酮分泌控制在一定水平。而且，LH 也可减少 Leydig 细胞膜上其自身受体的数量（下调作用），从而维持睾酮分泌相对恒定。

下丘脑、垂体及睾丸激素间相互联系，相互制约，相互控制，共同促进精子的正常发生。在促性腺激素不足的患者中，仅有睾酮并不能维持正常精子发生，并且对外源性睾酮不能使睾丸内达到生精所需的高睾酮浓度，只有促进 Leydig 细胞自身产生足够的内源性睾酮，才能达到这一浓度。大剂量服用睾酮可抑制 LH，使内源性睾酮降低而抑制精子发生。有证据认为，FSH 只对精子发生的启动起作用。在切除垂体的动物，精子发生的再启动需要 FSH 和 LH，而一旦启动，LH 可以维持精子发生。在服用睾酮药物引起的实验性促性腺激素不足的无精子症患者中，只用 HCG 或 LH 取代 LH 活性，或单独用 FSH 药物取代 FSH 活性都可使精子数量增加，但难以达到正常水平。因此，正常精子数的产生需要正常水平的 FSH 和 LH 共同调控。FSH 和 LH 升高或降低均会影响精子发生，导致少精子症，甚至无精子症（李宏军 等，2015）。

在女性体内，FSH 与 LH 同步变化，PSH 的主要作用是：促进卵泡的生长发育；激活颗粒细胞芳香化酶，促进 E2 的合成与分泌；调节优势卵泡的选择和非优势卵泡的闭锁；在卵泡晚期与雌激素协同作用，诱导颗粒细胞产生 LH 受体，为排卵和黄素化做准备。LH 的主要生理作用为：在卵泡期，刺激卵泡膜细胞合成雄激素，为 E2 的合成提供底物；在排卵期，促使卵母细胞进一步成熟和排卵；在黄体期，维持黄体功能，促进孕激素和雌激素合成与分泌。

二、睾酮、游离睾酮、双氢睾酮和雄烯二酮

睾酮在男性体内主要来自睾丸间质细胞（约占 95%），其余来自肾上腺皮质。其分泌受 LH 调节，同时 Sertoli 细胞或肝脏可将睾酮芳香化而形成雌二醇，与 Leydig 细胞膜上受体结合抑制睾酮产生，且高浓度睾酮又可反馈影响垂体 – 下丘脑生殖激素的产生，从而维持睾酮在一定水平（双卫兵 等，2015）。在女性体内睾酮小部分由卵巢间质细胞和肾上腺产生，50%～60% 由雄烯二酮和去氢异雄酮在外周组织转换而来。绝经前，卵巢是睾酮的主要来源。女性睾酮水平明显低于男性，且受月经周期和妊娠等多种因素的影响。

在男性青春期（约 16 岁后）睾酮分泌增加，这种高水平持续到 40 岁，然后随年龄缓慢下降。成年男性睾酮分泌有昼夜节律变化，上午 6:00—9:00 分泌最高，然后逐渐下降，在夜间达最低值，这种节律变化在青年人中较老年人明显，采血应在早晨睾酮分泌高峰时间。而服用复方避孕药物、肾上腺皮质类固醇等可抑制睾酮分泌。

睾酮为男性血液循环中的主要雄激素，循环中的游离睾酮不到 2%，约 55% 与性激素结合球蛋白（SHBG）结合，其余与血清白蛋白结合。生精小管中，高浓度的睾酮环境对维持精子发生非常重要。精子发生只有在生精上皮及 Sertoli 细胞都处于高浓度睾酮环境中才能正常进行。睾酮可诱导胎儿性分化，促进并维持男性第二性征发育，维持男性性功能，维持前列腺和精囊的功能，促进蛋白质合成及骨骼生长，增加新陈代谢（Welsh et al，2009）。约 80% 的睾酮在肝脏灭活，在 17-β 羟脱氢酶的作用下转变为类固醇，再与葡萄糖醛酸或硫酸结合，通过肾脏从尿中排出。

血液中只有少量的雄激素和雌激素处于游离状态，其大部分与血清蛋白结合，而结合型睾酮不具有生物活性，只有游离的睾酮才能进入靶细胞发挥其生理效应；而在精液中33%的睾酮呈非特异结合，67%为游离状态，游离睾酮具有代谢活性。因此，游离睾酮的测定在临床研究中十分重要。

睾酮在 5α- 还原酶作用下形成 5α- 双氢睾酮（DHT）。DHT 比 T 活性更强，与雄激素受体的亲和力更高。睾酮是 DHT 和 E2 共同的前体，5α- 还原酶抑制剂可阻止睾酮转化为 DHT。

雄烯二酮是由肾上腺和性腺分泌的一种含 19 个碳原子的类固醇，是睾酮和雌酮的前体物质，也是孕酮的衍生物。血清雄烯二酮的水平在胎儿和新生儿期升高，儿童期下降，青春期又升高。在成年女性体内，雄烯二酮由肾上腺和卵巢分泌，其分泌受促肾上腺皮质激素（ACTH）的调控，黄体激素也可刺激其分泌。

三、雌激素（E2）

E2 是雌激素（包括雌二醇、雌三醇、雌酮等）中活性最强的一种。在女性体内，E2主要来自卵巢，由卵巢内生长卵泡的颗粒细胞产生，并随卵泡的发育和生长逐渐上升；部分 E2 由肾上腺产生，发育成熟后，E2 随月经周期性变化。血液中 95% 的 E2 与 SHBG 结合，具有活性的游离 E2 仅占 5%。妊娠期间胎盘是雌激素的主要来源，E2 可逐渐升高；绝经后卵巢分泌雌激素下降，E2 来源于雄激素在性腺外的转化，无周期变化，浓度低。在男性体内 E2 主要来自睾丸。

长期以来，雌激素被认为是女性特有的维持女性第二性征的激素，其可促进和调节女性性器官的发育和功能，促进卵泡发育并参与性腺轴的反馈调节。但男性体内亦存在雌激素，睾丸液、附睾液与精液中雌二醇浓度相当高，其中睾丸液中达 250 pg/ml，是血清中的 25 倍，高于女性血清雌二醇水平。雌激素可作用于下丘脑 - 垂体 - 睾丸内分泌系统、Sertoli 细胞、Leydig 细胞、生精细胞与附睾等组织器官，通过与其上的雌激素受体（ER）结合而发挥作用。雌激素对人精子有一定的激活作用，该作用可能是通过与人精子膜上的雌激素结合位点作用后使胞外 Ca^{2+} 内流而实现的。雌二醇可引起获能精子顶体反应（AR）率明显增加，使胞内钙离子浓度（$[Ca^{2+}]_i$）快速升高，但对非获能精子则无明显影响。

四、孕激素（P）

人体孕激素是雌激素合成的前体，主要为孕酮。孕酮主要由正常月经周期后半期的黄体分泌，在卵泡期常测不到（卵泡期的颗粒细胞、卵泡膜细胞及间质细胞均可合成 P，但量甚微，一般均 <5 pg/ml），排卵后孕酮分泌增加（颗粒细胞黄素化所致，于黄体功能成熟时达高峰，可达 10 ng/ml），持续约 14 天，随黄体萎缩而下降，于月经第 4 天左右降至卵泡期水平，故测定孕酮可了解排卵和黄体功能情况。胎盘也是孕酮的主要产生部位，妊娠时，血清孕酮水平随时间增加而稳定上升，妊娠 6 周前孕酮主要由黄体产生，7～10 周

由黄体产生的孕酮逐渐过渡至由胎盘产生，10 周后主要来自于胎盘，孕晚期孕酮产量可达非妊娠期的 10 倍，分娩结束后 24 小时孕酮迅速减退至微量。在男性和女性肾上腺可合成少量的孕酮。

在雌激素的协同作用下，P 可促进子宫内膜由增生期发展为分泌期，并维持于分泌期状态；P 可降低子宫平滑肌的兴奋性和对催产素的敏感性，即具有安宫保胎作用；P 亦可使子宫颈腺分泌少而黏稠的黏液，形成黏液塞，不利于精子穿透，防止再孕。P 还可促进乳腺腺泡和导管发育，为分娩后泌乳准备条件。P 亦具有产热作用，女性的基础体温随月经周期而发生波动，排卵日短暂降低，而排卵后升高 0.5℃，可以此作为判定排卵日的标志。

孕酮的分泌随黄体生成呈周期性变化，呈脉冲式，故单次血孕酮水平不一定能正确评价黄体功能。使用复方口服避孕药由于不能排卵，孕酮浓度常维持在低水平；使用促排卵药物，如氯米芬和人绝经期促性腺激素，可使孕酮浓度升高。

五、PRL

PRL 由腺垂体前叶的嗜酸性的催乳素细胞合成和分泌，是一种多肽蛋白激素。PRL 分泌受下丘脑催乳素抑制因子（PIF）和催乳素释放因子（PRF）双重调控，PIF 为多巴胺能神经递质，可经垂体门脉循环运至腺垂体，抑制 PRL 合成和分泌。

PRL 呈脉冲式分泌，存在一个与睡眠相关的波动，入睡后 PRL 分泌增加，晨醒后分泌逐渐下降，上午 9:00—11:00 最低，而且，情绪、运动、乳头刺激、性交、手术、胸部创伤、带状疱疹、饥饿及进食等均可影响 PRL 的分泌，高蛋白质食物中的氨基酸可使进食半小时内血循环中 PRL 水平增加 50%~100%。因此，根据这种分泌特点，测定 PRL 应在上午 9:00—11:00，空腹、清醒、安静、放松，以及乳腺检查之前采血。女性 PRL 水平较男性高，PRL 水平随月经周期变化不明显。

PRL 在血循环中具有 4 种分子结构：单节型（小分子 PRL）、双节型（大分子 PRL）、多节型（大大分子 PRL）及异型 PRL。仅小分子 PRL 具有激素活性，约占分泌总量的 80%。而临床测定的 PRL 是各种形态的 PRL 的总和，因此，在临床上有些患者的血清 PRL 升高，但生殖功能未受影响，主要因为血循环中多节型 PRL 所占比例高。

PRL 的主要作用是促进乳腺发育和乳汁分泌，亦参与机体多种功能，特别是对生殖功能的调节。在女性体内，当卵泡发育成熟时，PRL 含量渐增，卵泡晚期颗粒细胞有 PRL 受体，PRL 与其受体结合可促进 LH 受体生成，小剂量 PRL 对卵巢雌激素和孕激素合成起促进作用，大剂量 PRL 对雌激素和孕激素合成起抑制作用。在雌激素、孕激素等的基础上，PRL 对泌乳的开始及维持起着重要的作用。妊娠后血清 PRL 水平逐渐增高，至分娩前达高峰，哺乳期维持较高水平。PRL 亦可通过内源性阿片肽介导 GnRH 的分泌，从而干扰 FSH 和 LH 合成，参与月经周期的调节。

在男性体内，睾丸间质细胞上有 PRL 特异性受体，低水平 PRL 能增强 LH 促进间质细胞合成睾酮的作用，可刺激精子的发生，促使精母细胞演变分化为精子。但高水平 PRL 可抑制 LH 的分泌，抑制睾酮合成酶的活性及睾酮的合成，进而导致患者出现性欲减退、溢乳、男性乳腺增生和生精障碍。分泌 PRL 的垂体肿瘤，无论是微腺瘤还是巨大肿瘤，均可导致性欲丧失、阳痿、溢乳、男性乳腺增生和生精障碍。当治疗后 PRL 下降时，抑制作用减弱或消失，便可恢复生精功能。部分少精子症和无精子症患者可出现高水平 PRL。

六、InhB

InhB 是转化生长因子 β（TGF-β）超家族成员之一，为二聚体糖蛋白激素，由 α 和 β 两个亚单位组成，参与下丘脑 – 垂体 – 性腺轴的反馈调节（Derynck et al，1998）。女性体内 InhB 主要由中、小窦状卵泡的颗粒细胞产生，基础小窦状卵泡的数量和基础 InhB（月经第 3 天）水平呈正相关；另外，女性体内黄体组织也可产生 InhB。睾丸生精小管支持细胞是男性体内 InhB 产生的主要场所。

InhB 主要作用于性腺，对生殖细胞具有经典内分泌、自分泌和旁分泌作用，在人类配子发生中具有重要的调节作用，对性腺的储备功能有提示作用。InhB 与生殖能力密切相关，是卵巢储备功能和睾丸生精功能（精子发生）的主要标记物，可以用于卵巢因素引起的女性不孕和生精功能障碍引起的男性不育的辅助诊断。

InhB 的分泌有明显的规律：清晨为分泌高峰，傍晚时为低谷，夜间 InhB 水平又逐渐回升（Carlsen et al，1999）。不同年龄男性 InhB 水平差别较大。在儿童体内，InhB 是睾丸 Sertoli 细胞存在和有功能的直接标志。男性青春期发育后因睾丸发育显著，InhB 水平升高。InhB 为睾丸局部的一个重要调节因子，在精子发生过程中发挥作用，其水平与精子发生或损害有良好的相关性，直接反映睾丸功能和生精上皮状态，被认为是评价精子发生最佳的内分泌标志物（Goulis et al，2008）。FSH 选择性刺激 Sertoli 细胞分泌 InhB，而 InhB 能反馈性地抑制垂体合成和分泌 FSH，阻断下丘脑刺激引起的垂体 FSH 释放，InhB 又可以通过旁分泌的方式调节 Sertoli 细胞的功能，因此 InhB 能直接反映睾丸的精子发生，其与总精子数及睾丸体积呈显著正相关，可作为临床评价男性生育能力的重要指标（Andersson et al，2004）。InhB 的检测在男性不育病因诊断，监测放、化疗对男性生精功能的损伤以及儿童隐睾症、精索静脉曲张治疗疗效评估方面有其应用价值（Jensen et al，1997；Christianscn et al，2002）。在辅助生殖技术中，InhB 的检测对睾丸精子抽吸的结果有预测作用（沈健 等，2007）。少精子症及非梗阻性无精子症（NOA）患者血清 InhB 水平明显降低（周慧，2009）。

七、AMH

AMH 是 TGF-β 超家族成员之一。女性 AMH 是由募集的窦前卵泡和小窦卵泡的颗粒细胞产生，反映了可被募集生长的卵泡池的储备，并在卵巢发挥作用，是调控卵泡生长发育的激素。男性 AMH 由睾丸支持细胞产生（Rey et al，2003），受雄激素的负性调节和 FSH 的正性调节。在胎儿孕 8 周时，支持细胞开始分泌 AMH，影响男性胚胎的内生殖器官的正常分化和发育，并诱导睾丸下降（Szarras-Czapnik et al，2006）。3～12 个月龄的婴儿血清中可检测到最高水平的 AMH，至青春期前，支持细胞处于未成熟阶段，生精细胞停留在减数分裂前期，这期间，AMH 一直处于高水平（Aksglaede et al，2010）。随着青春期的开始，LH 和 FSH 分泌增加，睾丸间质细胞开始大量分泌睾酮，促进了支持细胞的发育成熟，生精细胞进入减数分裂，开始了生精过程。此时，T 对支持细胞分泌 AMH 的抑制作用大于 FSH 对其的促进作用，导致了 AMH 的表达下调，在循环系统中其含量急剧下降，并恒定维持在一个较低水平（Sinisi et al，2008）。AMH 目前在女性生殖内分泌及辅助生殖评估方面有很大的价值，但在男性生殖方面的研究仍较少。

以往普遍认为 AMH 不受月经周期的影响，可在月经周期任一天进行检测，能随时反映女性卵巢储备功能。但近年来有研究发现，无论卵巢储备功能高、低或正常，卵泡期的 AMH 浓度均高于黄体期（Gorkem et al，2017）。女性的 AMH 浓度随着初级、次级和窦前卵泡的生长而升高。当卵泡生长到一定程度产生 FSH 受体时，AMH 浓度达到峰值。随着卵泡的继续增大，AMH 浓度随之下降。黄体期结束后 AMH 水平又逐渐回升（Schiffner et al，2017），故认为采血的时期可能对血清 AMH 浓度的检测有一定的影响。

AMH 与肥胖是否相关目前尚无定论，但部分研究发现，一些减肥药物的使用会对 AMH 检测结果产生影响（Vosnakis et al，2013）。

八、SHBG

SHBG 又称睾酮 - 雌二醇结合球蛋白，是一种含有少量唾液酸的糖蛋白，为一种运输性激素的载体，其在性激素作用过程中以及在各种生理病理情况下都有变化和意义。结合型睾酮中，44%～60% 与 SHBG 结合，雌激素在血循环中约 95% 与特异 SHBG 结合。

Leydig 细胞产生的睾酮一部分被选择性输送到睾丸的生精小管，与 SHBG 结合，形成 SHBG–T 复合物。SHBG 分泌水平的高低常作为衡量 Sertoli 细胞功能的指标，这种复合物使生精小管内出现高浓度睾酮环境，启动细胞代谢过程，促使生精细胞分化、发育、成熟。

第三节 男性生殖激素检测的临床意义

男性不育约有 10% 存在内分泌异常，常规的精液检测只能显示精子的一般情况，不能对可能的病因进行定位诊断。准确测定生殖激素水平，有助于评价下丘脑 - 垂体 - 睾丸轴的功能，同时密切结合病史分析和体格检查，对其功能障碍一般可精确定位。

　　睾丸内分泌功能异常，可分为高促性腺激素性男性性腺功能减退症和低促性腺激素性男性性腺功能减退症两种类型，有时临床上还可见上述两类原因同时存在的混合性男性性腺功能减退症。

　　高促性腺激素性男性性腺功能减退症的原发病一般在性腺，为睾丸自身的结构和功能异常所致，睾酮的合成和分泌减少，垂体的促性腺激素（LH 和 FSH）反馈性分泌增多，导致外周血中促性腺激素水平增高。主要包括克兰费尔特综合征（Klinefelter syndrome），46，XX 男性综合征，46，XY 单纯性性腺发育不全，睾丸退化综合征，纯睾丸支持细胞综合征（SCOS）（血清 LH 和 T 水平一般升高不明显，而 FSH 水平显著增高）等。此外，还有原发病不在睾丸的雄激素抵抗综合征、5α- 还原酶缺乏症（血 T 水平正常，LH 正常或轻度升高，血 DHT 水平明显降低，T/DHT > 35）等。

　　低促性腺激素性男性性腺功能减退症为下丘脑 – 垂体功能低下所致，主要由卡尔曼综合征（Kallmann syndrome）、生殖细胞瘤、颅咽管瘤、垂体病变等引起。

一、睾酮（T）、游离睾酮（fT）、双氢睾酮（DHT）和雄烯二酮

1　血清 T 的临床意义

　　血清 T 水平测定常用于男性性功能障碍、阳痿、男性生精小管发育不全综合征、赖芬斯坦综合征（Reifenstein syndrome）、睾丸间质细胞瘤等的诊断或辅助诊断。

　　男性血清 T 水平正常参考值：儿童 < 8.8 nmol/L，成人 9.4 ～ 37 nmol/L。

　　血清 T 水平增高主要见于睾丸良性间质细胞瘤、先天性肾上腺皮质增生症、真性性早熟、男性假两性畸形、皮质醇增多症、完全雄性激素不应综合征和应用促性腺激素等；血清 T 水平降低主要见于睾丸炎、隐睾炎、男性性功能低下、原发性睾丸发育不全、垂体功能减退、阳痿、垂体性矮小症、男性特纳综合征（Turner syndrome）等，肾上腺功能减退症、骨质疏松、甲状腺功能低下、高催乳素血症，部分男性乳房发育、肥胖、雌激素治疗、系统性红斑狼疮、慢性肝病等，血清 T 水平亦可降低。

　　一般认为无精子症与少精子症患者 T 水平均有所降低，也有少数少精子症和无精子症患者 T 水平正常。

　　血清 T 的监测在临床上能够起到诊断和识别内分泌疾病的作用。T 是睾丸间质细胞分泌的，间质细胞占睾丸体积的 36%，睾丸的大小、间质细胞的多少与 T 的水平成正比。

　　血清 T 水平的测定亦有助于特发性青春期延迟和卡尔曼综合征的鉴别。如果 T > 0.7 nmol/L，提示睾丸在 15 个月内开始增大，预示青春期启动将发生，患者可能是特发性青春期延迟。

　　正常成年男性外周血 T/DHT 比值在 9 ～ 15 之间，而成年 5α- 还原酶缺乏症患者的比值可达到 35 ～ 84。青春期前的 5α- 还原酶缺乏症患者施行 HCG 兴奋试验可诱发 T/DHT 比值异常。

成年男性血清 T 水平低并有促性腺激素水平增高应怀疑有原发性睾丸病变，促性腺激素水平正常或降低并有 T 水平降低则表明垂体 – 下丘脑病变。身材矮小青春期发育延迟的儿童 T 和促性腺激素低水平应与青春期延迟相一致。

2　血清 fT 的临床意义

由于在血液中只有少量的雄激素处于游离状态，大部分与血清蛋白结合，而结合型睾酮不具有生物活性，只有游离的睾酮才能进入靶细胞发挥其生理效应，因此，fT 的测定在临床研究中十分重要。血清 fT 水平增高与降低的临床意义同血清 T 水平。但在性激素结合球蛋白（SHBG）增加或降低的情况下，如甲状腺机能低下和肥胖，fT 水平的检测比总 T 的检测更有效。

男性血清 fT 水平正常参考值为：174 ~ 729 pmol/L。血清 fT 水平升高多见于严重痤疮、男性秃顶、多毛等，此时，血清 T 水平可正常。

3　血清 DHT 的临床意义

DHT 可由睾丸直接产生，也可以由周围组织将雄激素和雌激素作为前体物质转化而来，其可促进外生殖器和前列腺的正常发育，对于第二性征的出现和维持有积极作用，并可促进精子在附睾中的成熟。

男性血清 DHT 水平正常参考值为：1.03 ~ 2.92 nmol/L。血清 DHT 水平升高主要见于前列腺癌、前列腺肥大症、甲状腺功能亢进症、下丘脑 – 垂体功能失调等。血清 DHT 水平降低主要见于少精子症、弱精子症、输精管结扎患者、甲状腺功能减退症、家族性不完全假两性畸形 Ⅱ 型（为常染色体隐性遗传病，因 5α- 还原酶严重缺乏或无功能，睾酮不能在靶器官转化为活性的双氢睾酮所致），以及无睾症、隐睾症、17α- 羟化酶缺陷、3β- 羟类固醇脱氢酶缺陷等所致的男性性功能减退等。

4　血清雄烯二酮的临床意义

男性血清雄烯二酮水平的正常参考值为：0.8 ~ 2.0 ng/ml。

血清雄烯二酮水平降低主要见于裂链酶缺乏症、男性假两性畸形、男性性发育迟或性腺发育不全、镰状细胞贫血等；血清雄烯二酮水平增高主要见于男性化的新生儿和儿童、先天性（遗传性）肾上腺皮质增生等。

二、FSH 和 LH

测定 FSH 和 LH 水平对了解下丘脑 – 垂体 – 睾丸轴的功能状态有重要意义。LH 和 FSH 水平的测定可用于男性不育症的诊断、内分泌治疗的监测等。

男性血清 FSH 水平的正常参考值为 1.5 ~ 11.5 mIU/ml。

男性 FSH 水平增高主要见于男性睾丸生精功能异常，通常是少弱畸形精子症的临床表现，亦是非梗阻性无精子症的特发性指标之一。睾丸精原细胞瘤、克兰费尔特综合征、使用肾上腺皮质激素治疗后、原发性性腺功能减退症、真性性早熟、促性腺激素垂体腺瘤、早期腺垂体功能亢进症、巨细胞退行性肺癌等 FSH 水平亦可增高。急性脑外伤后 12 h 即可出现 FSH 水平升高。FSH 水平降低主要见于雌激素补充治疗、继发性性功能减退症、垂体功能减退症、晚期腺垂体功能减退症等。

男性血清 LH 水平的正常参考值为 1.1 ~ 8.2 mIU/ml。

男性 LH 水平增高主要见于原发性性腺功能低下、原发性睾丸衰竭和生精小管发育不全。亦可见于真性性早熟、XYY 综合征、努南综合征（Noonan syndrome）、肾功能衰竭、肝硬化、甲亢及严重饥饿等。急性脑外伤后 12 h 即可出现 LH 水平升高。LH 水平降低主要见于继发性性腺功能低下、假性性早熟、卡尔曼综合征、普拉德 - 威利综合征（Prader-Willi syndrome）、劳 - 穆 - 比综合征（Laurence-Moon-Biedl syndrome）、弗里德希综合征（Friedriech syndrome）等。垂体前叶激素分泌不足可引起 LH 水平降低，低 LH 值可提示垂体或下丘脑的某些功能障碍。如出现 FSH、LH 水平均下降，为低促性腺功能减退症，需行补充治疗。

临床上睾丸功能衰竭首先是睾丸生精小管受损，FSH 水平升高，然后才累及间质细胞，使 LH 水平随之升高，且血清 FSH 升高幅度大于 LH。当 LH 水平显著升高时，表示睾丸受损不可逆转。

一般而言，LH 和 FSH 水平均增高见于各种原因引起的睾丸功能衰竭；FSH 水平升高、LH 水平在正常范围多见于 FSH 分泌垂体瘤；LH 水平升高、FSH 水平在正常范围多见于 LH 分泌垂体瘤；LH 和 FSH 水平在正常低限或低于正常多见于下丘脑、垂体柄或垂体病变、睾丸肿瘤等；肾上腺肿瘤或增生分泌过多雌激素、孕激素或雄激素可反馈抑制 LH 和 FSH 分泌，神经性厌食时 LH 呈低水平、FSH 在正常范围或呈低水平；孤立性 LH 缺乏或孤立性 FSH 缺乏可分别引起 LH 或 FSH 水平降低。

三、雌激素（E2）

血清 E2 含量男性较稳定，童年期含量很低。生育期男性血清 E2 水平正常参考值为 129 ~ 239 pmol/L。

男性 E2 水平增高主要见于男性乳腺发育症、肥胖、性功能低下者、睾丸间质细胞瘤等。肝硬化、服用雌激素类药物、心肌梗死、心绞痛、冠状动脉狭窄、红斑狼疮、肾上腺皮质瘤等，E2 水平亦可增高。男性 E2 水平降低并不常见，如有少许降低，不推荐使用激素治疗。

四、孕酮（P）

男性血清 P 水平正常参考值为 0.48 ~ 1.53 nmol/L。

男性血清 P 的临床意义不明确。但有研究表明，严重创伤及颅脑创伤男性患者早期血清 P 水平的改变与创伤严重度特别是颅脑创伤的严重程度相关（De Nicola et al，2009）。

五、PRL

男性血清 PRL 水平的正常参考值为 < 15 ng/ml。

PRL 过多是男性不育症及性腺紊乱的原因之一。高 PRL 水平引起的男性不育，究其原因，可能是高 PRL 血症可使下丘脑 - 垂体 - 睾丸轴的功能降低，还可使下丘脑释放的促性腺激素释放激素脉冲信号减弱，从而造成患者血清 T 水平下降、性欲减退、阳痿、男性化减退、乳房增生和不育。

男性 PRL 水平增高常见于垂体肿瘤、下丘脑病变、原发性甲状腺功能减退症、支气管癌、胃癌、肾衰竭、头颅咽管瘤、精神疾病、使用药物（如降压药、安定、避孕药、抗惊厥药等）等，其中，垂体催乳素腺瘤（PRL 水平可大于 200 ng/ml）、催乳素瘤（PRL 水平可大于 300 ng/ml）、垂体肿瘤及垂体柄的中断如外伤、手术以及下丘脑或蝶鞍旁的肿瘤（PRL 水平一般介于 100~200 ng/ml）等是最常见的原因。PRL 水平降低常见于垂体前叶功能减退症、单一性 PRL 分泌缺乏症、肾癌、服用某些药物（溴隐亭、多巴胺等）等。

六、InhB

男性血清 InhB 水平的正常参考值为 75~350 pg/ml。

血清 InhB 水平测定可用于评价男性不育患者的生精功能，辅助诊断儿童隐睾、性早熟，预测无精子症患者取精成功率，监测放、化疗对男性生精功能的损伤等。

（1）评价睾丸生精功能：在男性体内，InhB 是抑制素的主要生理活性形式，由睾丸支持细胞分泌（Iliadou et al，2015）。由于 InhB 是由支持细胞直接分泌的，并不受促性腺激素释放激素、雌激素、雄激素等因素影响，因而可以更直接反映睾丸内精子发生情况。无论是正常人群还是不育人群，精子数量与 InhB 水平均呈正相关，是比 FSH 更有价值的反映睾丸生精功能的指标。InhB 与 FSH 水平结合评价睾丸生精功能及其损伤程度，比其任一单独使用具有更高的诊断敏感性与特异性。InhB 水平反映了睾丸功能（生精功能及支持细胞功能），是目前已知的评价睾丸功能的一个重要标志物（中国中西医结合学会男科专业委员会，2015）。

（2）预测少精子症患者治疗反应性：研究显示（Lewis et al，2000），对于少精子症患者，外源性 FSH 的治疗有助于血清 InhB 水平的提高，若血清 InhB 水平显著升高，则反映支持细胞呈现更好的反应性，说明睾丸功能反应性良好，对于少精子症患者的后续治疗可以得到较好的效果。

（3）区分梗阻性与非梗阻性无精子症患者：梗阻性无精子症（OA）患者血清 InhB 水平往往正常，而非梗阻性无精子症（NOA）患者血清 InhB 水平常降低。

（4）预测非梗阻性无精子症（NOA）患者取精成功率：卵细胞质内单精子注射

（ICSI）技术结合睾丸取精 / 显微睾丸取精（TESE/m-TESE），可使无精子症患者获得生育自己孩子的机会。为保证女性促排卵后及时提供精子和尽量减少睾丸活检后并发症的发生，对进行 TESE 的患者应预测其精子获得率。有文献报道判定 TESE 成功的血清 InhB 临界值为 > 40 pg/ml（敏感度为 90%，特异度为 100%）（Ballesca et al，2000）。目前对于血清 InhB 水平可否用于预测 NOA 患者行 TESE 能否成功获得精子，报道不一，有学者认为由于 InhB 水平反映了睾丸的生精功能，故认为其可以预测 NOA 患者行 TESE 能否成功获得精子。大多数学者认为，血清 InhB 结合 FSH 水平评价睾丸生精功能比单用 FSH 水平更为敏感，预测睾丸穿刺结局并非绝对，但的确是目前最佳的预测指标（Bonarriba et al，2013）。建议无精子症患者在准备接受 TESE/m-TESE 之前，除检测血清 FSH 水平和进行染色体核型分析外，还应测定血清 InhB 水平。

（5）预测精索静脉曲张（varicocel，VC）手术后效果：VC 是导致男性不育的常见原因之一，有较多文献报道通过对 VC 的治疗，可改善精液质量，但并非所有 VC 患者术后均能显著提高精液质量。研究发现，VC 术前 InhB 水平的高低，与术后精液参数是否能得到明显改善有一定关系，改善组术前 InhB 水平明显高于未改善组。这可能与术前睾丸功能有关，即术前睾丸功能较好，则术后精液质量恢复相对较容易，而睾丸功能较差者，即便术后睾丸功能得到一定程度的改善，但由于睾丸损伤较为严重，精液质量并不一定改善，或者需要较长时间才能得以改善。InhB 水平可作为 VC 患者手术选择参考指标之一（Damsgaard et al，2016）。

七、AMH

男性血清或精浆 AMH 水平目前无确定的正常参考值，可参照试剂盒厂家提供的正常参考范围。

研究发现（Jain et al，2013），外源性促性腺激素可以提高精浆 AMH 水平，促进精子发生。可能机制是精子生成过程中，睾丸支持细胞产生影响因子作用生精细胞，促进精子生成，而精浆 AMH 水平亦是睾丸支持细胞分泌生成，可能通过内分泌作用调节生精过程，亦有可能精浆 AMH 水平能反映支持细胞的分泌功能。精子的生成与激素密切相关，而 FSH 主要通过与支持细胞受体相结合，产生效应因子影响精子生成，同时 AMH 也是由支持细胞生成，故其分泌和作用有可能受到性激素的调节。AMH 水平的检测可为男性不育提供有价值的线索（Plotton et al，2012）。目前的研究显示，血清 AMH 水平与男性不育、男性精子质量相关性不明确，但精浆 AMH 水平与男性不育有一定的相关性。

八、SHBG

SHBG 与 T 和 DHT 有较高亲和力，与 E2 亲和力较低。男子性腺功能减退时，SHBG 浓度升高，但血浆 T 水平往往是正常的。SHBG 浓度的变化影响血液循环中 T 和 fT 的含量。SHBG 水平受年龄影响，随年龄增加而相应升高。

正常男性血清 SHBG 水平为 10 ~ 80 nmol/L。SHBG 水平增高除了见于男性性腺机能减退外，亦可见于甲状腺功能亢进、肝脏疾病（如肝硬化、慢性肝炎、脂肪肝等）、神经性厌食等。SHBG 水平降低主要见于甲状腺功能低下等。抗惊厥药物、雌激素、甲状腺素（可直接促进肝脏的合成能力）等可致血清 SHBG 水平增高，而炔羟雄烯异噁唑、康力龙、睾酮（抑制 SHBG 的生物合成）等可使血清 SHBG 水平降低。

九、男性生殖激素的综合分析

由于生殖激素之间的相互作用和影响，单一激素的检测不能完全指导临床，故在判断可能患有某种疾患时常需综合检测和分析这些生殖激素水平。例如，在生育力低下男性或无精子症患者 FSH 水平正常或异常时，应检测 InhB 水平，其可反映睾丸功能；特发性低促性腺激素性性腺功能减退症（IHH），FSH 和 LH 水平低于正常水平，伴第二性征发育异常（小睾丸、无阴毛或者阴毛稀少、喉结小等），如果同时伴随嗅觉减退，则是卡尔曼综合征的特征；高促性腺激素性性腺功能减退一般出现 T 或者 E2 的合成和分泌减少，垂体的促性腺激素（LH 和 FSH）反馈性分泌增多，比较典型的一种先天性疾病是克兰费尔特综合征，染色体核型分析为 47，XXY（李宏军　等，2015）。

表 7-4 展示了男性生殖内分泌疾病的 5 种常用的生殖激素指标的变化。

表 7-4　男性生殖内分泌疾病的激素水平变化

疾病名称	FSH	LH	PRL	T	E2
下丘脑特发性低促性腺激素性性腺功能低下	↓	↓	—	↓	↓
先天性低促性腺激素性性腺功能低下	↓	↓	↑→	↓	↓
垂体病变青春期延缓	↓→	↓→	—	—	↓
真性性早熟	↓	↓	—	↑	↑
高 PRL 血症	↓→	↓→	↑↑	↓→	—
原发性睾丸疾病克兰费尔特综合征	↓	↓	—	↓→	→
后天性睾丸生精障碍	↓	↓	—	↓	→
阻塞性无精子症	↑→	↓	—	→	→
隐睾	↓→	↓→	—	↑→	→

对于精子数目明显减少或无精子患者，可建议采用如下诊断程序：

① 首先进行 T、LH、FSH 水平等基础值的测定。

② 如果 T 水平降低，LH、FSH 水平升高，可能为原发性睾丸功能衰竭。建议进行染色体核型分析，不论染色体核型分析是正常还是 XXY 及其变种，这样的患者一般采用雄激素治疗。

③ 如果 T、LH 水平正常，FSH 水平升高，提示睾丸生精小管衰竭。

④ 如果 T、LH、FSH 水平均正常，建议进行精浆果糖检测。如果精浆果糖正常或减低，可进行睾丸活检或精液生精细胞检查，若生精功能正常，提示输精管部分阻塞，可采取手术治疗，否则可能为睾丸生精功能衰竭；若精浆果糖缺乏，常提示先天性输精管及精囊腺缺如。

⑤ 如果 T 水平降低，LH、FSH 水平正常或降低，常提示下丘脑－垂体病变，可进一步进行 HCG 刺激试验、PRL 水平测定和下丘脑－垂体轴检查。

第四节　女性生殖激素检测的临床意义

下丘脑－垂体－卵巢构成一个轴（简称 HPO 轴），下丘脑调节垂体功能，垂体调节卵巢功能，卵巢分泌激素再作用于多种靶器官如子宫，可引起正常月经的发生和周期性变化，同时卵巢激素对下丘脑垂体有正负反馈调节。正常生理情况下，卵泡期时，FSH、LH维持在较低水平、E2 随卵泡发育逐渐升高，P 仅微量；排卵前 24 小时，FSH 呈低峰式分泌，LH 呈陡峰式分泌，E2 较 FSH、LH 出现略早亦呈峰式分泌；排卵后，FSH 和 LH 均骤降；黄体期时，FSH 和 LH 又维持在低水平，E2 和 P 随黄体发育分泌量渐增，至排卵后 7～8 天达最高量，之后回落；月经来潮前 FSH、LH、E2、P 水平均降至最低值，月经来潮后逐渐恢复，继续下一周期。进入围绝经期后，HPO 功能呈渐进性衰退，E2 分泌渐少，T 有分泌，FSH 和 LH 分泌逐渐升高，且 FSH/LH>1（刘平 等，2013）。故检测女性 HPO轴各激素水平，对不孕症病因的诊断、疗效观察、预后判断及生殖生理作用机制的研究具有重要意义。

一、FSH 和 LH

女性 FSH 水平随月经周期而变化。月经周期第 1～3 天检测 FSH 水平（基础值），可了解卵巢的储备功能及基础状态。正常成年女性 FSH 水平在卵泡期保持平稳低值，为 3.2～10 mIU/ml；排卵期 FSH 水平约为基础值的 2 倍，为 7.5～20 mIU/ml，排卵后迅速下降至卵泡期水平；黄体期时，FSH 水平为 1.3～11 mIU/ml。除女性排卵峰值外，正常成年男女 FSH 水平相差不大。绝经期，女性 FSH 水平可达 36～138 mIU/ml。口服避孕药和正常妊娠时，FSH 水平常较低。

基础 FSH 值连续两个周期 > 10～20 mIU/ml，提示卵巢储备和反应减退；基础 FSH值连续两个周期 > 20 mIU/ml，提示卵巢早衰隐匿期，难以获得妊娠；基础 FSH 值连续两个周期 > 40 mIU/ml，且 LH 升高，提示卵巢功能衰竭；如发生于 40 岁以前，为卵巢早衰

（POF）。卵巢储备功能下降时，卵巢抑制素的生成下降，对垂体抑制作用减弱，垂体分泌FSH 增加。故基础 FSH 水平升高者尽管有正常的月经周期，但卵巢对外源性促性腺激素的刺激反应低下，发育的卵泡数和卵泡获得数少，卵细胞质量下降，故可移植胚胎数少，胚胎着床率和妊娠率降低。因此，基础 FSH 水平可作为预测卵巢储备的指标。基础 FSH 水平随年龄增加而上升，一般在绝经前 5～6 年开始上升，但其比年龄对卵巢储备的预测更敏感。单纯以基础 FSH 水平预测卵巢储备，假阴性的发生率较高。临床常发现，基础 FSH 水平正常者，卵巢反应低下或无反应，这是由于垂体 - 卵巢轴的反馈机制作用，在卵巢储备下降的早期，卵巢分泌的 E2 抑制垂体分泌 FSH，使基础 FSH 水平在正常范围内。年轻妇女基础 FSH 水平升高，卵巢内细胞数目减少，但卵母细胞质量不一定下降，仍有一定数量的优质胚胎和妊娠的机会，只是累积妊娠率会降低，流产率会增加。而高龄（＞40 岁）同时伴有基础 FSH 水平升高时，卵巢反应性和卵母细胞质量均会下降，预示着治疗周期取消率、着床率、妊娠率等均会下降。

　　FSH 水平增高亦常见于原发性闭经、肾上腺皮质激素治疗、原发性性腺功能减退、真性性早熟、促性腺激素垂体腺瘤、更年期以后等。急性脑外伤后 12 h 即可出现 FSH 升高。FSH 水平降低常见于不孕症、垂体功能障碍［如席汉综合征（Sheehan syndrome）、垂体侏儒症、垂体腺瘤等］、继发性性腺功能减退、假性性早熟、多囊卵巢、雌激素治疗、孕酮治疗等。

　　女性 LH 水平随月经周期而变化，且有排卵峰值。正常成年女性 LH 水平基础值为1.2～13.5 mIU/ml，卵泡期保持平稳低值；排卵期时，LH 水平升高，为 12～82 mIU/ml；黄体期时，LH 水平又回复至低水平，为 0.4～19 mIU/ml。除女性排卵峰值外，正常成年男女 LH 水平相差不大。绝经期，女性 LH 水平为 14.0～48 mIU/ml。

　　LH 水平测定可预测排卵，确定受精时间。排卵前动态检测，有利于捕捉内源性 LH水平峰值，LH 水平峰值多 > 10 mIU/ml，排卵多发生在血 LH 峰后 24～36 h。

　　基础 LH 水平 < 3 mIU/ml 提示下丘脑或垂体功能减退。LH 水平降低亦可见于继发性性腺功能低下、假性性早熟、孤立性 LH 缺乏症、不孕症、卡尔曼综合征、普拉德 - 威利综合征、劳 - 穆 - 比综合征、弗里德希综合征等。LH 水平增高多见于原发性性腺功能低下、真性性早熟、多囊卵巢、黄体生成素瘤、更年期综合征、XYY 综合征及努南综合征等。急性脑外伤后 12 h 即可出现 LH 水平升高。

　　LH 和 FSH 水平同时测定是鉴别卵巢性或垂体、下丘脑性闭经最有效的方法，亦可用于鉴别诊断儿童真性性早熟、监测内分泌治疗等。基础 FSH 和 LH 水平均 <5 mIU/ml 为低促性腺激素闭经，提示下丘脑或垂体功能减退，而二者的区别需借助 GnRH 兴奋试验。两者均降低也可见于高泌乳素血症、口服避孕药后、药物性垂体调节后等。基础 LH 水平升高（> 10 mIU/ml）或维持正常水平，而基础 FSH 相对低水平，就形成了 LH 与 FSH 比值升高，LH/FSH > 2～3，提示多囊卵巢综合征。对于基础 FSH 水平 ≤ 15 mIU/ml 者，由于在基础 LH 水平上升前几年即有 FSH 水平的轻度上升，故基础 FSH/LH 比值较基础 FSH 水平能更敏感地反映卵巢储备。FSH/LH > 2 ~ 3.6 提示卵巢储备功能不足，卵泡池内发育卵泡数减少，患者可能对促排卵治疗反应不佳，FSH/LH 是预测正常 FSH 年轻妇女卵巢反应性较好的指标（江苏省中西医结合学会生殖医学分会，2010）。

二、雌二醇（E2）

E2 为女性非怀孕期体内最主要的雌激素成分。成年女性血清 E2 含量随月经周期而变化。卵泡早期 E2 处于低水平，约为 25 ~ 45 pg/ml，提示卵巢功能正常，若 >80 pg/ml，提示前黄体期募集的可能，卵巢功能下降；排卵前 1 ~ 2 d 血清 E2 迅速上升达到第 1 次峰值，称为排卵峰。每个成熟卵泡分泌雌二醇 250 ~ 300 pg/ml。E2 排卵前高峰大多发生在 LH 峰前 1 d，持续约 48 h，于排卵后迅速下降；黄体成熟后（LH 峰后 6 ~ 8 d）E2 再次上升形成第 2 高峰，称为黄体峰，峰值 125 ~ 250 pg/ml，约为排卵峰峰值之半。故在卵泡早期检测 E2 水平，可判断卵巢的储备功能；应用药物诱导排卵及超促排卵时，根据 E2 浓度可粗略反映卵泡的成熟度及估计成熟卵泡数目。绝经后，E2 水平大多低于 30 pg/ml。

卵泡早期检测的 E2 水平即为基础 E2 水平，一般于月经周期的第 1 ~ 3 天检测。基础 E2 水平的升高往往预示卵巢储备的下降，这是由于随着卵巢储备的降低，颗粒细胞凋亡增加，抑制素生成减少，晚黄体期及下个月经周期早卵泡期 FSH 水平上升，刺激卵巢产生 E2，从而使基础 E2 水平上升。基础 E2 水平 ≥ 45 pg/ml 时，卵泡发育数减少，获卵率、受精率、妊娠率降低；基础 E2 水平 ≥ 75 pg/ml 时，难以获得妊娠；基础 E2 水平 ≥ 80 pg/ml 时，周期取消率可达 33%（Sills et al，2009）。但单纯以基础 E2 水平作为卵巢储备的指标，假阳性率高。

血清 E2 水平可预测卵巢过度刺激综合征（OHSS），虽然 OHSS 在超促排卵周期中少见，但却是超促排卵周期中很严重的并发症。体外受精周期中，监测 E2 水平对 OHSS 的发生有预测价值。HCG 注射日 E2 水平 > 2 500 pg/ml 或迅速升高，均有发生 OHSS 的风险，若联合超声监测卵泡数，对 OHSS 的预测价值更高。

E2 水平亦是确定青春期启动及诊断性早熟的激素指标之一。8 岁以前出现第二性征发育，血 E2 水平 >75 pg/ml 可诊断为性早熟。E2 水平增高主要见于女性排卵期前、正常妊娠期、多胎妊娠、糖尿病孕妇、卵巢癌、颗粒细胞瘤、卵巢浆液性囊腺瘤、肥胖等，亦可见于肝硬化、系统性红斑狼疮、心肌梗死、心绞痛、冠状动脉狭窄、肾上腺皮质瘤、吸烟者等。

E2 水平降低见于妊高征、卵巢肿瘤、女性性腺功能减低症、先天性卵巢发育不全、卵巢切除后、卵巢早衰、闭经、不孕症、女性更年期综合征、垂体前叶功能不全、轻度糖尿病、皮质醇增多症、葡萄胎等。重症妊高征时 E2 含量极度降低，提示胎儿可能已宫内死亡或为无脑儿。绝经后肺心病患者的 E2 水平降低较同年龄健康者更为明显。

基础 E2 水平升高、FSH 水平正常，是介于卵巢功能衰竭和正常之间的中间阶段，即卵巢早衰隐匿期；随着年龄及卵巢功能衰竭，就会出现高水平 FSH 和 LH、低水平 E2 状态，尤其 FSH 水平 ≥ 40 mIU/ml 时，提示卵巢功能衰竭；基础 E2、FSH、LH 均呈低水平，为低促性腺激素缺乏症，提示病变在下丘脑 - 垂体，如席汉综合征等；E2 维持在较高水平，无周期性变化，是多囊卵巢综合征（PCOS）的一个内分泌特征，同时，血清 T 及 LH 水平增高，FSH 水平降低，LH/FSH > 2 ~ 3。

三、孕激素（P）

P 在月经周期调节中起重要作用，也是维持妊娠必需的激素。正常妇女血清中 P 水平随孕周增加而升高，自然妊娠早期 P 水平在 25 ~ 30 ng/ml 范围内，30 周后急剧上升。若妊娠后，P 水平持续下降，提示有流产可能；若胎盘功能减退，血中 P 水平下降；异位妊娠时 P 水平较低，若 P 水平 ≥ 25 ng/ml，可基本排除宫外孕；P 水平 < 5 ng/ml，提示妊娠物已死亡，无论宫内或宫外。卵泡期 P 值应维持在 <1 ng/ml；P 值随 LH 峰出现开始上升，排卵后大幅增高；黄体中期水平 P 水平 > 5 ng/ml 提示本周期有排卵［未破裂卵泡黄素化综合征（LUFS）除外，该类患者黄体中期 P 水平可达 10 ng/ml］，< 5 ng/ml 提示本周期无排卵。

血清 P 水平增高可见于葡萄胎、轻度妊娠高血压综合征、患糖尿病的孕妇、多胎妊娠、原发性高血压、先天性 17α- 羟化酶缺乏症、肾上腺增生、卵巢颗粒膜细胞瘤、卵巢脂肪瘤等。P 水平降低可见于原发性及继发性闭经、无排卵型功能失调子宫出血、妊娠期胎盘功能不良、胎儿发育迟缓、黄体功能不良、死胎、习惯性流产及严重妊高征等。

黄体中期 P 水平 <10 ng/ml，或排卵后第 6、8、10 天 3 次测 P 水平总和 <30 ng/ml 可诊断为黄体功能不全（LPD），反之，黄体功能正常；月经第 4 ~ 5 天 P 水平仍高于生理水平，提示黄体萎缩不全；P 持续维持低水平，提示不孕；口服避孕药的人，由于不排卵，P 水平很低。

四、睾酮（T）、游离睾酮（fT）、双氢睾酮（DHT）和雄烯二酮

T 是血液中最重要的雄激素，女性的雄激素主要来自肾上腺，少量来自卵巢。女性血循环中主要有 4 种雄激素，即 T、雄烯二酮、脱氢表雄酮（DHEA）、硫酸脱氢表雄酮（DHEAS）。临床上通常以测定血清 T 来诊断高雄激素血症。血液中 T 有三种存在形式：60% ~ 65% 与性激素结合球蛋白（SHBG）紧密结合；35% ~ 40% 与白蛋白疏松结合；1% ~ 2% 为游离 T。因为与性激素结合球蛋白紧密结合的 T 并不具有生物学活性，而游离 T 则被认为最具有生物学效应。

育龄期女性血清 T 水平为 0.2 ~ 3.0 nmol/L，fT 为水平 3.5 ~ 29.5 pmol/L。血清 T 或 fT 水平增高主要见于女性男性化肿瘤、女性特发性多毛症、多囊卵巢综合征（PCOS）等。血清 T 或 fT 水平测定常用于 PCOS、多毛症、女性性征异常等的诊断或辅助诊断。血清 T 或 fT 水平降低主要见于卵巢功能低下、肾上腺功能减退症、骨质疏松、甲状腺功能低下、

系统性红斑狼疮、高泌乳素血症等。

正常女性血清 DHT 水平为 0.14 ~ 0.76 nmol/L。DHT 水平增高主要见于女子多毛症、多囊卵巢综合征、甲状腺功能亢进症、下丘脑 – 垂体功能失调等。DHT 水平降低主要见于女性外阴硬化性苔藓样增生、甲状腺功能减退症等。

正常女性血清雄烯二酮水平为：排卵期 0.9 ~ 2.8 ng/ml，绝经后 <1 ng/ml。雄烯二酮水平降低主要见于原发性闭经、女性性不发育、女性外阴硬化性苔藓样增生、肾上腺或卵巢的男性化肿瘤、绝经后骨质疏松症、镰状细胞贫血等。雄烯二酮水平增高主要见于女性多毛症、女性男性化疾病、先天性（遗传性）肾上腺皮质增生、21- 羟化酶缺乏症、3β - 羟基类固醇脱氢酶缺乏症等。多囊卵巢综合征、卵泡膜细胞增殖症雄烯二酮水平可轻度增高或正常。服用避孕药和类固醇激素可使雄烯二酮水平降低，而妊娠期雄烯二酮水平会增高。

五、泌乳素（PRL）

非妊娠期女性血清 PRL 水平正常参考值为 5 ~ 25 ng/ml。妊娠后 PRL 水平开始升高，孕早期 PRL 水平升高约为非孕期的 4 倍，中期可升高 12 倍，孕晚期最高可达 20 倍，约 200 ng/ml 以上。未哺乳者产后 4 ~ 6 周降到非孕期水平，哺乳者 PRL 的分泌将持续很长一段时间。

对闭经、不孕及月经失调者，无论其有无泌乳均应测 PRL 水平，以排除高泌乳素血症（HPRL）。PRL 水平显著升高者，一次检查即可确定；首次检查 PRL 水平轻度升高者，应进行第 2 次检查。对已确诊 HPRL 者，应测定甲状腺功能，以排除甲状腺功能低下。

PRL 水平 ≥ 25 ng/ml 为 HPRL；PRL 水平 > 50 ng/ml，约 20% 有泌乳素瘤；PRL 水平 > 100 ng/ml，约 50% 有泌乳素瘤，可选择性做垂体 CT 或核磁共振；PRL 水平 > 200 ng/ml，常存在微腺瘤，必须做垂体 CT 或核磁共振。故 PRL 水平增高主要见于垂体催乳素腺瘤（PRL 水平 > 200 ng/ml）、泌乳素瘤（PRL 水平 > 300 ng/ml）、垂体肿瘤及垂体柄的中断如外伤、手术以及下丘脑或蝶鞍旁的肿瘤（100 ~ 200 ng/ml）等。

PRL 水平增高也可见于 PCOS（约 30% 的 PCOS 患者伴有 PRL 水平升高）、原发性甲状腺功能减退［甲状腺刺激素（TSH）水平升高导致 PRL 增加］、下丘脑紊乱、急性脑血管病、肾功能不全、肾上腺皮质功能不全、异位垂体催乳素分泌综合征、未分化支气管癌、乳腺肿瘤、肝硬化，以及服用多眠灵（氯丙嗪）、抗组胺药、利血平、口服避孕药、多巴胺药物后等，但多 <100 ng/ml。在应激或垂体茎受压时，PRL 水平亦可升高。某些患者 PRL 水平升高 >150 ~ 200 ng/ml 而没有相关临床症状，或者其症状不能解释升高程度，需要考虑是否存在大分子 PRL 和大大分子 PRL。

PRL 水平增高女性主要临床表现为闭经和溢乳，故 PRL 水平测定结果应结合被检者的生理和临床表现分析。PRL 水平在睡眠、剧烈运动、紧张、乳头刺激、性交后、创伤、手术、带状疱疹时可有轻微升高，一般低于 50 ng/ml。

PRL 水平降低常见于垂体前叶功能减退症（席汉综合征）、原发性不孕症、功能性子宫出血，以及应用某些药物如溴隐亭、左旋多巴、维生素 B6、去甲肾上腺素、降钙素等。

六、抑制素 B（InhB）

InhB 在女性体内由窦前卵泡及早期窦卵泡分泌，在正常月经周期中，血清 B 于卵泡早期和中期达到高峰，而后于卵泡晚期和排卵前开始下降，于黄体中期降至最低。其分泌不受 GnRH、E2、T 等因素的影响，但和 FSH 相关，InhB 是预测卵巢储备功能较敏感的直接指标，因为卵巢储备下降时首先是颗粒细胞产生的抑制素减少，再反馈性地引起垂体促性腺激素分泌增加，故垂体分泌的 FSH 仅为间接指标。用于判断卵巢储备下降的基础 InhB 阈值并无统一标准，大多为 <40～56 pg/ml。

InhB 水平升高的临床意义不大。InhB 水平降低除了见于卵巢储备功能减退外，亦可见于特发性卵巢过早衰竭（POF）、多囊卵巢综合征（PCOS）、子宫内膜异位症（EMT）、卵巢反应不良者等。

InhB 水平对促排卵效果和体外受精（IVF）结局亦具有预测价值。

七、AMH

AMH 的浓度主要受始基卵泡的募集速度及卵泡生长速度的影响。AMH 水平在自然周期各个阶段均无明显波动，不具有周期性变化，因此其检测不受月经周期的限制，而且在不同的月经周期也相对稳定。不同年龄段其参考值有所不同，见表 7-5。AMH 水平与年龄呈明显负相关。

表 7-5　不同年龄女性血清 AMH 水平正常参考值

年龄 / 岁	< 30	31～35	36～40	41～45	46～50
AMH 水平参考值 /（ng/ml）	2.5～6.3	1.88～6.08	1.71～5.3	0.78～3.56	0.76～2.8

AMH 水平为评估卵巢储备功能的敏感性指标，高 AMH 浓度与获卵数的增加、获胚数的增加和妊娠率呈明显正相关。在辅助生殖过程中，检测 AMH 水平，可以了解卵巢对药物的反应性，指导合理使用促排卵药物。AMH 水平 >3 ng/ml，提示卵巢高反应风险高；AMH 水平 < 1.5 ng/ml，提示卵巢低反应。

AMH 水平低于正常参考值，主要见于卵巢低反应、卵子储备不足、卵巢早衰（POF）、绝经等，提示卵巢储备功能下降。AMH 水平高于正常参考值的 2～3 倍，提示可能存在多囊卵巢综合征（PCOS），尤其是 AMH 水平 > 8.5 ng/ml，对 PCOS 诊断的准确性及特异性较好。

八、性激素结合球蛋白（SHBG）

血清 SHBG 水平与年龄及妊娠相关，青春期前儿童血清 SHBG 水平略高，随妊娠进展血清 SHBG 水平逐渐增加，妊娠 35～40 周时可达 321～456 nmol/L。

正常女性血清 SHBG 水平为 20～130 nmol/L。SHBG 水平增高主要见于乳房早熟（SHBG 水平增高是由于生物活性 T 水平低，从而改变了乳房组织内雌激素 / 雄激素的比率所致）、使用过量的雌激素与甲状腺激素、甲状腺功能亢进、肝脏疾病（如肝硬化、慢性肝炎、脂肪肝等）、先天性高 SHBG 血症、神经性厌食等。SHBG 水平降低主要见于女性多毛症及男性化（SHBG 水平约为正常值的 50%，游离 T 几乎增加 90%，故 SHBG 水平可作为诊断指标，并可作为衡量治疗效果的依据）、多囊卵巢综合征、肥胖、甲状腺功能低下、先天性低 SHBG 血症等。

九、胰岛素与人绒毛膜促性腺激素

与女性生殖相关的激素还有胰岛素（INS）、人绒毛膜促性腺激素（HCG）等。INS 对女性有直接和间接的促性腺作用，INS 分泌不足（如胰岛素依赖性糖尿病），常伴有卵巢功能低下；INS 分泌过多，可刺激卵巢分泌过多的雄激素干扰女性生殖功能；如果 PCOS 患者 INS 水平增高，则可能提示胰岛素抵抗（刘平 等，2013）。

HCG 为孕卵着床后由人体滋养层细胞分泌的一种糖蛋白激素，由 α 链和 β 链组成，其中 β 链具有抗原特异性，为免疫学检测 HCG 的靶位。在胚泡植入子宫内膜后胚泡滋养层生长时，HCG 分泌量骤然增加，在月经延期 3 天左右即可在血中测出，孕 9～12 周达高峰，可达 150 000 U/L，以后逐渐下降，18 周时降至最低水平，直至分娩后 4 天左右达正常水平。早孕期，正常妊娠的血 HCG 值倍增时间为 1.4～2.2 d，48 h HCG 增长应 > 66%，若增长 ≤ 55%，应高度怀疑流产或宫外孕，必要时可动态观察；当血 HCG 水平达 1 500～2 000 U/L 时，可结合阴道彩超判断妊娠物的位置，故血 HCG 水平可用于诊断早孕或宫外孕、孕期监护及先兆流产的动态观察与预后判断。

胚胎移植后 14 天及 21 天的血 HCG 值可以预测 IVF 妊娠结局。单胎 14 天和 21 天血 HCG 水平分别大于 290 U/L 和 2 970 U/L，多胎 14 天和 21 天血 HCG 水平分别大于 630 U/L 和 12 000 U/L，提示为可见妊娠；而移植后 21 天和 14 天的血 HCG 水平比值能更好地反映胚胎发育情况，若 HCG（21）/HCG（14）> 15.86，预测为可见妊娠，若 HCG（21）/HCG（14）< 5.27，可能为不可见妊娠（Chi et al，2010）。

血 HCG 水平升高还可见于葡萄胎和绒毛膜上皮癌，升高水平与癌细胞数量和病情严重程度呈正相关，血 HCG 水平在异位 HCG 肿瘤、男性非精原细胞的睾丸肿瘤等亦可增高，故血 HCG 水平检测对这些肿瘤的诊断、疗效观察和预后判断有重要意义。

十、IVF 周期中常用的激素监测指标

在 IVF 周期中，月经第 2 天或降调节之后常用的激素指标有 FSH、LH、E2、P 水平。在长方案周期中，降调节后要求 FSH 水平 < 5 mIU/ml、LH 水平 < 5 mIU/ml、E2 水平 < 150 ~ 185 pmol/L、P 水平 < 3 nmol/L；在短方案或拮抗剂方案周期中，要求 E2 水平 < 250 pmol/L、P 水平 < 3 nmol/L、FSH 和 LH 水平无严格限制。人促性腺激素（Gn）启动后至 HCG 注射日，可根据监测情况检测 LH、E2 和 P 水平，或复查其中某一项，要求控制 LH 水平 ≤ 6 mIU/ml，E2 水平逐渐上升，P 水平 < 4.5 nmol/L。Li 等（2008）报道，HCG 日 P 水平 > 6 nmol/L，预示妊娠结局不良，这可能与 P 水平升高导致子宫内膜容受性下降有关，建议冻存胚胎。

（冯雨明　孙　琴　沈　涛　杨　芳　金亦涵）

第八章　前列腺功能指标分析

检测前列腺按摩液（expressed prostatic secretions，EPS）、精液中的酸性磷酸酶、γ 谷氨酰转肽酶（γ -GT）、柠檬酸和锌，以及血清中的前列腺特异性抗原（prostate specific antigen，PSA）等，有助于判别前列腺功能及癌变。精液中的酸性磷酸酶、γ -GT、柠檬酸和锌的检测见"精浆生化指标的分析"一节。本章主要介绍 EPS、PSA 及前列腺小体的检测。

第一节　前列腺按摩液的检测

前列腺炎是男科常见疾病之一，流行病学调查显示大约有一半的男性在一生中的某个时期会受前列腺炎的影响，部分前列腺炎还严重影响患者的生活质量（Alexander et al，1996）。1995 年美国国立卫生研究院（National Institutes of Health，NIH）对前列腺炎进行了重新分类，并于 1998 年由"国际前列腺炎合作网络（International Prostatitis Collaborative Network，IPCN）"建议推广使用。该标准将前列腺炎分为 4 型：Ⅰ 型相当于传统分类方法中的急性细菌性前列腺炎（acute bacterial prostatitis，ABP）。起病急，可表现为突发的发热性疾病，伴有持续和明显的下尿路感染症状，尿液中白细胞数量升高，血液或 / 和尿液中的细菌培养阳性。Ⅱ 型相当于传统分类方法中的慢性细菌性前列腺炎（chronic bacterial prostatitis，CBP），约占慢性前列腺炎的 5% ~ 8%。有反复发作的下尿路感染症状，持续时间超过 3 个月，前列腺按摩液（expressed prostatic secretions，EPS）/ 精液 / 前列腺按摩后尿液（voided bladder three，VB3）中白细胞数量升高，细菌培养结果阳性（Zegarra Montes et al，2008；Budia et al，2006）。Ⅲ 型为慢性前列腺炎 / 慢性骨盆疼痛综合征（chronic prostatitis/chronic pelvic pain syndrome，CP/CPPS），相当于传统分类方法中的慢性非细菌性前列腺炎（chronic nonbacterial prostatitis，CNP）和前列腺痛（prostatodynia，PD），是前列腺炎中最常见的类型，约占慢性前列腺炎的 90% 以上。主要表现为长期、反复的骨盆区域疼痛或不适，持续时间超过 3 个月，可伴有不同程度的排尿症状和性功能障碍，严重影响患者的生活质量。根据精液 /EPS 镜检中是否有白细胞升高，又可分为Ⅲ A 型和Ⅲ B 型，前者称为炎症性 CPPS，精液 /EPS 镜检可见白细胞升高；后者称为非炎症性 CPPS，精液 /

EPS 镜检白细胞不升高。临床上Ⅲ A 和Ⅲ B 两种亚型各占 50% 左右。Ⅳ型是无症状性前列腺炎（asymptomatic inflammatory prostatitis，AIP）。患者没有主观症状，仅在有关前列腺方面的检查（EPS、VB3、精液、前列腺组织活检及前列腺切除标本的病理检查等）时发现存在炎症证据才得以诊断。

EPS 的检测是辅助诊断前列腺炎的最基本测试。亦可用于前列腺结核、前列腺癌、性传播疾病等的辅助诊断和疗效观察。

一、检测方法

1 EPS 的采集

采集 EPS 前要禁欲 3 ~ 7 d。因为 EPS 是精液的主要成分之一，如果最近有性行为则可能会使采集失败。另外，排精及情绪兴奋可使 EPS 的白细胞计数增高，从而影响诊断。但如禁欲超过 7 天，前列腺会有白细胞积聚，同样会造成炎症的假象。

采集 EPS 时，通常取胸膝卧位进行前列腺按摩：嘱患者排尿后，取胸膝卧位，按摩时手法要轻柔，从前列腺两侧向正中按摩，再沿正中向尿道外挤压。如此重复数次，再挤压会阴部尿道，即可见有白色黏稠性的液体自尿道口流出。用小试管或载玻片承接标本，并及时送检。如需进行微生物检测，应进行无菌操作，按摩前先消毒外阴，并使用无菌容器接取标本后及时送检。

2 常规检查

EPS 常规检查主要包括：量、外观、卵磷脂小体、上皮细胞、红细胞、白细胞、滴虫、精子、淀粉样小体以及有无细菌、异常细胞等。一般采用非染色直接涂片法进行显微镜检查，也可采用瑞氏染色、HE 染色或巴氏染色法等进行细胞形态学检查，还可以直接进行革兰染色或抗酸染色寻找病原微生物。

一般先用低倍镜进行大体观察，再行高倍镜观察。记录卵磷脂小体的数量及分布，观察白细胞、上皮细胞、红细胞等的数量及形态，同时注意观察有无细菌等微生物的存在，对成堆或聚集出现的白细胞亦应报告。正常 EPS 镜下可见大量卵磷脂小体，分布均匀，白细胞 0 ~ 2 个 /HPF，可见少量来自前列腺的上皮细胞和尿道上皮细胞，有时可见淀粉样小体，老年人 EPS 标本中较多见。EPS 镜下偶可见精子，若在镜检时发现大量精子，则表示按摩时压迫到精囊腺，标本不符合检测要求，必须重新按规定取样送检。

3 生化检查

（1）酸性磷酸酶含量：酸性磷酸酶主要来源于前列腺，其含量与锌浓度呈正相关。在患前列腺癌时，两者显著增高。因此，酸性磷酸酶的含量可作为诊断、治疗、追踪随访前列腺癌的客观指标。

（2）锌离子浓度：前列腺是人体中含锌量最高的组织之一，EPS 中的锌浓度也很高（Medarova et al，2014）。前列腺能合成具有抗菌作用的含锌多肽，故锌的含量与 EPS 杀菌能力及抗菌机制有关。慢性前列腺炎时，锌浓度由正常时的 480 μg/ml 左右降至 148 μg/ml 左右。当射精管阻塞呈无精子症时，精液内锌浓度显著增高，这是因为前列腺液在精液中的比例显著增加。

（3）酸碱度：正常情况下，EPS 偏酸性，pH 大约在 6.4～6.7。

（4）枸橼酸浓度：枸橼酸的分泌受雄激素的控制与调节。枸橼酸水平与锌浓度呈正相关。正常时枸橼酸浓度为 19 mg/ml 左右，前列腺炎患者下降到 6.4 mg/ml 左右。

4 病原体定位检查

目前国内外均推荐"四杯法"或"两杯法"进行病原体定位。

（1）"四杯法"：1968 年，Meares 和 Stamey 提出采用依次收集患者的分段尿液和 EPS 分别进行分离培养的方法（简称"四杯法"），以区分男性尿道、膀胱和前列腺感染（表 8-1）（李宏军 等，2015）。

表 8-1 "四杯法"（Meares-Stamey 试验）诊断前列腺炎结果分析

类型	标本	VB1	VB2	EPS	VB3
Ⅱ型	WBC	—	+/-	+	+
	细菌培养	—	+/-	+	+
ⅢA型	WBC	—	—	+	+
	细菌培养	—	—	—	—
ⅢB型	WBC	—	—	—	—
	细菌培养	—	—	—	—

VB1：首段尿；VB2：中段尿；EPS：前列腺按摩液；VB3：前列腺按摩后尿液

（2）"两杯法"："四杯法"操作复杂、耗时、费用高，在实际临床工作中常常推荐"两杯法"。"两杯法"是通过获取前列腺按摩前、后的尿液，进行显微镜检查和细菌培养（表 8-2）。

表 8-2 "两杯法"诊断前列腺炎结果分析

类型	标本	按摩前尿液	按摩后尿液
Ⅱ型	WBC	+/-	+
	细菌培养	+/-	+
ⅢA型	WBC	—	+
	细菌培养	—	—
ⅢB型	WBC	—	—
	细菌培养	—	—

二、方法学评价与质量控制

进行 EPS 检查前应掌握前列腺按摩的禁忌证，如疑有生殖系统结核、脓肿、肿瘤、急性感染并有明显压痛者，应禁止或慎重做前列腺按摩。由于前列腺有许多小房，一次按摩所得 EPS 有一定的偶然性，因此常要重复检查。

一次检测不宜多次重复按摩前列腺，如按摩后收集不到 EPS 时，可嘱患者留取前列腺按摩后首段尿液进行分析。一次取材失败或检验结果阴性而前列腺炎指征明确者，可隔3~5 d 再次取 EPS 送检。

EPS 取样后应立即进行检查，以防干涸，特别是用载玻片留取时。EPS 标本在送检过程中注意保湿，防止干燥后影响检测。如果已经干涸，可滴加一滴生理盐水并混匀后镜检。EPS 涂片厚薄要适宜。非染色法检查 EPS 操作简便、快速，临床较常用，但检验人员需要掌握 EPS 中正常和异常有形成分的形态特点，以提高阳性检出率。每份标本至少观察10 个以上的高倍镜视野并记录观察结果，对有形成分较少或标本量较少的标本，应扩大观察视野；对检查结果有疑问时，及时请上级检验医师验证，复查结果，以达到有效监控目的；湿片下发现较大的、形态异常的细胞应进行染色检查，因为染色检查可辨别细胞结构；革兰染色或抗酸染色寻找病原微生物的检出率较低，此时可做细菌培养。

"四杯法"受检者检查前应禁欲 3 d 以上，检查前一天晚上需排大便，凌晨 2:00—3:00 左右排一次尿，早晨起床后不要排尿，至医院进行检查。先为患者消毒阴茎头及包皮，然后持第一个无菌尿杯收集首段尿 10 ml 左右；患者继续排尿 200 ml 左右后，医生持第二个无菌尿杯收集中段尿 10 ml；患者继续排尿至可以感觉到尚余少量尿液在膀胱并可以憋住尿液时，停止排尿，医生用无菌棉签拭去尿道口残余尿液后，通过肛门指检按摩前列腺获取 EPS 于第三个无菌杯中；前列腺按摩后，医生持第四个无菌尿杯收集按摩后首段尿液10 ml。每份标本均同时行 WBC 计数和细菌培养，必要时增加厌氧菌等非常规微生物检测。

三、正常参考值及临床意义

EPS 是指通过按摩前列腺而收集到的液体，是静态液，不能完全等同于在射精时排到精液中的前列腺刺激分泌液，如精浆酸性磷酸酶在静态液中含量较低（李宏军 等，2015）。

正常 EPS 量约 0.1~1.0 ml，pH6.4~6.7，相对密度 1.027±0.002。EPS 呈乳白色稀薄液，有蛋白光泽，炎症时分泌物可变得浓厚，色泽变黄或淡红色，混浊或含絮状物，并可有黏丝。正常 EPS 占精液的 1/10~1/3，含有多种成分，如锌、柠檬酸盐、多种酶和蛋白质等。

显微镜下卵磷脂小体 ≥ 3+/HP，分布均匀，呈发光圆球状，折光性强，与脂滴相似，体积大小不等，可略小于红细胞，也可小于红细胞的 1/4。脓细胞 < 10 个 /HP，无或偶见红细胞，可以有少量的上皮细胞、精子或淀粉样颗粒。

EPS 减少见于前列腺炎，若 EPS 减少至采集不到，提示前列腺分泌功能严重不足，常见于某些性功能低下者和前列腺炎；EPS 明显增多，多见于前列腺慢性充血、过度兴奋时。

EPS 中可见前列腺颗粒细胞（巨噬细胞）和淀粉样小体，前者体积较大，可能是吞噬了磷脂酰胆碱小体的吞噬细胞；后者呈圆形或卵圆形，形态似淀粉样颗粒，小体中央常含有碳酸钙沉淀物，具有同心圆线纹的层状结构，呈褐色或微黄色，此小体随年龄增长而增多。EPS 中亦可能见到畸形、巨大细胞或可疑肿瘤细胞，此时应做巴氏染色或 HE 染色，以鉴别前列腺炎和前列腺肿瘤；如瑞氏染色发现嗜酸性粒细胞增多，提示为变态反应性或过敏性前列腺炎。

前列腺是一个外分泌腺，其功能是分泌前列腺液，是精液的主要组成成分，参与精液的凝固与液化过程，并提供精子生存的某些营养物质。其生物合成作用和一些分泌产物与受精过程密切相关，同时也提供一些抗男性泌尿系感染的物质。直肠指检获得的 EPS 在前列腺炎的诊断和分类中具有非常重要的作用。

前列腺炎患者 EPS 内的主要炎症细胞是中性粒细胞和巨噬细胞，尤其是富含脂质或细胞碎片的巨噬细胞。这些巨噬细胞在正常人的前列腺液内极少见到，在非细菌性前列腺炎患者中数量可升高 8 ~ 10 倍，在细菌性前列腺炎患者中升高更为显著，其是前列腺炎的特有表现。急性细菌性前列腺炎患者的前列腺液肉眼观察可因含有红细胞而呈淡红色或咖啡色，镜检可见大量的红细胞、白细胞、脓细胞及含脂巨噬细胞。慢性细菌性前列腺炎患者的前列腺液肉眼观察可呈现微黄色或乳黄色，也可呈灰白色，涂片镜检可见大量的白细胞、含脂巨噬细胞和红细胞，通常白细胞数量多于 10 个 /HP，镜下卵磷脂小体明显减少。慢性非细菌性前列腺炎患者的前列腺液涂片镜检可见大量成团或聚集的白细胞、颗粒细胞，或含脂巨噬细胞增多。真菌性前列腺炎患者的前列腺液涂片检查可见大量白细胞或红细胞，并可查见真菌病原体。滴虫性前列腺炎患者的前列腺液涂片可见大量白细胞或红细胞，并可查见阴道毛滴虫。棘球蚴（包虫）、丝虫或阿米巴原虫感染时，也可发现相应的病原体。前列腺液中白细胞计数假性升高多见于一些尿道疾病，如尿道炎、狭窄、湿疣和憩室等，在非感染性前列腺结石患者的前列腺液内白细胞计数也明显升高。另外，可以使前列腺液中白细胞计数较实际水平增高的情形还见于性交和射精后数小时内、酗酒后、进食大量刺激性食物后、天气寒冷局部受凉、长时间骑自行车、久坐和按摩前列腺手法粗重等。前列腺液内白细胞的分布特点对判断炎症是否存在也具有重要意义，白细胞的成堆或成簇分布往往提示前列腺的炎症，甚至在白细胞计数低于诊断标准时也不能排除炎症存在的可能。而且，白细胞的多少与症状的严重程度并不完全相关（陆金春 等，2018）。

正常人前列腺液内红细胞极少，往往在炎症、结核、结石和肿瘤时才出现，按摩过重也可人为地引起出血，此时镜检可见多数红细胞。前列腺液中的颗粒细胞常在前列腺炎时或老年人中多见。按摩时若压迫到精囊腺，前列腺液内可出现精子。

正常男性前列腺液的 pH 一般在 6.4 ~ 6.7，随年龄的增长前列腺液 pH 有增高的趋势。慢性细菌性前列腺炎患者的，前列腺液中的炎症细胞渗出得越多，提示前列腺的炎症反应越重，上皮细胞水肿、坏死越明显。一方面，炎症使前列腺的上皮细胞分泌功能受损，枸橼酸分泌减少，使前列腺液呈碱性；另一方面，炎症使前列腺的上皮通透性增加，更多的组织液渗透到前列腺腔内，进一步稀释其中的枸橼酸，使前列腺液的 pH 更接近于组织液或血浆 pH。其碱性程度比正常增高约 10 倍，当 pH > 7.8 时有辅助诊断意义。前列腺炎病情减轻或治愈时，增高的 pH 可以逐渐恢复至正常。因此有学者认为，前列腺液 pH 的常规测定，可以作为衡量治疗效果的一个指标，来指导临床选择有效的抗生素。但需注意，若混入较多精囊液，pH 可增高。

前列腺液中的卵磷脂小体主要作为精子的营养物质，其分泌减少可以反映前列腺分泌功能的异常。前列腺炎症时卵磷脂小体减少，且有成堆分布倾向，这是由于炎症时的巨噬细胞吞噬大量脂类。在炎症治愈后，卵磷脂小体往往可以恢复至正常，因此卵磷脂小体的变化也可以作为疗效的判定指标之一。

第二节　前列腺特异性抗原的检测

前列腺特异性抗原（prostate specific antigen，PSA）是组织激肽释放酶家族的丝氨酸蛋白酶成员，由前列腺腺泡及导管上皮细胞分泌，参与精液的液化过程（Yousef et al，2001）。PSA 相对分子质量为 33 000，由 237 个氨基酸残基组成，是精浆的主要成分之一（Malm et al，1995）。正常人血清中 PSA 含量极微，但在前列腺癌或其他前列腺疾病存在的条件下，血清 PSA 水平可能升高（Rao et al，2008）。1980 年 Kuriyama 等报道了 PSA 的免疫测定法，并在前列腺癌（prostate cancer，PCa）患者血清中测到了 PSA。1986 年起，美国食品和药物管理局（FDA）批准 PSA 用于前列腺癌患者的检测。目前，PSA 已成为公认的前列腺癌的肿瘤标志物，具有高度敏感性。

血清 PSA 的存在形式有以下 3 种。① 游离 PSA（free prostate specific antigen，f-PSA）：血清中少量不与蛋白结合的 PSA，约占总 PSA（total prostate specific antigen，t-PSA）的 1/5。② 不活跃 PSA：无活性酶原形式的 PSA。③ 复合 PSA（c-PSA）：即与 $\alpha 1$- 抗糜蛋白酶（ACT）、$\alpha 2$- 巨球蛋白、蛋白 C 抑制物或 $\alpha 1$- 抗胰蛋白酶等共价结合的复合形式，约占总 PSA 的 4/5。通常以 f-PSA 含量与 c-PSA 含量的和即 t-PSA 代表血清总的 PSA 水平。PSA-ACT 复合物是 c-PSA 的主要成分，也是目前临床检测的主要成分。f-PSA 分子小，主要通过肾脏清除；c-PSA 分子大，难以通过肾脏清除，主要通过肝脏清除。

血清 PSA 测定精确度高、稳定、重复性好，而且是无创的，有助于前列腺癌的早期诊断、监测治疗反应及判断预后。

一、检测方法

目前 PSA 的检测常用的方法有酶联免疫吸附测定法（ELISA）、放射免疫测定法（RIA）、化学发光免疫测定法（CLIA）及电化学发光免疫测定法（ECLIA）（Kuriyama et al，1980；Catalona et al，1991）。

1 酶联免疫吸附测定法（ELISA）

（1）原理：即将抗 PSA 或抗 f-PSA 的抗体包被于聚苯乙烯板上，然后加入待测血清或 PSA 标准品，经过一段时间孵育后，再加入酶标抗 PSA 抗体，继续孵育一段时间后，加入底物显色。根据标准品浓度就可得出样本的 PSA 值。

（2）器材和试剂：① 专用试剂盒。② 酶标仪、洗板机等。③ 检验样本。

（3）操作：① 根据试剂盒说明书进行抗原提取，加样，加酶结合物，显色，终止反应等操作。② 结果判读。利用酶标仪读取 OD 值，样本 OD 值与阴性对照阳性对照质控 OD 值比较。

2 放射免疫测定法（radioimmunoassay，RIA）

（1）原理：将抗 PSA 或抗 f-PSA 的抗体包被于聚苯乙烯板上，然后加入待测血清或 PSA 标准品，经过一段时间孵育后，再加入 ^{125}I 标记的抗 PSA 抗体，继续孵育一段时间后，测定放射性强度。根据标准品浓度就可得出样本的 PSA 值。

（2）器材和试剂：① 专用 PSA 放免试剂盒。② γ - 计数仪。③ 检验样本。

（3）操作：严格按照试剂盒操作说明书进行 f-PSA、t-PSA 含量检测。

3 化学发光免疫测定法（chemiluminescence immunoassay，CLIA）

（1）原理：将化学发光和免疫分析结合起来的技术，通过化学发光剂（吖啶酯类化合物）标记抗原或抗体与待测物进行一系列免疫反应，最后以测定发光强度得出待测物含量。

（2）器材和试剂：① 专用试剂盒。② 全自动化学发光免疫分析仪。③ 检验样本。

（3）操作：① 采集空腹静脉血，室温下静置 30 min，3 000 g 离心 10 min。② 严格按照试剂盒操作说明书进行 f-PSA 和 t-PSA 含量检测。

4 电化学发光免疫测定法（electrochemiluminescence immunoassay，ECLIA）

（1）原理：用电化学发光剂三联吡啶钌标记抗体，通过抗原抗体反应和磁颗粒分离技术，根据三联吡啶钌在电极上发出的光强度的大小对待测抗原进行定性或定量分析。

（2）器材和试剂：① 专用试剂盒。② 电化学发光全自动免疫分析仪。③ 检验样本。

（3）操作：① 采集空腹静脉血，室温下静置 30 min，3 000 g 离心 10 min。② 严格按照试剂盒操作说明书进行 f-PSA 和 t-PSA 含量检测。

二、方法学评价与质量控制

1 方法评述

传统检测方法以放射免疫测定法为主，具有特异性强、灵敏度高、精确、简便易行等特点。但放射免疫测定法试剂受同位素半衰期的影响，有效期短且有同位素放射性污染等不足。化学发光免疫测定法检测过程中采用全自动精确的加样系统、恒温系统、试剂冷藏系统、超声波清洗系统、磁场分离系统和中心数据处理系统等，可尽可能地减少实验误差。其试剂盒采用多层覆膜设计，加样后自动封闭，保证了试剂的质量。电化学发光免疫测定法具有安全性高、无放射性损害、检测速度快、灵敏度高且线性范围宽等优点，其应用受到广大临床医务人员的青睐。

2 干扰因素

前列腺按摩、直肠指检、膀胱镜检查、导尿、射精、前列腺穿刺、急性前列腺炎、尿潴留等都可能造成血清 PSA 水平波动，故所有受检者血液标本采集应该同时满足下列时间要求：前列腺穿刺 1 个月后；前列腺按摩 1 周后；直肠指检、膀胱镜检查、导尿等操作 48 h 后；排精/性交 24 h 后。

f-PSA 半衰期短，仅约 110 min，PSA-ACT 的半衰期为 2～3 d。常温或 4℃时，24 h 内，f-PSA 含量显著降低，而 c-PSA 含量在 1 周内均比较稳定，故若样本不能在 8 h 内检测 f-PSA 含量时，应将血清贮存于 −20℃冰箱内保存，并避免反复冻融。

3 质量控制

实验试剂应使用配套试剂、校准品和质控品。实验室应建立质量控制制度，并制订实验室质量保证与质量控制计划。每日进行室内质控，定期参加室间质评活动。

三、正常参考值及临床意义

血清总 PSA（t-PSA）含量正常参考值为 0～4 ng/ml。当 t-PSA 含量介于 4～10 ng/ml 时，称为前列腺癌判定的灰区。血清游离 PSA（f-PSA）含量正常参考值：< 0.8 ng/ml。f-PSA 含量单独检测对前列腺癌意义较小，f-PSA/t-PSA 比值能提高前列腺癌灰区的检出率。国外采用 f-PSA/t-PSA > 0.25 为临界值，国内则推荐 f-PSA/t-PSA > 0.15 为临界值。

PSA 密度（PSAD）：指血清总 PSA 与前列腺体积的比值。正常参考值 < 0.15 ng/(ml·cm^3)；PSA 速率（PSAV）：是指连续观察血清 PSA 水平的变化。正常参考值 < 0.75 ng/(ml·年)。

血清 PSA 水平受年龄和前列腺大小等因素影响，随着年龄的增长，前列腺体积增大，血清 t-PSA 水平会相应升高（表 8-3），临床上需根据患者年龄调整 t-PSA 水平正常参考范围（Oesterling et al，1993）。

表 8-3 不同年龄血清 t-PSA 水平

年龄/岁	t-PSA 水平/(ng·ml^{-1})
40～49	0～2.5
50～59	0～3.5
60～69	0～4.5
70～79	0～6.5

前列腺癌（prostate cancer，PCa）是老年男性常见的恶性肿瘤之一，病理学诊断是前

列腺癌诊断的"金标准"，但由于病理诊断有创且受穿刺位点的影响，前列腺癌难以早期发现。而前列腺组织肿瘤标记物 PSA 的血清学检测可以弥补病理检查的不足，利于前列腺肿瘤的早期诊断和疗效观察。与直肠指检和影像学检查相比，血清 PSA 检测具有更好的前列腺癌阳性诊断预测率，从而增加前列腺癌根治的机会。

PSA 是一种存在于精液中受雄激素调节的丝氨酸蛋白酶，为一种大分子单链糖蛋白。作为一种肿瘤标志物，具有高度脏器特异性，目前血清 PSA 水平测定可用于前列腺良性与恶性疾病的早期诊断、鉴别诊断以及前列腺癌患者术后随访（Tkac et al，2019；Pérez-Ibave et al，2018），而且当血清 PSA 检测与直肠指检、影像学检查等相结合时，能显著提高前列腺癌诊断的准确率，但单纯用于前列腺癌的诊断仍存在不足。

每年约有 110 万男性被诊断出前列腺癌，估计每年有 30 余万人死亡，50 岁以上男性前列腺癌高发，严重威胁着患者的身体健康和生存质量（Torre et al，2015）。美国 FDA 建议对 50 岁及以上男性每年进行 PSA 筛查，PSA 水平在 4～10 ng/ml 之间被认为是可疑异常的，应该考虑重复测试来确认异常 PSA。通常在前列腺直肠指检或 / 和血清 PSA 检查后来确定是否进行前列腺活检来确认前列腺癌。尽管 2011 年美国预防服务工作小组（USP-STF）提出不主张在年龄超过 75 岁的男性人群中进行 PSA 筛选试验，但直至目前为止，PSA 检测联合直肠指检仍然是早期发现前列腺癌的最佳初筛方法。国内专家达成共识，认为对 50 岁以上有下尿路症状的男性应常规进行 PSA 检测，对有前列腺癌家族史的男性人群，可从 45 岁开始定期检查、随访。在前列腺癌的任何阶段均需要检测 PSA，前列腺癌术后随访需 3～6 个月做一次 PSA 检查。

尽管前列腺癌患者的 PSA 浓度显著高于良性前列腺增生（BPH）患者，但两者之间存在相当的交叉。测定血清中不同分子形式的 PSA 可能对区别前列腺癌和 BPH 有重要意义。目前临床上已出现多种检测 PSA 的方法（Lupicka-Slowik et al，2019；Dai et al，2019），如酶联免疫吸附测定法、放射免疫测定法、化学发光免疫测定法及电化学发光免疫测定法等。血清前列腺特异性抗原 PSA 的检测方法多种多样，各有其优缺点，因此在临床诊断中应针对性地选择不同方法对 PSA 进行检测，同时联合 t-PSA 水平检测值和 f-PSA/t-PSA 比值可进一步提高临床诊断的准确率，为前列腺癌的临床诊断提供可靠依据。

第三节　前列腺酸性磷酸酶的检测

前列腺酸性磷酸酶（prostatic acid phosphatase，PAP）是由成熟的前列腺上皮细胞合成及分泌的糖蛋白，相对分子质量为 102 000，由两个相同亚单位组成，半衰期为 1.1～2.6 h。

一、检测方法

PAP 的实验室检测方法有化学法、化学发光免疫测定法、放射测定测定法和酶免疫法等。

化学法利用 PAP 能在酸性条件下水解磷酸酯，此反应能被酒石酸抑制。该法可检测 PAP 的酶活性，但灵敏度较低。

酶免疫法主要有对流免疫电泳法和竞争性结合分析法。酶免疫法有较高的准确性，但灵敏度不高。

化学发光免疫测定法和放射免疫测定法灵敏度、特异性和准确性均优于上述两种方法。

二、正常参考值及临床意义

PAP 的参考值依据方法及试剂盒不同而异。

前列腺组织中 PAP 活性较其他组织高 1 000 倍。前列腺癌患者，尤其在肿瘤转移时，血清 PAP 水平显著上升。PAP 诊断前列腺癌的特异性较 PSA 高，但灵敏度低于 PSA。PSA 和 PAP 两者联合检测可提高前列腺癌的阳性诊断率。

血清 PAP 值升高出现的频率与前列腺癌分级的高低成正比，其对前列腺癌诊断、分期、疗效观察及预后均有参考意义。

前列腺增生、前列腺炎和急性尿潴留等泌尿生殖系统疾病可引起 PAP 水平升高。前列腺按摩、直肠指检等操作可使 PAP 水平一过性增高。

PAP 水平与前列腺大小有关，前列腺肥大患者有约 10% 的假阳性率。另外，血清 PAP 测定应与其他临床检查手段联合使用以诊断前列腺癌。

第四节　前列腺小体的检测

1977 年 Ronquist 等首先在精浆中发现了前列腺小体（prostasomes）。前列腺小体是由前列腺上皮细胞分泌的一种亚细胞结构，直径范围在 30 ~ 500 nm（平均直径 150 nm），存在于前列腺上皮细胞顶部富含高尔基体的地方，由前列腺上皮细胞通过胞吐作用分泌或外泄至管腔，射精时随前列腺分泌液进入精浆。人前列腺小体中包含近 1 000 种不同的蛋白质，其中许多是酶蛋白，包括前列腺特异性蛋白质（例如 PSA 和 PAP）、前列腺干细胞抗原、结构蛋白、信号转导蛋白、鸟苷三磷酸蛋白和三磷酸腺苷等（Ronquist et al，1985）。

自前列腺小体发现至今，人们对其形态结构、生理功能、生化特性展开了深入的研究（曾燕 等，2015；Ronquist，2012；Ronquist et al，2012）。高浓度的前列腺小体可以在精液、前列腺液中发现，相似的结构也可以在前列腺细胞系的培养液中发现（Wang et al，2001）。前列腺小体的功能取决于前列腺小体的来源，例如，从促进精子运动方面考虑，从 PC3 细胞系分离出来的前列腺小体与从精液中分离出来的具有相似的特性，而氨基肽酶的活性则不同。前列腺小体相关蛋白的鉴定对前列腺小体可能的功能有一定的启发作用。前列腺小体在人类生殖等方面的重要性已经得到广泛的认可（Ronquist，2015），据推测，其在精子运动、精液钙稳态、精液液化、补体抑制、免疫抑制、预防血源性感染、凝血激活，甚至在人类免疫缺陷病毒传播中发挥作用，同时也被认为具有抗氧化作用。

一、检测方法

1　光学显微镜检查

参见"前列腺按摩液的检测"一节。

2　电镜检查

（1）原理：利用电子显微镜对前列腺小体的显微结构进行观察。

（2）器材和试剂：① 戊二醛固定液、1% 锇酸溶液、PBS 漂洗液、染液、乙醇等。② 透射电子显微镜。③ 待测样本。

（3）操作：① 根据要求进行标本的固定，脱水，制片和染色等操作。② 结果判读。在电镜下观察判断结果。

二、方法学评价与质量控制

电镜检查法可进行显微结构观察。前列腺小体作为精浆中的一种微粒成分，可以通过超速离心法从精液中提取出来。电镜检查法目前多用于临床研究。

实验室应制订质量控制制度，应制订前列腺小体检查的规范化流程。

三、正常参考值及临床意义

由于前列腺的排泄管开口于尿道前列腺部的后壁，并且许多前列腺腺泡直接开口于尿道，故前列腺小体容易进入尿液和前列腺液中。前列腺液中前列腺小体的检测对辅助诊断前列腺炎有重要意义（Stewart et al，2004），可参见"前列腺按摩液的检测"一节。在良、恶性前列腺疾病的患者体内亦可能出现抗前列腺小体抗体（Minelli et al，2005）。

随着对前列腺小体研究的深入，前列腺小体外泄蛋白（prostatic exosomal protein，PSEP）与前列腺疾病的关系引起广泛的关注。目前临床有检测 PESP 的试剂盒，其主要针对炎症状态下前列腺小体外泄蛋白的独特表型而设计特异性抗体，用于慢性前列腺炎的辅助诊断，通过对尿液进行检测从而达到对慢性前列腺炎进行早期诊断的目的。

尿液前列腺小体外泄蛋白（PSEP）检测（ELISA 法）试剂盒使用说明书提示（佚名，

2014），该试剂盒主要用于定量检测人体尿液中 PSEP 的含量。试剂盒说明书的预期用途中提到，大量临床实验结果证明，在慢性前列腺炎患者的尿液中，PSEP 含量会升高，这是临床慢性前列腺炎诊断的一个可靠的指标。该试剂盒的检测方法为：直接将 100 μl 尿液加至微孔板中，37℃下孵育 1 h；洗板 5 次，用含牛血清白蛋白（BSA）的 PBS 缓冲液 37℃下封闭 40 min；洗板 5 次，加入 PSEP 结合抗体 50 μl，37℃孵育 40 min；加入酶标抗体 100 μl，37℃孵育 20 min；洗板 5 次，加入显色液显色 20 min；加入终止液，450 nm 下测定 OD 值。根据已包被的 5 个阳性标准品的 OD 值，计算出尿液样本的 PSEP 含量。

该检测不合理的地方主要有（陆金春，2018）：

（1）PSEP 究竟是何种物质，没有任何文献报道。以"前列腺小体外泄蛋白"为关键词，通过百度搜索，共有 6 篇相关文献。其中，1 篇为参加学术会议交流论文（胡向农 等，2014），1 篇为专利［昂科生物医学技术（苏州）有限公司，2014］，1 篇为硕士学位论文（邵雪峰 等，2016b），研究论文 3 篇（曾燕 等，2015；杨志超 等，2017；邵雪峰 等，2016a）。其中，有 4 篇文献基本重复。而以文献中出现的前列腺小体外泄蛋白的英文名称"prostatic exosomal protein"通过 PubMed 搜索，尽管发现 2 篇 2019 年发表的英文文献（Yin et al，2019；Gu et al，2019），但所用检测方法均为此国内试剂盒检测的 ELISA 法。因此，该检测方法检测的究竟是何种物质，不得而知。但仅凭几乎出自同一试剂盒而没有任何其他文献支持的一项指标就轻易进入临床应用，是一件值得深思的事件。科学技术、循证医学等概念在此检测中毫无体现。

（2）即使前列腺炎患者 PSEP 升高，其是如何从前列腺进入尿液的？相关证据无从核查。正常情况下，前列腺分泌的前列腺液为精液的重要组成成分，在有性生活时才排出体外。在怀疑有前列腺炎时，通过前列腺按摩可检查前列腺按摩液成分的变化，辅助诊断前列腺炎。前列腺和膀胱尽管相邻，但是为两个独立的器官，在正常情况下，即使是前列腺的外分泌成分也是很难进入膀胱到达尿液中的。有专家在多场学术会议上提出，PSEP 的检测参照了 Lu 等的文献（Lu et al，2009）。Lu 等在此文中证实，在前列腺癌患者体内，δ 连环蛋白可通过前列腺小体相关路径分泌入细胞外环境，进而可在尿液中检出。其证实尿液中含有 δ 连环蛋白，是通过免疫共沉淀后采用 Western 印迹法，这完全有可能的，因为肿瘤本身就有侵袭特性，而且，δ 连环蛋白本身就是黏附相关蛋白，在许多肿瘤均呈现高表达。目前 PSEP 的临床检测与此文献并无关联，研究对象和方法完全不同。

（3）检测方法很不标准，随意性大。目前临床检测 PSEP 所用方法为 ELISA 法。令人费解的是，此 ELISA 法并非常规检测蛋白抗原所用的双抗体夹心法，而是采用了间接 ELISA 法，将抗原包被这一步留给实验室操作人员进行。众所周知，抗原包被要有专门的包被液（pH9.6 的碳酸盐缓冲液），可目前临床检测方法却是直接加 100 μl 尿液；一般包被至少 2 h 或者过夜，可临床上只需 1 h；包被时抗原要有固定的浓度，可临床上加入的尿液中，各种排泄的代谢产物很多，杂质很多；而且，尿液的 pH 值偏酸，目的蛋白能否包被上以及蛋白结构是否被破坏，均是未知数。目前这种包被的结局必然是大量的非特异性吸附物，所以检测的结果也注定是非特异性反应。另外，该 ELISA 法试剂盒提供的标准品是已经包被好的，而不是与尿液样本一起包被，也就是反应的第一步就未得到控制，这种设计是明显错误的。

因此，在目前情况下，PSEP 不适宜在临床推广应用。

（史轶超　孙　超　陆金春）

第九章　生殖道感染及性传播疾病的检测

生殖道感染是影响生殖健康的一个重要因素，生殖道感染对精液质量、精子运输、精卵结合及妊娠结局等方面均有一定影响。绝大多数生殖道感染病原体可通过性行为尤其是性交传播。性传播感染（sexually transmitted infection，STI），包括人类免疫缺陷病毒（human immunodeficiency virus，HIV）所引起的感染，仍是全球公共卫生的重点领域，其原因是与性传播感染性疾病如生殖道感染后遗症、宫颈癌、异位妊娠、不育、先天性梅毒等具有高发病率，以及 HIV 相关疾病的发生和获得性免疫缺陷综合征（AIDS）所致死亡相关联。控制性传播感染的主要策略包括提倡安全性行为和提供安全套（一级预防），以及对性传播感染患者进行早期有效管理（Unemo，2013）。

有 30 多种细菌、病毒和寄生虫病原体可以通过性传播，它们构成了一类称之为 STI 的疾病（Unemo，2013）。虽然在流行病学上有些病原体可以通过性传播以外的途径获得，但是性接触对于其在人与人之间的传播更为重要。实验室及时检测有利于预防性病传播及其后遗症，但目前每种 STI 有多种检测方法，使得选择合适的检测法很困难，实验室可以根据检测目的（如流行病学调查、疾病诊断等）、检测成本、检测方法性能特点（如准确性、精确性、检测时间等）等进行选择，并应用标准化标本对检测方法进行质量评估，以确保检测质量。本章将对常见生殖道感染病原体的检测方法、方法学评价与质量控制以及临床意义等进行介绍。

第一节　淋病的检测

淋病（gonorrhea）是由淋球菌（亦称淋病奈瑟球菌，*Neisseriag onorrhoeae*，NG）感染所致，表现为泌尿生殖系统的化脓性炎症，还包括眼、咽、皮肤、直肠和盆腔的淋球菌感染和播散性感染。淋球菌为革兰阴性双球菌，仅感染人类，离开人体不易生存，不安全的性行为以及与淋病患者密切接触是主要的传播途径。在细菌性性传播疾病中，淋病为第二常见疾病。据 WHO 估计，全球每年约有 7 800 万人感染淋球菌而引发淋病（Newman et al，2015）。2016 年澳大利亚淋病新发病例数为 2.38 万，男女发病比为 3∶1，从 2012 年至

2016 年，发病率增加了 63%（Lahra et al，2017）。在美国，2017 年淋病新发病例数为 55.5 万，发病率达 171.9/10 万，与 2016 年相比发病率增长了 18.6%，男性发病率增长 19.3%，女性发病率增长 17.8%（Centers for Disease Control and Prevention，2018）。2015 年加拿大淋病上报数为 1.98 万，发病率为 55.4/10 万，较 2010 年增长了 65.4%，男性发病率高于女性，并具有更快的增长速度（Choudhri et al，2018a）。龚向东等（2015）发现中国淋病报告发病率由 2000 年的 22.92/10 万下降至 2014 年 7.25/10 万，年均下降 7.89%，并且不同地区发病率差异较大。近年来淋病的发病率呈逐年升高的趋势，2009 年从一名日本女性性服务者的喉部，首次发现并分离出"超级淋球菌"H041 病菌，随后法国、西班牙也先后出现感染"超级淋球菌"的患者。该菌对几乎所有治疗淋病的抗菌药物均产生耐药性，令人严重关切，担心在一定条件下淋病可能会成为不治之症。因此，淋病的危害较大、传播范围广，应引起足够的重视，淋病不仅能产生多种并发症，也能促进艾滋病传播。

一、检测方法

淋病的实验室检测方法包括直接涂片法、培养法和分子生物学检测。

1 直接涂片法

（1）检测原理：淋球菌为革兰阴性双球菌，革兰染色后，油镜下可见染成红色的淋球菌，以半圆形和肾形对称分布。

（2）器材和试剂：① 革兰染色试剂等。② 显微镜。③ 检验样本。

（3）操作：① 将采集的检验样本立即进行厚薄均匀的涂片，自然干燥或加热固定，加热固定时将涂片快速通过火焰三次，避免过热引起细胞变形，以涂片触碰手腕背部时感到微温为适。② 行革兰染色：用结晶紫覆盖已固定的涂片 30 s，用冷自来水轻轻冲洗；用碘溶液浸泡涂片 30 s，用冷自来水轻轻冲洗；用丙酮、丙酮–乙醇混合液或单用乙醇脱色至涂片停止溢出紫色，最好用戴手套的手持玻片靠近自来水，用自来水快速冲洗以停止脱色并沥干多余水分；用番红或品红复染 1 min；用自来水冲洗并用吸水纸轻轻吸干玻片。③ 结果判读：使用强光显微镜及高质量浸油，在油镜下观察可发现淋球菌呈红色和粉红色，以半圆形和肾形对称分布，位于多形核白细胞内更有临床诊断意义。

2 细菌培养法

（1）原理：淋球菌在适宜的培养基上可生长出特征性的菌落，菌落大小、形态、光泽、边缘、颜色等情况，可作为淋球菌的鉴定依据之一。

（2）器材和试剂：① 专用试剂盒，细菌培养基。② 二氧化碳培养箱、显微镜等。③ 检验样本。

（3）操作：① 标本接种。淋球菌培养要求较高，需要巧克力琼脂培养基。将样本置于培养基内，放于 5%CO_2、36℃培养箱内培养。② 根据产品说明书，挑取形态饱满、圆润、半透明、黏性好且光滑的菌落制成薄片。③ 结果判读。对薄片行革兰氏染色，再行氧化酶试验，菌落、菌体呈阳性一般疑为淋球菌感染。进一步验证可以通过纯培养后，进行生化试验、淋球菌特异抗体的免疫学试验等确认。④ 药敏试验。可选用琼脂稀释法（"金标准"）、Etest法或纸片扩散法（定性），使用纯净、新鲜的淋球菌培养物进行。所选抗菌剂应为国家或地区推荐用于治疗淋球菌感染的药物，以及当地药敏监测计划所推荐的药物，通常包括青霉素G、氨苄青霉素、头孢曲松、头孢噻肟、头孢克肟、头孢泊肟、环丙沙星、氧氟沙星、壮观霉素、阿奇霉素、红霉素、庆大霉素、卡那霉素、四环素、氯霉素等。

3 核酸扩增试验（nucleic acid amplification techniques，NAATs）

NAATs一般包括DNA检测和RNA检测，DNA检测主要有聚合酶链反应（polymerase chain reaction，PCR）技术和连接酶链反应（ligase chain reaction，LCR）技术，RNA检测主要有转录介导的扩增（transcription mediated amplification，TMA）技术和实时荧光核酸恒温扩增检测技术（stimultaneous amplification and testing，SAT）。

1）DNA检测

（1）原理：根据淋球菌特异性基因区域设计引物，提取样本DNA，通过聚合酶链反应进行扩增，最后通过凝胶电泳观察色带并判定结果或采用荧光PCR对其进行检测。

（2）器材和试剂：① 专用试剂盒。② PCR仪。③ 检验样本。

（3）操作：① 根据试剂盒说明进行检验样本的DNA提取。② 加样。③ 扩增检测。④ 结果判读。

2）RNA检测

（1）原理：M-MLV反转录酶用于产生靶标核酸（RNA）的一个DNA拷贝，T7RNA多聚酶催化DNA拷贝转录产生多个RNA拷贝，带有荧光标记的优化探针和这些RNA拷贝特异结合，从而产生荧光，该荧光信号可由检测仪器捕获。检验结果根据实时荧光信号的出现时间和强度，结合阳性对照和阴性对照进行判定。

（2）器材和试剂：① 专用试剂盒。② 荧光PCR仪。③ 检验样本。

（3）操作：① 根据试剂盒说明进行检验样本的核酸提取。② 加样。③ 恒温扩增检测。设置扩增参数：42℃，每个循环1 min，40个循环，荧光素通道设定为FAM，荧光信号收集每分钟进行一次。④ 结果判读。dt表示样本曲线与阈值线交点的循环数，dt ≤ 35的标本判为阳性。

二、方法学评价与质量控制

1 方法评述

直接涂片法对男性淋菌尿道炎敏感度 > 95%，特异度 > 99%，适用于男性急性尿道感染病例的诊断，尤其是有尿道分泌物的男性病例，但对直肠、咽管和宫颈管等部位感染的检出率低，较易发生误诊和漏诊，因此不推荐应用于咽、直肠部位感染及女性淋球菌宫颈炎的诊断。直接涂片法检测结果的准确性亦与镜检者的经验有关。

细菌培养法是世界卫生组织推荐诊断淋球菌的"金标准"，并且是唯一可以进行药敏试验的方法，可应用于各种临床标本。严格的样本收集、运输和储存对保证结果准确可靠至关重要。

NAATs 以病原菌特有的 DNA 或 RNA 作为检测对象进行扩增，可用于多种类型的样本，包括男性尿道拭子、宫颈拭子、阴道拭子和尿液等，具有快速、敏感、特异、容易执行以及临床样本准备要求低等特点。RNA 检测的拷贝数大于 DNA 检测，使得其灵敏度更高，更利于准确诊断、疗效及愈后评估。美国食品药品管理局（FDA）批准应用培养法和 NAATs 诊断淋球菌。通常 NAATs 检测生殖道和非生殖道淋球菌的灵敏度优于培养法（WHO，2016），可作为临床淋病的首选检查方法。

2 干扰因素

直接涂片法的脱色过程很关键，脱色时间取决于所使用化学试剂及涂片厚度，丙酮脱色通常只需几秒钟，乙醇需时较长，长达 1 min，如果过度脱色，革兰阳性菌可显示为革兰阴性，易造成假阳性结果；脱色时应忽略不均匀涂片上可能染为蓝色的过厚部分。一张涂片应至少检查 2 min 后，才能下不含任何革兰阴性双球菌的结论。

淋球菌对外界抵抗力较低，对培养基要求高，培养周期长，操作烦琐等都增加了细菌培养难度，影响检出率。需要注意的是，选择培养基上普遍使用的抗菌剂浓度可能会影响淋球菌培养结果的准确性。有些淋球菌对选择培养基使用的 3 ~ 4 mg/L 的万古霉素敏感，易造成假阴性。如果条件许可，对于泌尿生殖道样本，每份样本最好也使用非选择性培养平板；如果检测直肠与咽部样本，选择培养基上使用高浓度万古霉素是适当的。淋球菌常常会产生自溶酶，故培养物要及时转种，否则淋球菌会自溶死亡。

DNA 降解较慢，DNA 检测无法区分死亡和存活的病原体，故在治愈初期的病患，检测结果可能出现假阳性（《非淋菌性尿道炎病原学诊断专家共识》编写组，2016）；由于只有活病原体中才有完整的 RNA 片段，RNA 检测可弥补 DNA 检测的不足，更利于准确诊断、疗效及愈后评估，在临床中不断被推广使用，但 NAATs 不能进行药敏试验。另外，不同厂家试剂所选靶序列不同，故其特异性备受关注，部分试剂盒与包括脑膜炎奈瑟球菌、灰色奈瑟球菌、浅黄奈瑟球菌、乳糖奈瑟球菌、干燥奈瑟球菌以及微黄奈瑟球菌在内的许多非淋球菌奈瑟菌的交叉反应已有报告，尤其是咽部标本的 NAAT 应当小心（Unemo，2013）。

3 质量控制

样本的正确采集是保证检测结果准确的前提。不同检测方法，样本的采集要求亦不同。一般而言：① 异性恋男性进行培养与直接涂片检查应从尿道口取样，而 NAATs 从尿液取样，患者不应清洁尿道部位，用无菌尿杯接首段尿（通常 25 ml 不到）送检；② 进行培养和直接涂片检查的女性主要采样部位为宫颈管，可用装于塑料杆上的涤纶或人造丝拭子或宫颈内膜刷采集，使用阴道窥器并清洁外宫颈，将拭子插入 2～3 cm 并旋转 5～10 s。进行直接涂片检查时，将拭子滚动涂于载玻片上并空气干燥后染色镜检；进行培养时，床边接种应在选择性淋球菌培养基上进行并立即培养，如果不采用床边接种，应使用非营养运输培养基或营养性运输培养基，使用非营养运输培养基的样本应尽快并最晚在 48 h 内在实验室内接种。③ 用于培养的宫颈管或阴道、尿道、直肠、口咽、结膜部位取样时，由于培养需要活生物体，必须从有柱状或立方形上皮细胞的部位采集样本，一般使用装于塑料杆上的涤纶或人造丝拭子采样。宫颈管或阴道部位，可由医生或患者朝整个阴道后壁旋转拭子 5 s 采样，但青春期前女孩或曾子宫切除妇女不应采集宫颈内膜样本，应当代之以从阴道前庭取样，或采集尿液样本用于 NAAT 检测；尿道部位，直接用拭子采集分泌物，如未获得分泌物，将拭子插入尿道 2～3 cm，轻轻旋转 5～10 s 采样；直肠部位，拭子插入直肠 2～3 cm 并朝整个直肠壁旋转 10 s 采样，如果发生粪便污染，丢弃拭子并用另一拭子获得样本；口咽部位，用拭子擦拭咽后部及扁桃体隐窝；结膜部位，用拭子除去脓性分泌物，翻开下眼皮，擦拭下眼睑结膜采样。④ 用于 NAATs 的取样，同上用拭子采集样本，放入制造商的采集装置内，根据制造商的说明运输与储存；如果制造商未提供运输培养基，可使用稳定核酸的合适培养基如 GeneLock 管。需要注意的是，采集标本时应避免使用防腐剂、止痛剂和润滑剂，因为它们可能抑制淋球菌。而且，所有样本的采集都应在开始抗菌治疗之前进行。

直接涂片法的质控：应定期用特定的革兰阳性和阴性细菌标本进行质控，当使用新批次的革兰染色试剂时，都应执行该操作。

细菌培养法的质控：① 对每批培养基均应使之无菌、使其维持淋球菌生长能力，以及抑制其他污染微生物的能力。可以通过评估淋球菌、大肠杆菌、表皮葡萄球菌、干燥奈瑟球菌和白色念珠菌参考菌株进行质控，前者阳性，而后四者均为阴性。② 氧化酶试剂应定期进行质控，可使用氧化酶阳性的淋球菌参考菌株和氧化酶阴性的表皮葡萄球菌或大肠杆菌参考菌株进行评估，当使用新批次试剂时一定要有质控。③ 生化试验和免疫学试验的每一批试剂均应使用淋球菌参考菌株和其他密切相关的阴性参考菌株如乳糖奈瑟球菌、脑膜炎奈瑟球菌等进行质控。④ 每批药敏试验以及每当使用一个新批次抗菌粉、琼脂培养基或 Etest 试条时，都应选择恰当的淋球菌参考菌株进行每个抗菌剂的最低抑菌浓度（MIC）测试，且 MIC 值应满足参考菌株的要求。

NAAT 的质控：NAAT 的每次测试均应包含内部质量控制，同时积极参加外部质量评估活动。

三、正常参考值及临床意义

正常男性尿道和女性阴道分泌物淋球菌检测应为阴性。其他部位如咽部、直肠、结膜等处淋球菌检测亦应为阴性。

淋球菌感染引起成年男性尿道炎，伴有排尿疼痛，附睾炎或播散性淋球菌感染发生较少，其症状往往比沙眼衣原体引起的炎症反应更强，常能够被及时诊断和治疗（Centers for Disease Control and Prevention，2014）。但在女性中通常无症状，多在出现并发症如盆腔炎（PID）时才能被发现，以致形成输卵管瘢痕，引起不孕或异位妊娠，推荐每年对 < 25 岁有性生活的女性及有感染风险的高龄女性进行淋病筛查（Walker et al，2011）。阳性分泌物直接涂片发现细胞内外有革兰阴性双球菌，形似淋球菌时，患者有典型的临床症状，即可做出淋病的初步论断。如双球菌不在细胞内则属于可疑，但应注意淋病早期时淋球菌大多都集中在细胞外，随后才能在细胞内出现。患者在急性期时有大量的脓性分泌物，伴有尿道口或阴道充血水肿，男性患者具有确诊意义，而女性患者的诊断则应慎重，应结合临床或培养结果予以诊断。如果培养出淋球菌，即可确诊为淋病。淋病确诊后应积极治疗，且应夫妻同治，对所有的淋病患者应该同时进行其他性传播疾病的检测。

淋球菌感染亦可致直肠、咽部和眼部炎症，直肠和咽部感染一般无症状，眼部感染成人可发生结膜炎，新生儿可发生新生儿眼炎。淋球菌感染后可选用青霉素、四环素、氟喹诺酮类、头孢曲松、头孢克肟等治疗，但耐药性已很严重，可根据药敏试验选择用药。

第二节　支原体感染的检测

支原体（mycoplasma）是一类介于细菌和病毒之间、缺乏细胞壁（使得其对青霉素及相关抗菌药物有耐药性）、能通过滤菌器的最小原核细胞型微生物，其直径通常在 0.3 ~ 0.5 μm 间，归属于柔膜体纲支原体目支原体科，其下分为支原体属、脲原体属。能够从人体分离出的支原体共有 16 种，其中 7 种对人体有致病性。支原体在泌尿生殖道存在定植现象，人群中存在着相当数量的支原体携带者而没有症状和体征，常见的可导致泌尿生殖道感染的支原体包括解脲脲原体（*Ureaplasma urealyticum*，Uu）、人型支原体（*Mycoplasma hominis*，Mh）以及生殖支原体（*Mycoplasma genitalium*，Mg）（Kokkayil et al，2015）。但 WHO 认为，Mg 是男女尿道炎的常见病因，可导致妇女宫颈炎和上生殖道感染，而在健康人中常检测到 Uu 和 Mh，它们与男性或女性泌尿生殖系统感染的关系尚待确证（Unemo，2013）。

1954 年 Shepard 首先在非淋菌性尿道炎（non-gonococcal urethritis，NGU）患者的尿道分泌物中分离获得 Uu，由于菌落细小也命名为 T 株（tiny strain）（Shepard et al，1967）。因能产生脲酶于 1974 年被命名为解脲支原体（Shepard，1974），脲酶能分解尿素产氨使培养基中的指示剂（如酚红等）变色，同时 Uu 不分解葡萄糖和精氨酸，可与其他支原体鉴别。Uu 共分为 14 个血清型，这 14 个血清型按照 DNA 扩增片段的大小又可分为 2 个生物型，即 T960 生物型和 parvo 生物型（Robertson et al，2002）。具有 T960 生物群特征的支原体（包括 2、4、5、7、8 ~ 13 型 10 个血清型）仍被称为 Uu，而具有 parvo 生物群特征的支原体（血清型 1、3、6、14）则称为微小支原体（*Ureaplasma parvum*，Up），Up 常见于临床无症状携带者，大多数人认为其属于正常菌群。这两种亚型培养形成的菌落外观一致，需使用核酸检测的方法对两者进行区分（张岱 等，2016）。目前认为 Uu 是性传播疾病的主要病原体之一，主要通过性接触和母婴传播（Schelonka et al，2007），可引起 NGU、前列腺炎、睾丸炎、女性阴道炎、盆腔炎、宫颈炎、不良妊娠、男女不孕不育等（Kokkayil et al，2015）。Dienes 等于 1937 年从一女性患者巴氏腺炎的脓汁中分离到支原体，后认为该支原体为人型支原体（Mh），在性成熟女性阴道后穹隆或阴道中常可检出，与女性泌尿生殖系统感染关系密切。现有的病例对照研究中暂无证据表明 Mh 可导致 NGU，其在男性中的发生率为 2% ~ 4%（Cox et al，2016）。

Mg 是 Tully 于 1981 年首次自 NGU 患者的泌尿生殖道标本培养分离得到（Tully et al，1995）。Mg 培养周期长、营养要求高，临床培养分离成功率较低，直到 PCR 技术的出现，才证明 Mg 可引起 NGU。大量的研究证明 Mg 感染是一种正在浮现的感染性性传播疾病，国外流行病学调查发现在有症状的 NGU 患者中 Mg 的感染率高于沙眼衣原体（CT）的感染率（73% *vs* 40%，RR = 1.8，95% CI = 1.2 ~ 2.7）（Falk et al，2004），在国内，随着检测技术的不断更新，Mg 也越来越受到不同学者的关注。目前有大量证据（Munoz et al，2016；Ona et al，2016；Tsevat et al，2017；Lis et al，2015；Manhart et al，2015；Unemo et al，2017；Jensen et al，2016；Hamasuna，2013）表明 Mg 可导致男女性尿道炎，与女性宫颈炎相关，可增加盆腔炎、子宫内膜炎、输卵管瘢痕（输卵管因素不孕）的发生风险，但是否会导致男性不育或对精液参数的影响一直存在争议，而且相关的研究也较少。

目前报道的支原体感染率差异较大，一方面可能存在地域差异，另一方面可能与检测方法等有关。在亚洲国家中，支原体感染在伊朗的流行率较高，德黑兰的流行率为 7.2%，印度为 6.0%，越南仅为 0.8%；在欧洲，支原体感染流行率在 1.1% ~ 7.1% 之间；大洋洲城市中，支原体感染在澳大利亚墨尔本和新西兰奥克兰的流行率均约为 10%；在非洲国家肯尼亚首都内罗毕，支原体感染流行率为 16%；而在美国各个城市，支原体感染流行率参差不齐，从旧金山的 5.4% 到辛辛那提的 22.4%，差距较大（王家雄 等，2017）。对江苏省的 HIV/AIDS 人群和正常人群的对比调查发现，HIV/AIDS 人群中的支原体感染流行率高达 51.0%，而正常人群仅为 2.5%（Wang et al，2012）。孟东娅等（2007）对 4 846 例疑似患者进行分析发现，支原体阳性率为 47.4% ~ 52.2%；其中 Uu、Mh、混合型（两种皆有）检出率分别为 42.1% ~ 44.0%、1.7% ~ 2.5%、2.6% ~ 6.7%。

一、检测方法

关于泌尿生殖系支原体的检测，目前国内医疗机构对 Uu 和 Mh 检测的主要方法为支原体培养法，其中主要使用液体培养基直接检测并同时行支原体药敏试验。由于 Mg 在一般支原体培养基中不生长，在固体培养基上菌落大小极不一致，培养难度大，所以目前核酸扩增检测（nucleic acid amplification tests，NAATs）是 WHO 推荐用于 Mg 检测的唯一可行方法。Uu、Mh、Mg 三者均可采用 16S rRNA 保守区设计引物。此外，还有其他各种血清学检测方法，但这些方法主要有助于生殖道支原体致病作用的研究，而对临床实用性较差。

1 培养法

（1）原理：支原体在适宜培养基条件下生长，进而形成明显可见的特征性菌落。

（2）器材和试剂：① 专用试剂盒。② 二氧化碳培养箱，倒置显微镜等。③ 检验样本。

（3）操作：① 将采集的男性尿道拭子或女性宫颈拭子按试剂盒说明书进行接种。固体培养基接种：拭子顶端轻轻地在固体培养基表面按照曲线方式进行划种，在固体培养基旁边放入二氧化碳发生片一起培养。液体培养基接种：将刚刚划种固体培养基的拭子插入对应的液体培养基中，充分搅拌涮洗 20 s，按照说明书接种到微孔鉴定与药敏板，再滴加液状石蜡油。② 按说明书操作进行培养。③ 结果判读。固体培养法：培养 48 h 后，采用 10× 显微镜观察琼脂表面的生长情况，若无理想菌落生长，则再放 24 h 后观察结果。其中直径 100～300 μm 油煎蛋样菌落为人型支原体菌落生长；直径 10～50 μm 棕黑色海胆样菌落为解脲脲原体菌落生长。液体培养法：培养 24 h 及 48 h 后分别观察 Uu 和 Mh 结果，其中清晰透明黄色为阴性，清晰透明红色为阳性，混浊红色可能为污染。对阳性者记录统计对应药敏结果。

2 分子生物学检测

（1）原理：聚合酶链反应（PCR）。

（2）器材和试剂：① 专用试剂盒。② 二氧化碳培养箱，倒置显微镜等。③ 检验样本。

（3）操作：① DNA 检测：对于支原体的检测，PCR 主要针对 16S 核糖体 rRNA 基因序列进行扩增和分析。通过比较 DNA 探针技术和 PCR 技术对支原体检测水平的差异，发现 PCR 技术较 DNA 探针技术更灵敏，但其需要严格的质量控制，而且也需要发展更多的简易试剂盒来简化操作。随着分子生物学技术的进一步发展，实时定量 PCR 逐渐被用于检测支原体。Ferandon 等（2011）针对支原体 *PG*21 基因组序列上的 *yidC* 基因设计引物，这是一种编码膜蛋白转位的基因，在其他病原体中没有发现其扩增产物，实时定量技术使得检测的灵敏度进一步提高。Mirnejad 等（2011）利用 PCR– 限制性片段长度多态性（polymerase chain reaction-restriction fragment length polymorphism，PCR-RFLP）方法检测了生殖支原体和解脲脲原体后指出，通过限制性酶切和特异性引物的作用，能使得 PCR-RFLP 成为临床检测支原体的一个快速、简单、准确的方法。Bao 等（2010）利用荧光偏正法对 4 种支原体进行了检测，认为不对称 PCR 与荧光偏振法联为临床检测支原体提供了一个简便、节约的检测手段。多重 PCR 的使用使得人们可以同时检测多种病原体，最近的研究利用多重 PCR 检测生殖支原体和解脲脲原体的 16S 核糖体 rRNA 基因，以达到同时检测这两种感染的目的，这种方法实用、特异且适合低收入国家人群。

② RNA 检测：转录介导的扩增（transcription mediated amplification，TMA）技术是目前主要使用的 RNA 检测方法，即在同一温度下，通过 M-MLV（molony murinele ukemia virus）反转录酶作用于靶标核酸（RNA）产生一个 DNA 拷贝，然后 T7 RNA 多聚酶催化以该 DNA 为模板扩增产生多个 RNA 拷贝，每一个 RNA 拷贝从反转录开始再一次进入扩增循环，反应完成后，用杂交保护试验对 RNA 产物进行检测。近几年发展起来的实时荧光核酸恒温扩增检测技术（simultaneous amplification and testing，SAT）在 TMA 技术的基础上进行了改良，与 TMA 相比，SAT 中扩增产生的多个 RNA 拷贝与带有荧光标记的优化探针特异性结合，产生的荧光信号由荧光检测仪器实时捕获，检验结果则根据实时荧光信号的出现时间和强度，结合阳性对照和阴性对照进行判定。TMA 为终点检测法，SAT 为实时检测，可以更快地检测出样本中的病原体存在情况，为临床快速诊断提供依据，并有利于及时治疗。

3　血清免疫学检测

血清免疫学检测是分子生物学方法出现之前，人们用来检测支原体的重要方法，主要检测抗支原体抗体。起初支原体的血清学检测由于不同支原体之间有相似的结构特征和广泛的抗原交叉反应，使得其特异性不足。Jurstrand 等（2007）利用脂结合膜蛋白 – 酶免疫（lipid-associated membrane protein-enzyme immunoassay，LAMP-EIA）测定法检测了血清生殖支原体抗体，与其他支原体无交叉反应，提高了支原体免疫检测的特异性。

二、方法学评价与质量控制

1　方法评述

单纯的液体培养法操作简便，且能同时进行支原体药敏试验；固体培养法结合显微镜观察能够直观地判定支原体是否生长，是判定支原体感染阳性的"金标准"。对于不同的支原体，临床的检测方法也略有不同。生殖支原体对培养基要求极高且生长缓慢，培养较难，尤其是临床标本中生殖支原体的培养更不容易成功。Tully 等（1981）在 1981 年建立了对支原体检测具有重要意义的 SP-4 培养基，适于生殖支原体生长，其后又出现了利用组织细胞对生殖支原体进行培养的方法。解脲脲原体的营养要求比一般细菌高，除基础营养物质外还需加入 10% ~ 20% 人或动物血清以提供其所需的胆固醇，最适 pH6.0 ~ 6.5。分子生物学检测法具有高效、特异、快速和简便的优点，尤其针对 RNA 的检测，其只检测存活病原体的完整 RNA，可及时有效地评估感染进展及临床治疗效果。免疫学检测的特异性较差。如果检测 IgM 型抗支原体抗体，意义较大，阳性提示近期可能有支原体感染，但往往难以确定是何种支原体感染；而 IgG 型抗支原体抗体的检测意义有限，即使阳性，也无法确定是既往感染还是新近感染。

2 干扰因素

目前商品化的支原体液体培养基大多是基于 Uu 在生长过程中分解尿素及 Mh 在生长过程中分解精氨酸这个原理来设计的，即在 Uu 和 Mh 肉汤培养基中加入尿素和精氨酸，同时加入酚红指示剂。尿素或精氨酸被利用分解时产氨，肉汤颜色变红，初步提示肉汤中可能含有 Uu 或 Mh。但是，采用这种方法，样本有时候会受到细菌或真菌的污染从而导致假阳性，且这种方法不能区分 Up 和 Uu。固体培养法虽然被认为是支原体诊断的"金标准"，但接种手法的问题容易使得滴度较低的支原体无法在固体培养基上生长而出现漏检，造成假阴性。因此采用固体与液体相结合的方法，即液体变红后再次接种固体培养基的联合检测方法被认为极大地优化了支原体的检测。PCR 法对实验环境的要求严格，实验成本较高，且样本容易被污染而导致假阳性，而且，由于不同支原体的同源性较高，设计特异且灵敏的引物和探针相对较困难。

3 质量控制

实验室要制订支原体检测的质量保证与质量控制计划，建立实验室质量控制制度，并定期参加实验室室间检测能力验证活动。

保证支原体检测结果准确的前提是正确获取标本。用于支原体培养或分子生物学检测的标本可以是尿道拭子、精液、前列腺按摩液或尿液，留取这些标本时均需遵循严格的无菌操作规范，严格消毒外阴后，用无菌容器留取标本送检。

三、正常参考值及临床意义

正常男性和女性支原体检测结果应为阴性。已有研究显示（Collodel et al，2015；Unemo，2013），支原体感染与尿道炎、宫颈炎、细菌性阴道病、子宫内膜炎、盆腔炎、不育不孕、早产、慢性前列腺炎、习惯性流产、死胎、新生儿低体重等有关。

支原体在泌尿生殖道存在定植现象，人群中存在着相当数量的没有症状和体征的支原体携带者，以 Uu 最为突出，其是非淋球菌性尿道炎（NGU）的病原体之一。NGU 的潜伏期 1~3 周，最典型的临床表现为尿道内痒，伴有尿急和排尿不畅或排尿不净感，轻微尿痛，但当尿液较为浓缩的时候症状较明显，偶尔见有黏液丝随尿而出，少数患者有稀薄的脓性分泌物，女性患者会阴部有异臭味。

Uu 和 Mh 是泌尿生殖道常见条件致病菌，在大多数成人的下生殖道中可处于正常携带状态，只有定植部位的支原体达到一定数量后才会致病。支原体引发的非淋菌性宫颈炎早期症状较轻时，只有部分病例出现轻微不适，因此其不被重视，导致感染病程较长，在长时间的反复感染中女性生殖道黏膜被破坏，局部聚集大量巨噬细胞吞噬精子，产生抗精子抗体，阻碍精子运行及与卵细胞结合，是造成女性不孕的重要因素之一。除 Uu 为条件致病菌，需要审慎地评估感染风险，确定是否需要治疗外，沙眼衣原体（CT）、淋球菌（NG）、Mg 都是致病病原体，无论有无临床症状，阳性结果都需要治疗。抗感染治疗后

2～4周，建议复查。男性若确诊为非淋菌性尿道炎，建议性伴侣同时治疗，治疗期间注意避免无保护性交。男性精液质量异常且有生育需求时，若病原体检测为阳性，建议男女双方同时治疗一疗程后复查。如果男女双方均无泌尿生殖道感染的相关症状，仅 Uu 阳性，考虑为携带者。男性为 Uu 性尿道炎，建议性伴侣同时治疗。

　　Mg 与 NGU 之间有很强的相关性，有症状的 NGU 男性 Mg 检出率明显高于无症状者，约 90% 感染 Mg 的男性有显微镜可见的尿道炎症状，几乎 3/4 的患者报告有症状（王仁礼，2013）。Mg 与持续性或复发性 NGU 亦有很强相关性，NGU 患者用标准剂量四环素治疗后，Mg 感染根除的患者通常不到三分之一；持续性或复发性 NGU 男性用多西环素治疗后高达 41% 的患者检出 Mg；单剂量阿奇霉素治疗后，28% 的 NGU 男性仍可检出 Mg，此时，莫西沙星是最常使用的二线治疗药物。而且，Mg 感染者易患艾滋病的事实亦已被证实。另外，性获得性反应性关节炎（SARA）患者的关节液中可检测到 Mg。目前，治疗 Mg 感染的失败使人们对该菌耐药性的关注越来越多。

第三节　衣原体感染的检测

　　衣原体（chlamydia）是一种细胞内寄生、能通过细菌滤器的原核细胞型微生物，直径介于病毒与立克次体之间，有独特生活周期，分原体和始体 2 种形式。原体为细小圆形颗粒，直径约为 300 nm，普通光学显微镜下勉强可见，电镜下原体中央有致密的类核结构。原体在细胞外较为稳定，且有高度的传染性，为衣原体的感染形态。吉姆萨染色为红色。始体为较大的圆形颗粒，直径为 800～1 200 nm，电镜下始体中央无致密的类核结构，而是呈纤细的网状，外周围绕着一层致密的颗粒样物质，并有两层囊膜包裹。始体无传染性，是衣原体在宿主细胞内生活周期的繁殖体。吉姆萨染色为深蓝或暗紫色。根据抗原结构和 DNA 同源性特点，将衣原体分为沙眼衣原体、肺炎衣原体、鹦鹉热衣原体和家畜衣原体。前三种衣原体对人有致病性，以沙眼衣原体最多见。

　　生殖道沙眼衣原体（*Chlamydia trachomatis*，CT）分为沙眼生物亚种、性病淋巴肉芽肿亚种（LGV）和鼠亚种 3 个亚种。沙眼生物亚种根据主要外膜蛋白（MOMP）的不同，可分为不同的血清型。其中 D、Da、E、F、G、Ga、H、I、Ia、J、K 血清型沙眼衣原体感染人泌尿生殖道黏膜可引起慢性炎症性疾病，男性主要表现为非淋菌性尿道炎、附睾炎等，女性则为宫颈炎、输卵管炎、异位妊娠、不孕症等疾病。血清型 A～C 主要见于结膜感染。LGV 生物型包括血清型 L1～L3，也是一种性传播生物型，但对淋巴样细胞有组织偏爱且病程进展更凶险。据世界卫生组织统计，全世界每年约有 1.31 亿例新发衣原体感染病例，衣原体感染已成为全球范围内最常见的细菌性性传播疾病，潜伏期一般为 1～3 周（Newman et al，2015）。

一、检测方法

目前衣原体感染的实验室诊断方法主要有：① 以细胞培养为代表的细胞生物学方法；② 以直接荧光抗体测定（DFA）法、酶免疫测定（EIA）法和胶体金法为代表的免疫学方法；③ 以核酸探针检测法和核酸扩增技术（NAATs）为代表的分子生物学检测方法。还有的研究着眼于精浆或血清生物标志物的测定，如一些感染引起的趋化因子的检测，或者是早期 miRNA 表达谱的检测等（Yeruva et al，2014）。但这些尚处在研究阶段，其实用性和特异性还有待更多的研究证实。

1　细胞培养法

（1）原理：在适宜条件下，将含有 CT 的标本接种于经放射线菌处理的敏感细胞株内，孵育后染色，镜下可观察包涵体以判断沙眼衣原体的生长。

（2）器材和试剂：① 敏感细胞株 McCoy、HeLa229 细胞等。② 二氧化碳培养箱，倒置显微镜等。③ 培养基，染色液等。④ 检验样本。

（3）操作：① 将采集的检验样本按说明进行接种及感染细胞。② 将接种后的培养板加衣原体培养基培养 48 h。③ 染色鉴定。碘染色、吉姆萨染色或直接免疫荧光法。④ 结果判读。显微镜检查，碘染色见细胞内深棕色包涵体，或吉姆萨染色见细胞内紫红色包涵体，或荧光单抗染色见苹果绿色荧光的包涵体和原体，均提示有沙眼衣原体生长。

2　免疫学方法

1）酶联免疫吸附测定法（ELISA）

（1）原理：双抗体夹心 ELISA 法。使用酶标记的脂多糖（LPS）单克隆或多克隆抗体检测 CT 的可溶性抗原。

（2）器材和试剂：① 专用试剂盒。② 酶标仪、洗板机等。③ 检验样本。

（3）操作：① 根据试剂盒说明书进行抗原提取、加样、加酶结合物、显色、终止反应等操作。② 结果判读。利用酶标仪读取 OD 值，样本 OD 值与阴性对照、阳性对照、质控 OD 值比较。

2）抗原快速检测试验（免疫层析试验）

（1）原理：采用高度特异性抗原抗体反应及免疫层析技术来定性检测临床标本中是否含有沙眼衣原体抗原。

（2）器材和试剂：① 专用试剂盒。② 恒温水浴箱。③ 检验样本。

（3）操作：① 标本提取。将样本拭子置于采集管内，加入抗原提取缓冲液，80℃恒温水浴，充分释放液体后弃去拭子。② 将标本提取物滴加于检测板的检测窗，静置规定时间。③ 结果判读。结果窗出现条带，质控窗出现条带为阳性；结果窗未出现条带，质控窗出现条带为阴性；质控窗未出现条带则为试验无效。

3）直接免疫荧光法（DFA）

（1）原理：将针对 CT 抗原的单克隆抗体（多为抗沙眼衣原体 MOMP 单克隆抗体）用荧光标记，与标本中的 CT 结合后，荧光显微镜检查就能看到发荧光的原体。

（2）器材和试剂：① 专用试剂盒。② 荧光显微镜。③ 检验样本。

（3）操作：① 标本的采集。先用消毒棉签将尿道或宫颈口分泌物擦干净，再换一支棉签并将其深入尿道或宫颈内约 2～4 cm，转动 360° 停留片刻后取出，立即将采集的标本涂在干净的载玻片上。② 载玻片空气中自然干燥，用甲醇固定 10 min，在空气中充分挥发后，滴加荧光标记的抗沙眼衣原体抗体，于湿盒中 37℃ 孵育 30 min。③ 用洗涤用缓冲液冲洗玻片，甩干，滴加缓冲甘油加盖玻片封片，再加 1 滴缓冲甘油作为镜油于荧光显微镜下观察；④ 结果判读。阳性：每片可见 ≥ 10 个单一针尖样发苹果绿荧光颗粒。可疑：每片可见 < 10 个单一针尖样发苹果绿荧光颗粒，应重新采集样本检测。阴性：未发现典型发苹果绿荧光颗粒。

3 分子生物学检测方法

1）普通聚合酶链反应（PCR）/ 巢式 PCR/ 荧光定量 PCR

（1）原理：通过扩增沙眼衣原体的 7.5 kb 隐蔽性质粒（cryptic plasmid）、主要外膜蛋白基因（$omp1$）和 16S 核糖体 rRNA 等靶基因来检测病原体。

（2）器材和试剂：① 专用试剂盒。② 扩增引物设计。沙眼衣原体隐蔽性质粒引物设计位置常见于 5 个区域，分别位于 202～943 bp、1 206～1 965 bp、2 539～3 222 bp、5 308～5 802 bp 和 6 787～7 499 bp 处。如扩增区域 270～378 bp 的引物与探针，上游序列为 5′-CAG CTT GTA GTC CTG CTT GAG AGA-3′，下游序列为 5′-CAA GAG TAC ATC GGT CAA CGA AGA-3′，TaqMan 探针序列为 FAM-5′-CCC CAC CAT TTT TTC CGG AGC GA-TAMRA-3′。$omp1$ 引物设计，如扩增区域 199～414 bp 的引物，上游序列为 5′-GAC TTT GTT TTC GAC CGT GTT-3′，下游序列为 5′-ACA RAA TAC ATC AAR CGA TCC CA-3′，TaqMan 探针序列为 FAM-MGB-5′-ATC TTT ACV AAY GCY GCT T- TAMRA-3′。③ 荧光 PCR 仪。④ 检验样本。

（3）操作：① 根据试剂盒说明进行检验样本的 DNA 提取。② 加样。③ PCR 扩增。设置扩增参数，即 95℃ 变性 5 min，以 95℃ 30 s、60℃ 30 s 扩增 40 个循环，在 60℃ 进行荧光检测。依据试剂盒和仪器的不同进行参数修改。④ 结果判读。仪器自动判断测定结果。

2）实时荧光核酸恒温扩增技术（stimultaneous amplification and testing，SAT）

（1）原理：M-MLV 反转录酶用于产生靶标核酸（RNA）的一个 DNA 拷贝，T7RNA 多聚酶从 DNA 拷贝上产生多个 RNA 拷贝，带有荧光标记的优化探针和这些 RNA 拷贝特异结合，从而产生荧光，该荧光信号可由检测仪器捕获。检验结果根据实时荧光信号的出现时间和强度，结合阳性对照和阴性对照对检验结果进行判定。

（2）器材和试剂：① 专用试剂盒。② 荧光 PCR 仪。③ 检验样本。

（3）操作：① 根据试剂盒说明进行检验样本的核酸提取。② 加样。③ 恒温扩增检测。设置扩增参数，即 42℃，每个循环 1 min，40 个循环，荧光素通道设定为 FAM，荧光信号收集每分钟进行一次。④ 结果判读。dt 表示样本曲线与阈值线交点的循环数，dt ≤ 35 的标本判为阳性。

二、方法学评价与质量控制

1 方法评述

细胞培养法是沙眼衣原体感染检测的"金标准"，特异性可达 100%，但其敏感性较低，且培养周期长，费用高，目前多用于科研和临床疑难病例的最终鉴定。此外，从未常规进行过沙眼衣原体的体外药敏试验，并且缺乏一种普遍接受、标准化、重复性好且有质量保证的方法，以及体外活性与体内疗效（临床治疗结局）间可靠而有证据的相关性。沙眼衣原体药敏试验工作量大，需要组织培养的专业技术，仅参照实验室有条件进行（Unemo，2013）。

免疫学检测中 EIA 法敏感性较好，简便，但与其他微生物感染偶有交叉反应；胶体金法操作简单，快捷，结果判断直观，无需特殊设备，但其敏感性和特异性较差，且受采集标本的影响，易漏诊；DFA 法敏感性较好、特异、快速，可以检测衣原体各种类型的标本，但操作要求高，且荧光容易淬灭，结果判断有主观性和经验性，不适于大规模的临床筛查。

分子生物学检测法较传统的检测方法灵敏度和特异性显著提高。传统 PCR 方法需要昂贵的热循环设备，限制了其在偏远地区的使用，同时 DNA 扩增产物性状稳定，不像 RNA 容易降解，对于已治愈的复诊患者，机体可能还残留 DNA，目前尚不能用于疗效监测。不同于 PCR 技术，SAT 方法可以在恒定温度条件下完成对靶序列的扩增，使用金属恒温器即可提供反应环境，成本低廉，且无须经过温度变化的时间间隔，反应迅速，实时检测。此外，SAT 可以直接扩增 RNA，检测 RNA 比检测 DNA 具有独特的优势，所以 SAT 检测更利于准确诊断及愈后评估，是首选的检测方法。但需注意的是，任何涉及打开扩增样本的行动都可能是气溶胶形成和环境污染的来源，而且，一旦实验室设施受到污染，残留污染的去除可能极其困难。另外，样本采集或核酸提取不够，以及样本中某些成分对扩增酶的抑制，可能导致假阴性结果。

所有的微生物检测结果很大程度上依赖于标本的采集，所以一次阴性结果并不能确定没有感染。阳性结果指示泌尿生殖道衣原体的存在，但并不能作为充分的临床诊断依据。临床的诊断需要实验室的检验结果与临床症状相结合。临床应提倡应用"扩大的金标准"（expanded gold standard，EGS），即以两种方法检测的结果为真阳性 / 真阴性结果。

2 质量控制

实验室要制订衣原体检测的质量保证与质量控制计划，建立实验室质量控制制度，并定期参加实验室室间检测能力验证活动。

样本正确采集、运输与保存是保证衣原体检测结果准确的前提。① 培养标本必须从有柱状或立方上皮细胞的部位取样，因为它们是最有可能感染的活跃部位。因此，妇女可从子宫颈内口采样，即用清洁拭子擦掉过多黏液后，将采样装置插入宫颈口2~3 cm并旋转360°获取宫颈内样本，青春期前的女孩不得采取宫颈样本，应代之以从阴道前庭采样，还应采集尿样；男性（及妇女必要时）应采样尿道上皮细胞，即通过将尿道拭子插入尿道2~3 cm，随后充分旋转以获得细胞物质。该类样本也适合非培养法，样本量不足是对检测灵敏度产生不利影响的常见原因。② 男性尿液取样时，让患者勿清洁生殖部位，且憋尿1 h后获取首段尿（通常少于25 ml）。③ 直肠取样时，将一个涤纶拭子插入直肠2~3 cm并旋转360°，并尽可能不造成患者痛苦。对于任何报告说接受肛交者，有必要进行直肠检测。④ 当诊断口交传播的感染时，应从咽后壁和扁桃体隐窝采集口咽样本，可用拭子擦拭该部位取样。⑤ 对于疑似分娩过程染上衣原体肺炎的新生儿采集样本，可用拭子擦拭鼻咽部或采集气管支气管抽出物取样。⑥ 结膜取样时通过缩回下眼睑并用拭子横跨下睑结膜表面向眼睛的内眼角移动。⑦ 用于培养的样本运输时，直接置于合适的衣原体运输培养基［如含抗菌抑制剂（如万古霉素、庆大霉素和制霉菌素等）的蔗糖磷酸盐谷氨酸（SPG）缓冲液］中，在24小时内接种时保存于4℃，长期保存置于-70℃。⑧ 用于DFA检测的样本，取样后直接碾过载玻片并空气干燥。需要注意的是，合适样本与检测方法的选择对有效诊断至关重要。

三、正常参考值及临床意义

正常男女衣原体检测结果应为阴性。

生殖道沙眼衣原体（CT）感染是人类最常见的性传播疾病之一，在性生活活跃的年轻人中最为常见。据WHO估计，2012年全球生殖道衣原体感染的新发病例数为1.31亿例，超过淋病（估计为7 800万例）和梅毒（估计为600万例），其中15~49岁女性衣原体感染发病率为4.2%，男性为2.7%（Newman et al，2015）。2015年加拿大衣原体感染新发病例数11.6万例，流行率为325/10万，从2010年到2015年，衣原体感染发病率上升了16.7%（Choudhri et al，2018b）。2016年，美国50个州和哥伦比亚特区共上报了衣原体感染159万例，流行率为497.3/10万，较2015年增长4.7%，女性发病率是男性的两倍。在2012~2016年期间，男性发病率上升了26.8%，女性仅上升了2.9%（Centers for Disease Control and Prevention，2018）。关于荷兰衣原体的流行病学统计显示18~34岁荷兰居民衣原体总流行率为2.8%，其中男性为1.1%，女性为5.6%（JCM et al，2019）。亚、非洲国家中，伊朗女性生殖道衣原体感染发病率为4%（Molaei et al，2017），肯尼亚女性生殖道衣原体感染率为4.6%（Oliver et al，2018）。在中国，岳晓丽等（2016）对2008~2015年中国105个性病监测点报告的生殖道沙眼衣原体感染病例进行分析，发现生殖道沙眼衣原体感染报告发病率由2008年的32.48/10万增长到2015年的37.18/10万，年均增长1.95%，各年报告发病率女性均高于男性。2006～2011年，江苏省生殖道沙眼衣原体感染发病率呈快速上升的趋势，2006年为0.12/10万，2011年为3.15/10万，发病率年均增长速度为92.23%（王小亮 等，2014）。王家雄等（2017）的文献综述显示，衣原体感染率与性伴侣数目成正比，在性行为中没有持续使用避孕套和有其他性传播疾病的人，其衣原体感染率大大增高，且女性性工作者是衣原体感染率最高的群体。

衣原体感染经诊断后使用抗生素可以得到有效治疗，但90%的女性和50%的男性生殖道沙眼衣原体感染者呈无症状状态（Brunham et al，2013），而无症状或症状轻微患者中主动就诊者较少，导致沙眼衣原体在性伴侣之间不断传播，最终可产生严重并发症。女性感染者如不治疗，30%以上会发展为盆腔炎；盆腔炎患者如不治疗，20%将导致不孕，18%发展为慢性盆腔疼痛，9%发生异位妊娠（Centers for Disease Control and Prevention，2014）。男性生殖道沙眼衣原体感染可造成非淋菌性尿道炎、前列腺炎、附睾炎、直肠炎等（Mackern-Oberti et al，2013），对男性精液质量、生育能力是否有不利影响目前仍有争议（Gimenes et al，2014；Puerta et al，2017；张剑波 等，2016）。目前美国疾控预防中心建议对年龄<25岁的性活跃女性和>25岁的有危险因素的女性应该每年进行衣原体感染筛查（Workowski et al，2015）。随着核酸扩增检测技术的开展，SAT法较培养法或乳胶法对检测CT具有更高的敏感度（韩慕天 等，2018），衣原体易被诊断。对生殖道沙眼衣原体检测阳性的患者须行抗感染治疗，有效预防生殖道不良并发症的发生，建议性伴侣同时治疗，治疗期间注意避免无保护性交，治疗后3个月应再次进行复查。

LGV是三大经典"热带"性传播感染之一。LGV的经典临床表现是与原发病灶相关或不相关的腹股沟淋巴结肿大，男性比女性更常见该症状。LGV通常呈现一过性、外生殖器疱疹样原发病灶，但在许多情况下，病变可能不被察觉或表现为男性急性非淋菌性尿道炎，或者女性完全无症状性宫颈原发感染。大多数病例因致病微生物经淋巴扩散至局部淋巴感染而求医。在男性中，腹股沟淋巴结和股淋巴结肿胀常常导致一侧或双侧腹股沟韧带化脓性腹股沟淋巴结炎（"沟槽征"，也可见于少数软下疳患者）；在女性中，如果原发病变见于宫颈，可能累及直肠周围和深盆腔腺体，患者可呈现与严重盆腔炎相符的症状。男同性恋者可出现严重溃疡性直肠炎或直肠疼痛的直肠结肠炎，排泄物带血迹，肛门镜检查明显异常，发热和淋巴结肿大。与出现这种病变的女性一样，若在此阶段该病未予治疗，可能会导致直肠周围脓肿、直肠狭窄、瘘以及慢性疤痕形成。除这些由于急性炎症变化导致的并发症外，该病的慢性表现可导致生殖器或直肠淋巴引流堵塞，引起水肿。严重淋巴水肿被称为"象皮肿"（Unemo，2013）。

第四节 细菌培养及鉴定

细菌、真菌、病毒、衣原体和支原体等都可引起生殖道感染，对生育力产生影响。细菌是从男性精液中分离出来的最普遍微生物，正常情况下，男性泌尿生殖道可以有正常菌群（如常见的革兰阳性球菌和类白喉杆菌等）寄居，故在精液培养中检测出的细菌不一定都致病。随着泌尿生殖道系统微生物的深入研究，男性生殖道细菌感染与不育的关系正越来越受到人们的重视。

一、检测方法

（1）原理：细菌在适宜的培养基上可生长出特征性的菌落，根据菌落大小、形态、光泽、边缘、颜色等情况以及各种生化反应等进行鉴定。

（2）器材和试剂：① 二氧化碳培养箱、血琼脂平皿、显微镜、全自动细菌鉴定仪、培养基等。② 无菌拭子。③ 待测样本。

（3）操作：① 细菌培养。按要求留取待测样本，样本通常为尿液、精液或尿道拭子。将留取的待测样本接种于哥伦比亚血琼脂平板、巧克力平板或中国兰平板，淋球菌培养需使用加抗生素的巧克力平板或 Thayer Martin 平板，置于 5%CO_2、35℃的二氧化碳培养箱内培养 24 h 以后观察结果，阴性结果需培养 72 h。② 细菌鉴定。根据菌落形态和特点进行鉴别，对疑为致病菌的细菌进一步分离培养并鉴定。

二、方法学评价与质量控制

（1）待测样本应及时送检，否则细菌迅速繁殖，导致计数不准。

（2）培养环境适宜，选择合适的培养基，否则会影响细菌生长。

（3）样本的采集应保持无菌，标本采集后应立即送检、及时接种。

（4）购买有明确标识和质量保证的培养基，保证培养基在有效期内使用，保存每批次产品质量控制合格证明等文件。

（5）各种培养试剂和染色试剂应定期进行质控，质控周期应满足行业要求。

三、正常参考值及临床意义

男性泌尿生殖道应无致病菌群。

精液、尿液或尿道拭子的细菌培养常见菌见表 9-1。金黄色葡萄球菌、乙型溶血性链球菌、杜克雷嗜血杆菌等可引起急性感染；表皮葡萄球菌、粪链球菌、生殖道棒状杆菌、变形杆菌、结核分枝杆菌、酵母样菌等可引发慢性感染或无症状带菌状态。

引起泌尿生殖系统感染的细菌多为条件致病菌，细菌种类随患者不同而有所差异。病原菌谱的不断变迁，细菌耐药性的逐年增强，给泌尿生殖系统感染的诊治带来巨大的考验。临床治疗泌尿生殖系统感染，应首先明确病原学诊断，再根据药敏试验结果合理规范用药，这对提高疾病的诊治率、降低复发率，减少患者的痛苦具有重要的意义。

表 9-1　男性生殖道分泌物培养常见菌

革兰阳性菌	革兰阴性菌
葡萄球菌属菌种	杜克雷嗜血杆菌
肠球菌属菌种	肠杆菌科菌种
链球菌属菌种	拟杆菌属菌种
消化链球菌	铜绿假单胞菌
结核分枝杆菌	变形杆菌属菌种
酵母样菌	阴道加德纳菌

软下疳是由杜克雷嗜血杆菌（Haemophilus ducreyi）感染而引起的，潜伏期 3 ~ 7 d。病损主要发生于性接触中组织易损伤的部位，男性多在冠状沟、包皮、龟头、会阴等处，女性多在小阴唇、大阴唇和后联合处。男性患病率比女性约多 7 倍。生殖器溃疡开始为丘疹，在 2 天内变为脓疱和溃烂。溃疡非常疼，底部边缘不规则，而且通常没有硬结（可与梅毒性溃疡鉴别）。溃疡的基部通常覆盖有化脓性和坏死性渗出物，在刮拭时很容易出血。常见多发性病灶，可能会合并形成非常大的溃疡。软下疳的非典型表现较常见，容易与其他生殖器溃疡疾病尤其是生殖器疱疹相混淆。肛周软下疳可发生于男同性恋者的接受方，也可发生于进行肛交的女性。软下疳可引起化脓性腹股沟淋巴结炎，特别是在治疗不及时或诊断错误的情况下。罕见情况下杜克雷嗜血杆菌可意外接种到手指而实验室获得软下疳。一般从溃疡或横痃处采集标本检测。杜克雷嗜血杆菌属嗜血杆菌属，为革兰阴性无芽孢短杆菌，一般呈长链状排列，多条链平行，似鱼群状。培养需含有生长因子 X 的血液琼脂，不需要因子 V。其不溶血，最佳培养条件为 32 ~ 34℃、含 5%CO_2 的水饱和空气中，最好在微需氧条件下培养。培养 48 h 后初次读数并保留 5 d 后再下阴性结论。杜克雷嗜血杆菌菌落为非黏液性，凸起颗粒状，呈灰黄色，半透明或不透明，并可以用细菌环将菌落以团块状完整推过琼脂表面。生化反应特征为：麦芽糖、氧化酶、硝酸盐还原试验、碱性磷酸酶阳性；葡萄糖、乳糖、甘露糖、蔗糖、鼠李糖、触酶和脲酶阴性；产 β 内酰胺酶。细菌经分离鉴定后可确诊。药敏试验中常用测试抗菌剂包括磺胺甲噁唑、甲氧苄啶、四环素、氯霉素、红霉素、卡拉霉素（或链霉素）、环丙沙星（或氟罗沙星）、头孢曲松（或头孢噻肟）等。软下疳患者应同时进行梅毒和单纯疱疹病毒的检测。

第五节　艾滋病的检测

获得性免疫缺陷综合征（acquired immune deficiency syndrome，AIDS）即艾滋病，是由人类免疫缺陷病毒（human immunodeficiency virus，HIV）引起的。1981 年美国诊断出首例 AIDS 病例，1983 年法国巴斯德研究所首次分离出 HIV（Barré-Sinoussi et al，1983），1985 年我国首次发现了 HIV 感染者，每年新发 HIV 感染者逐年增加。AIDS 已成为威胁人类健康的重大疾病。HIV 是逆转录病毒科慢病毒属中的一员，根据血清学反应和病毒核酸序列测定，HIV 被分为 HIV-l 和 HIV-2 两型，其核苷酸序列有 45% 的同源性。根据编码包膜蛋白的 env 基因和编码壳蛋白的 gag 基因序列的同源性，HIV-1 型又可分为 M（Main 或称 Major）、O（Outlier）、N（New 或称 Non-M / Non-O）三个亚型组，目前 HIV-1 的 M 组病毒呈全球广泛流行，而 HIV-1 的 O 组、N 组和 HIV-2 型只在非洲某些局部地区流行（Barré-Sinoussi et al，2013）。据世界卫生组织（WHO）和联合国艾滋病规划署（UNAIDS）统计，截止到 2017 年底，全球约有 3 690 万人感染 HIV，其中 2017 年将近 180 万人感染 HIV。非洲是感染最严重的地区，2017 年有 2 570 万人感染 HIV，新增感染者占全球 HIV 新感染总量的三分之二以上。2016 年南非估计新增 27 万名感染者，截至 2017 年底南非有 710 万名 HIV 感染者，感染人数为全世界各个国家和地区之首，占到了南非全国人口的 12.5%（World Health Organization，2018）。中国疾病预防控制中心的统计数据显示，近 10 年，中国 HIV 检测量快速上升，截至 2015 年底，全国约有超过 1.43 亿人接受了 HIV 检测，占总人口的 10%。现存活的 HIV 感染者共计 57.7 万人，死亡 18.2 万人。经测算估计全国人群总感染率为 0.06%，即每 1 万人中有 6 人"染艾"，但仍有 32.1% 的感染者未被发现（中国疾病预防控制中心性病艾滋病预防控制中心，2016）。据估计，只有 75% 的感染者知晓其感染状态。2017 年全球有 2 170 万 HIV 感染者接受了抗反转录病毒疗法（ART）。在 2000 — 2017 年间，HIV 新发感染者下降了 36%，同阶段 ART 治疗挽救了 1 140 万人，HIV 导致的死亡人数下降了 38%。

一、检测方法

随着分子生物学技术的不断发展以及被广泛应用到 HIV 的检测中，HIV 的实验室诊断方法取得了很大的进展，总体来说可以分为抗体检测和病毒检测两大类［Centers for Disease Control and Prevention（CDC），2014；Gökengin et al，2014；中国疾病预防控制中心，2016］。病毒检测包括细胞培养（病毒分离，临床上基本不用此法）、p24 抗原检测和病毒核酸检测。血清抗体检测技术仍然是目前 HIV 感染的常规标准检测项目。HIV 抗体检测又分为筛查试验和确证试验。筛查试验又包括酶联免疫吸附测定法（enzyme-linked immunosorbent assay，ELISA）、明胶颗粒凝集试验（particle agglutination，PA）、乳胶凝集试验

（latex particle agglutination，LA）等。确证试验包括免疫印迹（Western blot，WB）试验、免疫荧光试验（immunologicalfluorescence assay，IFA）、条带／线性免疫试验（line immunoassay，LIA）和放射免疫沉淀试验（radioimmunoprecipitation assay，RIPA）等（Fearon，2005；Zulfiqar et al，2017）。

1 筛查试验

1）酶联免疫吸附测定法（ELISA）

（1）原理：将 HIV 抗原／抗体包被在固相载体的表面，加入待检样本和酶标记的 HIV 抗体／抗原，加底物显色，用酶标仪测定检验结果。

（2）器材和试剂：① 专用试剂盒。② 酶标仪、恒温箱、摇床、洗板机等。③ 待测样本。

（3）操作：① 加样。根据试剂盒说明书设置阴阳性对照，添加被测样本。② 孵育。37℃恒温箱内孵育，洗板机洗板，添加酶标记物，再次孵育，洗板，加入底物，孵育。③ 显色。滴加显色液，避光放置，滴加终止液。④ 结果判读。酶标仪扫描读数，根据 OD 值判定结果。

2）免疫荧光试验（IFA）

（1）原理：用 H-9 或 HUT-78 培养细胞作为载体，将 HIV 感染的淋巴细胞涂于玻片上，制备为抗原片，加入待检血清，若待检血清中含有 HIV 抗体，则抗原抗体结合再与荧光素标记的抗人 Ig 结合，则在荧光显微镜下可见细胞内出现黄绿色荧光。

（2）器材和试剂：① 专用试剂盒。② 荧光显微镜。③ 待测样本。

（3）操作：① 加样。根据试剂盒说明书添加待测样本。② 添加荧光素标记的抗人 Ig。③ 结果判读。细胞内出现黄绿色荧光为阳性，阳性结果还需要确证试验证实。

3）化学发光法（CLA）

（1）原理：荧光素标记的 HIV 抗原和酶标 HIV 抗原分别与 HIV 抗体结合，形成"三明治"结构。加入过量的结合磁性微粒的抗荧光素抗体，其能快速地与荧光素标记的 HIV 抗原复合物发生特异性结合，在外加磁场中直接沉淀，不需离心即可分离。倾去上清液，清洗沉淀的复合物，然后加入酶促化学发光底物。底物在酶作用下被催化裂解，形成不稳定的激发态中间体，当激发态中间体回到基态时便发出光子，发生发光反应，即可使用发光仪检测反应的发光强度，通过发光强度确定 HIV 抗体水平。

（2）器材和试剂：① 专用试剂盒。② 化学发光仪。③ 待测样本。

（3）操作：① 加样。根据试剂盒说明书添加被测样本。② 定标。根据试剂盒说明书进行。③ 仪器自动检测后给出结果。

4）快速检测（RT）

（1）明胶颗粒凝集试验（PA）

原理：将 HIV 抗原致敏明胶颗粒作为载体，加待检样本后，当待检样本含有 HIV 抗体时，明胶颗粒与抗体发生凝集反应，根据凝集情况判读结果。

　　器材和试剂：① 专用试剂盒。② 待测样本。

　　操作：① 加样。根据试剂盒说明书对待测样本进行稀释后加样。② 混合后静置。③ 结果判读。凝集者为阳性。

　　（2）免疫渗滤试验

　　原理：以硝酸纤维素膜为载体，HIV 抗原点状或线状固定在膜上，加待检样本，利用微孔滤膜的可滤过性，使抗原抗体反应。阳性结果为膜上抗原部位显示出有色斑点或条带。

　　器材和试剂：① 专用试剂盒。② 待测样本。

　　操作：① 加样。根据试剂盒说明书在反应槽内添加适量待测样本。② 结果判读。出现有色斑点或条带为阳性。

　　（3）免疫层析试验

　　原理：以硝酸纤维素膜为载体，HIV 抗原线状固定在膜上，待检样本沿着固相载体迁移，阳性结果为膜上抗原部位显示出有色条带。

　　器材和试剂：① 专用试剂盒。② 待测样本。

　　操作：① 加样。根据试剂盒说明书在反应槽内添加适量待测样本。② 结果判读。出现有色条带为阳性。

2　确证试验

　　1）免疫印迹试验（WB）

　　（1）原理：分子量大小不等的 HIV-1 蛋白经 SDS 聚丙烯酰胺凝胶电泳（PAGE）分离后被转移（印迹）到硝酸纤维素膜上，当样本中含 HIV 抗体时，它和印迹在硝酸纤维素膜上的抗原相结合，加入酶结合物和底物后可出现肉眼可见的特异性带型。

　　（2）器材和试剂：① 专用试剂盒。② 自动蛋白印迹仪。③ 待测样本。

　　（3）操作：① 加样。将待检血清样本用稀释液稀释后加到硝酸纤维素膜上，恒温振荡，使其充分接触反应。② 洗涤。加入抗人 IgG 酶结合物，温育，洗涤后加入底物。③ 结果判读。有反应的抗原抗体结合带呈现紫褐色，根据出现条带情况来判断结果。HIV 阳性，即至少有两条 env（包膜糖蛋白）带或至少一条 env 带和 P24 带同时出现；HIV 阴性，即无任何 HIV 抗体特异带出现；HIV 可疑，即出现 HIV 抗体特异带，而带型又不足以确认阳性者。

　　2）条带 / 线性免疫试验（LIA）

　　（1）原理：试剂盒的膜条上包被有 HIV-1 / HIV-2 不同的重组抗原片段，加入待测样本后，其中的相应抗体与抗原发生特异性的免疫反应。随后加入抗人 IgG（碱性磷酸酶标记）与 HIV 特异性 IgG 抗体相结合。加入显色底物后，在碱性磷酸酶的催化下，特异性抗体的结合部位出现肉眼可见的条带，按照试剂盒说明书判定结果。

（2）器材和试剂：① 专用试剂盒。② 待测样本。

（3）操作：① 加样。根据试剂盒说明书设置阴阳性对照，加入待测样本。② 振荡，室温反应。③ 弃液后加洗液，添加酶标记物，再次振荡，反应。④ 弃液后加洗液，添加底物，室温反应。⑤ 结果判读。去离子水冲洗，弃液，膜条干燥后读数。

3 病毒检测

1）HIV 抗原检测

HIV 抗原中衣壳蛋白 P24 特异性最高，与大多数其他逆转录病毒无交叉反应。因此，HIV 抗原检测的设计都是针对 P24 抗原的，检测常用 ELISA 法，但其检出率较 HIV 抗体低。

2）HIV 核酸检测

HIV 核酸检测包括 HIV RNA 检测和 HIV 感染细胞核酸上整合的 HIV 核酸反转录片段（cDNA）的检测。

（1）PCR 法：检测 HIV RNA。用反转录 PCR（RT-PCR）法检测 HIV 基因组的存在。在 ELISA 初筛试验和 / 或 WB 确证试验显示出未决定的结果时，或者由于感染者低丙种球蛋白血症而导致血清检查结果不可靠时，HIV RNA 的检测对诊断有重要意义。PCR 法亦可检测 HIV 前病毒 DNA 的特定区域，并进行序列分析。

（2）原位杂交（in situ hybridization，ISH）：用放射性核素标记克隆的 HIV cDNA 片段，与患者体内组织切片或细胞进行核酸杂交，经放射自显影后可对病毒感染细胞进行定位分析。

（3）病毒载量检测：病毒载量是检测感染者体内游离病毒的 RNA 含量，可使用血液、体液或组织样本来进行检测，结果通常用血浆中每毫升的 HIV RNA 拷贝数（copies/ml）来表示。目前常用的方法有 RT-PCR、核酸序列依赖性扩增（nucleic acid sequence based amplification，NASBA）技术和分支链 DNA 信号放大系统（branced-DNA，bDNA）检测法。

病毒载量检测可用来预测疾病进程，提供开始抗病毒治疗的依据，评估治疗效果及指导治疗方案调整等。

4 T 淋巴细胞亚群检测

辅助性 T 细胞（Th 细胞），即 $CD4^+T$ 淋巴细胞是 HIV 感染最主要的靶细胞，AIDS 患者的 $CD4^+T$ 淋巴细胞进行性减少，$CD4^+/CD8^+T$ 细胞比值出现倒置现象。$CD4^+T$ 淋巴细胞的检测方法有流式细胞术和 DY-NAL 磁珠法。$CD4^+T$ 淋巴细胞计数有助于了解机体的免疫状态和病程进展，确定疾病分期的治疗时机，判断治疗效果。

二、方法学评价与质量控制

1 方法评述

筛查试验中 ELISA 法检测 HIV 抗体是 HIV 初筛实验室最常用的方法，该法使用基因工程的人工合成多肽 HIV 抗原包被反应板，常用的多肽抗原包括 HIV-1 的 P41、P24 和 HIV-2 的 P36。目前检测试剂已经发展到第四代，即同时检测血液中 HIV-1 P24 抗原和 HIV-1/2 抗体，缩短了窗口期，准确性高，减少急性感染者窗口期漏检，判断结果标准客观，可用于流行病学检测及临床大量标本的检测。若出现阳性结果，必须采用两种不同厂家的试剂盒复测。若复测阳性，需将样本和重新采集的样本送国家卫生部门批准的确认实验室，用更灵敏的方法加以确认。ELISA 法检测抗 HIV 抗体有较高的灵敏度，只有约 1% 的假阳性。

化学发光法和免疫荧光试验是近几年迅猛发展的新型检测方法，其采用发光或荧光底物，既可检测抗体，也可联合检测抗原抗体，用发光或荧光仪测定结果，其灵敏度和特异性较 ELISA 有了进一步的提高，同时带来的是检测成本的增加和假阳性率的增高。而且，免疫荧光法的非特异荧光较难去除，所以只能用于 HIV 抗体初筛实验，阳性结果还需要确证试验证实。

快速检测方法操作简便快速，经济实惠，适用于应急检测、门诊急诊检测，但灵敏度和特异性远不如 ELISA 法、化学发光法和免疫荧光试验。

确证试验中免疫印迹试验（WB）是首选的试验方法（金标准），WB 的敏感性在一般情况下不低于初筛试验，特异性很高，用于检测初筛试验的准确性。试剂有 HIV-1/2 混合型和单一的 HIV-1 或者 HIV-2 型。

病毒检测的敏感性和特异性高于 HIV 抗体检测，且可对病毒载量进行定量，并可明显缩短窗口期。当基于抗体的诊断不可能时，如围产期暴露婴儿或检测产生 HIV 抗体前的成人急性感染时，病毒检测起着重要作用。核酸检测比 HIV 抗原检测更敏感。

放射免疫沉淀试验（RIPA）是目前敏感度和特异性最强的 HIV 检测方法，缺点是操作难度大且耗时过长，并且需要用到同位素。

现国外已研究出用尿液或唾液来检验抗体的技术，但还未得到广泛应用。目前，干血斑（DBS）样本已被使用，其易于采集、贮存和运输，但相应的检测方法需要进行一定的优化和验证。

2　干扰因素

人血清标本中含有非特异性干扰物质，如补体、自身抗体等，可不同程度地影响 ELISA 法的检测结果；一些非特异荧光较难去除时可影响免疫荧光试验的结果。一些外源性干扰因素，如血标本采集、贮存等不当所致的标本溶血、贮存时间过长、反复冻融等都会影响各试验的检测结果。

3　质量控制

艾滋病实验室有初筛实验室和确认实验室两种，一般医疗单位的检验科不得从事艾滋病相关检查。艾滋病实验室的建立必须经有关单位批准，实验人员需经培训合格持上岗合格证后才能开展工作。由于 HIV 感染后病毒常难以清除，因此，检测出抗体即提示体内存在病毒，所以实验室最常用的检测方法为检测抗体。抗 HIV（1+2）ELISA 检测属于筛查试验，需要在初筛实验室完成。初筛呈阳性反应应按照《全国艾滋病检测技术规范》进行相应的复检及确认。筛查试验呈阳性反应时，不能出具阳性报告，应出具"HIV 抗体待复查"报告。经确证试验呈阳性者，出具 HIV-1/2 抗体阳性报告，并按相关规定做好咨询、保密和报告工作。AIDS 的诊断必须是 HIV 抗体阳性，并经确证试验证实。筛查试验呈阴性反应时，可出具 HIV 抗体阴性报告。

HIV 的检测，应保证试剂在有效期内使用，并设置试剂盒内部对照和室内质控品对照；应按照试剂厂家提供的说明书严格操作，规范检测报告，整理实验过程中的各项记录存档；开展抗体相关检测的实验室须参加有资质机构组织的能力验证，或室间比对。

三、正常参考值及临床意义

正常人群 HIV 检测结果应为阴性。

HIV 主要通过血液、性接触和母婴垂直感染等途径传播。HIV 感染后，感染者血液循环中最早出现的是 HIV 核酸，然后是 P24 抗原，接着出现针对 HIV 相应蛋白如 P24、P120 和 P41 等的特异性抗体，存在 IgM 向 IgG 的转换，IgG 抗体产生后会长时间高浓度存在。所以 HIV 血清学检测指标通常包括抗 HIV 抗体、P24 抗原等。

抗体检验的不足之处是，抗 HIV 抗体阴性不能排除 HIV 的早期感染，因为感染后抗体的出现需要 2~8 周的时间，这一阶段为不能检出抗体的窗口期，是危险的可能传播期。如疑似窗口期感染，建议进一步做 HIV 核酸检测和 P24 抗原的检测，有助于缩短抗体窗口期和新生儿 HIV 感染的早期诊断；对于可疑的患者至少随访 6 个月；对可能是阳性的患者还要结合临床表现方能做出诊断。

HIV 感染时，可造成人体大量 T 淋巴细胞（CD4$^+$T 细胞）被破坏，引起人体免疫功能障碍，导致各种机会性感染和发生某些罕见的肿瘤，HIV 抗体阳性患者的血清必须用免疫印迹法来确证，同时应检测 CD4$^+$/CD8$^+$T 细胞比值，以了解免疫功能状况。抗 HIV 抗体免疫印迹法阳性，提示患者感染了 HIV，并将终身携带 HIV，5 年内有 10%~30% 的阳性者将成为艾滋病患者，90% 的人将出现不同程度的免疫缺陷，而且，其作为传染源，可随时将 HIV 传染给他人。因此，在没有有效疫苗的情况下，获得 HIV 诊断及预防咨询并转诊 HIV 感染者接受适当治疗是减缓疫情蔓延的重要策略。

WHO 建议对 CD4$^+$T 细胞计数 < 350 个 /μl 的感染 HIV 的成人和青少年进行 ART 治疗，而不论临床症状如何（Unemo，2013）。故 CD4$^+$T 细胞计数为监测艾滋病进展和 ART 效果的一种工具。因年龄小于 5 岁的儿童正常 CD4$^+$T 细胞计数高于成人，用 CD4$^+$T 细胞绝对计数的儿童难以获得 ART 资格，现已用 CD4$^+$T 细胞百分比确定感染 HIV 儿童开始 ART 的时间。

HIV 耐药性（HIVDR）是指在通常抑制 HIV 复制的抗反转录病毒（ARV）药物存在

的情况下，HIV 继续复制的能力。由于 HIV RNA 基因组中相关部分发生突变，可引起 HIVDR。耐药性病毒株不仅可在获得这些病毒的患者体内引起 HIVDR，而且它们还会传播给刚感染 HIV 的个体，影响这些患者的 ART 效果。目前可用基因型检测和表型检测明确 HIVDR。HIVDR 检测可用于指导先前治疗方案一次或多次失败患者的临床决策，从而提高患者存活率和免疫反应。

第六节　梅毒的检测

梅毒（syphilis）是由苍白密螺旋体苍白亚种，又名梅毒螺旋体（treponema pallidum，TP）感染人体所引起的一种系统性、慢性性传播疾病，具有较强传染性，可引起人体多系统多器官的损害，产生多种临床表现，导致组织破坏、功能失常，甚至危及生命，可通过性接触、血液和母婴三种途径传播（Peeling et al，2017）。梅毒螺旋体体长 6～20 μm，宽 0.09～0.18 μm，有规则密螺旋，人工培养很难成功。感染早期仅侵犯生殖器和皮肤，未经治疗情况下梅毒的损伤可自然消退。但未治疗患者感染梅毒螺旋体 2～4 年后有 30% 左右会转变为晚期梅毒，侵犯全身各器官，出现多种症状和体征（中国疾病预防控制中心性病控制中心 等，2014）。

世界卫生组织的最新数据显示，2012 年全球 15～49 岁罹患梅毒人数在 1 770 万左右，每年梅毒新发感染者达 560 万，超过 90 万的孕妇感染了梅毒，导致包括死胎在内的近 35 万例不良分娩结果（Newman et al，2015）。梅毒的患病率和发病率因地区或国家不同而有很大差异，非洲地区的患病率最高，超过 60% 以上的新发感染者出现在中低收入国家。美国疾病与预防控制中心（CDC）统计数据表明 2017 年美国梅毒感染者 3.06 万，较 2013 年增加了 76%（Centers for Disease Control and Prevention，2018）。2000 — 2013 年我国梅毒流行呈上升趋势，13 年间年均增长 13.37%（龚向东 等，2014）。近年欧美国家梅毒感染者数量呈上升趋势，主要是由于男性同性恋人群的梅毒感染者数量上升（Van de Laar et al，2012；Savage et al，2012；Adams et al，2014）。自 1998 年以来，美国和西欧国家男－男性接触者报告梅毒病例的数量和比例一直在增加。2015 年，美国男－男性接触者（MSM）一期和二期梅毒发病率（309/10 万）是女性的 221 倍（1.4/10 万），是异性恋男性的 106 倍（2.9/10 万）。在加拿大，与一般男性人口中报告的病例相比，HIV 阳性的男－男性接触者梅毒的发病率高 300 倍。

梅毒患病率不断上升，且有不断蔓延趋势，已成为严重影响全球民众健康的公共卫生问题之一。因此，临床及时地检测和诊断对控制梅毒的传播具有非常重要的意义。梅毒感染的实验室检测包括病原学检测、核酸检测和血清学检测（Janier et al，2014）。

一、检测方法

1 梅毒螺旋体暗视野显微镜检查

（1）原理：暗视野显微镜检查采用一个特殊的聚光器，分为干系和湿系两种，其中央均为黑漆所遮蔽，光线只可从其圆周边缘斜射到载玻片上。梅毒螺旋体检查一般采用湿系聚光器。倘若斜射光线遇到载玻片上的物体，如螺旋体等，物体会发光显现。

（2）器材和试剂：暗视野显微镜、钝刀（刮勺）、载玻片、注射器、注射针头、无菌等渗盐水。

（3）操作：① 取材。从皮肤黏膜损害取材或从淋巴结取材置于载玻片上，加盖玻片。② 暗视野显微镜检查。寻找是否存在特征形态和运动方式的梅毒螺旋体。③ 结果判读。典型的梅毒螺旋体小而纤细，呈白色透明，其螺旋较密而均匀，做特征性的螺旋状运动，运动活泼。

2 梅毒螺旋体镀银染色检查

（1）原理：梅毒螺旋体具有亲银性，可被银溶液染成棕黑色，在普通显微镜下可观察到梅毒螺旋体。

（2）器材和试剂：普通光学显微镜、钝刀（刮勺）、加拿大树胶、罗吉氏固定液、鞣酸媒染剂、Fontana 银溶液、无水酒精。

（3）操作：① 取材。从皮肤黏膜损害取材或从淋巴结取材，将标本于载玻片上涂成薄片，干燥。② 固定。用罗吉氏固定液将涂片固定，洗涤。③ 染色。滴加鞣酸媒染剂媒染，水洗后，滴加 Fontana 银溶液银染。④ 结果判读。油镜下观察，梅毒螺旋体染成棕褐色。

3 梅毒螺旋体荧光显微镜检查

（1）原理：即利用特异性的抗梅毒螺旋体抗体标记荧光后，在荧光显微镜下直接检测梅毒螺旋体。

（2）器材和试剂：丙酮或甲醇、荧光标记的抗梅毒螺旋体抗体、荧光显微镜等。

（3）操作：① 取材。从皮肤黏膜损害取材或从淋巴结取材，将标本于载玻片上涂成薄片，干燥。② 固定。用丙酮固定 10 min 或用甲醇固定 10 s，亦可轻柔地热固定。③ 荧光染色。加上荧光标记的抗梅毒螺旋体抗体染色，水洗后干燥涂片。④ 结果判读。用荧光显微镜检测螺旋体，见典型梅毒螺旋体形态的苹果绿染色生物体。

4 梅毒螺旋体核酸扩增试验

（1）原理：采用聚合酶链反应（polymerase chain reaction，PCR）法。通过特异引物和特定条件下的热循环反应，对皮损部位组织液、淋巴穿刺液及脑脊液等样本中的梅毒螺旋体进行核酸检测，在早期梅毒、神经梅毒和先天梅毒等诊断中具有一定的价值。

（2）器材和试剂：① PCR 引物。梅毒螺旋体核酸扩增检测一般使用 bmp、tpp47、

polA 等基因序列的引物。② 主要试剂。包括核酸提取纯化、PCR 所需的试剂。

（3）操作：① 取材。从皮肤黏膜损害取材或从淋巴结取材。② 核酸提取、PCR 扩增。商品化试剂盒则按说明书要求进行操作。③ 结果判读。目前常用荧光定量分析方法，仪器自动给出结果。

5 梅毒血清学检查（serological tests for syphilis，STS）

梅毒的血清学检测试验根据抗原不同分为两类，一为非特异性类脂质抗原试验，试验使用的抗原是从牛心肌中提取的心磷脂、胆固醇和纯化的卵磷脂，即类脂质抗原，用于梅毒的筛查，方法主要有性病研究实验室试验（venereal disease research laboratory test，VDRLtest）、甲苯胺红不加热血清试验（toluidine red unheated serum test，TRUST）、快速血浆反应素（rapid plasma regain，RPR）试验；二为梅毒螺旋体抗原试验，用于证实梅毒感染，排除非特异性类脂质抗原试验的假阳性。使用抗原为梅毒螺旋体的特异成分，国际上通用的试验是梅毒螺旋体颗粒凝集（treponema pallidum particle agglutination，TPPA）试验和荧光螺旋体抗体吸收（fluorescent treponemal antibody-absorption，FTA-ABS）试验，国内应用较广的是梅毒螺旋体酶联免疫吸附测定（enzyme-linked immunosorbent assay，ELISA）法和梅毒螺旋体化学发光免疫测定（chemiluminescence immunoassay，CLIA），这些试验多用于梅毒感染的确证。

1）非梅毒螺旋体血清学试验（梅毒非特异性抗体试验）（non-treponemal tests，NTT）

梅毒螺旋体一旦感染人体，人体迅速对被损害的宿主细胞以及梅毒螺旋体细胞表面所释放的类脂物质做出免疫应答，在 3~4 周内产生抗类脂抗原的抗体（亦称为反应素）。这些抗体主要是 IgG 和 IgM 型混合抗体。非梅毒螺旋体血清学试验是使用心磷脂、卵磷脂及胆固醇作为抗原的絮状凝集试验。反应素与心磷脂形成抗原抗体反应，卵磷脂可加强心磷脂的抗原性，胆固醇可增强抗原的敏感性。心磷脂、卵磷脂遇水形成胶体溶液，胆固醇遇水形成结晶。当抗原与抗体（反应素）混合发生反应时，后者即黏附在胶体微粒的周围，形成疏水性薄膜。由于摇动、碰撞，颗粒与颗粒互相黏附而形成肉眼可见的颗粒凝集和沉淀，即为阳性反应。如遇到非梅毒血清，因体液中的白蛋白多于球蛋白，而白蛋白对胶体颗粒有保护作用，形成亲水性薄膜，即使同样摇动、碰撞，由于抗原颗粒周围没有黏附免疫球蛋白的作用，不能形成较大颗粒，无肉眼可见的凝集和沉淀，因此为阴性反应。VDRL、RPR 和 TRUST 等试验均为此类试验，它们所采用的抗原成分相同，敏感性和特异性基本相似。

（1）VDRL 试验

所用器材和试剂：① VDRL 试剂盒，漆圈玻片，VDRL 试验结果图片；② 等渗盐水，可调水平旋转器。

操作：① 加样。血清标本灭活（56℃水浴 30min）后，根据试剂盒说明书将待测样本血清加入玻片圈内。② 滴加抗原。③ 将卡片置水平旋转器旋转反应。④ 结果判读。出现 1+ ～ 4+ 强度的凝集反应报告阳性。

（2）RPR 试验

RPR 试验是 VDRL 试验的一种改良方法。在抗原中加入活性炭颗粒作为指示物，加入了氯化胆碱，因此血清不需灭活。

器材和试剂：RPR 试剂盒，可调水平旋转器。

操作：① 加样。根据试剂盒说明书将待测样本均匀地涂布在反应卡片圈内。② 滴加抗原。③ 将卡片置水平旋转器旋转反应。④ 结果判读。同 VDRL 结果判读。

（3）TRUST

TRUST 原理与 RPR 试验原理相同。唯 TRUST 的抗原中加入甲苯胺红颗粒代替活性炭颗粒指示物，使阳性结果出现红色絮状物，阴性结果见红色颗粒集于中央或均匀分散。

所需器材和试剂以及操作与 RPR 试验相同。

2）梅毒螺旋体血清学试验（梅毒特异性抗体试验）（treponemal tests，TT）

（1）TPPA 试验

原理：用梅毒螺旋体提取物致敏明胶颗粒，此致敏颗粒与人血清中的抗梅毒螺旋体抗体结合，产生可见的凝集反应。明胶颗粒为玫瑰红色，便于肉眼观察结果。

器材和试剂：TPPA 试剂盒，U 型微量反应板、移液器、保湿盒、微量板振荡器。

操作：① 加样：根据试剂盒说明书将待测血清样本稀释，滴加于微量反应板内。② 滴加致敏明胶颗粒，振荡，置于湿盒内，15 ～ 25℃避光孵育 2 h，或放 4℃冰箱过夜。③ 结果判读。出现 1+ ～ 4+ 强度的凝集反应报告阳性。

（2）FTA-ABS 试验

原理：以完整形态的梅毒螺旋体 Nichol 株作为抗原，加上经吸收剂（用梅毒螺旋体 Reiter 株制备而成）处理过的患者血清形成抗原 – 抗体复合物，再加异硫氰酸荧光素标记的抗人免疫球蛋白，与血清梅毒螺旋体抗体结合。在荧光显微镜下，螺旋体显示苹果绿色的荧光，即为阳性反应。

器材和试剂：梅毒螺旋体抗原玻片，吸收剂（5 ml 冷冻干燥品），荧光抗体，血清稀释板。

操作：① 样本稀释。待测血清灭活后与吸收剂按一定比例稀释混匀后置于湿盒内恒温孵育。② 加样。将稀释后的待测血清样本滴加于梅毒螺旋体抗原玻片上，放入湿盒，孵育。设置对照，包括 4+ 阳性血清和 1+ 阳性血清对照，非特异血清对照，染色对照。③ 洗涤、滴加荧光抗体、湿盒孵育、洗涤、封片。④ 结果判读。荧光显微镜下梅毒螺旋体的荧光强度等于或强于 1+ 对照血清，判断和报告为阳性结果；无荧光判断为阴性结果；有微弱荧光但弱于 1+ 对照血清判断为临界反应，需重复试验或用其他梅毒螺旋体血清学试验证实。

（3）ELISA

原理：用经纯化及超声裂解处理的梅毒螺旋体，或经纯化的梅毒螺旋体重组蛋白作为抗原包被固相板条，加上患者血清和辣根过氧化物酶标记的抗人 IgG 抗体，利用酶免疫法检测患者血清中的抗梅毒螺旋体特异性抗体。

器材和试剂：ELISA 试剂盒，酶标检测仪，洗板机等。

操作：① 加样。根据试剂盒说明书在反应板内添加待测样本，同时设置阴、阳性对照。② 孵育。37℃孵育 30 min。③ 洗板，添加酶结合物，孵育。④ 洗涤，加底物反应液反应。⑤ 滴加终止液，终止反应。⑥ 结果判读。酶标仪测定光密度（OD 值），根据OD 值进行结果判定。

（4）梅毒螺旋体快速检测试验（rapid test，RT）

原理：以硝酸纤维素膜为载体，将重组的梅毒螺旋体抗原固定在膜上，待检标本与标记的梅毒螺旋体特异性抗原结合并沿着固相载体迁移，阳性结果为膜上特定部位显示出有色条带，可以直接判读结果。

器材和试剂：RT 试剂盒（主要包括测试板、一次性滴管）。

操作：① 加样。根据试剂盒说明书滴加待测样本和缓冲液于加样孔中。② 室温反应15 ~ 20 min。③ 结果判读。出现质控条带，说明试验有效；若未出现质控条带，说明试验无效，需重复试验。如果测试区（T）和质控区（C）内两条显色条带同时出现，报告阳性结果；如果仅质控区（C）出现一条显色条带，测试区（T）内无显色条带出现，报告阴性结果。

（5）CLIA

原理：利用双抗原夹心法化学发光免疫测定原理，采用梅毒螺旋体多种特异抗原包被固相发光微孔板，用辣根过氧化物酶标记相同蛋白抗原作为标记抗原，与样本中的梅毒螺旋体抗体形成双抗原夹心复合物后，加入化学发光底物液，测定其发光值，根据阈值判定结果。

器材和试剂：CLIA 试剂盒，化学发光免疫分析仪，洗板机，微量振荡器等。

操作：① 加样。根据试剂盒说明书添加待测样本，设置阴性、阳性和质控品对照。② 孵育。将加样后的微孔板放置于恒温箱内孵育。③ 洗涤，加酶标记物。④ 洗板，加底物反应液。⑤ 结果判读。化学发光免疫分析仪测定发光值（RLU），根据 RLU 判定结果。

二、方法学评价与质量控制

1　方法评述

暗视野显微镜检查是梅毒的常用检测方法，一期梅毒在血清学反应未出现时即可用此法检出螺旋体。但暗视野显微镜法检查阴性并不能排除梅毒，因为有时梅毒螺旋体太少而不易检出。较低的敏感性和技术上的高要求限制了该方法的临床应用。

梅毒螺旋体荧光显微镜检查法的特异性和灵敏度均优于暗视野显微镜检查，尤其是使用单克隆抗体制作荧光素缀合物时，因为其排除了其他螺旋生物体的混淆，少量的荧光素染色密螺旋体比未染色标本更容易在染色涂片中检测到。

梅毒螺旋体核酸扩增试验有更高的检测灵敏度，既可用于先天性梅毒的诊断，也可用于微生物数量可能很低的神经梅毒的诊断，而且可应用多重 PCR 同时检测多种病原体。但由于某些标本中可能存在 PCR 抑制因子，PCR 技术不能推荐用于梅毒螺旋体血液的常规检测（王仁礼，2013）。

梅毒非特异性抗体试验主要用于梅毒螺旋体感染的初步筛查。由于非梅毒螺旋体感染的各种急性或慢性组织损伤（如系统性红斑狼疮、类风湿、风疹、麻疹、活动性肺结核等）也可产生类似的抗体，所以这种反应是非特异性的，只能作为梅毒螺旋体感染的筛查试验，阳性者仍须做确证试验。应当指出的是，虽然长期以来妊娠一直被认为是可能引起梅毒非特异性抗体试验假阳性的一个条件，但孕妇的假阳性检测率似乎并不比非妊娠女性更高，假阳性案例多可能仅仅与进行该检测的孕妇人数众多有关（Unemo，2013）。

FTA-ABS 试验是长期以来公认的 TP 抗体检测"金标准"。美国 CDC 已应用 FTA-ABS 技术作为 TP 感染者确认试验，但其必须用荧光显微镜观察验证实验结果，限制了临床应用。

TPPA 试验对一、二期及潜伏梅毒具有较高的敏感性、特异性，在神经梅毒的诊断中其敏感性及特异性较低。TPPA 试验具有操作简便、成本较低、不需大型仪器设备等优点，适用于较简易的实验室。

CLIA 具有敏感性高、特异性强的特点，且检测时间短，可随时进行单个标本检测，减少手工操作误差。全自动化的操作也避免了检验人员直接与血液接触，大大降低了生物安全事件发生的概率，已成为多数医院梅毒特异性抗体检测的主要方法。CLIA 敏感性优于 TPPA 试验，但特异性略逊于 TPPA 试验。

TRUST 敏感性远低于 CLIA 及 TPPA 试验，但可与 CLIA 或 TPPA 试验联合检测来帮助诊断是否为现症梅毒。同时其定量试验也是作为梅毒治疗效果观察的重要指标。

梅毒螺旋体免疫印迹（WB）试验被用作梅毒患者血清抗体的确证试验，但在我国极少有实验室开展。其通过聚丙烯酰胺凝胶电泳将梅毒螺旋体抗原分离，然后转移至硝酸纤维素膜片上，再与人血清样本孵育，如果血清样本中存在梅毒螺旋体特异 IgG 或 IgM 抗体，它们将与膜片上的相对分子质量为 15 000、17 000、44 500 及 47 000 的抗原中的一个或多个相结合，通过酶标抗人 IgG 或 IgM 抗体可显色抗原条带，从而做出诊断。

2　干扰因素

样本的正确留取及贮存可影响检测结果的准确性和检测阳性率。应尽量使用新鲜标本，尤其是用于暗视野显微镜法检查的标本，取样后应尽快检测，因为梅毒螺旋体对氧、热、非生理性 pH 和干燥很敏感，易失去活力。对于一期和二期梅毒可采取病灶分泌物、淋巴结穿刺物或活检组织，三期梅毒可取活检组织做检查。采集标本时要戴手套。如在硬性下疳皮肤黏膜损害处取材，需先用浸过生理盐水的棉花球轻轻擦去覆盖的痂皮，然后用盖玻片沾取渗出液。若由淋巴结取材，则先用针头穿入淋巴结，注入少量无菌生理盐水，再吸取少量淋巴液。新生儿可以获取口腔样本进行检测，而神经梅毒患者可留取脑脊液（CSF）检测，阳性率会明显增高。溶血标本会影响结果判定。标本需贮存时，一般 2～8℃条件下标本可保存 3 d，需长期保存的样本必须 –20℃保存，忌反复冻融。

3 质量控制

实验室应开展梅毒血清学室内质控，应每年至少两次参加由专业管理机构组织的室间质量评价活动。定性试验的检测结果与预期值一致，为合格；半定量试验的检测结果≤ ±1 滴度预期值，为合格。

三、正常参考值及临床意义

未感染梅毒螺旋体者检测结果为阴性。

梅毒属于常见慢性系统性性传播疾病，主要是由梅毒螺旋体入侵机体所致，可分为一期梅毒、二期梅毒、三期梅毒、潜伏梅毒及先天性梅毒。前四种属于获得性梅毒，主要是通过性接触传播，占比超过 95%；先天性梅毒则是通过母婴胎盘传播，占比不足 5%。近年来，随着生活方式的改变，人们的性观念发生转变，导致梅毒的发病率出现增高趋势（Patton et al，2014；de Voux et al，2017）。

梅毒螺旋体倾向于在接种点繁殖，在 9～90 d 的潜伏期后形成原发性生殖器溃疡，随后很快进入血液。在成人中，首先表现为小斑点，变为丘疹，转而溃烂，典型溃疡（一期下疳）为基部清洁、相对缺血的单个无痛病变。病灶常见于男性的冠状沟、龟头或阴茎干上，以及女性的外阴、阴道壁或子宫颈。生殖器以外病变罕见，但口下疳的发生可以是口交的结果，肛周及直肠病变常见于男-男性行为者或者进行肛交的女性。由于经常无痛，原发病灶可能被忽视。如不及时治疗，溃疡会在 3～8 周内自行缓解，不留疤痕。原发性生殖器下疳通常伴有双侧腹股沟淋巴结肿大，典型表现为不连续、无痛。未经治疗的患者，在最初感染后大约 6 周至 6 个月可能发生疾病的第二阶段发作（二期梅毒），主要特征是均匀分布、无刺激性的皮疹，可能是黄斑、丘疹或鳞屑性丘疹，常见于手掌和脚底。皮疹可伴有全身淋巴结病、发热、头痛和全身不适。在温暖、潮湿的部位，如外阴或肛周区，皮疹可能增大形成称为扁平湿疣（升高的疣样结构）的病变，或在黏膜表面形成称为"蜗牛轨溃疡"的表面灰白色匐行性病变。如果二期梅毒仍未得到诊断和治疗，该病的所有可见表现自行缓解，患者进入可能会持续多年的隐性期（隐性梅毒），如在感染后 1 年内为早期隐性，否则为晚期隐性。三期梅毒通常被认为是该病的破坏性阶段，可分为良性梅毒（梅毒瘤最常见于皮肤、软骨和骨）、心血管梅毒（梅毒瘤见于主动脉壁、脑血管）及神经梅毒（梅毒瘤见于脑和脊髓），它们可以共存。如果患者合并 HIV 感染，病程可以明显加快。通过血清学检测结合影像学检测可以明确诊断。

梅毒实验室检测主要有病原学和血清学检测。病原学检测对标本采集及实验人员操作要求较高。目前，多数医院采用的是便于采集、操作的血清学检测。感染梅毒螺旋体4~10周，人体血清中即可产生抗梅毒螺旋体抗原的特异性抗体以及抗类脂抗原的非特异性抗体。TP抗体为阳性只能说明正在感染或既往感染，不能作为梅毒疾病活动与否的判定依据，也不能作为治疗监测手段。非特异性抗体检测（TRUST和RPR试验）可用于有临床症状的梅毒患者的辅助诊断筛查检测和治疗效果的监测，治疗成功后，抗体滴度应显著下降（至少下降4倍）；应当注意的是，任何后续滴度上升（4倍或更高）可能提示复发或再感染。而梅毒特异性抗体检测的特异性和灵敏度较高，可以用于梅毒早期感染的辅助诊断。临床上，一般先进行非特异性抗体检测筛查，如果反应阳性，用特异性抗体检测确证，如果没有任何临床表现，间隔一段时间后，再用非特异性抗体滴度试验确定是否为感染活动期（活动期滴度上升明显）。如果患者进行治疗，亦用非特异性抗体滴度试验监测疗效。但早期梅毒患者、先前治疗过的早期以及罕见的晚三期感染者，非特异性抗体试验结果可能为阴性而特异性抗体试验结果阳性，故可以常规开展特异性抗体检测的临床实验室应开展相关检测。而且，在开始任何治疗和性伴告知行动前，应对患者的体检结果、疾病既往史和最近性接触史风险给予相当重视。

梅毒血清学试验方法也都有各自的局限性，一般而言，敏感性高的试验可作为筛查试验，而确证则考虑选用特异性较高的试验。应根据不同的检测人群、检测目的及实验室条件制订合理的检测策略，减少误诊和漏诊的发生，为尽早制订治疗计划提供可靠的依据。梅毒检测结果为阳性或可疑时，应进行随访并结合临床综合考虑。

先天性梅毒诊断时，新生儿血清学试验阳性可能来自母体抗体被动转移，只有新生儿血清中非特异性抗体滴度相比产妇显著升高（大于4倍以上）才有诊断意义。另外，特异性IgM型抗体的检测对先天性梅毒和早期梅毒的诊断很有帮助。

第七节　人乳头瘤病毒感染的检测

人乳头瘤病毒（human papilloma virus，HPV）属于乳头多瘤空泡病毒科乳头瘤病毒属，是一种双链闭环的球形DNA病毒，由蛋白外壳和核心DNA构成，具有高度种属特异性和嗜上皮性（人的皮肤和黏膜上皮细胞为其宿主细胞），主要引起皮肤黏膜的良、恶性增殖性疾病（Carcopino et al，2011）。HPV为小双链DNA病毒，直径45~55 nm，衣壳呈20面体立体对称，含72个壳微粒，没有囊膜。HPV基因组包含早期蛋白编码（E）区、晚期蛋白编码（L）区和非编码区（NCR）3个功能区域（Schiffman et al，2016）。L1蛋白为属特异性抗原，是各型间共有抗原，L2蛋白为型特异抗原，各型间不发生交叉反应。目前已发现有上百种病毒亚型，约30~40种感染生殖道。根据生物学特征和致癌潜能，HPV被分为低危型（low-risk，LR-HPV）和高危型（high-risk，HR-HPV）两类（Muñoz et al，2003）。LR-HPV如HPV6、11、42、43、44等，主要诱发外生殖器和皮肤的尖锐湿疣（condyloma acuminate，CA），低度外阴、宫颈上皮内瘤变及其他部位的疣类病变和低度上皮内瘤变等，以HPV6和11最常见；HR-HPV如HPV16、18、31、33、35、39、45、51、52、56、58、59、68等，主要引起外生殖器癌、宫颈癌，高度外阴、宫颈上皮内瘤变及其他部位恶性病变等，其中最为常见的是HPV16和HPV18感染（福建省海峡两岸精准医学协会HPV感染疾病专业委员会，2017）。另外，妊娠期HPV感染可通过母婴传播的方式导致婴儿感染，造成新生儿喉乳头瘤等疾病，死亡率较高，故妊娠期HPV的感染状况不仅关系到育龄女性的健康，也涉及新生儿的健康问题。

HPV感染可通过性接触、密切接触、间接接触和母婴垂直感染等方式传播，其中70%~90%的HPV感染患者能够在1~2年内靠自身免疫系统自行清除病毒，约10%~15%的感染者会出现持续感染的状态，并进一步引起恶性肿瘤阶梯式发生（Saslow et al，2012）。1974年德国科学家哈拉尔德·楚尔·豪森首次提出宫颈癌的发生与HPV感染有关，1983和1984年相继在宫颈癌组织中发现了HPV16和HPV18。1989年，Keerti Shah发现99.7%的宫颈癌与HPV感染有关，证实宫颈癌与HPV感染有直接关系。1995年，WHO指出高危型HPV的持续性感染是宫颈癌的主要病因。2008年，豪森因关于HPV与宫颈癌的杰出研究荣获诺贝尔生理学医学奖。

2012年，全球宫颈癌新发病例数为52.7万例，由宫颈癌造成的死亡病例数达26.5万例，发病率逐年增高，呈年轻化趋势，每年平均以3%的速度增长。宫颈癌在撒哈拉以南的非洲、拉丁美洲、加勒比地区和美拉尼西亚发病率最高；在西亚、澳大利亚/新西兰和北美洲地区发病率最低（Torre et al，2015；Bruni et al，2010）。每年我国新发病例约13万例/年，死亡病例约2万例/年，居我国女性生殖系统恶性肿瘤发病率第一位。HPV感染是宫颈癌主要病因，持续高危型HPV感染可引发宫颈病变及宫颈癌（Thunga et al，2016）。所以早期筛查、诊断和治疗已成为预防和控制宫颈癌发病和死亡的关键。

HPV检测方法不同，各有特点。

一、检测方法

1　形态学方法

1）薄层液基细胞学检测技术（thin-cytologic test，TCT）

（1）原理：凹空细胞是HPV感染的主要形态学改变，取材样本经处理后制成脱落细胞薄片，染色使细胞着色后，再通过分析细胞形态判断病毒感染状态。

（2）器材和试剂：① 细胞保存液。② 全自动细胞制备仪。③ 待测细胞样本。

（3）操作：① 将装有脱落细胞的保存液瓶放入全自动细胞制备仪，将样本细胞经混匀、过滤、转移，最后贴附到玻片上。② 将玻片进行固定染色，最后在显微镜下观察诊断。凹空细胞表现为细胞核异型、深染，围以清晰的晕，细胞不规则，角化不良或角化不全。

2）电镜检查

（1）原理：利用电子显微镜对组织细胞的显微结构进行观察，将活检标本负染，在电镜下见到特征性的病毒颗粒，即可做出诊断。

（2）器材和试剂：① 戊二醛固定液、1% 锇酸溶液、PBS 漂洗液、染液、乙醇等。② 透射电子显微镜。③ 待测样本。

（3）操作：① 根据要求进行标本的固定、脱水、制片和染色等操作。② 结果判读。在电镜下观察，判断结果。

2　血清学检测

1）HPV 抗原的检测

（1）原理：HPV 感染人体表皮细胞后，在细胞内增殖合成衣壳蛋白而成为 HPV 抗原成分，免疫酶染色可检测感染组织细胞内的 HPV 抗原成分，判断有无 HPV 感染。

（2）器材和试剂：① 专用检测试剂盒。② 酶标仪、洗板机、恒温培养箱等。③ 待测标本。

（3）操作：① 加样，设置阴阳对照及空白对照。② 恒温孵育，添加酶标记物，显色。③ 结果判读。

2）HPV 抗体的检测

（1）原理：在 HPV 感染早期，由于感染时间短，HPV 尚未诱导产生抗 HPV 抗体，血清中可能检测不到抗 HPV 抗体。随着 HPV 感染时间延长，HPV 诱导产生抗 HPV 抗体，并可在血清中检测到，且抗体阳性亦可反映曾感染该病毒。

（2）器材和试剂：① 专用检测试剂盒。② 酶标仪，洗板机，恒温培养箱等。③ 待测标本。

（3）操作：① 加样，设置阴阳对照及空白对照。② 恒温孵育，添加酶标记物，显色。③ 结果判读。

3　分子生物学方法

1）HPV-DNA 检测

（1）聚合酶链反应（polymerase chain reaction，PCR）

原理：在 DNA 聚合酶催化作用下，利用特异性引物选择性扩增 HPV 的 DNA 进行检测。

器材和试剂：① 荧光定量 PCR 仪、金属浴、离心机等。② 专用 HPV 分型核酸测定试剂盒。③ 待测样本。

操作：① 按试剂盒操作说明书对采集的标本进行核酸提取、加样等处理。② PCR 扩增。按说明书设置循环参数。③ 结果判读。

（2）核酸分子杂交技术

① DNA 印迹杂交（Southern blotting）

原理：根据碱基互补的原理，利用同位素标记的核酸探针检测 HPV 的核酸，并对病毒 DNA 进行分型。

器材和试剂：① 专用检测试剂盒。② 琼脂糖凝胶电泳系统。③ 待测样本。

操作：① 按试剂盒说明书进行待测样本 DNA 样本的制备、酶切。② 待测样本 DNA 的电泳分离、变性、Southern 转膜和杂交。③ 结果判读。

② 原位杂交（in situ hybridization，ISH）

原理：采用荧光素、生物素或地高辛标记的探针，依据碱基互补配对原理，与组织切片、细胞涂片等标本中的靶序列特异性杂交，经信号放大和显示后，镜下观察结果。

器材和试剂：① 光学显微镜、微波炉、原位杂交加热器、染色缸等。② 专用检测试剂盒。③ 待测样本。

操作：① 切片，将样本组织转移至载玻片。② 脱蜡及水化。③ 根据试剂盒说明书进行微波、杂交、信号放大和显色处理操作。④ 结果判读。上皮细胞棕褐色着色。

③ 第二代杂交捕获法（hybrid capture 2，HC Ⅱ）

原理：采用 RNA 探针与对应基因进行杂交，形成 RNA-DNA 混合物被标记有特异性单克隆抗体的微孔板捕获，通过加入底物进行化学发光比色，光的强弱对应标志物碱性磷酸酶含量的高低，从而确定待测的 HPV-DNA 的含量。

器材和试剂：① 专用 HPV DNA 试剂盒。② HC-Ⅱ基因杂交信号扩大系统、酶标板等。③ 待测样本。

操作：① 将取材的脱落细胞离心处理。② 按试剂盒说明书进行变性、杂交、抗体捕获和杂交检测等操作。③ 结果判读。HPV 阳性判断标准为检测样本的相对光单位（relative light unit，RLU）/ 标准阳性对照的 RLU ≥ 1.0。

④ 低密度基因芯片导流杂交技术

原理：先将含病毒基因的 DNA 进行扩增，然后利用核酸分子快速导流杂交技术，使目标分子导流穿过固定有 DNA 探针的低密度基因芯片薄膜上，捕捉到的目标分子跟探针发生快速杂交产生复合物，而不受限制的分子则穿过芯片被清除。

器材和试剂：① 专用试剂盒，如 HPV DNA 抽提试剂盒、HPV 基因微阵列分型检测试剂盒等。② 核酸分子快速杂交仪。③ 待测样本。

操作：① 样本 HPV DNA 提取。②PCR 扩增。③ 核酸分子快速导流杂交。④ 结果判读。按芯片上 HPV 亚型分布的相应着色位点判断。

⑤ Invader 技术

原理：根据目标 DNA 设计侵入探针和初始探针，初始探针含与待测模板无关的 5′ 侧翼（flap），与靶序列特异性结合后，侵入探针 3′ 端侵入到初始探针与模板杂交双链中形成一个三碱基重叠结构，flap 核酸内切酶能够识别这种侵入结构，切割下游探针 5′ 端，释放出与模板不互补的 flap 片段。产生的 flap 片段可与体系中的荧光共振能量转移（FRET）探针结合再次形成侵入结构，切割 FRET 探针的淬灭基团使其发出荧光，通过检测荧光信号来判断靶标是否存在。

器材和试剂：① 专用试剂盒。② 荧光测读仪、温度循环仪等。③ 待测样本。

操作：① 按操作说明书进行磁珠分离核酸提取、酶切信号放大和荧光检测操作。② 结果判读。

（3）基因芯片技术

原理：采用 PCR 扩增 HPV 待测靶标片段，然后将扩增产物变性，与固定在固相支持物表面的分型检测探针进行杂交，最终通过荧光标记、酶标记显色等方法判别 HPV 的具体型别。

器材和试剂：① PCR 扩增仪、杂交仪、离心机、基因芯片检测阅读系统等。② 专用试剂盒。③ 待测样本。

操作：① 待测样本 HPV DNA 提取。② 按试剂盒说明书进行 PCR 扩增、核酸分子杂交、化学显色等操作。③ 结果判读。

2）HPV E6、E7 mRNA 检测——Aptima 法 HPV E6/E7 mRNA（A-HPV）检测技术

（1）原理：基于转录介导的扩增（transcription-mediated amplification，TMA）技术和双动力化学发光技术。

（2）器材和试剂：① 专用检测试剂盒。② QuantiVirus™ 冷光仪、恒温箱等。③ 待测样本。

（3）操作：① 取样。根据要求采集待测样本。② 按试剂盒说明书进行标本裂解、配制检测缓冲液、布板、信号放大和读板等操作步骤，定量检测 HPV E6/E7 mRNA。③ 结果判读。结果为光子数，计算机将光子数转换为拷贝数（copies/ml），以拷贝数为单位计算，根据试剂盒说明书中阳性 HPV E6/E7 mRNA 拷贝数标准进行判断。

二、方法学评价与质量控制

1　方法评述

早期 HPV 的检测以醋酸白试验和涂片行巴氏染色最常用。所谓醋酸白试验，即用 3%～5% 醋酸溶液涂于待检的皮损部位及其附近的皮肤、黏膜上，在 2～5 min 内可观察到 HPV 感染的病灶部位变白隆起，肛门病损可能需要 15 min 左右。如用 4～16 倍的放大镜观察则更为清楚。其原理是受 HPV 感染的细胞增生过多，细胞的角蛋白与醋酸凝固后可变白。该试验敏感性很高，但不特异，假阳性较常见。涂片行巴氏染色时，HPV 感染特征性细胞学改变是可见由 HPV 引起的凹空细胞。此方法简单易行、经济实用，但其敏感性低，假阴性率高。目前已被 TCT 取代。

TCT 操作标准化，其检测准确度高于常规的涂片行巴氏染色，在临床上用于大规模普

查和筛查，但不能对 HPV 进行分型。

电镜检查法准确率高，但费时，仪器设备昂贵，且检出阳性率低，不便于对 HPV 进行分型，目前应用较少。

因人体对 HPV 产生免疫应答有一定的迟滞性，HPV 病毒不能在体外培养，人体感染 HPV 后血清中可出现 HPV 抗体，抗体的出现通常在机体感染 HPV 1~2 个月后，且此抗体无保护作用，非宫颈癌患者所特有，抗体可持续存在数月至数年，血清出现 HPV 抗体的阳性率在 50%~90%。所以血清学检测存在漏检及对宫颈癌的诊断不具有特异性，临床应用有所限制。但需注意的是，随着 HPV 疫苗的出现，接种后检测 HPV 抗体可衡量疫苗的效果，但保护作用与免疫的关系尚待确定。

DNA 印迹杂交在早期 HPV 检测研究中运用比较多，但该方法敏感性低、耗时，不适于临床 HPV 分型的检测应用。

原位杂交不需要从组织细胞中提取核酸，不受组织中细胞内其他成分的影响，可完整地保持组织和细胞的形态。但该法灵敏度较低，实验周期长，操作复杂，实验过程易受到多方面条件限制，无法同时检测多份标本。

杂交捕获法（HC-Ⅱ）在 1999 年成为被 FDA 认证的第一个 HPV 检测技术，用以对 13 种高危型别 HPV 进行定性和半定量测定，是 HPV 检测的"金标准"。目前 HC-Ⅱ 与细胞学检查联合应用，是筛查宫颈癌的最佳方案。HC-Ⅱ 检测法不能分型，对实验条件和操作技术要求较高，容易引起交叉反应导致假阳性结果，从而降低特异性。

导流杂交法提升了 DNA 分析的特异性，对 HPV 检测的灵敏度和特异度均在 95% 以上。具有省时、快速检测、背景干净且不会发生常见的交叉污染的优点。

基因芯片法具有微型化、集约化和标准化、高通量等优点。基因芯片的灵敏度和特异性相对其他方法较高，不仅可用于分型，而且可以对多个型别的混合感染情况同时进行检测，但检测费用较高。

Aptima HPV-mRNA 检测是 FDA 认证的第一个 HPV mRNA 检测技术，能够对 14 种 HR-HPV E6/E7 mRNA 进行检测，特异性高。HPV E6/E7 mRNA 是有致癌作用的 mRNA，故与 HPV DNA 检测相比，可有效减少 HPV 一过性感染的检出，并有较好的预测价值，从而减少不必要的阴道镜组织学检查，并减轻患者的心理压力，降低医疗费用。

2　干扰因素

合适的样本及样本的恰当处理对获得准确结果至关重要。其他病毒感染以及人为因素均有可能造成细胞内出现空泡或凹空样变；取材、染色及主观判断等因素都会对 TCT 检测结果造成影响。一些非特异荧光较难去除时可影响免疫荧光法的结果。一些外源性干扰因素，如血标本的采集、贮存等不当（标本溶血、贮存时间过长、反复冻融等）都会影响各试验的检测结果。拭子、擦伤处和组织活检标本应以病毒运输液采集，室温 24 h 内或 4℃ 4 天内运送到实验室是合适的。

3 质量控制

实验室应进行室内质控。在检测患者样本同时应进行质控品的检测，若质控结果未满足接受标准，样本则需重测；要确保试剂盒和质控品都在有效期内，并正确使用；样本采集及样本处理过程中应严格操作，避免污染；应定期参加实验室室间检测能力验证活动。

三、正常参考值及临床意义

未感染人乳头瘤病毒者检测结果为阴性。

HPV 感染者早期多无特异性表现，病毒活性在几个月后往往可以自行消失，并不会引起恶变。大量研究表明高危型 HPV 的持续性感染是诱发宫颈癌的主要病因，从 HPV 感染到宫颈癌发生一般需要 10~20 年，因此，实时早期筛查、普及 HPV 相关知识显得尤为重要。目前临床常用的 HPV 感染筛查检测手段有实时荧光定量 PCR、第二代杂交捕获法、酶切信号放大法等。

在宫颈良性病变中，HPV DNA 多以游离形式存在于细胞染色体外；在恶性肿瘤中，HR-HPV DNA 一般与宿主细胞内的染色体整合，这些 HPV 序列通常表达病毒 E6、E7 癌基因，转录形成 E6/E7 mRNA，进一步翻译形成 E6、E7 蛋白。因此，HPV DNA 检测有较高的临床敏感性，其阳性只能表明病毒的存在，无法分辨病毒是否整合到宿主 DNA 中，不能有效监控宫颈病变进程。HPV E6/E7 mRNA 检测阳性表示宫颈细胞有高危 HPV 感染及病毒癌基因 E6/E7 处于活动期，暗示宫颈细胞正处于病变转化活跃期，患者有一定宫颈病变风险。

目前，美国 FDA 相继批准了 4 个宫颈癌相关高危型 HPV 检测，依次分别是基于杂交捕获技术的 HC-Ⅱ、基于酶切信号放大技术的 Cervista HPV、基于实时荧光 PCR 技术的 Cobas HPV 和基于转录介导等温扩增技术的 Aptima HPV。前三种 HPV 检测虽然采用不同的技术原理，但都是检测 HPV DNA 的，属于第一代的高危型 HPV 病毒检测方法；而最新被 FDA 批准的 Aptima HPV 是唯一针对高危型 HPV E6、E7 mRNA 的检测，属于新一代的检测方法。2006 年欧洲生殖器感染和肿瘤研究组织（EUROGIN）将 HPV E6/E7 mRNA 检测作为宫颈癌筛查的重点研究内容之一。

HPV 感染的检测已成为筛查和预防宫颈癌的关键问题之一，分型检测对临床宫颈上皮内瘤样变（cervical intraepithelial neoplasia，CIN）筛查、宫颈细胞学异常的评估和管理、病程的进展、CIN 治疗后的随访以及人群的流行病学状态和病毒疫苗的研制都有重要意义。

生殖器湿疣（尖锐湿疣）是由 HPV 所致的生殖器皮肤或黏膜的增生性病变。其主要经性交接触，通过黏膜和破损的皮肤传播；其次是母婴传播，即从已感染的产道传染给婴幼儿；再次是少数可通过内裤、浴盆、浴巾等间接传播。潜伏期 1~6 个月。生殖器湿疣通常表现为柔软、潮湿，呈粉红或灰色的细小息肉，长大后可成为有蒂的肉赘，常成簇分布，表面与花椰菜相似，常发生于温暖潮湿的包皮下区、冠状沟、尿道口内、阴茎体上和肛门。HPV 可反复感染，亦可不同亚型同时感染。男性包皮环切对预防 HPV 感染有益。病变治疗后有复发倾向。

HPV6 和 11 型亦可引起复发性呼吸道乳头状瘤病（RRP），比较罕见。其特征是上呼吸道反复疣样生长（乳头瘤），但可累及下呼吸道，造成显著发病率和死亡率。咽部最常受到影响，致使声音改变，年幼儿童可能会出现气道堵塞。临床诊断是通过喉镜 / 支气管镜观察特征性疣状病灶。病变是良性的，但停药后易频繁复发。

第八节　单纯疱疹病毒感染的检测

单纯疱疹病毒（herpes simplex virus，HSV）是最早发现的人类疱疹病毒，也是所有人类病毒性疾病中最常见的病毒。HSV 属于疱疹病毒科 α 疱疹病毒亚科单纯病毒属，是一种有包膜的双链 DNA 病毒，其基因组长度约为 152 kb（Widener et al，2014）。HSV 是一种慢性终身性病毒感染的病毒，主要通过直接密切接触和性接触传播，近年来其感染在全球有较大的增长趋势。人类经口腔、呼吸道、生殖器黏膜或破损皮肤感染该类病毒后可出现全身性疾病，常见的临床表现如角膜炎、结膜炎、龈口炎、脑炎、生殖器疱疹和新生儿的感染等（Ramchandani et al，2016）。根据单纯疱疹病毒包膜糖蛋白 G（gG）抗原性的差别，单纯疱疹病毒可分为 HSV-1 和 HSV-2 两种血清型。两者基因组同源性为 50% 左右（Ireland et al，2016），故两种血清型间有许多生物相似性与抗原交叉反应。HSV-1 主要是通过呼吸道、皮肤和黏膜密切接触传播，感染腰以上部位的皮肤黏膜和器官，与口、唇的皮肤黏膜及中枢神经系统的感染有关。口和口周围发生的疱疹，99% 是由 HSV-1 感染引起的。HSV-2 主要经性行为传播，主要侵犯生殖器与肛门及其周围部位，通过生殖器接触而感染，与生殖器疱疹、新生儿疱疹及宫颈癌的发生相关，临床主要表现为生殖器疱疹（中国医师协会皮肤科医师分会临床诊疗指南委员会，2009）。世界卫生组织（WHO）报道，全球约 90% 的人群感染了单纯疱疹病毒，近 40%～60% 早期感染 HSV 患者无临床症状或症状不显著，隐性患者及无症状者是该病的主要传染源（Patel et al，2017）。

生殖器疱疹（genital herpes）是由单纯疱疹病毒感染生殖器与肛门及其周围部位皮肤黏膜，以疼痛性水疱及浅表溃疡为主要特征的一种慢性复发性性传播疾病，按照中华医学会生殖器疱疹临床诊疗指南的分型，生殖器疱疹可分为初发性（initial episode）、复发性（recurrent episode）、亚临床 HSV 激活（subclinical reactivation of HSV）等类型，此外还存在一些特殊类型，临床表现具有各自特点（中华人民共和国国家卫生和计划生育委员会，2018）。多数复发性生殖器疱疹是由 HSV-2 引起，然而，HSV-1 所致的肛门生殖器疱疹病毒感染的比例越来越高，尤其在年轻女性和男－男性行为者（MSM）中更为突出（柯吴

坚 等，2016）。此外，生殖器疱疹尚可使患者获染 HIV 的风险提高 2～3 倍，HSV-2 近期感染者此风险更高（Freeman et al，2006）。HSV-1 还可能参与引发多发性硬化症，导致男性不育。

据世界卫生组织估计（World Health Organization，2017）：截至 2012 年，全球 50 岁以下罹患 HSV-1 型感染者达 37 亿（占人口总数的 67%），其中非洲感染率最高（87%），美洲最低（40%～50%）；全世界有 1.4 亿 15～49 岁的人患有生殖器 HSV-1 感染，患病率因地区而异，多数生殖器 HSV-1 感染发生在美洲、欧洲和西太平洋地区。

由 HSV-2 引起的生殖器疱疹已成为一个全球性问题，截至 2012 年，全世界 15～49 岁罹患由 HSV-2 感染引起的生殖器疱疹患者数达 4.17 亿人次（占人口总数的 11%），女性多于男性（女性感染者 2.67 亿，男性感染者 1.5 亿），非洲感染率最高（31.5%），其次是美洲（14.4%），新发感染者以青少年为主，并且感染率随着年龄的增长而增加。

单纯疱疹病毒感染的检测包括直接从皮损处检测出病原体和间接的相关抗体检测，目前实验室常用检查方法主要包括细胞学检查、病毒培养、抗原检查、核酸检测和血清抗体检测等。

一、检测方法

1 细胞学检查

常采用疱疹液、皮肤黏膜病灶刮取物、活检组织，在免疫电镜下特异性地检查感染细胞和组织标本，可发现细胞内有不成熟的病毒颗粒。也可将标本涂片用吉姆萨染色或巴氏染色，于光学显微镜下检查多巨细胞和细胞内嗜酸性包涵体。

2 病毒分离培养法

（1）原理：HSV-1 和 HSV-2 都能产生典型的细胞病变效应（cytopathic effect，CPE），表现为初始时细胞质颗粒增粗、细胞变大变圆，继而细胞肿胀，气球样变，可见融合细胞或多核巨细胞，细胞核内有包涵体。

（2）器材和试剂：① 敏感细胞株，如非洲绿猴肾细胞（Vero）、宫颈癌细胞（HeLa）等。细胞生长培养液、细胞生长维持液等。② 二氧化碳培养箱、倒置显微镜、恒温离心机、旋涡振荡器等。

（3）操作：① 制备单层细胞。② 标本接种。③ 细胞病变效应（CPE）观察。接种标本后每天观察 CPE，初步判断培养结果。培养结果阴性或可疑阳性者，应观察至第 7 d，或者收集细胞及上清液，重新接种于新鲜细胞。④ 病毒传代。⑤ 病毒临床分离株的鉴定和分型。常用单克隆抗体免疫荧光试验进行分型。⑥ 结果判读。

3 抗原检测

1）免疫荧光试验

（1）原理：抗原-抗体反应原理。荧光色素标记在抗体上，与其相应的抗原结合后，在荧光显微镜下呈现一种特异性荧光反应。

（2）器材和试剂：① 专用检测试剂盒。② 荧光显微镜、恒温培养箱等。

（3）操作：① 待检标本涂片固定。② 按照试剂盒说明书进行抗体孵育、漂洗、干燥、封片等操作。③ 结果判读。HSV 抗原阳性时，上皮细胞的细胞质和细胞核内可见亮绿色荧光；而阴性时，上皮细胞则复染成橙红或暗红色，无亮绿色荧光。

2）酶联免疫吸附测定（ELISA）

（1）原理：将 HSV 抗体包被在固相载体的表面，加入待检样本和酶标记的 HSV 抗体，加底物显色，用酶标仪测定检测结果。

（2）器材和试剂：① 专用 HSV ELISA 试剂盒。② 酶标仪、洗板机、恒温培养箱等。

（3）操作：① 加样。设置空白、阴性和阳性对照。② 根据试剂盒说明书进行加酶标记物、孵育、加酶反应底物、显色等操作，并在酶标仪上读取 OD 值。③ 结果判读。标本 OD 值大于或等于阈值为阳性，小于阈值为阴性。

4 单纯疱疹病毒核酸扩增试验

（1）原理：PCR 检测技术，即选择 HSV 病毒某段特定基因序列（一般多为保守序列）设计引物，由于引物与病毒该段基因存在特异的互补性，当加入 DNA 聚合酶后，就会在引物的引导下合成该片段，序列片段通过人为条件扩增放大后，就可以通过电泳或荧光标记探针检测出扩增产物的存在，从而证实 HSV 感染。

（2）器材和试剂：① 专用 HSV 实时荧光 PCR 试剂盒。② 荧光定量 PCR 仪、高速离心机等。

（3）操作：① 标本洗脱。待检标本经无菌生理盐水充分洗脱，离心备用。② 按照试剂盒说明书进行 DNA 提取、加样、扩增等操作。③ 结果判读。

5 单纯疱疹病毒型特异性抗体检测

（1）原理：抗原－抗体反应原理。通常用 HSV 特异性糖蛋白 G2 来诊断 HSV-2 感染，用糖蛋白 G1 来诊断 HSV-1 感染。

（2）器材和试剂：① 型特异性抗体诊断试剂盒（ELISA 或 EIA 试剂盒）。② 酶标仪、洗板机、恒温培养箱等。

（3）操作：① 加样。按试剂盒说明书要求进行标本稀释，加样，设置空白、阴性和阳性对照。② 加酶标记物、孵育、加底物、显色、测定 OD 值。③ 结果判读。标本 OD 值大于或等于阈值为阳性，小于阈值为阴性。

二、方法学评价与质量控制

1 方法评述

细胞学检查受取样部位和病变时机的影响，敏感性和特异性不高，不适于临床大规模检测之用。

病毒分离培养法是 HSV 检测的"金标准"，对病毒分离特异性强，但敏感性低，对复发感染者的敏感性更低，且可进行分型，是生殖器疱疹病例确诊的依据。但该法存在操作较复杂、条件要求高、标本易于污染等问题，一般较少用于临床常规检查。

直接免疫荧光试验快速、便宜，可在数小时内取得结果，且特异性可达 95%，检测水疱皮损阳性率较高，并可对 HSV 进行分型（用型特异性的荧光标记单克隆抗体），但需用荧光显微镜，且敏感性低于核酸检测。

ELISA 和 PCR 是两种灵敏度、特异性较高且临床应用较为简便的实验室检测方法。ELISA 是一种将抗体的特异性和酶的生物学放大作用有机结合在一起的特异而敏感的免疫学检测方法，酶可以直接标记在抗体上以检测 HSV 抗原，也可以与抗酶抗体形成免疫复合物（peroxidase-anti-peroxidase，PAP），根据抗原抗体结合的特异性，用已知的抗原检测出特异性抗体。随着检测技术的进步，实时荧光 PCR（FQ-PCR）逐渐取代传统的 PCR 检测法，具有更高敏感性和特异性，同时减少了假阳性的概率。

HSV 型特异性抗体检测可用于原发性 HSV 感染，区分初发性生殖器疱疹是原发感染还是非原发感染。并被推荐为对有复发性生殖器症状、非典型病变，或病变愈合和 HSV 培养阴性患者生殖器疱疹诊断的一种辅助手段。

2 干扰因素

病毒分离培养法检测 HSV，操作复杂费时，技术要求高，其敏感性与红斑、水疱、结痂等不同皮损形态有关，并且分离培养的成功率与标本采集、标本中活病毒数量以及标本的运送和保存等多种因素有关，通常感染几天后是培养的最佳时机。水疱的病毒培养成功率相对较高，随着溃疡的愈合，培养的敏感性迅速下降。病毒分离培养法很难在临床推广。

免疫荧光试验检测的是有活力的病毒，所以检测水疱皮损阳性率较高。

PCR 反应过于灵敏，因此容易出现样本间的污染导致假阳性。FQ-PCR 所需检测仪器价格昂贵，实验场所必须达到国家规定的 PCR 实验室条件，实验操作人员必须经严格的岗前培训并具有相应的资质。而且，每次检测过程中需同时带有阴性、弱阳性和阳性对照。

ELISA 法同样具有较高的敏感性和特异性，但操作较 PCR 复杂。

需要注意的是，由于 HSV 的脱落是间隙性的，各种检测方法单次未检测到 HSV，并不能排除不存在 HSV 感染。

3 质量控制

实验室应选择经过严格质量认证和临床评价的试剂盒，并严格按操作方法进行操作，不同批号试剂禁止混合使用。应保证试剂在有效期内使用，并设置试剂盒内部对照及室内质控品对照。应规范检测报告，整理实验过程中的各项记录存档，并定期参加实验室室间检测能力验证活动。

标本的正确留取是保证结果准确的首要前提。可通过擦拭皮肤、黏膜、生殖器病变部位和从无症状感染患者先前皮肤黏膜感染部位采集样本。

（1）对于新近病变，选择采集水疱液或小水疱渗出物的方法。含高浓度病毒的大水疱的水疱液可用结核菌素注射器抽出；抽吸后，去除水疱的表皮，用力擦拭病变基部取得感染的上皮细胞。

（2）对于陈旧病变，诊断率极低，可告知患者当出现新的病变时返回采样，或者可用拭子在其他部位如尿道、阴道或子宫颈取样。

（3）用于培养的样本，采样后立即放入含 1 ml 细胞培养用相应病毒运输培养基的小瓶中，4 h 内送达实验室予以培养。如果时间较长，置于 4℃ 保存，一般不得超过 48 h，不建议放在 −20℃ 冷冻保存，因为经过冷冻 / 融化后病毒回收率大大降低。

（4）男性皮肤或黏膜病变采样时，先用无菌针除去囊泡外皮，再用无菌拭子采集囊泡内容物，直接涂片用于免疫荧光染色，或引入病毒培养基或核酸检测运输小瓶。

（5）男性尿道采样时，先用沾有生理盐水棉签清洁尿道外开放区域，缩回过长的包皮，以避免采样时污染，然后将无菌棉签小心插入外尿道口，深至 0.5 ~ 2 cm，并采集尿道分泌物检测。

（6）女性尿道采样时，先用无菌纱布片擦拭清洁阴道口，小心将无菌拭子插入尿道，深至 0.5 cm，采集分泌物测试。

（7）女性宫颈采样时，插入事先用温水浸湿的阴道窥器，并用无菌纱布片彻底清洁宫颈管开口，小心地将无菌棉签插入宫颈管，深至 2 cm，并采集病变物质。

（8）当患者曾有过肛交、有肛门直肠炎，或肛周皮肤或肛门皱褶增厚时，从直肠取材。

三、正常参考值及临床意义

未感染单纯疱疹病毒者检测结果为阴性。

单纯疱疹病毒（HSV）能引起多种感染，如黏膜皮肤表面感染、生殖器和肛门感染、中枢神经系统感染等。研究认为 HSV-2 感染者感染 HIV 的风险是常人的 3 ~ 4 倍，女性生殖器 HSV 感染发生宫颈癌的概率增大，孕妇感染 HSV 可使胎儿产生先天性感染，诱发流产、早产、死胎、畸形，新生儿 HSV 感染病死率高，幸存者常有后遗症（张婧 等，2016）。近 40% ~ 60% 早期感染 HSV 患者无临床症状或症状不显著，隐性患者及无症状者是该病的主要传染源，及时发现并采取措施是预防该病传播和及时治疗的关键环节。所以，HSV 的实验室检查显得尤为重要。

人类是 HSV 的唯一天然宿主。HSV 感染潜伏期为 2 ~ 20 d。原发感染时，HSV 通过皮肤或黏膜伤口进入，然后依附并进入上皮细胞并开始复制，接着被游离感觉神经末梢接收，并输送到服务于该皮肤区的感觉神经节。发病初期疼痛程度不一，可见成簇的小疱疹，糜烂后形成表浅的带有红晕的环形溃疡，且可相互融合，数日后溃疡结痂，一般约 10 d 内愈合，有时留有斑痕，但无症状的亚临床型感染者较为常见。从最初感染恢复后，病毒仍终生潜伏于宿主的感觉神经节中，病毒可周期性地从潜伏状态激活并退回至皮肤或黏膜表面的感觉神经。在有病变（临床再激活）或有非常轻微或根本没有症状（亚临床激活）情况下可发生间隙性病毒脱落，从黏膜表面脱落的病毒可传播给性伴侣。反复发作症状往往较初次发作温和，通常在 10 d 内愈合，但也可以较严重，特别是免疫受损的个体。有免疫力的生殖器疱疹患者可频繁反复发作生殖器病变，使患者痛苦并伴有严重心理困扰。一般而言，在疑似 HSV 感染但无皮损或皮损不典型时，可借助抗原检测来诊断亚临床 HSV 激活或不典型生殖器疱疹；初发性生殖器疱疹的病毒载量通常远高于复发性，故初发性生殖器疱疹病毒培养的阳性率较高。

生殖器疱疹感染时病变可发生于生殖器（如男性包皮、冠状沟、龟头和阴茎体部，女性会阴部）、生殖器周围部位（如肛门和肛周）或生殖器外部位（如大腿、眼睛、臀部、手指等），男同性恋者病变更常见于肛门或直肠。常见症状包括上述部位的丘疹或水疱病变，脓疱性病变，生殖器溃疡，会阴疼痛，排尿困难，腹股沟不适或疼痛（周围腺炎），咽部感染（口 - 生殖器接触），尿道、阴道或宫颈分泌物，性交困难，外阴和阴道黏膜充血，尿道炎等，女性的原发感染常常在强度和持续时间上比男性更严重。生殖器疱疹可并发无菌性脑膜炎、广泛水疱和皮疹、尿潴留、影响骶神经的敏感性神经根病、横贯性脊髓炎、自主神经系统功能障碍等。而且，性接触者感染 HIV 的风险增加。有症状者通常出现广泛的生殖器损害，伴腹股沟淋巴结肿大、尿痛和发热。复发性生殖器疱疹通常症状较轻微，进行性病变可持续数周或更长，不能愈合者应检查是否有 HIV 感染。生殖器疱疹感染的最严重后果是阴道分娩时发生感染由母亲垂直传播至新生儿的可能性，这可能导致播散性感染，累及中枢神经系统，有可能导致新生儿死亡。

目前 HSV 特异性抗体的检测，主要针对 IgG、IgM 和 IgA 三种类型的抗体。HSV-IgG 水平表示自然免疫状况，在我国 HSV-IgG 阳性率可达 90% 以上，因此检测意义不大；HSV-IgM 作为 HSV 感染指标具有一定的临床意义。IgM 型抗体通常在感染病毒后 9 ~ 10 d 即可检出，并维持阳性 7 ~ 14 d，个别人 IgM 型抗体甚至可维持 6 周左右。因此，一旦检出 IgM 型抗体，提示患者有病毒新近感染，为新发病例；HSV-IgM 阳性亦可见于 48% 的再次感染者，为潜伏病毒激活的标志之一。疱疹病毒感染有潜伏感染和活动性感染两种形式，潜伏感染时病毒以相对非活性状态存在于细胞内，宿主细胞常常包含多个拷贝的病毒 DNA，大部分保持游离形式，部分能与宿主细胞基因组整合，在某些因素作用下病毒可由潜伏状态转变为活动状态。而 IgG 型抗体阳性、IgM 型抗体阴性时，一般为既往 / 复发病例。由于没有及时发现，此类感染者没有采取对应的预防措施，这是引起生殖器疱疹流行的关键因素，所以实验室诊断对于病程监控、指导治疗方案以及预测疾病进程等方面具有非常关键的价值。应用 CLIA 法联合检测 HSV 特异性抗体 IgM 和 IgG，更有利于帮助查明是最近感染、再次感染还是既往感染。HSV-IgA 是一种与局部免疫有关的抗体，可作为局部感染的间接诊断指标。需要注意的是，单独一次一份标本的抗体阳性一般不能确定是否现症感染，观察抗体的动态变化（急性期与恢复期），诊断价值较高。HSV 抗体检测结果须结合临床综合分析，不能作为确诊或排除依据。目前的抗体检测更多的是用于病毒分型、流行病学调查及回顾性临床分析。

孕前及孕早期育龄妇女应将单纯疱疹病毒作为常规检测项目，对阳性患者早做预防、治疗、处理，可有效提高人口素质，减少各种缺陷性疾病发生。

需要说明的是，抗疱疹药物如阿昔洛韦或伐昔洛韦的长期预防和治疗可导致患者体内病毒产生耐药性，尤其是免疫受损患者。如果在治疗开始后病变大小没有明显减小，病变持续超过 1 周，病变非典型外观，或出现新的卫星病灶，提示治疗失败，可能产生耐药性，其可通过表型分析检测耐受抗病毒药物的病毒，或通过鉴定赋予抗病毒药物耐受性的特异胸苷激酶（UL23）和 DNA 聚合酶（UL30）基因突变来诊断，以区分是随机变异（多态性）还是真耐药突变。

第九节　滴虫的检测

阴道毛滴虫是全世界最普遍的非病毒性性传播感染的病原体。2008 年，世界卫生组织估计全球年龄 15 ~ 49 岁的成人新发阴道毛滴虫病例 2.764 亿，尽管如此，性传播感染防治工作历来对这种病原体重视不够。虽然阴道毛滴虫可引起妇女阴道分泌物异常（滴虫病），并可能是高达 10% ~ 12% 的男性非淋菌性尿道炎的病因，但至少 50% 的女性和 70% ~ 80% 的男性的通常感染可无症状（Unemo，2013）。因此，实验室诊断对滴虫感染治疗的病症管理是必不可少的。

阴道毛滴虫属鞭毛虫纲，是一种寄生于阴道的致病性厌氧原虫，体长 20 ~ 30 μm，能动、卵圆梨形、生有鞭毛，虫体顶端有 4 根，后端有 1 根，体侧有波动膜，前后鞭毛和波动膜为滴虫的运动器官。阴道毛滴虫生长的最适宜 pH 为 5.5 ~ 6.0，适宜温度为 25 ~ 42℃，能通过性接触及污染的物品传播，引起滴虫性阴道炎（刘成玉 等，2013）。

流行病学显示，与衣原体和淋球菌感染率高峰年龄（15 ~ 25 岁女性）不同，阴道毛滴虫感染高峰年龄为女性 40 ~ 50 岁，且女性与男性感染率比高达 4∶1。有关男性阴道毛滴虫感染年龄分布和感染发病机制的资料很有限。

一、检测方法

1　直接涂片法

① 取样：可用阴道拭子、尿道拭子或无菌尿杯分别留取阴道样本、有症状男性的尿道样本及尿液。阴道取样：用含塑料柄的涤纶或人造丝拭子在插入窥器前从后穹隆采样，或者 360° 旋转拭子，接触到整个阴道壁；尿道取样：用涤纶或人造丝拭子在前次排尿超过

1 h 后采集尿道分泌物；尿液取样：别让患者清洁生殖器区域，在前次小便超过 1 h 后留取首段尿（通常不超过 25 ml）。② 用小于 0.5 ml 的生理盐水洗脱拭子，在玻片上放一滴盐水后盖上盖玻片。③ 置于高倍镜下观察有无滴虫（梨形、运动、有鞭毛）。

2 涂片染色法

① 同上取样。② 涂片。③ 瑞氏染色或革兰染色。④ 用油镜观察有无滴虫。

3 免疫学方法

即检测阴道毛滴虫抗原成分，目前已有相应试剂盒，如乳胶凝集试验、单克隆抗体检查、酶联免疫吸附测定法、多克隆抗体乳胶凝集法等。

操作：① 同上获取阴道拭子。② 将拭子置于试剂盒提取缓冲液中，按试剂盒说明操作。

4 培养法

① 同上留取阴道、尿道或尿液样本。② 将阴道拭子或尿道拭子直接置于培养基中，尿液样本 500 g 离心 5 min 后将沉渣放入培养基中，37℃ 培养。如果无法及时置于培养基中，可将拭子置于含 Amies 培养基的管中，并贮存于 4℃ 运输，在 24 h 内送达实验室。③ 显微镜检查培养物有无滴虫，至少需培养 7 d 仍未见滴虫可报阴性。

5 核酸扩增试验（NAAT）

① 同上留取阴道、尿道或尿液样本。② 按试剂盒说明书要求将样本置于采集装置内。③ 按试剂盒说明书操作，检测阴道毛滴虫的 DNA 或 RNA。

二、方法学评价与质量控制

直接涂片法简单易行、快速，并可与细菌性阴道病的检测相结合，为常用的一线诊断方法，如果阳性，其诊断明确。但易受检查时间、温度、涂片厚度等的影响，因为阴道毛滴虫对温度高度敏感，在样本采集后短短 10 min 便会丧失运动性，而运动性是滴虫的标志性特点，运动性丧失可导致假阴性结果，故必须在 10 min 内进行显微镜检。另外，阴道炎的分泌物中常有大量白细胞，滴虫可被这些细胞所掩盖或误认为是这些细胞，从而导致假阴性结果。还有，阴道拭子、尿道渗出液或男性尿沉渣等中滴虫量较少，低于显微镜检测的极限，亦可导致假阴性结果。

涂片染色法可用油镜观察虫体结构，提高检出率，但易受涂片厚度和染色的影响；免疫学方法操作简便、快速，灵敏度和特异性高，但可出现非特异性反应。

培养法阳性率高，但操作复杂，时间较长，且灵敏度低于核酸扩增试验。由于阴道毛滴虫生长在培养管或小袋的底部，因此，应将培养管以垂直位培养，并应预先减少培养基并将培养管微微打开后置于厌氧罐中 37℃ 孵育，因为阴道毛滴虫是一种厌氧微生物，在有氧条件下生长较为缓慢。而且，每天应将培养液轻轻混匀，从培养管底部取一滴用于湿片显微镜检查，直至第 7 d。如果无法每天检查的话，3~4 d 后检查，并在第 7 d 再次检查。

核酸扩增试验的特异性和敏感性均很高，可以与衣原体、淋球菌等病原体联合检测，但操作复杂，成本较高，且要防止环境污染。

三、正常参考值及临床意义

未感染阴道毛滴虫者检测结果为阴性。

滴虫病的诊断依靠阴道分泌物的气味、特性和量、pH值以及可能存在的宫颈脆性。阴道pH值通常 > 6.0，可见大量脓性或泡沫状白至黄色分泌物，点状宫颈脆性（"草莓宫颈"），可出现瘙痒、排尿困难、盆腔疼痛等症状，并可导致妊娠不良结局及HIV传播与感染风险增加等（Unemo，2013）。男性可表现为尿道出现分泌物、排尿困难、睾丸疼痛等，可出现附睾炎、前列腺炎等。然而，缺乏以上临床症状并不能排除滴虫感染，因为近一半以上的滴虫感染并无症状，因此，滴虫感染的确诊就是在分泌物中找到滴虫。

目前临床上多用甲硝唑（一线治疗）或替硝唑（二线治疗）治疗阴道毛滴虫感染，由于绝大多数感染对甲硝唑或替硝唑都是敏感的，所以不常规进行阴道毛滴虫的药敏试验。但对其敏感性降低和耐药的阴道毛滴虫分离株已有报道，故临床医生对症状迁延不愈的患者应考虑到耐药问题。

第十节　念珠菌的检测

约85%的外阴阴道念珠菌病（VVC）是由真菌白色念珠菌引起的，其余15%由光滑念珠菌引起。念珠菌属来源通常为内源性，而非源自性传播，高达25%的无症状健康育龄妇女的生殖道中可分离到该菌。念珠菌属定植于阴道时，首先附着于阴道上皮细胞上，然后生长、增殖和发芽，最后引起症状性炎症。阴道环境改变通常是生物体诱发病理效应的必要条件。在男性中，念珠菌属的意义尚不清楚，但可在性伴侣间传播，可导致龟头炎或龟头包皮炎，很少引起尿道炎。

一、检测方法

1　显微镜检查法

① 取样：用拭子从阴道侧壁获取分泌物样本，或从发炎黏膜采集样本；对于患龟头炎的男性，使用预先蘸有生理盐水的棉签从龟头采集样本。② 将样本置于载玻片上，必要时用一滴盐水混匀，盖上盖玻片。③ 在高倍显微镜下检查有无酵母细胞。酵母细胞呈轮卵形，直径约4μm，呈现典型的萌芽（芽生分生孢子）。如果在制备液中加入10%的氢氧化钾，可使假菌丝更容易识别，可提高检测灵敏度。

2 革兰氏染色涂片镜检

① 同上取样。② 涂片。③ 革兰染色。④ 显微镜镜检。可见革兰染色阳性的酵母菌和假菌丝。

3 培养法

① 同上取样。② 接种含氯霉素沙氏葡萄糖琼脂平板，在36℃培养2 d。③ 观察结果。酵母细胞的克隆不透明，白色至乳白色，并进一步用显微镜检确认酵母细胞。④ 进一步鉴定。芽管试验，即将一个菌落用 0.5 ml 牛或马血清乳化并于36℃培养4 h，白色念珠菌将会显示无任何收缩的短横向菌丝细丝；糖类发酵试验进行酵母种级鉴定。

二、方法学评价与质量控制

显微镜检查法是目前实验室检测念珠菌最常用的方法，简便、快速，但对于分泌物中有大量白细胞者，或技术人员对酵母菌识别能力较差时，易造成假阴性。培养是目前用于念珠菌检测最灵敏的方法，但必须谨慎使用，因为念珠菌也存在于无 VVC 的女性。故培养法的使用仅限于临床怀疑 VVC 且显微镜检阴性者，或者必须进行药敏试验者。PCR 法检测念珠菌虽有报道，但因其高灵敏度会导致过度诊断和不必要的治疗，且不优于目前使用的方法，故临床上几乎未开展。

三、正常参考值及临床意义

未感染念珠菌者检测结果为阴性。

阴道自然菌群的存在，可预防念珠菌感染及阴道炎症。男女念珠菌感染可能与下列因素诱发有关：① 与经前期、怀孕和口服避孕药有关的生殖激素水平改变；② 使用抗生素；③ 糖尿病；④ 免疫抑制等。另外，男性对念珠菌抗原可发生典型的过敏反应。

VVC 的诊断通常依靠临床表现和湿涂片制备物的显微镜检相结合。VVC 的典型症状和体征包括阴道瘙痒、无味凝乳状白色分泌物（"松软干酪"）、外阴灼热感、排尿困难，以及阴唇和阴户红斑。通过湿涂片或氢氧化钾进行出芽酵母细胞检测，对 VVC 诊断具有极高预测价值，部分实验室首选革兰染色涂片检测出芽酵母细胞和假菌丝，进行念珠菌病确诊（Unemo，2013）。

白带异常妇女在无显微镜检条件下，阴道 pH 检测 < 4.5 是 VVC 的良好指标，可有助于与细菌性阴道炎和毛滴虫病鉴别，后两者的阴道 pH 通常 > 4.5。对于有临床症状但显微镜检阴性者，应考虑生殖器分泌物培养，偶有必要进行念珠菌属药敏试验，应在专业实验室进行。

第十一节　细菌性阴道病的诊断

细菌性阴道病（BV）是育龄妇女白带异常的最常见原因，白带中乳酸杆菌菌群大大减少，而各种厌氧菌和阴道加德纳菌菌群则增加。尽管细菌性阴道病不算性传播疾病（也可见于处女），但性活动是得病的危险因素，其发病率随新近和终生性伴侣数的增加而升高。细菌性阴道病的发生可能与阴道生态环境改变引起局部 pH 上升有关，而 pH 上升是产生过氧化氢的乳酸杆菌减少的结果。乳酸杆菌帮助健康阴道维持酸性 pH，抑制其他厌氧微生物。正常情况下，健康阴道有着高浓度的乳酸杆菌；细菌性阴道病涉及的厌氧菌有动弯杆菌属、普雷沃菌属、拟杆菌属、消化链球菌属、梭杆菌属、真细菌属等，人型支原体、解脲脲原体、阴道阿托波氏菌等也与其有关。正因如此，细菌性阴道病的实验室诊断一直困难重重。完全依靠阴道加德纳菌的分离和鉴定可能导致过度治疗，而用 Amsel 临床标准、革兰染色对细菌评估或评分进行诊断可能效果更佳。

一、检测方法

1　白带量

细菌性阴道病妇女的白带量增多。

2　阴道酸碱度

① 取样：用拭子从阴道侧面和后穹隆采集样本。② 将拭子直接接触 pH 试纸条（范围为 3.8 ~ 6.0）。③ 结果判读。与标准色阶比较后记录阴道分泌物 pH。阴道酸碱度的测试亦可在阴道窥器撤出后，用 pH 试纸直接触碰阴道前端进行测试，但必须避免与宫颈黏液接触。

3　胺试验

① 在载玻片上放一滴阴道分泌物，再加一滴 10% 的氢氧化钾，混合。② 将玻片持近鼻子，检测有无胺气味，若有典型的鱼腥味为阳性反应。细菌性阴道病女性的阴道分泌物有恶臭味，这是由于赖氨酸与精氨酸被厌氧菌脱羧所产生的胺（分别为尸胺和腐胺）释放所致，加入氢氧化钾时，这些胺立即变得不稳定，产生典型的鱼腥味。

4　线索细胞检测

① 将一滴阴道分泌物与一滴盐水在载玻片上混合。② 将盖玻片覆盖于混悬液上。③ 用高倍显微镜镜检，观察有无线索细胞。线索细胞的主要特征为阴道鳞状上皮细胞黏附了大量加德纳菌及其他短小杆菌，而形成巨大的细胞团，上皮细胞表面毛糙，有斑点和大量细小颗粒。

5　阴道菌群的评估

① 用拭子采集阴道分泌物并涂片。② 涂片干燥后进行革兰染色。③ 对菌群进行评

估。通常有两种方法：一是 ISON-Hay 标准，适合临床实践，即将涂片根据细菌形态型的相对比例进行分级。0 级未见细菌；1 级主要为乳酸杆菌；2 级乳酸杆菌减少，有混合细菌形态；3 级几乎无乳酸杆菌形态型的混合细菌形态；4 级覆盖有革兰阳性球杆菌的上皮细胞。二是 Nugent 评分，主要依据不同细菌形态（乳酸杆菌、厌氧菌及阴道毛滴虫、动弯杆菌）的加权组合得到 0 ~ 10 分。总分 7 ~ 10 分为细菌性阴道病，4 ~ 6 分为中间菌群，0 ~ 3 分为正常菌群，这主要用于研究目的。

二、方法学评价与质量控制

白带量的评价比较主观，并常常受阴道灌洗的影响。

阴道酸碱度的测试灵敏度较高，但特异性较低，因为如果阴道分泌物被月经血、宫颈黏液或精液污染，或有阴道毛滴虫感染，阴道分泌物的 pH 亦会升高。

胺试验时，在阳性反应后，样本静置迅速变得无臭，因为胺会快速完全挥发，有可能会导致假阴性结果。线索细胞和阴道菌群的评估亦有一定主观性，需有一定专业知识。另外，培养细菌性阴道病的相关微生物并无诊断价值（Unemo，2013）。

近年来，亦有利用 DNA 杂交检测加德纳菌以及检测阴道分泌物唾液酸酶、脯氨酸氨肽酶活性等方法来诊断细菌性阴道病的，其诊断特异性和灵敏度仍需进一步评估。

三、正常参考值及临床意义

正常女性不应患有细菌性阴道病。

细菌性阴道病（bacterial vaginosis，BV）是主要由阴道加德纳菌、各种厌氧菌及支原体等引起的混合感染，以恶臭白带量增加为特征。在阴道分泌物中发现线索细胞是诊断细菌性阴道病的重要指标之一，其临床诊断标准（Amsel 标准）为：① 均质白色至灰白色的黏性阴道分泌物。② 分泌物 pH>4.5。③ 胺试验阳性，即当与 10% 的氢氧化钾溶液混合时，阴道分泌物释放出鱼腥胺气味。④ 线索细胞阳性。凡有线索细胞再加其他 2 条，即可诊断细菌性阴道病（刘成玉 等，2013）。

正常情况下阴道内不见或见少许阴道加德纳菌，检查乳酸杆菌和阴道加德纳菌可作为诊断细菌性阴道病的参考。① 正常情况：乳酸杆菌为 6 ~ 30 个 /HPF 或 > 30 个 /HPF。② 非细菌性阴道病：乳酸杆菌 > 5 个 /HPF，仅见少许阴道加德纳菌。③ 细菌性阴道病：乳酸杆菌 < 5 个 /HPF 或无乳酸杆菌，但阴道加德纳菌、其他细小的革兰阳性或阴性细菌大量增多。

（史轶超　董国英　周　韩　宋　杰　凌　丽　桑薇薇　陆金春）

第十章 遗传学检测与咨询

不孕不育患者约有 30% 的原因未知，其中绝大多数与遗传学有关（Beyaz et al，2017）。染色体异常、相关基因的丢失或突变、基因多态性及非整倍体等是引起遗传性疾病的重要原因。男性遗传性疾病患者多表现为无精子症、少精子症、性分化异常等（Stouffs et al，2014），女性遗传性疾病患者多表现为不孕、复发性流产、胎停、原发性或继发性闭经等。遗传性疾病的实验室诊断技术主要包括染色体核型分析、Y 染色体微缺失的检测、基因突变、多态性及非整倍体的检测、基因测序等（Krausz，2017）。

第一节 染色体核型分析

染色体核型分析是指将待测细胞的染色体依照该生物固有的染色体形态结构特征，按照一定的规定，人为地对其进行配对、编号和分组，并进行形态分析的过程。染色体核型分析是最常用的生殖遗传学检查技术之一，能够快速诊断常见的染色体疾病，对于临床诊疗及优生优育具有重要意义。

一、检测原理

外周血中淋巴细胞几乎都是处在 G0 期或 G1 期，一般情况是不分裂的，当在受到植物血凝素（phytohemagglutinin，PHA）刺激后，淋巴细胞开始转化为淋巴母细胞，并开始进行有丝分裂。经过短期培养后，用秋水仙素阻断纺锤体形成，就可获得大量中期分裂相的细胞，制片后可以清楚地对染色体进行观察。

不同物种的染色体都有各自特定的形态结构特征，包括染色体的数目、长度、着丝点位置、臂比、随体大小等，而且这种形态特征是相对稳定的。经染色或荧光标记的染色体，通过一定的光学或电化学显色设备就可以清晰而直观地观察到染色体的具体形态结构，再与正常核型进行对比寻找差异，即可确定染色体的缺失、重复和倒置等现象。

二、检测方法

一般用染色体分带技术来检测染色体核型，即每条染色体经染色后呈现出稳定的特异性带纹，通过与正常核型对比分析可识别出染色体的增加、减少、缺失和易位等各种数目和结构畸变。目前，临床上常用的染色体分带技术可分为两大类：第一类分带遍及整个染色体，如 Q 带、G 带和 R 带；第二类只能使少数特定的带或结构显色，如 C 带、T 带和 NORS 带，这样的技术只在特殊患者身上较少使用。

1 外周血染色体核型分析

下面以 G 带技术为例叙述外周血染色体核型分析过程：

（1）试剂与设备：主要试剂包括 RPMI1640 培养液、氯化钾、胰蛋白酶、吉姆萨染液、甲醇、冰醋酸和秋水仙素。主要设备包括恒温水浴箱、培养箱、低速离心机、显微镜和染色体核型分析系统。

（2）操作步骤：

① 无菌抽取静脉血 5 ml，立即注入无菌肝素管内，轻轻混匀。

② 将 0.3 ml 抗凝血注入含 PHA 的 RPMI1640 培养瓶内（含 5 ml 培养液），轻轻摇匀。置于 37℃恒温培养箱，培养 72 h。

③ 终止培养前 3 h 加入秋水仙素，使终浓度为 0.4 μg/ml。轻轻摇匀培养瓶，继续培养 2 ~ 3 h。终止培养时将全部培养液吸入离心管内，2 000 r/min 离心 10 min。

④ 弃上清，加入已经预温 37℃的 0.075 mol/L KCl 8 ml，低渗 30 min。

⑤ 加入甲醇 - 冰醋酸混合液（甲醇：冰醋酸 =3：1）1 ml 混匀，预固定 8 min，2 000 r/min 离心 10 min。小心吸弃上清液。

⑥ 重复固定 2 次，每次加固定液 5 ml 并小心混匀，每次固定 30 min。2 000 r/min 离心 10 min，弃上清液余 0.5 ml 左右，用吸管将细胞混匀成悬液。

⑦ 冰冷的干净载玻片 45° 放置，滴 3 滴细胞悬液于载玻片上，使细胞分散，静置干燥，并置 65℃烘箱过夜。

⑧ 次日胰酶消化：用移液管移取 0.025% 胰蛋白酶 1 ml 于含有 50 ml 生理盐水的染色缸中，置于 37℃水浴箱中，用 3% Tris 液调节 pH 至 7.0 左右。

⑨ 将载玻片置于胰蛋白酶液中，略加摇动处理 2 ~ 3 min 左右，取出玻片以自来水冲洗，Giemsa 染 5 ~ 10 min。

⑩ 在油镜下计数 30 个分裂相，选择分散较好、清晰的染色体，进行核型分析。

2 羊水细胞染色体核型分析

除了外周血染色体核型分析外，羊水细胞亦常用于染色体核型分析。即进行羊膜腔穿刺以获得羊水，经细胞培养及染色体制备行核型分析。除核型分析外，培养的羊水细胞亦可以进行基因诊断。羊水细胞核型分析主要针对可能生产染色体病患儿的高危孕妇，其适应证为：① 35 岁以上的高龄孕妇；② 夫妇之一为平衡易位的携带者；③ 已生产过染色体病患儿的孕妇；④ 疑为 X 染色体连锁的遗传病携带者的孕妇（对胎儿进行性别诊断）。

（1）所用试剂：F_{10} 培养液，即 9.8 g F_{10} 培养基，加双蒸水 1 000 ml，无菌抽滤分装小瓶，4℃保存备用。其余试剂同外周血染色体核型分析。

（2）操作步骤：

① 选择妊娠 16 ～ 20 周孕妇行羊水穿刺，术前令孕妇排空膀胱后进行轻微翻身活动，使羊水细胞泛起。

② 在 B 超下定位，避开胎盘、胎儿确定穿刺点，以 7 号腰穿针穿刺抽羊水 20 ～ 30 ml（初 2 ml 弃之，以防有血），注入无菌离心管中，每管 6 ～ 8 ml。

③ 羊水 1 500 r/min 离心 10 min 后无菌条件下吸弃上清，管底留约 0.5 ml 羊水，无菌条件下移至培养瓶中。

④ 加入 F_{10} 培养液 3 ml，小牛血清 1 ml，置 37℃培养箱中培养。一般培养 5 ～ 6 d 可见成纤维样细胞或上皮样细胞生长，以后每 2 d 观察一次，至培养 10 ～ 14 d 换培养液，当见圆形细胞较多时，加 0.1 ml 秋水仙素，37℃继续培养 6 h。

⑤ 当观察到圆形细胞增多及成双出现时，可收到较好较多分裂相，用弯头吸管或小竹耙将贴壁生长的细胞刮下，移入离心管中。

⑥ 1 500 r/min 离心 10 min，弃去上清液，沉淀加 5 ml 37℃预热的 KCl 溶液，37℃低渗 5 min 后，立即加入新鲜固定液 1 ml。

⑦ 其余操作同外周血染色体核型分析。

三、方法学评价与质量控制

染色体分带技术是 20 世纪 60 年代后期建立和发展起来的一项细胞学技术，是细胞遗传学发展的里程碑，是研究染色体核型的有力工具。染色体分带技术即借助于某些物理、化学处理使中期染色体呈现深浅不同的带纹。由于特定染色体有其特定的带纹，因此显带可作为鉴别染色体组和单个染色体的手段，从而可以深入地认识染色体与遗传的关系。染色体核型分析是染色体遗传分析技术的经典方法，是遗传学科学研究和辅助临床诊断的重要手段之一，是分析染色体易位、缺失、诊断各种遗传病变的关键指标，已成为进行辅助生殖前的必要遗传学评估项目之一。但染色体标本制备步骤多，包括细胞培养、秋水仙素处理、低渗、固定、制片、消化、显带，中间还涉及反复混匀、离心过程，易受多种变量的影响，同时要求阅片人员具有一定的经验，这在一定程度上限制了这项技术在中小医院中的推广。

对于开展这项检查的实验室均应该建立从样本流入到报告流出过程的全面质量控制。结合自身实验室的条件，定量控制染色体制备过程的诸多环节，可以有效保持染色体制备质量的稳定性及结果的准确性，避免差错的发生（李铮 等，2015）。

四、正常参考值与临床意义

正常男性的染色体核型为：46，XY。正常女性的染色体核型为：46，XX。

核型异常可导致疾病的发生。进行核型分析，研究染色体异常与疾病的关系，对于预防和控制染色体病具有重大意义。细胞染色体分析对确诊遗传病、遗传方式分析、再发风险计算等具有重要意义，是预防、控制遗传病的重要手段。

当精子发生异常、性发育不良、配偶出现反复不良妊娠、体外受精－胚胎移植（in vitro fertilization and embryo transfer，IVF-ET）及卵细胞质内单精子注射（intracytoplasmic sperm injection，ICSI）前准备及某些特殊情况下，进行外周血染色体核型分析，可有效避免染色体疾病遗传给子代，利于优生优育（Luna et al，2012；《男性生殖遗传学检查专家共识》编写组 等，2015；Pereza et al，2016）。

与不孕不育相关的染色体异常主要有染色体数目异常和结构变异，其中数目异常包括性染色体和常染色体数目异常，而结构变异又可分为结构畸变和染色体多态性。染色体异常对于男女生育力的影响需要专业分析和相应遗传咨询。导致不孕不育的常见染色体异常有：

（1）47，XXY，也称 Klinefelter 综合征（克兰费尔特综合征）。其是一种常见的因性染色体数目异常而引起多种表型异常的综合征，发病率在男性中为 0.1%～0.2%（Bojesen et al，2003），患者较正常的男性多出一条 X 染色体，导致生精小管发育不良，是男性不育中最常见的遗传性原因。多数患者染色体核型为 47，XXY，以睾丸发育不良、无精子症、男性乳腺发育为主要临床特征，也是男性性腺功能减低最常见的一种形式（Kamischke et al，2003）。

Klinefelter 综合征发生的机制可能是来自父方的精原细胞或来自母方的卵原细胞进行减数分裂时，X 染色体不分裂所导致。最常见的核型是 47，XXY，约占 Klinefelter 综合征患者的 80%，约 3% 的 Klinefelter 综合征患者为嵌合型（46，XY/47，XXY），另外还有更多 X 染色体的核型（48，XXXY；48，XXYY；49，XXXYY）及含有结构异常 X 染色体的核型。在多个 X 染色体的患者中，患者临床表现随着 X 染色体数目的增多而严重，主要表现为机体发育严重畸形和智力低下，嵌合体通常则有比较轻的表型。研究发现，约 60% 的多余染色体来自母亲的卵细胞，40% 来自父亲的精细胞（Schiff et al，2005）。

Klinefelter 综合征患者因为染色体异常，出现较小的睾丸，存在生精功能障碍，尽管有个别 Klinefelter 综合征患者精液中有少量精子，甚至有极个别患者有自然受孕分娩史，但绝大多数患者临床表现为无精子症，患者只有通过供精辅助生育或领养来实现当父亲的愿望（Aksglaede et al，2009）。睾丸取精结合 ICSI 的完善和广泛应用，尤其是显微睾丸切开取精术的出现极大地提高了 Klinefelter 综合征患者睾丸内找到精子的概率，使得许多患者有更多的机会孕育具有自己遗传学特征的后代。

已有的研究表明（刘容菊 等，2014），Klinefelter 综合征患者精子的异常核型从

0~21.7% 不等，个体之间存在差异。如果通过 ICSI 方式生育的患者进行胚胎植入前遗传学诊断，可预防染色体异常的胚胎植入。但鉴于植入前遗传学诊断不是每个生殖中心都可以开展的项目，可以选择羊水细胞进行产前诊断。

Klinefelter 综合征是引起无精子症最常见的遗传学因素，在无精子症中约占 14%。Klinefelter 综合征患者的其他一些特征，如体长、智力低下、静脉曲张、肥胖、糖尿病、白血病、性腺外的生殖细胞肿瘤和乳腺癌（发病率为正常人的 20 倍）等的发病率亦增高，但大部分患者不一定出现典型的临床表型。

（2）47，XYY 综合征。其发病率约为 1/1 000，是仅次于 Klinefelter 综合征（47，XXY）的男性染色体异常（Jacobs et al，1974）。典型特征：体长，可能有智力低下，白血病风险增高，可能有攻击性和反社会行为。性激素检查结果为 FSH 水平升高，T 和 LH 水平正常。精液分析结果一般为少弱精子症或无精子症。无精子症男性睾丸活检显示精子成熟障碍或纯睾丸支持细胞综合征。相对于其他染色体数目及结构异常的男性多有不育而言，大部分 47，XYY 综合征患者可生育，仅有部分患者表现为生育率降低。有研究通过精子染色体检测表明，47，XYY 综合征患者精子并未出现明显染色体异常，这可能与在细胞分裂过程中，多余 Y 染色体通过凋亡等途径被清除有关（Morel et al，1999；Milazzo et al，2006）。

（3）46，XX 男性。此类性发育不良是一种罕见的性发育障碍，表现为染色体性别与性腺性别不一致，发生率为 1/20 000~1/100 000（Wang et al，2009）。根据其临床表现常分为 3 个类型：① 经典的 46，XX 男性，具有正常男性特征和外部生殖器；② 具有模糊外生殖器的 46，XX 男性，通常在出生时具有尿道下裂、小阴茎等表型而被检测到；③ 46，XX 患者，同时具有男性和女性的生殖器（Zenteno et al，1997）。大部分患者通常在青春期后由于性腺机能减退，男性出现女性乳房或不育而被诊断。性激素检测结果为 FSH 和 LH 水平升高，T 水平正常或降低。睾丸活检显示精子生成消失，取而代之的是睾丸玻璃样变性、纤维化、Leydig 细胞团块。*SRY* 基因在男性性别分化中起主导作用，在胎儿时期激发遗传级联效应主导睾丸的发育（Xiao et al，2013）。研究发现，80% 的病例由于 *SRY* 基因从 Y 染色体上转移到 X 染色体，因此睾丸得以分化。然而，Y 染色体上的 *AZF* 基因无类似转移，因此出现无精子症。由于 X 染色体短臂和 Y 染色体存在高度同源性（98.7%），这被认为是该病的发生机制。同时，约 20% 的病例 *SRY* 基因阴性，这些阴性患者大部分都具有不同程度的模糊外生殖器（Dorsey et al，2009）。最新研究发现，当 *SRY* 缺失时位于常染色体 22q13 的 *SOX*9 基因过度表达可触发睾丸发生。*SOX*9 基因是 *SRY* 同源基因，是继 *SRY* 表达后第一个在支持细胞前体细胞表达的基因，且 *SOX*9 的高表达总是与睾丸分化相关（Jiang et al，2013）。

（4）染色体结构异常。主要有易位、倒位、缺失、重复、插入、环状染色体等。导致染色体结构异常的遗传学基础是染色体的断裂和断裂后染色体断端的异常重接。随着分子细胞遗传学技术的发展，用常规的染色方法不能或难以发现的染色体结构异常，也能得以发现并诊断。当染色体结构异常患者产生不平衡精子时，多数胚胎通常很难存活，将导致流产或死胎。

（5）染色体多态性。各种染色体异染色质区的微小变异称为染色体的多态性，多见于着丝粒、端粒、随体、次缢痕和Y染色体长臂（Mierla et al，2012）。从分子水平上分析，结构异染色质所含DNA主要是"非编码"的高度重复序列，不含有结构基因，没有转录活性。但异染色质能影响着丝粒的功能，高度重复的DNA序列的增加可导致染色体不能正确分离及同源染色体间配对困难（Madon et al，2005；欧珊 等，2015）。染色体多态性在正常生育人群中的检出率为2.6%，而接受辅助生育助孕的人群中其检出率要高于生育力正常的人群（姜永辉 等，2016），但染色体多态性对IVF-ET患者的临床妊娠率、早期流产率、活产率的影响尚无定论（松迪 等，2017；吴正沐 等，2014；Cheng et al，2017）。因此倾向于染色体多态性是一种正常的变异。如果能对具有染色体多态的人群进行家系调查，检查其家人的染色体情况，了解其父母生育情况，将有助于分析染色体多态性的遗传作用。

第二节 Y染色体微缺失检测

近年来，国内外的大量研究资料都显示Y染色体微缺失是造成男性无精子症和严重少精子症的重要原因之一，大多数的遗传学和生殖医学实验室都常规开展对男性不育患者Y染色体微缺失的筛查。由于AZF基因包含3个区域，因此存在不同的Y染色体微缺失类型，导致不同程度的生精障碍。AZFa区缺失患者几乎均表现为完全的纯睾丸支持细胞综合征（Sertoli cell only syndrome，SCOS）以及无精子症；AZFb区缺失患者临床表现从SCOS到少精子症甚至无精子症；AZFc区缺失最常见，临床表现和组织学表型多样，从正常精子到无精子症（谭艳，2014；Asadi et al，2017）。目前，各实验室报道的Y染色体微缺失发生率差异较大，从1%～55%不等（Mittal et al，2004）。造成这种差异的原因主要与种族差异，被检测患者的选择标准和数量不同，标准化检测方法、操作及质控等的不同有关。经过多年的研究及临床实践积累，2013年9月19—21日，欧洲男科学协会/欧洲分子遗传实验质控网（EAA/EMQN）在犹他州佛罗伦萨开展的"男性不育遗传学"圆桌会议上，与会专家们就最新的Y染色体微缺失相关议题达成共识（Krausz et al，2014），在1999和2004版指南的基础上（Simoni et al，1999；Simoni et al，2004），再次对Y染色体微缺失实践操作指南做了更新，为Y染色体微缺失的检测提供了指导性意见。2015年我国《男性生殖遗传学检查专家共识》中指出，非梗阻性无精子症及严重少精子症患者，建议行Y染色体微缺失检测（《男性生殖遗传学检查专家共识》编写组 等，2015）。

一、临床适应证及检测位点的选择

参照 EAA/EMQN 发布的 2013 版《Y 染色体微缺失的最佳实践操作指南》（Krausz et al，2014），并结合中国目前的研究报道，推荐我国男性不育症患者 Y 染色体微缺失分子筛查适应征为：

（1）非梗阻性无精子症患者取精术前。

（2）严重少精子症（精子浓度小于 5×10^6/ml）患者药物治疗前。

（3）严重少精子症患者（如精索静脉曲张）手术前；或实施 ICSI 生育子代前。

（4）有 Y 染色体微缺失家族遗传背景的患者。

2004 版和 2013 版 EAA/EMQN 共识均推荐采用经典的 6 个 STS 位点引物设计检测 Yq AZF 微缺失，即检测 AZFa 区域的 sY84 和 sY86；AZFb 区域的 sY127 和 sY134 以及 AZFc 区域的 sY254 和 sY255（Simoni et al，2004；Krausz et al，2014）。

这些 STS 位点引物已被多个实验室和外部质量控制实验证实结果可信、重复性好。采用这些引物能够检测到所有临床相关缺如和文献中报道的 95% 的缺失类型，这套引物设计可完全满足常规检测需要。同时，它是一个简单的标准，便于实验室质量控制和缩小实验室之间的检测差异，因此 EAA/EMQN 共识推荐所有实验室采用这套引物设计。6 位点法严格按照 EAA/EMQN 共识规定设置 ZFY/X 和 SRY 为内参照。EAA/EMQN 共识指出，一些检测方法和试剂检测 STS 位点过多，可能会检测到很多假的缺失位点，尤其是在 DNA 质量不好、PCR 条件不佳的情况下。而大部分试剂盒并没有提供额外的单重 PCR 试剂来确认可疑的结果。因此，共识明确指出增加 STS 位点并不能提高检测的敏感度，反而可能使结果的解读复杂化。2013 年 EAA/EMQN 在《Y 染色体微缺失的最佳实践操作指南》（2013 版）中指出，增加另外 8 个 STS 位点，可以用于进一步分析 AZFa 区域和 AZFc 区域是否发生区段的完全缺失（Krausz et al，2014）。EAA/EMQN 推荐的基本引物及分析流程如下：

（1）AZFa：AZFa 缺失检测主要使用两个 STS 位点：sY84 和 sY86。这两个位点位于 *USPY*9 和 *DDX3Y* 基因的上游匿名基因上。按照缺失发生机制和目前的经验，一旦检测到 sY84 和 sY86 都发生缺失，发生整个区域缺失的可能性非常高。但是又有研究发现 AZFa 区的部分缺失，部分缺失时表型没有完全缺失严重（Krausz et al，2006）。

为了确定目前拓展的缺失类型（全部缺失或部分缺失），就必须采用额外的 STS 引物：sY82、sY83 或者 sY1064 可用于判断是否是近端断裂，而 sY1065、sY1182 或 sY88 可用于判断是否是远端断裂。不推荐增加 sY87 位点，因为该位点在 AZFa 区的两个基因之间。

（2）AZFb（P5/P1 近端）：sY127 和 sY134 位于 AZFb 区域的中间和末端。根据现有的认识，在绝大多数病例中，两个位点都缺失意味着整个 AZFb 区域丢失。目前对于 TESE 前进行的预见性检测需要选择下述位点做进一步确认：sY105、sY121 或 sY1224 可判断是否是近端断裂；sY143、sY1192 或 sY153 可判断是否是远端断裂。不再推荐 sY114 和 sY152 这两个位点，因为他们覆盖不止一个基因。

（3）AZFc（b2/b4）：sY254 和 sY255 这两个位点位于 AZFc 的 *DAZ* 基因上。在 MSY 序列中，*DAZ* 基因有 4 个拷贝序列，以两个基因头碰头方式组成的两个复合体分别位于回文序列 P1 和 P2 中（Saxena et al，2000）。两个位点的缺失意味着整个 AZFc 区域的缺失，因为所有的 *DAZ* 拷贝完全缺失。从目前的资料来看，这两个位点中单个缺失是不可能的。如果实验中发现单个位点缺失，一般认为是方法错误。

一些研究（Kuroda-Kawaguchi et al，2001；Luetjens et al，2002）表明：尽管 AZFc 的缺失模式并不总是一样，但相对而言是较为稳定的。Kuroda-Kawaguchi 等（2001）设计的引物（sY160）可以帮助判断缺失模式是否符合 b2/b4 模式。末端缺失（sY160 缺失）常与嵌合性核型（46，XY/45，X）相关，所以必须进行核型分析。

（4）AZFb+c（P5/P1 远端，P4/P1 远端）：sY127、sY134、sY254、sY255 这四个位点的缺失表明整个 AZFb 和 AZFc 区域的缺失。Repping 等（2002）使用了更为特异的位点来进一步判断是 P5/P1 远端缺失还是 P4/P1 远端缺失模式，sY116 存在表明 P4/P1 远端缺失，sY116 不存在表明 P5/P1 远端缺失。

二、检测方法与方法学评价

分子生物学技术的发展越来越快，针对 Y 染色体微缺失的检测技术同样有了很大发展，现有的检测技术有多重定性 PCR 法、荧光原位杂交、基因芯片及单核苷酸变异（single nucleotide variant，SNV）分析等。这些不同的检测技术的应用，均能成功地进行 Y 染色体微缺失的检测。

（1）多重定性 PCR 法：多重定性 PCR 法结合琼脂糖电泳检测是目前 Y 染色体微缺失检测应用最为广泛的方法，EAA/EMQN 推荐的就是该方法。多重 PCR 是指在一个单一反应中同时扩增多个序列的过程。许多情况下，适合各对引物扩增的条件，也能保持对多对引物扩增反应的特异性，从而得到多条目的 DNA 片段。因此，多重定性 PCR 法具有简单、经济、快速、灵敏度高和高通量的特点。但高效率的多重 PCR 需要整体的考虑并需要多步尝试以优化反应条件。一般来说，多重 PCR 只适合于供扩增相隔至少几千个碱基的靶 DNA 序列，并且各扩增片段大小（碱基对数量）需要有一定差异，因为扩增片段大小过于接近会给结果分析增加困难。与标准 PCR 相比，多重 PCR 在引物设计、酶浓度、缓冲液的成分、循环参数等各方面都有其自身的特点，需要研究者花费一定的时间和精力进行摸索，以确定多重 PCR 反应体系的最适条件。

常用的电泳技术有琼脂糖凝胶电泳和毛细管电泳。琼脂糖凝胶电泳检测操作简单快速，且一般实验室都会配备琼脂糖凝胶电泳仪，故该方法可行性大，但存在需要接触溴化乙啶（EB）等有毒物质且分辨率不够高等缺陷。毛细管电泳不需要接触 EB 等致癌物，灵敏度和分辨率都有很大的提高，但是该方法 PCR 过程中，引物需要标记荧光，使实验成本有所增加。

影响 PCR 技术临床应用的巨大障碍，还包括扩增反应失败所致的假阴性和扩增产物污染造成的假阳性检测结果，因此严格的实验设计对于确保实验结果的准确性非常重要。Y 染色体微缺失检测设计应包括：① 合适的 PCR 内对照，如 *ZFX/ZFY* 基因、*SRY* 基因或 Y 染色体短臂上其他的 STS 位点，也可以用球蛋白（Globin）或磷酸甘油醛脱氢酶（GAP-DH）管家基因作为内对照；② 已育有后代的正常男性作为阳性对照，以了解检测的灵敏度和特异度；③ 正常女性作为阴性对照，以了解检测的特异度和是否存在交叉污染的问题；④ 水作为空白对照，以了解反应体系所用的试剂是否存在污染的问题。上述阳性对照、阴性对照、空白对照及内对照在每一次 PCR 扩增体系中都应存在以确保检测结果的准确性。

（2）实时荧光 PCR 法：实时荧光定量 PCR 技术近年来应用广泛。它在 PCR 反应体系中加入荧光的探针或染料，通过收集积累的荧光信号实时监测整个 PCR 过程，最后通过标准曲线实现对未知模板的定量分析。该技术对荧光的变化非常灵敏，因此与传统 PCR 方法相比灵敏度高，可检测出模板中微小量的特定核酸序列。实时荧光 PCR 法能够提高效率、避免污染、区分由于引物位置突变或产物降解导致的扩增效率降低，适合作为大规模筛查的手段。但是目前多重实时荧光 PCR 技术发展还不够成熟，每管一般只能检测 1 个位点，检测 Y 染色体微缺失需要对多个位点进行检测，大大限制了实时荧光 PCR 法在 Y 染色体微缺失检测中的应用。

（3）荧光原位杂交：即 FISH（fluorescence in situ hybridization）技术，是一种非放射性的分子细胞遗传学技术。与传统的放射性标记方法相比，它具有灵敏度高、快速、杂交特异性高和可以多重染色等特点，因此在分子细胞遗传学领域受到普遍关注。但是它与多重定性 PCR、实时荧光 PCR 及基因芯片技术相比，检测步骤烦琐，检测周期长，并且不能达到 100% 的杂交，灵敏度和特异性都有待提高。

（4）基因芯片技术：即生物芯片书籍或称为 DNA 微阵列（DNA microarray）。它的测定原理基于杂交测序的方法，可实现同时将大量探针固定在支持物上，因此可以同时对样品中大量的序列进行检测并分析，比传统的核酸印迹技术有明显优势。有研究使用基因芯片技术检测 Y 染色体微缺失，同时选择多个热点基因进行研究。因为基因芯片技术综合了 PCR 和核酸杂交技术，与多重定性 PCR 法相比，灵敏度和特异性都有所提高，并且具有高通量、微量化、自动化、集成化、快速等优点。但基因芯片技术操作要求较高，费用较高，需要特定的仪器设备。

（5）SNV 分析：即利用 DNA 序列中存在的单碱基变异来进行序列分析。通过检测 Y 染色体上特定基因的 SNV 位点来确定这个基因拷贝的数量，目前主要用于 AZFc 部分缺失的检测。

（6）液相芯片技术：液相芯片（MASA）技术又称多功能悬浮点阵技术，是新一代分子诊断技术。优点是高通量，且准确性高。区别于基因芯片用探针在芯片位置给基因特异性编码，MASA 是用颜色来编码，敏感度、特异性均较高。

三、正常参考值与临床意义

正常生育男性的 Y 染色体微缺失检测结果应为阴性（无缺失）。

对 Y 染色体微缺失进行检测，一方面可以为临床上一些不明病因的男性不育患者找出病因，另一方面可以为男性不育患者的临床诊疗提供依据和指导（Liu et al，2017）。

第三节　基因突变检测

不孕不育是较为常见的问题，大约 15% ~ 20% 的夫妇受到不孕不育的困扰（曹云霞，2015）。研究发现许多基因可能与男性不育和女性不孕有关，人类基因组序列和功能基因组计划的进展，为厘清男性不育和女性不孕的基因机制及精确了解基因对睾丸和卵巢功能的影响提供了机会（Halder et al，2017）。据估计，在男性生殖细胞中特异性表达的基因超过 1 000 个，也就是说其中任何一个基因的突变都有可能导致男性精子生成缺陷。这些基因参与了男性生殖及其调节过程，包括：睾丸发育、生殖细胞分化、减数分裂及精子发生的各个阶段（Geisinger et al，2016）。

许多导致男性不育的疾病，如先天性双侧输精管缺如（CBAVD）（Bai et al，2018）、低促性腺激素性性腺功能减退症（IHH）（Zhou et al，2018）、畸形精子症（Tang et al，2017）、非梗阻性无精子症（NOA）（Güneri et al，2016）等，已被证明是由许多不同的基因突变导致。基因突变的检测方法主要为 DNA 测序。

一、检测原理

DNA 测序包括一代测序（Sanger 法）与二代测序（next generation sequencing，NGS，又名高通量测序）。

（1）一代测序：又名双脱氧链终止法，是根据核苷酸在某一固定的点开始，随机在某一个特定的碱基处终止，并且在每个碱基后面进行荧光标记，产生以 A、T、C、G 结束的四组不同长度的一系列核苷酸。它们具有共同的起始点，但终止在不同的核苷酸上，可通过高分辨率变性凝胶电泳分离大小不同的片段，获得可见的 DNA 碱基序列。

（2）二代测序：不同测序平台原理略有不同，以现阶段应用最广泛的 Illumina 公司 Solexa 基因组分析平台为例进行介绍，测序原理为可逆终止化学反应。DNA 片段加上接头之后，可随机附着于玻璃表面，并在固相表面经过桥式扩增，形成数千份相同的单分子簇，作为测序模板。测序采取边合成边测序的方法，与模板配对的 ddNTP 原料被添加上去，不配对的 ddNTP 原料被洗去，成像系统能够捕捉荧光标记的核苷酸。随着 DNA 3′ 端的阻断剂的去除，下一轮的延伸即可进行。

二、检测方法

（1）一代测序检测程序：① 针对不同的基因设计合成特异的扩增引物；② PCR 扩增目的片段；③ 回收纯化扩增产物；④ 以回收产物为模板进行测序前扩增；⑤ 上机扩增产物进行毛细管凝胶电泳；⑥ 数据分析。

（2）二代测序检测程序：主要包括外显子文库构建、高通量测序及生物信息学分析。

外显子文库构建过程主要包括四步：① 将 DNA 剪切为合适大小（150~200 bp），然后使用 Agilent SureSelectXT 文库制备试剂盒进行处理，包括纯化、修复末端、DNA 片段 3′ 端腺苷酸化等，构建接头分子标记的 DNA 文库并扩增；② 加入 SureSelect 生物素化的 RNA 文库探针进行液相杂交，这些探针只能结合到目标区域，即外显子区域；③ 在反应液中加入链霉亲和素磁珠，这些磁珠与生物素标记的探针结合，从而富集与探针杂交的目标序列；④ 通过磁性吸附将与亲和素磁珠结合的 DNA 片段从溶液中脱离，随后从磁珠上洗脱富集的 DNA 片段。经 PCR 反应扩增后，构建完成外显子测序文库。接下来对构建的文库用 HiSeq2500/3000 平台进行高通量测序。

生物信息学分析流程：数据下机后，首先将测序后得到的图像文件转化为 FASTQ 格式文件（Raw data）。原始数据中可能含有少量测序接头及低质量序列，在进一步分析前需要对数据进行过滤和质控，从而去除接头序列、包含过多"N"碱基及低质量碱基的序列（"N"碱基为仪器不能辨读的碱基）。过滤后得到高质量 reads 文件（clean data），将 clean data 与参考基因组序列进行比对，比对后获得 BAM 格式的结果文件，此文件将用于后续分析。具体分析步骤如下：首先，对 BAM 文件进行处理，除去由 PCR 扩增过程造成的冗余序列及其他比对错误的 reads。其次，对处理后的 BAM 文件进行变异位点检测，并对可信变异位点进行统计与注释。最后，对检测结果进行汇总，绘制变异图谱。

三、方法学评价与质量控制

测序模板 DNA 质量控制：采用荧光定量的方法对 DNA 样品进行定量；NanoDrop 检测 OD_{260}/OD_{280}；凝胶电泳检测 DNA 的状态，是否包含蛋白质、RNA 污染及是否存在 DNA 降解等。

测序后质量控制：平均 99% 的碱基准确度达 Q20（碱基被测错的概率为 1%），保证 85% 的碱基准确度达 Q30（碱基被测错的概率为 1‰），平均 clean data 占 raw data 的 90% 以上。对于外显子组项目，约 90% 的外显子区域覆盖度测序深度（即测序得到的总碱基数与待测区域大小的比值）达到 10× 以上，保证最高的测序均一性。

四、临床意义

临床中可根据不同的临床表型进行不同的基因检测。例如，梗阻性无精子症中双侧输精管缺如，可进行 *CFTR*（Yefimova et al，2019；de Souza et al，2018；Alves et al，2015）、*ADGRG*2（Yang et al，2017；Patat et al，2016）基因检测，若等位基因均有突变则可明确病因；再如低促性腺激素性性腺功能减退症，可对 *KAL*1（Zhou et al，2018）、*FGFR*1（Känsäkoski et al，2018）、*CHD*7（Balasubramanian et al，2017）、*GNRH*1（Hussain et al，2019）、*KISS*1（Chelaghma et al，2018）等 30 多个已知致病基因进行筛查；如是畸形精子症，则可根据不同的畸形情况进行已明确的基因测序检测。

明确不孕不育的致病基因可以阐明不孕不育的潜在病因，更好地理解不孕不育的起因，从而更好地为患者量身定制治疗策略。此外，基因突变检测可为胚胎植入前遗传学诊断（PGD）提供诊断依据，阻断致病突变的向下传递，达到优生优育的目的。

第四节　基因多态性分析

多态性是指在一个生物群体中，经常同时存在两种或多种不连续的变异型或基因型（genotype）或等位基因（allele），亦称遗传多态性（genetic polymorphism）或基因多态性（Tüttelmann et al，2007）。生物群体基因多态现象十分普遍。从本质上来讲，多态性的产生在于基因水平上的变异，一般发生在基因序列中不编码蛋白的区域和没有重要调节功能的区域（Stouffs et al，2014）。对于个体而言，基因多态性碱基顺序终生不变，并按孟德尔定律世代相传。

人类基因多态性既来源于基因组中重复序列拷贝数的不同，也来源于单拷贝序列的变异，以及双等位基因的转换或替换。基因多态性通常分为 3 大类：DNA 片段长度多态性、DNA 重复序列多态性、单核苷酸多态性（Aston，2014）。单核苷酸多态性（single nucleotide polymorphism，SNP）作为第三代遗传标记，是指基因组单个核苷酸水平上的变异引起 DNA 序列的多态性，包括单碱基转化与颠换、单碱基插入及缺失等。人群中，SNP 是指变异频率 >1% 的单核苷酸的变异。这是人类可遗传变异中最常见的一种方式，已知多态性 90% 以上是单核苷酸多态性。通常 SNP 是 2 个等位基因多态性，也有 3 或 4 个等位基因多态性，但这种情况比较罕见，可以忽略不计。基因 DNA 中，每个碱基均可发生变异，但 SNP 位点分布并不均匀，非编码区比编码区更为多见（张思仲，2008）。人类不同个体间 99.9% 的 DNA 序列是一致的，而正是这 0.1% 的差异造成不同个体罹患疾病的风险不同。各种族、各地区人群特定 SNP 位点并非一定存在，且其所占比率也不相同。 SNP 具有标记密度高、易分型、数量多等特点，更适合用于复杂性疾病遗传研究和大样本量群体基因识别的研究，并已成为评价患病危险度的一项重要指标。

一、检测方法

SNP 的检测方法已有很多，主要包括 DNA 样本测序、单链构象多态性（single-strand conformational polymorphism，SSCP）、限制性酶切片段长度多态性（restriction fragment length polymorphism，RFLP）、等位基因特异性核苷酸杂交等方法，但这些方法费时费力，且必须用到凝胶电泳技术，结果误差率较高。新近技术主要有 Snapshot 法、TaqMan 探针法、HRM 法、MassARRAY 法及 Illumina Bead Xpress 法等。前两种方法准确性高，但价格偏贵，且不适用于大样本多位点检测；后三种方法则实验设计灵活，操作简便，可同时对多位点大样本检测，性价比较高。每种方法一次测定位点数目、所需的费用以及时间都不同，依据所测 SNP 数量，可选择合适的基因分型方法。

基因多态性的主要检测方法简述如下（陆金春 等，2018）：

（1）限制性片段长度多态性（RFLP）：由于 DNA 的多态性，致使 DNA 分子的限制性内切酶酶切位点及数目发生改变，用限制性内切酶切割基因组时，所产生的片段数目和每个片段的长度就不同，即所谓的限制性片段长度多态性。导致限制性片段长度发生改变的酶切位点，又称为多态性位点。最早是用 Southern blot/RFLP 方法检测，后来采用聚合酶链反应（PCR）与限制性内切酶酶切相结合的方法。现在多采用 PCR-RFLP 法研究基因的限制性片段长度多态性。

（2）单链构象多态性（SSCP）：是一种基于单链 DNA 构象差别的点突变检测方法。相同长度的单链 DNA 如果顺序不同，甚至单个碱基不同，就会形成不同的构象，在电泳时泳动的速度不同。PCR 产物经变性后，进行单链 DNA 凝胶电泳时，靶 DNA 中若发生单个碱基替换等改变，就会出现泳动变位（mobility shift），多用于鉴定是否存在突变及诊断未知突变。

（3）PCR-ASO（PCR-allele specific oligonucleotide）探针法：即等位基因特异性寡核苷酸探针法。在 PCR 扩增 DNA 片段后，直接将产物与相应的寡核苷酸探针杂交，即可明确诊断是否有突变及突变是纯合子还是杂合子。其原理是：用 PCR 扩增后，产物进行斑点杂交或狭缝杂交，针对每种突变分别合成一对寡核苷酸片段作为探针，其中一个具有正常序列，另一个则具有突变碱基。突变碱基及对应的正常碱基均位于寡核苷酸片段的中央，严格控制杂交及洗脱条件，使只有与探针序列完全互补的等位基因片段才显示杂交信号，而与探针中央碱基不同的等位基因片段不显示杂交信号。如果正常和突变探针都可杂交，说明突变基因是杂合子；如只有突变探针可以杂交，说明突变基因为纯合子；若不能与含有突变序列的寡核苷酸探针杂交，但能与相应的正常的寡核苷酸探针杂交，则表示受检者不存在这种突变基因。若与已知的突变基因的寡核苷酸探针均不能杂交，提示可能为一种新的突变类型。

（4）PCR-SSO 法：SSO 技术即顺序特异寡核苷酸（sequence specific oligonucleotide，SSO）法。原理是 PCR 基因片段扩增后利用序列特异性寡核苷酸探针，通过杂交的方法进行扩增片段的分析鉴定。探针与 PCR 产物在一定条件下杂交具有高度的特异性，严格遵循碱基互补的原则。探针可用放射性同位素标记，通过放射自显影的方法检测，也可以用非放射性标记如地高辛、生物素、过氧化物酶等进行相应的标记物检测。

（5）PCR-SSP 法：序列特异性引物分析，即根据各等位基因的核苷酸序列，设计出一套针对每一等位基因特异性的（allele-specific）、或组特异性（group-specific）的引物，此即为序列特异性引物（SSP）。SSP 只能与某一等位基因特异性片段的碱基序列互补性结合，通过 PCR 特异性地扩增该基因片段，从而达到分析基因多态性的目的。

（6）PCR-荧光探针法：用荧光标记 PCR 引物的 5′ 端，荧光染料 FAM 和 JOE 呈绿色荧光，TAMRA 呈红色荧光，COUM 呈蓝色荧光，不同荧光标记的多种引物同时参加反应，PCR 扩增待检测的 DNA，合成的产物分别带有引物 5′ 端的染料，很容易发现目的基因存在与否。

（7）PCR-DNA 测序：是诊断未知突变基因最直接的方法。PCR 技术的应用，使得 DNA 测序技术从过去的分子克隆后测序进入 PCR 直接测序。PCR 产物在自动测序仪上电泳后测序。常用方法有：Sanger 双脱氧末端终止法、Maxam-Gilbert 化学裂解法、DNA 测序的自动化。目前 DNA 顺序全自动激光测定法是最先进的方法。

（8）PCR 指纹图法（PCR-fingerprints）：适用于快速的同种异型 DR/DW 配型。在 DR/DW 纯合子及杂合子个体中，每种 DR 单倍型及每种单倍型组合所产生的单链环状结构的大小、数目和位置各异，由于同质双链和异质双链之间的分子构象不同。因此，在非变性聚丙烯酰胺凝胶电泳时，它们的迁移率各不相同，从而获得单倍型特异的电泳带格局即 PCR 指纹。也有人用人工合成的短寡核苷酸片段作为探针，同经过酶切的人体 DNA 作 Southern blot，可以得出长度不等的杂交带。杂交带的数目和分子量的大小具有个体特异性，除非同卵双生，几乎没有两个人是完全相同的，就像人的指纹一样。人们把这种杂交带图形称为基因指纹（gene finger-printing）。

（9）基因芯片：又称为 DNA 微阵列（microarray）。集成了大量的密集排列的已知序列的探针，通过与被标记的若干靶核酸序列互补匹配，与芯片特定位点上的探针杂交。利用基因芯片杂交图像确定杂交探针的位置，便可根据碱基互补匹配的原理确定靶基因的序列。这一技术已用于基因多态性的检测。对多态性和突变检测型基因芯片采用多色荧光探针杂交技术可以大大提高芯片的准确性、定量及检测范围。应用高密度基因芯片检测单碱基多态性，为分析 SNPs 提供了便捷的方法。

（10）扩增片段长度多态性（amplication fragment length polymorphism，AFLP）法：AFLP 技术是一项新的分子标记技术，是基于 PCR 技术扩增基因组 DNA 限制性片段，基因组 DNA 先用限制性内切酶切割，然后将双链接头连接到 DNA 片段的末端，接头序列和相邻的限制性位点序列作为引物结合位点。限制性片段用两种酶切割产生，一种是罕见切割酶，一种是常用切割酶。它结合了 RFLP 和 PCR 技术特点，具有 RFLP 技术的可靠性和 PCR 技术的高效性。由于 AFLP 扩增可使某一物种出现特定的 DNA 谱带，而在另一物种中可能无此谱带产生，因此，这种通过引物诱导及 DNA 扩增后得到的 DNA 多态性可作为一种分子标记。AFLP 可在一次单个反应中检测到大量的片段。可以说 AFLP 技术是一种新的而且有很大功能的 DNA 指纹技术。

（11）变性梯度凝胶电泳（denaturing gradient electrophoresis，DGGE）法：DGGE 法分析 PCR 产物，如果突变发生在最先解链的 DNA 区域，检出率可达 100%，检测片段可达 1 kb，最适范围为 100～500 bp。基本原理是基于当双链 DNA 在变性梯度凝胶中行进到与 DNA 变性温度一致的凝胶位置时，DNA 发生部分解链，电泳迁移率下降，当解链的 DNA 链中有一个碱基改变时，会在不同的时间发生解链，因影响电泳速度变化的程度不同而被分离。由于本法是利用温度和梯度凝胶迁移率来检测，需要一套专用的电泳装置，合成的 PCR 引物最好在 5′ 末端加一段 40～50 bp 的 GC 夹，以利于检测发生于高熔点区的突变。在 DGGE 的基础上，又发展了用温度梯度代替化学变性剂的温度梯度凝胶电泳法（temperature gradient gelelectrophoresis，TGGE）。DGGE 和 TGGE 均有商品化的电泳装置，该法一经建立，操作也较简便，适合于大样本的检测筛选。

（12）随机扩增的多态性 DNA（random amplified polymorphic DNA，RAPD）法：运用随机引物扩增寻找多态性 DNA 片段可作为分子标记，这种方法即为 RAPD 法。尽管 RAPD 技术诞生的时间很短，但由于其独特的检测 DNA 多态性的方式以及快速、简便的特点，此技术已渗透于基因组研究的各个方面。RAPD 技术建立于 PCR 技术基础上，它是利用一系列（通常数百个）不同的随机排列碱基顺序的寡聚核苷酸单链（通常为 10 聚体）为引物，对所研究基因组 DNA 进行 PCR 扩增，聚丙烯酰胺或琼脂糖电泳分离，经 EB 染色或放射性自显影来检测扩增产物 DNA 片段的多态性，这些扩增产物 DNA 片段的多态性反映了基因组相应区域的 DNA 多态性。RAPD 所用的一系列引物 DNA 序列各不相同，但对于任一特异的引物，它同基因组 DNA 序列有其特异的结合位点，这些特异的结合位点在基因组某些区域内的分布如符合 PCR 扩增反应的条件，即引物与模板的两条链有互补序列，且两条引物 3′ 端相距的长度在一定范围之内，就可扩增出 DNA 片段。因此，如果基因组在这些区域发生 DNA 片段插入、缺失或碱基突变就可能导致这些特定结合位点分布发生相应的变化，而使 PCR 产物增加、缺少或发生分子量的改变。通过检测 PCR 产物即可检出基因组 DNA 的多态性。分析时可用的引物数量很大，虽然对每一个引物而言其检测基因组 DNA 多态性的区域是有限的，但是利用一系列引物则可以使检测区域几乎覆盖整个基因组。因此 RAPD 可以对整个基因组 DNA 进行多态性检测。另外，RAPD 片段克隆后可作为 RFLP 的分子标记进行作图分析。

在这些方法中，PCR-荧光探针法因其操作简便，在临床中应用广泛，下面具体介绍该检测方法。应用 Primer Premier 5.0 及 Primer Express 3.0 软件针对检测基因位点序列设计引物和 SNP 探针，同时针对人类三磷酸甘油醛脱氢酶（glyceraldehyde-3-phosphate dehydrogenase，GAPDH）基因设计引物和探针作为内参系统，对 PCR 反应结果进行质量控制。野生型、突变型和内标探针分别用 FAM、VIC 和 ROX 染料进行标记。以相应的 2 例经测序验证分别为杂合突变型、纯合突变型和野生型的人类全血 gDNA 样本为模板，其中全血 gDNA 用试剂盒抽提，参照试剂盒说明书提取，且产物如不及时使用，应保存于 -20℃，以防 DNA 降解，供下次实验再用。应用荧光 PCR 法筛选合适的引物和探针，建立和优化基因多态性检测荧光 PCR 法。PCR 反应体系含 5×PCR 反应缓冲液 5 μl、dNTP mix 0.15 mmol/L、引物 0.2 μmol/L、探针 0.05～0.5 μmol/L（探针浓度及比例需要进行摸索）、Taq 酶 0.02 U、模板 2 μl，加 ddH$_2$O 补足至 25 μl。PCR 反应程序：95℃，5 min，1 个循环；95℃，15 s，60℃，1 min，40 个循环（在此阶段收集荧光信号）。每个样本分别用不同反应液进行检测，根据样本的检测结果优化建立的检测体系。

二、方法学评价与质量控制

运用 PCR-荧光探针法的性能评价：将已经测序验证分别为检测基因位点杂合突变型、纯合突变型和野生型样本各 2 例，提取基因组 DNA，并分别稀释至 15 ng/μl 和 0.5 ng/μl，作为评价检测方法的质控品。其中 15 ng/μl 杂合突变型和纯合突变型基因组 DNA 作为模板，用于评价相对应的反应体系的准确性；0.5 ng/μl 的杂合突变型基因组 DNA 作为模板，用于评价相对应的反应体系的灵敏度；而 15 ng/μl 检测基因位点野生型模板用于评价反应体系的特异性。

运用 PCR-荧光探针法的准确性评价：各用 2 例 15 ng/μl 相应的检测基因位点纯合突变型和杂合突变型样本，每个样本作为模板分别加入该基因反应液进行检测。结果应显示为，该基因的反应液检测纯合突变样本时，FAM 通道检测结果应为阴性（Ct 值 >36 或无 Ct 值），VIC 通道检测结果均为阳性（Ct 值 ≤ 36）；检测杂合突变型样本时，FAM 通道（野生型）和 VIC 通道（突变型）检测结果应为阳性（Ct 值 ≤ 36）；所有样本的 ROX 通道（内参基因）有明显扩增曲线（Ct 值 ≤ 32）。则表明建立的方法具有很好的准确性，反之则表明建立的方法不具备良好的准确性。

运用 PCR-荧光探针法的灵敏度评价：各用 2 例 0.5 ng/μl 的检测基因位点杂合突变型样本对反应体系的灵敏度进行检测。结果应显示为，反应液检测杂合突变型样本的 FAM 通道（野生型）和 VIC 通道（突变型）结果均为阳性（Ct 值 ≤ 36），ROX 通道（内参基因）有明显扩增曲线（Ct 值 ≤ 32）。表明建立的方法可以检测低至浓度约 1 ng 的人类全血基因组 DNA，反之则无法检测到浓度低至 1 ng 的人类全血基因组 DNA。

运用 PCR-荧光探针法的特异性评价：用 2 例 15 ng/μl 的检测基因位点的野生型样本

对反应体系的特异性进行评价。结果应显示为，反应体系 FAM 通道检测结果为阳性（Ct 值≤36），而 VIC 通道为阴性（Ct 值 >36 或无 Ct 值），则表明建立的方法具有很好的特异性，能够满足要求。反之则表明建立的方法不具有很好的特异性，不能够满足要求。

三、临床意义

人类基因多态性对于阐明人体对疾病的易感性、毒物的耐受性、药物代谢差异及遗传性疾病的分子机制有重大意义；与致病基因连锁的多态性位点可作为遗传病的诊断标记，并为分离克隆致病基因提供依据；病因未知的疾病与候选基因多态性的相关性分析，可用于辅助筛选致病易感基因（Carrell et al，2011）。例如，鱼精蛋白在精子核染色质凝集过程中起着重要作用，研究发现哺乳动物中有两种鱼精蛋白 PRM1 和 PRM2，鱼精蛋白异常表达会导致精子发生障碍（Jodar et al，2011；Jodar et al，2014）。PRM1 的 rs2301365 位点的基因多态性是男性不育发病风险的一个危险因素；而 PRM1 的 rs737008 位点和 PRM2 的 rs1646022 位点的基因多态性在亚洲男性是罹患不育的保护因素（Jiang et al，2017）。故探讨相关基因多态性与原发性不孕不育之间的关系，并分析基因 – 基因、基因 – 环境交互作用对原发性不孕不育的影响，可以阐明原发性不孕不育的遗传学病因。

第五节 非整倍体检测

非整倍体是导致人类胚胎丢失和染色体疾病的主要原因之一，为人类染色体异常最常见的形式（Chatziparasidou et al，2015）。人类绝大多数非整倍体是由染色体数目异常的生殖细胞引起的，起源于减数分裂过程中的染色体分离异常、减数分裂受阻和染色体不分离产生多倍体精子等（Rodrigo et al，2019）。

一、检测原理

非整倍体的检测一般用荧光原位杂交（fluorescence in situ hybridization，FISH）技术。其应用已知碱基序列并带有荧光标记物的核酸探针（如 DNA、RNA 和寡聚核苷酸）与组织细胞待测的核酸（DNA、RNA）按碱基配对的原则进行特异性结合，形成杂交体，然后再用荧光检测系统检测荧光在核酸原有的位置上将其显示出来。

二、检测方法

以检测精子非整倍体为例叙述。取 0.1～0.5 ml 新鲜液化精液，加入 8 ml 精子洗涤液（6 mmol/L EDTA/PBS），混匀后 280 g 离心 5 min，去精浆；经 8 ml 2 mmol/L DTT/PBS（pH7.4）室温处理 45 min，离心去上清液后用甲醇 - 冰醋酸混合液（甲醇：冰醋酸 =3∶1）固定 30 min，重复固定 1 次后滴片（以高倍镜下精子不重叠为宜）。

杂交：玻片经 100 mg/ml RNase 37℃处理 1 h，梯度乙醇脱水风干，玻片于 75℃ RNA 的变性液（体积分数 70% 甲酰胺 / 2×SSC）中变性 5 min，梯度乙醇中脱水迅速风干，与 18 号天蓝色频谱（spectrum aqua）、X 绿色频谱（spectrum green）和 Y 红色频谱（spectrum red）染色体着丝粒探针 37℃杂交 16 h。洗脱后经 4，6- 二脒基 –2– 苯基吲哚（DAPI）复染，荧光显微镜观察。

三、方法学评价与质量控制

荧光原位杂交是近年来生物学领域发展的一项新技术。其优点是：操作简便，探针标记后稳定，一般可使用两年；方法敏感性高，能迅速得到结果；在同一标本上可以同时检测几个不同的探针；不仅可以检测中期染色体，还可以检测间期染色质。用 FISH 方法测定染色体非整倍体率，是一种简便、快捷、易于接受的检测人染色体异常的方法。

四、临床意义

目前的人染色体检查多数是用 FISH 探针去检测 X、Y、13、18 和 21 号染色体（Haug et al，2017；Iwarsson et al，2017；Benn，2016；Green et al，2019），这些染色体异常占所有出生后染色体异常的 95%。用三色 FISH 技术检测间期核染色体非整倍体率在人类生殖中具有广泛的应用价值，尤其在检测不孕不育症患者染色体的异常、分析染色体平衡易位携带者的分离规律以及显微授精和植入前胚胎遗传学诊断等领域有广阔的应用前景（Noh et al，2019；Sciorio et al，2019；陈欢 等，2019）。

第六节　植入前遗传学诊断

胚胎植入前遗传学诊断（PGD）和筛查（PGS）是近 20 余年发展的一种具有较低危险度的植入前遗传学检测方法。该方法对卵母细胞或植入前胚胎进行活检，利用分子生物学技术进行检测，对遗传物质进行分析，选择遗传信息正常的胚胎植入女方子宫，以避免妊娠有"病"的胎儿，同时提高妊娠率和活产率，降低流产率和多胎率（黄伟伟 等，2016；Xu et al，2017）。其主要适用于高龄、反复流产、反复植入失败和有遗传病史的夫妇等。近年来，芯片杂交技术、二代测序技术和显微延时摄像技术等的飞速发展为胚胎植入前遗传学诊断提供了更加精准、特异、快速的方法，从而进一步提高妊娠成功率、降低出生缺陷发生率。

一、检测方法

1 PGD/PGS 的取材来源

（1）卵母细胞极体：卵母细胞第一极体活检在获卵后进行，第二极体活检在受精后 18～22 h 进行，在胚胎移植（ET）前有足够的时间进行分析，可以进行新鲜 ET，并且不会影响胚胎的继续发育，安全性较高，但是仅提供来自母源性的遗传信息，有明显的局限性。

（2）卵裂球：卵裂球是临床上应用最广的 PGD 活检来源。多数研究表明在胚胎发育至第 3 天（7～9 细胞）移走 1～2 个细胞并不影响胚胎的继续发育，但是卵裂球细胞活检的材料少，只有 1～2 个细胞进行检测，另外卵裂期胚胎存在高嵌合率，发生率为 35%～40%，可影响 PGD/PGS 的准确性。

（3）囊胚：囊胚滋养外胚层可以活检 2～10 个细胞，较之单细胞活检提供更多的材料，提高了 PGD 的准确性，且不涉及发育成胎儿部分的内细胞团，从而避免了活检对胚胎所造成的不利影响。另外囊胚期胚胎嵌合体发生率较低，许多研究表明囊胚期活检优于卵裂期活检。但目前现有的培养体系囊胚形成率仅有 20%～50%，从而限制了可供检测的胚胎数目。

2 PGD/PGS 常用技术

（1）PCR 技术：使用耐热 DNA 聚合酶（现多用 Taq DNA 聚合酶）扩增特定 DNA 片段，其能够将极少量的遗传物质进行指数级扩增，得到足够数量的 DNA。

（2）微阵列比较基因组杂交（array comparative genomic hybridization，aCGH）技术：原理是用不同的荧光染料通过缺口平移法分别标记样本组织和正常细胞或组织的 DNA 制成探针，并与正常人的间期染色体进行共杂交，以在染色体上显示的样本与正常对照的荧光强度的不同来反映整个样本基因组 DNA 数目变化，再借助于图像分析技术可对染色体拷贝数量的变化进行定量研究。

（3）单核苷酸多态性微阵列技术（SNP array）：即在含有大量 SNP 位点序列探针的高密度芯片上，用样本 DNA 与之杂交，然后通过荧光、化学发光标记的方法读取每个位点的复杂信息。

（4）二代测序（next generation sequencing，NGS）技术：原理是利用条码（barcode）对胚胎进行标记作为唯一编号，可在同一芯片上同时检测多个胚胎的染色体拷贝数变异、单基因病、非整倍体等异常情况（Sachdeva et al，2017），获得的染色体信息远远高于其他技术。

（5）荧光原位杂交技术（FISH）：即将极体、卵裂球或囊胚细胞固定，购置针对某条染色体异常的探针试剂盒，选择其着丝粒探针（检测数目异常）或涂染探针（检测结构异常）按照试剂盒的说明书进行操作。目前人类 22 条染色体及 X、Y 染色体的试剂盒均已有售。许多实验室还能自行制备针对某一患者的特异性探针。现多检测 X、Y、1、5、7、

8、11、13、16、18、21、22 等较常发生异常的染色体，FISH 的效率一般 >80%。FISH 的探针主要包括基因组探针（种属特异性标志）、染色体特异重复序列探针（检测间期细胞非整倍性和微小标志染色体）、染色体文库探针（中期染色体重组和间期核分析）和单拷贝序列探针（用于基因或特异序列的染色体定位），探针片段长度一般为 200～600 bp（黄荷凤，2018）。

上述 aCGH、SNP array 和 NGS 技术均属于基于高通量检测平台的全染色体分析技术（CCS），这些技术的有效开展均建立在全基因组扩增（whole genome amplification，WAG）基础上。WGA 是一种对全部基因组序列非选择性扩增的技术，目的是在没有序列倾向性的前提下大幅度增加 DNA 的总量。目前，WGA 主要基于 PCR、多重置换扩增（MDA）和多重退火环状循环扩增（MALBAC）进行。

二、方法学评价

PGD/PGS 取材来源不同，各有其优缺点，见表 10-1。不同的 PGD/PGS 检测技术，亦各有其优缺点，见表 10-2。

表 10-1　PGD/PGS 不同取材的优缺点

取材来源	优点	缺点
极体	对受精率及胚胎发育没有影响	仅能检测母源性非整倍体；性价比低，每个卵母细胞采样 2 个极体，但并非所有卵子都会发育成胚胎进行移植
卵裂球	从胚胎本身取样，比极体活检更具代表性	所取胚胎细胞占比较大，除了对细胞连接的破坏外，还可能对发育活力和胚胎植入产生不利影响；活检细胞可能不代表整个胚胎（胚胎嵌合率高）
囊胚滋养外胚层	活检对胚胎着床潜力无不良影响；允许挑选更多细胞进行分析；许多异常胚胎缺乏发育至囊胚期的能力，囊胚期活检的效率更高	检测时间较长，往往不能进行鲜胚移植，但已有研究显示（石碧炜 等，2017），胚胎冷冻复苏对 PGD/PGS 后的临床结局无影响；滋养外胚层的染色体组成可能无法代表内细胞团（嵌合率低于卵裂期胚胎，但仍存在）

表 10-2　不同 PGD/PGS 检测技术的比较

检测技术	优点	缺点
定量 PCR（qPCR）	可以识别单亲二倍体（uniparental disomy，UPD）、三倍体；可以设计单独的实验以检测线粒体拷贝数	无法准确识别染色体结构畸变
FISH	可在较短的时间内检测染色体数目及结构畸变；不受 DNA 污染影响，有很高的准确性	受荧光染料颜色的限制，一次最多只能检测 12 条染色体的异常（黄荷凤，2018），不能在一个细胞一次诊断所有的染色体异常；固定的细胞有一定的丢失率
SNP array	可以检测 23 对染色体数目或结构异常且分辨率高，最小片段可达 1.5 kb；可区分正常及染色体平衡易位或倒位携带胚胎；可以追溯额外染色体来源和检测 UPD、三倍体等	诊断仍存在 2%～4% 的误诊率（胚胎嵌合）；无法避免单细胞 DNA 扩增；无法检测线粒体疾病

检测技术	优点	缺点
aCGH	可以同时检测出所有染色体的微观染色体异常（非整倍体性，包括嵌合体、非平衡易位以及标记染色体）和亚微观缺陷（微缺失、微重复综合征以及非平衡亚端粒重排）	不能检测出平衡的重排（相互易位、倒位、罗氏易位及相互插入）以及某些非平衡重排（点突变、三核苷酸重复扩增、缺失及复制超过了这种技术的分辨范围）；不能检测出 UPD 及三倍体
NGS	鉴定单碱基水平的突变或小的插入和缺失；可识别罕见的单基因疾病；可以检测平衡易位和线粒体基因组突变	大量数据的产出易造成解读困难；更大的结构变异（SV）难以检测；不适合区分不同亲本来源的等位基因

三、临床应用

PGD/PGS 现已被越来越多的生殖医学中心所接受和在临床上开展，其主要临床应用为：

（1）预防遗传性疾病：由于 PGD 技术的特点，能够及时有效地发现和预防诸多遗传性疾病，因此将 PGD 运用在胚胎植入前诊断与筛查过程中，能够取得较好效果。主要预防染色体病（如各种染色体数目和结构异常，包括罗氏易位携带者、平衡易位携带者、倒位携带者、低水平的嵌合体、多倍体等）和单基因遗传病（即孟德尔遗传病，包括地中海贫血、囊性纤维化、亨廷顿舞蹈症、强直性肌营养不良症、脆性 X 染色体综合征等）（黄荷凤，2018；谢美娟 等，2016）。

（2）高龄妇女助孕：随着女性年龄的增加，胚胎染色体异常率显著增加，降低了高龄患者 ART 的妊娠率。通过使用 PGS 技术，可筛选出染色体正常的胚胎，避免反复移植及流产，能够明显提升妊娠率以及种植率，对于高龄妇女的助孕而言有着非常重要的意义。

（3）治疗复发性流产：通过使用 PGS/PGD 技术进行筛查和诊断，能够较好地改善各类不良妊娠的发生，尤其是对复发性流产，能够取得较好效果。研究显示，使用微阵列比较基因组杂交技术进行 PGS，对复发性流产患者有较好治疗效果。为了避免复发性流产的出现，通过使用 PGS/PGD 技术，可改善助孕结局。

第七节　胎儿游离 DNA 分析

无创 DNA 检测（non-invasive prenatal testing，NIPT）是通过提取母体外周血血浆中胎儿游离 DNA 进行检测，分析胎儿是否患遗传性疾病的一种检测方法。1997 年 Lo 等用常规聚合酶链反应（PCR），在男胎孕妇血浆中检测到 Y 染色体特异性 DNA 序列，证实孕妇血浆中可能存在胎儿 DNA，相比侵入性产前诊断，其更便捷、无流产风险。NIPT 的检测方法包括荧光染色体原位杂交、荧光定量聚合酶链反应、二代测序法等。近年发现（Papageorgiou et al，2011）：表观遗传领域中基于胎儿－母体 DNA 不同的甲基化区域可提取胎儿 DNA，通过寻找常见染色体差异甲基化片段，以父系遗传的多态位点代替 *SRY* 基因，可对胎儿进行性别鉴定、血型鉴定；定性分析胎儿 DNA 的存在，可提高异常染色体检出率，对自发流产、早产等都有一定的预测意义。

一、检测原理

1997 年 Lo 等研究表明，胎儿游离 DNA（cell-free fetal DNA，cff DNA）能够在孕妇的外周血中被重复稳定地检测到，并证实母体血浆、血清中存在着高浓度 cff DNA（3.4%~6.2%）。由于血浆中 cff DNA 主要来源于凋亡的细胞，因此绝大部分 cff DNA 片段长度 <300 bp。在妊娠 4 周时，即可在孕妇血浆中检出 cff DNA，并且随着妊娠时间的延长，cff DNA 浓度不断升高，约为母体外周血游离 DNA 含量的 2%~40%（每毫升血浆中胎儿起源的游离 DNA 平均为 151 拷贝），但孕妇个体间差异较大。cff DNA 在血液中的半衰期很短，只有 16 min，但在母体的血液循环中较为稳定。分娩后 cff DNA 可从母体血浆中被迅速清除，大多数产妇在产后 2 h 后就监测不到 cff DNA。因此，孕妇体内不会存在前次妊娠所遗留的 cff DNA，从而可以排除前次妊娠污染所引起的检测错误。研究还表明，患有癌症的母体血浆里会出现游离的肿瘤细胞 DNA 片段，因此这些游离 DNA 还有望成为检测母体癌症的标志物（鲍芸 等，2016）。

（1）胎儿染色体非整倍体检测的基本原理：基于胎儿游离 DNA 的以上特点，应用高通量测序技术对孕妇外周血总的游离 DNA（包含胎儿游离 DNA）进行测序、分析，有可能检测出胎儿染色体畸变。该技术不依赖特定目标区域、不依赖多态性位点，对所取的母体外周血样本中所有游离的 DNA 进行高通量测序，并基于生物统计学将测序结果进行信息分析，根据分析结果判断胎儿患染色体非整倍性疾病的风险。

（2）胎儿单基因遗传病的无创检测基本原理：非母亲来源的变异，可在母体外周血 DNA 中，找到与母亲自身携带的遗传信息不同的序列或变异信息，直接或间接地检测出胎儿的遗传变异情况。父源特异性的非致病序列可以作为遗传检测的标记物，可用于排除某些性别连锁的单基因遗传病。父源特异性的致病序列以及胎儿新发遗传变异的检测可以直接用于胎儿单基因病遗传分析。

检测胎儿游离 DNA 的变异是否来源于母亲难度很大。首先，区分母亲自身的 DNA 与胎儿游离 DNA 中母亲来源的 DNA，尚无特定的分子标记进行区分；其次，孕妇外周血中，母亲自身的 DNA 片段高达 90%，而胎儿游离 DNA 占比仅为 10% 左右，无法采用检测特异性突变的方式获得准确的结果。基于 NIPT 的理论基础，主要采用定量检测策略，通过构建胎儿的单倍体型，进而判定胎儿是否携带了母亲来源的变异。

二、检测方法

目前，无创产前检测技术有：鸟枪法大规模平行测序（s-MPS）技术、靶向的大规模平行测序（t-MPS）技术和基于单核苷酸多态性的检测技术（皮自信 等，2018）。s-MPS是对某条染色体的单基因位点 DNA 片段过量或不足进行检测。该技术从理论上看可用于所有非整倍体的检测，对于非嵌合的 21 三体、18 三体、13 三体的检测也有临床意义，但由于孕妇外周血中 cff DNA 片段有限，因此，需要统计大量 DNA 片段。t-MPS 是对目标染色体进行选择性扩增，从而计算目标染色体是否异常。因不必对所有区域进行测序，其检测成本相对较低。基于单核苷酸多态性的无创产前检测是采用多重 PCR 技术扩增血浆中的 DNA。1 个 PCR 反应产生大约 2 万个单核苷酸多态性（SNP），通过测序分析扩增产物，并依据 SNP 在染色体中的位置和存在重组的可能性，从而计算出胎儿染色体数目的最大似然比。该技术可验证胎儿染色体的同源区域，故可检出同源或单亲二倍体，也可通过对目标区域足量的 SNP 的验证而扩展到对其他染色体不平衡的检测，包括微缺失和微重复。

当前临床上使用最广泛的检测技术是大规模平行测序，又称高通量测序（NGS）技术，即：在游离 DNA 片段两端加上通用测序接头，构建成测序文库。利用 PCR 技术对测序文库进行扩增，形成测序模板，进行富集以符合测序要求。然后，再用半导体测序系统在半导体芯片的微孔中固定 DNA 链，聚合酶合成互补的 DNA 双链。DNA 链每延伸一个碱基，会释放一个质子，离子传感器检测局部 pH 变化，并将化学信号转换成数字信号，实时判读碱基，最终获得每个 DNA 片段的碱基序列。用生物信息学分析把这些碱基序列定位到人类基因组参考图谱上，计算游离 DNA 被分配到每条染色体上的数值比例。当胎儿的某条染色体数目增加或减少时，对应的游离 DNA 会小幅增加，综合半导体测序和生物信息分析可以检测出这种微量变化，从而获得染色体数目信息。

三、方法学评价

产前检测具有很大的特殊性，对检测准确率的要求很高。无创产前筛查检测需要保证每批测序的准确性和稳定性，因此对实验室流程控制、试剂的质量、数据分析的校正都提出了很高的要求。虽然高通量测序技术在无创产前筛查的检测中被证实具有很高的准确度和灵敏度，但是这项技术在实际检测的诸多方面存在不稳定性，具体表现在标本的处理（核酸提取）、扩增和信号检测、测序平台特异的出错和纠错问题、生物信息学方面可能出现的问题、临床验证程序和标准化问题等诸多环节。由于高通量测序的检测对象是外周血游离 DNA（常有母体嵌合、胎盘嵌合、双胎、外周血 cff DNA 比例低等现象），因此存在一定的错误判定结果，导致检测的局限性（Ho et al，2018）。对此，欧美国家对基于高通量测序的临床实验室检测流程相继推出了相关的实验室指导文件或最佳操作指南，明确指出质量控制在高通量测序临床检测中的重要性。我国卫健委临床检验中心也开展了针对无创产前筛查高通量测序检测的室间质评项目，对国内已经开展或将要开展唐氏筛查的医院和独立实验室的检测质量进行监管，在测序文库 DNA 浓度、测序原始数据量、唯一比对数据量及结果判断等方面进行质量把关。明确指出基于高通量测序的无创产前筛查，只是一种筛查试验，而不是诊断试验，遗传咨询和进一步的检测非常重要（鲍芸 等，2016；Anon.，2015）。

四、临床应用

胎儿游离 DNA 的无创检测主要应用于（王宏吉 等，2017）：

（1）染色体非整倍体疾病检测：胎儿染色体非整倍体疾病可致严重的新生儿出生缺陷和儿童期死亡，这类疾病常见的染色体异常主要是 21 三体、18 三体、13 三体。

（2）微缺失微重复综合征（MD）检测：染色体微缺失微重复综合征是由于染色体微小片段缺失或重复，使正常基因发生改变而导致的染色体病，该类疾病目前已发现近 300 种，发病率在 1/200 000 ~ 1/4 000 不等。国内研究发现（胡芷洋 等，2016），NIPT 可以筛查较大片段的缺失和重复，但对较小的缺失或重复检出能力欠佳，猜测原因可能是母体背景干扰结果，建议检测阳性的病例接受有创性产前诊断取样进行验证。对于不考虑侵入性产前诊断的孕妇，使用染色体微阵列分析胎儿游离 DNA 检测也是一种选择，但应该让患者知晓该检测提供的是筛查而不是诊断，必要时分娩后进一步诊断。

（3）单基因病检测：单基因遗传病是由单一位点的等位基因异常导致的疾病。目前人类孟德尔遗传网（Online Mendelian Inheritance In Man，OMIM）列出了 3 173 种已知分子基础的疾病。当孕妇有单基因病家族史，B 超提示异常胎儿改变时，羊膜穿刺术或早期绒毛膜活检（CVS）可以用于诊断，但使胎儿的流产风险增加，故可以用无创 DNA 检测（Hui et al，2017）。目前，NIPT 可检测的单基因疾病有：强直性肌营养不良、亨廷顿舞蹈症、软骨发育不全、早期原发性肌张力障碍、X 性连锁遗传、血友病、囊性纤维化、α 地中海贫血、β 地中海贫血、丙酸血症、先天性肾上腺皮质增生症、血红蛋白莱波雷（Lepore）病、梅克尔 – 格鲁贝尔综合征（Meckel-Gruber syndrome）、颅缝早闭症等（韩璐好 等，2016）。

第八节　遗传咨询

遗传咨询（genetic counseling）是咨询医师和咨询者就其家庭中遗传病的病因、遗传方式、诊断、治疗、预防、复发风险等所面临的全部问题进行讨论和商谈，最后做出恰当的对策和选择，并在咨询医师的帮助下付诸实施，以达到防治效果的过程。目前，由于大多数遗传病没有有效的治疗方法，为了最大限度地阻断严重遗传病患儿的出生，降低遗传病带来的家庭和社会危害，除了在出生前不同阶段采取相应策略尽早做出诊断外，遗传咨询也显得特别重要。

广义的遗传咨询包括单基因和多基因遗传病的治疗，产前诊断，结婚、妊娠、分娩和婴儿保健的指导，近亲结婚的危险性，放射性对遗传的影响，亲子鉴定等。但与生殖相关的遗传咨询主要针对与不孕不育或习惯性流产有关的遗传性疾病的咨询，亦涉及供精（卵）者遗传病的筛查与植入前胚胎的遗传学诊断与筛查（PGD/PGS）等。

（1）遗传咨询对象：常见的遗传咨询对象包括不明原因智力低下、精神分裂症或先天畸形儿不能自理、自主的父母，不明原因的反复流产或有死胎死产等情况的夫妇，婚后多年不育的夫妇，35岁以上的高龄孕妇，长期接触不良环境因素的育龄青年男女，孕期接触不良环境因素以及患有某些慢性病的孕妇，常规检查或常见遗传病筛查发现异常者等。而与生殖相关的遗传咨询对象主要为在孕前或孕期发现双方或其中之一是某种遗传病的患者或携带者的夫妇，孕早中期唐氏筛查时发现胎儿患染色体病或神经管缺陷的风险增高者，孕期胎儿超声检查时发现胎儿存在某些异常情况的孕妇等（黄荷凤，2018）。

（2）遗传咨询师：遗传咨询是基因检测转向临床应用必不可少的一环，而遗传咨询师在其中发挥着核心作用。遗传咨询师可以将先进的基因检测技术以易懂的方式宣传给大众，同时能为普通大众遇到的遗传问题提供建议及相关解决方案，使先进的基因检测技术迅速、准确地转化为临床应用。因此，在生殖医学领域，遗传咨询师必不可少。

（3）遗传咨询中经常遇到的问题：如双亲中一方或家属有遗传病或先天畸形，所生育的孩子患病的概率有多少？已生育过一个遗传病患儿，如再生育，是否会患同种病，其概率是多少？双亲正常，为何生出有遗传病的患儿？如何治疗和预后？孕期妇女接触过射线或某些化学物质，会影响胎儿的健康发育吗？有遗传病的人能否结婚，其生育的子女是否一定有病？某些畸形可否遗传？遗传病可预防和治疗吗？等等。

（4）遗传咨询的步骤：① 信息采集。包括现症分析、主诉、体格检查、医疗史、生育史（流产史、死胎史、早产史）、婚姻史（婚龄、配偶健康状况）、环境因素和特殊化学物接触及特殊反应情况、年龄、居住地区、民族等。② 对所询问的疾病做出正确诊断。遗传病的确定方法以家系调查和系谱分析为主，并结合临床特征、基因和染色体检查结果、生化分析结果等，共同做出正确诊断。如确定为遗传病，还需进一步分析致病基因是新突变还是由双亲遗传下来的，这对预测危险率有重要意义。③ 推算疾病复发风险率。按风险程度，可将人类遗传病分为三类。第一类属一般风险率遗传病，指主要是由环境因素引起的疾病；第二类属轻度风险率遗传病，指多基因遗传病，是由遗传因素和环境因素共同作用引起的；第三类属高风险率遗传病，包括所有单基因遗传病和双亲之一为染色体平衡易位携带者，其复发风险较大。④ 向患者或家属提出对策和建议，如停止生育、终止妊娠或进行产前诊断后再决定终止妊娠或进行治疗等。

（5）人类遗传病的概念：受精卵或母体受到环境或遗传等的影响，引起的下一代基因组里的基因发生缺陷产生的疾病，称为遗传病。近亲或有血缘关系的夫妇会生下遗传病患儿。人类遗传病大致可分单基因遗传病、多基因遗传病和染色体病三大类。

（6）与男性不育相关的遗传异常：主要包括精子染色体非整倍体、结构异常、DNA损伤等。男性不育患者中，染色体异常的发生率为5.7%，其中性染色体异常占4.2%，常染色体异常占 1.5%。性染色体异常中克兰费尔特综合征最常见，此类患者进行辅助生育前应进行植入前胚胎遗传学诊断（PGD）。在精液质量很差患者中，常可以发现常染色体之间或常染色体与性染色体的易位和缺失，这种染色体异常可以遗传给下一代，也可以导致习惯性流产和后代的先天性畸形。与男性不育相关的基因突变或缺失主要为 Y 染色体微缺失、囊性纤维化跨膜传导调节蛋白基因（*CFTR*）的突变，前者为 Y 染色体连锁遗传，后者如果夫妻双方均为携带者，后代有 25% 的可能性是囊性纤维化或先天性输精管缺如患者。

（7）与女性不孕相关的遗传异常：主要包括染色体数目和结构异常及单基因遗传病等。X 染色体数目异常以特纳综合征（Turner syndrome）最常见，染色体核型为 45，X 及其变体，其次为多 X 综合征；X 染色体结构异常以断裂点发生在 Xq21.1–22.3 关键区域的结构性 X 染色体结构异常为常见；常染色体数目异常主要包括多倍体、嵌合体和三体综合征；常染色体结构异常通常见于染色体断裂后互换引起的缺失、重复、倒位、易位，甚至还会形成等臂、环状、双着丝粒染色体等；女性不孕单基因遗传病可发生在下丘脑－垂体－性腺轴的不同水平，可影响性别决定、发育、性腺功能等。下丘脑部位相关基因突变包括 *KAL*1 基因突变引起的卡尔曼综合征（Kallmana syndrome）、*NROB*1 基因突变引起的肾功能发育不全和性腺功能低下、瘦素基因（*LEP*）和 *LEPR* 基因突变引起的青春期延迟等；垂体水平的基因突变包括 GnRH 受体基因突变、*FSHB* 和 *LHB* 突变以及 *FSHR* 和 *LHR* 突变等引起的低促性腺激素性性腺功能低下；导致卵巢早衰（POF）的基因突变，包括 FSH 及其受体基因突变、Xp 的基因突变、Xq 的基因突变、抑制素 A 基因突变等。

（8）性发育异常（DSD）：为一类先天性疾病，表现为患者的染色体核型与性腺表型或性腺的解剖结构不一致，包括外生殖器模糊不清、染色体异常以及不典型的性腺发育不全等，可分为 46，XY DSD 和 46，XX DSD 以及多基因 DSD。

（9）复发性流产的遗传异常：主要包括夫妇染色体异常和胚胎染色体异常。在 2%～5% 的复发性流产夫妇中至少一方存在染色体结构异常，包括染色体易位、嵌合体、缺失或倒位等，其中以染色体平衡易位和罗氏易位最为常见（黄荷凤，2018）。胚胎染色体异常是复发性流产最常见的原因。偶发性早期自然流产和较早发生的流产，其胚胎染色体异常发生率较高，此类患者建议对夫妇外周血和流产物进行染色体核型分析。

（10）PGD/PGS 前的遗传咨询：在进行 PGD/PGS 前应与受检夫妇进行充分的遗传咨询，并保存相关记录。PGD/PGS 前的遗传咨询主要是告知受检夫妇 PGD/PGS 周期治疗过程中的各类风险，包括常规体外受精治疗过程的风险、PGD/PGS 技术胚胎损伤的风险、取材丢失的风险、DNA 扩增失败的风险、个别胚胎可能得不到明确诊断的风险、经检测后没有可移植胚胎的风险、PGD 的准确率不可能达到 100% 仍需行产前诊断的风险等。

（李卫巍　吴秋月　张　静　夏欣一）

第十一章 配子制备技术及其质量评估

成功获得高质量的精子和卵子是保证辅助生殖获得成功妊娠的最基本条件。本章主要介绍人精子和卵子的制备技术，以及对其质量评估的基本方法和标准。

第一节 精子制备技术及其质量评估

用于辅助生殖的精子一般在体外均需经过处理，可根据不同患者的精液质量进行不同方法的处理，尤其是对无精子症患者，可能还需穿刺取精。精子制备是辅助生殖技术的关键步骤之一，其目的在于将精子从精浆中分离，除去细胞碎片和死精子，最终优选出一定数量的成熟且具有受精潜能的前向运动精子，用于体外受精。精浆的去除，一方面可减少或去除影响精子功能的因素，如精浆中的前列腺素、免疫活性细胞、抗精子抗体、致病微生物等（Henkel et al, 2003）；另一方面也去除了精浆中保护精子功能的抗氧化物质，如超氧化物歧化酶、尿酸等。去除精浆的精子更易发生氧化应激损伤，其生理、生化及功能亦会发生多方面的变化。因此，如何减少精子制备过程中对精子的不良刺激，保证处理后的精子具有良好的受精潜能，是精子制备过程中需要注意的问题。

一、精液采集

精液采集的注意事项：

（1）护士应告知患者精液采集前禁欲 2 ~ 7 d。

（2）为了保护患者隐私及防止精液在体外暴露时间过长，应安排在靠近实验室的私密房间中采集标本。目前，多数生殖医学中心用于辅助生殖的取精室均与精液处理室相邻，中间设有传递窗，便于精液的传递。

（3）用于辅助生殖的取精室应设在洁净区内，如未设置在洁净区内，需要定时进行紫外线的照射，减少外界环境带来的精液污染的可能性。取精室内必须清洁，安静、无人为干扰，装修温馨，必要时可在有关部门备案的前提下，给采精者准备相关的书刊及影视。

（4）采集前应告知患者标本采集应该完整，若不慎造成标本不完整，应该向实验室报告具体的情况。

（5）精液采集时注意避免微生物的污染，采集前要用肥皂清洗阴茎和双手，换上洁净的内衣裤。采集精液前应注意生理和心理状态的调整，过度劳累和情绪紧张都会对精液质量产生不利的影响。

（6）盛有精液的容器上应标有夫妇双方的姓名，实验室人员在接收标本时，必须严格核对夫妇双方的姓名及要做的助孕手术，并让患者夫妇双方签署留取精液标本同意书。

二、精液常规分析

精液常规分析内容包括精液外观、液化、精液量、黏稠度、pH、精子活力、精子浓度、精子形态、精子凝集等，精液常规分析应在精液液化后即开始进行，不要超过 1 小时，避免脱水或温度变化对精液质量的影响。液化延迟的精液样本可通过加入等体积的生理培养液，并用加样器反复吹打；或用酶消化进行处理。精液常规分析项目的具体操作、注意事项等参见本书第五章。

三、常规精液处理方法

常规精液处理过程中应注重细节，缩短精液处理和受精之间的时间间隔，尽量减少对精子的体外刺激（Sanchez et al, 1996）。目前，临床上常用的精子优选方法为上游法和密度梯度离心法。精子处理方法的选择取决于精液标本的质量，各种方法均有其优缺点，选择时应根据实际情况综合考虑，以获得可用于辅助生殖技术（ART）的最佳功能的精子，从而提高受精率。

1 上游法

此方法是目前最为广泛使用的一项精子制备技术，主要用于精液质量较好和"相对正常"的精液标本。其基本原理是，利用活动精子有向上游到培养液中的能力，将活动精子与死精子、白细胞及杂质分开，以收集前向运动精子和正常形态精子。上游法能够显著提高精子活动率、存活率、正常形态精子百分率等，缺点是精子回收率低。根据上游前有无离心操作可分为直接上游法和洗涤上游法。

（1）直接上游法：即液化精液不经过离心而直接上游富集精子的方法。由于精液处理过程中反复离心会明显增加活性氧的生成，诱导精子氧化应激性 DNA 损伤，易引起反复自然流产，故此法相对比较温和，可避免精子的进一步损伤，但其对精子浓度要求较高，适用范围有限。

直接上游法的具体操作步骤如下：

① 患者用手淫方式将精液收集于无菌杯内，交予胚胎实验室人员。胚胎实验室人员将精液置于 37℃恒温试管架 15 ~ 30 min，液化后滴片观察其精子浓度、活动力及形态，决定处理方式。

② 精子浓度相对正常的精液，混匀后均分到 2 支 10 ml 试管内（一般每支试管分装 1 ml，如果精液量较多时可多用几支试管；精液黏稠时也可先将精液与培养液 1∶1 稀释），然后分别加入等体积的培养液，使两层之间形成界面。

③ 将试管倾斜 45°，置入 37℃ 培养箱内孵育 30 ~ 60 min（可根据精子活力调整时间，活力较好者可适当缩短孵育时间），避免晃动。

④ 取出试管，用无菌吸管吸取上清液中上层呈云雾状的液体（约 80% 的培养液），移入离心管（同一标本的几支试管的中上层液体合并至一个离心管中），再加培养液 2 ml 混匀。500 g 离心 5 min。

⑤ 弃上清液，加入 0.5 ml 受精用培养液轻指弹管底，让沉淀松散。滴片分析精子浓度、活力及形态，用适量受精用培养液调好精子浓度，置入 37℃ 培养箱待受精用。

（2）洗涤上游法：即将液化精液与新鲜培养液 1∶1 混匀，离心后取沉淀进行上游处理。该法可以去除精浆中有害成分的影响，但活动精子的回收率较低，因为离心沉淀有多层细胞，有潜在运动能力的精子可能处在沉淀的细胞团内部，难以到达与培养液接触的界面。而且，沉淀内的精子彼此间与细胞碎片或白细胞紧密接触，后两者产生的高水平活性氧可导致精子膜发生脂质过氧化反应，可影响精子受精能力。为了提高回收率，可采用少量多管的上游法，以增加精子沉淀与培养液的总界面。

洗涤上游法的具体操作步骤如下（刘平 等，2013）：

① 以手淫方式收集精液于无菌杯内，吸取液化精液 1.5 ml 加入试管中，加入等量培养液混匀，500 g 离心 10 min。

② 吸弃上清，加入 1.5 ml 培养液，吹吸混匀精子沉淀，400 g 离心 8 min。

③ 吸弃上清，沿含精子沉淀的试管壁缓慢加入 1 ml 培养液，将试管倾斜 45°，置于 37℃ 培养箱内孵育 30 min。

④ 用吸管小心吸出上游液，取少量滴片分析精子浓度、活力及形态，其余置于 37℃ 培养箱待受精用。

对于轻、中、重度少弱精子症标本，亦可用上游法处理。此时，处理步骤与正常精液处理一致。如果精液量较多，可采用多管同时收集后合并；如果浓度很低，上游时仅加少量培养液；如果上游结束之后分离的上游液中未见精子，可将精子沉淀中加入 0.2 ml 培养液混匀使用，从中挑选运动良好的精子直接行卵细胞质内单精子注射（ICSI）。

2　密度梯度离心法

密度梯度离心法是指用一定的介质在离心管内形成连续或非连续密度梯度，将精液置于介质的顶部，通过离心力场的作用使精子与精液中其他组分分离。连续密度梯度离心法的梯度液浓度从试管底部至最上层分别为 90%、80% 和 50%；非连续密度梯度离心法一般采用两层梯度离心法，即下层的 90% 浓度和上层的 45% 浓度（亦可用 80% 和 40% 的浓度）。梯度离心液以往最常用的为 Percoll（polyvinyl pyrolidone coated silica，即聚乙烯吡咯烷酮处理的硅胶颗粒混悬液）、Ficoll 等，但由于 Percoll 颗粒会增加精液黏度，残留在精液中的 Percoll 颗粒可能嵌入精子膜中，对精子活力以及精子的受精能力产生影响，进而导致胚胎碎片增加并降低妊娠率，故目前 Percoll 法已不再用于分离人类精子的临床工作，而仅限于研究目的。目前临床常用的梯度离心液为更为安全的 Percoll 替代产品，如 Pure-Sperm、Isolate、SpermGrad/Vitrolife、Enhance S Plus 等。这些改良的精子密度梯度分离液为非连续的亲水硅类液态物质，分上层液和下层液，成分为不同浓度的二氧化硅颗粒定型无菌胶体悬浮液，在人输卵管液（HTF）中以硅烷亲水共价键形式存在，并用多聚糖调整渗透压。改良后的精子分离液与待分离的精子不发生反应，对精子顶体膜蛋白活性亦无明显影响，而分离效果与 Percoll 分离法相似。

与精子上游法相比，密度梯度离心法能更好地分离精子和其他细胞及碎片，从而回收更多形态正常的精子，并明显增加精子的活力和体外生存能力，特别适用于那些严重少精子症、畸形精子症、弱精子症或者冷冻复苏后的精液，更能提高精子的回收率。

以 PureSperm 梯度离心液为例，密度梯度离心法的操作步骤如下：

（1）在锥形离心管内加入 80% PureSperm 1.5 ml，在其表面缓慢加入 40% PureSperm 1.5 ml，注意勿混合，两液体间应有清晰的界面。

（2）在上层液体表面缓慢加入已液化的精液，300 g 离心 20 min 或 500 g 离心 15 min。此时大多数形态正常、活力良好的精子进入下层梯度液中，不运动或活力差的精子进入上层梯度液中，而白细胞等细胞成分则主要分布在精浆层与梯度液层的交界处。

（3）吸去精浆及上层液体，保留底部沉淀。

（4）用新的巴斯德吸管，吸取沉淀到含 2.5 ml HEPES 缓冲的培养液的试管中，混合后 500 g 离心 5 min，重复洗涤 1 次。

（5）弃上清液，加精液处理液 0.5~1 ml，轻轻吹散精子沉淀，制成精子悬浮液备用。同时取少量滴片分析精子浓度、活力及形态参数。

3 密度梯度离心法与上游法的联用

对于精液量多而精子浓度和活力较低的患者，为了获得较多的高质量精子用于 ART，此时可将密度梯度离心法（高回收率）和上游法（高活动率）联用，即首先将精液用密度梯度离心法分离，在获得下层高度浓缩的相对优质的精子后，加入 1 ml 精子培养液，混悬后，以此混悬液再进行精子上游，取上层上游液滴片分析精子浓度、活力及形态，用适量受精液调好精子浓度，置于 37℃培养箱待用。

4 其他处理方法

除了上述介绍的上游法和密度梯度离心法外，已报道的精子制备技术尚有玻璃纤维过滤法、血清白蛋白过滤法、泳动沉淀法、微流控技术等（刘平 等，2013）。

（1）玻璃纤维过滤法：即利用玻璃纤维的过滤作用结合精子自身的运动性，当精液以一定的速率通过时，可以使活动精子与不动精子及其他细胞杂质等分离。但此法会导致精子的直线运动速率降低（可能与精子的超微结构损害有关），而且，不同玻璃纤维种类、过滤时的冲洗强度等均会对滤过效率产生影响，故其在临床上很少使用。

（2）血清白蛋白过滤法：即利用不同浓度血清白蛋白对于精子的滤过作用来达到分离优选精子的目的，常用多层多步过滤法。一般选用的白蛋白浓度为上层 7%～10%，下层 17%～20%，精液置于分离柱上方，经过一定时间过滤后收集穿透到底层的精子。此法可以提高前向运动精子百分率，降低畸形精子的比例，但是回收率较低。

（3）泳动沉淀法：此法为一种较复杂的精子分离技术，分离时需采用内含一锥形体的特制玻璃或塑料管，使精子在 1 h 内直接从液化精液中上游到上层液中，随后再沉淀到内部的锥形管里，即上游法再加一个沉淀的步骤。使用此法精子回收率和精子平均运动速度均高于上游法，且对少弱精子症、畸形精子症的处理效果优于其他方法，即使是严重的少弱精子症患者精液，孵育 2～3 h 后，也可分离出足够量用于 ICSI 的精子。但由于该法需要特殊设备，临床上很少使用。

（4）微流控技术：由于目前临床常规使用的上游法和密度梯度离心法均需要经过离心操作或接触可能对精子有损害作用的密度梯度液，而这些操作有可能在筛选出优质精子的同时又会对精子造成新的伤害，因此，迫切需要一些对精子无损害又能利用精子天然泳动特性的方法来筛选高质量的精子用于 ART。最近几年，基于微流控技术的一些装置不断涌现（Wu et al，2017；De Martin et al，2017；Son et al，2017），其能满足这些需要，但尚需更多的临床验证。相信不久的将来，此技术的临床应用将会给 ART 带来新的飞跃。

四、无精子症的处理

无精子症（azoospermia）是指育龄期男性患者射出的精液经显微镜检连续 3 次均未发现精子（排除逆行射精和不射精）的一类临床疾病，是男性不育中最严重的一种，发病率约为 1%，占男性不育的 10%～20%，其病因分为梗阻性无精子症（obstructive azoospermia，OA）和睾丸生精功能障碍引起的非梗阻性无精子症（non-obstructive azoospermia，NOA）。从睾丸或者附睾获取精子用于诊断无精子症或者 ART 的方法有很多种，如显微外科附睾精子抽吸术（microsurgical epididymal sperm aspiration，MESA）、经皮附睾穿刺取精术（percutaneous epididymal sperm aspiration，PESA）、经皮睾丸穿刺取精术（testicular sperm aspiration，TESA）、睾丸细针穿刺抽吸术（testicular fine needle aspiration，TFNA）、睾丸精子提取术（testicular sperm extraction，TESE）和睾丸切开活检等，其中 PESA 和 TESA 创伤小，操作简单，费用低且可重复进行，能准确鉴别 OA 和 NOA，对无精子症的鉴别诊断有重要价值，而且，从睾丸或附睾获取的精子经过特殊处理后亦可用于辅助生殖治疗。

1 PESA 精子的处理

PESA 通常适用于梗阻性无精子症患者，这类患者睾丸生精功能正常，因此通过附睾穿刺常常可以得到数目较多的精子，同时非精子细胞的污染相对较轻，容易分离获得活动精子。

PESA 精子一般采用简单洗涤法处理，具体步骤如下：

（1）附睾抽吸液注入培养皿中，在倒置显微镜下观察精子数量、活力、形态。若有活动精子，则加入 2 ml 精子处理液（培养液）混匀；若未见可用精子，则通知医生进行另一侧附睾穿刺，如仍未获得活动精子，则进行睾丸穿刺。

（2）用巴斯德吸管将培养皿中的所有液体混匀后吸至干净的 5 ml 试管中，300 g 离心10 min，吸弃上清，吸取少量干净培养液加于沉淀上。

（3）将试管置于培养箱中，待 ICSI 使用。

2　睾丸精子的处理

睾丸精子可通过开放式活检或经皮睾丸穿刺活检获取，睾丸活检常常被用于睾丸生精障碍的患者，因此有必要采用特殊的处理措施将尽可能多的成熟精子从睾丸组织上分离下来。常用的处理方法是机械方法。

（1）将睾丸组织置于含 2 ml 精子处理液的无菌培养皿中，在低倍倒置显微镜下用1 ml 注射器针头小心地撕碎睾丸组织。

（2）在高倍显微镜下观察精子数目、有无活动精子并对精子形态进行评估。若全皿均无精子则应通知医生进行另一侧睾丸活检，报告无精子时应由两人以上共同确认；若有精子，用吸管将混悬液吹打混匀并吸入干净的 5 ml 试管中，300 g 离心 10 min，吸弃上清，吸取少量干净培养液加于沉淀上。

（3）将试管置于培养箱中，待 ICSI 使用。

五、逆行射精精子的处理

逆行射精患者的精液不是射出体外，而是射入膀胱。这类患者有射精的感觉，却未见精液从尿道射出。对于逆行射精患者，射精后从尿液中回收到一定数量的精子并恢复和保持其活力是成功妊娠的关键。

逆行射精患者的精子收集方法有两种：非侵入法和侵入法。非侵入法较常用，即患者首先排空小便，然后消毒手和外阴后手淫，有射精感觉后，立即排尿于含或不含精子培养液的容器中，收集含有精子的尿液后立即处理，1:1 加入含 10% 人血清白蛋白（HSA）的 Earle 缓冲液中和精液（因为人精子存活的最佳环境是中性偏碱，而正常人尿液呈弱酸性，因此应立即行碱化处理），然后用上游法或密度梯度离心法处理。上游法的处理流程同少弱精子症患者的精液处理；密度梯度离心法处理时，收集的含有人精子的尿液可以不用 Earle 液处理，直接进行非连续密度梯度离心法，其可缩短精子与尿液的接触时间，精子很快进入梯度液内，从而滤过了尿液内杂质，减少了其对精子的损伤，可较好地保存精子活力，且收集的活精子数更多。侵入法使用较少，一般先导尿并用葡萄糖溶液冲洗膀胱后，注入 10 ml 培养液，然后手淫射精后，立即插入导尿管，将精液、培养液和尿液的混合液收集于无菌容器内，最后同上进行上游法或密度梯度离心法处理。

六、冻融精液的处理

精液冷冻技术已广泛应用于临床，由于精液冷冻复苏过程中冰晶形成以及渗透压等的改变，精子存活率及其运动参数会受到影响。冷冻精子复苏过程的目的是，在去除冷冻保护剂的同时，最大限度地保护精子质量。

对于冷冻精液，复苏速度对精子存活很重要，应当迅速升温，防止细胞外冰晶聚集。一般操作如下：冷冻精液取出后，立即于37℃水浴中解冻10 min；采用非连续密度梯度离心法300 g离心20 min，重复洗涤两次；留取沉淀悬浮于0.5～1 ml培养液中待用。

对于解冻后的睾丸组织来源的精子，体外培养一定时间使精子恢复活力很重要；冻存的附睾来源的精子可在取卵日早上解冻，于ICSI前至少培养2 h（刘平 等，2013）。

七、精子制备过程中的注意事项

精子制备过程中需要注意的是：

（1）实验室要建立严格、完善的工作流程和管理制度，以保证配子（精子和卵子）和胚胎操作和管理的安全性，因为其牵涉到复杂的伦理和社会问题。在精子制备的环节中，一要保证精液样本为患者自身的精液，这就需要核实夫妇双方的身份证、结婚证等，并拍照存档；二要严格标记并认真核对，因为无论是上游法还是密度梯度离心法，操作过程中均有数次转移精液，每次转移时均需标记并核对，尤其是同时有多份精液待处理时，更要严格区分和防范混淆，这就要求精液处理的各个器皿上均要贴有夫妇双方的姓名和标签；三要保证取精杯、试管、吸管等专人专用，不同患者的标本和所需器皿要保持一定距离，绝不可交叉混用；四要在操作的关键环节采用严格的双人审核制度，在核对夫妇双方姓名时，不仅要用眼睛看，而且要读出双方姓名。

（2）要严格消毒，防止微生物污染。微生物污染会对整个取卵周期的结局造成很大影响，而在整个辅助生殖培养体系及环境中，精液微生物污染的可能性最大，尿道菌丛和会阴皮肤共生菌的污染是精液带菌的最主要原因。这就要求：患者在取精前应多饮水，排空尿；手淫前进行严格的会阴部皮肤清洗、手消毒等；取精室应提前消毒，取精后立即盖好取精杯；实验室人员加强无菌操作意识，实验室环境定期消毒，实验操作在生物安全柜或超净工作台上进行，使用灭菌的一次性操作器皿和工具，妥善保存使用的培养液；授精之后，应保留精子于次日再次进行观察，如发现可疑微生物生长，应仔细观察授精培养滴，发现异常时要对培养液和保留精液进行微生物培养检测。

（3）正常筛选用于ICSI的精子是根据其运动特性来选择，即能运动的精子是活的，可在临床工作中尤其是来自睾丸或附睾的精子，却是完全不动的。对于这样的精子，用无害的方法从中识别出活的、适用于ICSI的精子非常重要。目前主要有两种方法：一是使用刺激物如己酮可可碱激发精子活力，已成功用于区分活的睾丸精子和附睾精子，并有出生婴儿的记录（Terriou et al，2000）；二是通过低渗膨胀试验（HOST）测试精子质膜完整性以挑选活精子，即吸取精子至低渗液滴中1 min后观察精子尾部有无弯曲，挑选尾部弯曲精子用于 ICSI，可显著提高完全不动精子的受精率和妊娠率。

（4）尽可能缩短体外精液处理时间和等待受精的时间间隔，尤其是重度少弱畸形精子症患者的精液和冷冻精液。因为精子离心操作会增加活性氧（ROS）生成，且离心时间比离心速度更能增加 ROS 生成，如果精液标本中白细胞较多，离心可以激活白细胞，此时产生的 ROS 是未激活时的 100 倍；精液处理后至授精之前，精子置于培养箱中孵育，同样会增加 ROS 生成并影响精子活力。精液中 ROS 主要来源于白细胞、未成熟精子或形态异常精子，ROS 的增加可破坏精子 DNA 结构完整性，而 DNA 损伤的精子几乎不可能与卵母细胞自然结合并完成受精，且 DNA 损伤的精子亦会导致 ICSI 失败。

（5）如果精液超过 30 min 仍不液化，应用机械法或加入糜蛋白酶等方法尽快处理（参见第五章第二节），继而分离精子和精浆，因为异常的精浆（精液不液化通常由于附属性腺病变引起前列腺液和精囊液比例失调或成分发生变化所致）对精子是不利的，而且，延长精液液化时间会增加 ROS 产量。

（6）畸形精子症患者采用直接上游法分选精子比密度梯度离心法更好，因为离心本身会刺激畸形精子产生高水平 ROS，进一步诱导其他精子的 DNA 损伤。如果分选出的精子较少，可以直接行 ICSI。对于畸形精子症中常见的圆头精子症，由于其精子缺乏顶体，可以直接以活动精子进行 ICSI。此类患者增加钙离子载体可以改善受精率，因为钙通道为精子相关的卵母细胞激活因子，是正常精子所必需的，而圆头精子中钙通道缺失或调节能力降低。

（7）在精子处理的每一步过程中应尽量减少活动精子的损失，尤其是 PESA、TESA 标本。

总之，理想的精子制备技术应当是：操作简单快速，费用低廉；能够获得较多的高活力精子；不对精子造成损伤或影响精子的生理性改变；尽可能去除死精子、白细胞及其他有毒、有生物活性的物质等。目前的精子制备技术各有其优缺点，可以根据标本质量进行选择。未来，没有任何离心操作、完全根据精子自身泳动特性筛选精子的微流控技术可能是重要的发展方向之一。

第二节 卵子制备技术及其质量评估

体外受精的另一个主角是卵子。目前进行体外受精的卵母细胞的成熟是利用控制性超排卵技术在女方体内完成的。当卵泡在体内生长到足够大时，使用外源性 HCG 诱导卵母细胞进一步成熟，完成第一次减数分裂，排出第一极体。卵泡成熟后，在阴道超声引导下利用负压吸引通过取卵针将卵泡中卵泡液连同卵冠丘复合物（含有卵母细胞）吸到特定容器内，由实验室人员将卵泡液中的卵冠丘复合物捡出，放入预平衡过的配子培养液中培养，以进行体外受精（IVF）。用于 ICSI 的卵子尚需进一步去除颗粒细胞，并进行质量评估。

一、卵冠丘复合物的收集

1 取卵手术前的准备工作

取卵手术前，胚胎实验室人员要确认打开 IVF 工作站风机，恒温台、恒温试管架温度已经达到 37℃，显微镜可以正常工作，捡卵物品已经准备完全。

常用的捡卵物品包括：10 cm 培养皿；无菌废液缸 1～2 个；无菌巴斯德吸管及吸头；1 ml 无菌注射器及针头；已贴好患者姓名（夫妇双方姓名）标签的双径皿与四孔板，四孔板中有已过夜平衡的受精液及培养油；已添加肝素钠（终浓度为 10 IU/ml）的卵泡冲洗液（用于取卵术中冲洗卵泡）；取卵针。

2 卵冠丘复合物的收集

（1）手术开始前，患者在指纹识别系统按下指纹，实验室人员与患者核对患者夫妇双方姓名。

（2）手术护士将卵泡液及冲洗液收集到无菌试管内，小心放入传递窗的恒温试管架中，实验室人员将混合液轻轻倒入一个 10 cm 培养皿中，在体视显微镜下观察。

（3）在亮黄色卵泡液（follicular fluid，FF）或沾有血色的混合液中观察，寻找卵冠丘复合物并捡至双径皿中。直径约 3～5 mm 的黏液团，黏液团中有典型的卵和放射冠结构，即卵冠丘复合物（oocyte corona cumulus complex，OCCC）。卵冠丘复合物中央为直径约 100～150 μm 的卵母细胞，紧紧围绕在卵母细胞周围的颗粒细胞称之为放射冠。在抽吸过程中可能将有部分卵丘颗粒细胞脱落，使其分离成体积变小的 OCCC 和只含大片卵丘颗粒细胞的黏液团。

（4）实验室人员在保证不漏卵的情况下，捡卵时间不宜过长，避免卵泡液长时间暴露于外界环境中。患者所有卵泡液捡卵结束后，实验室人员在 IVF 实验室记录单上登记取卵数目，并评估 OCCCs 形态学特征、成熟度等。

（5）将取卵过程中收集到双径皿中的 OCCC 转移至四孔板中，置于培养箱中，等待加入精子受精。

（6）告知手术医生与护士该患者总获卵数。清理用过的巴斯德吸管、注射器和双径皿等，准备下一位患者的取卵手术。全部取卵结束后，实验室人员清理台面。

二、卵冠丘复合物的评估

OCCC 回收后，需要对其进行评估以了解卵母细胞的成熟情况，一定程度上可作为评价促排方案和预测胚胎发育潜能的依据：

（1）1 级 OCCC（成熟）：即卵母细胞处于中期Ⅱ，具有完全扩展的卵丘细胞、完全分散排列的放射冠，卵母细胞有清晰的透明带，胞质均匀，第一极体（PB1）已排出。

（2）2 级 OCCC（近成熟）：即卵母细胞处于前期Ⅰ与中期Ⅱ之间，生发泡消失，但未排出第一极体（MI 期卵母细胞），具有完全扩展的卵丘细胞、轻度紧密的放射冠。

（3）3 级 OCCC（未成熟）：即卵母细胞处于前期Ⅰ，卵丘细胞未扩展，放射冠细胞排列紧密，卵胞质中可看到生发泡，膜颗粒细胞紧密，没有任何松散。

（4）4 级 OCCC（过熟）：扩展的卵丘细胞呈簇状排列，放射冠很分散，常呈簇状，不规则或不完整，卵丘细胞大量分散，常易脱落，卵胞质颗粒化或发暗。

（5）5 级 OCCC（闭锁）：无卵丘细胞，如有放射冠细胞，多呈簇状或非常不规则，卵胞质轻度发暗或不呈均质状。

一般认为，1 级和 2 级 OCCC 的受精率和临床妊娠率较高。

三、ICSI 前的卵子准备

进行卵细胞质内单精子注射（ICSI）需要准备去除颗粒细胞后的卵母细胞。用酶消化和机械剥离的办法将包围在卵母细胞外的颗粒细胞和放射冠剥离，使卵母细胞"裸露"出来的过程，称为"剥卵"。取卵后不应立即进行剥卵处理，应该预培养一段时间后再行剥卵，以免损伤卵母细胞，影响受精和随后的卵裂。同样道理，经过剥卵处理后，卵母细胞也应预培养至少 0.5 h 后再行 ICSI 授精。

脱去卵丘和放射冠的颗粒细胞需按照如下操作程序进行：

（1）配制含 10% 血清的配子体外操作培养液（含 HEPES），提前置于普通温箱内或热台上预热至 37℃备用。

（2）透明质酸酶溶液（80 IU/ml）预热至 37℃。

（3）将巴斯德吸管用酒精灯烧拉成粗、中、细吸管，其中中吸管口径约为 180 μm，细吸管口径为 135～140 μm。

（4）剥卵前取一双径皿，标记患者姓名，在皿中央加入 500 μl 左右的透明质酸酶溶液，在皿四周加入 2 ml 左右体外操作液。将 OCCC 移入透明质酸酶溶液中，用巴斯德吸管反复轻轻吹打约 1 min，待卵丘细胞脱落转入体外操作液中，分别用粗、中、细三根吸管剥除卵母细胞周围的颗粒细胞。

四、卵子的质量评估

1 卵子的形态

成熟卵子是指已完成第一次减数分裂并排出第一极体（first polar body，PB1），正在进入第二次减数分裂中期（Metaphase Ⅱ，MⅡ）的卵子。正常成熟的卵母细胞应该为圆形结构，周围围绕光滑均一、厚度适中的透明带，胞质颗粒均匀，第一极体大小正常、圆形或椭圆形，即卵母细胞核及胞质均充分发育和有适当的成熟度。恰当的临床促排方案扳机，应使卵母细胞成功恢复减数分裂并进入第二次减数分裂中期（即核成熟），且有同步成熟的卵细胞质。利用卵母细胞的形态学特征，可以准确地判断卵母细胞核的成熟度，但目前仍缺乏判断卵母细胞质成熟的有效指标。

2 卵子成熟度（即卵母细胞核成熟度）

成熟（MⅡ期）卵母细胞卵胞质内生发泡消失，卵周间隙中可见 PB1；中间成熟期（MⅠ期）卵母细胞胞质内生发泡消失，但卵周间隙中未见 PB1；未成熟（GV 期）卵母细胞胞质内可见生发泡。

3 卵子的质量评估

主要观察卵母细胞胞质是否均匀清晰、结构均一，卵周间隙大小，PB1，透明带以及卵子体积等。目前认为胞质清亮、均质，无空泡、碎片，无颗粒状暗区，PB1 正常为优质成熟卵子。

（1）胞质不成熟或过熟则表现为细胞质异常，如出现空泡、碎片或折光体等。卵子中有无纺锤体存在，可用来评价卵子细胞质的成熟度。用液晶偏光显微镜观察到正常纺锤体存在，提示该卵子有较高的受精率和胚胎发育潜能，因为在减数分裂过程中，形态完整、功能正常的纺锤体对卵母细胞染色体的平衡、运动、分配和极体的排出起着非常重要的作用。而纺锤体异常主要包括短纺锤体、解聚纺锤体、分离纺锤体、三极纺锤体、一个卵子中无或有 2 个纺锤体等，其会导致染色单体不分离和染色体的分散，扰乱减数分裂和受精过程，导致非整倍体胚胎发生。另外，在卵子的胞质中，有时会出现一个圆形、扁平、清晰的滑面内质网聚集体，其可导致卵子非整倍体的发生率升高以及临床妊娠率降低，可能与滑面内质网释放钙离子会影响卵母细胞成熟、受精以及早期胚胎发育有关，但其对后续胚胎发育的影响仍不明确（刘平 等，2013）。

（2）PB1 的形态是评价卵子质量的客观指标之一，PB1 的形态评分分 4 级：1 级为表面光滑、圆或卵圆形的完整极体；2 级为圆或卵圆形的完整极体，但表面粗糙；3 级为不完整的碎片极体；4 级为巨大型，卵周隙大。巨大或超小型极体往往提示卵子的非整倍体发生率较高，不推荐受精。PB1 为 1 级的卵子正常受精率和囊胚形成率高。

（3）根据透明带的形态，尤其是其厚度、发育迟缓和不规则程度，可评估卵子或胚胎质量。正常的透明带厚度为 15～20 μm，且厚度均匀一致、外观清晰。卵子受精后，随着囊胚腔扩大，透明带变薄，受到牵拉，最终破裂。透明带异常包括透明带颜色加深、透明带变形、过厚（≥ 22 μm）、整个透明带厚度不均匀、双层透明带、多孔、极致密透明带等，罕见透明带缺失，囊胚期透明带过厚、致密、变硬等。透明带异常可导致受精失败、胚胎发育终止等。

（4）卵周隙正常与否亦会影响卵子正常发育。所谓卵周隙，即卵子细胞膜与透明带间的腔隙，PB1 位于卵周隙内。卵周隙异常主要包括卵周隙过小，卵周隙增大，卵周隙内出现杂质如碎片、颗粒等。

另外，外观正常的卵子仍然可能存在看不见的染色体异常等。因此，卵子质量评估的方法仍有进一步完善的空间。

目前认为，年龄、卵巢刺激、激素环境等可影响卵子质量，年龄增大、促性腺激素（Gn）用量过度（卵周隙可出现颗粒化）等，卵母细胞质量下降。

（吴蓉花　王　静）

第十二章　植入前胚的实验室评估

细胞质和细胞核同步成熟的卵母细胞对于正常受精至关重要，同时细胞质的成熟还是受精卵和早期胚胎正常发育的重要物质基础。植入前早期胚胎评估包括原核期、卵裂期以及囊胚期胚胎质量评估。理想的胚胎评估过程必须安全、无创、较为客观、易于在临床工作中进行。目前，光学显微镜下进行的形态学评估仍是临床工作中最常用的胚胎评估手段，尽管其有一定的主观性和不准确性，但简便、易行。由于胚胎是一个动态发育的过程，因此原核期、卵裂期、囊胚期等各个阶段的胚胎评估必须有固定的方案和时间点。评估的时间点通常以授精时间或 HCG 注射时间为参考。一般这几个时间点较为有意义：授精后 4～6 h 观察第二极体的排出；授精后 16～18 h 观察雌、雄原核及胞质晕；授精后 25～27 h 观察早期卵裂；授精后 44 h，观察 4～5 细胞期胚胎；授精后 68 h，观察 7～8 细胞期胚胎；授精后 5～6 d 观察囊胚期胚胎。胚胎评估时必须和维持合适的培养条件平衡好，并要求在尽量短的时间内观察到足够多的信息。

第一节　原核期胚胎评估

授精后 16～18 h，成熟的卵母细胞应完成受精，原核形成。原核期胚胎形态与受精原核数目是受精观察的重要内容。雌雄双原核的出现是正常受精的标志与金标准。雌雄原核的大小存在轻微的差别，雌原核略小于雄原核，在胞质中央相互靠近；核仁数目相等；极体位置正常。原核有明显的核膜、核仁，受精卵胞质中有时会出现晕圈。原核的形成是个动态的过程，原核的位置与核仁在原核中的排列也处于不断变化中。卵子行卵细胞质内单精子注射（intracytoplasmic sperm injection，ICSI）后被激活，2 h 后开始排出第二极体；6 h 后开始出现原核，原核体积较小且相距较远，雌原核一般离第二极体较近，随着时间的变化，雌雄原核逐渐变大并移动至胞质中央，16 h 左右原核体积达到最大。常规体外受精（in vitro fertilization，IVF）中雌雄原核的形成迟于 ICSI 约 1 h。因此，应在授精后 16～18 h 观察原核的数目、原核居于受精卵中的位置、原核及核仁的形态。

一、原核的数目

（1）双原核（two pronucleus，2PN）：正常受精的卵子具有明显的双极体（two polar bodies，2PB）和2PN。两原核大小大致相当，相互紧靠，位于胞质的中央，核膜清楚可见。出现双原核是受精成功的标志。

（2）无原核（no pronucleus，0PN）：0PN的合子，一种可能是没有受精，另一种可能是已受精，原核消失导致未观察到原核。可以通过观察有无双极体或早卵裂来判断是否受精。

（3）单原核（one pronucleus，1PN）：1PN合子可能是由卵子孤雌激活而产生。经过染色体分析发现1PN合子约有一半以上是单倍体，这样的合子卵周隙中只有一个极体。此外，1PN合子也有可能是由雌雄原核发育不同步或雌雄原核融合引起，这些合子一般是二倍体发育，且卵周隙中有两个极体。来源于1PN合子的胚胎发育潜能低下，在体外的发育速度、囊胚形成率和扩张囊胚比例显著低于2PN合子，而非整倍体的发生率要显著高于来源于2PN合子的胚胎。虽然1PN发育的胚胎移植后已有成功妊娠并分娩的报道，但是1PN合子的异常率偏高，尤其在ICSI周期不建议用于胚胎移植。这些胚胎可延长体外培养至第5/6 d后，对形成的囊胚行种植前遗传学诊断（preimplantation genetic diagnosis，PGD）或种植前遗传学筛查（preimplantation genetic screening，PGS），正常二倍体的囊胚可以行冷冻保存或移植。在IVF/ICSI过程中1PN合子的发生率约为2%～6%。

（4）三原核（three pronucleus，3PN）：3PN合子的形成原因多样。IVF中3PN合子多由双精受精引起，卵子未启动保护机制来阻止多精穿透，发生率约为5%～8.1%。IVF形成的3PN合子通常第二极体比第一极体大一些，且第二极体紧靠胞质，雌原核离第二极体最近。这些合子的第二极体都能正常排出和卵裂。3PN也有可能为一条双倍体精子穿透卵子引起。ICSI中卵子第二极体没有排出会形成3PN合子，发生率约为2.5%～6.2%；另一个原因是二倍体卵子，如遗传学分析为二倍体的巨型卵会形成3PN合子。

二、原核的形态

原核期合子评估主要围绕原核大小与排列、核仁数目与排列以及分布位置等特征进行评估，观察要点是数量、排列与对称性。原核评估是以原核和核仁形态为基础的形态评估分类，可分为三类：第一类为对称类型，两原核中核仁数目和大小相当，极性排列或散在排列在两原核中；第二类为不对称类型，包括两原核位于胞质周边的所有其他类型；第三类为异常类型，包括只有一个核仁或没有核仁的原核。对称类型的临床妊娠率高于不对称类型。

（1）原核大小：两原核大小基本相似。雌雄原核大小差异>4 μm，或有微核或碎核存在时，形成的胚胎会伴有染色体异常和发育潜能丧失；来源于这些合子的胚胎不应被用来移植。在正常的受精评估时间（授精后16～18 h）内可以观察到原核比正常原核小的现象，可能的原因是卵子成熟度欠缺而延迟受精或配子缺陷，移植这样的胚胎有种植的可能。

（2）原核位置：精子中心粒进入卵子后，获得蛋白形成中心体，进一步与成核微管形成精子星体。来自精子星体的微管拉动雌原核，两个原核逐步靠近。正常情况下两原核相邻并紧靠在一起；80%的两原核相离的胚胎出现延迟发育和发育停滞，这种情况在附睾或睾丸精子受精中发生最为频繁。原核位置决定卵裂面。正常情况下第一次卵裂面通过原核轴。大多数合子中的原核位于胞质中央，第一次卵裂有规则地发生，产生正常的发育胚胎。当原核位于胞质周边时，卵裂仍依照原核轴进行，时常会导致异常卵裂，胚胎发育停滞，胚胎种植能力低。

（3）原核膜破裂/融合：精子穿透后，两原核相互迁移并且复制各自的DNA。在第一次卵裂发生前，原核的核膜消失，两套单倍体基因组融合，含有两个中心粒的中心体重新定位到纺锤体的两极，控制细胞分裂。早期核膜破裂（22～25 h）可以作为胚胎质量和活力评估的一个指标，移植来源于早期核膜破裂的胚胎可以获得更高的临床妊娠率和着床率。

三、核仁的形态

（1）核仁的数目与大小：发育良好的受精卵，原核中核仁的数目和大小相同，且排列在两原核连接处。原核中的核仁数目一般是2～7个。在原核发育的过程中，核仁的分布和排列并不是固定的。核仁数目相同而排列方式不一致时，胚胎发育不受影响。原核中存在没有核仁或是只有一个核仁的现象，在动物模型中已经被证实与表观遗传缺陷和异常发育有关。

（2）核仁的排列方式：原核形成后，原核中的染色质极化并排列在两原核的连接处，附着在染色质上的核仁也开始极化并对齐排列。也有核仁不沿原核的连接处排列，而在原核中散在分布。

四、胞质的形态评估

受精卵的胞质形态多样。多数受精卵胞质均匀，也存在同质异形现象。合子中的同质异形现象包括粗颗粒区、滑面内质网（SER）集聚、空泡、胞质晕圈等。严重的胞质粗颗粒区由细胞器聚集形成，不影响卵裂期胚胎质量，但对妊娠率和着床率有不利影响；合子胞质中出现SER集聚现象也对临床结局不利；合子中出现的空泡直径常为5～10 μm，空泡里充满液体并且透明，单个小空泡对胚胎发育的影响没有定论，但空泡数目较多的合子发育而来的胚胎质量较差；当合子中出现直径>14 μm的大空泡时，可能会干扰卵裂面，导致囊胚形成率下降，这些胚胎通常不用于移植；晕圈由线粒体和胞质成分回缩形成，生理功能不明确，但晕圈的存在与囊胚质量相关。

五、原核检查的注意事项

进行原核期胚胎评估需注意：

（1）应在百级净化环境中操作，在配备37℃加热板的体视镜下观察。

（2）从培养箱中取出患者的受精培养皿，应核对夫妇双方的姓名、获卵数等。

（3）观察原核操作前，需先观察受精培养液的情况，确认没有发生微生物污染。

（4）常规检查体外受精的原核时，需先剥除外层卵丘细胞，所用剥卵针可以自制或购买，管内径大小合适，管口平滑，用前干热灭菌。剥卵前剥卵针先用受精培养液润洗，在体视镜下吹吸受精卵，机械剥除外层卵丘细胞。

（5）剥除颗粒细胞的受精卵，用尖吸管转移至胚胎培养皿内，在体视镜（80×）下进行原核观察，每个受精卵都必须使用尖吸管吹吸滚动，进行各个角度观察。若体视镜下显示不清晰，需在倒置显微镜（200×）下观察。

（6）将受精卵在3个培养液滴内清洗后，按2PN、1PN、0PN、未成熟卵、3PN/多PN等受精情况进行分类放置，每个培养滴内培养1~5枚卵。在胚胎培养皿盖上标明夫妇双方姓名，核对无误后置于培养箱原位，记录受精情况，包括原核情况、培养皿位置、观察时间、操作者等。

（7）因受精卵的剥离和观察在培养箱外进行，故应使用盖油的培养皿，且操作应迅速。

（8）完成一个患者的受精检查后，清除使用过的尖吸管等，开始下一位患者的观察。

六、受精失败的原因与对策

如果体外授精后的一定时间内，一次取卵的全部卵母细胞均未能与精子结合为合子，形态学上没有看到雌雄原核形成和融合的现象，称为完全受精失败（total fertilization failure，TFF）。TFF在常规IVF周期的发生率约为5%~10%，在ICSI周期的发生率为1%~3%。TFF不仅与精子和卵母细胞的质量、受精过程、体外环境等有关，亦可能为不明原因性不孕症夫妇长期不能自然受孕的病因。

精子与透明带结合和穿透异常往往是IVF周期TFF的主要原因，这类患者可通过补救ICSI（rescue ICSI）处理。此类补救ICSI，由于卵母细胞体外培养时间延长、卵母细胞老化以及胚胎发育和子宫内膜发育不同步（促排卵周期的子宫内膜发育相比于自然周期提前了2~4d），临床妊娠率一般较低，此时将补救ICSI胚胎冷冻，在解冻周期调整好子宫内膜和胚胎的同步性后，临床结局会有所改善。

卵母细胞激活失败和精子激活障碍（主要原因可能为鱼精蛋白缺陷）往往是ICSI周期TFF的主要原因，卵母细胞激活失败可能与卵母细胞胞质不成熟和精子缺乏磷脂酶PLC$\zeta\varepsilon\tau\alpha$有关，它们均不能诱发钙振荡。这类患者应结合患者年龄、不孕症病史、控制性超排卵方案、卵母细胞形态、数量与成熟度以及精子功能检测综合分析TFF原因。加以改善后再次促排卵后行ICSI仍是首选的治疗方法。如果反复ICSI后受精失败，可能与卵母细胞未激活有关，可试用各种辅助方法激活卵母细胞（即卵母细胞人工激活，assisted oocyte activation 或 artificial oocyte activation，AOA），包括ICSI后用钙离子载体、用含高浓度钙离子的培养液、用电刺激辅助激活卵母细胞等。但其并不对所有ICSI的TFF起作用，而且其可能会掩饰配子本身可能存在的缺陷（遗传给下一代），或会对胚胎后续发育带来不利影响，故其安全性仍需要更多验证。

常用的AOA方法有4类（刘平 等，2013）。（1）机械激活：用细针刺破卵母细胞膜后再行ICSI，其可以使细胞质暴露于细胞外高浓度的钙离子中，形成钙内流通道，从而升高细胞质内钙离子浓度，激活卵母细胞。（2）电激活：将卵母细胞置于电激活系统中，外加电场（如单次双向直流电脉冲）使卵母细胞膜表面形成孔洞，从而使钙离子内流，升高细胞内钙离子浓度，激活卵母细胞。（3）化学激活：常用的化学激活剂有五种。① 钙离子载体A23187（CIA）：在ICSI后1 h内（最好为20~30 min，因为正常情况下ICSI注射20~30 min后被成功激活的卵母细胞质内出现第一次钙离子峰，这也称为AOA的早激活），将卵母细胞置于含10 μmol/L钙离子载体A23187的培养液中，37℃、5%CO_2培养5~10 min，然后用新鲜培养液洗净后正常培养即可。钙离子载体A23187可将钙离子运输入细胞内，从而激活卵母细胞。② 7%的乙醇：具体操作程序同钙离子载体A23187，只不过将培养液中的A23187换成7%的乙醇。乙醇可以通过水解细胞膜上的4，5-二磷酸磷脂酰肌醇（PIP2）形成三磷酸（IP3），从而促进内源性的钙离子释放到胞质中，使卵母细胞胞质内钙离子浓度升高，激活卵母细胞。③ 氯化锶（$SrCl_2$）：具体操作程序同钙离子载体A23187，只不过将培养液中的A23187换成10 mmol/L的氯化锶。二价锶离子可将卵母细胞质内的内源性钙离子从胞质内钙库中置换出来，释放到细胞之中，进而激活卵母细胞。④ 离子霉素（$C_{41}H_{72}O_9$）：具体操作程序同钙离子载体A23187，只不过将培养液中的A23187换成10 μmol/L的离子霉素。离子霉素为一种链霉菌属的抗生素，亦是一种钙离子载体，可将钙离子从细胞外运送到细胞质内，或将钙离子从内源性钙库中释放到胞质中，从而升高细胞质内钙离子浓度，激活卵母细胞。⑤ 嘌呤霉素：常与钙离子载体A23187联用，卵母细胞可先用5 μmol/L钙离子载体A23187处理，再用10 μg/ml嘌呤霉素处理，其余同常规操作。嘌呤霉素为一种蛋白合成抑制剂，可通过降低成熟促进因子（MPF）水平而促进卵母细胞激活。（4）PLC ζετα：可通过向人卵母细胞内注射重组人PLC ζετα的方法激活卵母细胞，其可诱发卵母细胞钙振荡，且振荡模式类似于正常卵母细胞受精时的钙振荡模式。

AOA除了早激活外，也可进行晚激活，即在ICSI后16~18 h先进行受精检查，如果出现受精失败再对卵母细胞进行AOA。由于此时卵母细胞已经错过了最佳受精时机，故晚激活效果明显不如早激活。

另外，AOA有一定的适应证。主要用于前次ICSI受精失败、圆头精子症、不活动睾丸精子注射、严重畸形精子症等。如果前次ICSI周期受精率小于1/3但不为0，在下次ICSI周期中可对一半的卵母细胞进行AOA。由于卵母细胞激活失败可能是由于卵母细胞因素，亦可能为精子因素，而对精子因素导致的激活失败，AOA效果往往好于卵母细胞因素导致的激活失败。此时可用鼠卵激活试验（mouse oocyte activation test，MOAT）来判断是精子因素还是卵母细胞因素，即用已知生育的精子做对照，用激活失败患者的精子注射小鼠卵母细胞。如果 ICSI 受精率明显低于对照组，说明是精子因素导致的激活失败；如果两者没有显著差异，说明是卵母细胞因素导致的激活失败。如果怀疑是卵母细胞因素导致的激活失败，可先对卵母细胞进行纺锤体或微丝微管系统的免疫荧光试验，以排除卵母细胞的结构缺陷和遗传学缺陷。但做这些试验时，需得到伦理委员会的许可。

第二节　卵裂期胚胎评估

卵裂期胚胎的形态学评估指标包括卵裂球数目、碎片程度、卵裂球大小的均一性、卵裂球形状、多核、空泡等细胞质形态在内的胚胎形态特征。

一、发育速度评估

胚胎的分裂与发育速度是胚胎正常发育的关键因素，与种植潜能密切相关。胚胎分裂速度正常时，遵循一定的时间规律：一般在 ICSI 后（26 ± 1）h 或 IVF 后（28 ± 1）h，受精卵完成早期分裂，胚胎分裂进入 2 细胞阶段；授精后 43～45 h，胚胎达到 4 细胞阶段；授精后 67～69 h，胚胎达到 8 细胞阶段。

卵裂球数目是重要的临床结局预后指标，卵裂过快或过慢的胚胎都可能代表胚胎种植潜能降低。移植胚胎的卵裂球数目与囊胚形成率及种植率直接相关，分裂过快的胚胎常为异常胚胎。获卵后第 3 天时的卵裂球数目 ≤ 6 个为发育迟缓的胚胎，在 24 h 内卵裂球数目没有增加为发育停滞的胚胎。染色体异常在发育停滞、发育迟缓的胚胎中的发生概率较正常胚胎显著升高。在近一半的人类发育停滞胚胎中观察到染色体异常和明显的染色体畸变。因此，卵裂球数目或特定时间胚胎发育速度是否合适是评估卵裂期胚胎形态最重要的指标之一。除此之外，胚胎质量的评估还包括卵裂球大小的均一性、碎片程度及多核。

二、碎片评估

碎片是胚胎中一种无核的片段，是细胞外膜包裹的胞质结构，在电镜下观察为不规则形状的泡和突起。胚胎产生碎片的机制尚不明确。卵巢促排卵刺激、配子质量、高浓度精子的受精环境等导致的培养液中氧自由基含量上升、温度或 pH 等胚胎培养状况的改变等，都有可能导致胚胎产生碎片，这是胚胎体外培养过程中的常见现象。胚胎碎片的产生可能是由于胚胎自身的保护，可以排除染色体异常的卵裂球。但过多胚胎碎片的出现常常伴随染色体异常率的增加，降低胚胎的发育潜能与种植能力。

分裂期胚胎除了卵裂球数目以外，碎片的含量是衡量胚胎质量最重要的评估手段。胚胎的发育潜力和种植率与碎片的数量及相对体积呈负相关。同时，随着碎片数量的增加，非整倍性的概率增加。碎片体积的增多，不仅影响细胞的分化，阻碍胚胎致密化，还会降低囊胚的形成与质量。碎片减少了细胞体积，破坏了胚胎的正常分裂，导致胚胎种植的失败。染色体异常胚胎的碎片多散在分布在卵裂球周围，所以在选择移植胚胎时，不仅要关注碎片的数量，也要关注碎片分布的范围。

评估分裂期胚胎碎片时，轻轻晃动培养皿或用毛细吸管吹吸胚胎使其滚动，观察并估计细胞质碎片占胚胎总体积的百分比，一般认为，胚胎中碎片<20%且多局限在某个部位，其发育潜能不受影响，而碎片明显增多且分散各处，胚胎发育潜能将降低。

三、卵裂球均一性的评估

卵裂球均一性，是指卵裂胚中卵裂球的大小和形状是否一致，可以反映卵裂球发育是否同步。当卵裂球均一性好，大小均匀、形态规则时，则认为胚胎的卵裂球发育同步。胚胎的均一性也是胚胎质量评估的重要指标。

不均衡的胚胎分裂会导致卵裂球大小不均。卵裂球不均一可能源自胚胎自身发育异常，也可能是温度、pH、湿度、渗透压等培养条件不适宜或剧烈变化引起。卵裂的不同步性可能会导致异常的细胞分裂或各种细胞器在卵裂球中分布不均匀，mRNA、蛋白质、分布不均等，可能干扰胚胎中蛋白质和基因的两极化分配。卵裂球大小不均等的胚胎往往发育迟缓，非整倍体比例偏高。

四、卵裂球多核现象的评估

卵裂球多核，是指在一个卵裂球中存在超过一个核的异常现象。多核现象通常在获卵后第2天（授精后43~45 h）观察胚胎时发现。只要胚胎中的一个卵裂球发现多核即可鉴定此胚胎出现了多核现象。多核常与分裂球数目少、体积大、不均匀、碎片多相伴发。

影响多核产生的因素有很多。取卵过程中不适当的温度控制、不适宜的体外培养环境、卵母细胞体外成熟培养过程中细胞质与细胞核的不同步成熟、临床促性腺激素使用的时长与总剂量不当等，都可能会造成卵裂球多核发生。

卵裂球出现多核的胚胎，卵裂球大小不均，囊胚形成率低，非整倍体高，相应的胚胎种植率、临床妊娠率以及分娩率均有降低，因此含有多核的胚胎不适宜选择用于移植。

五、其他形态学特征评估

胚胎的胞质形态可以用来作为预测胚胎质量的潜在指标。胞质内空泡、细胞颗粒粗或粗颗粒区域集聚、滑面内质网集聚等形态学特征都会影响胚胎的发育潜能。

空泡是分布在胞质内，与周围胞质分界清楚的单个或多个大小不一的圆形结构，内含液体，由滑面内质网、高尔基体的囊泡融合形成，也可自发出现。空泡的产生原因可能与胚胎体外培养环境变化和人员操作有关。有空泡的胚胎可能破坏细胞分裂面，使囊胚形成率降低，种植力下降，临床妊娠结局降低。早期出现（如第1天出现）的空泡可以消失，空泡出现得越迟，越影响囊胚的形成率。移植含少量小空泡的胚胎可能不影响妊娠率，但在有选择的条件下，尽量避免移植有空泡的胚胎。

胞质颗粒化或者卵裂球胞质中央部位出现颗粒化聚集也是一种常见的胞质形态异常。颗粒化的胞质与周围正常的胞质有较明显分界，呈现出胞质塌陷的现象。胞质颗粒化往往是卵子细胞质不成熟的表现，也会造成卵裂球中央部位颗粒化现象，提示胚胎活力差。这类具有粗颗粒区的卵子，受精和胚胎发育速度良好，但胚胎移植后的种植和持续妊娠率低，流产率较高，染色体非整倍性增多。

胚胎中卵裂球的排列方式也可预测胚胎发育能力。以4细胞胚胎为例，卵裂球的排列方式可分为四型：直线或有转折排列、"T"字或四方形排列、菱形排列、金字塔形排列，一般认为金字塔形排列的着床率较高。

另外，透明带异常如质地异常、形状异常、缺失等也会影响卵裂球的分裂，导致囊胚形成延迟等，故胚胎移植时应选择透明带形状正常、厚度适宜的胚胎。

六、专业形态学评估系统

专业组织辅助生殖技术学会（Society for Assisted Reproductive Technology，SART）、Alpha Executive 和 ESHRE 胚胎学专业组均出版了卵裂阶段的评分方法，提出了两个标准化的卵裂期胚胎的评分系统。这两种专业的胚胎评分标准代表着目前胚胎学家对于分裂期胚胎形态学评估的共识。但这些标准仅代表胚胎分级的最低标准，不限制实验室进行额外的评估。

第一个标准化的评分系统来自 SART 的胚胎评分系统（2010年）（Racowsky et al，2010），这是一个简单的分级方法，对卵裂期胚胎、桑葚胚、囊胚三个发育阶段的胚胎进行形态学评分。卵裂期胚胎根据整体外观，从细胞数量、碎片比例、对称性三个指标来评价胚胎优劣。

第二个标准化的分级系统来自 Alpha Executive 和 ESHRE 胚胎学专业学组（2011年）（ALPHA Scientists In Reproductive Medicine et al，2011），其中包括了原核期和卵裂期胚胎详细的分级和观测时间的标准化。该委员会认为，原核期评分是有价值的，提供了除原核数目以外的胚胎信息，如原核大小和位置。对于卵裂期胚胎，几个阶段的发展要依照特定的时间轴。

目前实验室最常用的分级标准是依据卵裂球数目、均一性与碎片数量将胚胎分为4级。1级胚胎可评为4分，卵裂球数目为7~9，体积等大，形态规则，胞质均匀清晰，碎片很少（≤5%）；2级胚胎可评为3分，卵裂球数目为6~10，大小不完全等大，形态欠规则，碎片稍多（6%~20%），胞质均匀透明或存在少量空泡；3级胚胎评为2分，卵裂球数目大于 4，大小不均一，形态也不规则，碎片较多（25%～50%），可能存在胞质颗粒不均或大量空泡；4 级胚胎最差，评为 1 分，卵裂球大小严重不均，有大量碎片（≥50%），无利用价值。1、2 级胚胎为发育质量较好的优质胚胎，可选择用于移植。3 级胚胎为可利用胚胎，可继续培养至囊胚。

第三节　囊胚评估

卵母细胞受精后的第 5～6 天，胚胎应发育至囊胚期。胚胎开始形成囊腔，内充满囊腔液。囊胚形成后，细胞开始分化成滋养细胞和内细胞团两种不同的细胞成分。滋养外胚层细胞位于囊胚细胞的外层，围成一个球面。在滋养细胞层内侧，由许多细胞聚集形成的致密细胞团称为内细胞团。囊胚的形态和发育速度与妊娠率和种植率有关，对囊胚进行评估，可以为挑选移植胚胎及评估胚胎着床率及妊娠率提供依据。

延长培养至囊胚可以获得比卵裂期胚胎有更好发育潜能的胚胎，从而减少多胎妊娠。但囊胚培养要求高，有一定的风险。进行囊胚培养的先决条件是必须有一个最佳的囊胚培养体系和良好的囊胚冷冻技术，否则延长培养没有任何优势。囊胚培养与移植一般适用于：① 年龄 ≤35 岁、卵巢储备功能良好、对促性腺激素反应好、胚胎发育良好、第 3 天优质胚胎数在 3 个以上者；② 具有多胎妊娠高风险或曾经由于多胎妊娠引发过严重产科并发症者；③ 排除子宫内膜等因素，既往反复移植卵裂期优质胚胎妊娠失败者；④ 既往反复胚胎质量差，移植卵裂期胚胎失败者（刘平 等，2013）。

一、囊胚评分的时间

目前国内外的共识是囊胚的观察时间在受精后第 5～6 天。但由于不同胚胎发育速度不一致，有的可能在受精后第 7 天甚至更晚才形成囊胚。已有大量的文献证实，较早形成的囊胚发育潜能可能较佳，移植后可以获得更高的妊娠率，也有一些文献结论认为第 5 天和第 6 天形成的囊胚，如果质量接近，则可以获得类似的妊娠结局。第 7 天及以后形成的囊胚，非整倍体的概率增加，但依然可以妊娠并分娩正常新生儿。

二、囊胚的形态评估

目前囊胚评估应用较为广泛的是 Gardner 提出的方法，这一观察方法被称为人类囊胚分级系统（scoring system for human blastocysts）。评估指标包括：囊胚腔扩张的程度、内细胞团（ICM）分级及滋养外胚层的分级 3 个要素。

优质囊胚囊胚腔应充分扩张甚至孵出，具有一定大小的内细胞团，细胞数较多且紧密成团，向囊胚腔内突起，滋养层细胞呈菱形或多边形，数目较多，沿透明带内壁排列形成一层连续的上皮样结构。

（1）囊胚腔扩张的程度：囊胚腔扩张程度的判断，对于下一步评价滋养细胞层和内细胞团的质量非常重要。

根据囊胚腔的大小和是否孵化，将囊胚的发育分为 6 个时期：

1 期（早期囊胚）：早期有腔室囊胚，囊胚腔小于胚胎总体积的 1/2；

2 期（囊胚）：囊胚腔体积大于或等于胚胎总体积的 1/2；

3 期（完全囊胚）：囊胚腔完全占据了胚胎的总体积；

4 期（扩张囊胚）：囊胚腔完全充满胚胎，囊胚体积扩大，透明带变薄；

5 期（孵化囊胚）：正在孵出的囊胚，透明带出现破口，部分滋养层细胞从透明带中逸出；

6 期（孵出囊胚）：囊胚完全从透明带中孵出，脱离透明带。

（2）内细胞团分级：内细胞团对胚胎着床后胎儿发育有很好的预测价值，内细胞团的大小与质量与种植率密切相关。

内细胞团微呈卵圆形，内细胞团细胞的分裂速度较慢，滋养细胞层细胞的分裂速度为其 1.5 倍。因此囊胚发育到 3 期以后，内细胞团的大小变化不明显。1 期、2 期的早期囊胚，由于囊胚腔较小，难以准确区分内细胞团的界限。因此，对 3 期及以后的囊胚才能进行内细胞团和滋养层评分。

内细胞团分级：

A 级：细胞数目多，紧密成团，突起明显；

B 级：细胞数目少，排列松散或成群；

C 级：细胞数目很少，难以辨别明显的内细胞团结构。

（3）滋养层细胞的分级：滋养层细胞对胚胎着床和发育的作用也很重要，最近几年的研究发现，滋养层细胞的质量对种植率有重要影响，多篇文献甚至认为其质量的好坏对种植率的影响大于内细胞团质量的作用。

3~6 期的囊胚的滋养层细胞也按 3 个等级评分：

A 级：细胞数多，形成一层连续的上皮样结构，结构致密；

B 级：细胞数较少，上皮样结构不连续，结构松散；

C 级：细胞数很少，上皮细胞层由稀疏的细胞组成。

综合目前文献，内细胞团质量为 A 或者 B 级，对临床妊娠无显著影响，但是 C 级内细胞团会显著影响妊娠结局。而滋养层细胞对妊娠率也有显著影响，随着滋养层细胞质量评级的下降，着床率明显下降。根据上述分级系统，第 5 天最好的囊胚评分应该为 4AA（4 期，内细胞团分级 A 级，滋养层细胞分级 A 级）。

第四节 植入前胚胎的新评估方法

胚胎的形态学评估是人类辅助生殖技术实验室工作的重要而核心的组成部分。过去几十年，优质胚胎的筛选主要依靠胚胎形态学方面的判断（Ebner et al，2003），但仍有大量的形态学正常或预测发育潜能良好的胚胎不能成功着床。这其中主要的原因是即使形态学方面优质的胚胎，也可能是染色体非整倍体（Alfarawati et al，2011；Minasi et al，2016）。仅仅依靠胚胎形态学评价并不能保证移植胚胎的染色体是正常的，目前应用于临床筛选胚胎的新方法有胚胎植入前遗传学检查、实时成像（time-lapse）技术、胚胎代谢组学分析、培养液无创胚胎染色体筛查技术等。

一、胚胎植入前遗传学检查

胚胎植入前遗传学检查是相对成熟的技术，通过该技术筛选可以获得整倍体胚胎，提高高龄女性的临床妊娠率，降低流产率（Lee et al，2015；Geraedts et al，2011；Adler et al，2014）。但是，胚胎植入前遗传学检查标本采集是一种有创性操作，且由于该项技术出现时间尚短，尚未观察到其对已出生婴儿健康状况的影响，其对人的终身健康是否存在远期影响还有待观察。此外，目前也有研究质疑植入前遗传学筛查（PGS）的合理性（Gleicher et al，2017）：例如 PGS 囊胚期仅对外滋养层极少量细胞进行取样检测，并不能代表外滋养层细胞全部信息，且外滋养层细胞不能反映内胚层状况，所以在临床应用中仍然存在缺陷。

二、time-lapse 技术

time-lapse 技术是近几年出现的用于临床胚胎评价的新方法（Aparicio et al，2013；Kirkegaard et al，2012；Herrero et al，2013），它可以在对胚胎发育过程进行连续高质量的图像采集的同时又保证胚胎的培养环境稳定。近几年较多研究表明（Cetinkaya et al，2015；Milewski et al，2015；Motato et al，2016），应用 time-lapse 技术筛选胚胎可以显著提高临床妊娠率，但在得出普遍结论之前，还需要进一步的高质量证据。同时，time-lapse 技术存在价格昂贵、单次观察的标本数量有限等缺陷，限制了其在临床上的推广应用。

三、胚胎代谢组学分析

胚胎代谢组学分析，通过检测胚胎代谢产物来评估胚胎的发育潜能（Seli et al，2008），因具有非侵入性、低风险等优点而成为目前研究的热点（Haggarty et al，2006）。但其相关技术的平台尚未完全建立，仅有限的几种代谢物可以检测并作为评估胚胎发育的指标，指标相对单一（Schoolcraft et al，2009），胚胎代谢组学评分方法在评估胚胎发育潜能方面刚刚起步，仍将面临诸多问题和挑战。基于以上多种不同评价胚胎质量技术的发展，这些方法均为胚胎发育潜能的评估提供了新的方向，但均存在缺陷和不足之处。

四、囊胚培养液无创胚胎染色体筛查技术

囊胚培养液无创胚胎染色体筛查（noninvasive chromosome screeing，NICS）技术，通过检测培养液内游离的 DNA 水平可以真实地反映囊胚内的染色体状态（Xu et al，2016）。该技术通过提取囊胚培养液中极微量的游离 DNA，利用多次退火环状循环扩增技术（multiple annealing and looping based amplification cycles，MALBAC）对极微量的 DNA 进行扩增（Zong et al，2012），使基因组测序的模板需求量从 μg 级降至 pg 级水平，并达到最高 90% 以上的覆盖度和高扩增效率（单次扩增产物达 2~4 μg），最终可用于微量 DNA 为模板的拷贝数变异（copy-number variations，CNV）分析。NICS 是一种完全无创取样检测技术，它革新了样本的提取手段，弥补了植入前遗传学诊断（PGD）/PGS 活检取样技术的缺陷。有研究表明（Xu et al，2016），使用 NICS 技术可以显著提高高龄女性的临床妊娠率，改善该类人群的临床结局，但是该方法还存在一定的局限性：相较于传统的形态性评估方法，该方法费用较高，不利于作为常规筛查项目；虽然该方法的前期临床结果显示，其反映囊胚的整倍体情况的灵敏度为 88.2%，阳性预测值为 78.9%，而阴性预测值则达到 91.3%，但是数据表明仍有部分结果存在假阴性的情况。

（吴蓉花　王　婧）

第十三章　人类精子库捐精者的生育力评估

第一节　捐精者生育力评估规范化流程

人类精子库（human sperm bank）是以治疗不育症及预防遗传病和提供生殖保险等为目的，利用超低温冷冻技术，采集、检测、保存和提供精子的机构。其设立的主要目的是冷冻保存健康捐精者的精液，用于辅助生殖技术治疗。虽然国内各地人类精子库的生育力评估流程在实际操作过程中略有不同，但《人类精子库基本标准和技术规范》（中华人民共和国卫生部，2003）中对供精者的筛查程序及健康检查标准进行了较为详细的规定。捐精者生育力评估规范化流程均应按照该程序及规范规定的内容执行。一般来说，供精者生育力评估可以分为 4 个阶段：筛查阶段、捐精阶段、半年后 HIV 复查阶段及妊娠结局反馈阶段。

捐精者生育力评估的规范化流程如下：

一、供精者的筛查阶段

1　基本条件筛查

供精者必须原籍为中国公民，年龄在 22～45 周岁之间，能提供真实有效的个人身份信息，未在其他精子库捐精并保证以后不会重复捐精。精子库工作人员应在此阶段向志愿者全面解释捐献精液的意义、精液用途、使用流程、可能承受的风险，以及为降低这些风险所采取的措施等。最后，应当面签署知情同意书并采集志愿者基本信息，主要包括：姓名、年龄、联系方式、身份证号和生物学特征的标志（如民族、身高、体重、体格、肤色、脸型、虹膜颜色、头发颜色和曲直、个人爱好、指纹等，可供受者夫妇进行选择）等，并录入计算机信息管理系统。应当说明的是，捐精不能以盈利为目的，精子库可对捐精者提供必要的误工、交通和营养补助。

2　病史筛查

供精者应能真实地提供本人及其家族成员的一般病史和遗传病史，回答医师提出的其他相关问题。

（1）一般病史：主要包括以下 3 类。① 既往病史。供精者不能有全身性疾病和严重器质性疾患，如心脏病、糖尿病、肺结核、肝脏病、泌尿生殖系统疾病、血液系统疾病、高血压、精神病和麻风病等。② 个人生活史。供精者应无长期接触放射线和有毒有害物质等情况，没有吸毒、酗酒、嗜烟等不良嗜好和同性恋史、冶游史等。③ 性传播疾病史。询问供精者性传播疾病史和过去 6 个月性伴侣情况，是否有多个性伴侣，排除性传播疾病（包括艾滋病）的高危人群。供精者应没有性传播疾病史，如淋病、梅毒、尖锐湿疣、传染性软疣、生殖器疱疹、艾滋病、乙型及丙型肝炎病史等，并排除性伴侣的性传播疾病、阴道滴虫病等疾患。

（2）遗传病史：供精者及其家族成员不应有各类染色体病、严重的单基因遗传病或多基因遗传病。染色体病是染色体数目或结构异常，包括各种常染色体和性染色体数目、结构异常所致的遗传病；单基因遗传病包括白化病、血红蛋白异常、血友病、遗传性高胆固醇血症、神经纤维瘤病、结节性硬化症、β - 地中海贫血、囊性纤维化、黑蒙性家族痴呆症（Tay-Sachsdiesease）、葡萄糖 –6– 磷酸脱氢酶缺乏症、先天性聋哑、普拉德 - 威利综合征（Prader-Willi syndrome）、遗传性视神经萎缩等疾病；多基因遗传病包括唇裂、腭裂、畸形足、先天性髋关节脱位、先天性心脏病、尿道下裂、脊柱裂、哮喘、癫痫、幼年糖尿病、精神病、类风湿性关节炎、严重的高血压病、严重的屈光不正等疾病。在家系调查时，应以上述疾病为核心，但不应限于这些疾病，以最大限度减少受者后代罹患遗传病风险。

遗传病史的筛查（家系调查）应由具有医学遗传学临床经验且有中级以上职称的技术人员（遗传咨询员）执行。同时，遗传咨询人员还应结合实验室遗传学检查报告，综合评估供精者可能存在的遗传病风险，特别是染色体多态等问题。在将供精者淘汰时遗传咨询工作人员需给予适当的解释与医学指导。

3 体格检查

（1）一般体格检查：供精者必须身体健康，无畸形体征，心、肺、肝、脾等检查均无异常，同时应注意四肢有无多次静脉注射的痕迹。体格检查时应进行色盲、色弱、斜视及视力的检查。

（2）生殖系统检查：供精者生殖系统发育良好，无畸形，无生殖系统溃疡、尿道分泌物和生殖系统疣等疾患。

4 实验室筛查

实验室筛查内容包括供精者的精液常规分析及冷冻复苏试验、性传播疾病的筛查、ABO 血型及 Rh 血型检查以及染色体核型分析等几方面，具体见本章第二节。

5 心理咨询

精子库应提供心理咨询服务，解决捐精者可能出现的心理问题。由具有资质的心理健康咨询人员与捐精者面谈，了解其家族史、受教育程度、社会关系、性生活史、人格障碍史及供精的动机，有针对性地进行心理咨询。应排除精神病、精神病家族史、同性恋倾向者、认知功能及心智功能障碍者。对被排除的捐精者，工作人员应给予耐心的解释并提供必要的心理疏导（陆金春 等，2018）。

二、捐精阶段

筛查阶段完成后，供精者进入正式捐精阶段，此阶段一般要求供精在 3 个月内完成；超过 3 个月的，至少每隔半年对供精者进行一次全面检查。实验室人员应对供精者每次捐献的精液进行分析以及冷冻复苏试验，并将冷冻复苏试验合格的精液入库保存。人类精子库需加强对供精者在供精过程中的管理，当供精者出现下述情况，应立即取消供精资格：① 生殖器疣；② 生殖器疱疹；③ 生殖器溃疡；④ 尿道异常分泌物；⑤ 供精者有新的性伴侣。同时，建议每次应对冷冻保存的精液进行细菌培养，排除精液污染或可能存在的致病菌。

三、复查阶段

供精者精液冻存 6 个月后，必须再次对供精者进行 HIV、乙肝及丙肝检测，检测阴性方可使用该冷冻精液。

四、妊娠结局反馈阶段

人类精子库应及时追踪受精者使用冷冻精液的临床妊娠结局信息，特别是是否出现性传播疾病、遗传性疾病以及无法怀孕等临床信息。尽管精子库对供精者进行了详细的家系调查及实验室筛查，仍不能保证每个供精者都不是遗传病患者或携带者。国内资料表明（Huang et al，2017；聂洪川 等，2011），接受供精夫妇的后代中有 1% 左右也会出现出生缺陷，这其中不排除是供精者携带的致病基因所致。因此，应加强对供精者子代的随访管理，及时掌握子代的发育情况，并做出继续供精或终止供精的决定，防止可能存在的致病因素继续传播。

第二节　实验室常规项目的检查

捐精者应常规进行血细胞分析和血液生化检查。血细胞分析可了解血液红细胞、白细胞和血小板的数量和质量有无异常，以排除贫血、白血病、出凝血功能障碍等。血液生化检查主要检查肝功能、肾功能、血糖、尿酸、血脂等项目，以排除肝脏疾病、肾脏疾病、糖尿病、痛风、高血脂等。此类检查一般在医院检验科进行。

除此之外，供精者的实验室检查主要涉及以下几个方面的内容：遗传性疾病检查、性传播疾病检查、血型检查、精液常规检查及精液冷冻复苏率检查。

一、遗传性疾病检查

供精者遗传病筛查的内容在世界各地有所不同。在美国，美国辅助生殖医学协会（ASRM）推荐仔细询问家族疾病史，分析染色体核型，以及筛查一些隐匿的遗传性疾病。我国《人类精子库基本标准和技术规范》中规定：在家系调查时应排除供精者具有遗传病史和遗传病家族史。鉴于遗传性疾病的多样性、复杂性及检测成本的高昂性，国内精子库很难对前一节所列出的遗传性疾病开展全面实验室检查，供精者遗传性疾病主要通过临床医师在遗传咨询或体格检查时排除。目前国内精子库均开展染色体核型分析以排除染色体疾病及部分染色体多态的捐精志愿者。部分地方性遗传病高发地区开展了地方性遗传病的筛查工作，如在中国南方地区高发的地中海贫血和葡萄糖 6- 磷酸脱氢酶缺乏症。

二、性传播疾病检查

《人类精子库基本标准和技术规范》中关于性传播疾病筛查规定：供精者应没有性传播疾病史，如淋病、梅毒、尖锐湿疣、传染性软疣、生殖器疱疹、艾滋病、乙型及丙型肝炎病史，并排除性伴侣的性传播疾病、阴道滴虫病等疾患。因此，精子库工作人员应对供精者的上述相关项目进行检测。检测项目主要包括乙肝、丙肝、梅毒、淋病、艾滋病、衣原体、支原体、巨细胞病毒、风疹病毒、单纯疱疹病毒和弓形体等检查，以上检测结果均应显示正常或阴性；同时应对精液进行常规细菌培养，以排除致病菌感染。故在人类精子库所在医院的检验科或精子库实验室，须具备免疫学实验室、HIV 初筛实验室、临床微生物实验室，且所有检测需使用国家食品药品监督管理总局批准的设备和试剂。

由于供精需要持续一段较长时间，精子库还应在供精过程中加强对供精者性传播疾病的随访与监测工作。标本送检方面，考虑到当前国内性传播疾病高发的现状，建议应以 3 个月为期限对供精者的性传播疾病相关检验项目进行复查；对于供精者每次捐献的精液均进行常规细菌培养，以排除致病菌感染和杂菌污染。

三、血型检查

要求对供精者的 ABO 血型及 Rh 血型进行鉴定，并将鉴定结果列入档案，以满足接受供精夫妇对子代血型与其相符的需求。建议给供精者冷冻精液编号时，以其 ABO 血型作为编号开头，这样利于减少辅助生殖中心在实施辅助生殖技术进行血型配对时发生医疗差错的概率。

四、精液质量检查

捐精者捐精前应避免剧烈体力运动，少熬夜，不洗桑拿浴，少喝浓茶、咖啡及碳酸饮料，保持愉悦的心情。取精前要禁欲 3 ~ 7 d。捐精者指纹比对完毕后，精子库管理系统自动打印捐精者信息，工作人员粘贴在一次性无菌取精杯上，并告知其取精注意事项。捐精者领取取精杯、一次性垫巾及消毒湿巾后，在精子库取精室内进行手淫法采集。取精室环境温度最好控制在 20～30℃之间，环境隐秘舒适。精液取出后，捐精者应尽快将精液标本放进传递窗。实验室人员收到标本后，应核对标本并称重，在精子库管理系统上点击接收按钮，放入 37℃温箱或循环水浴箱中液化，系统会自动记录精液液化时间及精液体积，随后进行精液常规分析及冷冻复苏实验。

（1）供精者精液质量标准：对供精者精液要做常规检查，具体见本书第五章。精液质量要求高于世界卫生组织《人类精液及精子－宫颈黏液相互作用实验室检验手册》的标准（世界卫生组织，2001）。精液参数的参考值标准为：精液液化时间小于 60 min，精液量大于 2 ml，精子浓度大于 $60×10^6$/ml，精子存活率大于 60%，其中前向运动精子百分率大于 60%，正常形态精子百分率大于 30%。需要注意的是，考虑到精液质量的波动性，精液分析数据处于质量合格临界点的精液，一般建议对供精者进行 2～3 次精液筛查，才能对其精液质量做出较为全面的判断。

（2）对外提供精子标准：对外提供用于供精人工授精或体外受精－胚胎移植的冷冻精液，应进行精子冷冻复苏率检查。即在精液冷冻储存 24 h 后进行复苏实验，从液氮中取出标本后，室温平衡 1 min，可以将螺旋盖轻轻旋松，防止炸管，然后置于 37℃水浴 10 min 后，检测复苏后精子质量。标准为前向运动精子冷冻复苏率≥60%，前向运动精子百分率≥40%，每份精液中前向运动精子的总数≥$12×10^6$。

第三节　精子冷冻与复苏

精子冷冻得益于 Polge 对甘油冷冻保护作用的发现和液氮冷冻精子的成功这两个里程碑式的发现。目前，利用甘油作为冷冻保护剂已经成为精子冷冻最成熟、最常用的冷冻技术。

一、精子冷冻保护剂

精子冷冻保护剂种类较多，不同种类保护剂主要成分含量存在差别，以适应不同精液质量的精子冷冻保存需求。其中，《WHO 人类精液检查与处理实验室手册》第 5 版（World Health Organization，2010）推荐了一种可满足常规辅助生殖医学技术应用的精子冷冻保护剂（GEYC 冷冻保护剂，即甘油－卵黄－枸橼酸钠复合剂型冷冻保护剂）配制方案。该保护剂中甘油作为渗透性保护剂，容易通过细胞膜，可以减少冰晶形成，减轻细胞渗透性肿胀，减缓细胞皱缩；卵黄作为非渗透性物质，可使细胞内水分快速渗出从而减少冰晶的形成，同时维持细胞膜稳定，从而起到保护精子的作用。该保护剂推荐以冷冻保护剂体积：精液体积 = 1∶2 的比例使用，其配制的标准程序如下：

（1）称量 1.5 g 葡萄糖和 1.3 g 二水合柠檬酸三钠，加无菌蒸馏水至 65 ml。

（2）加入 15 ml 甘油完全混匀。

（3）加入 1.3 g 甘氨酸，完全溶解后用 0.45 μm 微孔滤器过滤。

（4）加入 20 ml 新鲜卵黄（最好由特定的无病原蛋中获得）：清洗鸡蛋，去壳，刺破卵膜，用注射器吸取卵黄（每只鸡蛋可获得约 10 ml 卵黄）。

（5）所制成的悬浮液置 56℃ 水浴中 40 min，并且要时不时搅拌一下。

（6）检测溶液的 pH。如果 pH 在 6.8 ~ 7.2 范围之外，丢弃溶液重新制备，以防加入了不正确的试剂成分或剂量。

（7）细菌培养可在这一环节进行，以检测溶液是否无菌。

（8）精子毒性试验也可在此环节进行。

（9）在超净工作台中将溶液以 2 ml 分装，-70℃ 保存。

（10）保护剂应在 3 个月内使用。

精子冷冻保护剂的选择，各人类精子库可根据自己的工作经验选择。需要注意的是：如果冷冻保护剂中添加了青霉素、链霉素或庆大霉素之类的抗生素，在外供标本时应给予提示，以提醒受者可能面临的过敏反应；如果冷冻保护剂为自制，配制过程中要严格无菌操作和质量控制，必须进行精子存活试验、冷冻复苏实验和细菌培养试验，都通过后方可使用。

近年来，已有商品化的精子冷冻保护剂出售。这类保护剂能有效避免实验室自配保护剂存在的标准化难以控制及潜在生物污染安全性问题，应该成为未来人类精子冷冻保存所选择的主要产品。

二、精液分装

根据供精者精子浓度，精液与冷冻保护剂的体积比例可选择 1∶1、2∶1 或 3∶1。对精子浓度大于 $80×10^6$/ml 的精液采用 1∶1 的比例进行分装冷冻，较容易达到使用标准，即冷冻复苏后前向运动精子百分率不低于 40%，每份精液中前向运动精子总数不低于 $12×10^6$；而对于精子浓度小于 $80×10^6$/ml 的精液标本，采用 3∶1 的比例冷冻效果较好（陈振文，2016）。

保护剂添加应在超净工作台台面严格按照无菌操作程序进行。分装前应先解冻冷冻保护剂并复温到室温备用。冷冻保护剂与精液混合时，既可以采用直接将冷冻保护剂添加到精液容器里的方式，也可以采用先将精液分装到冷冻管中再逐一按比例添加保护剂的方式。但是两种方式都需要特别小心，应逐滴加入，同时旋转容器，或分 5 次逐步加入并轻柔混匀，以减少保护剂溶液环境对精子的冲击。精液与保护剂混匀后，应在室温下平衡约 10 min，使冷冻保护剂中的甘油等成分有时间进入精子细胞内部发挥冷冻保护作用。

精液分装的载体主要有冻存管和麦管两种（吴斌 等，2017；Liu et al，2017），人类精子库常规一般选用冻存管装载精液。这主要是由于冻存管装载量大，用其冻存精液能够保证在实施辅助生殖技术过程中获取到足够数量的前向运动精子，提高妊娠率；另外，相对于麦管，冻存管便于标识、储存及鉴别，能减少操作环节可能发生的标本错拿错放等差错事故发生。麦管在精子库领域主要用于以自精保存为目的的微量精子冷冻保存。

三、冷冻方法

精子冷冻后，精子的环境温度由室温降至 -196℃，在此过程中，精子细胞一般认为经历了 5 种温度阶段，即温度休克阶段（室温 ~5℃）、冰晶的潜热阶段（5～-5℃）、冰晶形成阶段（-5～-15℃）、再结晶阶段（-15～-80℃）及储存阶段（-80～-196℃）。在各温度阶段中，精子细胞内部均发生了一系列的物理和化学变化过程，而这些变化均或多或少地对精子内部结构及精子质膜产生损伤。因此，冷冻方法的选择应以尽量缩短各温度阶段对精子的伤害为主要原则。目前常规的精子冷冻方法包括慢速冷冻法、快速冷冻法等。研究结果表明（魏哲文 等，2017；Nagy et al，2017），这两种方法均可得到良好的冷冻复苏率，实验室可根据自身实际情况选择合适的冷冻方法。

（1）慢速冷冻法：又称程序冷冻法（Dashti et al，2018），即将冷冻保护剂与精子混匀后装进冻存管，放入程序降温仪以不同的降温速率通过 3 个降温阶段（室温 ~-5℃，-1.5℃/min；-5～-80℃，-6℃/min；液氮保存）进行冷冻保存。虽然不同型号程序降温仪的降温阶段和速率有所不同，但它们都经过了 3 个降温程序，最后储存在液氮中。此法降温可控性好，使精子逐步适应低温环境，精子的结构和功能变化较为稳定，是一种较为安全可靠的冷冻方法，能够冷冻大批量精子，是目前人类精子库常用的冷冻方式。但其冷冻过程耗时较长，面对日益增多的捐精志愿者，此法已不能满足精子库实验室冷冻精液的需要。

（2）快速冷冻法：又称为液氮蒸汽法（刘勇 等，2012），即将精子缓慢滴加到等量冷冻保护剂中混匀后装入冻存管，室温静置 10 min 后将冻存管水平放置在液氮液平面上方熏蒸 10 min，最后放入液氮内保存。此法操作简单方便，冷冻快速，不需要昂贵的专用仪器，但不同的文献中所报道的精子标本所处的液氮熏蒸环境并不相同，因此，该法有待进一步标准化，相关的生物学原理尚需要做进一步研究。

（3）玻璃化冷冻：该方法主要应用于自精保存者的微量精子冷冻保存，具体方法见第十四章第二节。

四、精液复苏

冷冻过程中，精子发生的一系列变化也反向顺序表现在复苏过程中。复苏过程中，随着温度升高，精液温度也升高，又因处在高浓度电解质的环境中，精子易被破坏。研究表明（陆金春 等，2018；唐运革 等，2019），若采用慢速复温，可能在精液溶解前

（常在 –10～0℃之间）再次形成冰晶，由此形成的大冰晶可以损伤精子，而快速复温（100℃/min）则可避免这种损伤。精液冷冻复苏的温度和方法有很多种，目前效果比较好的一种是将冷冻精液标本从液氮中取出，置于37℃水浴箱，并且水面不要超过冷冻管和冷冻帽的连接处，10 min 后混匀检测。

（1）WHO 推荐的精液解冻程序：① 从液氮罐或液氮蒸气罐中取出所需数量的麦管，放在棉纸或支架上复温到室温（大约需要 6 min），冷冻小瓶的复温时间更长（10～20 min）。② 在 10 min 之内，用无菌剪剪去麦管末端，连接授精装置（治疗用），或排出管内液体检测解冻后的精子活力（检查冷冻程序）。③ 如果是快速冷冻程序，用快速复温的效果可能更好。④ 用小量连续稀释方式去除冷冻保护剂，以避免高渗透压状态，可能改善妊娠结果。

（2）国内常用的精液解冻程序：国内报道关于精子解冻复温方法较多，目前应用较多的方法是在 37℃水浴箱放置 10 min 后进行处理或精液质量分析。

（吴永明）

第十四章　男女生育力保存的实验室评估

随着生活环境及生活习惯的改变，晚婚晚育、育龄青年及青少年肿瘤患者人数呈逐年上升趋势，已给人类生育力带来巨大威胁（Qiao et al，2014）。因此，生育力保存已逐渐被医疗专家所重视。虽然由于医疗技术进步，肿瘤死亡率已明显下降，但是大剂量化学治疗和 / 或放射治疗方案的应用，使青少年和年轻育龄夫妇生殖内分泌功能和生殖系统受到辐射或药物毒性损伤，患者能否在康复后重新获得生育力，是关系其家庭生活质量的重要问题。但是，研究数据显示，需要生育力保存的人群提前进行生育力保存的比例较低。在国外一项关于男性肿瘤患者生育力保持的调查中发现，肿瘤患者经治疗后有较长时间的无病生存期，其中 51% 的患者有为人父的愿望，但其中仅有约 50% 的患者听说过生育力保存，且其中最终仅有 25% 的患者接受自精保存（Schover et al，2002）。患者生育力保存率低的原因主要有：意识缺乏、资源和时间有限、急迫地需要手术或放化疗治疗、难以负担保存费用等。

2006 年美国临床肿瘤学会（ASCO）提出了生育力保护的建议，并于 2013 年修订后列入临床指南（Loren et al，2013），其中规定：肿瘤科医师应与患儿（或家属、监护人）讨论治疗过程中造成不育的风险，并给予生育力保护方法和（或）将有生育可能的患者介绍给合适的生殖医学专家。随后美国国立综合癌症网络（NCCN）和欧洲肿瘤学会也提出生育力保护指南。国内生育力保存技术开展较晚，特别是女性生育力冷冻保存在技术方面、伦理方面以及法律方面还有一些问题尚待解决，因此发展较慢。

第一节　生育力保存的适宜人群

男性生育力保存适宜以下人群（陆金春 等，2018）：① 肿瘤患者进行肿瘤治疗（化疗或放疗）前；② 使用对精子生成有影响的药物前；③ 进行可能影响睾丸、前列腺或射精功能的操作（如前列腺切除术、结肠手术、腹膜后淋巴结清除术等）前；④ 患有可影响射精能力的疾病（如多发性动脉硬化症、糖尿病等）；⑤ 进行男性结扎术前；⑥ 进行高危的职业暴露（如从事与放射线有关的特殊工种及暴露于化学试剂、除草剂、杀虫剂等环境毒素）前；⑦ 作为不育症治疗的一部分，进行附睾穿刺、睾丸活检，获得剩余精子可冷冻储存；⑧ 夫妻长期两地分居者；⑨ 少精子症患者，可进行多次精液保存。

对于女性人群而言，生育力保存的冷冻技术主要适用以下人群：① 患有生殖系统或全身肿瘤，拟进行放化疗的肿瘤患者，尤其是年轻未生育的女性；② 卵巢良性肿瘤或预防性双侧卵巢切除者、子宫内膜异位症患者；③ 有家族性卵巢早衰者；④ 原发性卵巢储备功能不足的女性；⑤ 因职业、经济等原因需要推迟生育的女性；⑥ 早发性卵巢功能不全（POI）患者；⑦ 部分自身免疫性疾病；⑧体外受精过程中存在多余胚胎或卵母细胞。

对男性生育力保存的禁忌证主要包括：① 处于急性感染期的性传播疾病，如淋病、梅毒、生殖器疱疹、软下疳、非淋菌性尿道炎、性病性淋巴肉芽肿和尖锐湿疣等，治愈未超过 6 个月者；② 严重精神疾病，如精神分裂症、躁狂抑郁型精神病以及其他重型精神病患病期间；③ 不易生育的严重遗传性疾病，包括由于遗传因素造成患者全部或部分丧失自主生活能力，子代再现风险高的疾病；④ 医学上认为不宜生育的其他疾病，包括一些重要脏器的疾病。另外，HIV、HBV 等病毒携带者虽非禁忌证，但应单独冻存精液，以避免可能发生的交叉污染。女性生育力保存的禁忌证也可参照执行。

第二节 生育力保存方法

一、生育力保存原理及损伤机制

在一定的低温条件下，以足够的时间作用于生物组织细胞，引起细胞的降温、凝固、非损伤性结冰，使生物体内分子运动的速度减慢、停止，其结果使细胞代谢降低，处于休眠状态，从而达到贮存细胞的目的。细胞生活在细胞外液之中，细胞膜将细胞内容物（包括细胞内液）与细胞外部环境分隔开来。水分可以自由通过细胞膜，水分子从细胞内流向细胞外，或是从细胞外流向细胞内，主要取决于细胞内、外液中溶质浓度差，即溶液渗透压的高低。在细胞冷冻过程中，随着温度不断下降，细胞外液中作为各种电解质溶剂的水分首先形成细小的颗粒状冰晶，导致细胞外水分减少，电解质浓度增加，细胞外液渗透压升高，使细胞内外渗透压失去平衡，水分将从渗透压低的细胞内液通过细胞膜流向渗透压高的细胞外液，于是细胞自身脱水皱缩。细胞外液中形成的冰晶是热交换的不良导体，起着某种程度的绝热作用，所以外界冷源不易影响细胞内液，加之细胞脱水，水分减少，使细胞只产生少量的冰晶。用冷冻过程中产生的渗透压的梯度使细胞皱缩，而尽量减少对细胞损伤——这就是细胞冷冻贮存的基本原理（中华医学会，2009）。

尽管低温冻存可以保存生殖细胞，但是在冷冻及解冻过程中，生殖细胞所经历的物理、化学过程，如细胞内溶液中冰晶的形成和生长、溶液的再结晶、细胞内外高渗透压应力的保护和高浓度低温保护剂对细胞的毒性等，仍将不可避免地导致生殖细胞受到一定程度的损伤甚至死亡。总的来看，这些致损性变化主要表现在渗透性损伤与休克、过冷现象和冰晶的形成等几个方面。不同的冷冻速度会使细胞内外产生不同的生理变化，造成不同的损伤（黄荷凤，2003）。

1　慢速冷冻损伤

慢速冷冻损伤机制主要是胞内冰晶损伤和溶质损伤。

（1）细胞内冰晶损伤：指冷冻过程中冰晶的形成对细胞造成的胞内损伤。若胞内形成大冰晶，可对细胞产生机械性破坏，引起膜的脂蛋白结构、细胞器的破坏，导致细胞死亡。组织细胞被慢速冷冻时，通常细胞外溶液先结冰，此时，冰晶与溶质分离，使细胞外液未冻结部分液体的溶质浓缩，导致细胞外液渗透压升高，为了保持平衡，细胞内的水分不断外渗，直至冷却到足够的温度，细胞内才结晶。

（2）渗透性损伤：在冷冻降温过程中，随温度下降，溶液中的水分逐渐凝结成冰，导致细胞外渗透压增高。细胞暴露于高渗透压、高离子浓度的有害环境中，引起脂蛋白复合物的变性和部分类脂质的丢失，增加细胞膜对阳离子的通透性，在细胞膜上形成一些小孔，细胞因此会受到渗透性损伤。冷却速率越慢，细胞在高浓度电解质溶液中所处时间就越长，此损伤就越大。

（3）过冷液体温度波动造成的损伤：水或溶液在温度达到冰点时不结冰，直至温度下降到冰点以下或远低于冰点温度时才结冰，这种现象称为过冷现象，此时的液体称为过冷液体。在过冷状态下的突然结冰会导致温度上升。细胞往往在温度的上下波动中死亡。此外，过冷液体无控性结冰会使细胞脱水不完全，形成细胞内冰晶。应用合适的冷冻保护剂及冰点下人工植冰可以最大限度地避免胚胎在缓慢降温过程中受到理化损伤。

（4）其他：通过对红细胞冷冻损伤的研究发现，慢速冷冻损伤不是来自浓缩的电解质本身，而是来自红细胞在自身因渗透性皱缩到原体积55%以下时，丧失了继续皱缩和排出水分的能力，结果形成瞬间的跨膜压力梯度，导致细胞膜破裂。另外缓慢冷冻时，细胞严重脱水，体积急剧收缩，造成蛋白质分子异常靠近，形成二硫键。在解冻时的蛋白质重新水化过程中，这种键不能复原，使蛋白质出现不可逆的聚集和变性，导致细胞损伤。

尽管慢速冷冻损伤的机制说法不一，但多数研究者认为，冷冻过程中，冰晶损伤和溶液损伤是同时发生的，而后者在损伤过程中起主要作用。

2　快速冷冻损伤

胞内冰晶形成是引起损伤最主要的原因，在无有效措施保护的条件下，若冷却过快，胞内水分来不及通过细胞膜渗出，则胞内溶液结冰。冷却速率越快，此损伤越大。然而，并不是所有的冰晶都对细胞造成损伤。需要说明的是，当冷冻速度非常快时，细胞内则形成十分细小的冰晶，若复温适当，对细胞损伤较小甚至无损伤。

3 解冻时的损伤

解冻过程中，会发生与冷冻过程方向相反的溶液效应，冰晶首先在细胞外液融化，从而使细胞外液的渗透压降低，细胞内液渗透压相对较高，细胞外的水分迅速顺渗透压梯度流入细胞内，造成细胞水肿直至崩解而死亡，也就是渗透休克损伤。当复温至 $-120℃$ 或 $-100℃$ 以上时，如果复温过慢，也会导致细胞内细小的冰晶重新结晶，成为大的冰晶而导致细胞损伤。

二、冷冻保护剂种类

在冷冻过程中，向细胞液中加入一定量的低温保护剂来保护细胞，可防止细胞内形成冰晶以及蛋白质变性，还可以降低冷冻过程中由于离子浓度升高而造成的溶质损伤，从而使细胞安全降温至 $-196℃$。理想的低温保护剂作用应该是能迅速而均一地穿透入细胞，避免膜两侧形成过高的渗透压梯度；有效地结合细胞内水分而控制冰晶生成的大小与速率；安全无毒或低毒。自 1949 年首次发现甘油可提高精子冻存后的成活率后，冷冻保护剂的研究如火如荼地开展起来。目前，各实验室所应用的冷冻保护剂主要分为渗透性冷冻保护剂、非渗透性冷冻保护剂及其他类型冷冻保护剂（Nagy et al，2017）。

1 渗透性冷冻保护剂

渗透性保护剂也叫胞内保护剂，通常为水溶性的小分子物质，可透过细胞膜渗入细胞内，主要在细胞内发挥作用，易结合水分子，发生水合作用，使溶液的黏性增加，从而减少冰晶形成，并与细胞内的大分子物质如蛋白质、DNA、RNA 结合，避免这些生物大分子发生结构变化。渗透性冷冻保护剂主要包括二甲基亚砜（DMSO）和醇类 2 大类。DMSO 是一种含硫有机化合物，常温下为无色无臭的透明液体，具有高极性、高沸点、热稳定性好、与水混溶的特性，能溶于大多数有机物，被誉为"万能溶剂"。在细胞冻存过程中，为防止细胞内液冰晶形成、渗透压改变、细胞结构紊乱等导致细胞损伤，有必要使用含有 DMSO 的冷冻保护剂。DMSO 能够快速穿透细胞膜进入细胞中，降低冰点，延缓冻存过程，同时提高细胞内离子浓度，减少细胞内冰晶的形成，从而减少细胞损伤。DMSO 是目前最好的细胞冻存保护剂，但也是一种细胞毒性很大的化学试剂。然而，诸多试验表明 DMSO 对精子冷冻保存效果并不佳。

醇类冷冻保护剂主要包括乙二醇（EG）、丙二醇（PG）、丙三醇（甘油，Gly）等，其中 Gly 应用最为广泛，它是人类最早发现的冷冻保护剂。在冷冻过程中，Gly 与细胞内水分及电解质结合，维持水和蛋白结构的稳定，在精子冷冻过程中有良好的抗冻作用。在慢速冷冻期间，Gly 在临界温度阶段发挥作用。但在玻璃化冷冻时，细胞内仍有许多冰晶形成，冷冻效果差。PG 也是一种常用的渗透性冷冻保护剂，有资料显示利用 PG 来代替 DMSO，可以增加胚胎的存活率、卵裂率以及临床妊娠率。PG 对细胞膜的渗透性优于 DMSO，而毒性明显低于 DMSO，所以被广泛应用于人类的胚胎冷冻保存。EG 也被广泛应用于哺乳动物和人类胚胎的冷冻。在人类胚胎冷冻中，其主要应用于玻璃化冷冻。因为EG的毒性作用比PG和Gly要低。

2　非渗透性冷冻保护剂

非参透性冷冻保护剂不能通过细胞膜，只起到提高细胞外渗透压的作用，通过升高细胞膜外渗透压，将细胞内水分析出，使冰晶形成受到抑制，故亦称胞外保护剂。该类保护剂亦可起到稳定细胞膜、降低过氧化状态等作用（曹云霞，2015）。在复苏液中加入适当浓度的非渗透性冷冻保护剂，可使细胞外保持适当的渗透压，预防渗透性休克发生。该类物质通常为小分子的糖类，如单糖、双糖、三糖等。葡萄糖为单糖，主要应用于精子冷冻保存中；蔗糖是由一个葡萄糖分子和一个果糖分子形成的双糖，具有吸湿性，广泛应用于胚胎冷冻保护中。卵黄亦是常用的非渗透性冷冻保护剂。

除渗透性冷冻保护剂及非渗透性冷冻保护剂外，有些研究者还在保护剂中添加一些其他大分子，如白蛋白、聚蔗糖、聚乙烯吡咯烷酮等，还有一些学者添加了抗冻蛋白、热休克蛋白等。这进一步拓展了冷冻保护剂的范围。

在实际应用中，冷冻保护剂的选择标准应该是复苏率高、便于洗脱和平衡、对生殖细胞和工作人员无毒或低毒。所以在选择冷冻保护剂的时候，应该根据各自保护剂的特点，联合应用渗透性保护剂和非渗透性保护剂（如丙二醇和蔗糖），以期获得最佳的冷冻复苏效果和妊娠率。随着研究的进一步深入，新的冷冻保护剂也会更加高效、无毒，广泛地应用于人类及动物细胞和生殖细胞冻存中。

三、生育力保存常用冷冻技术

目前，随着冷冻保存技术的发展，已经延伸出不同的冷冻保存技术，主要可以分为三类，即慢速程序化冷冻、玻璃化冷冻和快速冷冻法（AbdelHafez et al，2010；Rienzi et al，2017；Borini et al，2010）。

（1）慢速程序化冷冻：将生殖细胞或胚胎置于冷冻保护剂中，利用程序冷冻仪或不同温度的冰箱分阶段降温。首先是从室温降至 −5 ~ −7℃，在此温度下植冰，再以一定降温速率缓慢降温后投入液氮保存。该法采用的冷冻保护剂浓度较低，对生殖细胞或胚胎造成的毒性损害小，解冻后的存活率或移植成活率都较高，在储存和运输时，对于环境温度的变化有更大的耐受力，但其操作过程烦琐，费时较长，需要人工植冰，又需要程序冷冻仪。由于程序降温仪恢复常温需要较长时间，不能在短时间内反复使用，实验成本较高。

（2）玻璃化冷冻：玻璃化冷冻法的主要特点是在冷冻过程中运用高浓度的冷冻保护剂，使脱水胚胎及外周的溶液以约 20 000℃ /min 速度快速降温，降温后液体黏性增加，不形成冰晶，而变成一种半固体 – 固体状态的玻璃态，其中离子和分子仍正常分布。这种保存方法既避免了慢速降温时盐浓度升高对细胞造成的化学性损伤，又防止了快速降温时冰晶形成造成的物理性损伤，可获得高存活率。玻璃化冷冻不仅操作方法简便，不需要昂贵的冷冻设备，而且冷冻效果好，可较好地保存有生命的细胞、组织和器官的生物活性，是近年低温生物学领域最具发展潜能的方法，已有取代程序化冷冻的趋势。目前玻璃化冷冻已广泛用于生物材料的冷冻保存，在生殖医学领域已成功实现了多种动物及人的精子、卵母细胞、胚胎和卵巢组织的玻璃化保存，并且获得比传统冷冻技术更高的成活率与遗传稳定性。玻璃化冷冻技术也受诸多因素影响，包括冷冻保护剂的类型和浓度、玻璃化冷冻液的作用温度、玻璃化冷冻时间、冷冻载体等因素，其中，冷冻保护剂和冷冻降温速率是影响玻璃化冷冻效果的主要因素。由于玻璃化冷冻在快速冷冻过程中不形成致死性的冰晶，减少了对胚胎的损害。但其使用高浓度的冷冻保护剂，有可能对胚胎细胞存在毒性，需要进一步关注其对子代健康的安全性。

（3）快速冷冻法：快速冷冻法又称为液氮熏蒸法，目前在精子冷冻中应用比较普遍。其操作过程一般是将精子缓慢滴加到冷冻保护剂中混匀后装入冻存管，室温静置孵育平衡后将冻存管放置于液氮液面熏蒸冷冻，最后投入液氮内保存。此法操作简单方便，冷冻快速，不需要程序降温仪等昂贵仪器，适宜于大规模开展应用；缺点是冷冻方法效果差异大，重复性差，对胚胎冷冻的效果不理想。目前此法在精子细胞冷冻保存中应用比较普遍。

四、女性生育力保存

1 胚胎冷冻

对于实施体外受精－胚胎移植技术（IVF-ET）的妇女，可以选择将可利用的多余优质胚胎进行冷冻保存，然后适时解冻并再次移植到女性子宫，以减少患者反复接受激素刺激的促排卵治疗。胚胎冷冻技术已经广泛应用并获得稳定的成功率。人类胚胎冷冻主要采用慢速程序化冷冻和玻璃化冷冻。慢速程序化冷冻使用较低浓度的冷冻保护剂，对胚胎的细胞毒性较小，但易形成冰晶从而降低复苏后的存活率；玻璃化冷冻中细胞内基质形成玻璃样结构以减少冰晶的形成，但高浓度的冷冻保护剂会加大对胚胎细胞的毒性。部分研究认为，胚胎玻璃化冷冻较慢速程序化冷冻妊娠结局更好，目前玻璃化冷冻已逐步替代慢速程序化冷冻。

在实际操作中，大多数生殖中心选择在胚胎发育的 4～8 细胞期（胚胎发育第 3 天，D3 胚胎）和囊胚阶段进行胚胎冷冻保存（Debrock et al, 2015；Van Landuyt et al, 2013）。目前，该技术已成为生殖中心 ART 技术中一种常规的技术。与此同时，随着胚胎培养技术的成熟，冷冻囊胚复苏移植技术在临床工作中也广泛应用。囊胚的优势在于细胞数多，在冷冻和解冻过程中损伤少量细胞并不影响其后续发育。自 1985 年首次报道人囊胚冷冻复苏移植妊娠以来，已有许多囊胚复苏移植成功的报道。虽然早期所采用慢速程序化冷冻进行囊胚冷冻保存的临床结局并不理想，但是近年来随着玻璃化冷冻技术在辅助生殖领域中广泛应用，其复苏后囊胚存活率为 70%～90%，临床妊娠率为 30%～60%，达到了较为理想的水平。

胚胎冷冻的方案众多，这里分别介绍卵裂早期胚胎的慢速程序化冷冻和玻璃化冷冻方法，以及囊胚的慢速程序化冷冻和玻璃化冷冻方法（刘平　等，2013）。

（1）卵裂早期胚胎的慢速程序化冷冻

① 配制冷冻保护液。溶液Ⅰ：PBS＋20% 已灭活过滤血清。溶液Ⅱ：8.9 ml 溶液Ⅰ＋1.1 ml 丙二醇（1.5 mol/L）。溶液Ⅲ：10 ml 溶液Ⅱ＋0.342 g 蔗糖（0.1 mol/L）。② 将消毒无菌的冷冻管用 PBS 冲洗数次，备用。③ 将胚胎在室温下用溶液Ⅰ冲洗数次。④ 将胚胎移入溶液Ⅱ中停留 10 min。⑤ 将胚胎移入溶液Ⅲ中并装入冷冻管，贴好标签，将冷冻管放入程序冷冻仪中冷冻。⑥ 冷冻仪开始温度为 20℃，以 −2℃/min 的速度从 20℃降至 −7℃，在 −7℃停留 5 min 后，在其中一端的溶液段处协助冰晶形成，见此段形成白色冰块后再放回冷冻室，在 −7℃继续停留 10 min，然后以 −0.3℃/min 的速度从 −7℃降至 −30℃，再以 −10℃/min 的速度从 −30℃降至 −120℃，立即投入液氮保存。

（2）卵裂早期胚胎的玻璃化冷冻

① 配制玻璃化冷冻液（vitrification solution，VSL）：20.5%（W/V）二甲基亚砜（DMSO）、15%（W/V）乙酰胺、10%（W/V）丙二醇、6%（W/V）聚乙二醇（PEG）溶于改良的 PBS 中，pH8.0。② 将胚胎放入 20℃、25%VSL（用 PBS 稀释，VSL：PBS＝1：3）中 15 min，胚胎首先脱水然后再膨胀到原来的体积，提示 DMSO、乙酰胺、丙二醇完全渗入细胞。③ 将胚胎放入 4℃、50%VSL（用 PBS 1：1 稀释 VSL）中 10 min，可观察到胚胎皱缩（脱水），然后保持此状，提示细胞内保护剂与胞外达到平衡。④ 将胚胎放入 4℃的 VSL 中 10 min，并装入冷冻管。胚胎与 VSL 的接触时间达 15 min，80% 以上的胚胎仍存活，但时间再延长，其存活率明显下降，这种存活率的下降可通过降低温度来补偿，如在 4℃ VSL 中 10 min 后，将胚胎移至 −20℃下还可耐受 60 min。⑤ 直接投入液氮保存。

（3）囊胚的慢速程序化冷冻

将囊胚在含 5% 甘油及 10% 血清的 PBS 中停留 10 min，然后转移到含 9% 甘油、10% 血清和 0.2 mol/L 蔗糖的 PBS 中，并装入冷冻管，从 22℃以 −1℃/min 的速率降至 −6℃，达 −6℃ 30 s 后，人工协助冰晶形成，再以 −0.3℃/min 的速率从 −6℃降至 −37 ℃，然后立即投入液氮保存。

（4）囊胚的玻璃化冷冻：采用玻璃化冷冻时，为了使温度下降更迅速，可以采用电镜铜网、拉伸过的薄壁麦管及冷冻环等做载体。所谓冷冻环，是直径 0.5 或 0.7 mm 的尼龙网，装在不锈钢管上，将不锈钢管插入冷冻管的盖子。

囊胚的玻璃化冷冻采用二步法。首先，囊胚移入含 10% DMSO 和 10% 乙二醇的冷冻保护液Ⅰ中停留 2 min，然后转入保护液Ⅱ（含 20% DMSO、20% 乙二醇、10 mg/ml Ficoll 及 0.65 mol/L 蔗糖）中，停留约 20 s。当囊胚在冷冻保护液Ⅰ中时，冷冻环浸入冷冻保护液Ⅱ以便在冷冻环上产生一层薄膜。囊胚从保护液Ⅱ移出后，就转移到冷冻环的保护剂膜上，然后将冷冻环插入已充满液氮的冷冻管内，再将冷冻管投入液氮保存。

2 卵母细胞冷冻

自 1986 年首次报道用冷冻卵子进行 IVF 并成功妊娠以来（Chen，1986），许多生殖中心陆续开展此项冷冻技术，但是 20 余年来发展曲折。卵母细胞特有的细胞骨架结构对低温和渗透压改变极为敏感，而且其表面积与体积的比率较小，细胞膜的通透性差，更易在冻融过程中损伤，使其成为所有细胞系中最难成功冷冻和解冻的细胞，因此临床妊娠率相对于胚胎冷冻技术较低（Argyle et al，2016；Kopeika et al，2015）。实际上卵子冷冻比胚胎冷冻有更广泛的应用前景，并且可以缓解胚胎冷冻面临的伦理、法律、道德、宗教等多方面问题。

卵母细胞冷冻在未成熟卵母细胞和成熟卵母细胞中均有尝试，目前大多倾向于冷冻成熟的卵母细胞。卵母细胞冷冻的常用方法是慢速程序化冷冻和玻璃化冷冻。随着玻璃化冷冻方法和试剂以及载体的改进，该技术应用越来越广泛，是冻存卵母细胞非常有效的方法，优于慢速程序化冷冻。玻璃化冷冻人卵母细胞也获得了较高的存活率，临床妊娠率与新鲜周期胚胎相似。成熟卵母细胞（M Ⅱ期）解冻后经受精形成胚胎，单胚胎移植后妊娠率为 32%～65%，活产率＞50%，出生婴儿先天性异常率与自然妊娠相似。

（1）慢速程序化冷冻法：在辅助生殖技术中，慢速程序化冷冻法冷冻卵母细胞并获得临床妊娠，是早期常用方法之一。在冷冻仪内设程序下降温，经过冷冻保护剂平衡后，细胞内的渗透压增高，细胞内液冰点下降。在缓慢降温的过程中使细胞充分脱水，在 -7℃植冰，再以 0.3℃/min 的速度降温，待温度降至 -35℃～-70℃后投入液氮中保存（Saragusty et al，2011）。利用慢速程序化冷冻法成功保存卵子并获得妊娠的报道屡见不鲜。尽管卵母细胞冷冻方案的不断改进使得成功率逐步提高，但这种方式易形成冰晶，且保护剂长期接触产生的毒性使其临床有效性仍受质疑。慢速程序化冷冻卵母细胞损伤机制尚未完全阐明，例如，冷冻对微管、微丝、纺锤体以及染色体的影响。M Ⅱ期纺锤体是一个高度动态的结构，对温度很敏感，超低温会对其产生影响。人卵母细胞在经历冷冻时，可能会发生纺锤体重建、减少，微管微丝解体或消失，染色体的分散等。有学者认为冷冻卵母细胞的囊胚形成率、着床率和妊娠率不高可能是因为冷冻时损伤了卵母细胞骨架，特别是纺锤体结构。

（2）玻璃化冷冻：由于慢速程序化冷冻过程中卵母细胞脱水是不完全的，因此卵母细胞内外存在的小冰晶在复温过程中会损伤卵母细胞，导致卵母细胞慢速程序化冷冻一直没有很大的突破，较低的冷冻复苏率及不高的发育潜能成为卵母细胞慢速程序化冷冻发展的障碍。而玻璃化冷冻则尽可能避免了细胞内外冰晶形成，维持了正常的超微结构，减少了对细胞的损害，使得卵母细胞冷冻复苏率得到大大提高。此外，有研究表明，玻璃化冷冻较慢速程序化冷冻更好地保存了卵母细胞中的 mRNA，从而更好地保存了卵母细胞的生物学功能（Chamayou et al，2011）。因此，卵母细胞玻璃化技术有良好的应用前景，但是，由于该技术需要高浓度的冷冻保护剂，其毒性作用加强，所以，寻求毒性更小、效果更好的保护剂以及如何减少卵母细胞在玻璃化溶液中接触的时间，如何在复温后尽快去除冷冻保护剂是玻璃化技术能否广泛应用的关键。

3 卵巢组织冷冻

卵巢组织冷冻作为保存女性生育力的方法之一，尤其适用于因疾病必须切除卵巢或必须行放疗或化疗可能损伤卵巢功能的年轻女性患者。由于整个卵巢组织对冷冻剂的输注和扩散具有局限性，目前卵巢组织冷冻主要保存卵巢的皮质组织，卵巢皮质具有取材容易、体积小、冷冻保护剂易于渗透、可多次移植等特点。卵巢内大部分的原始卵泡都位于卵巢皮质，切除部分卵巢皮质或整个卵巢后，一旦获得卵巢皮质立即放在冰上送至实验室，然后将皮质组织分割成厚度为 1.0～1.5 mm 的小片用于冷冻保存。由于卵巢髓质仍然是为再植的皮质提供血管床的最佳场所，建议患者在进行卵巢组织保存时至少保留一侧卵巢髓质。

卵巢组织冷冻最常用的是慢速程序化冷冻，多项研究均证实了慢速程序化冷冻可使卵巢组织保存卵泡质量，并能获得具有生殖潜能的卵巢组织。慢速程序化冷冻的优点是使用低浓度冷冻保护剂，缺点为可诱导细胞内冰晶形成。虽然玻璃化冷冻能减少冰晶形成对卵子的损伤，但目前应用玻璃化冷冻保存卵巢还鲜见妊娠成功的报道。据报道，截止到 2017年底，全世界报道的经卵巢组织冷冻后诞生的婴儿数已超过 130（高颖 等，2018）。尽管卵巢组织冷冻保存了肿瘤患者的生育力，但生育力重建仍存在许多问题。主要问题在于卵巢组织冷冻的损伤及移植后在血管再生期间由于缺血造成大量卵泡凋亡。此外，移植后卵巢的寿命，移植多少卵巢组织最为理想，癌症患者经过放、化疗后自体移植是否发生肿瘤转移，冷冻方案的选择，冷冻期间是否存在组织间的污染等均是亟待解决的问题。

4 女性生育力的储存

经冷冻程序投入液氮的胚胎、卵母细胞及卵巢组织等，经编号登记储存位置后，应定期检查液氮罐内液氮含量，确保上述标本的储存环境温度处于安全范围。条件许可的实验室，应当配备液氮报警器以便时刻监测液氮罐内温度。虽然目前文献没有确定胚胎等标本可以保存的最长期限，但我们推荐胚胎保存期限以不超过 5 年为宜。

5 解冻复苏

（1）胚胎解冻复苏：程序降温仪法冷冻保存的胚胎，解冻程序一般如下（马兰红 等，2007）。① 配制解冻液。溶液 I：PBS+20% 已灭活过滤血清。溶液 II：8.9 ml 溶液 I +1.1 ml 丙二醇（1.5 mol/L）。溶液 III：10 ml 溶液 II +0.342 g 蔗糖（0.1 mol/L）。溶液 IV：10 ml 溶液 II +0.685 g 蔗糖（0.2 mol/L）。溶液 V：10 ml 溶液 I +0.685 g 蔗糖（0.2 mol/L）。溶液 VI（1.0 mol/L 丙二醇）：2 ml 溶液 IV +1 ml 溶液 V。溶液 VII（0.5 mol/L 丙二醇）：1 ml 溶液 VI +2 ml 溶液 V。② 从液氮中取出冷冻管，在室温空气中摇动，停留40 s。③ 置30℃水浴40 s并摇动。④ 快速将胚胎放入溶液 VI 中，停留 5 min。用无菌剪刀从塞子的稍前方剪断冷冻管，断端接上带一段空气的注射器，剪断另一端，注意手不要接触含胚胎的液段，将胚胎吹入溶液Ⅵ中。⑤ 将胚胎转移入溶液Ⅳ中停留 5 min。⑥ 将胚胎转移入溶液Ⅴ中停留 5 min。⑦ 将胚胎转移入溶液Ⅰ中停留 10 min，然后缓慢地将含有胚胎的溶液从室温升至 37℃，再将胚胎转移入胚胎培养液继续培养。⑧ 解冻后胚胎检查和移植。经解冻后保持 50% 以上卵裂球完整的胚胎为存活胚胎。在 37℃、5% CO_2 培养箱中至少培养 2 h 后可以移植。

玻璃化冷冻胚胎的解冻程序一般如下：当以 300℃ /min 以上的速度融解时存活率高，但在解冻过程中温度不能超过 4℃。① 将冷冻管从液氮中取出立即置 0℃冰水浴中，一旦融解立即放入 4℃以下的 50% 的 VSL 中 10 min。② 再置 4℃以下的 25% 的 VSL 中 10 min，然后升温至 20℃，再置 PBS 中冲洗数次，转移入培养液。

（2）囊胚解冻复苏：可采用蔗糖二步法稀释溶解复苏囊胚。将冻存管浸在液氮中，打开盖子，将冷冻环从液氮中取出，直接放入含 0.2 mol/L 蔗糖的囊胚培养液中。囊胚从冷冻环上掉入培养液中，2 min 后将囊胚移至含 0.125 mol/L 蔗糖的囊胚培养液中停留 3 min。随后将囊胚漂洗后移至囊胚培养液中培养 2 h，观察囊胚的外观和囊胚腔的扩张情况。内细胞团和滋养层完整以及有在扩张的囊胚腔被认为是囊胚存活的标志。

五、男性生育力保存

1 常规精液冷冻保存

自精保存多采用常规的精液冷冻保存方法（见本书第十三章），但是此法主要适用于可通过手淫、阴茎震动刺激法、电刺激法等方式获取精液，并且精液质量尚可的患者。采用该冷冻保存方式的精液在解冻复苏后，精液质量一般可以满足患者的临床需求。

2 微量精子冷冻保存

严重少弱精子症患者或排精困难需行睾丸、附睾穿刺取精方可获得少量精子的患者，其精子标本若采用常规的精液冷冻保存方法，在经历保护剂稀释、离心洗涤处理等过程后，往往会丢失大量的精子，因此，常规技术无法满足临床使用需要。对于此类精子标本均可采用微量精子冷冻，微量精子冷冻目前多采用玻璃化冷冻法（Moss et al，2016；Rumbold et al，2017）。根据冷冻载体类型不同，目前已衍生出不同的微量精子冷冻保存技术（陈振文，2016；Araki et al，2015；Pabón et al，2019；Berkovitz et al，2018；Aizpurua et al，2017；Onofre et al，2016）。

（1）空卵透明带载体冷冻法：空卵透明带是被研究较早且被多位学者研究的冻贮载体，用以冷冻保存经选择的单精子。操作方法为，在显微操作仪上借助显微注射技术和细胞克隆技术，用激光或显微注射针在人类或动物的卵母细胞上打一个直径 7.5 μm 左右的小孔，去除卵母细胞的胞质和胞核，将精子进行制动，用显微注射针将经过选择的精子注入卵透明带内，每个卵透明带内最少可注入一个精子，最多可注入 5~7 个经过选择的精子，然后将注入精子的卵透明带置入含卵黄、甘油保护剂的麦管中，用程序冷冻仪进行慢速程序化冷冻或手工液氮熏蒸冷冻。此外，也可先将冷冻保护剂注入去除胞质和胞核的卵透明带内，再将经选择的精子注入，然后将含精子的卵透明带置入含保护剂的麦管中进行慢速程序化冷冻或手工液氮熏蒸冷冻。人类或啮齿类的卵母细胞透明带适于作为单精子冷冻的载体。

利用空卵透明带为精子冻贮载体的方法具有操作简单且直观可控、存活率和回收率均比较高、回收方法较为简单等优点。技术操作上，卵母细胞极易观察和固定，利用显微技术去除细胞内物质亦确实可行，冷冻保护剂也很容易注入卵膜；除此之外，空卵透明带是一种透明性基质，能够较为容易地观察到复苏精子的运动状态，方便从卵膜内移走。尽管此方法已被成功用于临床，但大量应用还存在伦理、安全和技术性方面的限制。首先，空卵透明带来源一直备受争议，患者夫妇自身废弃卵子或胚胎数量非常有限，若使用其他患者的空卵透明带则存在伦理问题；其次，使用动物空卵透明带存在细菌和病毒污染的风险；再次，卵透明带准备费时耗力，操作者技术的熟练程度及透明带上所穿孔的大小均可影响精子冷冻保存的结果。正是由于以上弊端，该载体一直未被广泛使用。

（2）球团藻载体冷冻法：与空卵透明带类似，球形团藻也为生物性材质载体。所用的球形团藻菌落直径大约 0.5~1.0 mm，包含 1 500~20 000 个外围细胞，每个不同的区域包围黏液形成 1 个多边形网，细胞通过胞间连丝连接。研究人员将经过选择的活动精子用显微注射针注入球体内，再将包含精子的团藻球移入事先已注入冷冻保护剂的麦管中，将麦管进行慢速程序化冷冻或液氮熏蒸冷冻后浸入液氮中保存。但该方法可能会携带球藻的遗传物质，在 ICSI 受精过程中被带入卵胞质中，因而被禁止在临床上使用。

（3）琼脂糖球囊载体冷冻法：该方法利用一种非生物学性的 2% 琼脂糖微球，直径约 100 μm。微球内可注入 1~10 个精子，与冷冻保护剂混合平衡 5 min，装载到 0.25 ml 的塑料麦管或聚碳酸酯薄片中，液氮蒸汽熏蒸冷冻后投入液氮保存。与其他载体相比，该方法的冷冻效果非常理想。琼脂糖凝胶的超微结构呈网状，冷冻保护剂可以快速渗透入凝胶内部，几分钟即可完成液体置换；另外，该方法解冻后 10 s 内就能找到精子。但该方法应用于冷冻睾丸活检精子时，解冻后精子活力较低，可能与睾丸精子活动力本身较弱等因素有关。琼脂糖是一种低生物毒性、渗透性好的材料，有利于它作为冷冻载体在单精子冷冻中的应用。但是，该载体制备较为复杂，且没有临床结局的相关报道，还有待进一步探索。

（4）麦管载体冷冻法：在辅助生殖技术中，麦管被大量应用于冷冻受精胚胎，现在也被应用于冷冻微量精子。目前麦管微量精子冷冻保存有开放式和封闭式 2 种方法。开放式麦管冻存法一般是将胚胎冻存麦管使用无菌手术刀由底端中心纵向剖开 3 cm，于 3 cm 处切除一侧，留有凹槽用以装载精子进行冷冻保存。封闭冷冻法是将直径 0.2 mm 用于冷冻胚胎的空麦管截成 2.5 cm 左右，一头用封口机塞住，从附睾或睾丸穿刺取出的精子与保护剂按比例混匀，用显微注射针取 10~20 μl 注入麦管中，另一端再用封口机封口，置于液氮蒸气上 30 min，液氮中冷冻保存。麦管冷冻微量精子简单易行，但开放式麦管冻存法存在生物交叉污染和标本整体丢失的风险；当极微量的精子用此法冷冻时，封闭式麦管可能存在复苏后精子黏附在管壁不容易从麦管中取出等问题。

（5）玻璃细管载体冷冻法：经附睾或睾丸穿刺后取出的精子与保护剂混合后，在倒置显微镜下用玻璃毛细管或显微注射针吸取精子，转至冷冻液滴中充分混匀，同步吸入毛细玻璃管或显微注射针中，再将含有精子混合液的载体直接浸入液氮或置于液氮蒸气上 30 min 后浸入液氮，复苏后可用于显微授精。玻璃细管载体冷冻法简单方便，但由于玻璃毛细管和显微注射针极易破损，同时不能采用封口机封闭，在贮存中直接与液氮接触，会增加临床交叉感染风险，因此在长期保存时，冷冻前应先置于麦管中封闭再行冷冻保存程序。

（6）冷冻环冷冻法：严重少、弱精子症患者的精子或睾丸穿刺抽吸所获的精子，经选择后与冷冻保护剂混合，将直径 1～3 mm 的尼龙环或铜环直接浸入含有精子的保护剂中，在表面张力的作用下冷冻环表层表面形成一层薄膜，所需冷冻的精子均匀地承载在薄膜上，然后直接将冷冻环置入液氮中，10 s 后移入冻存管，液氮中保存。

（7）微滴直接冷冻法：为了克服麦管冷冻法精子黏附管壁的缺点，研究人员发明了人类微量精液冷冻的新方法——微滴直接冷冻法。方法是将精子离心，与适量冷冻保护剂混合后，用拉细的巴氏管吸取一定量的精子标本，巴氏管口每形成约 10 μl 的液滴后便迅速将形成的液滴滴入液氮，液滴在液氮面上凝固成致密微滴并沉入泡沫盒底部，然后重复进行，直至所有的标本全部形成微滴。用预冷的无菌镊子收集冷冻盒底的微滴并转入 1.8 ml 的冻存管后冷冻保存。该法简单易行，甚至可以不用冷冻保护剂直接冷冻保存。

（8）封闭式薄片载体冷冻法：首先在培养皿中制作 50 μl 长条液滴，矿物油覆盖，移液器吸取 2 μl 上游精子加入液滴中备用。然后将冷冻保护剂加在薄片前段，并使用显微注射针吸取 10 条前向运动精子，加入冷冻保护剂微滴中，用无菌镊子将冷冻薄片放入精子冷冻管中，旋紧螺帽，放置液氮上方 1 cm 熏蒸 20 min 后投入液氮冷冻保存。解冻复苏前，将 3 ml 矿物油加至培养皿，37℃预温备用。将精子冷冻管从液氮中取出，旋开螺帽，将载有微量精子的冷冻薄片置于 37℃矿物油中复苏，37℃培养 2 min，在显微操作仪上即可对解冻后的精子进行评估，并用微注射针将精子取出进行 ICSI。此方法复苏率较高，已开始试用于临床。

（9）商品化的冷冻载体：目前，市面上已有很多商品化的冷冻载体，如改良 Cryoleaf 载体、Cell Sleeper 载体、Cryotop 载体等，它们在精子微量冷冻或单精子冷冻方面具有不错的效果。

3 睾丸组织冷冻保存

对于青春期前的男孩，由于患者尚未性成熟，较低的激素水平不能刺激机体产生成熟的精子，因此保存生育力唯一可能的途径就是冷冻保存含有精原干细胞的睾丸组织，待后期再进行睾丸组织或精原干细胞复苏、移植或通过体外培养方式来重建精子发生，以获得成熟精子（Picton et al, 2015；Helsel et al, 2017；Onofre et al, 2016）。但目前未成熟精子体外培养以及精原干细胞移植技术尚未成熟，部分技术主要处于动物实验阶段，因此冷冻睾丸组织和精原干细胞在临床实践中未广泛开展，但正越来越受到重视。

　　睾丸组织块冷冻是保存未成年男性生育力的常用方法。另外，将睾丸组织剪碎后制成细胞悬液采用玻璃化冷冻保存，亦能取得不错的冷冻效果。睾丸组织块冷冻保存主要运用慢速程序化冷冻法，可将睾丸组织剪成 $0.5 \sim 1.5 \ mm^3$ 大小的碎块，装入冻存管后与适量的冷冻保护剂充分渗透混合后，使用程序冷冻仪慢速降温冷冻，最后储存在液氮里。玻璃化冷冻法是利用机械分离法与酶消化分离法等将睾丸组织制成细胞悬液，与适量冷冻保护剂混匀，室温孵育后进行玻璃化冷冻保存。睾丸组织解冻复苏时，可将标本从液氮中取出，室温放置 30 s 后再放入 37℃水浴摇床中解冻，可配合使用解冻液，帮助细胞形态正常恢复。玻璃化冷冻的睾丸组织解冻复苏时，一般直接 37℃水浴振荡复温，以避免冰晶形成引起细胞的复苏损伤。

　　需要指出的是，肿瘤患者尤其是睾丸肿瘤患者的自身睾丸组织冻存和移植在理论上有恶性肿瘤复发风险，另一方面，获取睾丸组织在一定程度上对睾丸造成创伤，可能会影响患者生育力的恢复，但该项技术毕竟能为部分患者在成年后获得其遗传学子代保留希望。

（吴永明　林法喜　招　霞　于　茜）

第十五章　睾丸及子宫内膜活检标本的检查

第一节　睾丸活检标本的检查

对男性生育力的评估包括详尽的临床病史和体检、精液分析、生殖激素测定、抗精子抗体及遗传学检查等。选择性病例进行的另外一些试验包括经直肠超声检查、静脉造影、睾丸活检等。睾丸活检是男性生育力病理检查的主要方法，对精子缺乏和内分泌所见正常者特别适用。为了从活检中获得最多的信息，临床应提供先前的病史、精液分析、体检发现和生殖激素测定结果等，参考这些临床资料不应改变活检的诊断，反而可以更好地分析病理所见，有助于预后的判断。通过睾丸活检观察，可直接评价生精功能及生精障碍的程度、间质细胞的情况，可为评估男性生育能力提供直接资料，对男性生育力的诊断、治疗措施的选择和预后判断也是必要的方法（冼志勇 等，2009；谷守义 等，2010；张小松，2015）。

一、睾丸标本的获取

睾丸活检标本的获取方法有开放性睾丸活检、经皮睾丸活检和睾丸精子抽吸术等（杨志尚 等，2006）。

（1）开放性睾丸活检：常规消毒灭菌，局部麻醉联合精索阻滞，切口阴囊皮肤暴露睾丸，自白膜下切 4～5 mm 切口，沿白膜切下 3～5 mm 约米粒大小的睾丸组织。随后缝合各层组织，要避免将皮肤和白膜缝合在一起，且不能在正常情况下分离阴囊皮肤和睾丸的淋巴引流管道沟通。开放性睾丸活检存在一些并发症，如血肿、感染以及对睾丸血供的影响导致睾丸萎缩等，使其应用受到限制。

（2）经皮睾丸活检：比开放性活检侵入性小，适用于门诊患者。活检枪及 Tru-cut 针的种类和规格很多，由套管组成。常规消毒活检部位，局部浸润及精索麻醉后，绷紧阴囊皮肤使其紧贴睾丸，以拇指和食指夹持睾丸，将活检针自皮肤、肉膜、白膜，沿着睾丸纵轴自睾丸下极向睾丸网方向刺入。撤出活检针，取出睾丸组织。在同一进枪口可多次活检，手术后在穿刺部位至少加压 5 min，术后加以阴囊托带和冰袋（陈玉珍 等，2012）。

（3）睾丸精子抽吸术：亦称经皮睾丸细针抽吸术，适用于门诊患者。消毒阴囊皮肤，固定睾丸，绷紧阴囊皮肤；将 23 号细针连接到 10 ml 注射器，沿着睾丸纵轴插入睾丸，作

1～2 ml 稳定负压的来回抽吸，确保穿破睾丸结构，吸入睾丸组织。共需要约 20～30 次细针穿刺，穿刺深度 8～12 mm，可在多个位点进行抽吸。术毕加以纱布辅料、阴囊托带和冰袋（刘雅峰 等，2011a）。

经皮睾丸活检、睾丸精子抽吸术等睾丸穿刺活检术以其微创、痛苦小、恢复快、并发症少、易于患者接受而得到快速普及。有研究表明，睾丸穿刺活检诊断的准确程度与开放活检的一致率达到 95% 以上。

二、睾丸活检标本的细胞学分析

睾丸活检手术的同时，可通过细胞学涂片或细胞学染色来明确有无精子（高健，2010）。

（1）湿法制片：取睾丸组织放在滴有 1～2 滴生理盐水、乳酸林格氏液或精子洗涤液的无菌玻片上进行"湿法制片"。用细镊子或细针直接将小块组织分离、理顺，剪碎后放置于玻片上，盖上盖玻片并立即置显微镜下检查，明确有无精子，若存在精子，进一步评估其活力。

（2）细胞学染色：取睾丸组织置于玻片上反复触碰或拖动，再将玻片迅速浸于 95% 乙醇中，或将细胞固定液喷洒至玻片上，之后进行巴氏染色或亚甲蓝染色，在显微镜下观察是否存在具有尾部的成熟精子。注意细胞固定液应立即应用，避免载玻片风干，导致标本的细胞结构发生改变。细胞学染色作为睾丸活检的重要辅助手段，能够快速、高效地鉴别完整精子。细胞学染色还能够辨别成熟精子和成熟停滞的晚期精子细胞，且在评估精子发生方面比湿法制片更具预测价值。

三、睾丸活检组织的病理学分析

睾丸组织取材合格标准为每个活检标本组织切片上应有 15～20 个生精小管断面。获取的组织条迅速置入 Bouin 液中固定 6～8 h，石蜡包埋，切片，HE 染色（朱文标 等，2018）。福尔马林液不作为固定睾丸组织的首选，因为固定效果不佳，易造成生精小管分离，不利于观察。

观察睾丸组织的病理学特点，应包括 4 个方面：（1）生精小管密度、形状、管径的大小、基底膜和界膜厚度，生精小管与间质的比例；（2）生精细胞数量、形态、排列及各级生精细胞之间的比例；（3）支持细胞的位置、分布、数量、形态；（4）间质和间质细胞的位置、形态、数量。

睾丸组织病理诊断有两种方式，一种为形态学功能诊断，一种为定量性诊断（陆金春 等，2018）。

形态学功能诊断依据生精小管内细胞成分及间质成分的改变做出相应诊断，包括：

（1）正常生精功能：所有生精小管内都有活跃的生精现象，此时应确定患者是否有输精管阻塞。组织学上，正常生精功能可以发生于精子计数正常但活动能力低下的患者。

（2）生精功能低下：各阶段的生精细胞数目减少，偶尔一些小管可出现硬化及生精细胞脱落管腔现象，可见胶原沉积和间质纤维化。生精功能低下可以发生于各种情况下，包括接触毒物、过热、精索静脉曲张或甲状腺机能减退等。

（3）精子成熟停滞：当生精小管内所有生精细胞只成熟到某一阶段时，诊断为完全性成熟停滞。在生精小管边缘尚可见少数接近成熟的生精细胞时，称为不完全性成熟停滞。在完全性成熟停滞时，精子计数一般为零。

（4）生精细胞不发育：生精小管变小，为 Sertoli 细胞充塞，又称纯睾丸 Sertoli 细胞综合征。

（5）生精细胞发育不全伴局灶性生精功能：可见大小两种生精小管，直径较小的表现为生精细胞不发育，较大的生精小管可见生精，但数量较少。精子计数一般明显减少。

（6）合并染色体异常的睾丸改变：多见于克兰费尔特（Klinefelter）综合征，特征是47，XXY 染色体。青春期前生精小管内一般只有 Sertoli 细胞；青春期后睾丸形态学改变包括生精功能低下、生精小管硬化和 Leydig 细胞结节。

（7）生精小管硬化和间质纤维化：常见于隐睾或染色体异常患者，偶见于生精功能低下，可合并 Leydig 细胞缺失。

已经提出几种定量性诊断方法分析生殖细胞成分以及精子发生与精子浓度的相互关系，其中 Johnsen 评分方法应用较广（唐文豪，2015），根据以下标准对每一个生精小管的横切面进行 1~10 分计分：

10 分：精子发生完全且生精小管结构完好；

9 分：生精功能轻度改变，后期精子细胞较多，排列紊乱，出现许多精子但精子发生不规律；

8 分：仅见少量精子（每个小管少于 5 个精子），后期精子细胞较少（图 15-1）；

7 分：没有精子但可见许多精子细胞；

6 分：仅见少量精子细胞；

5 分：没有精子或精子细胞，但可见许多精母细胞（图 15-2）；

4 分：仅见少量精母细胞；

3 分：仅见精原细胞；

2 分：没有生殖细胞，可见 Sertoli 细胞（图 15-3）；

1 分：没有生殖细胞或 Sertoli 细胞出现（图 15-4）。

正常成人睾丸，计分中位值应在 8.90 以上，平均值为 9.38，并且至少 60% 的生精小管应计 10 分。

两种睾丸组织病理诊断方法内容基本相互对应。Johnsen 评分方法更加直观，便于临床研究与应用。

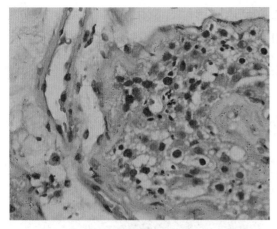

生精小管内见少量精子

图 15-1 Johnsen 评分 8 分的生精小管
（HE，400×）

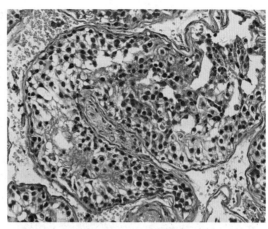

生精小管内见精母细胞，未见精子细胞及精子

图 15-2 Johnsen 评分 5 分的生精小管
（HE，200×）

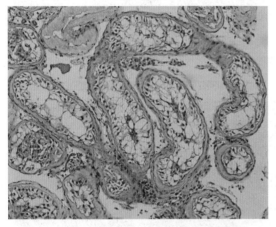

生精小管基底膜增厚，小管内仅见支持细胞

图 15-3 Johnsen 评分 2 分的生精小管
（HE，100×）

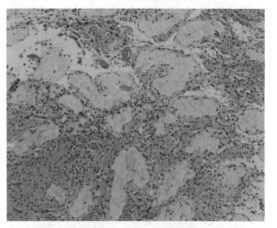

生精小管硬化，Leydig 细胞增生

图 15-4 Johnsen 评分 1 分的生精小管
（HE，100×）

四、睾丸活检组织的免疫组化分析

睾丸活检组织标本较少，且常因病理原因或机械挤压作用致生精小管内组织结构紊乱、细胞脱落管腔、生精细胞与 Sertoli 细胞相互混杂，尤其当标本固定不佳时，以上两种细胞难以辨别，给诊断带来一定难度。针对生精细胞与 Sertoli 细胞的相对特异性标志物可在睾丸活检组织病理诊断中发挥重要作用。WT-1（Wilms tumor nuclear protein 1）是一种转录因子，在 Sertoli 细胞中表达（图 15-5），雄激素受体（androgen acceptor，AR）亦在 Sertoli 细胞中表达（图 15-6），两者在生精细胞中均不表达；增殖核抗原 Ki-67 可标记精母细胞和部分精原细胞（图 15-7），而 Sertoli 细胞不表达；CD117（c-kit oncoprotein）

可标记精原细胞（图 15-8）。因此，在睾丸活检诊断中联合应用 WT-1、AR、Ki-67、CD117 四个标记物可以区分生精细胞与 Sertoli 细胞，使睾丸活检病理诊断的准确性得到保障（吴惠等，2015）。

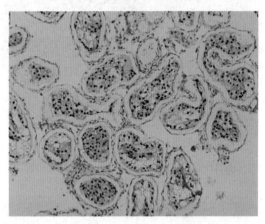

图 15-5　生精小管的 WT-1 免疫组化
标记 Sertoli 细胞，核染色，Johnsen 评分 2 分

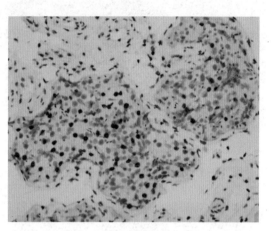

图 15-6　生精小管的 AR 免疫组化
标记 Sertoli 细胞，核染色，Johnsen 评分 8 分

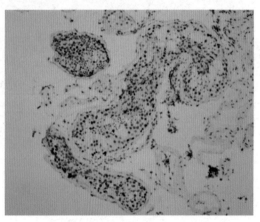

图 15-7　生精小管的 Ki-67 免疫组化
标记生精细胞，核染色，Johnsen 评分 8 分

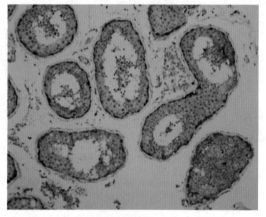

图 15-8　生精小管的 CD117 免疫组化
标记精原细胞，胞质染色，Johnsen 评分 8 分

五、睾丸活检病理诊断报告

一份规范化书写的睾丸活检病理诊断报告应包括一般信息、诊断意见、辅助检查结果等内容并经诊断医师签署生效（中山医科大学病理学教研室 等，1999；回允中，2006）。

（1）一般信息：应包括病理编号，门诊 / 住院号，床位号，患者姓名、性别、年龄以及标本收到的时间。

（2）诊断内容：应包括标本的解剖部位、组织类型以及标本获得方法（例如：左侧睾丸穿刺活检标本）。诊断方法推荐 Johnsen 评分法，评分前先描述镜下所见，包括：生精小管有无萎缩，基底膜有无增厚、玻璃样变性及小管硬化，小管内有无生精细胞（精原细胞、初/次级精母细胞、精子细胞）、精子、Sertoli 细胞及小管内两种细胞数量有无增多或减少；睾丸间质 Leydig 细胞有无增多或减少，间质有无纤维化。如各生精小管病变表现不均一，需标明各病变所占百分比（例如硬化生精小管百分比、可见精子的生精小管百分比）。最后写明 Johnsen 评分分数。

（3）其他辅助检查：列出免疫组化标记物检测结果。

（4）备注说明：如果病理诊断结果与临床诊断或术中精子检查所见明显不符合，需给临床以提示并及时沟通。

六、睾丸活检的临床意义

睾丸活检的主要临床意义是诊断睾丸病变，判断生精功能。无精子症是最严重的男性不育类型，是指射出的精液内完全没有精子，其患者大约占男性生育力低下患者的 10%~15%（邰艳荣 等，2018）。睾丸活检操作简单，侵入性小，便于了解男性精子发生情况，明确不育病因。临床医生根据睾丸活检情况，可将无精子症分为"梗阻性"（OA）和"非梗阻性"（NOA）两类（刘继红 等，2016），这一分类为患者的诊断和预后提供了重要指导意义。

值得注意的是，睾丸活检获取的睾丸组织体积很小，只能反映局部生精功能，而不能代表全部睾丸的形态和功能。而且睾丸内所有生精小管的生精功能不是同步的，有快有慢，有急有缓，所以睾丸活检也存在一定的局限性，诊断时应全面考虑。

在辅助生殖治疗中，随着卵细胞质内单精子注射（intracytoplasmic sperm injection，ICSI）的出现，睾丸活检不仅是诊断手段，更成为治疗手段。睾丸精子可经由睾丸开放性手术或经皮睾丸穿刺获取并通过 ICSI 与卵子体外受精实现受孕。睾丸活检获得的睾丸精子还可以冷冻，作为无精子症患者生育力保存的重要手段。

第二节　子宫内膜活检标本的检查

慢性子宫内膜炎（chronic endometritis，CE）是子宫内膜间质内出现异常浆细胞浸润的局部炎性疾病。文献通常认为内膜间质多量浆细胞浸润这一病理特征为慢性子宫内膜炎的特异性病理改变。子宫内膜病原学检查发现主要致病菌为常见菌如链球菌属、大肠杆菌属、粪肠杆菌属等，其次为支原体，而衣原体及淋球菌不被认为是 CE 的主要病原体。

接受 IVF 治疗的反复种植失败和不明原因复发性流产的妇女中 CE 患者比例高达 40%（Moreno et al，2018），不明原因不孕患者中 CE 的发病率亦很高。故反复种植失败、不明原因不孕以及不明原因反复流产的不孕患者建议行慢性子宫内膜炎的相关检查。子宫内膜组织中各类免疫细胞成分可分泌细胞因子来诱导自然杀伤细胞和巨噬细胞从外周循环进入内膜。CE患者子宫内膜组织中渗出的NK细胞比率增加、内膜间质蜕膜化异常等导致了其容受性受损（吴彤华 等，2017）。宫腔镜检查结合病理检查能更准确地诊断CE，诊断的"金标准"是：组织学见子宫内膜基质中浆细胞的存在。宫腔镜镜下见：子宫内膜微小息肉、子宫内膜间质水肿、不规则的子宫内膜增厚以及伴发局部或弥漫子宫内膜充血（图15-9、图15-10）（Yang et al，2014）。常规HE染色主要依据形态学的评估，鉴定子宫内膜基质细胞间是否存在浆细胞（Kumar et al，2005）。由于子宫内膜间质中的浆细胞难以与组织中的颗粒细胞及纤维细胞区分，而且此种诊断方法存在很大的主观性，即使经验丰富的病理科医生也容易出现漏诊，所以需要采取更好的方法来提高子宫内膜炎诊断的准确率。

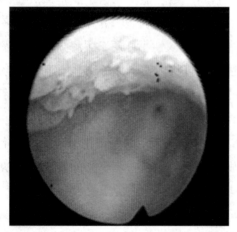

图15-9　宫腔镜下子宫内膜水肿及微小息肉

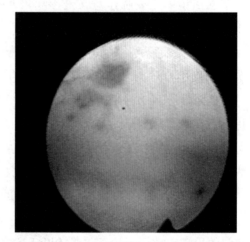

图15-10　宫腔镜下子宫内膜充血及出血点

CD138（syndecan 1，黏结蛋白聚糖1）是表达于各型体细胞浆膜上的跨膜硫酸类肝素多糖蛋白。对CD138的免疫组化染色比传统染色（例如甲基绿－派洛宁染色、HE染色等）能更准确地标记内膜间质浆细胞（McQueen et al，2015）。目前通过免疫组化方法检测浆细胞特异性表面抗原CD138诊断CE具有更高的敏感度。

（1）子宫内膜取材方法及时机：选择在卵泡早期刮取部分子宫内膜标本，常规固定、脱水包埋制成切片备用，分别进行HE染色后再进行CD138免疫组化染色。

（2）CD138免疫组化染色方法：包埋子宫内膜组织做4 μm厚度切片，常规脱蜡，3%过氧化氢15 min封闭内源性过氧化物酶，5%胎牛血清封闭20 min阻断非特异性染色；EDTA抗原修复液微波加热处理后，CD138一抗工作液37℃孵育1 h；滴加兔、鼠通用二抗，37℃孵育30 min；滴加DAB工作液显色，待显色至棕黄色时终止；苏木素复染，氨水返蓝，梯度乙醇脱水，树胶封片。

（3）CD138免疫组化染色判断标准：CD138免疫组化染色后以浆细胞胞膜显示强阳

性、胞质弱阳性染色为特征，视野下可见核圆但偏于细胞一侧，染色质粗，沿核膜呈辐射状排列成车轮状，细胞质呈嗜碱性（图 15-11）。

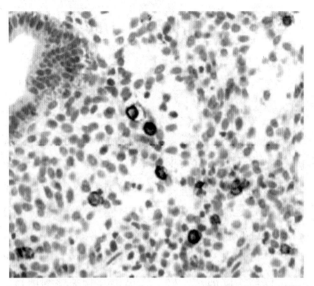

慢性子宫内膜炎患者的子宫内膜组织，CD138 阳性的浆细胞呈棕黄色

图 15-11　子宫内膜 CD138 免疫组化染色（400×）

（4）慢性子宫内膜炎病理诊断标准：

在 HE 染色标本中判断标准：① 诊断慢性子宫内膜炎组：子宫内膜间质中见到典型的浆细胞；② 疑诊慢性子宫内膜炎组：子宫内膜 HE 染色中未查见浆细胞，子宫内膜间质细胞呈梭形似纤维化及淋巴细胞在子宫内膜间质中灶状聚集；③ 非慢性子宫内膜炎组：HE 染色结果未发现以上情况（陈玉清 等，2015）。

CD138 免疫组化判断标准：① 诊断慢性子宫内膜炎：每 400 倍高倍镜视野下，子宫内膜间质中见到 5 个或以上典型的浆细胞（图 15-11）；② 诊断非慢性子宫内膜炎：CD138 免疫组化染色标本中未见到浆细胞或每 400 倍高倍镜视野下浆细胞少于 5 个（吴彤华 等，2017；Bouet et al，2016）。

（张　弘　明　琪　陆金春）

第十六章　生殖医学实验室的质量控制与管理体系

　　为确保生殖医学实验室正常运转，必须建立一套管理体系；而生殖医学实验室的持续、有效的运行，关键靠质量控制。质量是生殖医学实验室的生命，是保证男女生育力准确评估的基石。质量控制是为达到质量要求所采取的一系列作业技术和活动；质量管理体系是实验室为保证实验结果满足质量要求，把组织结构、工作程序、职责、质量活动过程和各类资源、信息等协调统一起来，形成的有机整体。本章将系统阐述生殖医学实验室质量管理体系的建立、检验项目的选择及方法学评价、标准化操作程序（SOP）文件的书写、质量控制方法、检验报告的审核以及常用的质量管理相关图表等。在此基础上，我们又对生殖医学实验室的环境、仪器、试剂、耗材、人员以及相关检测项目的质量控制进行了系统阐述。

第一节　生殖医学实验室质量管理体系的建立

一、建立质量管理体系的重要性

　　要保证男女生育力评估结果准确可靠，就必须建立一套质量管理体系。由于我国生殖医学实验室的复杂性，其工作任务不仅包括男科相关实验室检查，妇科相关实验室检查，精子和卵子的制备及质量评价，受精卵、卵裂胚和囊胚的质量评价，各种遗传学检查等，还包括冷冻精子、卵母细胞和胚的质量评价，捐精者的各种检测指标的评价等，再加上精子、卵子和胚均为活细胞的特殊性，质量管理体系的建立就显得尤为重要。尽管近年来在某些三级医院或专科医院中，医院领导和科室主任对生殖医学实验室的建设和质量管理有所重视，但许多医院的重视程度还不够；一些医院生殖医学实验室组建时间不长，实验室的人员组成相对复杂，有的是来自医学检验专业的检验技师，有的来自以从事科研工作为主的生物技术专业，有的甚至为临床医师或护士转行进入生殖医学实验室，故生殖医学实验室人员对生殖医学、检验技术以及相关临床基础知识的了解和掌握程度参差不齐；精子是一个特殊的会活动的细胞，与人类生殖活动密切相关，而人类对精子发生、成熟和参与受精的许多内在机制尚未完全了解，对精子质量尤其是精子功能的评估方法尚存在许多缺陷；卵子和胚在体外培养过程中不断发育和成熟，其发育和成熟的许多内在调控机制尚不清楚，且体外与体内环境的差异会给其发育结局带来影响。这些均给生殖医学实验室的质量管理带来一定难度，也突显出质量管理在生殖医学实验室评估男女生育力和受精卵与胚质量中的重要性。

生殖医学实验室检测结果的准确性与男女生育力的准确评估和制订合适的治疗措施直接相关。检测结果准确性高不仅可为患者大大节约医疗费用，而且在医患关系日益紧张的今天也可避免医患矛盾，提高临床医务人员的声誉。因此，生殖医学实验室的质量管理应该受到高度重视。

生殖医学实验室的工作流程包括报告单的申请、患者的准备、标本的采集与运送、标本的处理和分析、结果的确认、发出报告、给出解释和建议、标本的贮存等。此外，还应考虑生物安全性和伦理学问题。生殖医学实验室涉及的检验项目包括精液常规分析，精浆生化指标检测，精子功能试验，尿道分泌物，前列腺按摩液和阴道分泌物的常规检验以及病原体检查，细菌培养，自身抗体的检测，生殖激素的测定，无精子因子（AZF）的检测，染色体分析，植入前遗传学检查等，因此与体液学、临床化学、临床免疫学、微生物学、遗传学及分子生物学等多个学科相关。这就要求生殖医学实验室的检验人员具有较广的知识面、一定深度的专业理论和较熟练的操作技能，还应具有较好的与临床医生沟通的能力。同时，检验人员要重视新理论、新技术的学习，必要时开展相关的科研工作，从而推动生殖医学实验室诊断技术不断发展。

要保证生殖医学实验室有序和高质量运行，生殖医学实验室必须具备先进的技术能力和科学的管理体系，即生殖医学实验室必须加强能力建设和质量管理，前者是指生殖医学实验室要为临床男科和妇科诊疗活动提供充分的检测项目和先进的方法，后者是指生殖医学实验室要保证检测的结果和数据准确、可靠。然而，我国生殖医学实验室的系统管理刚刚起步，还没有系统的指导文件或规范，导致我国生殖医学实验室发展参差不齐、许多分析项目的检测很不规范，不同实验室发出的结果差异较大，难以达到不同实验室的结果互认，给患者和临床医生带来不少麻烦和困惑。因此，生殖医学实验室应建立质量管理体系（图 16-1），包括各种管理制度的制订、各种检验项目的标准操作程序（SOP）和质量保证方案，以及各种表格的实时、规范和完整的填写及分析和保存，从而对患者的精液、血液、分泌物等各种标本进行科学的、规范的实验检测，获得准确可靠的检验结果，为临床男科和妇科疾病以及生殖问题的诊断、治疗和预防提供科学依据。

二、职能管理

职能管理是保证准确评估男女生育力的生殖医学实验室长期、稳态运行并不断发展的基本措施。生殖医学实验室的职能管理主要包括生殖医学实验室的任务、设置、各级人员的职责以及各类规章制度等。生殖医学实验室的负责人要以整体、发展的眼光来规划生殖医学实验室，各级人员的职责和各类规章制度要上墙，要定期组织学习。但要注意的是，随着时代的发展和科技的进步，各级人员的职责和各类规章制度也应适时地做相应的修改，而不是一成不变。

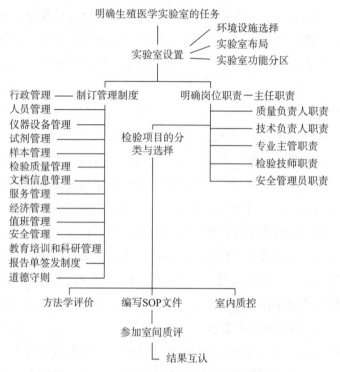

图 16-1　生殖医学实验室的质量管理体系

SOP：标准操作程序

（一）生殖医学实验室的任务

由于不同医疗机构的规模和性质不同，其生殖医学实验室的任务亦有所不同。但大体应有如下的工作任务。

（1）以患者为中心，以质量为核心，以科学为依据，以服务于临床医疗和科研为宗旨，及时、准确、客观地报告检验结果，并为临床医疗和科研提供必要的咨询。

（2）承担生殖医学相关的在省物价局收费目录里有记录的临床检验项目的检测，负责所有相关项目的检验和质量管理，并积极参与室间质量评价活动。

（3）有条件的实验室可以承担医学院校的教学和实习任务，接受下级医疗单位的进修人员；可以举办国家级、省级或市级的继续医学教育和专业培训，同时有计划地安排本科室人员参加外部医疗机构组织的继续教育学习和质量管理培训。针对各级工作人员，每年制订培训计划，组织专家授课，有计划地组织科室内部的讲座和经验交流活动，不断提高专业人员的基础理论水平和实际操作技能。

（4）应对生殖医学实验室工作人员进行防止生物危害发生的培训以及应急预案的演练。

（5）生殖医学实验室应加强与临床医护人员的沟通，有计划地向临床医护人员进行实验室知识讲授，介绍新开展的检验项目、引进的新技术以及正确采集、运送标本的要求等，同时听取临床医护人员对实验室工作的意见和建议，持续改进工作，更好地为临床诊疗服务。

（6）生殖医学实验室应有计划地安排科研工作，科室要有稳定的研究方向，形成本科室的专业特色。注重开展相关检验项目的临床研究，积极引进新技术，发表学术论文。同时要积极配合临床科室的研究工作。

（二）生殖医学实验室的设置

生殖医学实验室作为一个相对独立的科室，其环境设施、布局以及设置应符合临床常规实验室的基本要求。由于绝大多数生殖医学实验室亦承担辅助生殖技术如体外受精（IVF）、IVF-胚胎移植（IVF-ET）或卵细胞质内单精子注射（ICSI）技术的配子制备及培养操作等，因此，生殖医学实验室的设置应同时满足《人类辅助生殖技术规范》(中华人民共和国卫生部，2003)、《人类精子库基本标准和技术规范》(中华人民共和国卫生部，2003)中的相应要求。

1 环境设施

实验室适宜、稳定的环境如温度、湿度、空气质量等是保证生殖医学实验室各项检测结果准确可靠和配子与胚胎正常生长发育的基本要求。生殖医学实验室环境应满足如下要求：

（1）温度：生殖医学实验室应安装独立的空调系统，室温尽可能常年保持在20~25℃。温度过高会影响仪器的正常运行，而且实验室技术人员会感觉不太舒服，影响工作效率和质量；温度过低对配子和胚胎操作不利。配子和胚胎对温度非常敏感，体外操作时维持37℃非常重要。为减少体外操作时温度的降低，显微镜常配置热板。由于培养皿或计数板的底部和热板之间有空气层，而空气是热的不良导体，因此热板温度的设置应略高于37℃，且最终设置值的确定应以培养皿或计数板内液体的温度到达37℃为主要参考。而且，测量热板温度应在常规工作条件下多点进行，参考最高温度点设置温度，以免某些点的温度超过37℃。另外，所用温度计要定期校正。

（2）湿度：实验室内湿度应保持在40%~60%。湿度过大，会导致仪器金属部件生锈，微生物易于生长，不利于实验室环境的控制；湿度过低，容易产生静电，且易因培养基的挥发而影响培养液内成分的浓度和培养液的渗透压，对配子和胚胎的发育不利。

（3）空气质量：生殖医学实验室的配子和胚胎对外界的适应能力差，低质量的空气，如含较多颗粒物、粉尘、微生物或有毒挥发物如挥发性有机化合物（VOC）的空气，可导致配子质量人为地降低、受精失败，或损害胚胎发育潜能。尽管许多实验室使用了高效过滤系统，但其不能有效阻止气态的有机和无机分子。因此，生殖医学实验室应尽量远离马路、加油站、餐馆、锅炉烟囱、建筑工地、水泥厂、砖瓦厂、化工厂等场所。另外，放射性物质、病原微生物及各种消毒剂等对配子亦有损伤，故生殖医学实验室应远离放射科、传染科、病理科等，设置在相对独立、较高的楼层。

生殖医学实验室装饰时，不建议使用任何油漆。实验室内部使用的黏合剂、密封剂等材料不应含有甲醛、苯酚等，必要时可使用硅质材料。新装修完成的实验室应采取适当的措施促进残留在装修材料中的有害物质释放，比较有效的方法就是提高实验室内的温度和通风率，可在 30～35℃、相对湿度小于 40% 的条件下预运行控温送风系统 2～4 周。待检测的室内挥发性有机化合物（VOC）和微粒水平符合要求后再开始正式运行。

生殖医学实验室与其他临床实验室一样，往往有较多精密贵重的仪器，为了保证仪器的正常运转和使用安全，必须有合适的工作条件。应避免强电磁辐射和振动；避免强光照射；电源总负载量足够大，有稳压装置保证电压平稳，有接地装置；水压要稳定，上下水道畅通，污水需经净化处理后方可排出院外；配备消防装置和器材，放置位置合理，取用方便。

实验室工作流程设计与环境应适合所承担的工作。采集和检验原始样本的环境不应对检测质量和配子有任何不利的影响。当有环境因素可能影响检测结果的质量和配子与胚胎质量时，实验室应监测、控制并记录环境条件。

2 实验室的布局

生殖医学实验室是进行生殖医学相关检验工作的空间和场所。实验室的布局必须合理，符合洁净要求，建筑和装修材料要求无毒。实验室的布局应从工作流程出发，科学、合理地安排，应有利于患者与实验室联系，有利于临床医护人员与实验室联系，有利于充分发挥各种仪器设备的使用效率，同时也要有利于保障工作人员的身心健康和工作效率的发挥。因此，生殖医学实验室应位于生殖医学中心或专科医院的中心位置，实验室的洁净区与污染区需有明确标识，实验室与办公室严格区分，污染区与非污染区严格区分，相邻实验室之间如有不相容的业务活动应严格物理分隔。技术操作室应宽敞、光线明亮、空气流通，避免强光直晒，消毒方便。另外，与其他临床实验室不同的是，生殖医学实验室离不开对活的精子、卵子和胚的操作，故应尽量缩短精子、卵子和胚的移动距离，这可通过传递窗实现。

实验室需有足够的空间满足以下用途：精液样本采集室，血液标本采集区域，样本接受处，实验室操作区域，试剂耗材储存区域，标本储存区域，文档记录储存区域，危险物品储存与处理区域，废弃物处理区域，合理独立的办公区域，工作人员便利设施如洗漱间、茶水间、更衣室及个人物品存放处等。

3 生殖医学实验室的功能分区

生殖医学实验室根据工作需要可以大体设置几个功能区，如样本采集区（包括取精室、血液样本采集区等）、常规检验室（承担包括精液、前列腺液、阴道分泌物、尿道拭子等的检测）、生化检验室（承担包括精浆生化指标、生殖激素、肝肾功能等生化指标的检测）、免疫分析室（承担包括各种自身抗体、封闭抗体、各种细菌及病毒抗体等的检测）、遗传室（承担包括染色体核型分析、Y 染色体微缺失分析、各种遗传性疾病基因分析等）、微生物室（承担包括各种病原微生物的培养和鉴定等）、精子功能检验室（承担包括精子 DNA 完整性检测、精子顶体分析、精子 - 宫颈黏液相互作用试验、精子穿卵试验、精子线粒体膜电位测定等）、分子诊断实验室（承担包括各种病原体 DNA 或 RNA 的检测、基因测序等）、精液处理室（承担包括精子上游和密度梯度离心处理、睾丸活检及附睾穿刺标本的处理等）、培养室（承担包括精子、卵子和胚的培养以及质量评估等）、研究室（协助临床开展各种科学研究）等，规模小的实验室也可以几个区合并，根据所开展的检验项目和样本量的多少而定。同样，生殖医学实验室的建筑面积应根据医院规模和承担任务多少而定，但应有发展的空间，保证工作人员在一个舒适的环境中工作。

生殖医学实验室包括生殖医学检验实验室和 IVF 实验室。鉴于 IVF 实验室的特殊性，其亦有特殊要求。IVF 实验室主要包括取卵室、精液处理室、显微操作室、胚胎培养室、胚胎移植室、胚胎冷冻室、气瓶室、储备室等。不同功能室之间，要秉承行走路线最短、以胚胎实验室为中心的原则。不同功能室应满足相应的洁净要求：胚胎培养室、显微操作室等供胚胎开放操作的实验室为千级净化，但其中涉及配子及胚胎的操作则应在百级净化的洁净工作台内完成；手术室如取卵室、胚胎移植室及其他实验室如精液处理室、胚胎冷冻室等为万级净化；而气瓶室、储备室等为十万级净化。胚胎培养室、取卵室/胚胎移植室、储备室均应有独立的送风或排风系统。

IVF 实验室的面积取决于 IVF 的周期数，规划 IVF 实验室的面积要充分考虑未来几年的发展，要为周期数明显增加后预留改建或扩展空间。国家卫生健康委员会（原卫生部）《人类辅助生殖技术规范》（卫科教发〔2003〕176 号文件）中规定，胚胎培养室面积不小于 30 m²，取卵室面积不小于 25 m²，胚胎移植室面积不小于 15 m²，精液处理室面积不小于 10 m²，取精室面积不小于 5 m²，总的 IVF 实验室专用面积不得小于 260 m²，这样的要求可能只适合于周期数小于 500 的生殖中心。

（三）岗位职责

生殖医学实验室的技术人员必须持证上岗，负责审核检验结果者应当具备适当的理论和实践背景。检验报告必须由具有执业资格的检验技师签发，并经授权人审核，必要时需经专业主管审核。因此，生殖医学实验室应配备主任、质量负责人、技术负责人、专业主管、检验技师、检验医师及安全管理员，IVF 实验室人员有其相对特殊的职责。各级人员应各负其责，各级人员的具体职责如下。

1 生殖医学实验室主任职责

（1）生殖医学实验室主任是生殖医学实验室的经营者和管理者，是生殖医学实验室主任负责制的行为人（责任者），是生殖医学实验室质量与安全管理和持续改进的第一责任人。在生殖医学中心、精子库或检验科主任甚至院长领导下，负责本科室的临床检验、教学、科研、继续医学教育及行政等方面的管理工作，制订科室质量管理方针，明确质量目标，建立质量体系，并定期审核和评价质量体系，使之有效运行，达到医院和本行业的目标和标准。

（2）在工作中贯彻以患者为中心的服务思想，负责本科室人员的医德、医风教育和国家颁布的民法、刑法及医疗卫生管理法律、行政法规教育。

（3）贯彻执行医院、生殖医学中心、精子库或检验科等的各项规章制度，组织制订具有本科室特点、符合本学科发展规律的科室规章制度。

（4）负责专业划分工作，并聘任各专业主管，审查各专业主管的工作计划及实施办法，组织评估各专业实验室的能力和开展项目情况，督促检查各专业主管的工作情况及专业实验室的经营预决算，按期总结。

（5）抓好科室质量管理工作，聘任科室质量负责人，按照实验室标准化操作程序，不定期检查科室内人员的工作质量和各检验项目的质量，努力开展各检验项目的质量控制工作。

（6）全面负责实验室生物安全工作，聘任科室安全管理员，决定并授权进入实验室的工作人员；负责制订和实施实验室应急处理预案；负责实验室安全事故的现场处置、调查和报告；落实实验室设施、设备、防护装备等符合国家有关生物安全要求，并确保不降低其设计性能。

（7）督促科室内人员正确使用与保管剧毒危险品以及各种设备和器械，审签药品及器材的请领与报销，经常检查安全措施及执行情况，防止差错事故。

（8）结合临床医疗，制订科研计划，引进国内外新成果、新技术、新方法和开展新项目。积极督促本科室人员申报各级各类基金课题，并协调医疗工作与科研人员之间的关系。

（9）督促检查各专业的业务学习、技术培训、继续医学教育、实验室人员技术能力评估等计划的实施；根据能力评估结果，对各专业岗位和重要仪器的使用人员进行授权；有计划地安排本科室人员积极参与学术交流或专题讨论会。

（10）安排外来实习、进修人员到各专业实验室学习，定期检查实习或进修计划、毕业论文的完成情况。

（11）经常深入各临床相关科室，征询对检验质量的意见和要求，督促各专业主管提出改进措施，满足临床的需求。

（12）负责专业人员分工、外出开会或进修等任务，确定本科室人员的轮岗和值班，督促检查全员考勤考核。

（13）生殖医学实验室副主任协助完成科室管理工作，在主任长期外出时，经上级领导同意，负责实验室全面工作。

2 生殖医学实验室质量负责人职责

（1）生殖医学实验室质量负责人由生殖医学实验室主任任命、授权，并对其进行年度考核。

（2）负责组织质量管理小组；负责质量体系的建立与运行工作，参加质量方针、质量目标和实验室资源的决策活动；负责质量管理和监督工作，保证质量体系有效运行。

（3）负责质量手册、程序文件和各种质量文件的编制、审核、发放，以及换页更改的申请和换版更改的组织实施；负责计算机和自动化设备内的程序文件与数据修改的批准。

（4）负责对不合格检验项目进行整改，分析体系运行中潜在的导致不合格的原因；负责预防措施的审查、批准；监督、纠正预防措施的实施。

（5）质量负责人和质量管理小组负责外部评审工作。评审前，协助实验室主任做好质量管理评审的组织和准备工作，负责编写《管理评审报告》；评审时，汇报质量体系运行情况。

（6）审核实验室发出的检测信息内容。

（7）负责有关质量问题的抱怨和投诉的处理。

3 生殖医学实验室技术负责人职责

（1）技术负责人由生殖医学实验室主任任命、授权，并对其进行年度考核。

（2）负责任命技术管理小组成员，组织技术管理小组的工作。负责组织技术管理小组每年进行一次检验方法的评价、确认、评审和批准；负责组织技术管理小组编制标本采集手册、检验项目手册，供患者和临床医护人员取用。

（3）负责数据控制程序的实施，负责计算机和自动化设备内的程序文件与数据修改的批准，负责检验报告修改的批准。

（4）负责每年进行一次检验程序的评审工作，组织编制检验程序评审报告，负责评审报告实施情况的跟踪；负责每年进行一次各检测项目生物参考区间的审核、评审工作。

（5）负责对发生不符合项的责任组和责任人进行考核并提出处理意见，负责批准恢复检验工作。

（6）负责质控品更换和室内质控靶值修订的批准。

（7）负责所有仪器设备的统一管理，配合医院设备科对仪器进行验收和安装，负责仪器设备校准程序的审批。

4 生殖医学实验室专业主管职责

（1）专业主管为本专业实验室的学科带头人，由生殖医学实验室主任任命并授权，在主任领导下，实行专业主管负责制，负责本专业的全面质量管理、科研、教学和部分行政工作，按期向主任总结汇报。

（2）规划及落实本专业建设的发展计划及质量方针，制订本专业的质量目标，组织编写各检验项目的操作手册及仪器的操作手册，经常检查执行情况。每日检查各检验项目的室内质量控制，分析质控数据，提出纠错措施；积极参加各级组织的室间质量评价活动，审查签发室间质评汇报表，分析质评成绩，提出改进措施。

（3）掌握特殊检验技术，解决本专业的复杂疑难问题；审签本专业的检验报告。

（4）经常深入临床相关科室征询对检验质量的意见，介绍新的检验项目及临床意义，有条件时参加疑难病例讨论，主动配合临床医疗工作。

（5）负责本专业检验人员的业务学习、继续教育和技术考核工作，有计划地对年轻检验人员开展"三基"训练，定期对本专业人员的技术能力进行评估；检查督促本专业人员贯彻执行各项规章制度，进行考勤考绩、人员安排。专业主管外出前，应向主任提出申请，临时指定人员负责代理。

（6）安排本专业范围内进修、实习人员的学习，切实做好带教工作。

（7）结合临床医疗，制订本专业的科研计划，并不断引进国内外的新成果、新技术、新方法，开展新项目，提高本专业的技术水平。

5　生殖医学实验室检验技师职责

（1）在专业主管的领导下，完成检验、科研、教学等各项工作任务，做好日常工作记录包括工作量、试剂消耗、仪器使用情况、室内室间质控情况等。

（2）负责实验前的各项准备工作，必要时收集和采集标本，负责特殊试剂的手工配制，严格按操作手册规定程序操作，随时核对检验结果，严防差错事故。

（3）及时出具报告单，遇到有疑问的或特殊的检验结果应立即报告专业主管，必要时复查结果或复检，并及时通知临床；根据标本保存、处理的要求，妥善保留标本。

（4）认真做好检测项目的室内质量控制工作，分析和查找失控的原因，提出改进措施，真实、及时地汇报室间质评数据。

（5）积极参加继续教育，参与科研及技术革新，不断开展新项目，提高专业水平；参与进修、实习人员的培训工作。

（6）负责贵重仪器的管理，按照仪器操作手册进行操作、日常维护保养及定期检查校准，使分析仪器始终处于良好的状态；担任检验试剂和器材的请领、登记、统计和保管工作。

（7）做好实验室的安全工作，负责剧毒危险品的管理和消毒隔离工作。

6　生殖医学实验室检验医师职责

（1）在生殖医学实验室主任的领导下，根据临床信息，对检验项目的选择、检验申请、患者准备以及标本的采集、运送、保存、处理、检测和结果给予指导、培训、答疑和咨询。

（2）掌握检验项目的临床意义及临床医师的需要和要求，用循证医学的方法评价检验项目，配合主任制订疾病诊断指标的合理组合，规划和开展临床检验的新项目，并推动其临床应用。

（3）审查室内质量控制数据和室间质评回报结果，审查检验报告单，负责签发具有诊断性的临床检验报告。根据临床信息和实验室结果，必要时可开具追加实验申请。

（4）参与临床疑难病例会诊，对检验结果做出解释，必要时依据实验室结果向临床提出诊断和治疗建议。

（5）高效率地收集和评估临床医护人员对检验工作的效率和质量的反馈意见，组织持续改进。

（6）在生殖医学实验室主任领导下，积极参与临床科室和实验室的合作科研，组织科室中相应的专业人员，按期完成临床科研课题中实验检测任务。

（7）在生殖医学实验室主任的安排下，参与部分临床检验工作。

7 生殖医学实验室安全管理员职责

（1）安全管理员由生殖医学实验室主任任命、授权，负责各个场所的安全，并由生殖医学实验室主任对其进行年度考核。

（2）负责实验室安全、安全保障以及技术规章方面的咨询和指导工作。

（3）严格执行安全规定，定期进行内部安全检查。

（4）纠正违反生物安全操作程序的行为。

（5）在出现安全事件或其他事故时，协助实验室安全事故的现场处置和调查。

（6）检查和督促实验室废弃物的有效管理与安全处置、实验室各项消毒灭菌措施的落实情况和本部门工作人员的安全培训。

（7）定期研究安全管理方案，保障实验室安全，完整记录各项安全相关活动。

8 IVF 实验室人员职责

IVF 实验室人员一般由实验室负责人、主要技术人员及辅助技术人员组成，他们各自的职责如下。

（1）IVF 实验室负责人：负责组建一支优秀团队，制订一套具体的工作程序和标准流程，考核团队中所有人员的各项工作质量，调动和激励工作人员的积极性、主动性，实现 IVF 实验室团队的价值和目标。

（2）IVF 实验室主要技术人员：① 其为 IVF 实验室的骨干力量，负责 IVF 的主要技术环节操作；② 在 IVF 实验室负责人指导下，负责制订和修改实验室各项规章制度和技术操作规程；③ 熟练掌握实验室日程操作程序及质控方法，及时向临床相关人员反馈信息，发现实验室质控结果异常时，立即上报实验室负责人，并进行自查和总结；④ 负责实验室各种仪器设备的日常维护和管理工作，并做好每日记录，定期通知维修单位检测、保养和校正实验室仪器设备，如遇故障及时通知维修单位排除故障；⑤ 掌握本专业学术发展动态，协助实验室负责人制订实验室发展计划；⑥ 培训和指导辅助技术人员、研究生及进修生，负责督促和修改辅助技术人员完成的实验室记录；⑦ 负责实验室质控的具体实施，每月定期向实验室负责人总结和汇报上月实验室数据资料，并参与分析。

（3）IVF 实验室辅助技术人员：协助主要技术人员完成实验室技术操作；协助完成实验室每日数据的记录，包括环境温湿度、培养记录、耗材和试剂的出入库、仪器设备的维修保养、液氮的使用记录等，并及时检查各种记录的准确性和完整性。

（四）管理制度

要保证生殖医学实验室正常、持续有序地运行，就要对实验室进行全程的管理，如行政管理、人员管理、仪器和试剂的管理、标本采集和运送的管理、检验质量的管理、文档管理、经济管理等，而管理的好坏主要取决于各项制度的合理制订和有效落实。现对生殖医学实验室的管理及相关制度规范如下。需要注意的是，各级医院生殖医学实验室应根据有关法律、法规和部门的规章制度，与时俱进，不断完善和规范生殖医学实验室的管理，提高管理能力。已经制订的生殖医学实验室管理及相关制度不是一成不变的，应适时修订。

1 行政管理

根据生殖医学实验室的工作性质与任务可采用二级管理方案，即生殖医学实验室主任的一级管理和专业主管的二级管理。

（1）生殖医学实验室主任：为生殖医学实验室的经营者和管理者，其本人可能为某一专业的专家或学科带头人。生殖医学实验室主任应具备本科及以上学历或副高及以上职称；有5年以上工作经验，具有一定的实验室管理能力；有管理方面的继续教育学分，取得实验室管理培训的合格证书。

（2）专业主管：由生殖医学实验室主任聘任，应是相关专业的学科带头人和质量管理者，具有本科及以上学历或中级及以上职称，有3年以上相关专业的工作经历，有管理方面的继续教育学分，取得实验室管理培训的合格证书。

2 人员管理

（1）人员梯次：生殖医学实验室应有合理的人员梯次，这主要体现在技术职称上。规模较大的生殖医学实验室应配有技师系列、医师系列和研究系列人员，但应以技师系列人员为主。技师职称包括主任技师、副主任技师、主管技师、技师和技士，主管技师和技师应占大多数。IVF实验室应选择有良好专业教育背景、丰富的IVF实验室工作经验和管理经验、了解国内外最新发展动态的人员作为负责人，应认真考虑主要技术人员和辅助技术人员的比例搭配和专业搭配，专业搭配尽可能做到多种学科兼顾，因为具有不同专业背景，如胚胎学、细胞生物学、分子生物学、检验医学、临床医学、遗传学等背景的技术人员在一个团队中，可以取长补短，有利于整个团队的发展。

（2）人员引进和培养：技术人员是学科组成和建设的最基本的单元和最重要的因素，培养和造就一批各层次的专业人员是完成任务和发展事业最重要的保证。技术人员的引进除了要求有一定的学历层次外，还要考察其思想政治素质、职业道德素质、专业技术素质以及身体素质。对新入编或聘用的院校毕业生，工作第一年为见习期，科室应根据其工作表现进行选择使用。尤其对于IVF实验室人员，除实验室基本技能培训外，专业培训应从动物实验开始，利用鼠胚进行选卵、授精、胚胎培养及观察等，且通过动物实验考核后方可进入临床操作技能培训。未完成培训的 IVF 技术人员不得以任何理由安排到实际工作岗位独立工作。培训过程均应有完整的文字记录。每位技术人员每年应参加继续医学教育，提高业务水平。要重视对进修、实习人员的管理和教育，制订有关管理制度。

（3）人员轮岗和专业定位：从培养人才和提高专业业务水平的角度出发，规模较大医院的生殖医学实验室人员应采取轮岗和专业定位相结合方式。新入编或聘用的本科及以下人员需岗位轮转 3 年以上，根据工作需要可以确定专业定位；研究生应进行岗位轮转至少 1 年，以熟悉生殖医学实验室内各专业各岗位的业务工作和检验流程，再进行专业定位。各专业定位人员应为本专业或相关专业毕业，经岗位培训、业务能力考核，并经生殖医学实验室主任授权后方可上岗。特殊岗位的技术人员，如从事 PCR 分析的人员，需取得相关的上岗证。对于专业定位人员，除了做好日常检验工作外，还需要承担一定程度的科研和教学任务。

（4）人员档案：生殖医学实验室应建立专业技术人员档案，可包括如下内容：① 学历教育和岗位培训经历，仪器操作、项目报告和实验室信息管理权限等的授权；② 国家、省有关部门要求取得的证书或执照；③ 当前岗位职责的描述及能力评估的记录；④ 继续教育的记录；⑤ 工作经历；⑥ 奖惩情况；⑦ 健康情况；⑧ 意外或突发事件的记录。需要注意的是，人员档案需及时更新、增添新内容，并由专人保管。除原始资料外的档案资料亦可录入电脑保存。

（5）技术能力评估：生殖医学实验室需定期对各级人员尤其是初、中级人员的技术能力进行评估，评估的内容包括以下六个方面。① 基础理论和基本知识；② 实验操作能力；③ 检验结果的分析与判断能力；④ 质量控制知识与能力；⑤ 与临床医护人员及患者的沟通能力；⑥ 从事精子形态学分析、配子及胚培养、植入前胚胎遗传学诊断、配子及胚冷冻与复苏等的专业技术人员需要有相应的理论与技能培训的记录及能力评估的记录。需要注意的是，在科室人员职责发生改变、实验程序和技术更改以及人员长时间离岗后，需对工作人员进行重新培训和技能评估。

（6）责任心教育：让生殖医学实验室的每一位工作人员，甚至保洁人员意识到从事生殖医学工作的重要性和使命感是相当重要的。因为生殖医学实验室诊断工作不仅关乎夫妇妊娠的成功和失败，还可能对夫妇未来的生活、社会关系、家庭关系等造成影响。生殖医学实验室的每一位工作人员都应该体会到自己的行为对不育夫妇的意义和可能造成的后果，因此，生殖医学实验室要不断建立和提高每一位工作人员的责任心，充分调动主观能动性，使大家更加敬业（刘平 等，2013）。

3　仪器设备管理

生殖医学实验室应配置用于原始标本采集、制备、处理、检验和存放所需的全部设备。应具备的基本设备包括：计算机辅助精液分析（CASA）仪、全自动生化分析仪、化学发光分析仪、荧光定量 PCR 仪、离心机、洗板机、酶标仪、显微镜（包括带恒温平台的倒置显微镜、体视显微镜及生物显微镜）、生物安全柜或超净工作台、二氧化碳培养箱、分析天平、恒温箱、医用冰箱、超低温冰箱、冷冻仪、液氮罐等，规模较大的医院还应具备凝胶成像系统、核酸电泳系统、荧光显微镜、细菌鉴定及药敏分析仪、全自动染色体分析仪、测序仪等。

仪器设备的质量、运行状况和正确使用直接关系到检验质量，因此必须制订科学合理的仪器设备管理制度。仪器设备管理制度的主要内容为：

（1）仪器设备购置由各专业组提出购置申请，说明开展新项目或仪器设备更新的理由，科室对同类仪器设备进行论证后，上报医院器械管理部门。仪器设备应具有合法性，具备有关证件和批文，并符合质量要求。

（2）应根据仪器设备的相应环境要求，将仪器设备放置于合适的位置，通风、照明和采暖合适，便于仪器正常操作，以免环境因素变化对仪器设备产生影响。仪器设备应放置在相对独立的场所，避免相互之间的干扰。

（3）新购进的仪器设备，投入使用前应对其主要性能参数进行校准，检测数据须达到设备说明书的规定要求。精密仪器设备搬运后要重新进行校准。检验人员操作精密仪器设备前须经过正规培训，考核合格后由生殖医学实验室主任批准、授权上岗。

（4）各种仪器设备均应建立档案统一管理，内容包括仪器名称、编号、品牌型号、购置日期、使用说明书、操作手册、维修手册等原始资料，制造商的联系人和电话，设备损坏、故障、改动及维修记录等，由专人保管。

（5）制订仪器设备的标准操作、维护规程，检验人员在使用仪器的过程中必须检查仪器的状态和环境条件，做好质量控制、标本检验、日常维护保养工作，并有相应的记录。

（6）仪器设备要有明显的状态标识（如正常运转、停止使用、维修中），出现故障时应停止使用并标明状态，维修后经校准、验证或检测达到规定标准后方可使用，并评价对故障之前检验结果及所发报告的影响。

（7）建立仪器检定和校准程序，制订年度计划，按期（每年至少一次）检定或校准仪器设备，保存详细的校准记录。

（8）各种容量仪器在使用前应进行校准，注意保管，受损后须及时更换，使用者应熟练掌握使用方法。

（9）重要仪器应指定责任人负责管理。

（10）多台同类仪器应定期进行比对，并保存比对记录。

4 试剂管理

生殖医学实验室使用的试剂品种较多，试剂的质量会直接影响到检验质量，因此，生殖医学实验室应制订科学合理的试剂管理制度。试剂管理制度的内容应包括：

（1）生殖医学实验室应根据各种试剂的用量、库存量情况每月填报试剂采购计划表，经生殖医学实验室主任签字后提出采购申请，由医院通过合法途径统一采购。试剂采购计划表应包括试剂名称、规格、单位、品牌、采购数量等信息。试剂、校准品、质控品等要"三证"齐全，符合国家有关部门标准和准入范围。生殖医学实验室主任组织试剂管理小组负责评价、选购。

（2）对领来的或者购买的试剂、校准品和质控品等需登记品名、数量、规格和价格，由专人妥善保管，在有效期内使用。非仪器配套试剂应有性能评价报告。试剂配制记录、领用记录、比对实验、校准和性能评价报告应妥善保存，以备查阅。

（3）试剂、校准品或质控品应根据要求保存在室温、医用冰箱或冷库，储存温度要定期进行监测。

（4）试剂开封后应注明启用日期、失效期并附签名。新的试剂应选择恰当的方法学验证以保证准确度、精密度、灵敏度、临床可报告范围、分析干扰、参考区间等，各项技术参数均能符合临床使用需求。新批号的试剂使用前，应通过直接分析参考物质、新旧批号平行实验或常规质控等方法进行性能验证。定性试验试剂应至少检测一个已知阳性和一个已知阴性的标本。

（5）自配试剂由专业主管指定专人负责配制，原料及溶液必须保证质量，有配制记录；成品贴有标签，注明试剂名称、浓度、储存条件、配制日期和失效日期、配制人等。

（6）易燃、易爆、易挥发试剂皆应密封，单独分存于冷暗安全处。强酸、强碱应分别存放。剧毒试剂存放于保险箱内或双门双锁，由生殖医学实验室主任和安全员共同管理，使用时应有两人在场并做好使用记录。

5　标本采集、运送、保存及处置管理

标本采集、运送、保存及处置应建立相应的管理制度，内容应包括：

（1）制订标本采集手册，对检验、医护和运送等相关人员乃至患者进行培训和指导，避免由于标本采集和运送等因素而影响检测质量及生物安全。

（2）标本采集前应告知患者注意事项，以减少因禁欲时间、运动、饮食、饮酒、吸烟等因素对检验结果的影响。

（3）标本采集时应核对患者基本信息、检验项目、标本类型、容器、采集量等，按照正确的标本采集途径、规范的操作方法，采集合格的标本。

（4）标本采集后应在规定的时限内及时送检，避免暂存环境和时间延缓等因素影响标本检测结果的准确性。不能及时送检的标本，要按规定的储存条件及方式妥善保管。

（5）建立标本验收、登记、处理的工作程序。接收标本时必须认真核对患者基本信息、标本类型、标本量、容器、标识、检验目的等，对不符合采集规范的标本应及时通报送检人员或其他相关人员，明确处理意见，做好记录。一般而言，不合格标本不得检测，更不应将失真的结果发给临床；对特殊的精液标本，由于某些患者留取困难，标本可以检测，但在报告单上应注明留取情况，并注意与临床医师及时沟通。

（6）标本接收后应及时处理和检测，防止标本中被测成分改变影响检测结果。一份标

本有多个专业的检测项目时，应采取首检负责制，即先检测的专业组负责将原始标本或分装标本转送至其他检测部门，并记录在案。

（7）向外单位送检或接收外单位送检的标本应由专人负责并有签收记录，标本用于科研时，必须征得专业主管、生殖医学实验室主任同意，并做好详细记录备案。

（8）检验后的标本应按规定根据不同要求和条件限时保留备查，特殊标本特殊保存。废弃标本应严格按照实验室感染性材料和废弃物管理相关规定处理。

（9）标本采集、运送及检验人员必须严格执行生物安全防护要求，任一标本均应作为潜在的污染源看待，因此应使用合格的标本输送箱加盖封闭运送，检验申请单不得与标本容器卷裹混放。接触标本时必须佩戴防护手套，工作完毕后，按要求彻底清洗双手，防止感染。

6 检验质量管理

检验质量管理是生殖医学实验室管理中十分重要的组成部分，生殖医学实验室主任应将其作为科室管理的重中之重。对各项检验操作背后的理论认知和责任心是保证检验质量的两大法宝。生殖医学实验室应建立检验质量管理制度，内容应包括：

（1）检验质量是生殖医学实验室的生命，科室所有人员应严格遵守国家、卫健委法律法规，严禁弄虚作假、篡改数据；要认真学习质量管理和质量控制理论知识，严谨求实，高度负责，牢牢把住质量关。

（2）制订岗位责任制，明确各类人员职责，严格遵守规章制度，执行各项操作规程，严防差错事故发生。

（3）建立质量体系文件，包括质量手册、程序文件、标准操作规程及各类记录表格等，健全质量控制工作。

（4）成立质量管理小组，成员包括生殖医学实验室主任、副主任、各专业主管、质量负责人等，定期召开小组成员会议，讨论科室管理、发展规划、监督措施、效果评价及反馈信息等，分析质量控制效果，并提出改进措施。

（5）生殖医学实验室主任应选择具有相关资质、经验丰富及有较高技术水平和业务能力的人员为质量负责人，授权其负责检验全程质量控制工作及结果解释工作，定期监督检验报告质量，分析存在问题并持续改进。

（6）认真开展室内质量控制工作，做到日有操作记录，月有小结、分析，年有总结。发现失控要及时纠正，并对同批检测的结果进行评估。积极参加室间质量评价活动，对室间质评反馈结果进行小结，对不合格的项目需分析原因，并保留原始数据及记录；定期召开室间质评分析会，提出改进措施，提高室间质评水平。

（7）加强仪器、试剂的管理，新引进或维修后的仪器经校正验证合格后，方可用于标本检测；新购进或新批号的试剂进行性能评估合格后，方可用于标本检测。

（8）及时掌握业务动态，合理科学地安排人员及配置必要的仪器设备，保证检验工作的正常运转。

7 文档及信息管理

生殖医学实验室有许多需保存的文档资料以及患者检查的信息资料，患者资料多以实验室信息管理系统（LIS）或独立的电脑系统保存，因此生殖医学实验室应加强文档和信息的管理，并建立相应的管理制度。文档和信息管理制度主要内容包括：

（1）生殖医学实验室文件和资料应有专人负责保管，需保存的文件和资料有各种规章制度、人员技术档案、人员健康档案、仪器设备档案、质量手册（包括仪器操作程序、项目操作程序、室内质控程序、室间质评程序等）、医院和上级部门的有关文件、科室会议记录、试剂领用记录、检验原始数据及各类记录表格等。

（2）文件和资料可采用电子和/或纸质保存。

（3）文件资料应易于存取、安全保密和定期整理。过期无效和现行有效的资料要有明显的区别。有关原始数据至少保存3年。

（4）LIS系统是检验医学与现代计算机网络系统相结合的产物，是医院信息系统（HIS）的一个重要组成部分。LIS系统应贯穿于检验全过程，生殖医学实验室所有收费项目必须纳入系统管理，实现检验数据和信息的共享。

（5）建立LIS操作程序，对LIS使用人员进行培训，考核合格后由生殖医学实验室主任授权，不同的操作者应授予不同的权限。工作人员必须保管好密码，出现问题应追究当事人责任。科室应设有专人进行网络管理。

（6）严格按规定程序开启和关闭电脑。未经许可，禁止在工作电脑上使用个人光盘、移动硬盘、U盘等，以防病毒传染。因工作需要存储资料时应使用指定的光盘、移动硬盘和U盘。

（7）制订LIS应急预案，工作人员应熟悉操作流程并演练。电脑发生故障或出现病毒感染时，操作者做简易处理后仍不能排除的，必须及时报告科室网络管理员和医院信息中心，不得擅自越权操作。

（8）定期验证LIS数据传输的准确性、安全性和效率。建立双备份制度，重要资料除在电脑中储存外，还应刻录光盘以防病毒破坏而遗失。

（9）外请人员对电脑进行维修时，科室应有工作人员全程陪同；维修或维护过程中，应对信息进行拷贝，确保检验数据安全；未经许可，禁止外来无关人员使用科室电脑设备，经许可的外来人员使用电脑时，应有科室指定人员陪同。

8 服务管理

生殖医学实验室的服务对象主要为患者和临床医生。随着医疗卫生事业的发展，与医院其他科室一样，生殖医学实验室的服务质量和服务能力也越来越显得重要。生殖医学实验室应不断加强服务管理，提高患者满意度和临床满意度。

首先，生殖医学实验室的窗口布局应科学、合理，方便患者进行检验。生殖医学实验室及其窗口要有明显、易懂的路径指示和标识，有便民措施，候诊区环境要清洁、舒适、安全，配备适宜的座椅，有条件的单位应建立智能电子叫号系统。要尽量采取措施缩短患者检验的等候时间，及时报告检验结果，有条件的单位可以配备检验报告自助打印机。其次，检验人员应自觉保护患者隐私，除法律规定外未经本人同意不得向他人泄露患者情况，纸质报告单需核对身份后由工作人员发放。另外，要妥善处理并记录患者投诉和医疗纠纷，要建立差错和投诉处理制度（见本小节），从而持续改进医疗服务。每年至少开展2次患者满意度调查，调查人群应包括门诊、住院和离院患者，调查内容包括检验质量、检验报告及时性、检验便捷性、候诊室环境、服务态度等。

在临床服务方面，生殖医学实验室要与临床建立有效的沟通机制，要建立检验人员与临床沟通制度（见本小节），通过多种形式和途径如电话、网络等，及时接受临床咨询。生殖医学实验室可通过有效的途径如现场宣讲、提供网络资料等宣传新开展项目的用途，解答临床对检验结果的疑问，并提出进一步检验的建议。生殖医学实验室可通过各种途径征求临床意见，分析检验工作中的问题和缺陷，讨论新项目的开展，开展的新项目应能满足临床需要。要向临床相关科室提供检验项目手册，指导临床规范采集标本和合理选择检验项目。每年至少开展2次临床满意度调查，调查人群包括临床医生和护理人员，调查内容包括检验质量、检验报告及时性、检测能力、临床沟通、结果解释、服务态度等。

生殖医学实验室的差错和投诉处理制度应包括如下内容：

（1）生殖医学实验室对发生的差错事故和投诉应定期讨论，重大事故应立即讨论，总结经验教训，提出整改及防范措施，给予当事人批评教育或必要的处理，并立即采取挽救措施，积极做好善后工作。根据情况，向有关上级领导报告。

（2）检验报告签发后，因质量抽查发现，或临床、患者投诉的差错，经调查证实由生殖医学实验室质量管理小组讨论认定；经调查系因违反生殖医学实验室操作规程造成的，属严重差错；遵守了操作规程，而因偶然因素失误造成的，属一般差错。

（3）发生差错后，由生殖医学实验室质量管理小组讨论决定对当事人的处理意见。

（4）生殖医学实验室的服务对象通过各种途径如上门、信件、电子邮件、电话、调查等向医院相关部门或生殖医学实验室主任提出服务质量、服务态度等不满意见，或媒体已有负面报道，即视为投诉成立。

（5）各专业检验人员必须认真接受服务对象以任何方式或通过医院相关部门转达等形式向生殖医学实验室提出的投诉，并尽可能详细问明情况并做好记录，立即向本专业主管或生殖医学实验室主任汇报。

（6）投诉受理后，专业主管应及时与相关责任人员联系，通过调查核实和分析研究，确定投诉是否为有效投诉，并查明原因，有错必纠。当专业主管无法解决时须迅速向生殖医学实验室主任汇报，及时处理，让投诉者满意。

（7）生殖医学实验室须定期归纳和分析投诉记录，提出改进方案，避免同类错误再次发生；定期征求医患意见或建议，规范医患沟通内容、形式，增强沟通效果。

生殖医学实验室检验人员与临床沟通制度应包括如下内容：

（1）生殖医学实验室应定期征求临床医生及护理人员对生殖医学实验室工作的意见或建议，不断改善服务态度，提高检验质量，从而为临床提供及时、准确的检验报告。

（2）根据生殖医学实验室开展项目的临床意义和临床需求，对检测项目进行合理组合。向临床相关科室发放"生殖医学实验室通讯"，介绍新技术、新项目，并给予临床必要的指导、培训、答疑和咨询。新项目开展后需跟踪调查，听取临床对新项目开展的意见或建议，持续改进，确保新项目满足临床需求。

（3）生殖医学实验室主任或专业主管应参与临床疑难病例的会诊，对检验结果做出合理解释，并依据实验室结果对临床诊断和治疗提出建议，及时给临床满意答复。

（4）生殖医学实验室检验人员接到投诉后，应及时记录内容，并向专业主管或生殖医学实验室主任汇报。一般的反馈意见由各专业主管自行处理，如属重大纠纷或差错，应立即向生殖医学实验室主任汇报，由生殖医学实验室主任负责处理。

（5）定期征求临床医护人员对生殖医学实验室工作的满意度，分析存在的问题，采取改进措施，跟踪调查实施效果。

（6）开展生殖医学实验室人员沟通技巧培训，加强与临床相关科室间的学习和交流，建立生殖医学实验室与临床相关科室间的协调会议制度，每年 1~2 次，共同改进生殖医学实验室工作质量和服务质量。

9　经济管理

为了适应社会主义市场经济和医疗卫生事业发展的需要，生殖医学实验室主任应具有经济管理意识和能力，要不断完善科室经济管理和监督，规范科室财务行为，提高资产使用效益。生殖医学实验室经济管理主要包括预算编制、成本核算、绩效工资分配、项目收费等方面。

（1）预算编制：生殖医学实验室的预算是指科室按照国家及单位有关规定，根据科室发展计划和目标编制的年度经济收支计划，由收入预算和支出预算组成。收入预算包括各种检验项目的收费，临床药物试验收入，科教项目收入，培训收入，接受捐赠等；支出预算包括仪器设备的购买和维修支出，检验试剂支出，人员基本工资、绩效工资、社会保障支出，水电气支出，卫生耗材支出，培训交流支出，科研教学支出等。预算编制前应充分分析医院和科室的目前运行状况、发展趋势和各种影响因素，科学、合理地编制并严格执行预算，加强预算管理和监督。

（2）成本核算：目前，绝大多数医疗单位均实行成本核算。生殖医学实验室应降低运行成本，提高科室绩效。成本按照计入方法分为直接成本和间接成本，前者是指科室为开展医疗服务活动而产生的能够直接计入或采用一定方法计算后直接计入的各种支出，包括仪器、检验试剂、卫生耗材采购支出，人员基本工资等，后者是指为开展医疗服务活动而发生的不能直接计入、需要按照一定原则和标准分配计入的各项支出，如房屋折旧、医院管理费、信息系统费等。生殖医学实验室应在保证医疗服务质量的前提下，对成本进行控制，降低成本费用支出。

（3）绩效考核：生殖医学实验室应科学、合理、民主地制订绩效考核方案，体现多劳多得、优劳优得，考核内容要突出医德医风、技术能力、服务质量和数量等。个人分配不得与业务收入直接挂钩。科室严禁设立"小金库"（指违反国家财政法规及其他有关规定，侵占、截留单位收入和应上缴的收入，且未列入本单位财务部门账内或未纳入预算管理，私存私放的各项资金）。

（4）项目收费：生殖医学实验室开展的检验项目收费必须认真落实国家或各省医疗服务项目价格的有关规定，严格执行统一规范的医疗服务项目及规定的价格标准，确保相应的服务内容和服务质量，严禁自立项目、超标准、分解项目收费和重复收费，杜绝各种乱收费、乱加价行为，减轻患者不合理的负担。要落实价格公示制度，提高收费透明度，确保检验项目收费计算机管理系统信息准确。对于基本医疗保障服务范围外的检验项目应告知临床相关科室。各类检验项目组合（套餐）需科学、合理、规范，不能强制进行项目组合检验。

10　值班管理

生殖医学实验室工作人员为了配合临床相关科室工作，在某些节假日常需安排人员值班，因此，生殖医学实验室应建立相应的值班制度，内容应包括：

（1）值班是指在正常上班以外的时间和法定节假日安排工作人员上班，以处理急诊检验或未完成的检验项目。

（2）值班人员必须坚守岗位、履行职责。如遇特殊情况需短暂离开，应明确告示去向及联系方式。

（3）值班人员负责检查各种仪器的运行状态，如有异常应立即处理；当处理有困难时，应向上级领导或有关部门报告。

（4）值班人员应在规定的时间内完成标本检测，及时发出检验报告，工作期间认真做好标本接收、仪器维护保养、室内质控等各项记录。

（5）值班人员负责门窗水电气等的安全工作，下班前应认真填写值班记录，并签全名以备查，如有尚待处理的工作，要向接班的人员交代清楚。

（6）值班人员遇到疑难问题不能解决时，应立即报告上级领导以取得指导和支持，不得回避和推诿。

11　安全管理

生殖医学实验室的安全管理包括实验室的生物安全、化学品安全、水电气安全等的全面管理，是保证生殖医学实验室正常运行的根本保证。为了保证实验室的生物安全，我国颁布了多项法规和国家标准，如《实验室生物安全通用要求》《生物安全实验室建设技术规范》等，这些法规和标准的发布有利于我国生物安全实验室的建设和管理走上规范化、法制化的道路。生殖医学实验室作为医院多个实验室的一部分，同样要遵守这些法规和标准，尤其是拥有微生物检验和 PCR 技术的生殖医学实验室还必须贯彻落实《病原微生物实验室生物安全管理条例》和《医疗机构临床基因扩增管理办法》等有关规定，以确保实验室工作安全有序地进行。

生殖医学实验室应制订安全管理制度，其主要内容应包括：

（1）生殖医学实验室主任为科室安全责任人，负责建立安全管理制度、安全应急方案、风险评估方案等文件，开展安全制度与流程管理培训，定期进行安全检查，保障科室安全。

（2）编写生物安全手册、操作规范和标准操作程序，对生殖医学实验室生物危害进行评估；组织生物安全知识培训和考核，对工作人员授权上岗；建立工作人员健康档案，必要时进行免疫接种；制订生物安全应急预案并定期演练。

（3）实验室主入口处应设门禁系统控制进入实验室的人员，实验室门应有可视窗并可自动锁闭；要设置独立的更衣室，个人便装与实验室工作服分开放置；每个实验室应设洗手池，实验室出口应设置洗手池；应设洗眼设施，必要时应有喷淋装置。实验室入口处应有生物防护级别标识，应标明生物安全水平、责任人、紧急联系电话、白天联系电话、授权人员方可入内。

（4）进入实验区应穿实验服，离开实验室时，必须脱下实验服并留在实验区内，接触标本时应戴手套，不得穿着实验服和戴着手套进入办公区等清洁区域。鞋应舒适，鞋底防滑，不得穿拖鞋等露趾鞋，建议穿着皮制或合成材料的不渗液体的鞋类。

（5）有气溶胶影响的操作应在生物安全柜内进行。在处理危险材料时应有符合标准的安全眼镜、面部防护罩或其他的眼部面部保护装置可供使用。

（6）进行微生物培养的生殖医学实验室要建立菌种、毒株及标本管理制度，专人负责菌种、毒株管理；菌种、毒株收集、取用、处理记录要完整，严格监管，定期检查。

（7）制订化学危险品的管理制度及溢出与暴露的应急预案。指定专门的储存地点，专人管理，对使用情况详细记录。相关人员要熟悉制度和预案。

（8）每天下班时，要检查水电气安全，关好门窗。定期检查生殖医学实验室的用电设备、电源线路、煤气管道、给排水系统的安全性是否符合使用要求。对消防安全检查发现的问题，及时整改。有关人员须掌握消防安全知识与基本技能，参加消防演练。值班人员要做好安全保卫工作，防火、防盗和防水。

（9）制订各种传染病职业暴露后应急预案，相关人员知晓职业暴露的应急措施与处置流程。对工作人员进行职业暴露的培训及演练，职业暴露要有处置登记和随访记录。

（10）制订针对不同情况的消毒措施，建立标本溢洒处理流程；定期对消毒用品的有效性进行监测，相关人员掌握消毒办法与消毒用品的使用方法，保留各种消毒记录。

（11）实验室废弃物、废水的处置必须符合要求，处理登记资料完整，定期检查整改，无污染事件发生。

（12）做好实验室信息系统安全工作，防止病毒侵入和泄密。

12　教育培训和科研管理

教育培训和科研是各级医疗机构生殖医学实验室的基本任务，生殖医学实验室以临床诊疗工作为中心的同时，要不断提高教学质量和科研能力，这是提高检验质量和促进学科发展的重要举措。生殖医学实验室要积极承担实习生、进修生、研究生的培训任务和医学院校的教学任务，做到教学相长，共同提高。生殖医学实验室要建立相应的教育培训和科研制度，其内容应包括：

（1）生殖医学实验室所有人员必须认真学习专业知识，熟练掌握专业技能，不断提高专业技术水平。鼓励科室人员结合工作实际，因地制宜地开展科研活动。

（2）坚持以专业培训和自学相结合的原则。科室内定期举行专题讲座、专项培训、技术交流、标准和规程应用研讨会等业务学习活动，互相传授相关知识和技术。

（3）根据工作表现、专业需要和科室条件，选派科室人员外出参加各类学术交流、参观学习及外出进修，回科室后须向全科介绍、传达。鼓励科室人员参加与专业有关的培训、学习班或继续教育。

（4）新入职人员上岗前必须接受医院行政部门、生殖医学实验室等组织的医德规范、法律法规、岗位职责及岗前操作规范培训，考核成绩登记存档。轮岗人员上岗前由专业主管负责培训考核，生殖医学实验室主任授权上岗。固定岗位人员由科室考核，经能力评估合格后授权上岗。

（5）有计划安排进修、实习人员学习，指定专人带教，定期检查、考核。带教老师要做到身教重于言教，以身作则，严格要求。进修、实习人员要严格遵守医院和科室的各项规章制度，虚心学习，认真工作，不断提高自己的理论水平和专业技能，各项检测结果必须经专业主管或带教老师审核后方能发出。

（6）科室应保存各类培训后的考核记录，培训结束后向科室负责人汇报，上交相关资料存档，并记入个人技术档案。

（7）生殖医学实验室主任每年制订教学培训计划，要按教学要求安排具有相应资质的人员参与教学工作，参与教学的人员要有较强的事业心和责任感，要按照教学大纲要求认真备课、授课，不得随意删除教学内容或缩短教学时间。新教师必须在教研组安排试讲并经教研组组长同意后方可参加医学院校的理论授课。实验课教学时，认真做好实验准备，安排现场参观，讲解最新的检验仪器及检测方法。要严格考试制度，上课不得迟到、早退，杜绝教学事故。要定期检查、考核和总结，促进计划落实。

（8）科研工作要严谨求实，反对弄虚作假，科学实验及论文的原始数据必须有详实的记录。凡涉及临床病例标本的研究，在科研设计的时候需要考虑遵守伦理方面的要求，并通过所在医院的伦理学审查。一般要求中、高级人员三年内有科研或临床工作的文章在公开刊物上发表。

13　检验报告单签发制度

生殖医学实验室最终的成果主要体现在检测结果的准确可靠上，而检测结果以检验报告单的形式呈现给患者和临床医生，因此，检验报告单在生殖医学实验室与患者和临床沟通中起着特别重要的作用，生殖医学实验室应建立检验报告单签发制度，具体内容应包括：

（1）检验报告单的信息要完整，应包含以下信息：实验室名称、唯一性编号、患者信息、标本类型、标本状态、标本采集时间、标本接收时间、检测项目、检测方法及结果、参考区间、结果报告时间以及实验室声明；定性结果必须以中文形式报告，不得以符号表示。检测者和审核者签全名或电子签名。

（2）报告单格式按照《病历书写规范》的要求执行，已建立计算机网络系统的生殖医学实验室，可将申请单和报告单分开，格式和内容参照《病历书写规范》的要求执行。

（3）检验报告必须由具有执业资格并经授权人员审核签发，必要时需经专业主管审核。

（4）实习生、进修生与见习期人员没有发报告的权利，报告需由有权限的带教老师签发；新分配毕业生见习期满后，取得执业资格，经专业主管考核合格并经生殖医学实验室主任批准授权后，方可独立签发报告，并登记存档。

（5）当检验结果与临床不符或有疑义时，应采取复查或复检等手段核实并保留相关的记录。

（6）实验室数据至少保留3年以上。

（7）检验检测过程中应采取必要措施保护和尊重患者的隐私。检验报告单可采取集中打印或自助打印方式发放。

14　道德守则

生殖医学实验室工作人员作为医务人员的一分子，要遵守相应的道德守则，具体如下：

（1）救死扶伤，实行人道主义。以患者为中心，对患者一视同仁，满腔热忱，耐心细致，尊重患者隐私。努力提高工作效率，缩短患者等候报告时间。

（2）遵纪守法，廉洁奉公，不以医谋私。注意维护知识产权，未经上级同意，不向外泄露本单位保密范围内的技术与资料。

（3）严谨求实，一丝不苟。生殖医学实验室工作中严禁弄虚作假、编造数据与结果；严禁发假报告。

（4）严格遵守操作规程和工作制度，认真执行实验室质量管理要求；对可疑结果应重复检查，并与临床联系；不隐瞒工作中的问题和差错，以便及时纠正。

（5）严守工作纪律，不迟到早退，不擅离工作岗位；上班时间不扎堆聊天，不干私活。

（6）努力学习，不断掌握新理论、新技术，主动和临床联系，开展和介绍生殖医学实验室新技术和新项目。

（7）认真执行生殖医学实验室安全管理制度，防止交叉污染，注意对患者和自身的保护。

（8）工作时着工作服，戴工号牌，仪表整洁，举止端庄，言行文明。

（9）尊重同行，团结协作，互相帮助，共同提高。

三、检验项目的选择及方法学评价

要准确评估男女生育力状况，就必须了解生殖医学实验室检验项目的设置和选择、方法学评价以及相应的临床应用价值。每个项目包括所用样本的采集、处理和保存，具体项目的检验过程，相应仪器设备的使用等均应建立相应的标准操作程序（SOP）文件。

（一）检验项目分类

生殖医学实验室的检验项目可分为基本检验项目、特殊项目和其他可开展检验项目。基本检验项目是指检测方法可靠、临床意义明确的检验项目。特殊项目是指实验室需具备一定条件，报省市级行政部门批准后方可开展的项目。一定条件是指：环境设施和仪器设备符合有关规定；人员需经有关部门培训合格，持有上岗证；试剂有批准文号；有项目操作手册和质量控制措施；参与室间质量评价活动；有良好的记录措施和客户服务体系等。随着生殖医学和实验室技术的发展以及临床的需要，基本检验项目会不断扩展，而有些项目可能会面临淘汰。新开展项目列入基本检验项目需满足一些准入条件：在准入之前，要进行恰当的方法学验证以保证该检验项目的准确度、精确度、灵敏度、线性范围、干扰及参考区间设定等各项技术参数均能符合临床使用需求；要征求临床科室专家意见，评估新项目的临床意义及开展该项目所需的人力、设备及环境条件等；要核定该项目开展所需仪器、试剂的"三证"是否齐全，核定该项目的收费情况或在卫生与物价行政部门备案情况等。

现有生殖医学实验室的基本检验项目主要包括：

（1）精液常规分析，主要包括精液体积、精液 pH、精液外观及气味、精液液化时间、精液黏稠度、精子浓度、精子活力、精子总数、正常形态精子百分率以及精子存活率测定等。

（2）精浆生化指标分析，主要包括精浆总 α 葡糖苷酶、中性 α 葡糖苷酶、酸性磷酸酶、γ-谷氨酰转肽酶（γ-GT）、果糖、锌、柠檬酸、肉碱、尿酸及超氧化物歧化酶（SOD）测定等。

（3）免疫学检查，主要包括自身抗体（如抗精子抗体、抗子宫内膜抗体、抗心磷脂抗体、抗卵巢抗体等）、TORCH 系列（包括抗弓形虫抗体、抗风疹病毒抗体、抗巨细胞病毒抗体、抗单纯疱疹病毒抗体）、人类免疫缺陷病毒（HIV）抗体、梅毒（TP）抗体、乙肝五项（即乙肝两对半检测，包括乙肝表面抗原、表面抗体、e 抗体、e 抗原、核心抗体）、丙肝抗体等。

（4）精子功能分析，主要包括精子顶体完整率分析、精子顶体酶的检测、精子顶体反应检测、精子膜完整性分析、精子 DNA 完整性检测、精子乳酸脱氢酶 –C4（LDH–C4）活性测定等。

（5）生殖道感染的诊断，主要包括精液白细胞计数、精液游离弹性蛋白酶检测、精液细菌培养、前列腺按摩液检查及细菌培养、阴道分泌物检查、尿道分泌物细菌培养、涂片找淋病双球菌、解脲脲原体（UU）培养、人型支原体培养、抗淋球菌（NG）抗体检测、抗沙眼衣原体（CT）抗体检测、抗 UU 抗体检测等。

（6）生殖激素的测定，主要包括血清睾酮（T）、游离睾酮（FT）、雌二醇（E2）、孕激素（P）、泌乳素（PRL）、卵泡刺激素（FSH）、黄体生成素（LH）、抑制素 B（INH B）、抗米勒管激素（AMH）及性激素结合球蛋白（SHBG）测定等。

（7）遗传学检查，主要包括外周血淋巴细胞染色体核型分析、Y 染色体微缺失检测等。

另外，一些生殖医学实验室也开展前列腺肿瘤的标志物检测，如血清前列腺特异性抗原（PSA）、游离前列腺特异性抗原（F-PSA）及 F-PSA/PSA 比值测定。

生殖医学实验室的特殊检验项目主要为一些病原体的基因检测，包括 HIV RNA、TP DNA、NG DNA、UU DNA、CT DNA、单纯疱疹病毒（HSV）DNA、人乳头瘤病毒（HPV）DNA 等的检测。其他可开展的检验项目目前多处于不够成熟的状态，或者影响因素多、结果准确性差，如精浆活性氧（ROS）及丙二醛（MDA）测定、精子 – 仓鼠卵穿透试验（SPA）、人卵透明带结合试验、计算机辅助精子运动参数分析、计算机辅助精子形态学计量分析等。

另外，生殖医学实验室还承担精子与卵子的制备及质量评估、受精卵及植入前胚胎的质量评估、配子和胚的培养、配子和胚的冷冻与复苏等工作，这不仅需要特殊的理论知识和技术操作技能，还需要与临床医生的密切配合。实验室可根据医院规模和条件选择开展。

（二）检验项目的选择

目前，生殖医学实验室的检验项目相对有限，不同的医疗机构依规模不同，开展的项目相差较大。与医院检验科开展的项目不同的是，生殖医学实验室的新开展项目相对较多，一些项目仍需完善。生殖医学实验室选择检验项目要注意以下几方面：① 要根据临床需求有针对性地选择检验项目。② 要用循证医学的知识来理解和掌握各检验项目的临床应用价值及应用范围，主要考虑诊断价值，并根据男女不育症诊疗的需要选择灵敏度或特异性高的项目。③ 为尽早和尽可能全面地获取患者的有效信息，可以选择项目组合，先用筛查组合获取基本信息，这些项目应在基本检验项目中选择；再用确证组合保证结论的准确性，这些项目可以在特殊项目和新项目中选择。④ 在保证尽早向临床医生提供有效信息的前提下，应选择费用合理的项目。要防止过度检查，项目组合中不应选择临床意义不明确、费用高昂的项目，也要防止检验不足，应该检查的项目没有检查。总之，生殖医学实验室检验项目的选择要与男女不育症的诊治和临床需要相结合，充分运用生殖医学实验室检查的信息为不育夫妇的临床诊疗活动服务。

（三）检验项目的方法学评价

生殖医学实验室开展一项新的检测项目时，或者生殖医学实验室技术人员从事科研工作建立一种新的检测方法时，都应该对新的方法进行评价，这是保证新方法检测质量的重要措施。评价新方法的指标包括准确度、精确度、分析范围、回收率、分析灵敏度、分析特异性、干扰、稳定性等（陆金春 等，2009）。对于不同的方法，所需评价的指标会有所不同。

1 准确度

即分析项目测定值与其真值的一致性。分析项目的真值可使用不同的参考方法获得。

任何测定都会有一定程度的误差。所谓误差即测定值与真值之差。真值是某种物质客观存在的真实数值。由于测定方法的不同，测定值与真值之间的误差大小亦不同。误差通常分为系统误差、随机误差和过失误差。

系统误差：由某种恒定的原因导致的有一定倾向性的偏离，可重复出现。常见于仪器和试剂引起的误差、方法误差以及操作误差。系统误差也称偏差，其不可能通过重复测定检测出来。

随机误差：由各种未知可变因素引起的，源于计数和加样的机会性差异所导致的误差，其可通过重复测定来评估。

过失误差：由实验室技术人员责任心不强、粗心大意或工作制度不健全所造成的误差。

一般而言，检验结果的不准确性来源于系统误差，而检验结果的不精确性来源于随机误差。实验室质量控制的核心就是减少实验误差。事实上，再好的实验条件，实验误差都会客观存在，实验结果都会有误差，实验室质量控制的目的就是通过科学手段将这种实验误差减到最小，从而使实验结果尽可能地接近真值。

2 精确度

即在一定条件下进行多次测定时，所得结果之间的符合程度，其表示测量结果中的随机误差大小的程度。精确度常用标准差或变异系数（CV）表示。$CV =$ 标准差 / 均值 $\times 100\%$。CV 越小越好。

精确度通常有三种类型，一是批内精确度，是在同一分析批内重复地分析同一样本的变异性，或对一系列的标本在同一批内进行双份检测，并计算双份测定的标准差。批内精确度通常会低估总的精确度，因为在重复检测时间内变异的机会最小。二是批间精确度，即在同一天内，用几个不同批的试剂重复检测同一样本以观察变异程度。这种变异性通常要比观察到的批内重复的变异性高。三是日间精确度，即在不同日子重复检测同一样本获得的变异性。这是最实际的评价，因为它包括了不同操作人员、仪器日间的变化、不同移液器的使用以及实验室温度或其他条件的变化而导致的方法性能的改变。实际上，使用不精确度来代替精确度可能更加合理，因为不精确度反映的就是定量重复测定发生的变异性（不精确性）。

3　分析范围

指的是所用方法检测未经修改样本的浓度范围。通过线性试验，可以检测出候选方法检测特定分析物量的参考溶液浓度的范围。根据检测所得吸光度与相应分析物浓度作图，观察校准曲线情况。理想情况下，候选方法的校准曲线应该是直线，并通过原点。如果无法获得直线，应该用更多浓度的校准溶液来确定相应曲线，从而选取直线部分为候选方法的分析范围。

分析范围的确定有利于指导未来临床样本是否需要稀释。如果检测出的浓度不在分析范围内，超过分析范围时，样本要进行稀释，低于分析范围时，可报告低于检测范围的下限。

4　分析灵敏度

国际理论和应用化学联合会（IUPAC）将方法的分析灵敏度定义为校准曲线的斜率，即相对于规定量的变化所产生信号的变化。基本上，这一词语定量了相对于分析物量、浓度或特性的变化的信号变化（即测定值的变化与规定量的变化的比值，越接近1，灵敏度越高）。词语"分析灵敏度"和"检出限"经常混淆，甚至误用。存在这种混淆是因为这两个词语是互相关联的，两者都被认为是方法"敏感"的特性。实际上，理想的方法应为具有较高的分析灵敏度和较低的检出限。

5　分析特异性

指分析方法只测定分析物，而对其他相关的物质不起作用的能力。例如，如果存在类似的己糖如葡萄糖时，检测精浆果糖的方法仅准确地测定果糖，则该方法是特异的。类似地，当抗体与被测抗原的类似分子无交叉反应时，则认为此免疫学方法的分析是特异性的。分析的特异性也可受到精液中黏蛋白、卵磷脂等或血清中血红蛋白、胆红素、脂质等物质的影响，这些成分的颜色、浊度或其他理化特性可能会影响分析方法。

事实上，分析特异性与准确度是相关联的。分析方法的特异性越好，则准确度越高。

6　空白测定

在测定过程中，由于试剂和样本成分而观察到的响应，被称为空白测定。一般来说，空白测定包括试剂空白和样本空白，试剂空白是指没有样本的试剂溶液所获得的响应值，而样本空白是指样本溶液和缺少关键试剂的溶液所获得的响应值。

一般来说，空白测定越低越好。如果有明显的试剂空白或样本空白，在测定后的计算过程中要减除其影响值。

7　检出限

国际理论和应用化学联合会（IUPAC）将检出限定义为，分析方法具有的检出分析物的最小浓度或量。检出限依赖于空白读数大小，并且被认为与分析方法的精确度有关。

检出限（X_L）可通过重复地检测空白溶液获得的空白值（X_b）和标准差（S_b）来估计。$X_L = X_b + kS_b$。其中 k 值为 2 时给出了 95% 的置信限。

8 干扰

干扰描述的是除了分析物以外，某些其他成分的影响或一组成分对分析物测量准确度的影响。例如，葡萄糖氧化酶反应测定葡萄糖，其中产生的产物过氧化氢可能与尿酸等不期望的色团反应。很明显，对于一新建立的分析方法，要检测所有可能的干扰是很困难的，并且是不可能的。为了支持这一过程，美国临床和实验室标准研究院（CLSI）已发布了描述如何执行方法干扰试验的文件。

经典的检查干扰的方法是直接加入干扰物质，并测定分析方法的效果。如果检测的结果在允许总误差范围内，提示这样的干扰并没有限制方法的实用性。

9 回收率

是指当已知量物质加入真实样本中时，分析方法正确地测量分析物的能力。回收测量是获得准确度信息的一种有效的方法，因为它可检验在真实样本的基质中存在所有其他成分时分析方法是否仍能检测分析物。回收试验也可对竞争性的干扰进行检验。遗憾的是，回收试验常执行得很差，并且对数据进行了不适当的计算。而且，应该注意到，另外加入纯物质至真实样本中，很明显是人工的方法，其不能肯定分析物的物理或化学性状或代谢环境是否与在体内的情形一样。然而，当分析参考方法和参考物质受到局限或不可获得时，回收试验可以说是评价准确度的唯一实际的方法。

回收试验结果以回收率表示，如果回收检测误差在允许的总误差范围内，说明分析方法是有效的。

10 阳性预示值和阴性预示值

一些新建立的免疫学方法只需对结果进行定性分析，结果以"阴性"和"阳性"表示，这样的方法其灵敏度和特异性有其独特的意义，并需分析其阳性预示值和阴性预示值，同时以约登指数和 Kappa 值来评价方法的准确性。

灵敏度：即所有患者中获得阳性结果患者的百分数。灵敏度=TP/（TP+FN），其中，TP 代表真阳性患者数，FN 代表假阴性患者数。

特异性：即所有这类患者的人群中获得阴性结果的可能性。特异性=TN/（TN+FP），其中，TN 代表真阴性人群数，FP 代表假阳性人群数。

阳性预示值：即所有阳性结果中正确的阳性百分率。阳性预示值=TP/（TP+FP），其中，TP 代表真阳性患者数，FP 代表假阳性人群数。

阴性预示值：即所有阴性结果中正确的阴性百分率。阴性预示值=TN/（TN+FN），其中，TN 代表真阴性人群数，FN 代表假阴性患者数。

约登指数=灵敏度+特异性−1，约登指数越接近 1，表示分析方法越准确。

Kappa 值 $=(P_a-P_e)/(1-P_e)$，P_a 代表实际观察一致的比例，P_e 代表期望观察一致的比例。双向有序且属性相同的列联表可计算 Kappa 值，有简单计算法和加权计算法两种。目前，Kappa 值多由统计分析软件直接给出，四格表 χ^2 检验就可给出 Kappa 值。

（四）检验结果互认

检验结果互认是指该实验室的报告单在当时对该标本检测的结果是可以信任的。在临床医疗活动中，我们经常见到一个单位的检查结果在另一个单位得不到认可，导致患者每到一个医院都得重新进行一系列检查，严重增加了患者的经济负担。开展医疗机构间检验结果互认工作要尊重疾病变化规律，科学确定互认项目，严格控制重复检查，保证医疗质量和安全。一般而言，检验结果互认的项目应为参加国家级和省级质量控制的、稳定性好、质量比较容易控制和费用较高的检查项目，可以互认的单位必须保证认可项目参加省级以上室间质评活动且成绩合格，常规开展室内质控工作并按期回报数据经评价符合质量标准。

由于生殖医学实验室的绝大多数检验项目较为特殊，除了生殖激素、某些免疫学指标和肿瘤标志物等可参加省、市或者卫健委临床检验中心的室间质量评价外，其他检验项目的质量控制工作才刚刚起步，尚缺乏一套完整的室间和室内质控体系，因此，生殖医学实验室的诸多检验项目要实现结果互认尚有一段时间，目前，一些生殖医学专家正在向此方向努力。

四、标准操作程序文件的书写

标准操作程序（standard operation procedure，SOP）亦称为作业指导书，为作业指导者正确指导作业者进行标准作业的基准。SOP 针对的是具体的作业活动，是实验室保证检验过程的质量而制定的程序，因此，其编写内容应该符合实验室服务用户的要求，且具有可操作性，而且应使用实验室工作人员都理解的语言进行编写。SOP 不是一层不变的，当实验环境、仪器设备、试剂等发生改变时，SOP 应做相应的修改。

严格来讲，实验室所有使用的检验程序或相关作业活动都必须有 SOP，生殖医学实验室的 SOP 包括仪器设备的操作程序、维护保养程序、试剂质检程序、检验项目操作程序、质量控制程序等。一般而言，SOP 的编写应遵循以下几点（许斌，2013）：① 实用性。SOP 的编写应力求简洁明确，在符合行业规定的基础上保持与日常工作相一致，做到"做你所写，写你所做"的原则。② 完备性。与检验质量密切相关的仪器设备以及所开展的检验项目均应建立相应的 SOP。③ 速查性。即相关操作人员在工作地点可以随时查阅。也可以简易操作卡的形式在工作台上供操作人员快速查阅。SOP 要提供目录以便于工作人员快速查阅。④ 易懂性。已形成的 SOP 应使用操作人员都能理解的语言编写。

检验项目的 SOP 文件应包括以下内容：

（1）文件控制标识。一般包括所在科室、项目名称、修订次数、页码、编写者、审核者和批准者（见表 16-1）。

表 16-1　文件控制标识

XXX 医院 生殖医学实验室	XXXX 分析 标准操作程序	第 X 版第 X 次修订 页号 / 总页数
编写者：XXX	审核者：XXX	批准者：XXX

（2）检验目的。

（3）检测方法和原理。

（4）性能参数。包括检测方法的线性范围、精确度、准确度、灵敏度、特异性等。

（5）原始样本系统。包括标本类型、标本量、标本处理方法、标本稳定性、标本拒收条件和标本保存等。

（6）容器和添加剂类型。

（7）仪器和试剂。包括仪器名称和供应商，试剂来源、主要组成和稳定性，试剂性能参数如线性范围、精确度、准确度、灵敏度、特异性等。

（8）校准。包括校准品来源、储存条件和稳定性，校准计划，校准程序等。

（9）操作步骤。包括仪器的打开、检测前准备、上样、检测、结果报告等。

（10）质量控制。包括质控品来源、储存条件和稳定性，质控品的检测，质控结果的判断规则，失控后的处理等。

（11）干扰。包括样本中可能影响检测结果的其他物质。

（12）结果计算程序的原理，包括测量不确定度。

（13）参考区间。

（14）可报告区间。

（15）实验室解释。

（16）安全预防措施。

（17）参考文献与相关文件。包括参考的操作规程和文献、相关的仪器说明书和试剂盒说明书等。

仪器设备的 SOP 视具体情况应包括以下内容：

（1）文件控制标识。

（2）仪器简介、主要结构和工作原理。

（3）仪器运行环境。

（4）授权操作人。

（5）开机程序、工作前准备、仪器的校准、质控操作。

（6）标本测定程序。

（7）维护和保养。

（8）关机程序。

五、质量控制方法

（一）质量控制的定义

质量控制是指为满足质量要求所采用的专业技术和活动，涉及实验室和相关部门采取的行政的和技术上的各种有效的措施和方法，包括实验室设施和环境、检验方法、仪器和检测系统的建立和确认、校准、室内质量控制、室间质量评价、纠正措施和质量控制记录等。

就单个检测项目来说，其质量控制一般分为内部质量控制（IQC）和外部质量评估（EQA）。IQC 是指为达到质量要求，实验室内部所采取的操作技术和活动。即由工作人员采取一定的方法和步骤，连续评价本实验室工作的可靠性程度，旨在监测和控制本实验室工作的精确度，提高常规工作中批内、批间标本检验的一致性，以确定检测结果是否可靠，可否发出报告。EQA 是指为客观比较某一实验室的测定结果与靶值的差异，由外单位采取一定的方法，连续、客观地评价实验室的结果，发现误差后及时通知该实验室进行校正，从而使各实验室之间的结果具有可比性。EQA 是对实验室操作和实验方法的回顾性评价，其不受地理范围的限制，一般在做好 IQC 的基础上进行。IQC 和 EQA 两者是相辅相成的，缺一不可。

（二）质量控制的目的

质量控制的目的就是寻找和发现检测分析过程中的误差和产生误差的原因，从而保持检测结果准确并稳定。一是保证不同时间同一实验室检验结果的一致性，二是保证不同实验室检验结果的可比性。

分析过程中的误差有两类：一是随机误差，又称偶然误差，即在重复性条件下对同一被测量物进行无限多次测量所得结果的平均值之差。随机误差是由各种未知可变因素引起的，源于计数和加样的机会性差异所导致的精确度不足，此误差可通过同一技术人员使用同一仪器进行重复测定来评测。随机误差不可消除，但可降低。二是系统误差，即在重复性条件下，对同一被测量物进行无限多次测量所得结果的平均值与被测量物的真值之差。系统误差由那些仅单向性改变结果的因素所引起，其所导致的结果背离不可能通过重复测量检测出来，常见于仪器和试剂引起的误差、方法误差以及操作误差。系统误差可以通过完善技术措施而消除，应该避免产生。质量控制的目的就是尽可能降低这两类误差。

（三）质量控制的三个阶段

对任何一个检测项目的质量控制，实际上都包括三个阶段，即分析前质量控制、分析过程的质量控制和分析后质量控制。

1 分析前质量控制

分析前质量控制包括标本的正确留取、验收、样本的预处理、样本的运送和保存等。生殖医学实验室的标本除了血液是常见标本外，精液、前列腺按摩液、阴道分泌物、尿道拭子等都是比较特殊的标本，都必须正确留取。如精液留取前必须禁欲 2 ~ 7 d，标本必须完整等；前列腺按摩液要在临床医生的正确按摩下留取；阴道分泌物要由临床妇科医生正确留取；尿道拭子要在实验室人员和患者配合下留取，拭子插入尿道的深度要足够等。

生殖医学实验室要建立标本验收制度。标本送达实验室后，实验室应有专人负责接收标本，按要求进行验收，其程序和内容包括：① 查对检验申请单所填项目和标本是否相符。② 标本号与检验单号是否相符。如采用条形码系统，则此问题较易解决。③ 标本是否新鲜。④ 检查标本的量和外观质量。⑤ 核实标本采集与送达之间的时间间隔，必要时须了解其标本采集后的保存方法，如在宾馆或家里留取的精液标本送往实验室的途中是否注意保温了。对于标本太少无法完成检测、标本类型与检测项目不符合者，均视为不合格样本，签收人员应拒绝接收，同时注明拒收原因，做好拒收记录，并向送检科室说明拒收原因，建议重新采集标本。对不合格但可以接受的样本，签收人员记录标本的缺陷，在报告中注明，结果供临床参考。

标本的预处理：对符合要求的标本，验收后按检验项目分类，随即进入预处理程序。如编号分离血清或血浆；精液标本经常规分析后要及时将精子与精浆分离；不能立即检验的精浆标本，应加塞后放 4℃冰箱保存；精子沉淀用于形态学检测时，宜将玻片制备好后保存。

标本的运送和保存：标本采集完成后，应尽可能减少运输和储存的时间，尽快送检，尤其是精液、前列腺按摩液和阴道分泌物样本。精液标本运送时要注意保温。不能立即进行分析或分析后需要重新检测的样本，必须进行预处理或以适当方式保存，才能降低由存放时间带来的测定误差。保存中应注意避光及隔绝空气，保存期限视标本的种类及检验目的不同而定。短期保存的标本最常用的方法是 4℃冰箱冷藏。需要长期保存的标本，保存温度要低于 -20℃。

2 分析过程的质量控制

分析过程指的是从标本合格验收到测定完毕的全过程。这个阶段应该做好标本的验收和预处理，建立稳定可靠的测定系统，实施完善的室内质控和室间质评程序。

标本经验收合格和预处理后即进入分析过程。由于不同的检测项目分析过程有所不同，且应用于临床常规检测的项目均已经过系统的方法学评价，因此，一般来说，目前在生殖医学实验室用于临床分析指标的检测项目的检测方法，应该是最可靠的测定方法，关键是要做好质量控制措施。

分析过程首先要注意标本编号的唯一性，这是保证结果可靠的第一步，千万不能张冠李戴，要有"三查七对"制度。由于生殖医学实验室有许多项目仍是手工分析为主，因此标本和各种试剂的加样量一定要保证准确，加样吸管和移液器要定期校正；加样后样本和试剂要保证充分混匀；孵育的温度和时间要保证一致。每批检测过程中要有空白对照、标准管、质控管平行检测，生化检测项目要有高、低浓度的质控品，免疫学检测项目要有阴性和阳性对照。分析完成后要做好每日室内质控的记录。有关室内质控和室间质评的内容见本节后。

3　分析后质量控制

分析后质量控制指的是患者标本分析后检验结果发出直至临床应用这一阶段的质量保证，主要有两个方面：① 检验结果的正确发出。② 咨询服务，即检验结果合理解释及其为临床医师应用的过程。这一环节的疏漏将有可能使分析前、分析过程中的质量保证有始无终，甚至前功尽弃。

检验结果的正确发出，首先得确认和保证检验结果真实、可靠。这要从以下几点确认：① 被检测样本的采集和送检合乎要求；② 样本处理得当，没有干扰测试的因素；③ 分析仪器运转正常；④ 检测试剂无质量问题，且在有效期内；⑤ 检验人员技术熟练，操作规范无差错，没有其他突发干扰因素；⑥ 室内质控在控，结果计算准确无误。如这 6点均得到肯定，则基本上可以确认该批检测结果准确可靠。

检验结果确认后，必须及时报告给临床医师，主要通过发送检验报告的方式报告。检验报告是检验结果的传递载体，发送检验报告有两种形式，一是检验报告单的形式，二是通过医院内计算机网络系统传递。无论何种形式，发出的检验报告必须保证完整、准确、及时。检验报告发出前，要有严格的报告单签发和审核制度，审核最好由本专业实验室负责人进行。审核的基本内容有：临床医师所申请的检测项目是否已全部检测，是否漏项；检验结果填写是否清楚、正确；有无异常的、难以解释的结果；决定是否需要复查等。

检测结果异常时，应与以前的检测结果进行比较，观察当前检测的结果及其变化是否符合规律，可否解释，必要时可与临床医生取得联系。

检测完毕后，样本的储存也很重要，主要目的是备查。分析前，样本保存时间要尽可能短；分析后，根据样本种类及检测指标的不同，保存时间可长可短，其原则是保存后的样本检测结果与初次检测结果仍有可比性。生殖医学实验室中，血清、精浆及形态学涂片可保存相对长一段时间，前列腺按摩液、尿液、阴道分泌物等一般不储存。样本储存的原则是：要有专门的样本储存的规章制度，要专人专管，要做好标记，有规律存放，要定期清理以减少不必要的资源消耗。

（四）质量控制的统计学基础

要进行室内质量控制和室间质量评价，了解一些统计学术语是很有必要的，现把常用的统计学概念简述如下（陆金春 等，2009）。

1　总体、样本和随机抽样

总体是根据研究目的确定的同质的观察单位的全体，即同质的所有观察单位某种观察值（变量值）的集合。总体可分为有限总体和无限总体。总体中的所有单位都能够标识者为有限总体，反之为无限总体。

所谓样本，即从总体中随机抽取的部分观察单位。样本应具有代表性。所谓有代表性的样本，是指用随机抽样方法获得的样本。随机抽样是指按照随机化原则从总体中抽取部分观察单位的过程，随机化原则即总体中每一个观察单位都有同等的机会被选入样本中。

随机抽样是样本具有代表性的保证。在生殖医学实验室的各项检验过程中，要保证随机抽样，样本充分混匀是关键。

2 样本均数

常用 $\bar{x}$ 表示，是最常用的一个统计数，能集中反映一个样本的特性。一般有算术均数和几何均数两种，以算术均数常用，即将呈正态分布的样本中所有个体的值计总和后除以个体数，可以用计算器或电脑很方便地求得。几何均数用以描述对数正态分布或数据呈倍数变化资料的水平，如各种基因拷贝数的比较需用几何均数表示，先将拷贝数的指数结果（如 2×10^6 copies/ml）进行对数转换（$\lg 2 \times 10^6 = 6.301$）后再比较。如果样本数据不呈正态分布（偏态分布），可用中位数表示，一般将样本数据进行四分位数分析，以 M、P_{25}、P_{75} 表示，M 为中位数，P_{25}、P_{75} 分别为百分位数中的第 25% 百分位数和第 75% 百分位数。

3 变异

即在自然状态下，个体间测量结果的差异。变异是医学研究领域普遍存在的现象。严格地讲，在自然状态下，任何两个患者或研究群体间都存在差异，其表现为各种生理测量值的参差不齐。变异的原因可能是常见的或特殊的。特殊原因变异是指较大的、非连续性的或无法预测的、仅影响某些值（随机变异）的变异来源。

4 标准差与标准误

标准差以 s 表示，是一个基本的统计数，是表示变异的指标，反映样本中各个个体的离散程度。标准误以 $S\bar{x}$ 表示，即许多样本均数的标准差，反映了样本均数间的离散程度，以及样本均数与总体均数的差异，说明均数抽样误差的大小。抽样误差，即抽样造成的样本统计量与总体参数的差异，由个体变异产生。总体中抽样量越大，抽样误差越小，但需权衡增加精确度与时间花费及因检测人员疲劳导致准确性下降之间的利弊。

5 变异系数

是标准差相对于平均数的大小，缩写符号为 CV，也是表示变异的指标，常表示检验的不精确度，十分常用。$CV = $ 标准差 / 均数 $\times 100\%$。

CV 和标准差虽然均表示样本中个体的离散程度，但 CV 明显优于标准差，因为其大小不受样本均数和单位的影响，而样本均数越大，相应的标准差也增大。

6 计量资料、计数资料和等级资料

计量资料，亦称定量资料、测量资料，即对每个观察单位用定量的方法测定某项指标量的大小所得的资料，其变量值是定量的，表现为数值大小，一般有度量衡单位，如精子浓度、血清生殖激素、各种生化指标等的结果。

计数资料，亦称定性资料或分类资料，即将观察单位按某种属性或类别分组所得的观察单位数，其观察值是定性的，表现为互不相容的类别或属性，如自身抗体阳性和阴性的人数、精子活力分级中前向运动、非前向运动和不动精子数等。

等级资料，又称有序变量，即将观察单位按测量结果的某种属性的不同程度分组，所

得各组的观察单位数。等级资料介于计量资料和计数资料之间，亦称半计量资料。其与计量资料相比，每个观察单位未确切定量；其与计数资料相比，属性分组有程度差别，各组按大小顺序排列。如前列腺按摩液、阴道分泌物等中的白细胞数，可分为 +、++、+++ 等。

7 概率

以符号 P 表示，反映某一事物发生的可能性大小的量，必然发生的事件其 P 值为 1，必然不可能发生的事件其 P 值为 0，绝大多数情况下 P 值介于 0 和 1 之间。常用的两个判别指标是 0.05 和 0.01，$P < 0.05$ 一般指示发生的可能性很小，当 $P < 0.01$ 时，可以说发生的可能性几乎没有了，在做抽样误差分析时，对应这两种情况的统计学术语是"差别有显著性意义"和"差别有非常显著性意义"。

8 Poisson 分布与二项式分布

Poisson 分布是一种用于建立计算模型的理论分布，又称泊松分布，为统计与概率学里常见的离散概率分布，适合于描述单位时间或空间内随机事件发生的次数。二项式分布，为一种理论分布，用于模式化表达那些只有两种互斥结果的事件。例如活动 / 不活动、存活 / 非存活等。在事件发生概率很小、重复次数很大的情况下，二项式分布近似泊松分布。

9 正态分布与偏态分布

正态分布，又称高斯分布，为一种连续型分布，表现为一条呈对称的钟形曲线。当一个样本做重复测定后，所有的数据不会全部是一样的，正常时这样一组数据的分布就呈正态分布，可以得到一个平均数（$\bar{x}$）和标准差（s）。以 $\bar{x}$ 为中心，左右一个 s（即 ±1s）范围内正态曲线下所包含的面积约为全部面积的 68%，也就是 $\bar{x}$±1s 的数据点约占全部数据点的 68%。$\bar{x}$±2s 的范围内包含约 95% 的数据点，$\bar{x}$±3s 的范围内含约 99.7% 的数据点。正态分布曲线图上，均数 $\bar{x}$ 的大小不同，仅影响曲线顶部的位置，而标准差 s 的大小影响曲线的宽度，所以不同 $\bar{x}$ 和 s 形成的正态曲线的陡峭或平坦的程度是不一样的，但是上述的规律却是一定的。我们正是在这一基础上进行室内质量控制工作的。

偏态分布是相对于正态分布而言的，分布曲线左右不对称。偏态分布可分为正偏态分布和负偏态分布，前者曲线右侧偏长，左侧偏短；后者曲线左侧偏长，右侧偏短。

10 频数表

用于表示一批数据各观察值或在不同取值区间出现的频繁程度（频数）。对于离散数据，每一个观察值即对应一个频数；对于散布区间很大的离散数据和连续型数据，数据散布区间由若干组段组成，每个组段对应一个频数。如统计不同精子浓度区间【精子浓度 < 5×10^6/ml、$5 \times 10^6 \sim 10 \times 10^6$/ml（不含 10×10^6/ml）、$10 \times 10^6 \sim 15 \times 10^6$/ml、> 15×10^6/ml】的患者数时即可用频数表。

11 百分位数、中位数、四分位数和极差

百分位数是将 n 个观察值从小到大依次排列，再把它们的位次依次转化为百分位。极

差亦称全距，即最大值与最小值之差，用于资料的粗略分析，其计算简单但稳定性较差。中位数，即将一组观察值由小到大排列，n 为奇数时取位次居中的变量值；n 为偶数时，取位次居中的两个变量的平均值。中位数反映一批观察值在位次上的平均水平。四分位数是指把一组观察值从小到大排列并分成四等份，处于三个分割点位置的数值。第一个四分位数称为下四分位数（Q1），等于该组观察值由小到大排列后的第 25% 处的观察值；第二个四分位数（Q2）就是中位数；第三个四分位数（Q3）称为上四分位数，等于该组观察值由小到大排列后的第 75% 处的观察值。第三四分位数与第一四分位数的差距称为四分位距。四分位数常与中位数一起使用，描述偏态分布资料的分布特征，较极差稳定。百分位数的另一个重要用途是确定医学参考值范围。

12 相关系数（r）

为用以描述两个随机变量之间线性相关关系的密切程度与相关方向的统计指标。

13 置信区间与参考值范围

置信区间（confidence interval，CI），又称可信区间，即按一定的概率或可信度用一个区间来估计总体参数所在的范围，预先给定的概率称为可信度或者置信度，常取 95% 或 99%。95% 参考值范围是指同质总体内包括 95% 个体值的估计范围。若观察指标服从正态分布，95% 参考值范围的公式为：$\bar{x} \pm 1.96\,s$。目前，在生殖医学实验室的检验项目中，95% 参考值范围的确定有两类：一是双侧界值，以范围表示，即 $(\bar{x} - 1.96\,s) \sim (\bar{x} + 1.96\,s)$；二是单侧界值，以上限或下限表示，即 $> \bar{x} + 1.64\,s$ 或 $< \bar{x} - 1.64\,s$。

14 准确度、靶值及偏倚

准确度，即检验结果与真值的接近程度。真值，即一个物理量在一定条件下所呈现的客观大小或真实数值，它是一个理想的概念，一般是无法得到的，故通常以靶值、认定值、约定真值或公议值表示。靶值或认定值，即对真值的估计，通常是来自许多实验室结果的平均值。偏倚，即一个检测结果偏离靶值或认定值的程度。其不准确性具备可重复性且始终在同一方向出现，即存在系统误差。

15 精确度

即重复测量结果间的一致程度。通常以不精确度表示，不精确度又称漂移，为测量值连续的微小改变，即每种检测方法或每个批次内、批次之间、每次运行间的变异，或实验室变异。精确度的测量不受偏倚的影响。

（五）质控品

国际临床化学学会（IFCC）对质控品的定义为：专门用于质量控制目的的标本或溶液，不能用作校准。选择什么类型的质控品是质控工作首先要解决的问题。然而，目前用于生殖医学实验室检测项目的质控品却相对缺乏，除了常规病原体免疫学检测和核酸检测项目以及生殖激素的质控比较成熟外，进口的标准乳胶珠溶液可用于精子浓度的质控，而有关其他项目的质控品，目前国内外尚未有商家或组织机构提供。而且，用于监测精子浓度的标准乳胶珠溶液与精液样本的理化性质相差较大，也不是最合适的质控品。有幸的是，目前一些从事生殖医学产品的生产制造商已十分重视此领域，一些质控品正在研发当中。

要开发一种适合于生殖医学实验室的新的质控品（这里指用于精液分析目的的质控品，而非血清类质控品，因为血清类质控品可参照临床化学用质控品制备，这样的技术要求已比较成熟，这里不做描述。），必须符合如下要求：① 精浆基质；② 无传染性；③ 添加剂和抑菌剂（防腐剂）的含量尽可能少；④ 瓶间变异尽可能小；⑤ 冻干品保存，溶解后要有一定稳定性，2～8℃时不少于 24 h，−20℃时不少于 20 d；⑥ 到达实验室的有效期应在 1 年以上。

选用质控品时要注意的问题有：① 质控品的基质效应。在对某一分析物进行检验时，处于该分析物周围的其他成分的组合是该分析物的基质。由于这些组合成分的存在，对分析物的检验可产生"基质效应"。理想情况下，质控品与患者标本应具有相同的基质状态。② 质控品的稳定性。好的质控品应该在规定的保存条件下，至少稳定 1～2 年。③ 质控品定值与非定值。定值质控品提供了被分析物在不同检测系统下的均值和预期值范围，而非定值质控品未提供，但两者并无不同，只是非定值质控品生产厂商没有邀请一些实验室为其产品做定值。不论是定值还是非定值质控品，在使用时，用户必须用自己的检测系统确定自己的均数与标准差。④ 质控品的瓶间差应尽可能控制到最小。冻干质控品因要复溶，瓶间差往往较大，如果使用稳定期长的液体质控品，可消除瓶间差和复溶时的操作误差。⑤ 质控品的分析物水平（浓度）。通常挑选处于医学决定水平的、可报告范围的上下限值浓度的 2 个或多个质控品。

用于室内质控的质控品可以外购或者实验室自制，而用于室间质评的质控品一般由特定的室间质评机构发放。外购的商品化的质控品一般均提供了均数和已知变异范围，可以评估所在实验室分析项目的准确度和精密度。如果采用这类质控品，实验室应建立起自己的质控图用于评估精密度，并应当用生产商的推荐范围来评价准确度。外购质控品的缺点是成本与可获得性的问题。使用外购质控品，需关注生产商所给靶值的获得方式，如多次分析、认定值、修正均数等。实验室自制的质控品的优点是成本低，可根据实验室的特殊需要而专门制备，可以制备很多样本（涵盖结果范围更大）并长期储存，缺点是靶值未知。

（六）室内质控

室内质控的目的是监测测定过程中出现误差时，能有适当的质控方法警告检验人员。通常采用的方法是将质控品与患者标本放在一起测定，将质控品测定结果标在质控图上，然后观察质控品测定结果是否超过质控限来判断该批患者标本的结果是在控还是失控。质控图为一种时间序列图，它显示了一系列个体测量值以及中心线和控制限。控制限源于单纯共同原因的最大允许变异。变异超过控制限，则表明有特殊原因影响检测过程。测量过程的所有值都在预期控制限内，为在控；测量值超过预期的控制限，或测量值虽在控制限内但显示了明显的失控趋势，表明该测量程序失控。凡失控程序都必须进行评估。计划

（plan）—执行（do）—检查（check）—调整（adjust）（PDCA 循环，又称 Shewhart 循环）循环是进行质控应该遵循的科学程序，也是质控计划的核心。连续性监测不但可以检查和修正问题，还有助于预防问题的出现。但需注意的是，质控样本应作为常规实验室工作的一部分，而不要特殊对待，否则会得到比常规样本更精确和更准确的结果。

可供应用的质控图有多种，如 Levey-Jennings 质控图、Z 分数图、Westgard 质控图、S 图、Youden 图、Bland-Altman 图、Monica 质控图、X_{bar} 图等，可根据需要选用。其中最常用的是 Levey-Jennings 质控图。

1　Levey-Jennings 质控图

此图即通常所称的常规质控图。20 世纪 50 年代由 Levey 和 Jennings 引入临床检验中，60 年代以后被普遍应用。其方法是建立在单个质控品做双份测定值的均数（$\bar{x}$）和极差（R）的基础上。此图的优点是可以观察批内误差（R）和批间误差（$\bar{x}$ 的变化）。在问题出现以前发现预示性迹象，便于尽早采取措施以防止发生误差。目前大家所熟悉的 Levey-Jennings 质控图是经 Henry 和 Segalove 修改了的图。它以 20 次单份质控品的测定结果计算均数和标准差，定出质控限（以 $\bar{x} \pm 2s$ 为警戒限，$\bar{x} \pm 3s$ 为处置限），每天随患者标本测定质控品 1 次，将所得的质控品测定结果标在质控图上。这个经过修改的图就是单值质控图。

Levey-Jennings 质控图（图 16-2）的上方为各项目的名称、测定方法、单位、日期等有关内容，同时在图的纵坐标 $\bar{x}$ 及 $\pm 1s$、$2s$、$3s$ 等处标上相应具体的数值。用蓝笔在 $\bar{x} \pm 2s$ 处画线，为警戒线；用红笔在 $\bar{x} \pm 3s$ 处画线，为处置线。

Levey-Jennings 质控图的制作方法如下：对新批号的质控品，在常规条件下测定 20 天或更多天（批），作统计处理，剔除超过 $3s$ 的数据后得均值和标准差。此均值作为暂定均值，也即为质控图上的中心线（暂定中心线）。暂定均值和标准差作为下一个月室内质控图的均值和标准差进行室内质控，1 个月结束后将该月在控结果与前 20 个质控品测定结果收集在一起，重新计算均值和标准差，此为累积均值和标准差，以此累积均值和标准差作为下一个月的质控图的数据。重复上述操作，连续 3~5 个月。这 3~5 个月的累积均值和标准差即可作为质控品有效期内的常规均值（常规中心线）和标准差。准备更换新批号质控品时，应在旧批号质控品用完之前，将新批号与旧批号质控品同时进行测定，重复上述过程，建立新批号质控品均值和标准差。在确定均值和标准差后，如果测定方法处于稳定状态，就能对其后的观察值（患者标本测定值）的范围做出统计学上的预测。质控品预期值范围的确定建立在置信区间概念的基础上。假定均值代表质控品的"真值"，标准差可用来表示实际测定值的正态分布，可接受的预期值范围可用均值加减标准差的若干倍数的方式表示。通常规定 95% 或 99%（实际上应为 95.45% 或 99.73%）作为统计学上的可接受置信区间，相当于质控测定值应落在 $\bar{x} \pm 2s$ 或 $\bar{x} \pm 3s$ 的范围内。在此范围内，则应认为该批测定在控。

质控图制好后，可以开始将日常工作中该质控品每天（批）测定结果值点于图中，并将相邻的点用线连接。画上连线是为了增强视觉效果，便于观察，容易发现问题。在图的下方逐日记录日期、校准液吸光度、质控血清吸光度和操作者姓名，如有特殊情况可记录在备注栏中。每个项目只做一个数据，并逐日将各个质控点以直线相连，形成质控曲线图。应每天及时将质控数据点到图上，而且要注意观察有无发生失控的情况，如果质控结果提示有失控的情况，即应进入处理失控的程序，并正确处理临床检测结果报告单的签发。在 1 个月末，应及时对本月的质控情况做出小结，统计出当月的 $\bar{x}$、s 和 CV，对本月的质控情况做一简要明确的回顾，分析与记录所有值得重视的情况，对失控及采取的措施、采取措施后的效果等情况也应在小结中记录。

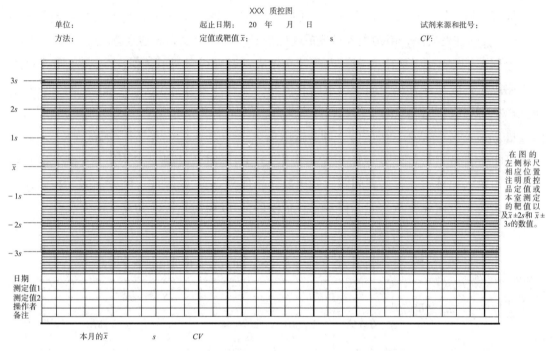

图 16-2　Levey-Jennings 质控图

Levey-Jennings 质控图的质控规则：① 一般将 ±2s 线作为警戒线，±3s 线作为处置线，质控值超过 ±3s 提示失控，暂时不能发出临床检测结果报告，进入失控处理程序。本规则的目的主要是发现随机误差。② 不应有连续 5 次以上结果在均值的同一侧，或 5 次以上数值渐升或渐降，不应有连续 2 次结果在 $\bar{x}$±2s 以外。如果出现这种情况，则提示存在系统误差，需采取正确的措施，使质控值回复到符合统计原理的随机分布状态。③ 如采用以 $\bar{x}$±2s 为失控线，虽然可以提高误差检出概率，但假失控概率亦较大，需要经过仔细评价。若以 $\bar{x}$±2.5s 为控制线常可获得较好的控制效果。④ 如果采用的是定值质控品，并且 $\bar{x}$ 与该定值（靶值）有较大差异时，应以本室的 $\bar{x}$ 在图中标示，对质控效果不会有不良影响。⑤ 按照 Levey-Jennings 质控图的原意，使用 2 个控制品时以 1_{3s} 为失控规则，只要有质控值超出 $\bar{x}$±3s 的，就定为失控；使用 1 个控制品时，以 1_{2s} 为失控规则，

只要有质控值超出 $\bar{x} \pm 2s$ 的，就定为失控。若仅以 1_{3s} 为控制规则，对误差识别的灵敏度不够；因此，这2种规则无论单独使用或联合使用时，均应小心判断。⑥ R_{4s} 规则只用于每批做2个或2个以上水平质控品时。即在一批内，一个质控品的测定值超出了 $\bar{x}+2s$ 限值；另1个质控品测定值超出了 $\bar{x}-2s$ 限值，提示失控。这个"范围"规则对分布宽度的变化很敏感，所以对检测系统的精确度变化或随机误差的增大有很好的指示作用。

2 X_{bar} 图

X_{bar} 图，即测量值的均值对时间所作的质控图，用于监测检测过程的变异性和测量值的均值与靶值的差异，可用来发现那些极端偏离靶值的实验结果或全方位增加的结果变异，从而评估全体检测人员的准确度。通过 X_{bar} 图连续性地测量相同样本可检测出系统误差，但 X_{bar} 图在发现是否由检测人员造成高度变异的结果上没有 S 图敏感。

绘制 X_{bar} 图时，一般用同一室内质控品做成一系列样本进行连续测定。前10个样本分析完成后，分别计算每个质控样本所有检测人员的均值和标准差，然后再计算这10个质控样本的均值和标准差的平均数，分别为 X_{bar} 和 S_{bar}，然后根据表16-2和参与检测人员的数量（n）确定警戒限和处置限，即警戒限为 $X_{bar} \pm A_{2,n} \times S_{bar}$，处置限为 $X_{bar} \pm A_{3,n} \times S_{bar}$，从而以此绘制 X_{bar} 图（图16-3）。以后每检测完10个样本后重新计算均值和标准差以及相应的平均数，如果质控没出现问题，就用这些新值来更新 X_{bar} 和 S_{bar} 的控制限。在质控样本用完之前，应该准备新的混合样本。新批次的前10个质控样本和剩下的原有样本一起测定分析，共同建立新的控制限。

表 16-2 X_{bar} 图和基于平均标准差（S_{bar}）的 S 图的控制限的决定因素

检测人员数量（n）	SD 测量值（C_n）	X_{bar} 图控制限		S 图控制限			
		警戒值（A_2）	处置值（A_3）	处置低限（$S_{0.999}$）	警戒低限（$S_{0.975}$）	警戒高限（$S_{0.025}$）	处置高限（$S_{0.001}$）
2	1.253	1.772	2.659	0.002	0.039	2.809	4.124
3	1.128	1.303	1.954	0.036	0.180	2.167	2.966
4	1.085	1.085	1.628	0.098	0.291	1.916	2.527
5	1.064	0.952	1.427	0.160	0.370	1.776	2.286
6	1.051	0.858	1.287	0.215	0.428	1.684	2.129
7	1.042	0.788	1.182	0.263	0.473	1.618	2.017
8	1.036	0.733	1.099	0.303	0.509	1.567	1.932
9	1.032	0.688	1.032	0.338	0.539	1.527	1.864
10	1.028	0.650	0.975	0.368	0.563	1.495	1.809

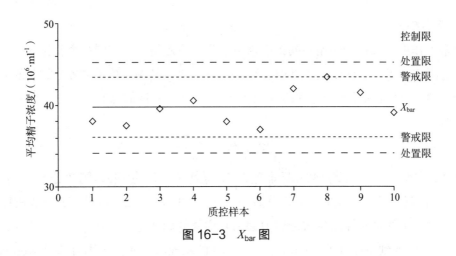

图 16-3　X_{bar} 图

3　S 图

S 图，即测量值的标准差对时间所作的一种质控图，可用于监测检测过程的一致性和检测人员测量的精确度。

S 图与 X_{bar} 图一样，主要用于监测是否由于检测人员造成了高度变异的结果，且在发现结果变异上比 X_{bar} 图敏感。绘制 S 图时，与绘制 X_{bar} 图一样，一般用同一室内质控品做成一系列样本进行连续测定，分别计算每个质控样本所有检测人员的均值和标准差，并计算平均标准差（S_{bar}）。然后根据表 16-2 和参与检测人员的数量（n）确定警戒限和处置限，即警戒上限为：$S_{bar} \times S_{0.025\,n}$，警戒下限为：$S_{bar} \times S_{0.975\,n}$，处置上限为：$S_{bar} \times S_{0.001\,n}$，处置下限为：$S_{bar} \times S_{0.999\,n}$，从而以此绘制 S 图（图 16-4）。

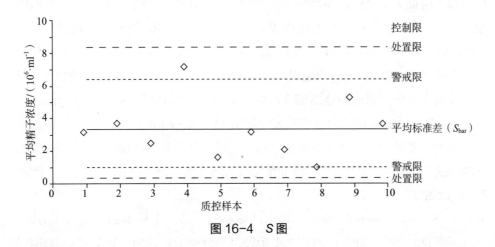

图 16-4　S 图

由于质控样本全部来源于同一个混合的储存样品，样本之间预期没有差异，所以检测人员之间的任何显著性差异将提示是某个或多个人员在分析中产生的系统性偏倚。S 图上如果结果落在控制限下限以下，常表示非预期的低变异，可能提示检测人员之间一致性水平的真实提高，或可能私下串通过。

4 Z 分数图

日常工作中如果每天使用不同浓度水平的几个质控品，要在同一个质控图上点出这些质控品的测定结果就有所不便。此时，可采用各个质控品测定值的"Z 分数"的方法来解决这个问题。某质控品的"Z 分数"是该质控品的某次测定值与其均值之差，除以该质控品的标准差：

$$Z \text{ 分数} = \frac{x_i - \bar{x}}{s}$$

例如，某质控品均值为 140，标准差为 5，某次测定值为 145，则 Z 分数 =（145-140）÷5＝+1；若测定结果为 130，则 Z 分数 =（130-140）÷5＝-2。因此，Z 分数质控图中的值和正负号表示的是质控品某次测定值偏离其均值的标准差的倍数和方向。Z 分数质控图的刻度一般从 -4 到 +4，其间为 ±1、±2、±3 的质控限。质控规则可参考 Westgard 多规则，见本章 6.5"Westgard"质控图。

5 Westgard 质控图

Westgard 质控图的图形和 Levey-Jennings 质控图基本相似，不同之处主要在于 Levey-Jennings 质控图仅在图上考虑单个质控规则，而 Westgard 质控图考虑的是多个质控规则。

常说的 Westgard 多规则即 1_{2s}、1_{3s}、2_{2s}、R_{4s}、4_{1s}、$10_{\bar{x}}$ 共 6 个质控规则，用 $1_{2s}/1_{3s}/2_{2s}/R_{4s}/4_{1s}/10_{\bar{x}}$ 表示。① 1_{2s} 规则：为警告规则，而不是失控规则。若本批检验有一个质控品结果超出（不包括正好在限值线上的结果）±2s，表示本批结果可能有问题，是一个警告，但不能肯定是失控，需要做进一步分析，若再符合以下任何一条规则，才能判为失控。② 1_{3s} 规则：若本批检验有一个质控品结果超出了 3s 控制线，判为失控。③ 2_{2s} 规则：可有 2 种表现，同批 2 个质控品结果同方向超出 ±2s 限值；或同一质控品连续 2 次结果同方向超出 ±2s 限值，提示存在系统误差，判为失控。④ R_{4s} 规则：即在同一批测定中，两个质控品结果极差超出 4s 范围，例如其中有一个超出了 +2s 限值，另一个超出 -2s 限值，或一个超出了 +2.5s，另一个超出了 -1.5s 时，属随机误差过大，判为失控。⑤ 4_{1s} 规则：有 2 种表现，同一质控品连续前 3 次结果和本次结果在同方向超出 1s 范围；或 2 个质控品的前 1 次结果和本次结果，均同方向超出 +1s 或 -1s 范围，提示存在系统误差，判为失控。⑥ $10_{\bar{x}}$ 规则：本次结果与前 4 次结果连续分析，2 个质控品 5 次结果连续在均值的同一侧；或一个质控品连续 10 次结果在均值的同一侧。提示存在系统误差，判为失控。

6 Youden 图

Youden 图，为 Youden 在 1967 年提出的质控图，即一个样本的测定值对另一个样本的测定值所绘制的图形。如果同时测定低值及高值两种质控品时，可制成双值质控图。一般将低值画在水平轴，高值画在垂直轴，形成正方形图，正方形的中心点即为两个样本或质控品平均值的交叉点。Youden 图可以区分系统误差及随机误差，也适用于室间质量评价的统计分析。

图 16-5 显示的是每个检测人员或每个质控中心分别检测两份不同标本的精子浓度所作的 Youden 图。图中的水平点线和垂直点线分别表示两个标本检测结果的 95% 可信区间，系由本实验室有经验的检测人员（IQC）或参考实验室（EQC）的测量结果确定。检测值应落在由这些点线交叉形成的靶窗口区域。如果一个样本的值落在其靶范围，而另一个样本的值不在靶范围，表明为随机误差（1 区）；如果两个样本的值都高（右上方，2 区），或都低（左下方，2 区），表示系统误差；如果一个样本的值过低，而另一个样本的值过高，最有可能是随机误差所致（3 区）。

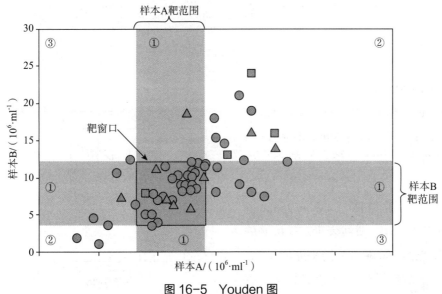

图 16-5　Youden 图

7　Bland-Altman 图

Bland-Altman 图由 J. Martin Bland 和 Douglas G. Altman 于 1986 年提出，为一种描述一系列配对测量值差值相对于其均值的散点图。其可用于比较两种检测方法结果是否一致，如手工精子浓度分析法与 CASA 法的比较等，或用于比较相同指标的两次重复测定结果是否一致。Bland 与 Altman 认为，测量误差不会影响变量间的相关性，但会影响其一致性，故 Bland-Altman 图可以很好地反映两种方法或两次重复之间的一致性。Bland-Altman 图（图 16-6）的横轴为两种或两次评定结果的均值，纵轴为两种或两次评定结果间的差异值，考察评定者间均数及差异的关系。Bland-Altman 图主要是观察两种或两次测量之间差异的分布。

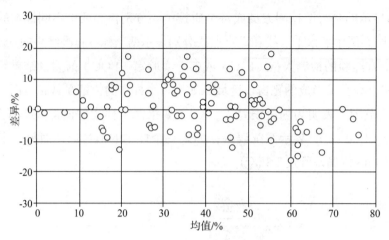

图 16-6　Bland-Altman 图

8　Monica 质控图

Monica 质控图为 Levey-Jennings 质控图的补充。在 Levey-Jennings 质控图中，一般取一个样本双份检测的均值作图，其不能反映一个样本双份检测时的差异；而 Monica 质控图在 Levey-Jennings 质控图基础上，用中垂线表示双份检测的差值，垂线的长短可作为精密度的指示，垂线越短精密度越好，垂线越长精密度越差（图 16-7）。

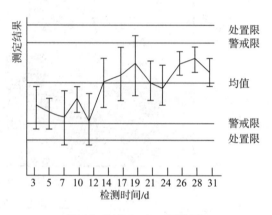

图 16-7　Monica 质控图

9　失控后的处理

对失控情况采取正确的措施是质控工作的一项重要内容。分析阶段质量控制的工作流程，是在患者标本检测前和检测中测定质控品，记录控制值绘制于质控图中。控制值在控，患者标本可以检测和报告；控制值失控，停止患者标本的检测，拒发检验报告，寻找原因，解决问题，再重新开始检测，并对失控时的患者标本重做。以上整个过程应有详细文字记录并保存。

失控信号的出现受多种因素的影响，这些因素包括操作上的失误，试剂、校准物、质控品的失效，仪器维护不良以及采用的质控规则、控制限范围、一次测定的质控标本数等。失控信号一旦出现，首先要尽量查明导致失控的原因，采取适当措施，消除后，再随机挑选出一定比例（如 5% 或 10%）的待测标本重新测定，最后根据既定标准判断先前的测定结果是否可接受，对失控做出恰当的判断。如判断为真失控，应该对相应的所有失控待测标本和质控标本进行重新测定，并且质控标本结果应该在控。如失控信号被判断为假失控，常规测定报告可以按原先测定结果发出，不必重做。

　　一般可以采用如下步骤寻找原因：① 检查质控图或控制规则以确定误差类型，区分是随机误差还是系统误差。一般而言，质控曲线的突然变化或较大幅度的波动应多考虑随机误差，而趋向性的现象多为系统误差。② 认识与误差类型有关的一些因素。导致系统误差的因素比引起随机误差的因素多见，一般也较容易解决。引起系统误差常见原因有试剂批号改变、校准物批号改变、校准物定值错误、试剂配制不当、试剂变质、校准物变质、试剂或校准物的贮存不当、由于移液管误调或未校准引起的标本或试剂的体积变化、孵育箱和反应盒的温度变化、分光光度计的光源老化以及操作人员的更换等。引起随机误差的常见原因有试剂和试剂通道中的气泡、试剂混合不当、温度和孵育不稳定、电压不稳定以及在吸量、定时方面的个体操作差异等因素。③ 手工法操作的项目应认真回顾操作的全过程，有无换人，有无操作及结果计算上的失误，然后依次确认标准品、试剂、反应温度、比色计等是否正常。④ 使用分析仪测定者，首先应该分析在质控品失控之前有无改变分析系统的状态，如分析仪硬件的更改（包括光路部件的更换）、化学反应参数的更改、标准品或试剂的变更、质控品变更等。对于更改过的部分应仔细确认其更改的正确性。同时区分是个别项目失控还是多个项目失控。个别项目失控，可以基本确定分析仪工作是正常的。多个项目失控，处理问题的步骤首先应针对这些试验的共同因素。找不出明显共同因素的多个项目甚至是全部项目的失控，很可能是仪器故障、质控品变质等所致。⑤ 分析与新近的改变有关的原因。系统误差多与试剂或校准问题有关。突然漂移通常由更换试剂、新的校准或校准品批号改变所引起。当查找漂移的原因时，操作者应检查试剂、校准，并且做好记录，以便为解决问题提供线索。⑥ 解决问题并记录处理结果。检查出问题的原因后，针对这个原因采取纠正措施，这时可以重新测试所有的质控品，一旦在控，应将失控批次的待测标本部分或全部重新测定。另外，应该将失控事件以及具体的处理过程详细记录下来。

　　室内质控是长期的日常工作，要将每天累积下来的大量数据，除了在每月结束时做小结和分析外，应该作为实验室重要的资料予以长期妥善的保存。

（七）室间质量评价

　　尽管目前我国生殖医学实验室的检测项目尚未进入室间质量评价阶段，但一些生殖医学专家已在临床实验室初步尝试开展室间质量评价工作。随着人们尤其是相关的权威组织机构的重视，室间质量评价的建立是指日可待的。现将室间质量评价的概念及方法简述如下。

　　室间质量评价是由多家实验室测定同一个样品，并由外部独立机构收集和反馈各参与实验室上报的测定结果来评价实验室检测水平的过程。室间质量评价也被称作能力验证。所谓能力验证，即通过实验室间的比对，判定实验室的校准/检测能力的活动。它是为确定某个实验室某些特定校准/检测能力以及监控其持续能力而进行的一种实验室间比对。

　　国际上实验室间的质量评价可以追溯到 20 世纪 30 年代，我国的室间质评则起始于 20

世纪 70 年代末。经过 40 多年的发展，已在全国范围内形成一个临床生化、免疫、骨髓等检验的质控网络，但该网络在生殖医学方面还几乎是空白，有待进一步的发展。

1 室间质评的目的和作用

室间质评作为质量控制的手段可帮助参与实验室提高质量，改进工作，减少差错，避免可能出现的医疗纠纷和法律诉讼，建立各实验室间检验结果的可比性，最终使参与实验室能提供准确的检验结果。

室间质评具有如下作用：① 可以帮助了解实验室间差异，评价实验室检测能力；② 可帮助实验室发现问题和采取相应措施；③ 可以帮助实验室提高分析能力和改进实验方法；④ 室间质评结果可以作为实验室质量稳定与否的客观证据；⑤ 多次满意的室间质评成绩可以增加实验室用户的信心；⑥ 室间评价结果可以作为实验室认可的重要依据；⑦ 室间质评成绩可作为卫生行政主管部门和医院管理者对实验室质量实施监督管理的重要工具；⑧ 室间质评可以帮助实验室确定哪些项目需要重点投入和加强培训。

2 室间质评调查样本的检测

室间质评调查样本必须按实验室常规工作流程，以与待测患者样本同样的方式，用实验室常规检验方法，由进行常规工作的检验人员检验。检测调查样本的次数必须与检测患者样本的次数一样。而且，检测结果必须在规定的时间内回报给质评组织机构，事先各实验室之间不得进行关于调查样本检测结果的交流。实验室对调查样本进行检测时，应将样本处理、准备、检测方法、审核、检验的每一个步骤和结果报告及有关人员签字等做好完整记录，形成文件化格式，并妥善保存。

3 室间质评成绩评价方法

要对室间质评结果进行评价，首先必须确定调查样本的靶值。只有靶值准确才能对各参与实验室提高准确度起指导作用，如果定值不当反会影响全局。目前确定靶值常用 2 种方法：一是由各个参考实验室用参考方法将调查样本的各种成分进行定值，作为靶值，参考实验室可在质评活动中发现和培育；二是将所有参与实验室的结果按测定方法不同算出总均值，反复剔除 $> \pm 3s$ 的数据后再算出方法均值（$\bar{x}_m$）作为靶值。参与的实验室越多，所得结果越趋向于正态分布，则 $\bar{x}_m$ 也越接近真值。

评价室间质评结果的方法主要有两种：一是变异指数得分法，二是偏倚百分率评分法。

变异指数得分法：是目前最常采用的方法，由 Whitehead 教授提出，并被 WHO 推荐。具体计算方法为：

$$V = \frac{|x-T|}{T} \times 100$$

式中：V 为测定值与靶值偏离百分数（变异百分率）

x 为实验室测定值

T 为靶值，若 $x = T$，则 $V = 0$

再计算变异指数（VI）：

$$VI = \frac{V}{CCV} \times 100$$

式中：CCV 为选定的变异系数

当 $VI \leqslant 400$ 时，变异指数得分（VIS）=VI；当 $VI > 400$ 时，$VIS = 400$，主要目的是防止出现因个别过大的偶然误差造成对检测水平全面评价的假象。VIS 在计算时只计整数，且不带正负符号。

我国在临床生化等室间质评中的评分标准为：$VIS \leqslant 80$ 为优秀，$VIS \leqslant 150$ 为及格，$VIS > 200$ 表明结果中有临床上不允许的误差。

偏倚百分率评分法：以测定结果偏离靶值的距离确定每一分析项目的正确结果，即对每一项目确定了靶值后，通过使用基于偏离靶值的偏倚百分率的固定准则或标准差进行评价。具体地说，某项目的测定值距离靶值的偏倚百分率若在可接受范围内，则 PT 得分为 100，若超出可接受范围，则 PT 得分为 0。每个项目的可接受范围即误差允许范围。

六、检验报告的审核

男女生育力评估的最终体现形式为各类检验报告的汇总及解读，而且，每个项目的整个分析过程是否准确可靠也体现在最终的检验报告结果是否正确，因此，在发出最终检验报告之前的审核过程就显得尤为重要了。检验报告的审核内容主要包括：患者的基本信息是否正确；检验项目是否完全，有无漏检；检验结果是否合理，各检测指标间有无相矛盾的结果；有无可能的干扰因素需要备注；有无相关建议提供给临床等。必要时，可将此次检验结果与以往结果进行比对，观察有无较大出入；如果此次检验结果与以往结果有明显出入或者与临床诊断不符，可与临床医生及时沟通，确认无误后再发出检验报告。检验报告的审核一般由专业主管或高年资技术人员进行，检验报告需实行双签名制度，即检验者和审核者并非同一人。

七、常用图表

生殖医学实验室的质量管理离不开一系列的图表，图表可以一目了然地反映整个实验室的建设和质量管理情况。常用图表有：

（1）实验室布局图：每个医疗机构的生殖医学实验室均应有实验室布局图，其以生殖医学实验室的实际布局为准。生殖医学实验室布局应合理，办公室与实验室要严格区分，清洁区和污染区要严格区分。要有足够的独立精液样本采集室。实验室布局应根据工作流程设计。要利于工作人员与患者和临床医护人员联系。实验室的分区要有明显标识。

（2）组织结构图：即生殖医学实验室的上下级隶属关系图，可以清楚地显示出生殖医学实验室在医疗机构中的隶属关系，如图 16-8。

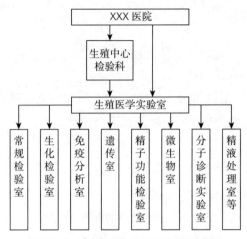

图 16-8 生殖医学实验室组织结构图

（3）实验室工作人员一览表：应包括所有实验室工作人员的姓名、性别、年龄、学历、职务、职称、所学专业、毕业时间、从事本专业时间、资格证书号等信息。人员岗位变化时应在备注栏中注明岗位调整的时间。

（4）人员业务档案：每名实验室人员均应建立相应的业务档案，主要内容包括以下5个方面。① 人员的基本信息，包括姓名、性别、出生年月、毕业院校、毕业时间、学历与学位、参加工作时间、参加工作单位、初级职称获得时间、中级职称获得时间、高级职称获得时间、目前技术职称、家庭住址及电话、移动电话、专业特长、研究方向、工作简历等。② 参加学术团体及任职情况，主要包括学术团体名称、参加时间、担任职务等。③ 工作业绩，主要包括在不同工作岗位的工作时间、胜任情况、突出表现及有无差错或事故等。④ 教育与培训情况，主要包括参加继续教育或学术会议的时间、会议名称、主要内容、所获证书及学分情况等。⑤ 讲课、带教与论文发表情况，主要包括讲课和带教的时间、题目、对象，论文交流的时间、题目和场合，论文发表的时间、题目和学术期刊等。人员业务档案应由实验室人员自己如实填报，应向实验室人员说明，如漏报或不报，人员的业绩得不到正确的反映，可能会影响个人年度考核。填报内容中如有证明文件的，应同时附上相关复印件。

（5）环境温湿度记录表：生殖医学实验室的每个室均应有环境温湿度记录表，一般每月一张，记录每天的温度、湿度，监测人在相应日期下签名。环境温湿度有较大变化时，要及时采取调整措施。

（6）冰箱温度记录表：生殖医学实验室的每个冰箱均应有温度记录表，一般每月一张，记录每天上 / 下班时的温度，监测人在相应日期下签名。冰箱温度超过允许范围时，要及时查找原因并维修，必要时把相关试剂转移到正常冰箱中存放。

（7）移动紫外消毒车消毒记录表：生殖医学实验室除了正常的紫外灯消毒外，还应配备移动紫外消毒车，以对紫外灯难以消毒的局部区域进行消毒。移动紫外消毒车上应挂有移动紫外消毒车消毒记录表，内容包括消毒的日期、地点、消毒时间、消毒累积时间及记录者签名等。

（8）主要仪器设备一览表：生殖医学实验室的仪器设备使用情况均应有详细的记录，可以通过仪器设备一览表体现，主要内容包括仪器设备名称、型号和规格、数量、生产厂家、购买日期、接收日期、接收状态、目前使用状态、所属实验室等。

（9）仪器维修保养记录表：生殖医学实验室每个仪器均应有维修保养记录表，内容包括仪器名称、保养和维修日期、保养和维修过程、保养和维修后仪器状态、操作者等。

（10）试剂购买验收记录表：主要包括验收日期、试剂名称、产地及厂家、购买公司、规格、数量、外包装和内包装是否完整、验收者等内容。

（11）质控图：见图16-2至图16-7。

（12）室内质控记录表：主要包括检测项目名称，质控品批号，质控品来源，检测日期，高、中、低值质控品的具体结果以及记录人等内容。

（13）室内质控失控报告表：主要包括失控项目名称、失控时间、失控的具体事实描述、采取的纠正措施、纠正结果、对纠正结果和恢复工作的意见、是否采取及采取何种预防措施，以及记录人、处理人和批准人的签名等内容。

（14）室间质评记录表：主要包括室间质评系统名称、收到标本日期、活动截止日期、标本数量、接收者、测定时间、操作者、寄出时间、寄出人、结果回报时间、接收人、检测项目、测定结果偏离项目名称、偏离方向、偏离原因、拟采取的纠正措施、填表人、填表时间、审核者、审核时间等内容，同时附上室间质评回报结果。

（15）精液标本接收记录表：主要包括接收日期、编号、姓名、年龄、送检时间、禁欲天数、标本完整性、取精方式、接收者等内容。

（16）不合格标本退检登记表：主要包括受检者姓名、性别、年龄，检验项目，退检原因，退检处理建议，退检部门，退检人签名及退检时间等内容。

（17）标本低温保存记录表：主要包括存入日期、标本号、标本类型、数量、放置位置、存放人、取出日期、取出人等内容。

（18）抱怨记录和处理反馈意见登记表：主要包括抱怨时间，抱怨者姓名、年龄、性别、职业、联系电话、联系地址、邮编，抱怨内容，处理结果，处理人签名等内容。处理结束后应让抱怨者填写抱怨处理结果满意度调查表，主要包括对处理结果及工作人员服务态度的满意度，以及相关建议或留言等。

（19）医疗废弃物处理记录表：主要包括医疗废弃物收集日期、废弃物种类、废弃物来源、数量或重量、收集人、处理日期、处理方法、处理人等内容。

总之，上述男女生育力评估的质量管理体系内容应是质量管理体系运行的依据。实验室成员必须熟悉并准确理解与自己有关的所有文件。质量管理体系的运行要注意以下几个问题。首先，要充分注意实验室的具体实际情况。其次，运行过程中要准确及时地收集反馈信息，实验室管理层应根据出现的问题进行全面分析，及时提出纠正措施，使质量管理体系得以逐步完善。再次，质量管理体系运行的过程中要注意协调各方面、各部门的工作。质量管理体系是一个系统，各方面的工作是相互关联的，某个方面出现问题有可能跟多个方面、多个部门有关，所以，要注意综合处理问题。最后，要加强监督作用。因为质量管理体系运行初期，实验室成员往往根据以往的工作经验，有许多不自觉地违背质量管理体系文件中规定的行为，实验室管理层应严格进行监督，并及时纠正。

质量管理体系运行一段时间后，要及时进行内部评审、检验程序评审、管理评审，并采取预防措施、纠正措施，使质量管理体系能成功运作。

第二节　生殖医学实验室环境、仪器、试剂、耗材及人员的质量控制

要保证生殖医学实验室稳定、高效而又高质量地运行，在建立了质量控制和管理体系的基础上，除了各个检验项目的具体质控外，环境、仪器、试剂、耗材及人员等的质量控制亦十分重要。本节将对此做一阐述。

一、实验室环境的质量控制与管理

生殖医学实验室的环境应满足一定的要求，具体见本章"生殖医学实验室的设置"小节。实验室的环境不仅包括宏观的自然环境、培养室和培养箱环境，亦包括微观的配子和胚所处的培养液环境。宏观环境的改变最终会影响微观环境。

生殖医学实验室应具有一个有理想温度、湿度及洁净度的自然环境，这可通过层流系统控制。实验室的温度及湿度应每天记录，温度维持在25℃左右，湿度维持在40%~60%，如出现较大波动，应及时寻找原因并加以纠正。

培养液环境为配子和胚的细胞外环境，其为配子和胚提供新陈代谢的必需条件，也影响配子和胚的发育。配子和胚的细胞外环境受培养液的组成成分、培养箱的设置、培养室的环境和技术人员的体外操作等因素的影响。

（1）生殖医学实验室应远离潜在的空气污染源：配子和胚操作是生殖医学实验室的重要内容，配子和胚培养时，培养箱内90%~95%的气体来自室内空气，而实验室内空气质量很大程度上受实验室所在地的室外空气质量的影响。故应定期监测室内空气质量，尽可能控制室内挥发性有机化合物（VOC）、尘埃粒子浓度等在一个较低水平。

VOC是常见的空气污染物之一。VOC为熔点低于室温而沸点在50~260℃的强挥发性、有特殊刺激性气味、有毒的有机气体，包括烷类、芳烃类、烯类、卤烃类、酯类、醛

类、酮类和其他化合物共 8 类。目前虽没有生殖医学实验室关于 VOC 的质量标准，但瑞典学者 Uif Rengholt 于 1993 年提出了一类空气质量总 VOC ≤ 0.2 mg/m³、二类空气质量总 VOC ≤ 0.5 mg/m³ 的限值标准（刘平 等，2013），可供参考。

VOC 的来源主要有工业废气、汽车尾气等，室内建筑装饰材料如油漆、黏合剂等，办公用品如油墨、电脑、修正液等，医疗用品如消毒剂等，耗材及试剂的包装如纸箱、塑料袋等，各种生活用品如化妆品、防腐剂、清洁剂、电线等。因此，要尽量避免上述污染源进入生殖医学实验室，尤其是培养室。

（2）温度：在生殖医学实验室，精子活力对温度非常敏感，故精液常规分析中精液样本的液化、运转、装载计数池和分析过程均应维持在 37℃环境中；精子涂片的染色、各种免疫学检测、精液生化指标的测定等，均需要在合适温度下进行。配子和胚的培养应在 37℃环境中，尤其是卵母细胞的培养，在其减数分裂时，纺锤体对环境的改变尤其是温度的波动非常敏感，所以，体外操作包括找卵、去除卵丘颗粒细胞、ICSI 操作等过程中，使卵母细胞始终处于 37℃对保持纺锤体结构的完整性及其随后的受精和胚胎发育非常重要。

影响培养液温度的因素较多，包括培养室温度、热台表面温度、热量传导速度、超净工作台内的风速、开关培养箱门次数等。由于热台与培养皿底部之间有空隙，阻碍热量传导、加大热量散失、热传导速度较慢等原因，宜将热台温度设置为高于 37℃，直至培养液达到 37℃。培养皿内培养液的温度可用微滴温度计测量，而试管中培养液的温度可用酒精温度计直接测量。另外，尽量减少开关门的次数对减少培养箱内环境的波动非常重要。

（3）湿度与培养液渗透压：培养室的湿度一般保持在 40%~60%。哺乳动物胚胎正常发育的渗透压范围为 255~295 mOsm/kg，如果培养液渗透压超过此范围，胚胎发育将会受到影响。影响培养液渗透压的因素有培养室内的湿度、温度，超净工作台内的风速，培养微滴体积以及制作微滴的方法等。培养室内的湿度过低和温度过高，超净工作台内的风速过高，培养液均会快速蒸发，导致渗透压升高。盖油培养可有效防止培养液内水分蒸发，保证培养液渗透压恒定。但准备培养液的过程和对配子和胚胎的操作，尤其是将配子和胚胎暴露在没有盖油的培养液中的体外操作，会影响培养液的渗透压。因此，培养室内湿度不宜过低，且操作过程尽量迅速。

（4）pH：细胞内外 pH 的平衡是保证配子和胚正常发育的重要因素之一。培养液的 pH 由培养箱中 CO_2 浓度来调节，CO_2 浓度升高，培养液的 pH 降低，反之，培养液的 pH 升高。由于 pH 为溶液中氢离子浓度指数，故 pH 的细微变化意味着培养液中氢离子浓度的较大变化，这种变化将对配子和胚胎内环境的稳定造成压力，进而影响其发育。

CO_2 溶解到培养液中及最终达到动态平衡需要一定时间，而培养液的成分如蛋白质和氨基酸、体积、表面积、温度、是否盖油、开培养箱门次数、体外操作等均会影响 CO_2 的溶解和逸散，从而影响培养液的 pH。故培养液需在培养箱内平衡后再使用，培养时尽量少开培养箱门，体外操作尽量迅速，这对于维持培养液内 pH 稳定很重要。

（5）光照：由于在正常生理状态下，配子和胚的生存环境没有直接的光照，而在体外操作过程中离不开光照，故其可能对配子和胚的生存和发育潜能造成负面影响。已有的动物实验表明，不同强度或不同波长的光照对胚胎的发育有明显影响（刘平 等，2013）。生殖医学实验室光照主要来自室内照明和显微镜光源，为了避免光照的影响，配子和胚尽量避免强光照明，在不影响工作的前提下尽量将光源调暗，或者显微镜上安装滤光片滤掉对胚有害的光线（如蓝光）。

（6）实验室环境的维持：生殖医学实验室尤其是洁净度要求较高的 IVF 实验室，要严格控制非相关人员进入，以免人员流动造成污染。为了保持良好的环境，建议做到以下 6 点。① 每天工作结束后，要对实验室所有的操作台面进行清洁处理，用专用消毒液（对胚胎没有毒性或毒性极小）擦拭台面，避免使用洗涤剂及有刺激性气味、挥发性强、残留久的消毒剂，特别是含氯的消毒剂；② 如在工作过程中不慎有生物污染物如精液、卵泡液等溅到台面，可先用纸巾或纱布擦拭，并做好标记，待工作结束后再用专用消毒液处理；③ 暂时用不到的耗材和设备等置于科室仓库内，不要放在生殖医学实验室内，尤其是 IVF 实验室内；④ 定期监测实验室的温度和湿度（每天）以及空气洁净度（每月一次空气培养），不定期随机抽查工作人员手的洁净度；⑤ 定期清洁实验室（可用清水擦拭桌椅及设备台面）和更换层流及各种空气净化设备的滤膜；⑥ 加强人员管理，按着装要求进入实验室，实验室内的工作人员尤其是进行配子和胚体外操作的人员，禁止使用香水、护手霜以及带香味的洗涤护肤品等。

二、实验室仪器的质量控制与管理

良好的实验室仪器管理可确保临床日常工作的顺利进行。实验室仪器的管理主要包括：① 实验室仪器的摆放要便于实验室操作，同时方便清洁和消毒；② 仪器设备必须建立一个详细的档案，包括仪器名称、编号、厂家、启用日期、使用说明及维修保养记录等；③ 操作者在使用仪器前要进行培训，熟悉仪器的各项参数，了解仪器的使用寿命及报废年限，并定期进行仪器性能评估和验证；④ 不同仪器应指定专门负责人；⑤ 仪器每次检修或维修均应有详细的记录，如同一原因反复故障，应考虑更换配件甚至是仪器。

除此之外，各类仪器的维护、质量控制与管理还应包括如下内容：

1 CASA 仪或显微镜的质量控制和管理

CASA 仪由显微摄像系统、计算机及打印机等组成，其最关键的部件为显微镜。生殖医学实验室所用显微镜有普通光学显微镜、体视显微镜、倒置显微镜、相差显微镜等，显微镜的管理对保证高质量的成像和清晰的视野非常重要。显微镜的质量控制和管理主要包括：① 实验室人员每日对显微镜外部进行清洁，可用无油的专用毛刷去灰尘或是用低速洁净的气流吹掉灰尘；② 清洗镜头时，切忌使用面巾纸擦拭，以免硅化填充物损坏物镜，可用高质量擦镜纸从镜头表面平行拉过，切忌反复擦拭。对于顽固污渍，可用含有少量去污剂的蒸馏水去除水溶性污染物，然后用脂溶性试剂如乙醚等进行清洁；③ 应定期联系工程师对显微镜进行调试和内部清洁；④ 显微镜不使用时，下旋镜头呈"八"字形紧贴载物台，并罩上显微镜专用罩；⑤ 显微镜应防震、防潮、防日晒，且避免接触腐蚀性液体。

2　全自动生化分析仪、化学发光仪、酶标仪、洗板机、PCR 仪等的质量控制和管理

生殖医学实验室检测精浆生化指标、生殖激素、抗精子抗体等免疫学指标、病原体核酸等时，均需要使用一些大型仪器设备，这些仪器设备的质量控制和管理主要包括：① 这些仪器应置于干净、无尘的环境中，实验台或放置仪器的地面应水平、稳定，且应远离离心机和振荡器等仪器；② 这些仪器应有运行状态标识，需校准的仪器应有校准状态的标识；③ 这些仪器应按说明书要求进行日保养、周保养、月保养，年保养一般由仪器厂家专业人员进行，仪器保养得好可以大大延长仪器使用寿命；④ 这些仪器一般均带有温控设备，应准确设置目标温度和允许范围，适时监控并设置温控报警；⑤ 应定期请生产厂家对仪器检测性能进行校准，以期符合出厂时规定的性能指标，校准周期一般为一年，校准项目应包括杂散光、吸光度稳定性、吸光度线性范围、吸光度重复性、吸光度正确性、温度正确性、温度波动范围、标本携带污染、加样正确性、加样重复性、升降温速度（PCR 仪）等，购买仪器使用前、更换重要器件的维修后、厂商规定的校准周期、结果发生偏移无法使用其他方法解决时等，仪器亦应进行性能指标的校准；⑥ 仪器的加样针或探针头，每次使用前应检查是否干净、管孔是否堵塞，并定期进行清洗；⑦ 实验室具有两台或两台以上的同类仪器检测同一项目时，应进行比对，比对结果应一致，不一致时要进行纠错，一般每年至少进行一次比对，但质控结果不一致、其中一台仪器维修保养、更换元器件、更换试剂厂家等时，亦应进行比对，每一次比对的结果应有记录和纠正措施。

3　培养箱的质量控制与管理

一台性能良好、稳定的培养箱是人配子和胚体外培养必不可少的设备，可使配子和胚处于一个适宜而稳定的培养液环境中。

新安装的培养箱：一是培养箱放置的位置应尽可能远离门、过道、风口等人流及气流密集的地方，且不可直接置于地上，以防气流及灰尘等的污染；二是进行消毒处理；三是先散掉培养箱内的异味（如果有），然后开启电源空转两周，在此期间多次测量培养箱的各项参数如温度、CO_2 浓度、培养液 pH，如果达不到要求做适当校正；四是培养箱运行稳定后，做人精子生存实验（见本节），实验合格后可以启用新培养箱。

生殖医学实验室的培养箱内的环境一般须满足如下要求：温度 37℃，饱和湿度，5% 或 6% 的 CO_2。因此，培养箱使用时应尽量减少培养箱内温度、湿度及 CO_2 浓度的波动。可以采取如下措施：一是减少培养箱内培养皿的数量，以减少开门次数；二是在培养箱门上贴上标签，标明患者姓名和放置位置，明确划分培养皿的类型区域，以减少开门寻找的

时间；三是设置专门存放培养液和培养皿的培养箱，避免存取培养液或培养皿时影响患者配子及胚的培养等。

必要的日常维护不仅可以延长培养箱的使用寿命，也可以维持其较好的精确度。培养箱的日常维护与管理主要包括：① 不要轻易更改培养箱的操作界面设置，如需更改要得到仪器管理者的同意；② 使用培养箱时，培养箱进气口处应接压力调节表，且应将气瓶压力调至所需值，否则可能损伤气体传感器；③ 如需关闭培养箱电源，一定先取出水槽，或者将湿度设置至最低并运行至箱体内的湿度降至最低时再切断电源，以免箱体内形成的水珠损伤气体探头，影响其使用寿命和精确性。④ 定期测量培养箱内的温度、湿度及 CO_2 浓度，温度和 CO_2 浓度的浮动范围应在 ±0.5 以内，如有大幅度浮动需及时进行校正。⑤ 定期对培养箱进行消毒，可拆卸的零件可拆卸下来进行湿热灭菌，不可拆卸的零件及箱体用专用消毒剂或 75% 乙醇擦拭。⑥ 定期更换过滤器，可按照厂家的要求定期更换培养箱内置和外置的过滤器。⑦ 定期统计培养箱内的培养情况，如受精率、可利用胚胎率、临床妊娠率等，如果发现数据较差，应及时分析原因，并对培养箱加以校准（刘平等，2013）。

4　超净工作台的质量控制与管理

超净工作台是生殖医学实验室的关键设备，其被污染将会严重影响配子和胚的质量。超净工作台的质量控制与管理主要包括：① 应在工作前半小时开启风机，使其进入稳定运行状态；② 尽量减少台面上放置的物品，避免影响气流，降低洁净效果；③ 每天工作结束后，使用专用的台面清洁剂清洁台面；④ 如果操作过程中不慎有液体溢出或洒在台面，应立即进行清洁处理；⑤ 定期（每月 1 次）对超净工作台内的空气进行培养，以检测其洁净度是否合格；⑥ 定期更换或清洗高效滤器，如果达不到理想的截面风速，说明高效滤器已失效，需更换高效滤器。滤器的使用寿命与室内空气质量有关。更换时注意箭头风向，且保证滤器的周边密封。

5　恒温装置的质量控制与管理

配子（精子和卵子）和胚对温度的变化非常敏感，因此各种恒温装置如加热平台、加热试管架等的温度非常重要。恒温装置的质量控制和管理主要包括：① 为延长热板的使用寿命，非工作时及时切断热板电源，因为热板使用越久，温度感应器的灵敏度会降低，电加热丝的加热效率会降低，进而影响温度的精确性；② 如果热板表面出现裂痕，应停止使用，因为热板会受热不均，不同位点的表面温度差异会增大。③ 定期（每周 1 次）测量热台及加热试管架等的温度，测定温度时，不是测量热台及加热试管架表面的温度，而是测量置于其上的培养皿或试管内培养液的温度，为使其达到 37℃，热台及加热试管架的温度设定应进行相应调整（通常略高于 37℃）。

6　液氮罐的管理

生殖医学实验室的液氮罐一旦出了问题，损失将是无法弥补和挽回的。液氮罐的管理主要包括：① 尽可能安装液氮罐监控报警系统；② 初次向罐内加注液氮时，要用少量液氮预冷，以防降温太快而损坏内胆，减少其使用年限；③ 避免将液氮洒在真空排气口上，以免造成真空度下降；④ 开关液氮罐盖塞时应尽量减少磨损，以延长其使用寿命；⑤ 严禁用硬物清除颈管内的冻霜，以免损伤颈管，若发现外表挂霜，应停止使用；⑥ 避免拖拉液氮罐，避免相互撞击或与其他物件碰撞，以免损伤液氮罐；⑦ 液氮罐内液氮耗尽后对罐子进行刷洗，如果罐内的液氮挥发完后，所剩遗漏物质很快融化，变成液态物质而附在内胆上，会对内胆造成腐蚀，若形成空洞，液氮罐就会报废。

7　冰箱的管理

冰箱是确保试剂安全存放的实验室常用设备，应选用医用冰箱。冰箱的管理主要包括：① 冰箱内应放置一标准温度计（一般用乙醇温度计），每天观察并记录冰箱的温度值，温度波动较大时，应予校正；② 日常工作中要经常对冰箱进行消毒、清洁以及除霜。

8　其他仪器设备的质量控制与管理

用于测量的仪器设备，如分析天平、CO_2 测定仪等应每年校准一次。离心机应采用有盖的水平式离心机，应能提供相对离心力（RCF），每年应对离心机的相对离心力进行校准。移液器应根据用途和使用频率来确定校准周期，但至少每年校准一次，如果每天都使用，建议每三个月校准一次。水浴箱应在每次使用前检查温度是否在控，水量是否过多或过少。其他特殊仪器设备应按说明书要求进行相应的质量控制和管理。

三、试剂及耗材的质量控制与管理

生殖医学实验室使用的试剂及耗材品种较多，会直接影响到检验质量及配子和胚的正常发育，因此，实验室应制订科学合理的试剂及耗材管理制度。试剂及耗材的质量控制与管理的内容应包括：除了满足"试剂管理"（见本章"管理制度"小节）的相关要求外，还应包括：① 试剂及耗材的选择应符合国家的有关规定，并尽可能与相应仪器配套使用，试剂及耗材应严格按照说明书的要求进行操作，不同批号的试剂及耗材不得混用。② 与配子及胚直接接触的耗材使用前均需进行质量控制实验，合格后方可使用，且应优先选择注明鼠胚检验结果和内毒素检验结果的产品。③ 新的耗材尤其是用于精子分析、配子和胚培养等的耗材均需进行安全性试验，如人精子生存试验、小鼠胚胎生物检测等，以避免耗材对配子和胚的潜在的毒性影响。④ 新的培养液使用前需进行血气分析，pH 应在使用说明所标注的范围内。建议平行使用 2~3 家公司的培养液，以免一家公司的培养液由于订货、运输、产品质量等问题造成断货，影响实验室正常运转。应定期对培养液的培养效果进行数据分析，如对受精率、可利用胚胎率及临床妊娠率等分析，可了解培养液质量及其稳定性。培养液的质量控制还包括 pH 检测、渗透压及内毒素的测定。pH 可借助实时 pH 检测仪测定，通过适宜 pH 可设置最佳 CO_2 水平。但需注意的是，检测 pH 前培养液应完全平衡，而平衡的时间与液滴大小、是否覆盖培养油以及盖油的厚度有关，覆盖油的 50 μl 的培养液通常需要 8 h 才能完全平衡。培养液的渗透压应在可接受的范围内波动，如果波动较大，应考虑重新配制培养液。内毒素根据生物酶活性检测确定，一般由专门的技术检测部门完成。⑤ 试剂、培养基、校准品或质控品及耗材等应根据要求分门别类保存在库房（室温）、医用冰箱或冷库，库房要有良好的通风条件和适宜的温度，储存温度要定期进行监测。由于许多一次性耗材为高分子聚氯乙烯材料的，应避免将其置于靠近暖气的位置，以免高温变形。

与配子及胚直接接触的耗材可进行如下质量控制实验：

（1）人精子生存试验（human sperm survival assay，HSSA）：即选取一份正常的精液标本，采用上游法分离活动精子，调节活动精子浓度为 5×10^6/ml，向待检耗材如新的精液采集管、培养皿等中加入 0.5 ml 精子悬液作为实验组，另一支已证明无毒的试管中加入 0.5 ml 精子悬液作为对照组。然后将两组标本置于 5%CO_2 培养箱或室温中孵育，每隔 24 h 混匀精子并分析，在实验第 3 天计算精子存活指数（精子存活指数 = 实验组精子存活率 / 对照组精子存活率）。若精子存活指数 ≥ 0.85，表明新的受检耗材合格；若精子存活指数 <0.85，表明新的受检耗材可能对配子和胚有潜在毒性。如果检测新的培养液，实验组可直接在有被检培养液的试管中加入 0.5 ml 精子悬液即可，其余相同。

人精子生存试验的优点是精液标本易得，方法简便；缺点是目前还没有精子生存试验的标准操作程序，如观察时间、是否置于培养箱等。

（2）小鼠胚胎生物检测（mouse embryo assay，MEA）法：即取 3～4 周龄雌性小鼠，腹腔注射孕母马血清（PMSG）10 IU，48 h 后腹腔注射人绒毛膜促性腺激素（HCG）10 IU，HCG 注射后当晚，按雌雄比例 1:1 将小鼠合笼，第 2 天观察雌鼠有无阴栓，有阴栓形成标志交配成功。颈椎脱臼法处死见栓雌鼠，取出鼠胚用新的待检培养系统进行体外培养。经过 72 h，如果有 75% 以上的 2 细胞胚胎能够发育到囊胚期或孵化囊胚阶段，表明新的培养系统合格。本实验可以从配子、合子或两细胞胚开始观察，最终观察指标可以是不同阶段的囊胚。不同实验室可以根据自身条件及实际需要调整实验方案，如在培养液中添加某些成分、培养液上盖油等，以达到实验的特异性及灵敏度。MEA 主要检测培养环境是否对胚胎有潜在毒性，但须明确的是，鼠胚培养结果不能完全反映对人胚的安全性。而且，具有相同发育潜能的鼠胚对培养环境中毒性成分的影响有较大的个体差异，因此在进行 MEA 时均要做阴、阳性对照。

（3）3PN 受精胚或剩余废弃胚培养法：即将挑出的 3PN 受精胚在待检培养系统中培养至第 3 或第 5 天，或者将移植当天没有达到利用标准的废弃胚转移至待检培养系统中继续培养至第 5 或第 6 天，观察胚发育情况，如囊胚形成以及胚卵裂球继续增长，表明新的培养系统合格。相比人精子生存试验和小鼠胚胎生物检测法，此法更能反映出新的培养系统对人胚发育的影响，但其不足是：① 3PN 胚的数量有限，可能在我们需要时无法满足；② 废弃胚的定义困难，因为目前主要依靠形态学来评估胚，主观性较大，不同实验室及不同技术人员之间均可能存在差异。

生殖医学实验室质控的最终目的是保证培养系统支持人类胚胎的生长，而上述质控措施均无法用人类胚胎进行，故 IVF 实验室常把胚胎发育警戒检测作为质控体系的一部分。具体做法为：IVF 实验室根据前一年的总结确定 IVF/ICSI 的受精率、卵裂率、可移植胚胎率、优质胚胎率、临床妊娠率、种植率等，如果某段时间内上述指标下降超出可控范围，则需要实验室和临床共同分析总结以查出原因。

另外，异常受精胚胎也可用于胚胎冻融的质控，可以用解冻后胚胎的复苏率作为衡量指标，检测新的冷冻方法、新配制的冷冻液等是否合格。解冻后的胚胎复苏率虽没有统一标准，但可参照北京大学第三医院第 3 天胚胎程序化冷冻的质控合格标准：解冻后胚胎复苏率 ≥ 80%（刘平 等，2013）。

四、实验室人员的质量控制与管理

生殖医学实验室技术人员的管理是实验室管理的核心，技术人员对规章制度的执行力度决定了实验室管理的效果。每名技术人员既是质控的参与者，也是质控的对象。实验室人员的质量控制与管理主要体现在：

（1）实验室人员要有较强的责任心，要充分意识到从事生殖医学的重要性和使命感，体会到自己的行为不仅关乎不育夫妇能否成功妊娠，还可能对患者的生活、社会关系、家庭关系等产生重要影响。因此，加强责任心教育是保证生殖医学实验室工作质量的关键，各级人员应明确其岗位职责并严格遵守科室各项规章制度，充分调动主观能动性，对此工作高度敬业。具体职责见本章"岗位职责"小节，有关生殖医学实验室人员的管理见"管理制度"小节。

（2）实验室人员对各项操作背后的理论认知是保证工作质量的基础，故实验室人员应加强相关基础知识的学习和培训，不仅要了解生殖相关基础知识，还要了解各种仪器设备的检测原理、维护保养、定标与质控、具体操作，各项检测项目的检测原理、具体操作、方法学评价与质控、临床解释，实验室的安全事项、如何与临床医生有效沟通、生殖医学的最新进展等，真正做到"知其然亦知其所以然"。

（3）要定期对实验室人员进行考核，不仅要考核各项操作是否规范，还应考核相关基础知识、基本技能是否熟悉，尤其是质量控制工作是否达标。

（4）实验室要有专门的卫生员，且必须经过培训才能上岗。

第三节 生殖医学相关检测项目的质量控制

生殖医学实验室检测的项目比较多样，涉及精液、前列腺按摩液、白带等的常规检测，精液生化指标如精浆果糖、酸性磷酸酶、锌、α葡糖苷酶、肉碱、超氧化物歧化酶、尿酸等，免疫学指标如抗精子抗体、抗子宫内膜抗体、抗卵巢抗体、抗透明带抗体等，生殖内分泌激素如血清睾酮、卵泡刺激素、黄体生成素、孕酮、抑制素B、抗米勒管激素等，生殖道感染病原体如沙眼衣原体、解脲脲原体、淋球菌等的培养和核酸检测等，核型、Y染色体微缺失、不育相关基因等的遗传学检测，细胞学分析如精液精子、白细胞、生精细胞、精子与宫颈黏液的相互作用、精子穿卵试验等，精子功能如顶体反应、线粒体膜电位、精子活性氧、DNA完整性及成熟度等的分析。这些检测项目少数已有相应的质控品，但绝大多数检测项目均缺乏相应的质控品。这就对实验室技术人员提出了较高的要求，要求掌握的知识全面、技术全面，具有一定的质量控制基础知识，掌握一定的质控措施。

生殖医学相关检测项目的具体质控措施和注意要点已在各个检测项目的"方法学评价与质量控制"小节详述，实验室质量管理体系的建立及环境、仪器、试剂、耗材及人员的质控与管理亦在本章前两节详述，实验室人员将上述两者有机结合基本可以保证生殖医学实验室各个检测项目准确可靠，保证生殖医学实验室安全、高质量地运行。在此，将对生殖医学相关检测项目均需注意的质控措施概述如下：

（1）每一个检测项目均需建立切实可行的标准操作程序（SOP）文件，每个技术人员应严格按照SOP文件进行操作。

（2）与各个检测项目相关的仪器设备必须定期进行维护、保养和校正，以保证其处于正常工作状态。

（3）与各个检测项目相关的试剂和耗材必须在有效期内使用，并按要求正确储存。

（4）每个检测项目的样本必须正确留取，每次取样前样本要充分混匀，以保证每次的取样均具有代表性。精液样本必须液化良好，液化不良或黏稠度高的精液样本需进行处理后再检测。

（5）有商用质控品的项目每日应常规进行室内质控，没有质控品的项目可以自制室内质控品，每日与样本同批检测，并积极参加室间质评活动。

（6）实验室技术人员本身检测结果的精确性可通过对同一份标本重复测定来评价，这不仅应包括一日之内的重复测定，还应包括不同日间的重复测定，这样的测定结果应该在误差允许的范围内。

（7）同一实验室的不同技术人员之间结果的评价，可由技术人员分别对同一份标本进行检测，每个技术人员检测的标本间应该没有显著性差异，如果各检测结果之间有显著性差异提示技术人员的检测存在系统性偏差，应用质控品或集体讨论核查的方式查找出产生偏差的原因，并加以纠正。

（8）对于没有质控品的检测项目，每份样本重复检测两次，两次的结果差异应在允许的范围内（表5-1、表5-2、表5-7）。如果两次检测结果的差异超出可接受的范围，必须重新检测，直至差异在可以接受的范围内。

（9）对于免疫学、精子功能等检测项目，为了保证检测体系的正常，每次试验必须设有阳性对照和阴性对照，如特殊的临床检测阳性标本、正常生育男性精液标本等常可作为阳性对照，而试剂、生理盐水或蒸馏水常可作为阴性对照。

（10）为确保每批新配制的试剂、染料、明胶膜等配制适当，在新配制的试剂、染料、明胶膜等应用前，必须用已知的阳性对照同旧试剂、旧染料、旧明胶膜等一起进行交叉试验，新、旧批号之间不应有显著差异。

（11）每个项目的检测样本必须按要求正确储存。要求新鲜样本的，应在每次测试前做好充分准备，防止样本在室温时间过长、污染或冷冻保存对结果产生影响；要求冷藏的应置于4~8℃冰箱保存；检测时间间隔较长的项目，样本要置于-20℃以下冷冻保存。所有储存的样本要加盖保存。

（12）使用显微镜分析的项目，分析视野要遍布整个分析区域，在分析区域内随机选择检测视野，且分析视野距离边缘至少5 mm，以避免边缘效应对检测结果的影响。

（13）细胞学分析项目，由于缺乏质量控制标准，且更多依赖于技术人员的经验，因此，熟悉各种细胞的结构特征并且经常阅片是保证细胞学分析结果准确、可靠的前提。使用定位玻片或多人观察显微镜可以共同提高大家的阅片水平。

总之，生殖医学实验室只有建立一个严格的质量控制体系，并对实验室环境、仪器、试剂、耗材及人员等进行严格的质量控制和管理，以及注重每个检测项目细节、做好质控的每一步，才可以维持实验室的高质量标准，并最终为患者提供高标准的服务。

（陆金春）

第十七章　生殖医学实验室常用科研技术

为了促进生殖医学的发展，生殖医学实验室的技术人员在进行临床常规工作之余应该从事一些科研活动。而科研的开展与掌握一些必要的技术密不可分。本章将对目前常用的一些科研技术的原理、方法以及其在生殖医学中的应用等进行简要介绍，包括流式细胞分析技术、荧光免疫分析技术、酶免疫分析技术、放射免疫测定技术、免疫组织化学技术、Western 印迹技术、聚合酶链反应技术、核酸分子杂交技术、荧光原位杂交技术、基因芯片技术、电泳技术、蛋白质芯片技术、生物质谱技术、基因变异分析技术、基因表达的差异显示技术及电子显微镜技术等。

第一节　流式细胞分析技术

流式细胞仪是在光电子技术、激光技术、荧光化学、单克隆抗体技术及计算机技术等交叉融合的基础上发展起来的一种先进的生物医学仪器设备。流式细胞术（flow cytometry，FCM）就是利用流式细胞仪对单个细胞或颗粒样物质进行快速、多参数分析或分选的技术，以获得分析对象的物理参数、DNA 含量、抗原表达、酶活性等信息，分选功能还可以将特定细胞从混合细胞群中分离出来（郑卫东 等，2013）。

一、检测原理

流式细胞仪一般由液流系统、光路系统、检测与分析系统组成，分选型流式细胞仪还包括分选系统。将待测细胞荧光染色后制成单细胞悬液，在流式细胞仪精细的液流和压力控制下被鞘液包裹，细胞单行排列由流动池喷嘴高速喷出，形成细胞液柱，依次通过流动室检测区域。激光束垂直照射检测区域的样品流，被荧光染色的细胞在其照射下，产生散射光和激发荧光，它们同时被前向光电二极管和侧向 90° 方向的光电倍增管接收。前向小角度的光散射信号（forward scatter，FSC）反映了细胞体积的大小；侧向 90° 方向的光散射信号（side scatter，SSC）反映了细胞内颗粒的复杂情况。激发荧光信号代表了所标记的被测细胞内部颗粒的信息。这些光信号转化成电信号，被传送到计算机经处理器形成数据文件，保存到计算机上，以备相应的分析软件进行数据处理和分析，并最终形成流式分析报告。细胞的分选是将待测液滴充以正负不同的电荷，让其在高压电场的作用下偏转，落入不同的收集容器中，从而实现细胞的分离（吴晓娜　等，2011）。

二、操作步骤

1. 标本处理：不同来源的标本其处理方法有所不同。

（1）白细胞悬液制备：① 将 EDTA-K$_2$ 抗凝的外周血标本上下颠倒混匀；② 取 50 μl 抗凝血加到试管管底；③ 加入红细胞裂解液 2 ml，混匀，室温避光放置 5～10 min；④ 红细胞完全裂解后，1 000～1 200 r/min 离心 5 min，弃上清；⑤ 加入 PBS 2 ml 重悬细胞，混匀，800～1 000 r/min 离心 5 min，弃上清；⑥ PBS 重悬细胞，完成制备。

（2）外周血单个核细胞分离（密度梯度离心法）：① 取肝素抗凝血 2 ml 加入 2 ml 生理盐水稀释；② 加入 3 ml 淋巴细胞分离液于离心管中，然后左手以 30°～45° 倾斜，手持离心管，右手用吸管将稀释的血液标本沿离心管内壁缓慢加入，使稀释的血液标本叠加到分离液上；③ 室温 2 500 r/min 离心 30 min，离心管内液体分为 5 层，由上到下依次为血浆层、单个核细胞层、分离液层、粒细胞层、红细胞层，用吸管将单个核细胞层全部吸出至另一支试管内；④ 加入 10 ml 生理盐水，混匀，1 500 r/min 离心 10 min，弃上清；⑤ 重复洗涤 2 次，沉淀即为纯度较高的单个核细胞。

（3）骨髓标本：① 肝素抗凝骨髓标本上下颠倒混匀，取 50 μl 至一试管底部；② 加入 2 ml 红细胞裂解液，混匀，避光 5～10 min 至红细胞完全裂解；③ 1 000～1 200 r/min 离心 5 min，弃上清；④ 加入 2 ml PBS 重悬细胞，混匀，800～1 000 r/min 离心 5 min，弃上清；⑤ PBS 重悬沉淀，即为骨髓单细胞悬液。

（4）实体瘤组织标本：一般采用机械法或酶化学法处理，前者主要适用于从软组织，如淋巴肉瘤、脑瘤、髓样癌等组织中制备单细胞悬液；后者主要用于从间质较少的组织，如上皮、肝脏、肾脏组织等中制备单细胞悬液，常用胰蛋白酶–EDTA 螯合法。

机械法：① 取组织块放入平皿，加入少许生理盐水，用剪刀剪成直径 2～3 mm 的小块；② 将组织小块转移到旋切仪的盒子里，加适量生理盐水，以一定的速度旋转刀片 2～3 min，将组织分散成单个细胞或极小的组织块，也可用眼科剪将组织块剪至匀浆状；③ 用 50 μm 直径的尼龙网过滤去除未剪碎的组织，收集过滤物至新试管；④ 1 000 r/min 离心 5 min，弃上清；⑤ 用含 0.1% 牛血清蛋白的 PBS 重悬沉淀物，1 000 r/min 离心 5 min，弃上清；⑥ 加入含 0.1% 牛血清蛋白的 PBS 重悬沉淀，混匀，即为实体瘤组织单细胞悬液。

酶化学法：① 将组织切为薄片放入三角烧瓶中；② 加入 EDTA-Hanks 液 10 ml，室温放置 30 min，间断振荡 3～5 次；③ 用 300 目滤网过滤，收集滤过液，室温 1 000 r/min 离心 5 min，弃上清；④ 用含 0.1% 牛血清蛋白的 PBS 重悬沉淀物，1 000 r/min 离心 5 min，弃上清；⑤ 加入含 0.1% 牛血清蛋白的 PBS 重悬沉淀，混匀，即为实体瘤组织单细胞悬液。

（5）脱落细胞标本：胸腔积液、腹水需加抗凝剂（常用 EDTA-K$_2$）；附着在采集器具上的食管脱落细胞和宫颈脱落细胞，以及内镜刷检得到的细胞用生理盐水进行洗脱；肺、胃、膀胱等灌洗液直接收集到合适的离心管中。上述标本经离心、洗过滤、离心、重悬后制成悬液即可。

（6）培养细胞标本：可分为悬浮方式生长的培养细胞和贴壁方式生长的培养细胞。

悬浮方式生长的培养细胞：① 将培养细胞吹打混合均匀，吸到离心管内；② 室温1 200 r/min 离心 5 min，弃上清；③ 加入预冷的含 0.1% 牛血清蛋白的 PBS 重悬沉淀，1 200 r/min 离心 5 min，弃上清；④ 用含 0.1% 牛血清蛋白的 PBS 重悬沉淀，制备完成。

贴壁方式生长的培养细胞：① 将培养瓶中的培养液吸去，用预冷的含 0.1% 牛血清蛋白的 PBS 轻轻洗涤细胞 1 次；② 向培养瓶中加入 0.25% 胰蛋白酶（含 0.04% EDTA-Na$_2$ 溶液）2 ~ 3 ml，消化 1 ~ 2 min，吸弃消化液；③ 加入 Hanks 液 4 ~ 5 ml，将细胞从瓶壁上轻轻吹打下来，并转移到新的离心管中；④ 室温 1 200 r/min 离心 5 min，弃上清；⑤ 加入预冷的含 0.1% 牛血清蛋白的 PBS 重悬沉淀，1 200 r/min 离心 5 min，弃上清；⑥ 用含 0.1% 牛血清蛋白的 PBS 重悬沉淀，制备完成。

2. 取适量试管，在底部加入荧光抗体。

3. 把处理好的标本颠倒混匀，取一定量标本加入各试管中，和荧光抗体混匀，避光孵育 20 ~ 30 min。

4. 加入 PBS 1 ~ 2 ml，混匀，1 000 r/min 离心 5 min，弃上清。

5. 悬浮细胞，根据实验要求选择是否加入固定液，即可上样流式细胞仪进行分析。不同流式细胞仪的分析软件有所不同，可根据流式细胞仪的说明书进行设门和分析。

三、方法学评价与质量控制

细胞术的应用极广，凡能被荧光分子标记的细胞或微粒均能用流式细胞仪检测，分辨率高、分辨细胞数量大、参数多、准确性高，是生物医学领域中极具发展潜力的高技术平台。尤其对于形体极其微小的粒子，其逐个检测、灵敏、快速、多参数分析等优势更为明显（刘新星，2014）。除了它的前期成本比较高以外，FCM 存在的一个关键问题是荧光染料的选择和样品处理，这给荧光染料的发展提出了挑战。随着科学技术的迅猛发展，流式细胞仪将有更广阔的应用前景（赵书涛 等，2011）。

流式细胞仪所用的激发光源有弧光灯和激光两大类。弧光灯主要有氙灯和高压汞灯两种（多为高压汞灯），激发光谱广泛，其激发波长可覆盖紫外和可见光整个范围，非常适合于 DNA 分析和使用特殊荧光染料的研究。但弧光灯在单一谱线上能量较弱且功率不够稳定，因此其应用受到限制。故现在的流式细胞仪的激发光源通常采用激光，激光光源由于稳定性好、能量高、发散角小而得到广泛应用。激光光源按照激光器的种类可分为气体激光器、染料激光器和半导体激光器。气体激光器最常用，包括氩离子激光（激发波长

488 nm）、氦－氖激光（激发波长 633 nm）、氪离子激光（激发波长 647 nm）、氦－氩混合气体激光（激发波长 568 nm）。

流式细胞仪的光信号参数主要包括：① 前向散射光：经过聚焦整形后的光束，垂直照射在样品流上，依次通过检测区的细胞在激光束的照射下产生散射光，散射光是围绕细胞 360° 发散的，其中 1°～6° 范围内的小角度散射光称为前向小角度散射光，大于 8° 的前向散射光被称为大角度散射光。前向小角度散射光也简称为前向散射光（FSC）。FSC 与细胞大小有关。对于同群细胞，FSC 强，说明细胞大一些；FSC 弱，说明细胞小一些。前向大角度散射光可以提供细胞内的信息，特别是分叶核的信息，细胞质粒的存在与否会明显改变前向大角度散射光的强度。② 侧向散射光（SSC）：指与光束－液流平面垂直的散射光，又称 90° 散射光，它对细胞膜、胞质、核膜的变化更为敏感，可以表示细胞体积的大小。③ 荧光参数：荧光信号是由荧光色团受激后而发出的，大多数流式细胞仪检测荧光的方向与侧向散射光相同，可以利用特定波长的双色性反射镜和带通滤光片将同一方向上的侧向散射光与荧光区分开。一般而言，根据前向散射光和侧向散射光这两个参数就可以把不同类型的细胞群加以区分。

用于流式细胞仪的荧光染料主要包括两类：标记单克隆抗体的荧光染料和核酸染料。标记单克隆抗体的荧光染料主要有异硫氰酸荧光素（FITC）、藻红蛋白（PE）、得州红（Texas red）、多甲藻叶绿素蛋白（PerCP）、Alexa Fluor 488 等，这些荧光染料标记的单克隆抗体，不仅使传统的免疫学检测实现了定量分析，更为流式细胞仪在研究细胞膜和细胞内各种功能性抗原、肿瘤基因蛋白等领域提供了更广泛的应用空间。核酸染料主要有溴化乙锭（EB）、碘化丙锭（PI）、吖啶橙（AO）、7-氨基－放线菌素 D（7-AAD）、Hoechst33258（HO33258）、花青苷类、派若宁（PY）、噻唑橙（TO）等，以特异性的荧光染料对细胞核染色后定量测定细胞所发出的荧光强度，就可以确定细胞核中 DNA/RNA 的含量，并可以对细胞周期和细胞增殖状况进行分析。

流式细胞仪的性能可通过精密度、灵敏度和准确度等指标来评价。精密度是通过检测标准颗粒散射光和荧光的分布范围来描述的，通常以变异系数（CV）来说明，约为 1%～2%；灵敏度通常采用可溶性荧光染料等价分子数（molecule equivalents of soluble fluorochrome，MESF）方法来表示；流式细胞仪的准确度同精密度和灵敏度相比不是很好，这主要是由于有太多的因素可干扰其准确性，其中最为重要的就是非线性问题。

流式细胞仪的数据分析很重要，主要包括设门、单参数分析和多参数分析。设门是指在细胞分布图中确定一个范围或一片区域，对其中的细胞进行单参数或多参数分析。"门"的形状可包括线性门、矩形门、圆形门、多边形门、任意形状门和四象限门。单参数分析的图形表达为直方图分析，在直方图中设门确定分析区域后，计算机可根据所选取区域的数据进行定性和定量分析，以分析区域内细胞数目、细胞数占检测细胞总数的百分比、平均荧光强度及细胞变异系数等统计参量表示。多个激光器和多色荧光标记可以同时对待测细胞进行多参数分析，多参数分析可有效提高分析结果的准确性，从多个角度对细胞的异质性进行研究。常见的多参数分析图形包括二维散点图、二维等高线图、三维立体图及多参数组合分析等（王书奎 等，2004；吴长有，2014）。

流式细胞术的质控很重要，主要体现在：一是流式细胞仪的管道应在检测前后进行冲洗，防止染料残留对不同检测项目的干扰，细胞或颗粒残留增加背景空白；二是应定期应用标准荧光微球对仪器进行质控；三是每批检测时，均应设阴性对照、阳性对照和空白对照，检测结果均满足相应要求后方可进行样本检测。

四、流式细胞术在生殖医学中的应用

流式细胞术已普遍应用于免疫学、血液学、肿瘤学、细胞遗传学、细胞生物学等基础医学和临床医学的研究中，有一些已成为临床常规检测项目。其可用于定性分析或定量分析。流式细胞术在生殖医学中主要有如下应用：

（1）可用来评价睾丸的生精功能。睾丸生精小管中的生精细胞由精原细胞、初级精母细胞、次级精母细胞、精子细胞和精子共同组成，睾丸经胶原酶和胰蛋白酶消化过网后可形成单细胞悬液，经相应的染料染色即可检测睾丸内各种生精细胞所占的百分比、各级生精细胞之间的比例等。

（2）可进行生殖细胞肿瘤的研究。由于睾丸肿瘤和卵巢肿瘤细胞大量增殖，S 期、G_2期和 M 期细胞明显增多，往往还会出现非整倍体细胞峰。

（3）可用于放射线损伤的研究。精子发生过程中，精原细胞有丝分裂和精母细胞的减数分裂都可能被放射线阻断，不同时期、不同形态的生精细胞的比例和含量、DNA 含量可能会发生变化。

（4）可用于生精细胞凋亡的研究。DNA 染料对细胞进行染色，上机后正常细胞的DNA 直方图一般出现三个峰：一个高而窄的 G_0/G_1 期细胞峰，两个低而宽的 S 期和 G_2/M 期细胞峰。细胞凋亡后，G_0/G_1 期细胞峰降低并且在它前面出现了一个凋亡细胞峰。

（5）可用于分离精子。利用对精子DNA进行无害标定的DNA染料（如Hoechst33342）或 H-Y 抗体都可以对精子进行检测和分类，完成生殖学上的要求（Peter et al，1993）。任何一种分离精子方法，至少应满足以下三个条件方可认为成功：① 所获得的 X 精子或 Y 精子具有较大的数量，并能重复得到相似的结果；② 所得到的精子能够与卵母细胞进行正常的受精；③ 用分离后的精子受精后产生的胚胎或动物后代的性别必须与期望值相符合。直至目前，只有流式细胞术是现今最成功而有效的分离精子方法（陆阳清 等，2005）。X、Y 精子分离广义上属于植入前遗传学诊断（PGD）。PGD 是在胚胎着床前即对其遗传物质进行分析，确认胚胎是否种植的诊断方法。生殖医学中分离 X、Y 精子的用途有（李刚 等，2005）：① 避免 X 连锁遗传疾病患儿的出生。目前全世界已有 300多种 X 连锁隐性遗传疾病，包括血友病、色盲、杜氏肌营养不良等，其特点是携带致病基因的母亲传给男性子代。通过精子分离技术，将 X 精子用于宫内人工授精（IUI）和体外受精－胚胎移植（IVF-ET），以及卵细胞质内单精子注射（ICSI）等途径，是预防此类疾病的有效方法。② 对因 Y 染色体异常的患者，筛选 X 精子行 IUI、IVF、ICSI，也可以避免此类遗传性疾病。③ 在 PGD 前行 X、Y 精子分选，有助于提高其诊断准确率，降低误诊率，减少胚胎的废弃率。FCM 分离精子的临床应用还包括可以为那些携带有易位染色体或具有高风险二倍体或非整倍体精子的男性鉴别和分离正常的精子，也可以为那些经放、化疗后具有发生染色体畸变高风险的男性选择遗传正常的精子。因此，性别选择和 X、Y 精子的分离已成为目前生殖医学的一个重要研究方向。

（6）可用于生殖细胞表面及内部特征分子或受体的分析。利用荧光染料或荧光染料标记的抗体或配体可以对生精细胞、卵细胞、支持细胞、颗粒细胞、间质细胞等表面分子或精子线粒体、顶体等进行分析。

另外，流式细胞术还可用于精液中生精细胞与其他细胞如白细胞、各种上皮细胞等的鉴别、精子染色质结构分析、精子质膜完整性分析、卵子发生异常分析等。

第二节　荧光免疫分析技术

免疫分析的提出及发展是 20 世纪以来人们在生物化学领域所取得的最伟大的成就之一。作为免疫学研究的工具，免疫分析技术主要是利用抗体（Antibody，Ab）能够与相应抗原（Antigen，Ag）及半抗原发生自发的、高选择性的特异性结合这一性质，通过将特定抗体（抗原）作为选择性试剂来对相应待测抗原（抗体）进行分析测定的方法。特异性是免疫反应最重要的特点，也是免疫学诊断与防治的理论依据。抗体和抗原之间存在的弱的相互作用力，使得抗原可以被抗体高特异性地"分子"识别形成稳定的复合物。

近年来，随着对免疫反应原理认识的进一步加深以及免疫标记技术的发展，根据标记物的不同，免疫分析技术可以分为荧光免疫分析技术、酶免疫分析技术、放射免疫测定技术、化学发光免疫测定（CLIA）等。荧光免疫分析技术是标记免疫技术中发展最早的一种。目前荧光免疫分析技术除用于细菌、病毒、原虫、蠕虫以及真菌等的鉴定和相关疾病的诊断外，还广泛用于血清抗体（包括自身抗体）的检测，自身免疫疾病的诊断与研究，病理学抗原、抗体及补体的鉴定和定位，免疫复合物的病理研究，细菌、病毒与宿主之间的抗原关系及受体、配体研究，肿瘤免疫的诊断与研究，细胞膜表面抗原及其受体的研究等。

一、检测原理

某些物质经紫外光的照射，吸收了一定波长的入射光后，即可发射出较入射光波长稍长的光，紫外光一旦停止照射，所发射的光也随之消失，这种发射出的光称为荧光。由于物质的分子结构不同，所能吸收紫外光的波长及发射荧光的波长也有所不同，利用这个特性可以对待测物质进行定性。在一定条件下，待测物质浓度越高，紫外光照射后所发射的荧光越强；反之，浓度越低，所发射的光也越弱。据此，可以对待测物质进行定量分析。任何发射光的物质都存在两个特征光谱，即激发光谱与荧光光谱。物质的组成与结构不同，所能吸收入射光的波长和所发射荧光的波长不同。若让不同波长的激发光通过同一待测物质使之发生荧光，在固定荧光波长的情况下，测定每一波长的激发光所引起待测物质发射的荧光的强度就可以得到待测物质的激发光谱；若保持激发光的波长和强度不变，而让待测物质所发射的荧光通过单色器分光，让不同波长的荧光依次照射到检测器上，测定其荧光强度就可以得到该物质的荧光发射光谱，简称为荧光光谱。激发光谱和荧光光谱可用于鉴别荧光物质和作为荧光测定时选择适宜的激发光波长和荧光波长的依据。如果把某一物质的激发光谱和它的荧光光谱进行比较，就会发现，它们大致是对称的。但是荧光光谱较激发光谱缺少一些短波长的发射峰，这是由于荧光物质吸收能量后虽被激发到不同的较高能量级，甚至到第二电子激发态，但当产生无辐射跃迁时，所吸收的能量均不等量地以热的形式被消耗掉一部分，最终都转移到第一电子激发态的最低振动能级，然后再发射荧光回到基态。因而荧光物质的激发光谱即使有两个峰，不管采用哪个峰的波长作为激发波长，其荧光往往只出现一个峰。荧光光谱和其激发光谱之所以呈"镜像"关系，是因为跃迁到第一电子激发态时所形成的激发光谱的形状取决于激发态中的各个振动能级，而其荧光光谱的形状取决于基态的各个振动能级。在大多数分子中，能量在基态的振动能级上的分布情况和在第一电子激发态中振动能级上的分布相似，所以在激发光谱中跃迁能量最小的往往与荧光光谱中发射能量最大的相对应，而跃迁能量最大的与荧光光谱中发射能量最小的相对应。这样，就使荧光光谱的形状和发射光谱的形状极为相似。

要使物质发光必须具备以下三个条件：① 具有特征的吸收结构，即分子中具有能发射荧光的基团。② 有一定的荧光效率。荧光效率又称为荧光量子产率，是荧光物质吸收激发光量子后所发出的荧光量子数与所吸收的激发光量子数的比值，该值常小于1。一般情况下，物质能吸收一定波长的入射光，但因其所吸收的能量被用于分子间碰撞的热消耗，因而荧光效率很低，以致不能发出荧光。③ 适宜的环境（如溶剂、pH、温度等）。一种物质的吸光能力和荧光效率与该物质所处的环境密切相关。因为环境条件常常影响分子对能量的吸收和消耗，所以，环境常常是影响物质荧光效率的高低、甚至能否发生荧光的重要因素（陈康，2009）。

许多物质都可产生荧光现象，但并非都可用作荧光色素，只有那些能产生明显的荧光并能作为染料使用的有机化合物才能作为免疫荧光色素或荧光染料。荧光免疫分析技术就是根据抗原 - 抗体反应的原理，先将已知抗体（或抗原）标记上荧光色素，制成荧光抗体（或抗原），再用这种荧光抗体（或抗原）来检测相应的抗原（或抗体），抗原 - 抗体复合物上标记的荧光色素受外来激发光照射而发生明亮的荧光，利用荧光定量技术可以确定抗原或抗体的性质以及含量。荧光免疫分析技术包括荧光酶免疫分析技术、荧光偏振免疫分析技术、时间分辨荧光免疫分析技术等。

二、操作步骤

荧光免疫分析实验的主要步骤包括细胞片制备、固定及通透（或称为透化）、封闭、抗体孵育及荧光检测等。细胞片制备（通俗的说法是细胞爬片）是荧光免疫分析实验的第一步，其关键是玻片的处理以及细胞的活力。细胞片的质量对实验的成败至关重要，如果发生细胞掉片，一切都无从谈起。固定和通透步骤最重要的是根据所研究抗原的性质选择适当的固定方法，合适的固定剂和固定程序对于获得好的实验结果非常重要。荧光免疫分析中的封闭和抗体孵育与其他方法（如 ELISA 法或 Western 印迹）中的相同。

由于荧光免疫分析技术操作步骤比较多，同时在分析结果时无法像 Western 印迹那样可以根据分子量的大小区分非特异性识别，所以要得到一个完美的荧光免疫分析结果，除了需要高质量的抗体以及对实验条件进行反复优化外，还必须设立严谨的实验对照。总之，荧光免疫分析实验从细胞样品处理、固定、封闭、抗体孵育到最后的封片及观察拍照，每步都非常关键，需要严格控制实验流程中每个步骤的质量，才能最终达到实验目的。

（1）细胞准备。用于荧光免疫分析的细胞可以是直接生长在盖玻片上的贴壁细胞，也可以是经过离心后涂片的悬浮细胞，或者是将取自体内的组织细胞悬液离心后涂片。贴壁良好的细胞一般在传代培养时，将细胞接种到预先放置有处理过的盖玻片的培养皿中，待细胞接近长成单层后取出盖玻片，PBS 洗两次；对悬浮生长细胞，取对数生长期细胞，用 PBS 洗涤（1 000 r/min 离心 5 min）2 次，用细胞离心甩片机制备细胞片或直接制备细胞涂片。贴壁性能不好的细胞不建议使用前者制片方法，以免后续的漂洗操作引起细胞脱落。

（2）固定。除研究细胞表面抗原或不稳定抗原可不固定外，一般均应固定。固定的目的有三：① 防止细胞从玻片上脱落；② 除去妨碍抗原 - 抗体结合的类脂；③ 使标本易于保存。标本的固定原则是：① 不能损伤细胞内的抗原；② 不能凝集蛋白质；③ 应保持细胞和亚细胞结构；④ 固定后应保持通透性，以保证抗体自由进入所有细胞与亚细胞组分与抗原结合。

根据实验需要选择适当的固定剂固定细胞。固定完毕后的细胞可置于含叠氮钠的 PBS 中 4℃保存 3 个月。临用前，PBS 洗涤 3 次，每次 5 min。

（3）通透。使用交联剂（如多聚甲醛）固定后的细胞，一般需要在加入抗体孵育前，对细胞进行通透处理，以保证抗体能够到达抗原部位。选择通透剂应充分考虑抗原蛋白的性质。通透的时间一般为 5 ~ 15 min。通透后用 PBS 洗涤 3 次，每次 5 min。

（4）封闭。一般封闭 30 min。封闭的目的是减少抗体的非特异性结合，最常用的封闭液为含 1% BSA 的 PBS（pH7.5），其他可选择的封闭液可含 1% 的明胶、1% 的牛血清或与二抗种属相同的血清（3% ~ 10%）等。

（5）抗体孵育。一般室温孵育 1 h 或者 4℃过夜，随后 PBST 漂洗 3 次，每次 5 min。如果是间接免疫荧光技术，需要使用二抗，此时室温避光孵育 1 h，PBST 漂洗 3 次，每次 5 min 后，再用蒸馏水漂洗一次。直接免疫荧光法中的一抗和间接免疫荧光法中的二抗均为荧光抗体，在这些抗体孵育的时候必须注意避光。此外，为保证抗体结合质量和防止干燥，抗体孵育应尽量在湿盒中进行。

（6）封片及荧光观察。标记好荧光的细胞片原则上可以直接进行观察，特别是有时候封片不当反而使得前功尽弃。但在绝大多数情况下，为了保存结果，以便进一步观察、照相、统计分析等，需做封片处理。常规的方法是采用甘油或中性树脂封片，为了增强封片的效果，往往需要在封片时添加特殊的抗荧光淬灭剂。

（7）标本保存。由于荧光色素和蛋白质分子的稳定性都是相对的，因此随着保存时间的延长，在各种条件影响下，标记蛋白可能变性解离，失去其应有的亮度和特异性，因此给标本的保存带来一定的困难，所以在标本进行荧光染色之后应立即观察。由于性能良好的抗荧光淬灭剂的出现，荧光标记的标本可以在低温（4℃或 −20℃）条件下保存相当长的时间。在某些情形下，考虑到实验的成本及实验条件，也可以采取权宜的办法，比如固定标本片后低温保存，在需要时再进行荧光标记，即随用随染。

三、方法学评价与质量控制

荧光免疫分析技术离不开荧光色素，了解荧光色素的特性对我们选择合适的荧光色素很重要。常用的荧光色素有 3 种① 异硫氰酸荧光素（fluorescein isothiocyanate，FITC）：为黄色或橙黄色结晶粉末，易溶于水或酒精等溶剂。相对分子质量为 389 400，最大吸收光波长为 490 ~ 495 nm，最大发射光波长为 520 ~ 530 nm，呈现明亮的黄绿色荧光。该物质有两种同分异构体，其中异构体 Ⅰ 型在效率、稳定性、与蛋白质结合能力等方面都更好，在冷暗干燥处可保存多年，是应用最广泛的荧光素。② 四乙基罗丹明（tetraethyl rhodamineB200，RB200）：为橘红色粉末，不溶于水，易溶于酒精和丙酮。性质稳定，可长期保存，最大吸收光波长为 570 nm，最大发射光波长为 595 ~ 600 nm，呈橘红色荧光。③ 四甲基异硫氰酸罗丹明（tetramethyl rhodamine isothiocyanate，TRITC）：最大吸收光波长为 550 nm，最大发射光波长为 620 nm，呈橙红色荧光。与 FITC 的黄绿色荧光对比鲜明，可配合用于双重标记或对比染色。其异硫氰基可与蛋白质结合，但荧光效率较低。除此之外，尚有一些其他荧光物质，如酶作用后产生荧光的物质、镧系螯合物等。某些化合物本身无荧光效应，一旦经酶作用便形成具有强荧光的物质，例如 4- 甲基伞形酮 −β-D

半乳糖苷在 β 半乳糖苷酶作用下分解成 4- 甲基伞形酮，其可发出荧光，激发光波长为 360 nm，发射光波长为 450 nm。其他如碱性磷酸酶（AP）的底物 4- 甲基伞形酮磷酸盐和辣根过氧化物酶（HRP）的底物对羟基苯乙酸等物质也能在相应酶作用下产生荧光。另外，某些 3 价稀土镧系元素，如铕（Eu^{3+}）、铽（Tb^{3+}）、铈（Ce^{3+}）等的螯合物经激发后也可发射特征性的荧光，其中以 Eu^{3+} 应用最广。Eu^{3+} 螯合物的激发光波长范围宽，发射光波长范围窄，荧光衰变时间长，最适合用于时间分辨荧光免疫测定（田振 等，2002；解肖鹏等，2012）。

荧光免疫分析中常用的固定剂有多种，应根据所研究抗原的性质和所使用的抗体特性选择适当的固定剂。通常固定方法可以分为两类：有机溶剂和交联剂。有机溶剂如甲醇和丙酮等可去除类脂并使细胞脱水，同时将细胞结构蛋白沉淀。交联剂如多聚甲醛通常通过自由氨基酸基团形成分子间桥联，从而产生一种抗原相互连接的网络结构。交联剂比有机溶剂更易于保持细胞的结构，但因为交联阻碍抗体结合，可能会降低一些细胞组分的抗原性，因此需要增加一个通透步骤以使抗体能够进入标本。两种固定方法都可能使蛋白抗原变性，因此使用变性蛋白作为抗原生产的抗体在免疫荧光中可能更为有效。最常用的固定剂有多聚甲醛和甲醇，少数情况也使用乙醇、丙酮及戊二醛等进行固定。通常，细胞结构抗原、病毒及一些酶类抗原使用丙酮、乙醇及高浓度的甲醛固定可获得较好的结果，而细胞膜相关组分抗原一般以多聚甲醛固定。细胞器和细胞颗粒内的抗原一般也用多聚甲醛固定，并需要进行通透以使抗体能到达抗原决定簇。

通透步骤只在检测细胞内抗原决定簇的时候才需要，因为抗体需要进入细胞内部去检测蛋白。但是，如果待检测的是跨膜蛋白，且其抗原决定簇处于胞质内区域，则同样需要对细胞进行通透。相反，如果所检测的抗原决定簇位于膜蛋白的胞外段，则不需要进行通透。丙酮本身具有通透作用，因此用丙酮作为固定剂时不需要通透。甲醇同样具有通透作用，但有些场合并不适合用甲醇，因为一些抗原决定簇对甲醇非常敏感。常用的通透剂是去垢剂，如 Triton（曲拉通）、NP-40（乙基苯基聚乙二醇）、Tween 20（吐温）、Saponin（皂苷）、Digitonin（毛地黄皂苷）和 Leucoperm 等。Triton 和 NP-40 属于烈性去垢剂，可部分溶解细胞核膜，因此非常适合核抗原检测。但应注意的是，如果使用时其浓度过高或者作用时间过长，它们将破坏蛋白，从而影响实验结果。Triton X-100 是最常用的通透剂，但是它会破坏细胞膜，因此不适用于细胞膜相关抗原。其他去垢剂要温和得多，它们可以在细胞质膜上形成足够大的孔隙以允许抗体通过，但是不会溶解细胞质膜，适于胞质抗原或者质膜上靠近胞质一面的抗原，也适用于可溶性的核抗原。一般的操作程序是先固定后通透，但针对某些水不溶性的目的抗原的检测宜先通透再固定，这样做的原因主要是可以通过通透去除许多水溶性的蛋白，从而大大减少免疫荧光的背景和非特异性信号。固定后以冷 PBS 液漂洗，最后以蒸馏水冲洗，防止自发性荧光。

要保证荧光免疫分析体系准确可靠，设立阴性对照和阳性对照很有必要。设立对照的目的在于证明和肯定阳性结果的特异性，排除非特异性疑问，同时对照的设立也有助于判断实验中可能出现的问题。通过阴性对照可以了解背景荧光和非特异性染色，当待检标本呈阳性结果时，阴性对照就更加重要，可用以排除假阳性。较理想的阴性对照为遗传背景相同但仅仅不表达所研究抗原的细胞，例如已把某个蛋白敲除的细胞或动物组织样品，但这样的标本不一定存在或很难找到。常用的阴性对照可以是针对一抗的 PBS 对照或来自同一种属动物的血清对照。阳性对照一般为已知抗原阳性的切片，其与待检标本同时进行免疫细胞化学染色，可验证整个检测体系，排除实验过程中可能出现的差错。另一种阳性对照可以是在细胞内过表达所研究的抗原，同时也可以在这个抗原上接上商业化的表达标签，如 Flag、Myc、His tag 等。

在荧光免疫分析技术中使用抗体时，如果使用商业化的抗体，在使用之前要仔细阅读公司关于抗体的说明，该抗体是否能用来做免疫荧光或免疫细胞（组织）化学实验；对于自己生产的抗体，在生产抗体时选用合适的免疫原对获得高质量的试验结果非常重要。其次，就是单抗和多抗的选择问题。这方面基本上遵循着通用的原则，多抗的优点是来源动物种属多，亲和力高，反应性广，可以识别抗原的多种亚型，缺点是特异性相对较差，有时容易带来假阳性结果，且抗体质量存在批次差异；单抗的最大优点是特异性好，质量稳定，但缺点是动物来源受限（绝大多数是小鼠），灵敏度较低，而且价格较高。单抗的稳定性不如多抗，因为它们识别的位点比较单一，更容易受到破坏。

在荧光免疫分析中，经常使用免疫荧光双标记（double immunofluorescence）技术，这是用两种不同荧光染料标记的抗体同时检测两种抗原。标记这两种抗体的荧光色素具有不同的颜色（激发和发射波长不同），通过荧光显微镜可以在同一细胞上分别观察到两种抗原，并可通过图像处理软件将它们同时呈现在一张图片上。由于在同一个样本中使用两种染料，这就要求每一种检测试剂仅能识别一种抗原。主要有两种方法能够达到这一目的。最确定的方法就是直接标记一抗，如其中一种标记 FITC，另一种标记得州红，一般会有满意的结果。第二种方法是应用两套种属特异性的检测试剂。在进行这类荧光双标前，最好先验证单标对特定组织或细胞是有效的。在操作上与单标方法并无不同，但两种一抗必须来源于不同种属的动物，且两种二抗不能存在交叉反应。

随着荧光免疫分析技术的发展，一些特定的荧光免疫分析技术也不断被应用，主要包括如下三种：

（1）荧光酶免疫分析（fluorescence enzyme immunoassay，FEIA）技术：这是一种以荧光物质作为底物的酶免疫分析技术，底物被酶水解后产生荧光，荧光强度与待分析物的量成比例，结合标准曲线计算标本中的待测物含量。常用的荧光底物有 4- 甲基伞形酮磷酸盐（MUP）等，标记酶有 β 半乳糖苷酶（BG）、碱性磷酸酶（AP）以及辣根过氧化物酶（HRP）等。FEIA 一般设计成非均相反应系统，需有固相的分离载体。一般将抗体包被于固相载体上，与样本中待测抗原特异结合，再与生物素（biotin）化的第二抗体夹心结合，加入 β 半乳糖苷酶标记的抗生物素，结合形成大分子的 β 半乳糖苷酶标记免疫复合物，洗去其他游离物质，再加入荧光底物 4- 甲基伞形酮 – β -D 半乳糖苷，荧光底物能被 β 半乳糖苷酶水解成 4- 甲基伞形酮（MU），MU 能在 360 nm 激发光照射下，产生 450 nm 的荧光，并由荧光比色仪动态检测荧光强度，根据标准品自动计算并报告测定值。目前所用的 FEIA 系统在具体技术上均增添了不同特色，使检测性能大为改善。因此其应用极其广泛，可以测定内分泌激素、蛋白质、多肽、神经递质、受体、细胞因子、细胞表面分子、肿瘤标志物、变应原等多种生物活性物质。

（2）荧光偏振免疫分析（fluorescence polarization immunoassay，FPIA）技术：其基本原理是一种均相竞争荧光免疫分析法，即荧光素（FITC）标记的小分子抗原示踪剂和待测标本中的小分子抗原与相应抗体竞争性结合，当荧光素标记的小分子抗原和相应抗体量恒定时，反应平衡时结合状态的荧光素标记小分子抗原量与待测标本中小分子抗原成反比。在 490 nm 激发光作用下发出荧光，经过偏振仪形成 525 ~ 550 nm 的偏振光，偏振光的强度与荧光素受激发时分子转动的速度成反比，游离的荧光素标记抗原分子小，转动速度快，激发后发射的光子散向四面八方，因此通向偏振仪的光信号很弱。而与抗体大分子结合的荧光素标记抗原，因为分子大，转动速度慢，激发后产生的荧光比较集中，因此偏振光信号比未结合时强得多。故待测抗原越少，与抗体竞争结合的量越少，而荧光标记抗原与抗体结合量就越多，当激发光照射时，荧光偏振信号越强，偏振光强度与待测抗原量成反比。通过检测偏振光强度可以测定待测小分子抗原含量。荧光偏振免疫分析技术主要用于小分子量物质的测定。

作为一种均相标记免疫分析技术，荧光偏振免疫分析技术与其他非均相标记免疫方法相比具有显著的优点：① 抗原抗体反应和样本分子测定在溶液中进行，避免了固相标记过程中反复多次的洗涤步骤，利于实现自动化控制和提高分析方法的精密度，FPIA 的精密度（CV）可控制在 3% ~ 5%；② 检测过程仅需样本、示踪剂和抗体加入、混匀，数分甚至数秒孵育后即可测定荧光偏振光强度，测定速度快，有利于大批量样本分析测试；③ 因为荧光偏振不受内滤作用的影响，因此对于有颜色和浑浊的溶液仍能准确测定。

（3）时间分辨荧光免疫测定（time resolved fluorescence immunoassay，TR-FIA）技术：以常用的荧光素作为标记物的荧光免疫测定往往受血清成分、试管、仪器组件等的本底荧光干扰，以及受激发光源的杂射光影响，使方法学灵敏度受到很大限制，而 TR-FIA 就是针对这类缺点而加以改进的一种新型检测技术。TR-FIA 可分为固相抗体竞争法、固相抗原竞争法和固相双位点夹心法。

① 固相抗体竞争法：即待测标本中抗原和 Eu^{3+} 标记抗原［除铕（Eu）外，铽（Tb）、钐（Sm）、钕（Nd）、镝（Dy）等亦可用作 TR-FIA 示踪剂］与固相抗体（目前均采用特异性抗体包被于微板上）发生竞争性结合，温育和洗涤后，把游离 Eu^{3+} 标记抗原和 Eu^{3+} 标记抗原 - 抗体复合物分离，然后在固相中加入荧光增强剂，测定 Eu^{3+} 标记抗原 - 抗体复

合物的荧光强度。荧光强度与待测抗原含量成反比，标准曲线与 RIA 曲线相似。

② 固相抗原竞争法：即将大分子抗原直接包被在固相上或半抗原通过化学耦联法制成半抗原 – 蛋白质结合物包被在固相上，成为固相抗原，固相抗原和样本中的待测抗原共同竞争有限量的 Eu^{3+} 标记抗体，样本中待测抗原浓度越高，则 Eu^{3+} 标记抗体结合到固相上的量越少，故待测抗原浓度和荧光强度成反比。

③ 固相双位点夹心法：即标准品或待测物先与固相抗体反应，洗涤后再加入 Eu^{3+} 标记抗体，再次温育，生成 Eu^{3+} 标记抗体 – 抗原 – 固相抗体复合物，充分洗涤后加入增强液，测定荧光强度，所测得荧光强度与待测物的浓度成正比。

TR-FIA 使用 Eu^{3+} 等镧系元素作为示踪剂具有如下优点：① 荧光物质激发光谱曲线的最大吸收波长和发射光谱的最大发射波长之间的差，称为斯托克斯位移（Stokes shift）。普通荧光物质荧光光谱的斯托克斯位移只有几十纳米，激发光谱和发射光谱通常有部分重叠，互相干扰严重。游离 Eu^{3+} 的荧光信号虽然相当微弱，但当 Eu^{3+} 与螯合剂形成螯合物时，产生分子内和分子间的能量传递，使 Eu^{3+} 的荧光强度显著增强，斯托克斯位移达 200 nm，很容易分辨激发光和发射光，从而排除激发光干扰。② 与普通荧光团比较，镧系元素离子螯合物荧光衰变时间长，为传统荧光的 $10^3 \sim 10^6$ 倍。镧系元素的荧光不仅强度高，而且半衰期也很长，介于 10 ~ 1 000 μs 之间。利用此特性，用时间分辨荧光仪测量 Eu^{3+} 螯合物的荧光时，在脉冲光源激发之后，可以适当地延迟一段时间，待血清、容器、样本管和其他成分的短半衰期荧光衰变后再测量，此时就只存 Eu^{3+} 标记物的特异性荧光，即通过时间分辨，极大地降低了本底荧光，实现了高信噪比，这是 TR-FIA 高灵敏度和低干扰的原因之一。③ 镧系螯合物激发光光谱较宽，最大激发波长在 300 ~ 500 nm，可通过增加激发光能量来提高灵敏度。而它的发射光谱带很窄，甚至不到 10 nm，可采用只允许发射荧光通过的滤光片，进一步降低本底荧光。④ Eu^{3+} 等镧系标记物与放射性核素相比不受半衰期的影响。Eu^{3+} 与双功能螯合剂螯合，可形成稳定的螯合物，稳定性很高，2 年内能保证质量。再者，Eu^{3+} 标记物体积很小（为原子标记），标记后不会影响被标记物的空间立体结构，既保证了被检测物质的稳定性（尤其对蛋白质影响更小），又可实现多位点标记。标记物稳定就可以对标记物进行多次激发，通过对每次激发的荧光信号累加后取平均值的办法，提高测定准确度。同时多位点标记技术不仅使检测更灵敏，也使一个试剂盒能够同时检测出两种或两种以上的物质。

四、荧光免疫分析技术在生殖医学中的应用

荧光免疫分析技术为一种常用的免疫学技术，在生殖医学临床和研究中应用较广，主要包括蛋白质和多肽激素的分析（沙桂华 等，2002）、半抗原的分析、病原体抗原的分析、肿瘤标志物的分析、血清学的分析、干血斑样品的分析、核酸的分析等。

第三节 酶免疫分析技术

酶免疫分析（enzyme immunoassay，EIA）是 20 世纪 70 年代在放射免疫测定法的基础上发展起来的一种新的免疫分析法，是标记免疫分析中的一项重要技术，是以酶标记的抗体（抗原）作为主要试剂，将抗原 - 抗体反应的特异性和酶催化底物反应的高效性和专一性结合起来的一种免疫检测技术。作为经典的三大标记技术之一，酶免疫分析技术在临床科研中得到广泛应用，并不断和其他先进技术如荧光、发光技术以及仪器自动化相融合，其分析敏感度已达到甚至大大超过放射免疫测定（radioimmunoassay，RIA）的水平，检测下限可达到 ng 甚至 pg 水平（孙伟 等，2001）。因试剂稳定且无放射性污染，而且分析形式日趋多样化，简易灵活，其在临床研究中应用广泛且倍受重视。

酶免疫分析技术可分为酶免疫组化和酶免疫测定，后者又分为均相酶免疫测定和非均相两种。均相酶免疫测定是将半抗原或小分子抗原如激素、药物、毒品、兴奋剂等与酶结合制成酶标记物，酶与抗原（半抗原）结合后仍保留酶和抗原（半抗原）的活性。测定时将待测样本、酶标记物、特异性抗体和底物溶液加在一起，待抗原、抗体和酶、底物反应平衡后，即可直接测定结果，无须分离步骤，整个检测过程都在均匀的液相内进行。非均相酶免疫测定与均相酶免疫测定不同的地方在于，非均相酶免疫测定需分离结合的与游离的酶标记物，可分为固相酶免疫测定和液相酶免疫测定。以聚苯乙烯等材料作为固相载体的酶联免疫吸附测定（enzyme-linked immunosorbent assay，ELISA）是目前最为常用的固相酶免疫测定。ELISA 法又可分为双抗体夹心法、竞争法、间接法、双抗原夹心法、捕获法等。

一、检测原理

酶是一种有机催化剂，很少量的酶即可导致大量的催化过程，所以极为敏感。酶免疫分析技术就是将抗原和抗体的免疫反应和酶的催化反应相结合而建立的一种新技术。酶与抗体或抗原结合后，既不改变抗体或抗原的免疫学反应的特异性，也不影响酶本身的活性，即在相应而合适的作用底物参与下，使基质水解而呈色，或使供氢体由无色的还原型变为有色的氧化型。这种有色产物可用肉眼、光学显微镜或电子显微镜观察，也可以用分光光度计加以测定。呈色反应显示了酶的存在，从而证明发生了相应的免疫反应。所以，这是一种特异而敏感的技术，可以在细胞或亚细胞水平上示踪抗原或抗体的所在部位，或在微克、甚至纳克水平上对其进行定量（焦奎 等，2004）。

（1）均相酶免疫技术

① 酶扩大免疫测定技术（enzyme multiplied immunoassay technique，EMIT）：由美国 SYVA 公司最先研制成功，主要用于小分子抗原或半抗原的测定，在药物测定中应用最多。半抗原与酶结合成酶标半抗原，保留半抗原和酶的生物活性，当酶标半抗原与抗体结合

后，半抗原分子上的酶蛋白与抗体密切接触，使酶的活性中心受到影响，酶的活性受到抑制。测定时标本中的半抗原、酶标半抗原与抗体竞争性结合，标本中的半抗原含量越高，加底物后其 OD 值越高。如将毒品（如吗啡及其衍生物）与溶菌酶结合成酶标记物，测定时将待测样本、酶标记物与抗体一起混合，让前二者与其相应抗体竞争结合后，加酶底物（藤黄微球菌），测定反应体系酶的活性。若酶标抗原与抗体结合后，抗体与标记的酶紧密接触，使酶的活性中心受到影响，而其酶活性受抑制；若待测样本中抗原与抗体结合，酶的活性得以发挥。酶的活性与待测样本中抗原的量成正比，测定酶活性，以标准曲线可推算出待测抗原的量。

② 克隆酶供体免疫测定技术（cloned enzyme donor immunoassay，CEDIA）：利用 DNA 重组技术制备 β 半乳糖苷酶的两个片段，大片段为酶受体（enzyme acceptor，EA），小片段为酶供体（enzyme donor，ED），单独的两个片段均无活性，在一定条件下结合后可显示酶的活性。抗原（待测）+ 抗体 + 抗原 –ED 反应生成抗原（待测）– 抗体 + 抗体 – 抗原 –ED，抗体 – 抗原 –ED 具有酶的活性，加底物显色。一类是抗体能增强酶的活性，如将甲状腺素（T4）与苹果酸脱氢酶（MDH）共价结合成酶标记物后，MDH 活性被抑制；当标记抗原与特异性抗体结合时，被抑制的酶的活性可逆性地恢复；如样本中 T4 含量增多，竞争结合抗体，MDH 活性仍被抑制。酶的活性与待测样本中抗原的量成反比。上述酶标抗原与抗体结合后，酶的活性增强与减弱是由于抗原与抗体的结合位置邻近酶的活性中心。也有用直接与酶活性中心反应的辅助因子或底物等小分子化合物标记抗原，若标记抗原与抗体结合将会干扰这些小分子化合物与酶的结合，从而使酶的活性受抑制。如辅基标记免疫分析法、克隆酶供体免疫分析法、底物标记荧光免疫分析法等。均相酶免疫测定操作简便、快速，适合于自动化，应用广泛，不仅可检测药物、激素、毒品、兴奋剂等半抗原或小分子抗原，也可测定大分子蛋白质、病毒及细胞性抗原成分等。

（2）ELISA

先将已知的抗体或抗原结合在某种固相载体上，并保持其免疫活性。测定时，将待检标本和酶标抗原或抗体按不同步骤与固相载体表面吸附的抗体或抗原发生反应。用洗涤的方法分离抗原 – 抗体复合物和游离成分。然后加入酶的作用底物催化显色，进行定性或定量测定。最初发展的酶免疫测定方法是使酶与抗体或抗原结合，用以检查组织中相应的抗原或抗体的存在。后来发展为将抗原或抗体吸附于固相载体，在载体上进行酶免疫染色，底物显色后用肉眼或分光光度计判定结果。

二、操作步骤

下面对几种常见的酶免疫分析技术的简要操作步骤叙述如下。

1　双抗体夹心法测抗原

适用于检测各种蛋白质等大分子抗原，例如 AFP、HCG 等。

（1）将特异性抗体与固相载体联结，形成固相抗体。洗涤除去未结合的抗体及杂质。

（2）加受检标本，保温孵育。如果标本中有相应抗原，其与固相抗体结合，形成固相抗原抗体复合物。洗涤除去其他未结合物质。

（3）加酶标抗体，保温孵育。固相抗原－抗体复合物上的抗原与酶标抗体结合。彻底洗涤未结合的酶标抗体。此时固相载体上带有的酶量与标本中受检抗原的量呈正相关。

（4）加底物显色。固相上的酶催化底物成为有色产物。通过比色，可测知标本中抗原的量。

2　双抗原夹心法测抗体

反应模式与双抗体夹心法测抗原类似。即用特异性抗原进行包被和制备酶结合物，以检测相应的抗体。与间接法测抗体的不同之处为以酶标抗原代替酶标抗抗体。此法中受检标本不需稀释，可直接用于测定，因此其敏感度相对高于间接法。本法关键在于酶标抗原的制备，应根据抗原结构的不同，寻找合适的标记方法。

3　间接法测抗体

为检测抗体常用的方法。其原理为利用酶标记的抗抗体（抗人免疫球蛋白抗体）以检测与固相抗原结合的受检抗体，故称为间接法。

（1）将特异性抗原与固相载体联结，形成固相抗原。洗涤除去未结合的抗原及杂质。

（2）加稀释的受检血清，保温孵育。血清中的特异抗体与固相抗原结合，形成固相抗原－抗体复合物。经洗涤后，固相载体上只留下特异性抗体，血清中的其他成分在洗涤过程中被洗去。

（3）加酶标抗抗体。可用酶标抗人 Ig 以检测总抗体，但一般多用酶标抗人 IgG 检测 IgG 抗体。固相免疫复合物中的抗体与酶标抗抗体结合，从而间接地标记上酶。洗涤后，固相载体上的酶量与标本中受检抗体的量呈正相关。

（4）加底物显色。

4　竞争法测抗体

当抗原材料中的干扰物质不易除去，或不易得到足够的纯化抗原时，可用此法检测特异性抗体。其原理为标本中的抗体和一定量的酶标抗体竞争与固相抗原结合。标本中抗体量越多，结合在固相上的酶标抗体越少，因此阳性反应呈色浅于阴性反应。如抗原为高纯度的，可直接包被固相。如抗原中会有干扰物质，直接包被不易成功，可采用捕获包被法，即先包被与固相抗原相应的抗体，然后加入抗原，形成固相抗原。洗涤除去抗原中的杂质，然后再加标本和酶标抗体进行竞争结合反应。竞争法测抗体有多种模式：可将标本和酶标抗体与固相抗原竞争结合，抗 HBc（乙肝病毒核心抗体）检测一般采用此法；另一种模式为将标本与抗原一起加入固相抗体中进行竞争结合，洗涤后再加入酶标抗体，与结合在固相上的抗原反应，抗 HBe（乙肝病毒 e 抗体）的检测一般采用此法。

5　竞争法测抗原

小分子抗原或半抗原因缺乏可作夹心法的两个以上的位点，因此不能用双抗体夹心法进行测定，可以采用竞争法模式。其原理是标本中的抗原和一定量的酶标抗原竞争与固相抗体结合。标本中抗原量含量愈多，结合在固相上的酶标抗原愈少，最后的显色也愈浅。小分子激素、药物等 ELISA 多用此法。

6　捕获包被法测抗体

IgM 抗体的检测用于病原体感染的早期诊断中。间接 ELISA 法一般仅适用于检测总抗体或 IgG 抗体。如用抗原包被的间接法直接测定 IgM 抗体，因标本中一般同时存在较高浓度的 IgG 抗体，后者将竞争结合固相抗原而使一部分 IgM 抗体不能结合到固相上。因此如用抗人 IgM 作为二抗，间接测定 IgM 抗体，必须先将标本用 A 蛋白或抗 IgG 抗体处理，以除去 IgG 的干扰。在临床检验中测定 IgM 抗体时多采用捕获包被法。先用抗人 IgM 抗体包被固相，以捕获血清标本中的 IgM（其中包括针对抗原的特异性 IgM 抗体和非特异性的 IgM）。然后加入抗原，此抗原仅与特异性 IgM 相结合。继而加酶标记针对抗原的特异性抗体。再与底物作用，呈色即与标本中的 IgM 呈正相关。此法常用于病毒性感染的早期诊断。类风湿因子（RF）同样能干扰捕获包被法测定 IgM 抗体，导致假阳性反应。因此，中和 IgG 的间接法近来颇受青睐，用这类试剂检测抗 CMV IgM 和抗弓形虫 IgM 抗体已获成功。

7　ABS-ELISA 法

ABS 为亲和素生物素系统（avidin biotin system）的略语。亲和素是一种糖蛋白，相对分子质量为 60 000，每个分子由 4 个能和生物素结合的亚基组成。生物素为小分子化合物，相对分子质量为 244。用化学方法制成的生物素衍生物生物素 - 羟基琥珀酰亚胺酯可与蛋白质和糖等多种类型的大小分子形成生物素标记产物，标记方法颇为简便。生物素与亲和素的结合具有很强的特异性，其亲和力较抗原 - 抗体反应大得多，两者一经结合就极为稳定。由于 1 个亲和素分子可与 4 个生物素分子结合，因此如把 ABS 与 ELISA 法结合，可分为酶标记亲和素 - 生物素（LAB）法和桥联亲和素 - 生物素（ABC）法两种类型。两者均以生物素标记的抗体（或抗原）代替原 ELISA 系统中的酶标抗体（抗原）。在 LAB 中，固相生物素先与不加标记的亲和素反应，然后再加入酶标记的生物素以进一步提高敏感度。在早期，亲和素从蛋清中提取，这种卵亲和素为碱性糖蛋白，与聚苯乙烯载体的吸附性很强，用于 ELISA 中可使本底增高。从链霉菌中提取的链霉亲和素则无此缺点，在 ELISA 应用中有替代前者的趋势。由于 ABS-ELISA 较普通 ELISA 多用了两种试剂，增加了操作步骤，在临床检验中 ABS-ELISA 应用并不多。

三、方法学评价与质量控制

本小节主要对两种常用的 ELISA 法——双抗体夹心法和间接法的方法学及质量控制进行评价，其他酶免疫分析法的原理及注意点已在相关小节阐述。

1 双抗体夹心法

只要获得针对受检抗原的特异性抗体，就可用于包被固相载体和制备酶结合物而建立此法。如抗体的来源为抗血清，包被和酶标用的抗体最好分别取自不同种属的动物。如应用单克隆抗体，一般选择两个针对抗原上不同决定簇的单抗，分别用于包被固相载体和制备酶结合物。这种双位点夹心法具有很高的特异性，而且可以将受检标本和酶标抗体一起保温孵育，进行下一步检测。

在一步法测定中，当标本中受检抗原的含量很高时，过量抗原分别和固相抗体及酶标抗体结合，而不再形成"夹心复合物"。类同于沉淀反应中抗原过剩的后带现象，此时反应后显色的吸光值（位于抗原过剩带上）与标准曲线（位于抗体过剩带上）某一抗原浓度的吸光值相同，如按常法测读，所得结果将低于实际的含量。这种现象被称为钩状效应（hook effect），因为标准曲线到达高峰后呈钩状弯落。钩状效应严重时，反应甚至可不显色而出现假阴性结果。因此在使用一步法试剂测定标本中含量可异常增高的物质（例如血清 AFP 和尿液 HCG 等）时，应注意可测范围的最高值。用高亲和力的单克隆抗体制备此类试剂可削弱钩状效应。

假使在被测分子的不同位点上含有多个相同的抗原决定簇，例如 HBsAg 的 a 决定簇，也可用针对此抗原决定簇的同一单抗分别包被固相和制备酶结合物。但在 HBsAg 的检测中应注意亚型问题，HBsAg 有 adr、adw、ayr、ayw 4 个亚型，虽然每种亚型 a 决定簇的反应性均相同，这也是用单抗作夹心法应注意的问题。

双抗体夹心法测抗原的另一注意点是类风湿因子（RF）的干扰。RF 是一种自身抗体，多为 IgM 型，能和多种动物 IgG 的 Fc 段结合。用作双抗体夹心法检测的血清标本中如含有 RF，它可充当抗原成分，同时与固相抗体和酶标抗体结合，表现出假阳性反应。采用 F（ab^1）2 或 Fab 片段作酶结合物的试剂，由于去除了 Fc 段，从而消除 RF 的干扰。双抗体夹心 ELISA 法试剂是否受 RF 的影响，已被列为这类试剂的一项考核指标。

双抗体夹心法适用于测定二价或二价以上的大分子抗原，但不适用于测定半抗原及小分子单价抗原，因其不能形成两位点夹心。

2 间接法

间接法成功的关键在于抗原的纯度。虽然有时用粗提抗原包被也能取得实际有效的结果，但应尽可能予以纯化，以提高试验的特异性。应特别注意除去能与一般健康人血清发生反应的杂质，例如以 *Escherichia Coli* 为工程酶的重组抗原，如其中含有 *E. Coli* 成分，很可能与受过 *E. Coli* 感染者血清中的抗 *E. Coli* 抗体发生反应。抗原中也不能含有与酶标抗人 Ig 反应的物质，例如来自人血浆或人体组织的抗原，如不将其中的 Ig 去除，试验中可发生假阳性反应。另外如抗原中含有无关蛋白，也会因竞争吸附而影响包被效果。

间接法中另一种干扰因素为正常血清中所含的高浓度的非特异性抗体。患者血清中受检的特异性 IgG 只占总 IgG 中的一小部分。IgG 的吸附性很强，非特异 IgG 可直接吸附到固相载体上，有时也可吸附到包被抗原的表面。因此在间接法中，抗原包被后一般用无关蛋白质（例如牛血清蛋白）再包被一次，以封闭（blocking）固相上的空余间隙。另外，在检测过程中标本须先行稀释（1:40~1:200），以避免过高的阴性本底影响结果的判断。

近年来，EIA技术取得了显著的发展，主要表现在以下几个方面：① 继单克隆抗体之后的第三代抗体基因工程抗体的应用，明显地提高了检测的特异性，基本消除了抗原、抗体间的非特异性交叉反应，保证了分析的准确性。② 现在的EIA技术除了传统的竞争法、间接法、夹心法外，不断引入一些酶偶联放大系统，大大提高了检测的敏感性。③ 由于酶标记技术的进步，标记酶的应用已从过氧化物酶扩展到碱性磷酸酶、β半乳糖苷酶、尿素酶、葡萄糖-6-磷酸脱氢酶、葡萄糖氧化酶、苹果酸脱氢酶等（孙伟等，2001），至今已有二十多种酶被应用于EIA，但应用最多的仍然是辣根过氧化物酶（horse-radish peroxidase，HRP）和碱性磷酸酶（alkaline phosphatase，ALP）。④ 酶免疫分析技术不断与其他标记免疫分析技术相结合，建立了更加敏感的免疫分析技术，如与荧光免疫分析（FIA）技术结合形成荧光酶免疫测定（fluorescence enzyme immunoassay，FEIA）技术和酶促放大时间分辨荧光免疫测定（enzyme-amplified time-resolved fluoroimmunoas-say，EATRFIA）技术（见本章第二节）；EIA与化学发光免疫测定（chemiluminescence immunoassay，CLIA）技术结合形成酶－化学发光免疫测定技术和增强化学发光酶免疫测定（ECLEIA）技术；EIA与聚合酶链反应技术结合形成PCR-EIA分析技术等。⑤ 传统ELISA应用的固相载体是聚苯乙烯微孔板，现已发展为硝酸纤维素膜（如斑点-ELISA、免疫印迹法）、活化滤纸、硅片、尼龙、利用高分子材料合成的各种固相微粒等。为提高固相表面的结合容量，增加结合物的范围，聚苯乙烯的表面不断被改造，如：用化学偶联法导入功能性醛基、酰基、烷胺基等以更好地与蛋白质、多肽的羧基结合；用位点导向性共价偶联法引入亲和素、蛋白A、多聚赖氨酸等，以牢固地捕获蛋白或多肽；超平整聚苯乙烯表面的制备，克服了表面粗糙带来的不均一性，对蛋白的结合容量大，脱附率低，孔间均一性好，使试验精密度达5%。应用于双抗体夹心法时，聚苯乙烯经射线照射后，其吸附性能特别是对免疫球蛋白的吸附性能可以增加。

尽管酶免疫测定具有较高的敏感性、特异性，而且其试剂比较稳定，操作简单且无放射性危害。但由于酶免疫分析检测的特异性实际上取决于单克隆抗体所针对的抗原决定簇，因而，酶免疫分析检测受试剂中包被用抗原抗体的纯度、特异性，酶标记物的稳定性、特异性、纯度、亲和力以及制备工艺等诸多因素的影响。而且，酶免疫分析以固相反应为主，在测定中要注意克服固相不同部位包被抗原（抗体）量不一致引起的表面效应，温育时要防止边缘孔与中心孔反应条件不一致引起的边缘效应，以及抗原、抗体间比例不匹配可能引起的钩状效应等。一般来说，操作简易的"一步法"常比"二步法"易发生钩状效应。另外，固相材料存在非特异性吸附，血液标本溶血或冰箱贮存可释放过氧化物酶，且冰箱贮存时间过长可导致血清IgG聚合，这些均容易引起本底偏高，甚至严重干扰测定，需引起重视。

四、酶免疫分析技术在生殖医学中的应用

酶免疫分析技术尤其是 ELISA 法在生殖医学的临床诊断和科学研究中被广泛使用，主要包括如下几个方面：

（1）病原体及其抗体的检测：生殖道病原体感染及全身感染，如沙眼衣原体、支原体、巨细胞病毒、风疹病毒、疱疹病毒、弓形虫、HIV、乙肝病毒等的感染时，病原体抗原成分的检测及相应抗体的检测基本离不开酶免疫分析技术。

（2）血清或体液中蛋白质成分的检测：包括生殖相关激素如 FSH、LH、HCG、抑制素 B、抗米勒管激素等，肿瘤标志物如前列腺酸性磷酸酶、PSA、甲胎蛋白、癌胚抗原等，一些血清酶和蛋白等的检测。

（3）非肽类激素的检测：如 T3、T4、雌二醇、睾酮、皮质醇等的检测。

（4）自身抗体的检测：如抗精子抗体、抗子宫内膜抗体、抗卵巢抗体等的检测。

（5）体内各种组织、细胞抗原性成分的检测：包括细胞膜表面标志物、特异细胞器标志物、黏附蛋白、细胞结构蛋白等的检测。

（6）药物的检测：包括治疗心脏病药物如地谷新，抗哮喘药物如茶碱，抗癫痫药物如苯巴比妥，抗生素如庆大霉素，毒品，兴奋剂等的检测。

第四节 放射免疫分析技术

放射免疫分析（radioimmunoassay，RIA）技术是以放射性核素作为示踪物的一种免疫标记技术，其将放射性同位素测量的高度灵敏性、精确性和抗原抗体反应的特异性相结合以体外测定超微量物质（王丁泉，2012）。它由 Yalow 和 Berson 于 1959 年创立，可以分为两类：竞争性放射免疫分析和非竞争性放射免疫分析。

放射免疫分析 经过半个多世纪的发展，可以分析成百上千种物质，包括激素、维生素、肿瘤相关抗原、抗体、药物、病原体抗原等。放射免疫测定技术是医学和生命科学检测领域中方法学的重大突破，使那些曾被认为无法检测的微量而又具有重要生物活性的物质得以精确定量，为医学、生命科学的发展做出划时代的贡献，是推动医学、生命科学发展的关键技术。随着放射免疫分析技术的成熟应用，非放射性免疫分析技术和产品也应运而生，并不断发展，尤其是化学发光免疫分析（CLIA），自 1977 年创立，经过 40 多年的发展，应用范围和领域已超越放射免疫分析，核医学放射免疫分析面临着严峻的考验。很多人误认为化学发光等其他免疫测定可以完全取代放射免疫分析。事实上，放射免疫分析

与化学发光等其他免疫分析相比具有一定的优势。

从方法学上看，在灵敏度、特异性、准确度等方面，放射免疫分析与化学发光等其他免疫方法学相比并无本质差别。因为在临床诊断中，各种免疫分析方法学都受限于待测物质的浓度数量级，高于或低于这个数量级都是无意义的。

从产品上看，放射免疫分析检测的产品种类比化学发光等其他免疫分析方法多。例如放射免疫分析可以测定肾素活性，而进口化学发光免疫分析系统没有肾素活性这一检测项目。从自动化上看，进口的全自动化学发光免疫分析系统采用 2 根加样针控制，检测容量约为 120 孔 / h。而全自动放射免疫实验系统由 8 根加样针分别控制，检测容量为 1 000 管 / h，远远高于进口的全自动化学发光免疫分析系统。特别是做大批量的检测时，放射免疫分析要优于其他免疫分析方法。

从价格上看，无论是进口的还是国产的放射免疫分析试剂盒，其价格普遍比进口的同类全自动化学发光免疫分析试剂盒低。从安全环保的角度上看，放射免疫分析辐射剂量很小。根据环保检测机构得出的数据，从事核电放射性现场操作的人员，每人每年累计接受的放射性剂量不会超过几百微希弗，这个剂量与自然界中的本底水平相当，远远小于一次 CT 检测所受的辐射剂量（10mSv）。

从政策上看，国家发展改革委员会、原卫生部、国家中医药管理局联合发出《国家发展改革委、卫生部、国家中医药管理局关于规范医疗服务价格管理及有关问题的通知》，即发改价格〔2012〕1170 号令，随后正式对外发布《全国医疗服务价格项目规范（2012 年版）》（以下简称"新规范"）。新规范规定检测项目价格不得区分试剂或方法，要充分考虑当地医疗机构主流检验方法和社会承受能力等因素，以鼓励适宜技术的使用。要求各地要在 2013 年底前完成本地区已实施的医疗服务价格项目清理规范工作，并向社会公布允许在本地区实施的医疗服务项目和价格等具体实施意见。统一的收费标准政策，使放射免疫分析比化学发光免疫分析更具有竞争优势。同时，国内使用的 RIA 试剂和仪器大部分为国产，使用放射免疫分析间接促进了民族企业的发展。

从科学研究方面看，放射免疫分析检测品种齐全，可检测人及动物样本，配套仪器设备费用低廉，适用于科研教学。化学发光免疫分析检测品种有限，比较适用于临床筛查，配套仪器设备及辅助耗材费用高昂。考虑到紧张的科研经费，放射免疫分析是首选。

放射免疫分析作为核医学科的重要组成部分，对于提升核医学科的诊疗水平具有重要的意义（王闪闪，2018）。但近年来，化学发光等非放射免疫分析的广泛应用使得放射免疫分析遭遇重大挑战。但从长远来看，与化学发光等其他免疫分析相比，放射免疫在方法学、产品种类、自动化、价格等方面仍具有一定的比较优势（陈宇琼 等，2014）。放射免疫分析不会被化学发光等非放射免疫方法完全替代。

一、检测原理

放射免疫分析技术有两种主要类型（常新剑 等，2006）：

（1）经典放射免疫分析法，其属竞争性免疫分析方法，基本原理为：非标记抗原（Ag）与放射性标记抗原（Ag*）同时竞争结合物（如 Ab）上有限的结合位点，然后将结合抗原和未结合的游离抗原分离，用仪器测定放射性分布，利用标准曲线确定样本中待测物含量。Ag 与 Ag* 的免疫活性相同，即与 Ab 有相同的亲和力；Ag* 与 Ab 的量是恒定的，Ag 是待测量。Ab 的结合位点数 >Ag 或 Ag*，但 <Ag+Ag*；两种抗原（Ag、Ag*）与 Ab 结合的量取决于两者的浓度比例，Ag 量多，则 Ag 与 Ab 结合多，Ag* 与 Ab 结合量就少，即 Ag*Ab 将随 Ag 的增加而减少，呈负相关，表现为函数关系。

（2）免疫放射技术（immunoradiometric assay，IRMA），即以过量标记抗体（Ab*）与待检样本中的抗原（Ag）非竞争结合，采用固相抗原吸附载体分离游离标记抗体，测定标记抗体 – 抗原复合物的放射性计数，待测抗原的量与抗原 – 标记抗体复合物的量呈正相关。

IRMA 方法有单位点和双位点两种。单位点 IRMA 中抗原分子只需一个反应位点，形成复合物后分离游离的标记抗体。单位点 IRMA 灵敏度和特异性都不够满意，目前应用较少。双位点 IRMA 采用双抗体夹心法原理，采用固相抗体与标记抗体同时与待测抗原的两个决定簇结合，使待测抗原夹在两个抗体分子之间，经过洗涤，分离游离的标记抗体，因此非特异性结合（NSB）较少，大大提高了测定的灵敏度。

二、操作步骤

1 非标记抗原的制备

制备标记抗原、特异性抗体和制作标准曲线都需要高纯度的非标记抗原。非标记抗原纯化的方法有：盐析法、凝胶过滤法、离子交换法、柱层析法、亲和层析法、免疫沉淀法、电泳法和高效液相色谱法等。

若是半抗原，则先要制备成人工抗原。对于具有氨基的半抗原，可用碳化二亚胺法合成与载体羧基以肽键连接的人工抗原，或者用戊二醛法合成与载体氨基以席夫碱键连接的人工抗原。对于具有羧基的半抗原，可用碳化二亚胺法或氯甲酸异丁酯法合成与载体氨基以肽键连接的人工抗原。具有羟基、酮基、酚基的半抗原先分别用琥珀酸酐法、O–（羧甲基）羟胺法、一氯醋酸钠法和重氮化的对氨基苯甲酸法合成具有羧基的半抗原衍生物，再用碳化二亚胺法或氯甲酸异丁酯法合成人工抗原。

2 标记抗原的准备（多数采用 ^{125}I 标记抗原）

（1）氯胺 –T 法：氯胺 –T（N– 氯 –p– 甲苯磺胺钠）在溶液中能缓慢释放出次氯酸，该酸是一种温和氧化剂，可将 ^{125}I 离子氧化成 ^{125}I，后者可取代抗原 Tyr 残基苯环上 3 和 5 位上的 H。抗原中的各个 Tyr 的碘化程度不一样，取决于 Tyr 的暴露程度。不足之处是可能引起抗原免疫活性的丢失，原因在于碘取代 Tyr 上的 H 改变了抗原性，内照射损伤了抗原，氧化剂对抗原造成损伤，试剂中聚合的碘引起抗原损伤等。

具体操作步骤为：① 分别将抗原 5 μg（10 μl）、Na^{125}I 37 MBq（10 μl）、氯胺 –T 10 μg（15 μl）依次加至 pH7.4 的磷酸盐缓冲液中，边加边搅拌，三者混匀，反应 1 min；② 加入 Na$_2$S$_2$O$_5$ 200 μg（30 μl）终止反应；③ 纸层析测定标记率；④ Sephadex G-50 凝胶过滤分离，纯化；⑤ 测定标记抗原的放化纯度，鉴定免疫活性，加防腐剂，加白蛋白稀释，冷冻干燥，保存。

（2）酶促碘化法：包括乳过氧化物酶法和葡萄糖氧化酶法。

乳过氧化物酶法：即用乳过氧化物酶催化 H$_2$O$_2$ 放出 O$_2$，将 ^{125}I 离子氧化成 ^{125}I。它比氯胺 –T 法温和，副反应较少，一般不改变抗原的三维结构，可得到高免疫活性和高比活度的标记抗原。具体操作步骤为：① 分别将抗原 5 μg（10 μl）、乳过氧化物酶 25 ng（10 μl）、H$_2$O$_2$ 200 ng（10 μl）、Na^{125}I 37 MBq（10 μl）加至 pH5.6 的 0.4 mol/L 醋酸缓冲液中，混匀，反应 7 min，再加上述 H$_2$O$_2$ 3 μl，继续反应 7 min；② 加入 10 mmol/L 巯基乙醇 0.5 ml 阻断反应 1 min；③ 加入载体 NaI 溶液 1 ml；④ 上葡聚糖凝胶柱分离纯化。

葡萄糖氧化酶法：葡萄糖氧化酶是一种需氧脱氢酶，能少量而不断地、有控制地产生 H$_2$O$_2$ 参与碘化反应，对标记抗原免疫活性的影响比乳过氧化物酶法更小。反应易于控制，加入葡萄糖即能启动，加入含有 0.1 mol/L NaN$_3$ 的缓冲液即能停止。

（3）联接碘化法：某些抗原缺乏 Tyr 或 Tyr 的碘化降低了抗原的免疫活性，可用联接碘化法。该法由 Bolton 和 Hunter 于 1973 年建立。主要步骤是先用氯胺 –T 法将 3–（p– 羟苯）– 丙酸 –N– 羟基琥珀酰亚胺酯用 ^{125}I 标记，用苯抽提碘化产物，干燥后与抗原混合反应 1 h，碘化乙酰基以肽键与抗原的 α-NH$_2$ 或 ε-NH$_2$ 连接。其优点是可避免与氧化剂接触而导致的损伤；一般不会使 His 碘化。缺点是可能使重要的 Lys 酰基化而影响抗原与抗体的结合。

（4）固相催化碘化法：包括 Iodogen 碘化法和 Iodo-bead 碘化法。

Iodogen 碘化法：Iodogen 即氯甘脲，化学名称为 1，3，4，6– 四氯 –3α，6α- 二苯甘脲，是一种固相催化剂。将 Iodogen 1 mg 溶于 25 ml 的二氯甲烷，取 50 μl 加入反应管，用 N$_2$ 吹干有机溶剂，即在反应管底部形成 Iodogen 薄膜，加入 Na^{125}I 和抗原，轻轻摇动，反应 5～20 min，即可标记抗原。

Iodo-bead 碘化法：Iodo-bead 是一种无孔聚苯乙烯小球，其上连接了氯胺 –T 衍生物（N– 氯 – 苯磺酰胺钠）。即在 2 ml 带盖的塑料试管中加入 5 μl 抗原（5 ng），加 45 μl 磷酸盐缓冲液（pH7.0，0.1 mol/L），加 2 μl Na^{125}I 37 MBq，加一粒或多粒 Iodo-bead，立即盖上盖，反应 5 min，用移液管把反应液转移到另一个试管。用缓冲液冲洗 Iodo-bead 和反应管，洗液与反应液合并，后经纯化。

（5）标记抗原的纯化和鉴定：标记后反应液中含有未标记抗原、损伤的标记抗原、未损伤的标记抗原、Na^{125}I 和磷酸盐等，只有未损伤的标记抗原才是分析所需，其纯化的方法有离子交换法、凝胶过滤法、聚丙烯酰胺凝胶电泳法、薄层层析法和高效液相色谱法等。

一般认为每个抗原分子标记上一个 ^{125}I 原子，对免疫活性影响不大，若标记上 2 个 ^{125}I 原子则可能对免疫活性有影响，因此要测定标记抗原的比活度。比活度按如下公式计算：比活度 = $A \times Y/W$，式中 A 为投入总放射性，Y 为标记率，W 为投入待标记抗原重量。

标记抗原的免疫活性鉴定可用理化方法如电泳法、吸附法和凝胶过滤法等，也可测定标记抗原与抗体的结合率，再测定标记抗原和非标记抗原对抗体的亲和力是否一致。

3 抗体的准备

（1）多克隆抗体的准备：主要包括抗体制备和抗体质量鉴定。

多克隆抗体的制备：① 抗原的乳化：将抗原与福氏完全佐剂（液态石蜡 2 份、羊毛脂 1 份、每 ml 另加卡介苗 5～10 mg）混合制成乳化液；② 免疫动物：一般用兔、豚鼠、山羊和绵羊作为免疫动物，多数采用纯种家兔（1.5～2.0 kg 雄性健壮大耳白兔），在同一批中应有足够数量的家兔，以便从中挑选高质量的抗体；③ 免疫剂量：每只家兔注射 1～2 mg 的抗原；④ 免疫部位：在兔颈、背部的皮内、皮下多点注射或肌肉、脚垫及近淋巴结的大腿外侧注射；⑤ 免疫时间：对于大分子抗原，可在注射后 6～8 周采血测定抗体滴度。对于人工抗原，在注射后 14～16 周才可采血测定抗体滴度。

抗体质量鉴定：① 特异性：若抗体与待测抗原的结合力强，与类似抗原的结合力弱，表示抗体特异性强。反之，表明类似抗原将对测定结果产生干扰。鉴定抗体特异性需测定交叉反应率，其方法是将类似抗原配成不同的浓度，按照待测抗原相同的条件制作标准抑制曲线，求得各自的半抑制浓度（IC_{50}），按 Thornecroft 法计算交叉反应率。交叉反应率（%）=（待测抗原的 IC_{50}/ 类似抗原的 IC_{50}）×100%。② 亲和力：抗体与抗原的亲和力表示两者结合的牢固程度。亲和力大，则结合速度快、解离度小；反之，则结合速度慢、不牢固、易解离。③ 滴度：抗体的稀释倍数过高或过低均会影响分析的灵敏度和准确性。抗体的滴度反映其浓度。将抗体按一系列倍数稀释，分别与定量的标记抗原反应，用分离剂将标记抗原－抗体复合物和标记抗原分离，以 B/T% 为纵坐标，以抗体的稀释倍数为横坐标作图，B/T% 为 50% 时的稀释倍数即称为抗体的滴度。

（2）单克隆抗体的准备：将 B 淋巴细胞与骨髓瘤细胞融合形成杂交细胞，该杂交细胞产生的抗体只作用于一种抗原决定簇。将 B 淋巴细胞与骨髓瘤细胞按 2～10：1 的比例混合，在 50% 的聚乙二醇作用下可实现融合，融合的成功率约几万分之一。融合后在氨基蝶呤、次黄嘌呤和胸腺嘧啶（HAT）培养液中、5%～7%CO_2、37℃ 的条件下培养。未融合的 B 淋巴细胞和骨髓瘤细胞几天后渐渐死亡，只有融合的杂交细胞能在 HAT 培养液中生长传代，经 10～14 d 的培养，杂交细胞形成克隆。此时用免疫学方法检测杂交细胞分泌的抗体，通过对千百个培养小孔中培养的上清液进行筛选，可发现一些抗体阳性的孔，尽快将能够分泌所需抗体的高滴度阳性孔中的杂交细胞进行单细胞克隆。重复上述检测和克隆，确保得到的抗体是单个细胞后代分泌的。一旦杂交细胞能稳定地产生高滴度抗体，即将该杂交细胞扩大培养。方法是将它注射到预先用降植烷或医用液态石蜡处理过的同种小鼠的腹腔内，让杂交细胞在腹腔内生长，一般经 10～14 d 后，小鼠腹部胀大形成腹水，其腹水或血清中含有高浓度的单克隆抗体。这种细胞若不用，可在液氮中长期保存，需要时取出扩大培养，可得到同质的单克隆抗体。

4 标记抗原 – 抗体复合物与标记抗原的分离

主要有以下方法：

（1）双抗体法：一抗与抗原结合，二抗与一抗结合，生成分子量较大的复合物（Ag-Ab1-Ab2），能自然沉淀。优点是分离效果好、非特异性结合率低，缺点是费用增加、需要第二次温育、时间延长。

（2）聚乙二醇（PEG）法：PEG 浓度为 7%～9% 时能使抗原 – 抗体复合物沉淀。优点是经济、简便，缺点是重复性差、非特异性结合率高。

（3）活性炭吸附法：用包被了葡聚糖衣的活性炭吸附抗原，然后离心收集。

（4）盐析法：用中性盐如硫酸铵沉淀抗原 – 抗体复合物，然后离心收集。

（5）微孔滤膜法：用微孔滤膜吸附抗原 – 抗体复合物。

（6）固相法：抗体与固体材料连接，生成的抗原 – 抗体复合物亦与固体材料连接。

（7）凝胶过滤法：利用葡聚糖的分子筛效应。

（8）双抗体 –PEG 法：将两种方法组合，沉淀抗原 – 抗体复合物。

（9）磁化活性炭吸附法：将活性炭和氧化铁混合，加入聚丙烯酰胺交联成胶状颗粒，吸附抗原后，将反应管放在磁铁上，使颗粒沉淀。

目前一般采用双抗体与 PEG 合用的方法，称为双抗体 –PEG 法，它结合了两种方法的优点。

5 放射免疫分析方法的建立

（1）标记抗原的加入量一般为 6 000～10 000 cpm，抗体的滴度一般用与标记抗原结合率为 30%～50% 时的滴度，待测抗原的含量应在标准曲线范围内，三者的容积为 0.3～1.2 ml。

（2）常用的缓冲液有磷酸盐缓冲液、巴比妥缓冲液、Tris-HCl 缓冲液、醋酸缓冲液和硼酸缓冲液。温度一般为 4℃或 37℃。在 4℃下反应达到平衡所需时间长，但结合率较高；在 37℃下反应达到平衡所需时间短，结合率较低。有的放射免疫分析先在 37℃温育一段时间，再在 4℃下温育。加样均须在 4℃下进行。

（3）样本中的待测抗原含量高，可先稀释；可用溶剂萃取待测抗原，然后去除溶剂；可分离纯化。后两种方法必须测定回收率。测定方法按加样顺序不同分为平衡法和非平衡法。平衡法：将待测抗原、标记抗原和抗体依次加入，温育。非平衡法：先加待测抗原和抗体，温育一定时间，然后加入标记抗原，温育。

（4）计算标准结合率 B_s/B_0（%）：B_s/B_0（%）＝（cpm_s/cpm_0）×100%，cpm_s 为标准抗原 + 标记抗原 + 抗体反应的平均计数率，cpm_0 为标记抗原 + 抗体反应的平均计数率。令 $b=B_s/B_0$（%），b 的对数转换，$logb=ln[b/(100-b)]$，以标准抗原的剂量为横坐标，若以 B_s/B_0（%）为纵坐标，则标准曲线是 "L" 形，若以 $logb$ 为纵坐标，则标准曲线是一条直线。

（5）在与标准抗原相同的条件下测得样本 + 标记抗原 + 抗体反应的平均计数率，计算样本的结合率或其对数转换，然后依据标准曲线方程求出样本中的抗原含量。

三、方法学评价与质量控制

（1）精密度：指结果的重复性，即同一份样本用同一种方法多次测量，若结果的标准误差小，表示重复性好。在同一批测定中取高、中、低不同剂量，每个剂量至少做 20 个重复，得到的标准误差为批内误差，应小于 10%。

（2）准确性：指测量值与真值的符合程度。将样本分两份，一份加入已知量的标准品，测定加入标准品的回收率。平均回收率应为 90% ~ 110%。回收率（%）=（样本加标准品的测定含量 – 样本的测定含量）/ 所加标准品的量 ×100%。

（3）健全性：待测样本做一系列稀释，将其反应曲线与标准曲线比较。若二者平行，则测定结果与样本实际含量成正比；若不平行，则测定结果存在系统误差。

（4）灵敏度：一般用 B_0 管 10 个以上，求出结合率的平均值和标准差。平均值减去两倍标准差的值，在标准曲线上所对应的浓度为该方法的最小检出量，即该方法的灵敏度。

（5）特异性：指抗体与待测抗原的类似抗原的交叉反应程度。

尽管放射免疫分析技术有许多优势，但因其使用了放射性核素，对人体有危害，因此其在临床上的使用被大大限制，在科研工作中的应用亦不及酶免疫分析技术和荧光免疫分析技术广泛和受重视。

四、放射免疫分析技术在生殖医学中的应用

放射免疫分析技术可以检测的物质非常多，在生殖医学领域主要有：① 生殖相关激素的测定，如生长激素、卵泡刺激素、黄体生成素、催乳素、人绒毛膜促性腺激素、雌激素、雄激素、孕酮等；② 体液或组织、细胞中的酶类，如果糖 1，6- 二磷酸酶、弹性蛋白酶、纤维蛋白溶酶等；③ 血清蛋白，如免疫球蛋白（IgG、IgE、IgA、IgM）、雄激素结合球蛋白、甲状腺素结合球蛋白等；④ 各种病原体相关抗原；⑤ 药物与维生素等，如维生素 A、叶酸，抗生素，滥用药物、精神活性药物等。

第五节　免疫组织化学技术

免疫组织化学（immunohistochemistry，IHC）技术是应用免疫学基本原理——抗原－抗体反应，对组织或细胞切片中的抗原进行定位、定性及定量的研究技术。自 1941 年 Coons 等首先成功采用荧光素标记抗体检测肺炎双球菌以来，IHC 技术便诞生了。此后，Nakane 等建立了酶标抗体技术（铁蛋白标记 Ab 技术），Sternberger 等建立了辣根过氧化物酶标记抗体的过氧化物酶技术，1979 年，Guesdon 等将生物素－亲和素应用于 IHC 中，成功建立了标记亲和素－生物素技术（LAB）和桥联亲和素－生物素技术（BAB）。特别是 1981 年，Hsu 等在此基础上，先后建立了生物素－亲和素间接法及 ABC（抗生物素蛋白－生物素－过氧化物酶复合物）法之后，IHC 技术获得了突飞猛进的发展，一系列改良技术相继问世，相继出现了快速 ABC 法、二步 ABC 法、PAP（过氧化物酶－抗过氧化物酶复合物）法和 ABC 连用、LSAB、S-P、SABC 等方法。同时，随着对福尔马林固定组织机制的阐明及随之发展起来的抗原修复技术（antigen retrieval）的出现，IHC 技术的敏感性、特异性大幅度提高，靶标的定位更为准确、背景愈加清晰（杨军 等，2014）。此外，由于单克隆抗体技术，尤其是兔源性单克隆抗体技术（rabbit monoclonal antibodies，RabMAbs）的发展，IHC 可检测分子靶标谱和适用样本范围大幅度扩展，越来越多的指标可采用 IHC 在冷冻切片、细胞爬片、细胞滴片和常规福尔马林固定、石蜡包埋的组织样本中检出。

组织切片可分为冰冻切片和石蜡切片，两种切片染色的操作过程大体相同，但石蜡切片需要进行抗原修复。组织标本封固后可长期保存，且可相对完整地保持组织形态，在临床中最为常用。细胞标本根据细胞是否贴壁生长，可使用细胞爬片、涂片或甩片的方法制片，主要用于检测蛋白质、核酸、多肽、糖类等，可在光镜和电镜水平显示目标分子。

一、检测原理

免疫组织化学技术使用已知抗体检测抗原物质，首先需选择合适的抗体和检测方法。按照标记物的种类可分为免疫荧光法（荧光素标记法）、免疫酶法（酶标抗体法）、免疫金银法（胶体金标记法）、免疫铁蛋白法、放射免疫自显影法及亲和物质标记法等（李再新 等，2002；王卉 等，2018）。前三种方法使用较多，且以免疫酶法最为常用。亲和物质标记法，通过抗体与酶的活性部位或受体结合位点进行特异性结合的方法将两种物质交联，提高了细胞化学的灵敏度，亲和物质能与多种物质结合，临床应用亦广泛。

1　免疫荧光法

其基本原理是将已知的抗体分子标记上荧光素，当与其相对应的抗原起反应时，在形成的复合物上就带有一定量的荧光素，在荧光显微镜下就可以看见发出荧光的抗原－抗体结合部位，从而检测出组织或细胞内的抗原。常用的荧光素有异硫氰酸荧光素（FITC）和四甲基异硫氰酸罗丹明（TRITC），TRITC是一种紫红色粉末，较稳定，是罗达明的衍生物，最大吸收光谱550 nm，最大发射光谱620 nm，呈橙红色荧光，与FITC发射的黄绿色荧光对比鲜明，常用于双标记染色。

按照抗原–抗体反应的结合步骤，免疫荧光法可分为三种：① 直接法，即荧光素标记的特异性抗体直接与相应的抗原结合，以检查出相应的抗原成分。② 间接法，即先用特异性抗体与相应的抗原结合，洗去未结合的抗体，再用荧光素标记的抗特异性抗体（间接荧光抗体）与特异性抗体相结合，形成抗原–特异性抗体–间接荧光抗体的复合物。此复合物上带有比直接法更多的荧光抗体，所以，此法较直接法灵敏。③ 补体法，即用特异性的抗体和补体的混合液与标本上的抗原反应，补体就结合在抗原抗体复合物上，再用抗补体的荧光抗体与之相结合，就形成了抗原–抗体–补体–抗补体荧光抗体的复合物。荧光显微镜下所见到的发出荧光的部分即抗原所在的部位。补体法具有敏感性强的优势，同时适用于各种不同种属来源的特异性抗体的标记显示，在各种不同种属动物抗体的检测上为最常用的技术方法。另外，同一组织或细胞标本上需要检测两种抗原时，可进行双重荧光染色，即将两种特异性抗体（例如抗A抗体和抗B抗体）分别以发出不同颜色的荧光素进行标记，抗A抗体用异硫氰酸荧光素标记发出黄绿色荧光，抗B抗体用四甲基异硫氰酸罗丹明标记发出橙红色荧光，将两种荧光抗体按适当比例混合后，加在标本上（直接法）就分别形成抗原–抗体复合物，发出黄绿色荧光的即抗A抗体结合部位，发出橙红色荧光的即抗B抗体结合的部位，这样就明确显示两种抗原的定位。

2　免疫酶法

这是借助酶细胞化学等手段显示组织或细胞抗原的技术，是在免疫荧光法的基础上发展起来的，其基本原理是先以酶标记的抗体与组织或细胞作用，然后加入酶的底物，生成有色的不溶性产物或具有一定电子密度的颗粒，从而通过光镜或电镜对细胞表面和细胞内的各种抗原成分进行定位研究。

从理论上讲，用细胞化学方法能显示的酶，均可用于标记抗体进行免疫酶法染色，但实际上能用于免疫组织化学技术的酶并不多。用于标记的酶应具备如下特性：① 酶催化的底物必须是特异的，而且容易被显示，即催化反应所形成的产物易于在光镜和电镜下观察；② 酶反应的终产物所形成的沉淀必须稳定，即终产物不能从酶活性部位向周围组织弥散，而影响组织学定位；③ 较易获得纯的酶分子；④ pH中性时，酶分子应稳定；⑤ 在酶标过程中，酶连接在抗体上，不能影响两者的活性；⑥ 被检组织中，不应存在与标记酶相同的内源性酶或类似的物质，否则结果将难以判定。符合这些要求且最为常用的酶是辣根过氧化物酶（HRP），其次是碱性磷酸酶（AKP）。此外，还有葡萄糖氧化酶（GOD），但因其形成的不溶性色素扩散作用较大，在应用上受到很大限制。

按照抗原–抗体反应的结合步骤，免疫酶法可分为如下几种：

（1）直接法，即用酶标记的特异性抗体直接与标本中的相应抗原反应结合，再与酶的底物作用产生有色的产物，沉积在抗原抗体反应的部位，从而对抗原进行定性、定位乃至定量研究。直接法简便、快速、特异性强，非特异性背景反应低。其缺点是，每种抗原必须分别用其抗体的酶标记物，且敏感性较间接法低。

（2）间接法，即先用未标记的特异性抗体（一抗）与标本中相应抗原反应，再用抗特异性抗体的酶标记抗体与结合在抗原上的一抗（即特异性抗体）反应。例如，第一次使用的特异性抗体（一抗）是由家兔产生的，则第二次使用的抗体（二抗）必须是酶标记的抗兔的免疫球蛋白，常用的二抗为羊抗兔 IgG 的酶标记物（即酶标羊抗兔 IgG）。然后与直接法相同，与底物反应，显色，将抗原的性质、部位和含量检测出来。间接法的优点是用一种酶标抗体就可与多种特异性一抗配合而检查多种抗原，而且敏感性也优于直接法。

（3）酶桥法，即用化学交联法将酶与抗体分子结合的技术改进为用酶和酶抗体免疫反应而结合的方法，从而避免了化学反应过程中对酶活性和抗体效价的不良影响。其基本原理是用酶免疫动物，制备高效价、特异性强的抗酶抗体，然后用二抗作桥，将抗酶抗体和特异性的一抗（即联结在组织抗原上的抗体）连接起来，再将酶结合在抗酶抗体上，经过酶催化底物的显色反应后，显示出抗原所在的部位及含量。作为桥的二抗（即桥抗体）必须对特异性抗体（一抗）和酶抗体都具有特异性，这样才能将两者相连起来，因此，一抗和酶抗体应由同一种属动物产生。例如，特异性抗体和酶抗体都是兔产生的，再用羊抗兔 IgG 作为桥抗体就能将两者连接起来。在此过程中，由于任何抗体均未被酶标记，酶是通过免疫学原理与抗酶抗体结合的，避免了共价连接对酶活性的影响，提高了方法的敏感性，同时也节省了特异性抗体（一抗）的用量。酶桥法虽然克服酶标记抗体法的缺点，较好地保护了抗体和酶的活性，但是仍存在不足，其主要表现为：一是在抗酶抗体的抗血清中，含有低亲和力和高亲和力两类抗体，它们作为抗原与抗体结合，主要依赖于桥抗体对它的亲和力，而与其本身对酶的亲和力无关，故两者均可被连接在桥抗体上，由于低亲和力的抗酶抗体与酶结合较弱，漂洗时易解离，使部分酶丢失，从而降低了方法的敏感性。二是抗酶抗体血清中，亦含有非特异性抗体，其抗原性与抗酶抗体相同，所以能与桥抗体结合，但却不能与酶结合，这样影响了组织抗原的显示。为解决这些不足，又建立了 PAP 法，并加以改良，成为应用最为广泛的免疫组织化学技术之一。

（4）PAP 法，是在酶桥法基础之上建立的，其基本原理与酶桥法相似，都是利用桥抗体将酶连接在一抗结合的部位，所不同的是，将酶和抗酶抗体制成复合物（PAP）以代替酶桥法中的抗酶抗体和随后结合的酶，将两个步骤合并为一个步骤。这一重要的改进，不仅仅是简化步骤，而且具有更大的优势，因为 PAP 是由 3 个过氧化物酶分子和 2 个抗酶抗体分子结合形成的一个环形分子，排列呈五角形结构，3 个角为辣根过氧化物酶（HRP），另 2 个角为抗 HRP 抗体。这种结构异常稳定，冲洗时酶分子不会脱落，从而大大提高了敏感性。PAP 法灵敏度比酶桥法高 20 倍，比免疫荧光法高 100～1 000 倍。PAP 法应用广泛，其主要优点有：一是最大限度地保存了抗体活性。因为在所有的反应过程中，任何抗体均未被酶标记，避免了标记过程中对抗体活性的损害。二是灵敏度高。由于多层抗原抗体反应的免疫放大作用，使得结合在抗原－抗体复合物上的酶分子增多，并且PAP法复合物结构稳定，这样与酶底物反应后的呈色反应增强，使微量的或抗原性弱的抗原显示出来，提高了灵敏度。三是背景淡。酶桥法中，酶标记的非特异性抗体可与组织抗原结合，引起背景染色，给结果判断带来了很大的困难。而PAP法中，连接抗体中即使存在着非特异性抗体，因其不是抗IgG的特异性抗体，故不能与抗HRP抗体相结合，也就不能把PAP复合物连接在非特异性抗体上。当然PAP复合物内也可存在一些非HRP特异性抗体，这部分抗体也许能够与桥抗体及组织成分相结合，但因其不是抗HRP抗体，所以不能与HRP结合，也就无酶活性及背景染色。背景越淡，越有利于结果的判断。PAP法的不足之处是PAP的制备较为复杂。

（5）APAAP法，即碱性磷酸酶抗碱性磷酸酶（alkaline phosphatase antialkaline phosphatase，APAAP）法，是Mason和Moir等在PAP法的基础上，用AKP替代HRP而建立的一种方法，都属于未标记抗体桥联法。APAAP法与PAP一样，利用桥抗体将AKP连接在一抗的结合部位，而AKP和抗AKP抗体被制成复合物（APAAP），通过APAAP复合物中的AKP催化底物显色以显示抗原物质。APAAP法的主要优点有：一是在内源性的过氧化物酶较高的组织中进行免疫组织化学染色时，APAAP法较PAP法具有更多的优势，仅需稍加处理就能消除内源性酶的干扰，而PAP法则困难较大；二是敏感性与PAP法大致相似；三是血、骨髓、脱落细胞涂片的免疫细胞化学染色上具有PAP法不能替代的优势；四是反应稳定，着色清楚，背景淡。

3　免疫金银法（immunogold-sliver method，IGSM）

又称免疫金银染色法（immunogold-sliver staining，IGSS），是一种灵敏而又经济的免疫组织化学技术。免疫金银法实际上是在免疫金法的基础之上发展形成的。

免疫金法和免疫金银法都是利用胶体金作为标记物。胶体金指金的水溶胶，溶胶是一种物质以大或小的微小粒子分散在另一种物质中所形成的体系，被分散的物质叫分散相，容纳分散相的物质叫分散介质。按分散相离子的大小可将分散体系分为粗分散体系（分散相粒子直径 > 100 nm）、胶体分散体系（分散相粒子直径在 1 ~ 100 nm之间）、低分子－离子分散体系（分散相粒子直径 < 1 nm）。胶体金属于胶体分散体系，是指金以微小的粒子分散在水中所形成的金溶胶。溶胶的颜色取决于分散相物质的颜色，对同一种物质的溶胶而言，粒子大小不同，颜色也不同。粒子直径为 20 ~ 40 nm 的金溶胶因主要吸收波长为530 nm的绿光而呈深红色，粒子直径 60 nm 的金溶胶因主要吸收波长为 600 nm 的橙黄色光而呈紫蓝色。在光镜水平应用的胶体金粒子直径不能小于 10 nm，否则无可见的红色。

免疫金法是将用胶体金（直径 > 20 nm）标记的间接抗体或A蛋白再与特异性抗体结合，在光镜下就可见红色的反应物出现，不需进行呈色反应。但该法要求金标记抗体浓度高，因此价格昂贵，既不经济，同时也不够敏感。

免疫金银染色法（IGSS）是在免疫金法的基础上，在对苯二酚存在的情况下，通过含银离子的显影液中的还原反应，使在抗原抗体反应部位的金粒子周围形成很多沉淀层，光镜下就可看到阳性反应部位呈清晰的棕黑色，从而显示不易被光镜定位的金粒，显示出组织中抗原的部位。这种方法不仅提高灵敏度，同时金标记抗体可以稀释 10 倍以上后应用，此外还可避免使用具有致癌危险的有机色素。

二、操作步骤

免疫组织化学技术的操作主要包括以下步骤：

（1）前期处理：即组织细胞的充分固定，良好脱水及完整切片。

（2）烘片：在 37～60℃烘片 12～24 h，有利于抗原的暴露及组织片与载玻片附贴牢固。

（3）脱蜡和水化：可将组织切片置于二甲苯中浸泡 10 min，更换二甲苯后再浸泡 10 min，然后依次用无水乙醇、95% 乙醇、70% 乙醇各浸泡 5 min。

（4）抗原修复：在制片的过程中，广泛的蛋白交联使组织的某些抗原决定簇发生遮蔽，可导致免疫细胞化学的信号减弱或消失等不良效应。使遮蔽的组织抗原决定簇重新暴露的方法，即抗原修复。一般用于福尔马林固定的石蜡包埋组织切片。使用单克隆抗体一般需要修复，而多克隆抗体大多不要修复，但并不绝对，应视具体情况而定。修复的应用能减少非特异性背景，增强特异性表达强度。但个别抗体应用后会出现假阳性。

抗原修复方法有热修复和酶消化法。① 高压热修复：即将 EDTA（pH8.0）或 0.01 mol/L 枸橼酸钠缓冲溶液（pH6.0）置于沸水中，盖上不锈钢高压锅的盖子，但不进行锁定。将玻片置于金属染色架上，缓慢加压，使玻片在缓冲液中浸泡 5 min，然后将盖子锁定，小阀门将会升起来。10 min 后，当小阀门沉下去后打开盖子，去除热源，置入凉水中。本方法适用于较难检测或核抗原的抗原修复。② 煮沸热修复：即电炉或者水浴锅加热 0.01 mol/L 枸橼酸钠缓冲溶液（pH6.0）至 95℃左右，放入组织切片加热 10～15 min。③ 微波热修复：在微波炉里加热 0.01 mol/L 枸橼酸钠缓冲溶液（pH6.0）至沸腾后将组织切片放入，断电，间隔 5～10 min，反复 1～2 次。适用的抗原有：AR、Bax、Bcl-2、C-fos、X-jun、C-kit、C-myc、E-cadherin、Chromogranin A、Cyclin、ER、Heat shock protein、HPV、Ki-67、MDMZ、p53、p34、p16、p15、P-glycoprotein、PKC、PR、PCNA、ras、Rb、Topoisomerase Ⅱ等。④ 酶消化法：常用 0.1% 胰蛋白酶和 0.4% 胃蛋白酶液。胰蛋白酶使用前预热至 37℃，切片也预热至 37℃，消化时间约为 5～30 min；胃蛋白酶 37℃ 消化 30 min。适用于被固定遮蔽的抗原，如 Collagen、Complement、Cytokeratin、C-erB-2、GFAP、LCA、LN 等。

（5）过氧化氢及正常羊血清的处理：可以抑制内源性酶、内源性生物素，减少非特异性染色。正常羊血清可以封闭组织中带电荷基团，避免其与一抗的非特异性结合。

（6）一抗孵育：根据稀释度常用室温或37℃，1～3 h或4℃冰箱过夜。

（7）二抗孵育：10～30 min，使二抗与抗原－抗体复合物充分结合。注意二抗应与使用的一抗配套。如一抗是单抗，二抗应为羊或马抗小鼠IgG；一抗是多抗，二抗常用羊抗兔IgG。

（8）三抗孵育：也称桥抗体或某某复合物，视使用的不同工作液或不同方法而定。起连接作用。

（9）显色：通过酶与底物的显色反应产生不同的沉淀颜色，在光镜下可观察到抗原－抗体复合物的位置，用来定位、定性和定量研究。根据使用的不同的酶选用相应的底物。

（10）衬染：适当的衬染有助于细胞及组织形态的观察。

下面分别简述两种常用的免疫组化技术——链霉素抗生物素蛋白－生物素过氧化物酶连接法（S-P法）和链霉亲和素－生物素复合物法（SABC法）的操作程序：

（1）S-P法：脱蜡、水化；PBS洗2～3次各5 min；3%H_2O_2（80%甲醇）滴加在组织切片上，室温静置10 min；PBS洗2～3次各5 min；抗原修复；PBS洗2～3次各5 min；滴加正常山羊血清封闭液，室温20 min，甩去多余液体；滴加一抗50 μl，室温静置1 h或者4℃过夜或者37℃ 1 h，4℃过夜后需在37℃复温45 min；PBS洗3次各5 min；滴加二抗40～50 μl，室温静置，或37℃ 1 h，二抗中可加入0.05%的Tween-20；PBS洗3次各5 min；DAB显色5～10 min，在显微镜下掌握染色程度；PBS或自来水冲洗10 min；苏木精复染2 min，盐酸酒精分化；自来水冲洗10～15 min；脱水，透明，封片，镜检。

（2）SABC法：脱蜡、水化；PBS洗2次各5 min；用蒸馏水或PBS配制新鲜的3%H_2O_2，室温封闭5～10 min，蒸馏水洗3次；抗原修复；PBS洗5 min；滴加正常山羊血清封闭液，室温20 min，甩去多余液体；滴加一抗，室温1 h或者4℃过夜或者37℃ 1 h（4℃过夜后在37℃复温45 min）；PBS洗3次各2 min；滴加生物素化二抗，20～37℃ 20 min；PBC洗3次各2 min；滴加试剂SABC，20～37℃ 20 min；PBS洗4次各5 min；DAB显色5～10 min，显微镜下掌握显色程度；蒸馏水洗；苏木精复染2 min、盐酸酒精分化；脱水，透明，封片，镜检。

三、方法学评价与质量控制

免疫荧光法具有抗原－抗体反应的特异性、染色技术的快速性、在细胞或组织上定位的准确性，以及荧光效应的灵敏性等优势。但是，由于免疫荧光法必须有荧光显微镜，荧光强度随时间的延长而逐渐消退，结果不易长期保存等缺点，在普及应用上受到一定限制，而逐渐被免疫酶法所取代。

免疫酶法与免疫荧光法相比较，具有以下优点：酶反应产物呈现的颜色不仅能在一般的普通生物显微镜下观察，而且其产物因具有一定的电子密度也可在电镜下观察（免疫电镜技术），光镜与电镜的结合，使灵敏度进一步提高，标本又能长期保存，并能加设HE染色等其他复染，有利于将被检测物质与病变的形态学改变联系起来（定性与定位），弥补了免疫荧光法的不足。

免疫金银染色法（IGSS）的主要优点是：① 敏感性高。与其他的免疫组织化学技术相比，IGSS法被认为是最敏感的方法，尤其适合于只含微量抗原的组织标本。② 应用范围广。IGSS法不仅可以在冰冻切片、细胞涂片以及培养细胞、石蜡切片上进行光镜观察，而且还能应用于树脂包埋的切片的电镜观察，并且能准确定位抗原。③ 定位准确。IGSS法的银颗粒沉积在抗原－抗体反应部位，一般无扩散，定位较为准确。④ 方法简便、安全、经济，同时标本也可以长期保存。⑤ 用醋酸银代替硝酸银和乳酸银，不仅保持了原有方法的敏感性高、特异性高、低背景、对比度好的特点，而且整个显影过程可以在常光下进行，从而弥补了在暗室显色的不足。

IGSS的主要问题是非特异性背景，其非特异性背影染色影响了IGSS在常规免疫组织化学鉴别诊断上的应用。但若能较好地控制染色的各个关键环节，如特异性抗体的纯度、特异性，切片的消化以及显影液的配制和显影时间的控制等，就能较好地解决这一问题。

除了根据所检测抗原特性选择合适方法外，为了获得可靠的免疫组化结果，在免疫组化操作中尚需注意（王卉 等，2018）：

（1）固定。固定的目的是：① 凝固蛋白，终止细胞内酶的作用，防止细胞自溶；固定细胞形态和结构；② 保持组织细胞的抗原性；③ 防止细胞层脱落；④ 去除细胞内的脂类（妨碍抗体结合）；⑤ 防腐。固定时需注意：① 组织块不宜过大；② 固定液的量一般以组织块大小的30倍为宜；③ 必须选择对组织渗透力强，同时又不致使组织过度收缩或膨胀的试剂；④ 固定时间一般以24 h为宜。所有的标本固定必须根据其性质及所进行的组织化学反应选择适当的固定剂，如甲醇、丙酮、甲醛、乙醇等。甲醛固定后，抗原容易被掩盖，形成醛键或羧甲基，使蛋白交联封闭部分抗原决定簇位。

（2）石蜡切片。石蜡切片对组织结构形态保存好，对组织的定位很准确，是观察组织和细胞结构的理想方法，可以用于回顾性研究。但抗原常被封闭和破坏。对抗原的保存不如冰冻切片。

（3）冰冻切片。冰冻切片能避免石蜡切片因固定、脱水、浸蜡等对抗原的损失，较好地保存组织抗原的免疫活性，适用于不稳定的抗原。但其不易保存（-80℃）；细胞内易形成冰晶而破坏抗原结构，造成抗原的弥散使定位不准确。能做石蜡切片的就能做冰冻切片，但能做冰冻切片的不一定能做石蜡切片。

（4）抗体保存。应分装密封保存，避免对抗体的污染，并做好标记（批号、名称、效价、量）；应根据厂家提供的保存条件保存，避免反复冻融而使抗体效价降低。

（5）必须同时设对照染色。设对照的目的是为了排除假阴性和假阳性。假阴性的原因主要有：① 组织处理不当，抗原丢失过多或被遮蔽；② 抗体（主要指一抗，即特异性抗体）失活、效价过低或稀释度不合适；③ 染色步骤遗漏及差错，或显色剂的选择、缓冲液的 pH 和离子强度不当等。假阳性均系由多种因素造成的非特异着色所致，原因主要有：① 自发荧光或内源酶等干扰；② 抗体（特别是一抗）试剂不纯；③ 操作失误，如污染、切片干枯或显色剂操作不当等；④ Fc 受体的干扰等。

一般设定的对照有：

① 阳性组织对照：即用已证实含有靶抗原的同源及不同源组织切片或细胞涂片与待检实验切片同时做同样处理和免疫染色的组织对照。正确的结果应呈现阳性，目的是证实所用免疫组化染色流程的有效性，排除假阴性的可能。

② 阴性组织对照：即用已证实不含靶抗原的同步处理和免疫标记染色的组织对照。正确的结果应为阴性，目的是排除假阳性。

③ 阴性试剂对照：即为证实在免疫组化染色中所用试剂，尤其是特异性抗体试剂的有效性和可靠性而设立的同步免疫染色对照，包括：空白对照、替代对照、吸收试验和抑制试验等。目的在于排除假阳性，证实所用免疫组化试剂及其技术方法的有效性和待检实验切片免疫标记阳性结果的可靠性。

空白对照：指以缓冲液（PBS、TBS 等）取代一抗（主要的，必要时还可做二抗及桥抗体的空白取代），其他各步不变的试剂对照染色，结果应为阴性。这类阴性试剂对照的选用原则是：一是空白对照不能省，其他对照在预实验中应尽量多做，尤其是应用新抗体试剂；二是对照必须与实验片同步进行染色；三是对照的结果应符合要求。

替代对照：指以一抗同源动物的正常血清，或与本实验无关（靶生物缺如的）抗体取代一抗，其他步骤不变的试剂对照染色，结果应为阴性。

吸收试验：指用事先经过量抗原吸收的一抗上清液取代一抗，其他步骤不变的免疫染色试剂对照。结果应是阴性或阳性着色明显减弱（吸收不全时）。

抑制试验：指用标记抗体和未标记抗体（可以是一抗，也可以是二抗或桥抗体）两者的混合物作试剂，其他步骤不变的免疫组化染色试剂对照，结果其阳性着色应成比例地减弱（等量或 1：9）。此试剂对照多用于直接法。

④ 自身对照：指在同一标记切片上的自身组织成分的阴性背景对照。即与靶抗原阳性反应细胞或成分相邻的阴性背景结构的显色，结果应为阴性或着色较浅，需与阳性着色成分呈鲜明对比。目的在于排除内源性干扰产生的假阳性和因抗原弥散移位造成的错误结果。

结合这些对照结果，可以判断实验组的结果是否准确可靠（表 17-1）。

表 17-1　免疫组化染色实验组与对照组结果分析表

序号	阳性对照	阴性对照	替代对照	实验组	主要结论
1	－	－	－	－	操作错误
2	＋	＋	＋	＋	非特异性反应
3	＋	＋	－	－	阴性对照含定位 Ag
4	－	－	－	＋	阳性对照不含定位 Ag

序号	阳性对照	阴性对照	替代对照	实验组	主要结论
5	+	−	+	+	受检组织非特异性染色
6	+	−	−	−	受检组织不含定位 Ag
7	+	−	−	+	受检组织含定位 Ag

（6）免疫组化染色结果判读需注意的问题：

① 抗原表达必须在特定部位。如 LCA、EMA 应定位在细胞膜上，CK 应定位在细胞质内，PCNA 及 p53 蛋白应定位在细胞核内等（王炳海 等，2014）。不在抗原所在部位的阳性着色，一概不能视为阳性。

② 阴性结果不能视为抗原不表达。由于检测方法灵敏度有高低之分，有时可因染色方法灵敏度不够而导致阴性反应。

③ 尽量避开出血、坏死及切片刀痕和界面边缘细胞的阳性表达，特别是酶免疫标记。因为这类阳性着色多系内源干扰，或系人为因素所致。

④ 对免疫组化标记结果的意义不能绝对化，应结合临床资料、X 线等影像学及实验结果综合分析（赵洪雨 等，2018）。

（7）免疫组化染色失败的原因

如果所染的全部切片均为阴性结果，包括阳性对照在内，原因可能为：① 染色未完全严格按照操作步骤进行；② 漏加抗体或抗体失活；③ 缓冲液内含叠氮钠，抑制酶活性；④ 底物中所加 H_2O_2 量少或失活；⑤ 复染或脱水剂使用不当。

如果所有切片均呈阳性反应，原因可能为：① 切片在染色过程中抗体过浓，或干片了；② 缓冲液配制过程中未加氯化钠和 pH 值不准确，洗涤不彻底；③ 使用已变色的呈色底物溶液，或呈色反应时间过长；④ 抗体温育的时间过长；⑤ H_2O_2 浓度过高，呈色速度过快且黏附剂太厚。

如果所有切片背景过深，原因可能为：① 内源性过氧化物酶没有完全阻断；② 切片或涂片过厚；③ 漂洗不够；④ 底物呈色反应过久；⑤ 蛋白质封闭不够；⑥ 所用血清溶血；⑦ 使用全血清抗体稀释不够。

如果阳性对照染色良好，检测的阳性标本呈阴性反应，可能由于标本的固定和处理不当。

如果染色不均，原因可能为：① 脱蜡不充分。可以 60℃烤 20 min，立即放入新鲜的二甲苯中；② 水化不全。应经常配制新鲜的梯度乙醇；③ 抗体没混匀。用移液器充分混匀一抗/二抗等试剂；④ 抗体孵育时，切片倾斜放置；⑤ 抗体孵育后 PBS 冲洗不充分；⑥ 制片厚薄不均匀，染片盒不平，切片倾斜等。

（8）其他需注意的问题

免疫组织化学技术的实际工作中经常会碰到一些问题，主要有脱片、无特异性表达或表达较弱、非特异性着色强、背景深、定位不好等。整批切片组织脱落的原因有可能是载玻片未处理，包括附有油污未清洗和未涂胶等，可通过清洗载玻片和在载玻片上涂胶来避免，也可能是烘片时间不足导致粘贴不牢；而单张切片整块组织脱落的原因很可能是组织固定不良、脱水不充分及切片过厚等；采用电炉水煮法修复时液温过高和时间过长，冲洗时用力过猛等均可引起部分组织脱片。引起无特异性表达或表达较弱及背景深、非特异性染色强的原因较多，主要有组织固定、脱水不良或浸蜡温度过高导致抗原丢失、未修复或消化，抗体或工作液失效，抗体效价低，抗体稀释度过高或过低，抗体不纯，在一定温度下抗体孵育时间不足，一抗和二抗不配套，显色剂失效或配制方法失误等。良好的组织固定和脱水及适当的浸蜡温度是做好免疫组织化学染色的首要保证。固定液 pH 对组织标记结果的影响目前还有一定的争议，但中性福尔马林有利于正确结果的显示已成共识，并被普遍采用。有些抗体的标记需要修复和消化。除用于极个别抗体的标记，消化目前应用不多。

在每次购入新的抗体或工作液时做对照实验并在每次检测时设对照是评价抗体是否失效、抗体效价高低的唯一方法。购入新浓缩液抗体时，用已知好的工作液对阳性对照片按说明书建议的稀释度进行检测，应有较强的特异性染色强度，最少的背景着色。我们必须自行摸索最佳稀释度，有时还应做二抗和三抗的最佳稀释度检测。

显色剂的失效、配制方法失误均可引起无特异性表达或表达较弱及背景深、非特异性染色强等现象。每次应用的显色剂均应新鲜配制，配制时的每一步均应严格操作。

四、免疫组织化学技术在生殖医学中的应用

免疫组织化学技术为临床科研中常用的技术。在男性睾丸、附睾、前列腺等和女性卵巢、子宫、输卵管等的组织细胞学研究中经常应用此技术。临床男性和女性生殖系统肿瘤的诊断中，常需对肿瘤组织进行免疫组化标记以判断具体的组织学类型，并做出正确的诊断。2018 年 3 月发表在《临床与实验病理学杂志》上的《泌尿及男性生殖系统肿瘤病理诊断免疫组化标志物选择专家共识》详细总结了免疫组化在肾肿瘤、膀胱肿瘤、前列腺肿瘤和睾丸肿瘤中的应用（贺慧颖 等，2018）。

第六节　Western 印迹技术

蛋白免疫印迹法（Western blot）于 1979 年首次报道，是集凝胶电泳、蛋白转印和免疫标记于一体的蛋白分离检测技术。它将传统的高分辨率的 SDS（十二烷基硫酸钠）- 聚丙烯酰胺凝胶电泳（PAGE）和免疫探测技术相结合，具有灵敏度高、特异性强、可进行定性和半定量分析等优点，在现代生物医学中广泛应用（纪晓方 等，2016）。

一、检测原理

Western 印迹技术是通过聚丙烯酰胺凝胶电泳分离目的蛋白质标本，并将其转移到固相载体（例如硝酸纤维素膜、聚偏二氟乙烯膜等）上，固相载体以非共价键形式吸附蛋白质，且能保持电泳分离的多肽类型及其生物学活性不变，以固相载体上的蛋白质或多肽作为抗原，与相对应的单克隆或者多克隆抗体起免疫反应，再与酶标记的二抗起反应，经过底物显色检测电泳分离的特异性目的蛋白成分与含量（尚蕾 等，2012）。

蛋白质的电泳分离是重要的生物化学分离纯化技术之一。电泳是指带电粒子在电场作用下，向着与其电荷相反的电极移动的现象。根据所采用的支持物不同，有琼脂糖凝胶电泳、淀粉凝胶电泳、聚丙烯酰胺凝胶电泳等。其中，聚丙烯酰胺凝胶电泳（PAGE）由于无电渗作用，样本用量少（$1 \sim 100 \ \mu g$），分辨率高，可检出 $10^{-9} \sim 10^{-12}$ mol 的样本，凝胶机械强度大，重复性好以及可以通过调节单体浓度或单体与交联剂的比例而得到孔径不同的凝胶等优点而受到广泛的应用。

SDS-PAGE（SDS 变性不连续聚丙烯酰胺凝胶电泳）是最常用的定性分析蛋白质的电泳方式，特别是用于检测蛋白质纯度和测定蛋白质相对分子质量。PAGE 能有效地分离蛋白质，主要依据其相对分子质量和电荷的差异，而 SDS-PAGE 则仅根据蛋白质的相对分子质量的差异分离蛋白质，因为 SDS-PAGE 的样本处理液中加入了 SDS 和 2- 巯基乙醇（2-ME）或二硫苏糖醇（DTT）。SDS 是一种阴离子表面活性剂，即去污剂，它可以断开分子内和分子间的氢键，破坏蛋白质分子的二级及三级结构，并与蛋白质的疏水部分相结合，破坏其折叠结构。电泳样本加入样本缓冲液后，要在沸水中煮 $3 \sim 5$ min 使 SDS 与蛋白质充分结合形成 SDS- 蛋白质复合物。SDS- 蛋白质复合物在强还原剂巯基乙醇存在时，蛋白质分子内的二硫键被打开而不被氧化，蛋白质也完全变性和解聚，并形成棒状结构，稳定地存在于均一的溶液中。SDS 与蛋白质结合后使 SDS- 蛋白质复合物上带有大量的负电荷，平均每两个氨基酸残基结合一个 SDS 分子，这时各种蛋白质分子本身的电荷完全被 SDS 掩盖，远远超过其原来所带的电荷，从而使蛋白质原来所带的电荷可以忽略不计，消除了不同分子之间原有的电荷差别，其电泳迁移率主要取决于亚基相对分子质量的大小，这样分离出的谱带也为蛋白质的亚基。样本处理液中通常也加入溴酚蓝染料，其是一个较小的分子，可以自由通过凝胶孔径，所以它显示着电泳的前沿位置。当溴酚蓝指示剂到达凝胶底部时，即可停止电泳。另外，样本处理液中也可加入适量的甘油或蔗糖以增大溶液密度，使加样时样本溶液可以沉入样本加样槽底部。

二、操作步骤

Western 印迹技术主要包括如下步骤（张燕婉 等，2008）：

（1）蛋白样本制备：这是 Western 印迹的第一步。样本制备十分关键，要求尽可能地获得所有蛋白质。样本制备时应注意以下问题：① 在合适的盐浓度下，应保持蛋白质的最大溶解性和可重复性。② 选择合适的表面活性剂和还原剂，破坏所有非共价结合的蛋白质复合物和共价键二硫键，使其形成一个各自多肽的溶液。③ 尽量去除核酸、多糖、脂类等干扰分子。④ 防止蛋白质在样本处理过程中的人为修饰，制备过程应在低温下进行，以避免细胞破碎释放出的各种酶类的修饰（建议加入合适的蛋白酶抑制剂）。⑤ 样本建议分装成合适的量，然后冷冻干燥或直接以液体状态置 $-80℃$ 中保存，但要注意不要反复冻融。样本蛋白的抽提可以用物理方法如机械搅拌、研磨、反复冻融、超声波等，或者化学方法如酶解法、自溶法等。

蛋白样本可以来源于培养的贴壁细胞或组织，其制备方法如下：① 贴壁细胞。待细胞培养至80%左右密度时，以 0.05% 胰蛋白酶消化，细胞经预冷的 PBS 漂洗 3 次后，用含多种酶抑制剂的裂解液（NP-40 裂解体系：150 mmol/L NaCl，1.0% NP-40 或 Triton X-100，50 mmol/L Tris，pH8.0；RIPA 裂解体系：150 mmol/L NaCl，1.0% NP-40 或 Triton X-100，0.5% 脱氧胆酸钠，0.1% SDS，50 mmol/L Tris，pH8.0）反复吹打，放在冰上裂解 20~30 min，其间可以用手弹一弹管子或者振荡数次以使细胞裂解充分（注意不要产生过多气泡以免蛋白降解）。或者，培养至80%左右密度的细胞，经预冷的 PBS 漂洗 3 次后，直接加入裂解液，用细胞刮刀收集。裂解完后，14 000 r/min 4℃离心 15 min，取上清即得所需总蛋白。② 组织样本。手术切除的组织块迅速置于预冷的生理盐水中，漂洗数次，以清洁表面的血迹，将组织称量后切成几个较小的组织块放入机械组织匀浆器中，提前一天 4℃解冻 RIPA 裂解液，一定要完全融化，按 100 mg 组织加 1 ml 的 RIPA 裂解液（含酶抑制剂），用玻璃匀浆器匀浆。匀浆后 4℃静置 2 h 使其充分裂解，14 000 r/min 4℃离心 15 min，取上清即得所需总蛋白。

获得细胞或组织上清后，需对其中蛋白进行定量，即取少量上清稀释进行蛋白定量，然后计算出各样本原液蛋白浓度。由于裂解液里含有较高浓度的洗涤剂，蛋白定量不能选用 Bradford 法，可以选用改良的 Lowry's 法或者 BCA（二喹啉甲酸）法，尤以后者常用。BCA 法：在碱性环境下，蛋白质分子中的肽链结构能与 Cu^{2+} 络合，将 Cu^{2+} 还原成 Cu^+。BCA 试剂可敏感特异地与 Cu^+ 结合，形成稳定的有颜色复合物，在 562 nm 处有高的光吸收值，颜色的深浅与蛋白浓度成正比。绘制标准曲线，即可计算出样本中的蛋白浓度。

不同样本的蛋白浓度应均一化，即根据蛋白定量计算的结果加入 PBS 稀释，将各样本蛋白浓度调整一致。然后对所有样本进行加样前处理，即蛋白样本与上样缓冲液（5×）按 4:1 的比例混合后，置于100℃加热器中加热 3~5 min（提前开机预热），充分变性蛋白后迅速降温，离心，1 周内进行实验的样本可置于 $-20℃$ 保存，1 个月内进行实验的样本置于 $-80℃$ 保存。如果蛋白浓度很高的话也可以选择 2× 蛋白上样缓冲液。

（2）试剂配制：包括进行 SDS-PAGE 的各种缓冲液和凝胶、转移缓冲液、洗涤缓冲液等。

① 10% 的 SDS（戴口罩称取）：称取 SDS 10 g，先加双蒸水 80 ml，再用磁力加热搅拌助溶，然后定容至 100 ml，室温保存。如在长期保存中出现沉淀，可 50℃水浴溶化后再使用。

② 1.5 mol/L Tris-HCl（pH8.8）：称取 Tris 碱 18.17 g，溶于 80 ml 双蒸水，用浓盐酸调 pH 至 8.8，最后定容至 100 ml，室温保存。

③ 0.5 mol/L Tris-HCl（pH6.8）：称取 Tris 碱 6.06 g，溶于 80 ml 双蒸水，用浓盐酸调 pH 至 6.8，最后定容至 100 ml，室温下保存。

④ 30% 丙烯酰胺 -0.8%N, N′- 亚甲基双丙烯酰胺混合液：称取丙烯酰胺（Acr）75 g、亚甲基双丙烯酰胺 2 g，加双蒸水 150 ml，37℃加热溶解后，定容至 250 ml，查证该溶液 pH 应不大于 7.0，4℃棕色瓶保存。使用时恢复至室温且无沉淀。丙烯酰胺具有很强的神经毒性并可通过皮肤吸收，其作用具有累积性。称量丙烯酰胺和 N, N′- 亚甲基双丙烯酰胺时应戴手套和口罩。可认为聚丙烯酰胺无毒，但也应谨慎操作，因为它还可能含有少量未聚合材料。

⑤ 上样缓冲液（2×）：由 2.5 ml 0.5 mmol/L Tris 碱（pH6.8）、2 ml 甘油、4 ml 10% SDS、1 ml 0.4% 溴酚蓝（分子量 669.97）和 0.5 ml 二巯基乙醇（分子量 78.14）按比例混合而成，配好后分装，置于 -20℃保存。

⑥ 电泳缓冲液：可配制成 10 倍储备溶液，应用时进行 10 倍稀释。10 倍储备溶液的配制即称取 30 g Tris 碱、144 g 甘氨酸、10 g SDS，加双蒸水至 100 ml，用 HCl 调 pH 至 8.3。

⑦ 转移缓冲液（现用现配，4℃预冷）：两板胶转移缓冲液的用量约为 200 ml。即称取 0.606 g Tris 碱、2.88 g 甘氨酸，加双蒸水 160 ml，甲醇 40 ml。

⑧ 洗涤缓冲液（TBS）：可配制成 10 倍储备溶液，应用时进行 10 倍稀释。10 倍储备溶液的配制即称取 24.2 g Tris 碱、80 g NaCl，加双蒸水 100 ml，用 HCl 调整 pH 为 7.6。应用液临用时再加 0.1% 的 Tween-20。一般两板胶要用洗涤缓冲液 500 ml，可取储备溶液 50 ml 加入 450 ml 双蒸水，再加 0.5 ml Tween-20 即可。

⑨ 封闭缓冲液（5% 脱脂奶粉）：每张膜约需 10 ml，两板胶 4 张膜一般使用封闭缓冲液 40 ml。称取 2 g 脱脂奶粉，加 40 ml 洗涤缓冲液即可。

（3）实验前准备：除了制备好的样本和上述配制好的试剂外，还应准备好如下材料。10% 过硫酸铵、冰盒、预热恒温加热器；室温平衡好的双丙烯酰胺和四甲基乙二胺（TEMED，如果不预先平衡，凝胶过程产生的热量会使低温时溶解于储备溶液中的气体析出而导致气泡）、电泳仪器、洗干净的板子和梳子、用于吸水的滤纸条、剪刀、尺子、剪好的膜（根据目的蛋白的相对分子质量以及样本个数决定）及比膜稍大些的干净滤纸、干净的装封闭液的容器（约 50 ml 大小）、提前清洗并晾干的玻璃板（注意不要用清洁球之类的粗糙物品清洗玻璃板，可用洗洁精浸泡约 2 h，用自来水冲洗后再用蒸馏水冲洗干净，置于架子上晾干）等。

（4）制胶与灌胶：先在玻璃板间夹上胶条，用夹子将两块玻璃板夹紧，并用水注入两层玻璃板间，检查是否漏水，如果漏水需重新装配，直至不漏为止。然后按表 17-2 的比例配制分离胶，最后加入过硫酸铵和 TEMED 后，立即摇匀即可灌胶。用 1 ml 的移液枪吸取 1 ml 胶溶液，缓慢加入装配好的玻璃板中至凝胶高度为 6 cm 左右（避免产生气泡），预留 1.5 cm 高度配制浓缩胶。用 1 ml 的移液枪吸取 1 ml 左右的异丙醇或水，压平胶界面。温箱放置 0.5 ~ 1 h 至胶聚合完全。

表 17-2　分离胶的配制方法

丙烯酰胺浓度 /%	6	8	10	12	15
蛋白质分离范围 /kDa	50 ~ 150	30 ~ 90	20 ~ 80	12 ~ 60	10 ~ 40
水 /ml	5.3	4.6	4.0	3.3	2.3
丙烯酰胺 -N，N′- 亚甲基双丙烯酰胺混合液（30%/0.8%）/ml	2.0	2.7	3.3	4.0	5.0
1.5 mol/L Tris-HCl（pH8.8）/ml	2.5	2.5	2.5	2.5	2.5
10% SDS/ml	0.1	0.1	0.1	0.1	0.1
10% 过硫酸铵 /ml	0.1	0.1	0.1	0.1	0.1
TEMED/ml	0.008	0.006	0.006	0.004	0.004

分离胶中各主要成分的作用：① 丙烯酰胺。其单体在自由基的引发下聚合为长链。② N，N′- 亚甲基双丙烯酰胺。使长链交联起来形成三维网状结构的凝胶。③ 过硫酸铵。提供可以引发丙烯酰胺和 N，N′- 亚甲基双丙烯酰胺聚合的自由基。④ TEMED。通过催化过硫酸铵形成自由基而加速丙烯酰胺和 N，N′- 亚甲基双丙烯酰胺的聚合。⑤ SDS。阴离子去污剂，去蛋白质电荷，解离蛋白质之间的氢键，取消蛋白分子内的疏水作用，去多肽折叠（部分）。凝胶的多孔性取决于链的长度以及聚合反应过程交联的程度。

配制分离胶及灌胶时需要注意的是：① 当水和胶之间有一条折射线时，说明胶已经凝了。倾倒掉胶上层的异丙醇或水后用吸水纸吸干，注意吸水纸不要触碰分离胶。② 10% 过硫酸铵一般现配现用。③ 注意各种试剂加入的顺序，"三大三小"（表中前面三种试剂量多，后面三种量少，按顺序加即可），后面加 10% 过硫酸铵，最后加 TEMED。④ 配制过程中每加入一种试剂要充分混匀，防止胶出现浓度不均的情况。⑤ 要根据温度调整 TEMED 的使用量。夏天凝固得快，冬天凝固得慢。冬天如果凝固得慢，两板胶可以加 TEMED 20 ~ 30 μl。⑥ 水封的时候水要慢慢加入，太快会导致胶面不平，封胶后切记勿动。⑦ 胶通常在 0.5 ~ 1 h 内凝固最好，过快胶太硬易龟裂，而且电泳时容易烧胶。

分离胶聚合完成后，吸干水分。按表 17-3 的顺序配制浓缩胶。配制完成后，用 1 ml 的移液枪将玻璃板中的剩余空间灌满浓缩胶，灌胶时也要使胶沿玻璃板流下，以免胶中有气泡产生。将剩余空间灌满浓缩胶然后将梳子插入浓缩胶中。插梳子时要使梳子保持水平。由于胶凝固时体积会收缩减小，会使加样孔变形，所以在浓缩胶凝固的过程中要不断补充浓缩胶溶液使之充满梳子间的空隙。胶凝固后，迅速向上将梳子拔下，将玻璃板夹上电泳架，完整的玻璃板在外围。电泳槽中倒入电泳缓冲液（约 300 ml）。加足够的电泳缓冲液后开始准备上样（电泳缓冲液至少要漫过内侧的小玻璃板）。

表 17-3　浓缩胶（4%）的配制方法

试剂	量
水	3.00 ml
0.5 mol/L Tris-HCl（pH 6.8）	1.25 ml
丙稀酰胺 –N，N′- 亚甲基双丙烯酰胺混合液（30%/0.8%）	0.67 ml
10% SDS	50 μl
10% 过硫酸铵	50 μl
TEMED	5 μl

浓缩胶的浓度比较低（4% 丙烯酰胺 –N，N′- 亚甲基双丙烯酰胺），里面的孔径也比较大，所有的蛋白都能够在进入分离胶之前在同一水平线上（因为加样的时候蛋白是分布在加样孔中的，不在同一水平线上）。分离胶的胶浓度比较大（>10%），里面胶孔径也比较小，这样施加电压的时候小的蛋白可以穿过孔跑到下面去，而分子量大的蛋白就可能被拦住，就跑得慢。通过这种方式以分子量大小的区别来分离蛋白质。

（5）加样：根据样本蛋白浓度可选用不同的上样缓冲液，一般选用 2× 上样缓冲液，如果样本蛋白浓度偏低，则选择 5× 上样缓冲液。样本用上样缓冲液混匀后，置 100℃ 水浴加热 3 ~ 5 min，12 000 g 离心 10 min，取上清液供电泳上样用。

上样时，用微量进样器或加样吸头吸入样本 20 μl，加入加样孔中。用微量进样器贴壁吸取样本，将样本吸出时不要吸进气泡。将加样器针头插至加样孔中缓慢加入样本。加样太快可使样本冲出加样孔，若有气泡也可能使样本溢出。加下一个样本时，进样器需在外槽电泳缓冲液中洗涤 3 次，以免交叉污染。因为边缘效应，两边的泳道尽量不加样本，而加入等体积的 1× 上样缓冲液。

样本加样 20 ~ 30 μl 均可，但不超过 30 μl，加样量取决于蛋白浓度，保证每个上样孔蛋白量为 20 ~ 50 μg，可根据蛋白表达水平进行优化。保持每个泳道的蛋白量一样，体积一致。

（6）电泳：在电泳槽内加入足够的电泳缓冲液，插好电极，打开电泳仪电源，以 60 V 电压开始跑浓缩胶，到分离胶时，以 80 ~ 120 V 电压跑胶，电泳至溴酚蓝到胶的边缘时结束。

电泳时需注意：① 为减少小蛋白条带的扩散，上样后应尽快开始电泳。② 电泳过程中随时检查内槽的电泳缓冲液是否会漏,槽应清洗干净,电极棒注意不能有结晶,线不能缠绕。③ 为了获得更好的重复性,可配 10× 或 5× 电泳缓冲液母液,用时再稀释。④ 由于变性完的蛋白放在冰箱中会发生复性,所以每次上样前都要变性 3 min。⑤ 电泳前可先用 10 V 预电泳 10 min 使条带更平整。⑥ 小电压会使胶的分子筛效应充分发挥。浓缩胶 80 V 左右,分离胶 100 V 左右。电泳用恒压模式能保持蛋白质恒定的电泳迁移率,而电压先低后高可使样本更好地进入凝胶。实际电压可根据时间安排调节,电压高时电泳发热量大,电压低于 50 V 时小蛋白容易弥散,凝胶分辨率会下降。

电泳完毕后通常一块胶用于染色和脱色,以观察凝胶中分离成不同条带的蛋白质情况,另一块胶用于转膜。常用的染色方法为考马斯亮蓝染色法,将凝胶取出放入培养皿中,加入少量染色液(0.25% 的考马斯亮蓝 R250 溶液)以浸没凝胶为宜,在摇床上振荡染色 1 h 以上,至凝胶上出现明显的条带为止。倾去染色液(可以重复使用),加入脱色液(甲醇、蒸馏水和冰乙酸以 4.5 : 4.5 : 1 的比例配制)脱色至无背景颜色。

(7)转膜:先根据表 17-4 中不同膜的特性及实验室条件选择合适的膜,NC 膜使用较多,其次为 PVDF 膜。PVDF 膜用甲醇浸泡的目的是活化 PVDF 膜上面的正电基团,使它更容易跟带负电的蛋白质结合,做小分子的蛋白转移时多加甲醇也是这个目的(王文倩 等,2015)。

表 17-4　用于 Western 印迹的膜的选择

项目	NC 膜	尼龙膜	PVDF 膜
灵敏度和分辨率	高	高	高
背景	低	较高	低
结合能力($\mu g/cm^2$)	80 ~ 110	> 400	125 ~ 200
材料质地	干的 NC 膜易脆	软而结实	机械强度高
溶剂耐受性	无	无	有
操作程序	缓冲液润湿,避免气泡	缓冲液润湿	使用前 100% 甲醇润湿
检测方式	常规染色,可用放射线和非放射性检测	不能用阴离子染料	常规染色,可用考马斯亮蓝染色,可用于 ECL 检测、快速免疫检测
适用范围	0.45 μm:一般蛋白 0.2 μm:分子量小于 20 kDa 蛋白 0.1 μm:分子量小于 7 kDa 蛋白	低浓度小分子蛋白、酸性蛋白、糖蛋白和蛋白多糖(主要用在核酸检测中)	糖蛋白检测和蛋白质测序
价格	较便宜	便宜	较贵

NC:硝酸纤维素;PVDF:聚偏氟乙烯

转膜可分为半干转和湿转。半干转是将凝胶和固相基质像三明治一样夹在用缓冲液湿润滤纸之间的转移方法,适合转移小分子量的蛋白,200 kDa 以上蛋白不能做。半干转的电流大小按照面积来算,时间根据蛋白分子大小定。用 10 V 电压转膜,可根据分子量摸索转膜时间。半干转的基本步骤为：① 电泳完毕后，用卡片从一角的缝隙撬下一块玻璃板，注意用力适度，用刀将没用的凝胶（浓缩胶、加样孔以外的凝胶和溴酚蓝下方的凝胶）切除；② 先将 PVDF 膜和海绵泡在电泳转移缓冲液（转膜液）中，将 PVDF 膜做好标记（剪刀剪下其一边的两角，一大一小）；③ 将滤纸、凝胶和膜按"三明治"顺序放好，即从下往上的顺序依次是：（－）滤纸－凝胶－膜－滤纸（＋），将其置于半干转膜仪器上，用转膜液稍微润湿，转膜 100 mA 1.5 h。转膜时注意防止电源插反。

湿转是将凝胶和固相基质夹在滤纸中间，浸泡在转移装置的缓冲液中，适合转移大分子量（100 kDa 以上）蛋白。湿转时间也是根据分子量而定。湿转的基本步骤为：① 将转膜液放在冰箱里预冷，剪好滤纸及 PVDF 膜（一般长 8 cm，宽 1.5 cm），将转膜夹放在盘中，黑色朝下，倒入转膜液。② 凝胶须在转膜液中平衡 15 min，除去电泳过程中所带的盐，在转膜过程中，这些盐会引起转膜液导电性升高，产生大量的焦耳热。③ 卸下胶板放在转膜液中，轻轻拿掉短板，将浓缩胶轻轻刮去，根据分子标记（Marker）和目标蛋白分子量的大小，切下所需要范围内的胶。④ 处理 PVDF 膜及滤纸。剪滤纸和膜时一定要戴手套，因为手上的蛋白会污染膜。PVDF 是疏水性的，在转膜液里很难浸透，甲醇处理后更容易浸润。按照甲醇浸泡数秒→超纯水中 1～2 min →转膜液 10 min 处理 PVDF 膜，滤纸置于转膜液中浸泡。⑤ 放好转膜夹，黑色面朝下，放入纤维衬垫，在纤维衬垫上放置滤纸（厚的 1 张，薄的 3 张），轻轻地将凝胶放在滤纸上，用滚轴赶去气泡。⑥ 接着小心地将印迹膜放在凝胶上，并确保凝胶和印迹膜的位置正确，放置后尽量不要移动印迹膜，以防止产生沾污印迹和人为印迹。除气泡，使凝胶和印迹膜完全地接触。⑦ 在转膜液中浸润另外一张滤纸，将其放在膜上。浸润另一块纤维衬垫，并将其放在滤纸上。⑧ 扣好凝胶转印夹，做好标记，将其垂直插入缓冲液槽中，确定转印夹黑色面对应于黑色电极，将夹子放在槽中，接通电源，转膜时会产热，在槽的一边放一块冰来降温。用 100 V 恒压在冰浴中转膜 1～2 h，注意监测电流的大小，并做好记录。⑨ 转膜结束后，取下转印夹，拆卸凝胶"三明治"装置，TBST 清洗印迹膜。

转膜过程中需要注意的是：① 避免用手直接接触膜。应使用镊子，手指上的油脂与蛋白会影响转膜效率并易产生背景污斑。② 用卡片把玻璃板撬开时注意用力要轻，以免损坏玻璃板。③ 把凝胶从玻璃板上剥离时要保持胶的完整性，以及胶和膜之间不能有气泡。气泡会造成短路，若有气泡则可用小玻棒轻轻滚下赶走气泡。④ 滤纸、凝胶、膜之间的大小，一般是滤纸≥膜≥凝胶。⑤ 转膜前要在转膜液里平衡凝胶，防止其变形，也有助于进一步去掉可能有碍于转膜的杂质，并可帮助蛋白复性。可以直接在胶上检测蛋白活性。⑥ 因为膜的疏水性，膜必须首先在甲醇中完全浸湿。而且在以后的操作中，膜也必须随时保持湿润（干膜法除外）。⑦ 转膜完成后胶不要扔，可置于考马斯亮蓝染色液中进行染色，看转膜效率。一般胶上蛋白至少应有 80% 转至膜上，通过观察胶上蛋白是否残留及膜上分子标记蛋白颜色的深浅来判断转膜效率。⑧ 取 PVDF 膜，要做好标记。转膜完成的膜先用 TBS 漂洗 2 次，每次 5 min。⑨ 前期摸索大分子量的转膜时间时，也可以放两张膜，检查转膜蛋白是否穿透。

（8）封闭：即去除非特异结合位点。转完膜后，关闭电源；取出转膜槽，拿出夹子，取膜。取已经配制好的封闭液（5% 脱脂牛奶），加入容器中，用镊子将膜的一角夹起，放入到封闭液（5% 脱脂牛奶）中，注意使转有蛋白的一面朝上。置于摇床上封闭 2～3 h 或过夜。一般磷酸化蛋白不用脱脂奶粉封闭，而选用 3%～5% 的 BSA。糖蛋白有拖尾现象，最好用 BSA 来封闭。

常用的封闭液见表 17-5。

表 17-5 常用的封闭液

封闭试剂	膜	浓度 /%	备注
明胶	NC	1～3	明胶加热溶解
脱脂奶，BLOTTO	NC，PVDF	0.5～5	PVDF 所需浓度要高
BSA	NC，PVDF	1～5	PVDF 所需浓度要高
Tween-20	NC	0.05～0.3	可能有杂带

（9）抗体孵育：封闭完成后，根据蛋白分子标记，切出目的蛋白的条带和内参蛋白的条带，供抗体孵育。

抗体孵育有直接法和间接法两种。直接法是将荧光、酶、金直接标记在一抗上快速进行显色，没有二抗交叉反应引起的非特异性条带，但是无信号二级放大，免疫反应性较低，而且要求抗体浓度高，每种一抗均需标记。间接法是将标记物标记在二抗上，可能会有交叉反应引起的非特异性条带，但敏感性高，只需少数几种动物的二抗就可以和所有一抗相匹配。这里主要介绍间接法，其包括一抗孵育、二抗孵育、对照设置和内参选择。

① 一抗孵育：首先根据所确定的目的蛋白名称查询相关抗体，一般包括单克隆抗体和多克隆抗体，两者的特性见表 17-6。产生一抗的物种尽量不要与待检样本的物种一样，以免二抗与待检样本中的内源性免疫球蛋白产生交叉反应，如尽量不要用鼠源一抗检测大鼠或小鼠来源的样本。如果用偶联一抗（直接法）进行检测，则无需考虑此因素。

表 17-6 单克隆抗体和多克隆抗体的特性比较

抗体类别	单克隆抗体	多克隆抗体
抗原类别	多肽 / 蛋白	多肽 / 蛋白
来源	鼠源性、兔源性	小鼠、大鼠、兔、羊等
特异性	高	较低
批次间是否一致	完全一致	不能保证
特点	纯度高、特异性强、效价高、少或无血清交叉反应	来源广泛、制备容易
最适应用范围	Western 印迹（WB）、免疫沉淀（IP）、酶联免疫吸附测定（ELISA）、免疫荧光（IF）、免疫细胞化学（ICC）、免疫组化（IHC）、流式细胞术（FCM）等	WB、IP、ELISA 等

基本操作程序为：将一抗用封闭液稀释至适当浓度（1：1 000 左右），将膜蛋白面朝上放于槽中，加入抗体。抗体的稀释倍数是由底物和目的蛋白的丰度决定的，应进行预实验以确定具体的实验参数。随后置于摇床上室温下孵育 1～2 h 或过夜，回收的一抗可置于 4℃保存，TBST 洗膜，可置于摇床上振荡 5～10 min，弃去洗膜液，如此反复 3 次。

② 二抗孵育：根据一抗的种属来源选择二抗，如一抗来自鼠源，二抗就要用抗鼠二抗。从 -20℃冰箱中取出二抗溶液，室温下融化，根据说明书推荐浓度使用 TBST 稀释二抗。如果说明书没有推荐浓度，可采用多个稀释比例摸索最佳稀释度（1：1 000～1：20 000）。加入二抗后，室温孵育 1～2 h 或过夜，并回收二抗，随后用 TBST 如上洗膜 3 次。

③ 对照设置：抗体孵育一般需设置阳性对照、阴性对照、内参对照和空白对照。阳性对照检测一抗是否正常；阴性对照检测一抗的特异性；空白对照（不加一抗只加二抗）检测二抗是否发生交叉反应；内参对照常用 β-actin、β-tubulin、GAPDH 等，可检测系统的稳定性，并可用于相对定量。

④ 内参选择：一般可从四个方面选择内参。一是根据目的蛋白种属来源选择，可选择哺乳动物内参（如 GAPDH、β-actin、β-tubulin 等）或植物内参（如 plant actin、Rubisco 等）；二是根据目的蛋白分子量大小选择，目的蛋白分子量一般同内参相差 5 kDa，当两者相差很大时，可以剪膜，当两者相差很小时，可以分别检测（应尽量避免）；三是根据目的蛋白定位选择，核定位蛋白可选 Lamin B、TBP、Histone H3、PCNA 等为内参，膜定位蛋白可选 Na^+、K^+-ATPase 等，线粒体定位蛋白可选 VDAC1、COX IV 等，胞质定位蛋白可选 GAPDH、β-actin、β-tubulin 等；四是根据内参丰度、异构体以及具体实验目的选择，如 β-actin 在肌肉组织中含量很少，凋亡检测时不适宜选择 β-actin、TBP 等内参。

（10）显色：可有不同的显色方法，常用的有化学发光法和化学显色法。前者一般使用 HRP 酶标系统 - 鲁米诺，特点是无毒害、灵敏度高、速度快、特异性好、节省抗体、线性宽，且可重新剥离检测；后者一般使用 HRP 酶标系统 -TMB 或 DAB，或 AP 酶标系统 -BCIP 或 NBT，特点是方便、便宜，但有一定毒性，灵敏度较低，反应速度慢，检测后的膜不可重新剥离检测。

基本操作程序为：洗膜后，将膜置于吸水纸上，将洗膜液吸净；根据膜的大小来估计加入显影液的量，将等量 A 液和 B 液加入 EP 管中混匀后，用移液枪吸取均匀点于膜上；将膜放入机器中，观察膜的位置是否放正，点击"Start"按钮，选择"auto"进行曝光，根据曝光后条带显影的强弱选择手动曝光的时间，最后进行图片保存。

三、方法学评价与质量控制

进行 Western 印迹时，除了在操作步骤中所述的一些质控要点外，还经常会出现一些意想不到的问题。针对这些问题应仔细分析可能的原因，并按表17-7中的方法尽力去排除和解决。

表 17-7　Western 印迹中常见问题及解决办法

问题	可能原因	验证或解决办法
转膜不充分	膜没有完全均匀湿透	使用 100% 甲醇浸透膜
	靶蛋白分子量小于 10 000	选择小孔径的膜，缩短转移时间
	靶蛋白等电点等于或接近转移缓冲液 pH	可尝试使用其他缓冲液，如 CAPS 缓冲液（pH10.5）或使用低 pH 缓冲液如乙酸缓冲液
	甲醇浓度过高	过高甲醇浓度会导致蛋白质与 SDS 分离，从而沉淀在凝胶中，同时会使凝胶收缩或变硬，从而抑制高分子量蛋白的转移。降低甲醇浓度或者使用乙醇或异丙醇代替
	转移时间不够（凝胶比较厚）	厚的凝胶以及高分子量蛋白需要延长转移时间
背景高	膜没有完全均匀湿透	使用 100% 甲醇浸透膜
	洗膜不充分	增加洗液体积和洗涤次数
	阻断不充分	增加封闭液孵育时间，或者提高温度。选择合适的封闭试剂（脱脂奶粉、BSA、酪蛋白等）
	二抗浓度过高	降低二抗浓度
	检测过程中膜干燥	保证充分的反应液，避免出现干膜现象
	曝光过度	缩短曝光时间
	抗体与阻断蛋白有交叉反应	检测抗体与阻断蛋白的交叉反应性，选择无交叉反应的封闭剂。洗涤液中加入 Tween-20 可减少交叉反应
没有阳性条带	抗体染色不充分	增加抗体浓度，延长孵育时间
	酶失活	直接将酶和底物进行混合，如果不显色则说明酶已失活。选择在有效期内、有活性的酶联物
	标本中不含靶蛋白或靶蛋白含量太低	设置阳性对照，如果阳性对照有结果，但标本没有则可能是标本中不含靶蛋白或靶蛋白含量太低。可考虑增加标本上样量解决靶蛋白含量低的原因
	试剂不匹配	一抗与组织种属，一抗与二抗或 / 和底物与酶系统之间不匹配。通过设置内参照可以验证二级检测系统的有效性
	一抗失效	选择有效期内抗体，并选择现配现用的工作液
	HRP 抑制剂	所用溶液和容器中避免含有叠氮化钠
有阳性条带，但条带比较弱	抗体染色不充分	增加抗体浓度，延长孵育时间
	酶活性降低	直接将酶和底物进行混合，如果不显色则说明酶已失活。选择在有效期内、有活性的酶联物
	标本中靶蛋白含量太低	增加标本上样量
	洗膜过度	缩短洗涤时间
	HRP 抑制剂	所用溶液和容器中避免含有叠氮化钠
	抗体活性降低	选择在有效期内的抗体，工作液现配现用，避免长时间放置
	蛋白转移不充分	延长转移时间
	封闭过度	减少封闭剂的量或缩短时间；换用不同封闭剂类型
	曝光时间过短	延长曝光时间

问题	可能原因	验证或解决办法
条带位置（大小）不对，或有非特异性条带	二抗的非特异性结合	增加一个对照：不加一抗，其他操作过程不变，即可验证背景是否由二抗系统来源。选择其他二抗（特异性更强的，只针对重链的）
条带位置（大小）不对，或有非特异性条带	一抗的特异性不够	使用单克隆或者亲和纯化的抗体，保证抗体的特异性
	蛋白降解	使用新鲜制备的标本，并使用蛋白酶抑制剂
	二聚体或多聚体存在	增加蛋白质变性过程及强度
	抗体浓度过高	降低抗体（一抗、二抗）浓度，可以减少非特异性条带
	蛋白上样量过大	降低上样量
背景有斑点	封闭剂中有聚集体	使用前过滤封闭试剂
	HRP 耦联二抗中有聚集体	过滤二抗试剂，去除聚集体
膜上出现反像（暗背景上白色带）	HRP 含量过高	降低酶联二抗的浓度

四、Western 印迹技术在生殖医学中的应用

Western 印迹技术在分子生物学、生物化学和免疫遗传学等学科中被广泛应用。随着生物医学的发展，Western 印迹技术已经成为检测蛋白质研究的首选工具，在研究男女生殖系统各器官组织蛋白的作用中发挥着重要作用。另外，组合凝胶有助于蛋白免疫印迹法对分子量相差很大的蛋白进行同时检测分析，具有很强的实用性（陈彩萍 等，2016）。

第七节　聚合酶链反应技术

聚合酶链反应（polymerase chain reaction，PCR）是 Kary Mullis 于 1985 年发明的一种模拟天然 DNA 复制过程的核酸体外扩增技术。在模板 DNA、引物和 4 种脱氧核苷酸（dNTP）存在的条件下，由耐热 DNA 聚合酶（如 Taq DNA 聚合酶）在体外反复酶促合成双链 DNA 的反应称为聚合酶链反应。该技术实现了核酸片段在体外的无限扩增，具有特异、敏感、产率高、快速、简便、重复性好、易自动化等突出优点，能在一个 Eppendorf 管内将所要研究的目的基因或某一 DNA 片段于数小时内扩增至十万乃至百万倍，自发明以来就被广泛应用于生命科学的各个领域。

一、检测原理

所谓 PCR，即在体外条件下，根据 DNA 变性、复制的特性，利用 DNA 聚合酶（如 Taq DNA 聚合酶）催化一对引物间的特异 DNA 片段合成。PCR 的基本步骤为变性、退火

和延伸，这三个步骤组成一个循环。每经过一个循环，DNA 分子数目增加一倍，经过 n 轮循环后，靶 DNA 的拷贝数理论上达到 2^n，亦即靶 DNA 分子经过 20 轮循环后，其拷贝数将达到 2^{20}，是原来的 10^6 倍，从而使得这段特异的 DNA 分子数目得到极大的扩增。PCR 类似于 DNA 的体内复制过程，其特异性依赖于与靶序列两端互补的寡核苷酸引物（王廷华 等，2013）。

（1）模板 DNA 变性：模板 DNA 经 95℃左右加热一定时间后，双链 DNA 模板或经 PCR 扩增形成的双链 DNA 解离成为单链。

（2）模板 DNA 与引物的退火（复性）：模板 DNA 经加热变性成单链后，温度降至 55℃左右，引物与模板 DNA 单链的互补序列配对结合。

（3）引物的延伸：DNA 模板－引物结合物在 Taq DNA 聚合酶的作用下，以 dNTP 为反应原料，以靶序列为模板，按碱基配对与半保留复制原理，合成一条新的与模板 DNA 链互补的单链。

反应最终的 DNA 扩增量可用 $Y=(1+X)^n$ 计算。Y 代表 DNA 片段扩增后的拷贝数，X 表示每次扩增效率的平均值，n 代表循环次数。平均扩增效率的理论值为 100%，但在实际反应中平均效率达不到理论值。反应初期，靶序列 DNA 片段的增加呈指数形式，随着 PCR 产物的逐渐积累，被扩增的 DNA 片段不再呈指数增加，而进入线性增长期或静止期，即出现"停滞效应"，这种效应称平台效应。平台效应可能与下列因素有关：① 随着反应的进行，dNTP 和引物的浓度不断地降低；② 随着产物的增加，酶与模板的比率降低；③ 由于变性温度较高，多次循环后酶的活性和 dNTP 的稳定性逐渐降低；④ 反应体系中产生的非特异性产物或引物二聚体与反应底物竞争聚合酶；⑤ 反应产物在高浓度时变性不完全，影响引物的延伸；⑥ 当产物浓度高于 10^{-8} mol/L 时，可能降低 TaqDNA 聚合酶的延伸加工能力或引起产物链的分支迁移和引物转换；⑦ 酶与 PCR 的产物结合，使酶分子减少。因此，我们应当控制 PCR 的循环次数在合理的范围，使反应在指数扩增期内完成。

二、操作步骤

PCR 体系的总体积依试验要求而定。例如，在 50 μl 的 PCR 体系中，加入下列试剂：20 pmol 上游引物和 20 pmol 下游引物、20 mmol/L Tris-HCl（pH8.3，20 ℃）、1.5 mmol/L $MgCl_2$、25 mmol/L KCl、0.05% Tween-20、100 μg/ml 明胶或无核酸酶的牛血清蛋白、50 μmol/L dNTP、2 U Taq DNA 聚合酶、100～200 ng DNA 模板，将试剂混匀。

反应程序如下：94～96℃ 30 s～3 min 预变性（使模板 DNA 充分变性）；94℃ 30 s 变性，50～60℃ 30 s～1 min 复性（使引物与模板充分退火），72℃ n s（按 1 秒扩增 1 kb 计算）延伸，扩增 25～35 个循环；72℃ 3～7 min 总的延伸（使产物延伸完整），4～10℃保存。

三、方法学评价与质量控制

PCR 反应需要 DNA 模板（DNA template）、寡核苷酸引物、DNA 聚合酶、dNTP 及含有必需离子的反应缓冲液，这些因素都对 PCR 反应产生影响，同时 PCR 反应的温度和时间也是影响 PCR 反应的主要因素。

（1）DNA 模板：即靶序列。它既可以是单链 DNA，也可以是双链 DNA；可以是线状分子，也可以是环状分子，不过线状分子比环状分子的扩增效果稍好。就模板 DNA 而言，影响 PCR 的主要因素是模板的数量和纯度。PCR 反应对模板 DNA 的质量要求不高，有时甚至可以不需要纯化，但其中不能混有蛋白酶、核酸酶、DNA 聚合酶抑制剂以及能与 DNA 结合的蛋白质等，否则 PCR 反应将被抑制。模板含量过高会导致非特异性产物增加，因此基因组 DNA 作模板时含量一般采用 1 μg 左右，质粒 DNA 作模板时用 10 ng 左右。

（2）引物：即与待扩增 DNA 片段两翼互补的寡核苷酸，其本质是单链 DNA 片段。PCR 的特异性主要取决于这两个寡核苷酸引物。引物至少应含有 18 个与模板序列完全互补的核苷酸，一般要求 20～24 个核苷酸，以保证扩增反应的特异性。引物的浓度通常为 0.1～1.0 μmol/L，浓度过高会导致非特异产物增加，同时易形成引物二聚体，而且非特异产物和引物二聚体可与模板竞争使用酶、引物和 dNTP 等，从而导致 PCR 产量的下降。若引物浓度不足，会导致 PCR 产物量降低。

（3）耐热 DNA 聚合酶：最经典的 PCR 聚合酶为 Taq DNA 聚合酶，该酶是从嗜热水生菌 *Thermus aquatics* YT-1 菌株中直接分离获得的，具有较好的热稳定性、5′→3′ DNA 聚合酶活性及 5′→3′ 外切酶活性。催化 DNA 合成的最适温度为 72～80℃。50 μl PCR 反应体系中 Taq DNA 聚合酶的用量一般为 0.5～2.5 单位。酶浓度过高会导致反应特异性下降，酶量过少则直接影响 PCR 产量。

除经典的 Taq DNA 聚合酶外，目前还发现了多种耐热 DNA 聚合酶，如 Tth DNA 聚合酶（无 3′→5′ 外切酶活性，但在高温下能逆转录 cDNA，又能扩增 DNA）、Vent DNA 聚合酶（有 3′→5′ 外切酶活性，但催化的 PCR 产物为平端）、Pfu DNA 聚合酶（同时具有 5′→3′ DNA 聚合酶活性和 3′→5′ 外切酶活性，可快速、高保真地扩增 DNA 片段）、大肠杆菌 DNA 聚合酶 I 大片段（即 Klenow 片段，是 DNA 聚合酶 I 经枯草杆菌蛋白酶处理后，产生分子量为 7.6×10^4 的大片段分子，具有 5′→3′ DNA 聚合酶活性和 3′→5′ 外切酶活性，可补平经限制性内切酶消化 DNA 所形成的 3′ 凹端及对 3′ 凹端进行放射性标记，亦可用于 Sanger 双脱氧末端终止法进行 DNA 的序列分析）、T4 DNA 聚合酶（具有 5′-凸端补平效果、5′→3′ 外切酶活性、3′→5′ 外切酶活性，可用于制备探针和加减法 DNA 序列分析）等。

（4）脱氧核糖三磷酸：PCR 反应中脱氧核糖三磷酸（dNTP）包括四种：dATP、dGTP、dCTP 和 dTTP。一个反应体系四种 dNTP 的摩尔浓度应相等，否则会诱发聚合酶的错误掺入，降低新链合成速度。dNTP 的终浓度一般在 50～200 μmol/L 之间。高浓度的 dNTP 易产生错误碱基的掺入，而浓度过低则会降低反应产量。

（5）Mg²⁺ 浓度：TaqDNA 聚合酶需要 Mg²⁺ 的激活，游离 Mg²⁺ 浓度直接影响着酶的活性与酶催化的特异性，Mg²⁺ 浓度亦影响引物的退火、模板与 PCR 产物的解链温度。Mg²⁺ 浓度一般采用 1.5～2.0 mmol/L，浓度过低会使 DNA 聚合酶活性降低、PCR 产量下降；浓度过高易导致非特异性产物增加。PCR 混合物中的 DNA 模板、引物和 dNTP 的磷酸基团以及缓冲液中的螯合剂（如 EDTA）均可与 Mg²⁺ 结合，降低 Mg²⁺ 的实际浓度。

（6）Tris-HCl：在 PCR 反应中使用 10～50 mmol/L Tris-HCl（pH8.3，20℃）。Tris 缓冲液是一种双极化离子缓冲液，温度每升高 1℃，pH 下降 0.02，因此在典型的热循环条件下，其 pH 在 6.8～7.8 之间变化。

（7）KCl：浓度为 50 mmol/L 时，能促使引物退火。但在 NaCl 浓度为 50 mmol/L，KCl 浓度 >50 mmol/L 时，将会抑制 Taq DNA 聚合酶的活性。

（8）二甲基亚砜（DMSO）：在使用 Klenow 大片段进行 PCR 时，DMSO 是有用的。但其浓度超过 10% 将会抑制 Taq DNA 聚合酶 50% 的活性，所以多数不使用 DMSO。

（9）其他成分：如明胶、牛血清蛋白、非离子型生物去污剂等，有助于酶的稳定。

（10）变性温度与时间：一般来说，变性温度越高、时间越长，变性就越充分；但温度过高、时间过长又会影响 Taq DNA 聚合酶的活性。通常选用的变性温度为 95℃、30～60 s。如果模板 DNA 链比较长，预变性温度需较高，时间亦较长（2～5 min），以保证靶片段完全变性。

（11）退火温度与时间：其长短取决于反应体系中扩增的基因组成及引物的长度、浓度和碱基组成。退火温度是影响 PCR 反应特异性的关键因素。温度越低，引物与靶 DNA 就越容易结合，但也更容易出现错配，增加非特异性扩增；温度太高则不利于二者的结合，选择性高，产物的特异性强。一般当引物中 G + C 含量高、长度较长并与模板完全配对时，应提高退火温度。退火温度一般比引物的 T_m 低 5℃。退火通常需要 30～60 s。

（12）延伸温度和时间：延伸温度决定于所用引物的长短与碱基组成，需要通过实验来确定。一般引物延伸是在 72℃下进行。对 2 kb 长的目的片段扩增时间多采用 1 min（72℃）。

一般在扩增完成后，PCR 产物中可能含有长短不一的分子，都需要一步长时间的延伸反应，称为终延伸（post extention），时间要保持在 10 min 左右，以获得尽可能完整的产物，这对以后进行克隆或测序反应尤为重要。反应终止后，可以放到 4℃冰箱中保存，以备电泳检测。

单纯的 PCR 检测具有灵敏、快速、简便等优点，常用于定性检测。而荧光定量 PCR 技术不仅特异性强，检测结果的准确性高，而且能够定量检测，是目前科学研究中应用较多的一种技术。

荧光定量 PCR 反应中引入了一种荧光化学物质，随着 PCR 反应的进行，PCR 反应产物不断累积，荧光信号强度也成比例增加。每经过一个循环，收集一个荧光强度信号，可得到一条 PCR 反应的荧光变化曲线图，通过监测荧光强度的变化来实现对起始模板定量及定性的分析。由于是对 PCR 扩增反应中每一个循环产物的荧光信号进行实时检测，因而也称为实时荧光定量 PCR。

由于普通 PCR 受各种复杂环境因素的影响，即使是各种条件基本一致的重复实验，其最后得到的 DNA 拷贝数差异也可能很大，因而不能准确定量。研究显示，尽管平台期 DNA 拷贝数波动很大，Ct 值却是相对一致。所谓 Ct 值，即 PCR 扩增过程中，荧光信号开始由本底进入指数增长阶段的拐点（或到达设定阈值）时所对应的循环次数。研究表明，每个模板的 Ct 值与该模板的起始拷贝数的对数存在线性关系，起始拷贝数越多，Ct 值越小，反之亦然。故利用已知起始拷贝数的标准品可作出标准曲线，只要获得未知样本的 Ct 值，即可从标准曲线上计算出该样本的起始拷贝数。这就是荧光定量 PCR 的检测原理（陆金春 等，2009）。

实时荧光定量 PCR 所采用的荧光试剂包括荧光染料和荧光探针，二者各有优缺点，可根据实验的需要和现有的实验条件选择合适的荧光试剂。

（1）荧光染料：SYBR Green Ⅰ是目前荧光定量 PCR 最为常用的一种荧光染料。SYBR Green Ⅰ是一种结合于小沟中的双链 DNA 结合染料。与双链 DNA 结合后，其荧光大大增强，荧光信号强度与双链 DNA 分子的数量相关，因此可以根据荧光信号检测出 PCR 反应体系中双链 DNA 分子的数量。SYBR Green Ⅰ的最大吸收波长约 497 nm，最大发射波长约为 520 nm。在 PCR 反应体系中，加入过量 SYBR Green Ⅰ荧光染料，SYBR Green Ⅰ荧光染料特异性地掺入 DNA 双链后，荧光信号增强，而不掺入链中的 SYBR Green Ⅰ染料分子荧光不变，从而保证荧光信号的增加与 PCR 产物的增加完全同步。PCR 扩增一般采用 94℃、55℃、72℃三步法，荧光信号的检测可以在退火阶段或者延伸阶段进行。

SYBR Green Ⅰ的最大优点就是它的通用性好。因为它能与所有的双链 DNA 相结合，不需要因为模板不同而特别定制，因此价格相对较低，尤其适合于大规模高通量的定量 PCR 检测。但正是由于 SYBR Green Ⅰ能与所有的双链 DNA 相结合，因此 PCR 反应中的引物二聚体或非特异性扩增产物也能与之结合发出荧光，所以临床使用可能引起假阳性的发生。若使用熔点曲线分析，即通过检测升高温度后荧光的变化，则可以消除引物二聚体的影响。另外还有一些改进的聚合酶及荧光染料，其特异性都有不同程度的提高，目前已有相关产品出售。

（2）荧光探针：目前已有多种探针用于荧光定量 PCR，如 Taq Man 探针、分子信标（molecular beacon）、双杂交探针及自身淬灭荧光探针等，它们各自有不同的优缺点。但临床研究中以 Taq Man 探针最为常用。Taq Man 探针是一种寡核苷酸探针，与目标序列上游引物和下游引物之间的一段序列配对。在探针的 5′ 末端连接荧光基团，而在 3′ 末端连接淬灭基团。当探针完整时，荧光基团与淬灭基团接近，此时荧光基团被激发后产生的能量被传递给淬灭基团，这一过程称为荧光能量传递（fluorescence resonance energy transfer，FRET）。由于这种作用，由荧光基团产生的能量以热能的形式释放，即所激发的荧光被淬灭。但在进行延伸反应时，TaqDNA 聚合酶的 5′ 外切酶活性将探针切断，使得荧光基团与淬灭基团分离开，解除了淬灭作用，荧光基团就能发出荧光信号。产生一分子的产物就伴随一分子的荧光信号产生，随着扩增循环数的增加，释放出来的荧光基团不断积累，荧光强度与扩增产物的数量成正比关系。这一模式的 PCR 扩增多为 94℃、60℃ 二步法，因此反应更迅速，一般在 1 h 内可完成。

Taq Man 探针的优点是灵敏度高、特异性好。现有学者将淬灭基团从链 3′ 端移至链的中间，其灵敏度可提高 30 倍以上。由于采用了特异序列的探针，只有特异性产物生成时才会有荧光分子释放，因此进一步提高了定量检测的专一性。另外，采用不同波长的荧光基团标记探针，则可利用该法实现多重 PCR 检测，这是 SYBR 等 DNA 结合荧光基团所不具备的优点。该技术是目前国内临床分子诊断试剂盒最常用的技术。

但 Taq Man 探针的设计有一定难度，且需要验证效果，而且探针的合成和双荧光标记成本较高。此外，其定量 PCR 的效果受酶的外切酶活性的影响，因此酶的差异也给定量带来了不确定性。

四、PCR 在生殖医学中的应用

PCR 技术在生殖医学的生殖道感染病原体基因、Y 染色体微缺失及遗传病基因检测中应用较为广泛，尤以遗传病基因检测为著。以 PCR 技术为基础的基因诊断则是在 DNA 水平上对遗传性疾病进行诊断，可揭示发病的遗传本质，不但可鉴定表现症状的有害基因纯合个体，也可鉴定出没有异常表型的有害基因的携带者，尤其适于早期诊断。因而基因诊断与传统的遗传性疾病诊断方法相比具有更准确、更可靠和诊断时间更早的特点（胥振国 等，2018）。在单基因遗传病分子诊断中，有些基因突变如大片段缺失可直接采用 PCR 技术进行检测。对于常染色体显性遗传病，通过检测孕妇本人的血浆游离 DNA 是否携带致病位点（父源突变、新发突变）来判断胎儿是否发病，目前应用最多的是检测软骨发育不全。

第八节　核酸分子杂交技术

核酸分子杂交是基于核酸链间互补碱基对的特异性结合，测定核酸碱基顺序同源性的一种现代技术，是基因工程中重要的研究手段和目前生物化学、分子生物学和细胞生物学等研究中应用最广泛的技术之一，以及现阶段定性、定量和定位检测 DNA 与 RNA 序列片段必须掌握的基本技术与方法（尹和平 等，1992；曹先维 等，1991）。该方法具有特异性强、灵敏度高、定位准确等特点，广泛应用于核酸的检测与鉴定以及医学基础研究和临床诊断与研究中，在医学上已用于多种遗传性疾病的基因诊断、恶性肿瘤的相关基因分析以及传染病病原体的检测，从而促进了相关疾病的早期诊断和早期治疗。

一、检测原理

该项技术是利用核酸分子的变性、复性等理化性质而设计的一种常用技术。通常利用已知的 DNA 或 RNA 片段检测未知的核酸样本。在碱性环境、加热或加入变性剂等条件下，双链核酸之间的氢键被破坏，解链成两条单链（或单链的 RNA 二级结构解开）。这时如果加入已知标记的 RNA 或 DNA 序列片段，在一定的离子强度或温度下孵育，标记的 DNA 与相应的 cDNA 或相应的 RNA，可以重新形成稳定的 DNA-cDNA、DNA-RNA、RNA-RNA 或 RNA-cDNA 的异质性双链分子。最后利用放射自显影等技术去检测具有放射信号的异质性双链分子（王毓平，1996）。

二、操作步骤

核酸分子杂交技术种类繁多，以下重点介绍两种常用的分子杂交技术的操作流程（萨姆布鲁克，1992；萨姆布鲁克 等，2008）。

1 Southern 杂交——DNA 和 DNA 分子之间的杂交

（1）DNA 的消化及电泳：用一种或多种限制性内切酶消化适量的 DNA。对于哺乳动物基因组 DNA 的 Southern 分析，当用于检测单拷贝序列的探针长度为标准长度（> 500 bp）并且具有高比活度 $[> 10^9$ 计数 /（min·μg）] 时，凝胶上的每一加样孔应加 10 μg DNA 样本；当用寡核苷酸作探针时，则需 30~50 μg DNA。如果样本中目的序列的浓度较高，可按比例减少 DNA 用量。

消化结束时，如需要可用乙醇沉淀浓缩 DNA 片段，将 DNA 溶解于 25 μl TE（pH8.0，10 mmol/L Tris-HCl，1 mmol/L EDTA）中。通过荧光测定或者 NonDrop 技术测定 DNA 消化产物浓度。将适量的消化产物转移到新的微量离心管。加入 0.15 倍体积的 6× 蔗糖上样缓冲液，通过琼脂糖凝胶电泳分离 DNA 片段（对于大部分基因组 DNA，可以使用 0.5×TBE 配制 0.7% 的凝胶）。对凝胶施加并维持一个较低的电压（约 <1 V/cm）使 DNA 以较慢速度迁移。

电泳结束后，用 SYBER Gold 将凝胶染色，然后照相。在凝胶一侧放置一把透明荧光尺，从照片上读出每一个 DNA 条带迁移的距离。将 DNA 变性并用下述方法之一将 DNA 从琼脂糖凝胶转移到硝酸纤维素膜上，或者中性或带电荷的尼龙膜上。

（2）准备用于转移的凝胶：将凝胶转移到一个玻璃烤盘中，用锋利的剃刀片修去凝胶边缘无用的部分，包括加样孔上方的凝胶，确保在凝胶上留有足够的加样孔，以便DNA转移结束后将空白的位置标记于膜上。在凝胶左下角切去一个小三角形作为后续操作中简单的方位标记。

（3）按以下步骤将凝胶浸入变性（碱性）溶液中进行DNA变性：如果将凝胶中DNA转移到不带电荷的膜上，则将凝胶浸入10倍于凝胶体积的变性溶液（1.5 mol/L NaCl，0.5 mol/L NaOH）中，室温下持续轻轻振荡45 min（如放在一个振荡平台上）；然后用去离子水短暂冲洗凝胶，将凝胶浸于10倍于凝胶体积的中和缓冲液Ⅰ（1 mol/L Tris，pH7.4；1.5 mol/L NaCl）中，室温条件下振荡30 min，更换一次中和缓冲液，继续浸泡凝胶15 min。

如果将凝胶中DNA转移到带电荷的尼龙膜上，则将凝胶浸于数倍于凝胶体积的碱性转移缓冲液（0.4 mol/L NaOH，1 mol/L NaCl）中，室温下轻轻振荡15 min（如放在一个振荡平台上）；更换缓冲液一次，继续浸泡凝胶20 min，并轻轻振荡。

（4）准备转移用膜：用干净的手术刀或切纸机裁一张每边均比凝胶大1 mm的尼龙膜或硝酸纤维素膜。此外，再裁切两张与膜同样大小的厚吸水纸。将膜漂浮于盛有去离子水的器皿中，直到膜从下往上完全浸湿，然后将膜浸泡于适当的转移缓冲液中至少5 min。用干净的手术刀切下膜的一角，与凝胶切下的一角相一致。

（5）组装转移装置：DNA进行变性过程时，将一些厚的吸水纸放在一片树脂玻璃皿上，形成一个比凝胶长且宽的支撑物，吸水纸两端要超出皿的边缘。将支撑物放于一个大的干烤皿中，支撑物可以放在4个氯丁橡胶塞上，将其从皿的底部垫高。皿中放入适量的转移缓冲液直到液面几乎与支撑物表面齐平，当支撑物上的吸水纸完全湿润后，用一支玻璃棒或吸管赶走气泡。然后将凝胶从转移缓冲液中取出并倒转使原来的底面向上，将倒转的凝胶放在支撑物上并位于吸水纸中央，用Saran包装膜或Parafilm膜围绕凝胶四周，但不要覆盖凝胶。用适当的转移缓冲液将凝胶表层浸润，将湿润的膜放置于凝胶上，并使两者切角重叠。为避免产生气泡，应当先使膜的一角与凝胶接触，再缓缓将膜放到凝胶上，膜的一条边缘应恰好超过凝胶上部加样孔线的边缘。用适当的转移缓冲液湿润两张厚的吸水纸，并放置于湿润的膜上，并用吸管在膜表面滚动，赶走气泡。切或折叠一堆略小于吸水纸的纸巾（5~8 cm高），将纸巾放在吸水纸上，在纸巾顶部放置一块玻璃板，用一个400 g重物压实。

（6）DNA的转移：将DNA转移至不带电荷的膜时，使用中性转移缓冲液（6×SSC或6×SSPE）；将DNA转移至带电荷的尼龙膜时，使用碱性转移缓冲液（0.4 mol/L NaOH，1 mol/L NaCl）。DNA转移需要进行8~24 h。当纸巾湿润后更换新的纸巾，并尽量避免整叠纸巾都被转移缓冲液浸湿。转移完成后，除去凝胶上的纸巾及吸水纸，翻转凝胶以及与之接触的膜，凝胶向上平放于一层干燥的吸水纸上，用一支极软的铅笔或者圆珠笔标记加样孔的位置，将凝胶从膜上剥离，弃去凝胶。

（7）将 DNA 固定于膜上：从将 DNA 固定于膜上到其后的杂交，这一系列步骤的顺序取决于膜的种类、转移的方法以及固定的方法（表 17-8）。由于碱性转移将导致 DNA 共价结合于带正电荷的尼龙膜上，因此在杂交前不需要做 DNA 固定；在中性缓冲液中转移至不带电荷的尼龙膜的 DNA，需要真空烘烤或者用微波炉加热以固定于膜上，或者用紫外照射交联于膜上。

表 17-8　将 DNA 固定在膜上进行杂交

膜的类型	转移的类型	固定方法	步骤顺序
带正电荷的尼龙膜	碱性转移	碱性转移	（1）将膜浸于中和缓冲液 I 中 （2）进行预杂交
不带电荷的尼龙膜	中性转移	紫外照射 （细节参见本节正文）	（1）将膜浸于 6×SSC 中 （2）紫外照射固定 DNA （3）进行预杂交
不带电荷的尼龙膜	中性转移	真空炉或微波炉烘烤 （细节参见本节正文）	（1）将膜浸于 6×SSC 中 （2）烤膜 （3）进行膜杂交

首先将膜浸于适当溶液中，对于中性转移，浸于 6×SSC 中，室温 5 min；对于碱性转移，浸于中和缓冲液 I［0.5 mol/L Tris-HCl，pH7.2；1 mol/L NaCl］中，室温 15 min。随后，固定已经转移到不带电荷的膜上的 DNA，方法有 3 种。① 用真空炉烘烤固定：用真空炉烘烤固定：首先将膜从 6×SSC 中取出并使多余的液体流净，然后放在纸巾上室温下晾干至少 30 min；将膜夹在两张干燥的吸水纸中间，在 80℃真空炉中烘烤 30 min～2 h。过度烘烤将导致硝酸纤维素膜变脆。如果在 DNA 转移前凝胶未充分变性，烘烤中硝酸纤维素膜会变成黄色或褐色并易碎，非特异杂交的背景也会急剧升高。② 用微波炉烘烤固定：首先将潮湿的膜放在一张干燥的吸水纸上，将微波炉调至最大功率（750～900 W）对膜加热 2～3 min。③ 通过紫外照射交联：将潮湿的膜放在一张干燥的吸水纸上，采用 254 nm 紫外光源照射使 DNA 交联到膜上。

（8）将固定在膜上的 DNA 用放射性探针进行 Southern 杂交：先将含有靶 DNA 的膜漂浮在盛有 6×SSC 或 6×SSPE 的皿中，直到膜自上而下完全浸润，将膜浸泡于溶液中 2 min。然后用下列方法之一进行预杂交和杂交：

① 在热密封袋中进行：将浸润的膜塞入热密封袋中，按 0.2 ml/cm² 膜加入预杂交液，将瓶盖拧紧，然后用热封口机重复密封住袋的开口端两次，轻轻挤压袋子以检查密封的强度及完整性。将袋子浸泡于适宜温度的水浴中孵育 1～2 h：如果用水性溶剂杂交液，置于 68℃的水浴中；如果用含有 50% 甲酰胺的杂交液，置于 42℃水浴中；如果用磷酸 -SDS 杂交液，置于 65℃水浴中。快速将装有膜的塑料袋从水浴中取出，用剪刀剪开一角打开袋子，将预杂交液倒出。将变性的探针（如果放射性标记的探针是双链 DNA，100℃加热 5 min 变性，迅速将探针放入冰水浴中冷却待用）加到适量的新鲜预杂交液中，并将此溶液转移入袋子，尽量将袋中的空气挤出。用热封口机重新密封袋子，使袋中尽可能少地

残留气泡，为了避免水浴的放射性污染，需将重新封口的袋子密封于另一个未污染的袋子中。将袋子浸泡于适宜温度的水浴中进行一定时长的杂交反应。

② 在杂交瓶中进行：轻轻地将湿润的膜卷成圆柱状，与制造商提供的塑料网一起放入杂交瓶，按 0.1 ml/cm² 膜加入预杂交液，将瓶盖拧紧，然后将杂交管放入预先加热到适宜温度的杂交炉中。如果用水性溶剂杂交液，杂交炉温度为 68℃；如果用含有 50% 甲酰胺的杂交液，杂交炉温度为 42℃；如果用磷酸 -SDS 杂交液，杂交炉温度为 65℃。预杂交结束后，将预杂交液从杂交液瓶中倒出，并加入新鲜的含有探针的杂交液，封好瓶口，重新放入杂交炉中进行一定时长的杂交反应。

③ 在塑料容器中进行：将湿润的膜放在塑料（如 Tuppenware）容器中，按 0.2 ml/cm² 膜加入预杂交液，用盖子密封盒子，将盒子放入预设到适宜温度的空气孵箱中的振荡平台上进行预杂交。如果用水性溶剂杂交液，孵箱温度为 68℃；如果用含有 50% 甲酰胺的杂交液，孵箱温度为 42℃；如果用磷酸 -SDS 杂交液，孵箱温度为 65℃。将膜从容器中转移到密封的袋子或杂交瓶中，如上述方法进行杂交反应。

杂交结束后，洗膜。如果在热密封袋中进行杂交，戴上手套，将袋子从水浴中取出，去掉外层的袋子，立即将内层袋子剪去一角，将杂交液倒入处理放射性污染物的废液缸中，然后沿三边将袋子剪开，将膜取出，立即浸入含有数百毫升 2×SSC 及 0.5% SDS 的托盘中（约 1 ml/cm² 膜），室温下将托盘放在缓慢旋转平台上轻轻振荡；如果在杂交瓶中进行杂交，将膜从杂交瓶中取出，夹住膜的角，将其贴靠在瓶口或容器口，以便将多余的杂交液沥干，然后亦将膜浸入含有数百毫升 2×SSC 及 0.5% SDS 的托盘中轻轻振荡。5 min 后，将第一遍洗液倒入处理放射性污染物的废液缸中，在托盘中加入数百毫升 2×SSC（含 0.1% SDS），室温下放置 15 min，并轻轻振荡数次。将浸泡的溶液换成数百毫升新鲜的含有 0.1% SDS 的 0.1×SSC，65℃下放置 30 min～4 h，并轻轻振荡。将膜放在一叠纸巾上以去除大部分液体，将潮湿的膜放在一张 Saran 包装膜上。在 Saran 包装膜上取几个不对称的位置贴上黏性点状磷光标签，这些标记物可以与膜一起进行放射自显影。用一层 Saran 包装膜将膜覆盖，将膜暴露于磷光屏。通常曝光 1～4 h 已经足够检测哺乳类动物基因组中的单拷贝基因序列。

2　Northern 杂交——DNA 和 RNA 分子之间的杂交

其基本流程为：制备变性聚丙烯酰胺凝胶→制备样本和电泳液→预杂交→制备 5' 端 ³²P 标记寡核苷酸探针→制备 3' 端 ³²P 标记 Star 探针（可选）→杂交→利用磷酸成像技术检测 Northern 杂交。

（1）制备变性聚丙烯酰胺凝胶：① 按表 17-9 配制含 8 mol/L 尿素的 15% 变性聚丙烯酰胺凝胶，室温条件下用磁力搅拌器搅拌溶液至尿素完全溶解；② 确定胶规格并组装配胶设备；③ 加入 100 μl 10%（m/V）过硫酸铵和 10 μl 四甲基乙二胺（TEMED）后，快速混合溶液并灌胶，插 10 孔梳子，室温下聚合 20 min。

表 17-9　含 8 mol/L 尿素的 15% 变性聚丙烯酰胺凝胶的配制

试剂	量
TBE 缓冲液（5×）	2 ml
丙烯酰胺 –N-N′– 亚甲基双丙烯酰胺（19：1，40%，m/V）	3.75 ml
尿素	4.8 g
去离子水	至 10 ml

（2）样本制备及电泳：① 将 5 ~ 10 μg 的总 RNA 样本与上样缓冲液等体积混合，终体积为 10 μl，95℃加热 5 min 后置冰上冷却；② 冲洗胶孔除去尿素，保证条带一致且整齐，然后上样 10 ul/ 孔，必须设立 5′ 端 ^{32}P– 放射性标记的 RNA 标准（按照说明书，使用 T4 多聚核苷酸激酶和［γ-^{32}P］ATP 对 RNA 分子质量标准进行标记，然后稀释 200 倍，使其适合小 RNA 的杂交检测）；③ 用 0.5×TBE 缓冲液 200 V 电泳约 1 h，直至溴酚蓝至胶底部。

（3）半干法 RNA 转膜：根据凝胶大小，切一张带正电荷的尼龙膜和两张加厚印迹滤纸，并浸入 0.5×TBE 缓冲液中，室温浸泡 10 min；在铂阳极放一张预浸湿的印迹滤纸，并用塑料移液管排尽气泡，在印迹滤纸的上面放一张提前浸湿的膜，并排尽气泡；小心地将凝胶转移至第一层膜上，并排尽气泡，将另外一张提前浸湿的印迹滤纸放在胶上，并排尽气泡；将阴极与胶膜组合连接并盖上保护盖，恒压 20 V 转膜 1 h；转膜完成后，将湿膜放在一张滤纸上，254 nm 紫外线照射交联 RNA 至膜上；将交联后的膜放入杂交管中，RNA 面向内，加入 20 ml Church 缓冲液，将杂交管放入杂交箱中孵育 1 h，37℃旋转预杂交过夜。

（4）制备 5′ 端 ^{32}P– 放射性标记的寡核苷酸探针：按表 17-10 配制混合溶液，37℃反应 1 h，根据使用说明书，用 Sephadex G-25 旋转层析柱分离出未掺入的［γ-^{32}P］ATP。

表 17-10　5′ 端 ^{32}P– 放射性标记的寡核苷酸探针的制备

试剂	量 /μl
无核酸酶的水	6
DNA 寡核苷酸探针（25 μmol/L）	1
T4 多聚核苷酸激酶反应缓冲液（10×）	1
T4 多聚核苷酸激酶（10 U/μl）	1
［γ-^{32}P］ATP（6 000 Ci/mmol，≥ 10 mCi/ml）	1

（5）制备 3′ 端 ^{32}P 标记的 StarFire 寡核苷酸探针（可选）：用 1×TE 缓冲液溶解 StarFire 通用模板至浓度为 12.5 μmol/L；用 1×TE 缓冲液溶解 StarFire 通用探针（50 个核苷酸以上，聚丙烯酰胺凝胶电泳纯化）至浓度为 100 μmol/L，用无核酸酶的水将 StarFire 通用探针稀释至 0.5 μmol/L；在 0.5 ml 的微量离心管中分别加入 1 μl 10×StarFire 缓冲液（100 mmol/L Tris pH7.5，50 mmol/L MgCl$_2$，75 mmol/L DTT）、1 μl StarFire 探针（0.5 μmo/L）、1 μl StarFire 通用模板（12.5 μmol/L），并用移液器将溶

液混合，95℃加热 1 min；取出试管冷却至室温（约 5 min），短暂离心收集试管底部反应物，加入 6 µl［α-³²P］dATP（6 000 Ci/mmol，10 mCi/ml）和 1 µl Exo-Klenow DNA 聚合酶，移液器轻吹混匀，室温孵育 2 h，加入 40 µl StarFire 反应终止缓冲液（10 mmol/L EDTA）；按照说明书，用 Sephadex G25 旋转层析柱分离未掺入的［α-³²P］dATP。

（6）杂交并检测：预杂交后，向预杂交溶液中加入 5′端 ³²P- 放射性标记的探针或 3′端 ³²P- 放射性标记的 StarFire 探针，孵育 2 h 或者过夜；杂交完成后，将杂交溶液小心转移到 50 ml 的锥形离心管中，-20℃储存；用 30 ml 1×SSC 和 0.1%（m/V）SDS 混合液洗涤锥形离心管 2 次，用 30 ml 1×SSC 和 0.1%（m/V）SDS 混合液 37℃洗膜 10 min，重复洗 2 次；用 Saran 保鲜膜封闭湿膜，并置于磷酸成像板上过夜，用磷酸成像仪（如 FUJI FLA-5000）读取杂交信号，并用相关软件（如 ImageGauge V4.22）对其进行分析。

三、方法学评价与质量控制

由于核酸分子杂交技术是根据核苷酸分子间的特异配对产生氢键而结合的（即 A＝T、G＝C），因此其检测的特异性高。但是在杂交反应中不一定需要两条核酸序列的完全互补配对，可容许若干程度的配对错误（错配），但错配的杂交体比序列完全互补的杂交体稳定性差。在杂交反应中容许错配的程度称为严格度（stringency），其主要受反应体系中的盐浓度、甲酰胺浓度和温度的影响（Casey et al，1977），低盐浓度、高甲酰胺浓度和高温为严格度高的杂交条件。

当被检测的基因与某探针的序列仅仅是相关而不是完全一致时，可以在降低严格度的条件下进行杂交。杂交成功与否关键在于：① 杂交探针与靶序列的一致性；② 正确选择杂交条件。来自单一物种的基因家族成员，或不同物种的同工基因，只要其序列一致性达到 ≥65%，就可以通过低严格度杂交将其分离出来。鉴别序列一致性 <65% 的基因则需要操作技巧及运气。序列一致性 < 65% 的基因更容易通过低严格度 PCR 分离出来。

鉴别序列一致性 ≥ 65% 的基因所用杂交 / 洗膜条件为：（1）对于噬菌斑和菌落的 Southern 杂交或筛选，杂交体系的缓冲液需含有 30%（V/V）的去离子甲酰胺、0.6 mol/L NaCl、0.04 mol/L 磷 酸 钠（pH7.4）、2.5 mmol/L EDTA（pH8.0）、7% SDS、（1~2）×10⁶ cpm/ml 的放射性标记的变性探针，42℃杂交 16 h。（2）对于 Northern 杂交，杂交体系的缓冲液需含有 50% 的去离子甲酰胺、0.25 mol/L NaCl、0.10 mol/L 磷酸钠（pH7.2）、2.5 mmol/L EDTA（pH8.0）、7% SDS、（1~2）×10⁶ cpm/ml 的放射性标记的变性探针，42℃杂交 16 h。杂交反应结束后，室温下用 2×SSC/0.1% SDS 洗膜 2 次，每次 10 min；然后用 2×SSC/0.1% SDS 55℃洗膜 1 h。应使用较大体积的浸泡及洗膜溶液，并确保在使用前其温度适当。

鉴别序列同源性 < 65% 的基因难度较大，但是采用下列方法中的一种或几种应该也可以完成：（1）使用体外转录的 RNA 探针。由于 RNA–DNA 的杂交稳定性大于 DNA–

DNA，有时这可能带来信号可见与不可见的差别。但是 RNA 探针易产生较高的背景，用低严格度洗膜条件无法去除。使用不带电荷的尼龙膜可以减轻这一问题。（2）降低甲酰胺浓度至 20% 并在 34℃ 杂交。浸泡及洗膜的方法同上所述。（3）使用商业化的"快速杂交"溶液，并且按照制造商建议的方法洗膜。

如果 Northern 杂交中没有检测到信号，但是检测到了 5′ 端 ^{32}P 放射性标记的分子量标准参照物。可尝试以下方法解决：（1）检查探针序列是否与待检测目标小 RNA 完全互补；（2）将探针用 15% 变性聚丙烯酰胺凝胶分离后，用磷酸成像仪检测探针是否标记完全；（3）检查内参；（4）为了提高灵敏度，用 5′ 端 ^{32}P 标记的 RNA 寡核苷酸探针或者 5′ 端 ^{32}P 标记的锁核酸（LNA）- 修饰的 DNA 寡核苷酸探针，将温度分别升高至 60℃ 或 70℃。若检测到背景杂交信号较高，则可将预杂交延长至过夜。最后一次洗涤步骤重复两次或更多次。

除了上述以同位素标记作为探针的检测方法外，核酸分子杂交技术与荧光标记或化学发光相结合，派生出荧光原位杂交技术（fluorescence in situ hybridization，FISH）和杂交捕获技术等，现简述如下。

（1）FISH 技术：为将荧光信号的高灵敏度、安全性、直观性和原位杂交的高准确性特异性结合在一起的技术。即将组织或细胞标本固定于玻片上后，将荧光标记的探针与待测标本的核酸进行原位杂交，在荧光显微镜下对荧光信号进行辨别和计数，从而对染色体或基因异常的细胞、组织标本进行检测的一种原位杂交技术。其不需要预先分离核酸，在杂交的过程中不改变核酸的位置，不仅可以检测靶序列存在与否，还可以显示其存在的位置。FISH 技术常用的荧光标记物有 AMCA（蓝色荧光）、FITC（绿色荧光）、罗丹明（红色荧光）、得州红（深红色荧光）、Cy3 和 Cy5（不可见红外光）等，其中 Cy3 和 Cy5 的荧光强度最高且稳定，适用于低丰度标本的检测。

根据探针标记的方法不同，FISH 可分为直接法和间接法。前者是将荧光染料直接结合到 DNA 或 RNA 上，在荧光显微镜下观察杂交信号；后者先用 DNA 标记物（如生物素、地高辛）标记探针，然后制备其荧光抗体，待探针与标本杂交后，再与抗体进行反应，根据荧光信号所在的部位以确定目的 DNA 的位置。荧光原位杂交的基本步骤为制备染色体、标记探针、将探针与实验材料的靶序列进行杂交及杂交结果的检测。

目前，FISH 技术已被广泛用于：① 植入前遗传病诊断和产前诊断、不孕原因分析以及多种遗传病的分型及诊断；② 肿瘤的诊断及病理组织学分类；③ 各类病原体的检测。由于荧光标记探针不对环境构成污染，灵敏度和特异性较高，因而 FISH 在临床研究中发挥着重要的作用。但 FISH 与一般的原位杂交一样，操作步骤多，影响因素多，结果的判断具有相当的主观性，且需要专业的操作人员。目前，FISH 技术正在向自动化和规模化方向发展，最常用的为多色荧光原位杂交（multicolor FISH，M-FISH）技术。该法采用不同荧光颜色标记的探针，在一次杂交中使每一条染色体都染上不同的颜色，可将多次烦琐的 FISH 实验和多种不同基因的定位在一次 FISH 实验中完成。

（2）杂交捕获技术（hybrid capture，HC）：是 Digene 公司建立的一种信号放大系统类分子检测技术，其检测信号的放大增强来自探针与靶基因杂交后的信号本身的放大。该方法采用核酸杂交和化学发光信号放大技术，具有较好的特异性及灵敏度，目前已被应用于一些病原微生物的检测。

杂交捕获技术的基本步骤为：样本中的靶 DNA 变性为单链后与特异的 RNA 探针结合，形成 RNA–DNA 杂交体，通过特异性抗体包被在试管壁或微孔壁上；被固定的杂交分子再与耦联有碱性磷酸酶的特异性抗体（二抗）结合。由于一个杂交体可与多个（理论上可达 600 个左右）二抗分子结合，因此信号在这一步得到了放大；加入碱性磷酸酶的化学发光底物，其发光的强度与样本中的靶 DNA 含量成正比，从而可以对靶 DNA 分子进行定量。而且酶促进底物产生化学发光使信号得到进一步放大。

与其他的分子检测技术不同，杂交捕获技术的信号放大不是通过增加靶基因或探针的浓度来实现，因此从理论上讲，可避免核酸酶促扩增中的易污染问题，从而提高检测的特异性，减少假阳性的产生。但杂交捕获的灵敏度低于 PCR 类靶基因扩增技术。另外，由于探针与包被抗体存在非特异性结合，因而其背景噪声较高。

四、核酸分子杂交技术在生殖医学中的应用

核酸分子杂交技术可用于人类遗传病的产前诊断，其方法是从羊水中分离胚胎成纤维细胞或取绒毛膜细胞的 DNA，经酶切以吸印法将 DNA 转移至硝酸纤维素膜上，与特异的基因探针杂交。从酶切图谱的变化可对某些遗传病做出诊断。目前已能对 600 多种生化遗传病做出产前诊断。

此外，核酸分子杂交技术在与生殖相关的多种病原体的核酸检测方面也有应用（易先平，1994）。例如，人巨细胞病毒（human cytomegalovirus，HCMV）是先天性感染中最常见的病毒，可引起严重的出生缺陷。因此，开展产前诊断十分重要。目前先天性 HCMV 感染产前诊断方法很多，采用核酸分子杂交技术在国内进行早孕期 HCMV 感染产前诊断显示出这一手段的可行性和应用前景（孙永玉 等，1993）。

第九节　基因芯片技术

芯片技术是指通过微电子、微加工等技术在固体基质（如硅片、玻片、瓷片等）的表面构建的微型生物化学系统，以实现对细胞、蛋白质、核酸及其他生物组分进行快速、敏感、高效处理。该项技术于 20 世纪 90 年代初，由美国 Aflymetrix 公司的 Fodor 博士提出并开始基因芯片技术的研究。1996 年底，该公司成功地研制出世界上第一块 DNA 芯片，

揭开了基因分析的新纪元。1998 年底，美国科学促进会将基因芯片列为 1998 年度自然科学领域十大进展之一（刘小冬，2002）。基因芯片的显著特点是高通量、高集成、微型化、多样化和自动化，目前已在分子生物学研究领域、医学领域、生物制药领域和环境领域等显示出了强大的生命力（Marshall et al，1998；朱婵婵，2018）。

一、检测原理

基因芯片（gene chip）技术是一种大规模集成的固相杂交，即在固相支持物上原位合成寡核苷酸探针或直接将多种预先制备的 DNA 探针有序地固化于支持物表面，然后与标记的样本按碱基配对原则进行杂交，再通过激光共聚焦荧光检测系统等对芯片进行扫描，并配以计算机系统对每一探针上的荧光信号做出比较分析，从而迅速得出基因序列及表达相关信息等（安娜 等，2018）。其工作原理与经典的核酸分子杂交方法一致，由于常用计算机硅芯片作为固相支持物，所以被称为芯片技术。基因芯片上固定的探针除了 DNA，也可以是 cDNA、寡核苷酸或来自基因组的基因片段，因此，基因芯片又被称为 DNA 芯片、cDNA 芯片、寡核苷酸微芯片（oligonucleotide micro-chip）等。

基因芯片集成了探针固相原位合成技术、高分子合成技术、精密控制技术和激光共聚焦显微技术，可在一次试验中平行分析成千上万个基因，进行大信息量的筛选与检测分析，其检测效率比常规方法高几十到几千倍，是一种进行核酸序列分析及基因表达信息分析的强有力工具。

根据用途的不同，基因芯片可分为表达谱芯片（expression chip）、测序芯片（sequencing chip）和诊断 / 检测芯片，前两者多用于科研，后者多用于临床分子诊断；根据芯片上探针核苷酸长度的不同，可分为寡核苷酸芯片、cDNA 芯片和基因组芯片（genomic chip）。寡核苷酸芯片阵列上的探针分子较短，一般小于 25 个核苷酸，可用于 DNA 测序、单核苷酸多态性（SNP）分析、基因突变分析、病原体的鉴定及分型等；基因组芯片及 cDNA 芯片的探针分子较长，一般大于 100 个核苷酸，多用于基因表达谱分析。

二、操作步骤

（1）基因芯片的制备：目前，基因芯片绝大多数为商品化供应，亦可自己制备，方法主要分为两大类，即原位合成和微量点样。

① 原位合成法：即在玻璃等硬质表面上直接合成寡核苷酸探针阵列，其关键是高空间分辨率的模板定位技术和高合成产率的 DNA 化学合成技术，适合制作大规模 DNA 探针芯片，实现高密度芯片的标准化和规模化生产。

原位合成法有多种，如光引导合成技术、压电打印技术、分子印章原位合成技术，其中光引导合成技术应用较多，它不仅可用于寡聚核苷酸的合成，也可用于合成寡肽分子。该技术主要步骤为：首先使支持物羟基化，并用光敏保护基团将其保护起来。每次选取适当的蔽光膜使需要聚合的部位透光，其他部分不透光。这样，光通过蔽光膜照射到支持物上，受光部位的羟基解保护，就可以与核苷酸发生耦联反应。因为合成所用的单体分子一端按传统固相合成方法活化，另一端受光敏保护基的保护，所以发生耦联的部位反应后仍旧带有光敏保护基团。因此，每次通过控制蔽光膜的图案（透光与不透光）以及所用单体的种类和反应次序就可以实现在待定位点合成大量预定序列寡聚体的目的。

该方法的主要优点是可以用相对较少的步骤合成极其大量的探针阵列。例如合成 8 核苷酸探针，通过 32 个化学步骤，8 h 可合成 65 536 个探针。而如果用合成后点样法，其工作量将不可思议。目前用该方法合成的探针阵列密度可高达 $10^6/cm^2$。该方法的最大缺点是耗时、操作复杂，如合成一个含 25 个碱基的探针微阵列，一般需更换 100 个蔽光膜，需一天多的时间才能完成。而且由于合成反应每步产率不到 95%（传统合成产率一般 > 99%），使该法能够合成的探针长度受到限制。

② 微量点样法：为目前大部分基因芯片公司使用的方法。微量点样法是将预先制备好的多种特定的寡核苷酸片段或基因片段有规律地排列固定于支持物（如膜、硅片、陶瓷片及玻片）上，从而制备出基因芯片。其基本步骤为：首先制备探针库，根据基因芯片的分析目的从相关的基因数据库中选取特异的序列进行 PCR 扩增或直接人工合成寡核苷酸探针，然后通过计算机控制的三坐标工作平台用特殊的针头和微喷头分别把不同的探针溶液逐点分配在玻璃（最常用）、尼龙以及其他固相基片表面的不同位点上，通过物理和化学的方法使之固定。该方法各技术环节均较成熟，且灵活性大，适合于研究单位根据需要自行制备点阵规模适中的基因芯片。

微量点样包括接触点样（contact printing）和非接触式点样（non-contact printing）两种点样方式。接触式点样，即点样针直接与固相支持物表面接触，将 DNA 样本留在固相支持物上。接触式点样系统可配备多达 48 根点样针，适宜制作较高密度的微阵列，点阵密度可达 2 500 点 /cm²，缺点是定量准确性及重现性不好，点样针易堵塞且使用寿命有限。非接触式点样，即喷点，它是以压电原理将 DNA 样本通过毛细管直接喷至固相支持物表面。非接触式点样系统的点样头通常为 1~8 个，其一次取样量比较大，取一次样可点样多次，适合于少数样本的多次点样。其优点是定量准确，重现性好，使用寿命长，同时可避免损坏基质表面；缺点是点样的斑点较大，因此探针密度较低，通常只有 400 点 /cm²；另外其系统价格和维护成本也较高。

微量点样法的最大优点是操作简便，技术要求较低，价格便宜，并且探针分子的大小、种类不受限制，能够灵活机动地根据使用者的要求制作出符合目的的芯片。目前国内基因芯片的生产制备都是采用这种方法。微量点样法的主要缺点是芯片上探针的密度相对较低，不可能达到原位合成制备芯片的超高密度；而每个样本都要预合成、纯化，在芯片制备前还需妥善保存合成的探针；另外其检测的重复性还不是很理想。

（2）组织、细胞总 RNA 的提取：① 加入约 10 倍于待检组织、细胞体积的溶解缓冲液，并用匀浆器进行匀浆以达到彻底混匀组织细胞的目的；② 加入约 1/10 体积的匀浆添加剂，涡旋以达到混匀的目的，放置于冰上约 10 min；③ 加入与上述等体积的酸酚 – 氯仿溶液，涡旋约 60 s 左右，室温条件下 10 000 g 离心 5 min（若混合物的分相效果欠佳，必须重新进行离心），吸取上清液加入另一试管中，记下液体的体积；④ 加入约 1.25 倍体积的无水乙醇，涡旋混匀，多次进行纯化柱处理，体积不超过 600 µl，10 000 g 离心约 20 s；⑤ 加入 350 µl 的洗液 1，离心 10 s 后，对纯化柱进行清洗，10 000 g 离心约 20 s，将滤过液倒掉；⑥ 将 DNase I 10 µl 及其 RDD 缓冲液 70 µl 加入纯化柱中，室温下放置 15 min；⑦ 加入 350 µl 洗液 1，离心 10 s 后，对纯化柱进行清洗，10 000 g 离心 20 s，将滤过液倒掉；⑧ 加入 500 µl 洗液 2，离心 10 s 后，二次清洗纯化柱，10 000 g 离心 20 s，倒掉滤过液，离心约 60 s；⑨ 将纯化柱放置于一新的收集管内，向纯化柱的中央加入 100 µl 95℃预热后的洗脱液，室温 12 000 g 离心约 25 s，收集管中的液体即为提取到的总 RNA，−70℃下保存。

（3）总 RNA 的纯化：① 取总 RNA ≤ 100 µg 溶解于 1 µl 的去 RNA 酶水中，然后加入 350 µl 的 RLT 缓冲液，并涡旋以充分混匀；② 加入 250 µl 的无水乙醇，用枪头吹打以充分混匀；③ 将上述混合液转入置于 2 ml 离心管内的 RNeasy 柱中，10 000 g 离心 60 s，倒掉滤过液；④ 将 500 µl RPE 缓冲液加入 RNeasy 柱中，10 000 g 离心 60 s，倒掉滤过液，再用此缓冲液洗柱 1 次，倒掉滤过液并丢弃 2 ml 的套管，将 RNeasy 柱置于另一新的 1.5 ml 离心管内；⑤ 加入 40 µl 去 RNA 酶水，10 000 g 离心洗脱 60 s，并重复洗脱一次，洗脱液即为纯化的总 RNA。

（4）cDNA 第一链和第二链一步法合成：① 取 0.2 µg RNA 置于 0.2 ml 离心管中，加入 2 µl Spike 混合物、0.8 µl T_7 启动子引物，混匀，65℃保温 10 min，冰浴约 8 min；② 按表 17-11 配制 cDNA 的合成体系，其中 5 × First Strand Buffer 需提前在 80℃预热约 4 min；③ 将上述 4.7 µl 的 1 × 混合物加入变性后冰浴的 RNA 中，用枪头将混合物混匀后短暂离心；④ 将此离心管置于 40℃ 2 h、70℃ 15 min，随后移到冰上放置 5 min。

表 17-11　cDNA 合成体系的配制

试剂	使用量	使用量
cDNA Master Mix	1 ×	5 ×
5 × First Strand Buffer	2 µl	10 µl
DTT（0.1 mol/L）	1 µl	5 µl
dNTP mix（10 mmol/L）	0.5 µl	2.5 µl
AffinityScript RNase Block Mix	1.2 µl	6 µl

（5）荧光标记 cRNA 合成：按表 17-12 配制 Transcription Master 体系后，涡旋混匀，置于 40℃下 2 h。

表 17-12 Transcription Master 体系的配制

试剂	使用量	使用量
Transcription Master	1 ×	5 ×
水	0.75 μl	3.75 μl
5 × Transcription buffer	3.2 μl	16 μl
DTT（0.1 mol/L）	0.6 μl	3 μl
dNTP mix（10 mmol/L）	1 μl	5 μl
Cy3-CTP	0.21 μl	1.05 μl
T_7 RNA Polymerase	0.24 μl	1.2 μl

（6）cRNA 的纯化：① 待上述反应结束后，加入 84 μl 的去 RNA 酶水和 35 μl RLT 缓冲液，并充分地涡旋混匀；② 加入 250 μl 无水乙醇，用枪头充分混匀；③ 将上述混合物转入事先置于 2 ml 离心管内的 RNeasy 柱中，10 000 g 离心 30 s，倒掉滤过液；④ 将 500 μl RPE 缓冲液加入 RNeasy 柱中，10 000 g 离心 30 s，倒掉滤过液，再次加入 500 μl RPE 缓冲液，10 000 g 离心 2 min，倒掉滤过液并丢弃 2 ml 的套管，将 RNeasy 柱转移到一新的 1.5 ml 离心管中；⑤ 加入 30 μl 去 RNA 酶水，静置 60 s，10 000 g 离心洗脱约 1 min，并重复洗脱 1 次。

（7）cRNA 浓度测定：① 用分光光度计测浓度；在 260 nm 和 280 nm 处测定吸光度的数值来确定样本的纯度和浓度，较纯 RNA 的 A_{260}/A_{280} 应接近 2.0。② 按下面的计算公式来调整 RNA 的含量：调整 cRNA 含量 $= RNA_m-(total\ RNA_i)(y)$，其中，$RNA_m=$ 体外转录后测得的 cRNA 量（μg）；$total\ RNA_i=$ 开始总 RNA 的量（μg）；y 为体外转录过程中加入的双链 cDNA 产物占全部 cDNA 产物的百分数。③ 荧光分子浓度及掺入率的计算公式：Cy3- 浓度（pmol/μl）$=A_{552}/0.15$；Cy3- 掺入率（pmol/pg）$=$ Cy3- 浓度 /cRNA 浓度（μg/μl）。

（8）cRNA 样本片段化及芯片的杂交：① 1.65 μg cRNA 中加入 11 μl 10 × Blocking Agent，并补充双蒸水至 52.8 μl，再加入 2.2 μl 25 × Fragmentation Buffer，混匀，60℃下温浴 30 min 以达到片段化的目的，随后冰浴约 1 min。② 加入 55 μl 2 × GE 杂交缓冲液，混匀，上芯片，65℃下轻度旋转杂交 17 h。

（9）芯片洗涤和芯片扫描：① 取出芯片后放入洗液 1 中，洗涤约 1 min；② 37℃下再将芯片放入洗液 2 中洗涤 2 min；③ 在 Agilent 扫描仪中以分辨率为 5 μm 进行扫描，扫描仪自动以 100% 和 10% PMT 条件各扫描 1 次，Agilent 软件将自动对这两次的结果合并。

三、方法学评价与质量控制

作为新一代基因诊断技术，基因芯片的突出特点在于快速、灵敏、平行化、自动化等。与传统基因诊断相比，基因芯片技术的优势在于：① 基因检测的速度快，一般可在 30 min 内完成。② 检测效率高，一张芯片包含成百上千个基因序列，可同时对多个患者进行多种疾病的检测，从而降低基因诊断的成本。③ 检测灵敏度高，可缩短感染性疾病的窗口期，做到早期诊断。④ 基因芯片检测快速、高通量的特点可让医务人员在短时间内获得大量疾病诊断相关的信息，有助于医生快速制订正确的治疗措施，做到早期治疗。尽管如此，基因芯片技术也存在一些不足，主要表现为：① 样本的制备与标记比较烦琐，芯片的制备技术比较复杂。② 仪器昂贵，芯片样本预处理及后期信息处理的费用高，成本过高。③ 芯片的荧光信号检测灵敏度不够高，芯片背景对于结果分析的影响较大。④ 芯片是由多个探针阵列组成，每个探针与目的基因杂交时的温度要求都不一样，难以形成比较统一的、规范的杂交环境。⑤ 芯片的标准化问题尚未得到解决，即不同实验室、不同操作人员之间做出的结果尚待统一化、标准化。⑥ 基因芯片要完全发挥该技术的作用，需要能够储存微阵列表达数据和各种信息来源的数据库，而目前尚无完备的相关信息资源库，因为目前对人体基因功能还知之甚少，基因芯片的优势难以得到发挥。能通过基因芯片进行诊治的疾病目前还很少，基因芯片技术只能用于诊治一些分子机理相对清楚的疾病。通过基因芯片技术检测耐药基因可对临床进行用药指导，但目前还没有建立起庞大的耐药基因库。⑦ 芯片技术使用的是 DNA 或 RNA，要求标本用量大，用于临床须与 PCR 技术结合，但基因芯片的高通量对于多重 PCR 有一定的难度，目前虽有解决办法，但操作烦琐，成本较高。分子生物技术比较烦琐，只有通过高集成化样品制备、基因扩增、核酸标记及检测仪器的研制和开发才能实现简单化、自动化，使其在临床上得到广泛的应用。⑧ 作为一项全新的实验室技术，质量控制体系有待建立和完善。目前基因芯片的价格太高，不利于临床上的广泛应用（刘小冬，2002）。

目前基因芯片有两大发展趋势。一是高密度化，即把一个物种所有基因探针都固化在一个芯片上，这对生物学的基础研究将起到革命性的推动；另一种趋势是过程集成化，即高集成、中低密度的 DNA 芯片，这种芯片使用灵活、速度快和成本低，适合于临床诊断、军事及司法应用。另外，过程高度集成化后，可将整个生化检测分析过程缩微到芯片上，即形成缩微芯片实验室（1ab-on-a-chip），生物样本从制备、扩增、标记、清洗、杂交到检测和分析都是自动化处理。芯片实验室可极大地缩短检测和分析的时间，节省实验材料，同时降低人为主观因素，大大提高实验的客观性。

四、基因芯片技术在生殖医学中的应用

随着人类基因组计划的完成，许多遗传病的相关基因相继被定位。通过制作基因定位型芯片，生物学家可通过遗传病家谱进行研究，从而将某些遗传病基因的一种或多种多态性联系在一起，在染色体上的合适位点定位出遗传的相关基因。近几年 Affymetrix 等公司已研制出可检测大量遗传病的相关点突变及 SNP 的基因芯片，对研究亲代与子代的遗传重组有重要价值，有望创造更精确的第三代遗传图谱。

同时由于该技术具有快速、高效、经济、平行化、自动化等特点，能够克服研究基因突变的传统方法的不足，且与DNA聚合酶或连接酶结合可获得更高的分辨率等特点，其能够应用于卵巢癌、前列腺癌以及宫颈癌等生殖相关疾病的筛查诊断研究（Jeffery，1999）。

第十节　蛋白质芯片技术

蛋白质芯片技术是在DNA芯片技术的基础之上发展起来的。蛋白质芯片也叫作蛋白质微阵列，和基因芯片一样，同属于生物芯片的范畴。1998年，美国成功开发了世界上第一块蛋白质芯片，自此，蛋白质芯片技术得到迅速开发和应用。目前已被用于蛋白质研究的多个领域，如构建蛋白质表达谱、抗原–抗体筛选、蛋白质与其他生物大分子的相互作用分析、药物靶点筛选等，应用前景越来越广泛（Pirrung，2002；Zhu et al，2001；Chen et al，2013）。

蛋白质芯片可根据不同的标准分成不同的种类。按照功能可分为分析型芯片和功能型芯片两类。

（1）分析型芯片：指将已知生物学功能，尤其是具有结合特性的蛋白质分子，如抗体、凝集素、小肽等作为探针点在固相载体上，以用于检测蛋白质的表达水平、细胞表面标志物，以及糖基化分析、临床诊断、环境和食品安全监测等。这类芯片的密度相对较低，抗体芯片是分析型蛋白质芯片的代表。

（2）功能型芯片：是将大量纯化的蛋白质甚至是某一物种的全部蛋白质点制于芯片上，由于该类芯片上的许多蛋白质的功能未知或者尚未研究透彻，因此采用该类蛋白质芯片可以进行发现性和探索性的研究，如蛋白质和蛋白质的相互作用、蛋白质和脂类的相互作用、蛋白质和DNA/RNA的相互作用、磷酸化、泛素化、乙酰化、糖基化、硝基化等蛋白质翻译后修饰的底物与酶的发现以及凝集素与糖链、凝集素与细胞的相互作用等。这类芯片多为高密度芯片，载体上固定的是天然蛋白质或融合表达蛋白，蛋白质组芯片是功能型蛋白质芯片的代表。

根据芯片采用的固相材质的不同，可以分为多种类型，其中应用较多的主要有三类：微阵列芯片、微孔板芯片和三维凝胶块芯片。

（1）微阵列芯片：类似于经典的基因芯片，通过点样机械装置将针尖浸入装有纯化的蛋白质溶液的微孔中，然后移至载玻片上，在载玻片表面点上1 nl的溶液，如此重复操作，在芯片的不同位置点上不同的蛋白质。

（2）微孔板芯片：采用传统的平底96孔板为固相载体，利用机械手在96孔的每一个孔的平底上点样成同样的四组蛋白质，每组 36 个点（4×36 阵列），含有 8 种不同抗原和标记蛋白。微孔板芯片可像传统的酶标板一样，直接使用与之配套的全自动免疫分析仪测定结果，实现蛋白质的大规模、多种类筛选。

（3）三维凝胶块芯片：即在芯片上点布许多个微小的聚丙烯酰胺凝胶块，每个凝胶块可用于靶 DNA、RNA 和蛋白质的分析。芯片反应池中辅以微电泳以加速凝胶块中蛋白质的特异性结合，适用于筛选抗原抗体及酶动力学反应的研究。

根据载体的性质可分为液相蛋白质芯片和固相蛋白质芯片。

（1）固相蛋白质芯片：即传统的蛋白质芯片，将蛋白质分子有序地固定在滤膜、玻片或凝胶等固相载体上，然后在固相载体上进行生物学反应以及相应检测。

（2）液相蛋白质芯片：为相对较新的一项技术。液相蛋白质芯片体系以许多不同的聚苯乙烯小球体为主要基质，每种小球体上固定有不同的探针分子，将这些小球体悬浮于一个液相体系中，就构成了一个液相蛋白质芯片系统。利用这个系统，可以对同一个样本中的多个不同的分子同时进行检测。在液相系统中，为了区分不同的探针，每一种用于标记探针的球形基质都带有一个独特的色彩编号。在球形基质的制造过程当中，掺入了两种不同的红色分类荧光，根据这两种红色分类荧光比例的不同，可以把球形基质分为 100 种。利用这 100 种球形基质，可以标记上 100 种不同的探针分子，便可用于同时检测一个样本中的 100 种不同的目的分子。

一、检测原理

蛋白质芯片（protein chip）技术是一种高通量、微型化、自动化的蛋白质分析技术，其本质上就是利用蛋白质之间的相互作用，对样本中存在的特定蛋白质进行检测。蛋白质芯片技术是将位置及序列已知的蛋白质、多肽、酶、抗原、抗体等通过一定方式有序地固定在支持介质上组成密集的分子排列，根据蛋白质与蛋白质或者蛋白质与其他分子之间的特异性结合，用未经标记的或标记的样本分子与芯片上的探针分子作用，漂洗去未能结合于芯片上的分子，通过特定的仪器进行检测（一般采用荧光标记，利用荧光扫描仪读取芯片各点的荧光信号值），结果经计算机处理分析，从而实现对多肽、蛋白质及其他生物成分的高通量检测（张爱英 等，2014）。

对于液相蛋白质芯片，先把针对不同检测物的编码球形基质混合，再加入微量待检样本，在悬液中靶分子与球形基质表面交联的探针进行特异性结合，在一个反应孔内可以同时完成多达 100 种不同的生物学反应。然后将绿色荧光标记的报告分子与目的蛋白特异性地结合，这样单个的球形基质通过检测通道时，流式细胞仪可通过鉴定球形基质的红色荧光确定反应类型，通过测定绿色荧光强度对目的蛋白进行定量分析。因此，通过同时检测红绿双色荧光，可以确定被结合的检测物的种类和数量。

二、操作步骤

（1）样本抽提：① 向每个组织样本管中加入 1 000 μl 4℃预冷的 1×PBS，轻微振荡，洗去样本上的杂质之后 4℃下 3 000 r/min 离心 5 min，弃上清；② 向每个组织样本管中加入 500 μl 4℃ 1×PBS，用碾磨棒轻按组织，去除残余血液，之后 4℃下 3 000 r/min 离心 5 min，弃上清，此步骤重复多次，直至组织无血色；③ 向每个组织样本管中加入 100 μl 芯片专用裂解液，用涡旋器匀浆 30 s，冰浴 30 s 后再次匀浆；④ 向每个组织样本管中放入专用的细胞裂解磁珠，涡旋 30 s，冰浴 10 min，重复此步骤 4 次；⑤ 4℃预冷 12 000 r/min 离心 15 min，将上清液吸入新离心管中。

（2）BCA 法测蛋白含量：① 配制标准品。将原液进行 1：2 梯度稀释，共稀释 5 个梯度，即 1 000 μg/ml、500 μg/ml、250 μg/ml、125 μg/ml、62.5 μg/ml。② 标记 96 孔酶标板，每例设置 2 个复孔。③ 配制 BCA 工作液。A 液：B 液 =50：1，每孔需要工作液 200 μl。④ 使用去离子水梯度稀释待测样本为 1：5、1：10 及 1：20。⑤ 加样。每孔加入工作液 200 μl，以及标准品或待测样本 25 μl。⑥ 置于 37℃温箱孵育 1.5 h。⑦ 使用酶标仪测量 OD 值，并计算待测样本的蛋白浓度。

（3）芯片检测（以人类炎症因子抗体芯片 QAH-INF-3 为例）：① 样本稀释。将样本稀释至 1 000 μl。② 芯片封闭。芯片储存于 4℃冰箱，使用时应置于室温干燥 2 h，每个 Block 加入 100 μl 1×Blocking Buffer，室温封闭 30 min。③ 标准品梯度稀释。在经冷冻干燥的细胞因子标准混合液中加入 500 μl 的样品稀释剂，轻摇溶解。标记标准品离心管，编号为 Std1 ~ Std7，每管加 200 μl 样品稀释剂，从 Std1 中吸取 100 μl 加入 Std2，轻摇匀，再从 Std2 中吸取 100 μl 至 Std3 中，依此类推。另取一离心管加入 100 μl 样品稀释剂，标记为 CNTRL，作为阴性对照。④ 样品杂交及洗涤。将芯片孔中的 Blocking Buffer 吸出，加入 100 μl 样本或标准品，封膜并 4℃孵育过夜，随后吸出样本或标准品，每孔加入 150 μl 洗涤缓冲液Ⅰ，室温轻摇洗涤 5 次，每次 5 min；将芯片和框架一起放入洗涤盒中，加入足够量的洗涤缓冲液Ⅰ，室温轻摇洗涤 2 次，每次 10 min，完全去除洗涤缓冲液Ⅰ，同法用洗涤缓冲液Ⅱ洗涤；用 1 400 μl 样本稀释液稀释检测抗体，轻摇混匀，每孔加 80 μl 稀释后的检测抗体，室温孵育 2 h，去除孔中液体，用 150 μl 洗涤缓冲液Ⅱ室温洗涤 2 次，每次 5 min；用 1 400 μl 样本稀释液稀释 Cy3 标记的链霉亲和素，轻摇混匀，每孔加入 80 μl 稀释后的 Cy3 标记的链霉亲和素，封膜避光下室温孵育 1 h，去除孔中液体，同上洗涤。⑤ 检测。完全去除洗涤缓冲液后，将芯片卸下放入 30 ml 离心管中，用洗涤缓冲液Ⅰ洗涤 2 次，每次 15 min，再用洗涤缓冲液Ⅱ室温轻摇洗涤 5 min，最后用纯净水洗涤数次。1 000 r/min 离心 3 min，甩干芯片，使用 Axon Genepix 芯片扫描仪扫描芯片。

三、方法学评价与质量控制

蛋白质芯片一般由 3 个部分构成：固相载体、蛋白质探针和检测手段。

蛋白质芯片的固相载体一般呈薄片型，外观可做成长条状、圆形或椭圆形等不同形状。材料基本还是沿用了基因芯片的载体，主要有滤膜类、凝胶类以及玻璃片类。其中滤膜类和凝胶类具有蛋白质固定量大、蛋白质活性高及能够为蛋白质固定提供三维空间等优点。但这些载体往往不能满足蛋白质机械点样强度高的要求，同时点在上面的样本易发生扩散导致不同样本之间相互干扰。玻璃片具有表面光滑、成本低、性能稳定等优点，被广泛应用于蛋白质芯片的制作。为了使蛋白质能牢固地固定在玻片表面，经特殊处理后能承载吸附有关的生物制剂，必须对玻片的表面进行修饰。通常选择具有双功能基团的硅烷作为连接分子，其中一端的功能基团和玻片上的羟基结合，另一端的功能基团和蛋白质的氨基、羧基、羟基或巯基等相连。

蛋白质芯片要求在载体上固定大量亲和性高、特异性强的探针。这些探针可以是某些蛋白质的受体或抗体、结合特定离子的化学基团、吸水或疏水物质、免疫复合物、酶等。由于要求具有高度的特异性和亲和性，单克隆抗体是比较好的一种探针蛋白，也是目前应用最多的一种芯片探针。传统的杂交瘤细胞技术生产单克隆抗体时间长、产量低，不能满足需要，目前噬菌体抗体库技术使用较多，该法可同时获得种类多、数量大的抗体，但并不是最好的选择，研究人员仍在寻找更好的芯片抗体生产方法。

获得的蛋白探针需要通过一定的方法固定在固相载体表面上，形成一个个点状芯池。常用的是直接点样法，该法可较好地避免蛋白质天然构象的改变，保持其和样本的特异性结合能力。根据需要的不同，点样芯池的数目可多可少。研究用芯片的芯池数目较少，大多在 6 ~ 10 个左右，有时可达 10 多个。高密度蛋白质芯片一般为基因表达产物，如一个 cDNA 文库所产生的几乎所有蛋白质，其芯池数目高达 1 600 个 $/cm^2$，呈微矩阵排列，点样时须用机械手进行，可同时检测数千个样本。现已有数种商品化的预制好探针的芯片系统。

对于蛋白质芯片反应结果的检测有两类不同的检测方式：一类是直接检测法，即直接对捕捉到的目的蛋白进行检测。这一类方法包括表面加强激光解吸离子化 – 飞行时间质谱（SELDI-TOF-MS）法、表面加强纳米簇共振技术、检测折射指数变化的表面等离子体共振法、固相激光激发时间分辨荧光光谱法等。其中以 SELDI-TOF-MS 法应用最为广泛，该法又称蛋白质指纹图谱技术。其具体过程为：样本蛋白质与蛋白质芯片作用后，洗去不与芯片结合的蛋白质，然后利用激光脉冲辐射使各种结合的蛋白质解析形成气化离子。根据不同质荷比的离子在电场中飞行的时间长短不一，绘制出一张质谱图。该图经计算机软件处理可形成模拟谱图，从而直接显示样本中各种蛋白质的相对分子质量、含量等信息。整个测定过程一般可以在几十分钟内完成，同时不会破坏所测定的蛋白质。该法的主要优点为：① 待测样本可以是血清、各种组织液等，且不需做特殊前处理，可以直接点样检测，也可储存于 −80℃，随时取出检测。② 检测样本量范围大（0.5 ~ 400 ml），灵敏度极高（少于 1 fmol）。③ 通量灵活，每次可测 8、16、96 或 192 个样本，既适合于实验室研究又可满足临床疾病检测等需要。④ 检测蛋白质相对分子质量范围较大（0 ~ 500 000）。⑤ 检测快速，结果可靠，一般标本从芯片检测到阅读结果仅需约 5 min，从标本制备到出结果全过程仅约 1 h，且结果重复性好，同一标本多次检测误差仅约 5% ~ 10%。⑥ 检测的敏感性及特异性高，肿瘤的检测敏感性及阳性率可达 80% ~ 90% 以上，这是目前其他任何方法均无法比拟的。然而，美中不足的是，由于该技术需要复杂昂贵的仪器设备，大大限制了其在临床常规检测及科研领域中的应用。

第二类检测方式是间接检测法，即样本中的被检测物质要预先用标记物进行标记，与蛋白质芯片发生特异性的结合后，使用特定的检测或扫描装置收集标记物信号，再经计算机分析处理。目前，标记物主要包括荧光物质、化学发光物质、酶及放射性核素等，其中应用最广的是荧光染料标记。其过程是用荧光染料 Cy3 或 Cy5 直接标记待检测的蛋白质，或用荧光染料标记该蛋白质的二抗，和芯片上的蛋白质结合后，用激光扫描和电荷耦合元件（CCD）检测荧光信号，用计算机进行分析处理。这类方法可借助已有的荧光检测仪进行扫描检测，简单、安全、灵敏性好、分辨率高。但是标记分子可能降低蛋白质的活性，影响检测效果。

液相蛋白质芯片技术有机地整合了微球、激光检测技术、流体动力学、高速的数字信号处理系统和计算机运算功能，不仅检测速度极快，而且其特异性和敏感性在免疫诊断以及蛋白质分子相互作用分析方面大大超越了常规技术。正是由于液相蛋白质芯片技术自动化程度高，特异、灵敏，结果重复性好，其已成为通过 FDA 认证的可用于临床检测的蛋白质芯片技术。

总之，蛋白质芯片技术有很多优点，如可同时快速发现多个生物标记物，样品用量少，特异性高，可以定量，功能广等，但其仍然存在以下不足：一是灵敏度低，不能满足低丰度（fg/ml 至 pg/ml）疾病生物标志物的检测；二是蛋白质的非特异性吸附作用导致复杂样品检测时信噪比较低，影响检测的特异性和重现性，不同批次蛋白质芯片间的检测结果存在较大的变异系数；三是过度依赖于重组蛋白质导致检测成本高而降低了其实用性等。

四、蛋白质芯片技术在生殖医学中的应用

蛋白质芯片技术除了在生殖医学科研中有广泛应用外，在生殖医学临床中亦有相关报道。Luna-Coronell 等（2016）使用含有 5 449 个独特的人类蛋白的抗体芯片对健康者和患者血浆进行了分析，在 50 例早期前列腺癌和 49 例良性前列腺增生症患者的血浆中发现 471 种（其中 21 种与高反应性的前列腺癌有关）差异活性抗原，这对提高肿瘤诊断的准确性和降低治疗成本具有重要意义。蛋白质芯片还可为临床 TORCH（弓形虫、风疹病毒、

巨细胞病毒、单纯疱疹病毒）等病原体感染的流行病学调查、诊断、防治及动态监测和预后判断提供临床指导（李铸衡 等，2016）。

第十一节 电泳技术

电泳技术是利用带电粒子在电场中移动速度不同而达到分离的技术。近年来随着基因组学、蛋白质组学的发展，许多新的电泳技术也随之孕育而生。单细胞凝胶电泳、变性梯度凝胶电泳、双向电泳、毛细管电泳等技术的产生，使得 DNA 及蛋白质在分离和测量方法上有了更精确的提高。另外，高效毛细管电泳技术被认为是当今分离生物分子的最重要工具，已被列为人类基因组计划首选分离 DNA 片段的方法。同时，这些先进的电泳技术在现代生物医学研究中也起到了非常重要的作用。

一、分析原理

任何粒子在溶液中解离或吸附带电离子，在电场作用下都会向与其电性相反的电极移动。许多生物大分子，如蛋白质、多肽、核酸等，都带有可电离基团，在一定 pH 条件下，它们带正电或带负电，在直流电场中就会受到电性相反的电极吸引而发生移动。在同一电泳条件下，不同粒子因其分子大小、形状和带电荷的差异而具有不同的迁移速度，电泳一定时间后，样本中的各种组分就可以相互分离。

在任何电泳设备中，都有三个意义明确的部件，即阴极、阳极和实现带电粒子分离的电泳室。根据在电泳室中使用的电解质系统，可以把电泳分为自由界面电泳、自由溶液中的区带电泳、在不同支持物上的区带电泳、在有机溶剂中的凝胶电泳、亲和电泳、等速电泳、等电聚焦电泳、免疫电泳等；也可按照不用支持物和用支持物来区别电泳技术，分为自由电泳（无支持物）和区带电泳（有支持物）两大类；或者根据它的操作方法，分为二维电泳、交叉电泳、连续或者不连续电泳、电泳－层析相结合技术等。

二、分析方法及方法学评价

在电泳技术中，醋酸纤维薄膜电泳、凝胶电泳和毛细管电泳是目前比较成熟的技术，在科学界受到了高度的重视，称得上是目前应用最广泛、最重要的电泳技术。现介绍目前临床研究中常用的几种电泳方法。

（1）醋酸纤维薄膜电泳：是以醋酸纤维薄膜作为电泳支持物的电泳技术。将醋酸纤维素溶于丙酮等有机溶液中，然后涂布成均一细密的微孔薄膜，厚度以 0.1～0.15 mm 为宜。醋酸纤维薄膜太厚，吸水性差，分离效果不好；太薄则膜片机械强度差，易碎。

醋酸纤维薄膜电泳操作简单、快速、价廉，其主要优点有：① 电泳时间较短（一般20 min～1 h）。② 电泳后区带界限清晰。③ 对各种蛋白质吸附极少，因此无拖尾现象；对染料的吸附少，无样本处的染料可以完全洗掉，因此本底很低，灵敏度高。④ 电渗作用虽高但很均一，不影响样本的分离效果。⑤ 电泳染色后，用醋酸－乙醇混合液浸泡后可制成透明的干板，有利于光密度计和分光光度计扫描定量及长期保存。尽管如此，它也存在一些缺点：由于醋酸纤维素薄膜吸水量较低，因此必须在密闭的容器中进行电泳，并使用较低电流避免蒸发，另外，其分辨率较低，仅比纸电泳高。

（2）琼脂糖凝胶电泳（agarose gel electrophoresis，AGE）：是以琼脂糖为支持介质的电泳技术。琼脂糖链依靠分子内及分子间的氢键作用，互相盘绕形成绳状琼脂糖束，构成大网孔型凝胶。其孔径的大小决定于琼脂糖的浓度，低浓度的琼脂糖形成较大的孔径，高浓度的琼脂糖形成较小的孔径。琼脂糖凝胶的制作比较简单：将琼脂糖粉加入一定量的缓冲液中，加热煮沸至溶液变为澄清，注入模板后室温下冷却凝聚约30min即成琼脂糖凝胶。

琼脂糖凝胶电泳的优点是：① 操作简便，样本不需要预先处理，便于自动化。② 凝胶含水量大，近似自由电泳，对样本吸附少，因此分辨率高、重复性好。③ 凝胶透明且无紫外吸收，便于紫外分析仪检测和定量。目前，琼脂糖凝胶电泳是实验室应用最多的电泳技术，可用于各种蛋白质、核酸的检测分析，琼脂糖凝胶也是免疫电泳的重要支持介质，可进行免疫扩散沉淀反应等。

（3）聚丙烯酰胺凝胶电泳（polyacrylamide gel electrophoresis，PAGE）：是以聚丙烯酰胺凝胶作为支持介质的电泳技术。聚丙烯酰胺凝胶是由单体的丙烯酰胺和N,N'-亚甲基双丙烯酰胺聚合而成，这一聚合过程需要由自由基催化完成，可通过化学催化或光催化聚合，以前者更为常用。聚丙烯酰胺凝胶的孔径通过改变丙烯酰胺和N,N'-亚甲基双丙烯酰胺的浓度来控制，丙烯酰胺的浓度可以在3%～30%之间。低浓度的凝胶孔径较大，对蛋白质没有明显的阻碍作用；高浓度凝胶具有较小的孔径，对蛋白质有分子筛的作用，可以用于根据蛋白质的相对分子质量进行分离的电泳中，如10%～20%的凝胶常用于SDS-聚丙烯酰胺凝胶电泳进行蛋白质相对分子质量的鉴定。PAGE也是Western印迹技术中不可缺少的一步。

聚丙烯酰胺凝胶有其优缺点，主要优点为：① 可通过控制胶浓度和交联度，得到不同的有效孔径，用于分离不同相对分子质量的生物大分子。② 分离效应包括分子筛作用和电荷效应，分辨率和灵敏度较高。③ 化学性质稳定，无"电渗"作用。④ 透明度好，便于照相和复印。机械强度好，有弹性，便于操作和保存。⑤ 无紫外吸收，不染色就可以用于紫外波长的凝胶扫描做定量分析。其主要缺点为：① 丙烯酰胺和N,N'-亚甲基双丙烯酰胺都是中枢神经系统毒性试剂，操作时要避免皮肤的直接接触。② 聚丙烯酰胺凝胶的制备比较麻烦，不便于自动化操作。这些特点使得该项技术不适于临床的常规操作，但在科研领域应用较广。

（4）等电聚焦电泳（isoelectric focusing gel electrophoresis，IEF）：是根据两性物质等电点（pI）的不同而进行分离的技术。IEF 的凝胶常为聚丙烯酰胺凝胶或琼脂糖凝胶，其中加有两性电解质，因此在电场作用下可形成一个 pH 梯度，即从阳极到阴极 pH 值逐渐增大。由于蛋白质分子具有两性解离的特征，其在碱性区域带负电荷向阳极移动，直至与其 pI 相等的 pH 位点时电荷为零而停止移动。同样，位于酸性区域的蛋白质分子带正电荷向阴极移动，直到聚焦在与其 pI 相等的 pH 位点上为止。这样在电场内经过一定时间后，各组分将分别聚焦在各自 pI 相应的 pH 位置上，形成分离的蛋白质区带。

两性电解质是一种人工合成的复杂的多氨基 – 多羧基混合物，不同的组合可形成不同的 pH 梯度范围，宽范围 pH 梯度一般为 3～10，较窄的范围 pH 梯度为这之间的某段 pH，如 4～6、7～8 等。可根据待分离样本的性质及分离目的选择适当的两性电解质，pH 范围越小，分辨率越高。

等电聚焦电泳具有很高的分辨率，尤其是固相 pH 梯度等电聚焦，其 pH 分辨率可达 0.001，是目前分辨率最高的电泳方法之一。但由于两性电解质价格昂贵，且实验过程较为复杂，聚焦的时间长（12～16 h），所以在临床常规工作中较少使用，主要用于科研领域。

（5）毛细管电泳（capillary electrophoresis，CE）：又称高效毛细管电泳（high performance capillary electrophoresis，HPCE），是 20 世纪 80 年代后期分析化学特别是生物分析化学的重大研究进展，也是 90 年代最有影响的分离手段之一，是经典电泳技术和现代微柱分离相结合的产物，是对传统电泳技术的重大突破。

CE 以高压电场为驱动力，以极小内径（20～200 μm）的毛细管为分离通道，根据在缓冲液中各组分之间迁移速度和分配行为上的差异而实现分离。最早的毛细管电泳的分离模式为区带电泳，称为毛细管区带电泳（CZE），是毛细管电泳最基本、最普遍的一种操作模式，尤其适合于亲水多肽的分离。其他的分离模式还有毛细管凝胶电泳（CGE）、毛细管胶束电动色谱（MECC）等。近年来毛细管电泳技术与其他技术结合，又发展出多种新的分离模式，如非水毛细管电泳技术（NACE）、芯片毛细管电泳（CCE）和 CE/MS 联用等，多种分离模式的建立使得 CE 的应用范围非常广泛。

毛细管电泳将电泳载体移到毛细管中后，克服了传统电泳热扩散和样本扩散的难题，大大提高了分析的灵敏度：紫外检测器的检测限为 10^{-13}～10^{-15} mol，而激光诱导荧光检测器的检测限可达 10^{-19}～10^{-21} mol。同时它还兼有色谱的优点，其每米理论塔板数可较 HPLC 高 100～10 000 倍，分辨率很高。毛细管电泳非常快速，最快可在 60 s 内完成分离，在 250 s 内可分离 10 种蛋白质，其总分析时间通常不超过 30 min。毛细管电泳一般只需 nl 级的上样量，最低可达 270 fl，流动相用量也只需几毫升，消耗较少。

毛细管电泳系统进入商品化应用已有十几年的历史，在仪器的硬件、软件、方法、分离凝胶介质和试剂的标准化等方面有着长足的进步。随着商品化仪器的出现，CE 技术快速渗透到与分析化学相关的各个领域。目前我国科学家已经参与包括芯片实验室等工作在内的分析化学最前沿研究。在毛细管电泳理论探索及应用研究开展的系统的创造性工作，正使我国在这一领域的研究进入世界前沿水平。

（6）双向凝胶电泳（two dimensional electrophoresis，2DE）：即对蛋白质从两个方向上进行电泳。第一向采用 IEF，蛋白质由于等电点的不同而分离；第二向采用 SDS-PAGE，根据蛋白质相对分子质量的不同而分离。通过两个方向的两次电泳，2DE 可将复杂的蛋白混合物在二维平面上分开得到单个的蛋白质点。双向凝胶电泳自 1975 年意大利生物化学家 O'Farrell 发明后，经历了 40 多年的发展，现已较为成熟。

由于 2DE 同时利用了蛋白质间的等电点和相对分子质量的差异分离蛋白质，其分离能力很强，甚至能将细胞中的 1 万种蛋白分离开。对于蛋白混合样本的分离，该技术目前还没有可以替代的技术，因此目前该技术已成为蛋白质组研究最核心的方法之一。结合质谱等蛋白质鉴定技术，2DE 可用于发现和筛选鉴定具有科学价值或临床意义的蛋白质。但 2DE 也有其不足：① 灵敏度不够高，目前的 2DE 还不能检出低于 1 000 拷贝的蛋白质。② 蛋白质覆盖率还不够高。目前的 2DE 一般可分出 3 000 ～ 4 000 个蛋白点，甚至上万个蛋白点，但这与细胞能表达的总蛋白数目差距还较大，只能反映细胞蛋白质组的一小部分蛋白。③ 2DE 不能分离一些极端性蛋白质，如相对分子质量过大（>200 000）或极小（≤ 10 000）的蛋白质、极酸或极碱的蛋白质以及一些难溶的疏水性蛋白质（其中包括一些重要的膜蛋白）等。④ 目前的 2DE 其两向电泳是分开进行的，蛋白质制备、样本缓冲液的配制等都比较复杂，限制了它的普及应用，因此需提高其自动化程度。

（7）脉冲电场凝胶电泳（pulsed-field gel electrophoresis，PFGE）：普通琼脂糖凝胶电泳很难分离大于 50 kb 的 DNA 分子。为了进行超大片段 DNA 研究，科学家发明了 PFGE 技术，用于分离超大分子量（有时甚至是整条染色体）的 DNA。

近年来，以 PFGE 为代表的分子生物学分型方法日渐受到青睐，其原理为通过一定的方法，直接或间接反映病原体变异分化的本质即 DNA 序列的改变，从而做到微观变化的宏观显示。电泳结果通常是条带图谱。该方法的发展成熟为监测控制细菌的流行提供了广阔的前景。通过分型可以鉴定比较菌株是否一致，对于细菌性传染病监测、传染源追踪、传播途径调查和识别等有着非常重要的意义。

三、电泳技术在生殖医学中的应用

电泳技术经过几十年的发展和更新，已成为临床研究、实验诊断中必不可少的工具之一。电泳技术已被广泛应用于生殖医学中蛋白质、多肽、核酸等生物大分子的临床研究，如：凝胶电泳技术可用于分析鉴定重组 DNA 分子及蛋白质与核酸的相互作用、DNA 分型、DNA 核苷酸序列分析、限制性内切酶片段分析、限制酶切作图等；毛细管电泳技术可用于研究不同生物分子间的相互作用，如蛋白质 - 蛋白质 / 多肽、蛋白质 -DNA/RNA、蛋白质－糖、抗原－抗体、蛋白质－药物、脂质体－蛋白质/药物等之间的相互作用，进而用于药物筛选等；双向凝胶电泳技术是获得细胞、组织或器官等蛋白表达图谱的主要手段，是蛋白质组学研究的核心技术之一；脉冲电场凝胶电泳可对整个染色体进行分型分析，可对病原体种群进行特异性鉴定、基因定位和遗传分析等。

随着相关技术和仪器的不断改进，现代电泳技术不断朝着快速、高效、自动化的方向发展。相信随着人们对电泳认识的深入和新技术、新方法的不断涌现，以及低成本、高性能电泳仪器的出现，电泳技术将会在国内的蛋白、核酸等检测中有更为广阔的应用前景。

第十二节　生物质谱技术

质谱（mass spectrometry，MS）技术是一种重要的检测分析技术，通过将待测样本转换成高速运动的离子，根据不同的离子拥有不同的质荷比（m/z）分离和检测目标离子或片段，然后依据保留时间和其丰度值进行定性和定量（Burtis et al，2006）。近年来，质谱技术发展迅速，通过改进离子源和分离器相继发展了多种类型的质谱仪，如电喷雾离子源质谱（ESI-MS）、大气压化学电离离子源质谱（AP-CI-MS）、四级杆（QQQ）质谱仪、离子阱质谱技术以及各种串联、联用质谱仪等，极大提高了检测的分辨率，扩展了检测范围。

质谱技术最先应用于计量和分析化学领域，在临床检验中质谱仍属于一种年轻的检测方法。但自从其在临床检验应用以来，便以其灵敏度高、检测限低、样本用量少、通量高、检测速度快、样本前处理简单的优势显示出巨大的生命力，尤其和气相、高效液相色谱仪的联用极大地扩展了质谱技术在临床检验中的分析范围。生物质谱技术作为一种鉴定分析技术，能快速而准确地测定生物大分子的相对分子质量，使蛋白质组研究从蛋白质鉴定深入到高级结构研究以及各种蛋白质之间的相互作用研究。20世纪80年代末发展起来的各种软电离（即电离过程不伴随分子组成改变）技术，包括电喷雾技术（ESI）、基质辅助激光解吸电离（MALDI）等技术更是推动了生命科学的研究进展。基质辅助激光解吸这种离子化方式产生的离子通常采用飞行时间（TOF）检测器检测，其原理是在相同场的作用下，质量小的粒子"飞行"得快，先到达检测器，质量大的粒子"飞行"得慢，到达检测器的时间较长，按照飞行到达检测器的时间测定带电分子的相对分子质量。因此，MALDI常与TOF连在一起称为基质辅助激光解吸离子化飞行时间质谱（MALDI-TOF-MS）。尽管色谱分离、质谱鉴定的技术已经取得了令人瞩目的进步，但由于蛋白质组组成的极端复杂性，迄今还没有一种细胞或微生物的蛋白质组学研究达到100%的检测覆盖率。

蛋白质组学的发展要求质谱提供更快的采样速度以适应色谱的快速分离，从而达到更高的灵敏度和更高的分辨率，以区分质荷比相近的共流出成分；更准确的质量测定以进行严格条件下的数据库检索，减少蛋白鉴定的假阳性率；以及更广泛的动态范围使低丰度成分在与高丰度成分共存时能够被有效检测。生物质谱仪器的分析性能在近 10 年来进展迅速，并被越来越多的生物医学家在科学研究中采用。样品制备、实验设计和数据分析也取得了巨大的进步，数据可重复性和全面性的许多问题得以解决。对特定状态细胞的蛋白质组进行深入定量的图谱分析，过去需要几天，现在只要几个小时就能完成。目前，许多研究者通过对质谱图谱的分析，对蛋白质翻译后修饰和蛋白质相互作用进行定性和定量分析，以研究蛋白的功能。

一、检测原理

质谱是一种测量离子质量－电荷比（简称质荷比）的分析方法，其基本原理是使试样中各组分在离子源中发生电离，生成不同质荷比的带电荷的离子。在电场的作用下，离子束进入质量分析器，利用电场或磁场使之发生色散，再分别聚焦而得到质谱图，确定其质量。

质谱仪主要由 5 个部分组成：进样系统（导入系统）、离子源、质量分析器、检测器和数据处理系统。其核心部件是离子源和质量分析器。离子源的功能是将由进样系统引入的样本分子转化成离子，采用的方法包括硬电离方法和软电离方法。硬电离方法给予样本较大的能量，如电子轰击电离、化学电离、场致离子化电离等；软电离方法是一种比较温和的离子化方式，包括快原子轰击电离、大气压化学电离、大气压光致电离、电喷雾电离、基质辅助激光解吸电离等类型。硬电离方法适用于一些小分子化合物的分析，软电离适用于分子量较大的化合物，尤其是一些生物分子，如蛋白质、多肽、寡聚核苷酸等。质量分析器主要是根据电离产生离子的不同质荷比来分离目标离子，其主要有单聚焦、双聚焦、摆线、磁分析器、飞行时间、四级杆、离子阱、傅立叶变换离子回旋共振质谱等类型。此外仪器还需要在高真空环境中进行离子分离，因此真空系统也是质谱仪必备的组成部分（杨根元，2013）。质谱仪种类非常多，工作原理和应用范围有很大的不同。

质谱仪的基本工作原理：待测样本由进样系统进入离子源内，电离成离子进入质量分析器，然后质量分析器根据形成的离子的质荷比进行分离，再进入检测器检测，数据系统将离子信号转换成谱图进行质谱解析或定量分析。目前生命科学领域中的质谱仪大都由几种质量检测器串联组成，这样可以提高离子分离效率，使检测更具特异性和准确度（庄俊华 等，2009）。

在蛋白质组研究中最常用的是电喷雾电离（electrospray ionization，ESI）和基质辅助激光解吸电离（matrix-assisted laser desorption ionization，MALDI）技术，其原理如下。

ESI 技术是通过高电场将从毛细管口流出的液体雾化成细小的带电液滴，随着带电液滴溶剂的蒸发，液滴变小，液滴表面相斥的静电荷密度增大，当液滴缩小到一定程度时，由于表面电荷互斥的作用力而发生崩解，产生的更小的液滴继续这个过程，最后崩解为大量带一个或多个电荷的离子，从而使分析物以单电荷或多电荷离子的形式进入气相，通过质量分析器分析这些带电离子的质荷比及电荷数即可算出离子的相对分子质量。ESI 技术可与多种不同的质量分析器联用，同时它还具有分离和鉴定功能，常用于鉴定复杂肽混合物，如混合蛋白液酶切产物等。

MALDI 技术的原理是，将待测样本分散在基质分子中并形成晶体，通过激光脉冲从干燥结晶的基质中气化待测分子，并使之带电而进入气相。使用晶体基质是为了保护待分析物不被高能量的激光破坏，因而这种电离技术的关键在于基质的选择。MALDI 所产生的质谱图中多为单电荷离子，常用于分析较简单的肽段混合物，如二维凝胶电泳的单一蛋白质斑点，是目前最常用的胶上蛋白质鉴定技术。

二、操作步骤

1 质谱仪（计）

利用运动离子在电场和磁场中偏转原理设计的仪器称为质谱仪或质谱计。前者指离子被聚焦在照相底板上进行检测，而后者指用电子学方法检测离子。质谱法的仪器种类较多，根据使用范围，可分为无机质谱仪和有机质谱计。常用的有机质谱计有单聚焦质谱计、双聚焦质谱计和四极矩质谱计。目前后两种用得较多，而且多与气相色谱仪和电子计算机联用。

质谱仪（计）的工作流程如图 17-1 所示。现分别叙述如下。

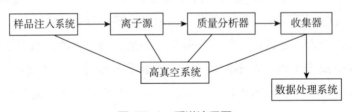

图 17-1　质谱流程图

（1）高真空系统：质谱仪（计）必须在高真空下才能工作。用以取得所需真空度的阀泵系统，一般由前级泵（常用机械泵）和油扩散泵或分子涡轮泵等组成。扩散泵能使离子源保持在 $10^{-6} \sim 10^{-7}$ mmHg 的真空度。有时在分析器中还有一只扩散泵，能维持 $10^{-6} \sim 10^{-7}$ mmHg 的真空度。

（2）样品注入系统：可分为直接注入、气相色谱、液相色谱、气体扩散 4 种方法。固体样品通过直接进样杆注入，加热使固体样品转为气体分子。不纯的样品可经气相或液相色谱预先分离后，通过接口引入。液相色谱 – 质谱接口有传动带接口、直接液体接口和热喷雾接口。热喷雾接口是最新提出的一种软电离方法；适用于高极性反相溶剂和低挥发性的样品。样品由极性缓冲溶液以 1～2ml/min 流速通过一毛细管。控制毛细管温度，使溶液接近出口处时，蒸发成细小的喷射流喷出。微小液滴还保留有残余的正负电荷，并与待测物形成带有电解质或溶剂特征的加合离子而进入质谱仪。

（3）离子源：使样品电离产生带电粒子（离子）束的装置。应用最广的电离方法是电子轰击法，其他还有化学电离、光致电离、场致电离、激光电离、火花电离、表面电离、X 射线电离、场解吸电离和快原子轰击电离等。其中场解吸电离和快原子轰击电离特别适合测定挥发性小和对热不稳定的化合物。

（4）质量分析器：将离子束按质荷比进行分离的装置。它的结构有单聚焦、双聚焦、四极矩、飞行时间和摆线等。质量分析器的作用是将离子源中形成的离子按质荷比的大小不同分开，质量分析器可分为静态分析器和动态分析器两类。

（5）收集器：经过分析器分离的同质量离子可用照相底板、法拉第筒或电子倍增器收集检测。随着质谱仪的分辨率和灵敏度等性能的大大提高，只需要微克级甚至纳克级的样品，就能得到一张较满意的质谱图。因此对于微量不纯的化合物，可以利用气相色谱或液相色谱（对极性大的化合物）将化合物分离成单一组分，导入质谱计，录下质谱图，此时质谱计的作用如同一个检测器。

由于色谱仪 – 质谱计联用后给出的信息量大，该法与计算机联用，使质谱图的规格化、背景或柱流失峰的舍弃、元素组成的给出、数据的储存和计算、多次扫描数据的累加、未知化合物质谱图的谱库检索以及打印数据和出图等工作均可由计算机执行，大大简化了操作手续。

2 操作步骤

（1）样品的处理

① 样本量：50 pmol 干粉或浓度 1 μg/μl 以上；② 盐含量：无质谱干扰物，比如 PBS、SDS 和尿素等；③ 印染过程中不得使用戊二醛作为固定剂；④ 电泳过程中，要注意戴口罩、帽子、无粉手套，以防止蛋白污染。

（2）上机检测：① 打开仪器电源，打开电脑进入操作系统，打开软件；② 设定参数；③ 配制样品溶液；④ 用微量进样器吸取 1.0 μl；⑤ 进样，手动调谐，以正离子或负离子模式对样品进行分析。将锥孔电压由低向高，以 10 V 梯度进行调整；⑥ 每次调整完之后等待 10 min 左右，观察图谱，直到获得接近高斯分布的图形为止；⑦ 采集图谱；⑧ 用甲醇清洗微量进样器，重复步骤③至步骤⑦；⑨ 保存数据；⑩ 实验结束，停止仪器，关闭仪器，关闭电脑。

（3）结果与分析：先找到分子离子峰（一般为质荷比最大的质谱峰），再结合其同位素峰及碎片峰校正和推断被分离的样品分子峰，并记录下来，经处理后以质谱图的形式表示，即以离子的质荷比值（m/z）表示，从左到右质荷比的值增大。对于带有单电荷的离子，横坐标表示的数值即为该离子的质量；对于离子流，通常把最强的离子流强度定为 100%，其他离子流的强度以其百分数来表示，有时也以所有被记录离子的总离子流强度作为 100%，各种离子流强度以其所占的百分数来表示。

三、方法学评价

质谱技术，尤其是串联质谱技术可以提供物质的结构和质量信息，因此其在定性和定量生物样本中的作用越来越大，同时也适合一些探索性的工作。生物质谱技术的灵敏度、准确度和自动化程度都很高，其检测的灵敏度可达 fmol（10^{-15}）乃至 amol（10^{-18}）水平，为蛋白质组学提供了强大的技术支持。质谱技术虽然有很多的优点，近年来在很多领域的应用也发展迅速，但其也有自身的瓶颈：如没有某纯物质为内标或特征性的离子碎片，则难以判断该物质是何种物质，无法定性和定量，所以目前还有许多物质无法用质谱检测，尤其是一些大分子的复杂物质；目前质谱技术的自动化程度还相对较差，前处理过程也相对复杂，其对工作人员的技术要求较高；另外仪器昂贵，日常运行费用及维护费用也较高，如 ID-MS 仪器，在处理样本时需要加入适量的同位素稀释剂，该种稀释剂获取较困难，制备成本较高，这些都为 ID-MS 的普及应用带来困难；此外该技术的高敏感性，如 SELDI-TOF-MS 技术筛检蛋白的高敏感性必然带来检测的假阳性，这也是该技术不容忽视的一个弱点。但相信随着质谱技术的发展成熟，其在临床实验室检测中会有更广泛的应用。

四、质谱技术在生殖医学中的应用

生物质谱技术可用于生殖医学中多种生物学活性大分子结构的测定，包括蛋白质/多肽的结构测定、核酸序列测定及多糖结构的测定。在临床上，也可用于新生儿筛查、微生物鉴定和治疗药物的监测等。其通过分析临床标本中靶分子的结构、相对分子质量及含量等信息来辅助诊断疾病。

质谱技术在生殖医学中的一项重要的应用是用于体内激素的检测，如类固醇激素（甾体激素）及其代谢产物的检测，其具有极重要的临床诊断价值，几乎可以诊断所有类固醇相关障碍性疾病。如睾酮（T）、双氢睾酮（DHT）、血浆雌酮硫酸盐、雌酮、雌二醇和雌三醇等的定量检测，可辅助多种激素相关疾病及激素替代治疗疾病，如儿科遗传性激素相关疾病、肾上腺生殖综合征、家族性醛固酮增多症、多囊卵巢综合征、成人生殖系统和第二性征发育异常、前列腺增生和前列腺癌、原发性醛固酮增多症、肾上腺机能减退、雌激素缺乏、肾上腺功能异常（如库欣综合征）等的诊断、监测、治疗和研究等（Rauh，2009；Faupel-Badger et al，2010）。

质谱技术在遗传性疾病的诊断和筛查中应用广泛。最为大家熟知的就是质谱技术在新生儿筛查检测中的应用，通过检测氨基酸、脂肪酸、有机酸及其代谢产物可以灵敏、准确地检测出 20 多种遗传代谢疾病，从而早期诊断、早期治疗，挽救了很多患儿的生命和人生（江剑辉，2011；田国力 等，2011）。

第十三节 基因变异分析技术

临床上许多疾病都与基因变异有关，尤其是遗传性疾病和肿瘤，病原微生物尤其是病毒的基因变异也很常见，因此，基因变异的检测十分重要。在本书"遗传学检测与咨询"一章已详细介绍多种基因变异分析技术，本节再简要介绍一些其他的基因变异分析技术。

一、短串联重复序列分析

短串联重复序列（short tandem repeats，STR）又称为微卫星DNA，重复单位为2～6 bp。STR是存在于人类基因组DNA中的一类具有长度多态性的DNA序列，不同数目的核心序列呈串联重复排列，而呈现出长度多态性，通常多态性片段长度在100～300 bp。

（1）检测原理：DNA复制过程中滑动或复制和修复时滑动链与互补链碱基错配，导致一个或几个重复单位的缺失或插入。人体基因组卫星DNA重复单位的数目是可变的，因此，形成了极其复杂的等位基因片段长度多态性。STR绝大多数存在于非编码区，不参与转录和编码蛋白，不受选择压力的影响，其两条带的扩增产量相同，不存在有限扩增和漏带现象。

（2）检测方法：针对基因组特定的多态性区域设计引物进行PCR扩增，通过凝胶电泳或毛细管电泳对扩增产物进行鉴别，该方法可以确定某个位点具体有多少个重复的微卫星序列，并可绘制STR图谱。通常情况下，约5%～20%的人共用一个STR位点，而STR分析的优势就体现在可以同时鉴别多个STR位点。通过最终生成的STR图谱可以非常精确地鉴别每个个体。

（3）方法学评价与质量控制：STR技术在构建分子标记遗传图谱及连锁分析时的优点是在基因组内分布广泛、多态性程度高、可自动化检测。缺点是STR提供的基因信息比SNP少。在遗传病诊断中STR技术可研究单基因病和多基因病，可追踪肿瘤发生过程中的传递行为，找到与畸变发生相关的最狭窄的区域，为某些肿瘤发生相关基因的定位与搜索奠定基础；在法医鉴定中STR位点PCR扩增的成功率和灵敏度都很高，PCR-STR分型系统简便、灵敏、迅速、准确、成功率高。

（4）临床意义：微卫星分析通常用于构建分子标记遗传图谱、连锁分析、遗传病诊断以及法医鉴定等诸多领域。

二、比较基因组杂交

比较基因组杂交技术（comparative genomic hybridization，CGH）能在一次实验中检测

出所有染色体的不平衡变化，且有较高的分辨率，从而得到了迅速发展。近年来，利用比较基因组杂交技术原理发展起来的微阵列比较基因组杂交技术以其高分辨率、高灵敏度、高通量、自动化和快速等优点能准确地检测微缺失、微复制和扩增等基因组不平衡，精确地确定断裂点，并把结果直接定位于基因组上，能检测基因组水平和表达水平的改变，使得这一技术的应用前景更为广阔。

（1）检测原理：CGH 是建立在共杂交的基础上，将两种不同颜色荧光标记的待测患者 DNA 和正常对照 DNA 等量混合。若患者染色体某一片段存在缺失，则正常对照 DNA 优先与中期染色体杂交；若患者染色体某一片段存在扩增，则患者 DNA 优先与中期染色体杂交；若患者染色体是平衡的，即不存在缺失和扩增，患者 DNA 和正常对照 DNA 等量与中期染色体杂交。杂交形成的图像再经计算机软件处理，计算中期染色体每一点上的绿红荧光强度比，得出所有染色体的绿红荧光信号的比值，最终确定患者染色体的核型。CGH 技术检测缺失的灵敏度高于检测扩增的灵敏度，对缺失的分辨率在 2 Mb 左右，而对扩增的分辨率在 10～12 Mb 左右。

（2）检测方法：CGH 的主要操作步骤包括 6 步① 正常中期染色体的制备；② 从待测组织中分离高分子量的基因组 DNA；③ 用不同颜色荧光标记正常和待测 DNA；④ 标记的 DNA 与正常中期染色体原位杂交；⑤ 荧光显微镜检查和数字化图像分析；⑥ 对中期染色体产生的绿红荧光密度比率相对应的拷贝数异常进行分析。

（3）方法学评价与质量控制：CGH 技术的优点表现在两个方面。① 实验所需 DNA 样本量较少，做单一的一次杂交即可检查待测组织整个基因组的染色体拷贝数量的变化。② 此法不仅适用于外周血、培养细胞和新鲜组织样本的研究，还可用于对存档组织的研究，也可用于因 DNA 量过少而经 PCR 扩增的样本的研究。CGH 技术的局限性在于所能检测到的最小的 DNA 扩增或丢失为 3～5 Mb，故对于低水平的 DNA 扩增和小片段的丢失会漏检。此外在相差染色体的拷贝数量无变化时，CGH 技术不能检测出平等染色体的易位（就是姐妹染色单体同源序列的互换）。

（4）临床意义：CGH 技术对遗传性疾病所伴随的染色体异常进行了全面系统的分析，获得了与 G 显带和 FISH 相一致的结果，且 CGH 技术具有更高的分辨率，能够大规模、高通量地一次性检测所有染色体位点的异常，并能够自动分析结果，更加客观、省时。CGH 技术还可用于新的基因拷贝数改变检测，同时有助于剖析复杂的人类基因组多态性现象，从而揭示出与疾病相关的多态性基因。

三、多重连接依赖式探针扩增（MLPA）

多重连接依赖式探针扩增技术是一种高通量、针对待检 DNA 序列进行定性和半定量分析的新技术，该技术高效、特异，它利用简单的杂交、连接及 PCR 反应，可于单一反应管内同时检测 40 多个不同的核苷酸序列的拷贝数变化。

（1）检测原理：MLPA 的基本原理包括探针和靶序列 DNA 进行杂交，之后通过连接、PCR 扩增，产物通过毛细管电泳分离及数据收集，分析软件对收集的数据进行分析最后得出结论。每个 MLPA 探针包括两个荧光标记的寡核苷酸片段，一个由化学合成，一个由 M13 噬菌体衍生法制备；每个探针都包括一段引物序列和一段特异性序列。在 MLPA 反应中，两个寡核苷酸片段都与靶序列进行杂交，之后使用连接酶连接两部分探针。连接反应高度特异，只有当两个探针与靶序列完全杂交，即靶序列与探针特异性序列完全互补时，连接酶才能将两段探针连接成一条完整的核酸单链；反之，如果靶序列与探针序列不完全互补，即使只有一个碱基的差别，就会导致杂交不完全，使连接反应无法进行。连接反应完成后，用一对通用引物扩增连接好的探针，每个探针的扩增产物的长度都是唯一的，范围在 130～480 bp。最后，通过毛细管电泳分离扩增产物，Genemarker 软件分析得出结论。只有当连接反应完成，才能进行随后的 PCR 扩增并收集到相应探针的扩增峰，如果检测的靶序列发生点突变或缺失、扩增突变，那么相应探针的扩增峰便会缺失、降低或增高，因此，根据扩增峰的改变就可判断靶序列是否有拷贝数的异常或点突变存在。

（2）检测方法：MLPA 的主要操作程序为：① DNA 变性。98℃加热 5 min。② 杂交。加入 SALSA 探针混合物和缓冲液于 95℃孵育 1 min，然后于 60℃杂交 16 h。③ 连接。加连接酶和缓冲液于 54℃孵育 15 min，再于 98℃加热 5 min 使连接酶失活。④ 加引物、dNTP、聚合酶，然后开始 PCR 扩增。⑤ 毛细管电泳。输出片段长度和峰面积，软件分析结果。

（3）方法学评价与质量控制：MLPA 结合了 DNA 探针杂交和 PCR 技术，具有以下优点。① 高效。一次反应可以检测 45 个靶序列拷贝数的改变。② 特异。可以检测点突变。③ 快速。一次实验可以在 24 h 内完成。④ 简便。不同的试剂盒操作基本相同，容易掌握。MLPA 虽然具有很多优点，但也有其局限性。① 需要精确测量 DNA 的浓度，且样本容易被污染。② 不能用于单个细胞的检测。③ MLPA 用于检测基因的缺失或重复，不适合检测未知的点突变类型。④ 不能检测染色体的平衡易位。

（4）临床意义：MLPA 目前已经应用于多个领域、多种疾病的研究。MLPA 结合了 DNA 探针杂交和 PCR 技术，用于检测染色体亚端粒的基因重排、染色体的非整倍性改变、单核苷酸的多态性（SNP）和点突变及常见遗传性疾病等。MLPA 在染色体拷贝数微小变异检测中具有独特的优势。总之，作为一种新的技术，随着医学与生物学的发展，MLPA 会日益完善，其应用领域也会日益广阔。

四、DNA 甲基化

DNA 甲基化为 DNA 化学修饰的一种形式，能够在不改变 DNA 序列的前提下，改变遗传表现。DNA 甲基化是指在 DNA 甲基化转移酶的作用下，将 S-腺苷甲硫氨酸提供的甲基基团共价结合至 CpG 二核苷酸的胞嘧啶 C 的 5′碳位上。DNA 甲基化反应分为两种类型，一种是两条链均未甲基化的 DNA 被甲基化，称为从头甲基化；另一种是双链 DNA 的其中一条链已存在甲基化，另一条未甲基化的链被甲基化，这种类型称为保留甲基化。DNA 甲基化是受组蛋白甲基化调节的。对哺乳动物的研究发现，DNA 甲基化是建立和维持其他表观遗传学现象的基础。

（1）检测原理：DNA 甲基化检测的原理是在 DNA 甲基转移酶的作用下将甲基添加到 DNA 分子中的碱基上。正常情况下，人类基因组序列的 CpG 二核苷酸相对稀少，并且总是处于甲基化状态。与之相反，人类基因组中大小为 100～1 000 bp 左右且富含 CpG 二核苷酸的 CpG 岛则总是处于未甲基化状态，并且与 56% 的人类基因组编码基因相关。

（2）检测方法：高通量检测方法，即 Illumina 甲基化芯片检测发生甲基化的准确位点。中通量。高分辨率熔解曲线法（HRM）检测 DNA 甲基化水平。针对感兴趣的基因的检测方法，即亚硫酸盐测序法发现新的甲基化位点。

（3）方法学评价与质量控制：欧易技术平台采用的 Illumina DNA 甲基化芯片操作简单，无须进行烦琐的免疫共沉淀，直接检测到发生甲基化的准确位点；通量高，可一次性检测 12 份样品，每个样品最多可检测 450 000 个位点。HRM 是一种最新的遗传学分析手段，具有很高的特异性、稳定性和重复性，已经成为对未知新突变扫描、筛查疾病相关突变 /SNP、等位基因频率分析、物种鉴定、DNA 指纹分析、DNA 甲基化分析等的重要检测手段。欧易技术平台应用 HRM 的检测方法，对样本的 DNA 甲基化程度进行快速检测。针对某一特定基因上可能的甲基化位点，欧易技术平台通过亚硫酸盐处理，在电泳之后对条带进行克隆测序，从而得到想要的部分片段的测序结果，通过软件分析可以知道该片段甲基化发生的确切位点，也可以计算其发生甲基化的频率。

（4.）临床意义：DNA 甲基化能引起染色质结构、DNA 构象、DNA 稳定性及 DNA 与蛋白质相互作用方式的改变，从而控制基因表达。DNA 甲基化异常可导致遗传性疾病、肿瘤或其他疾患，在男性体内可导致精子发生异常等。例如，*PAX*8、*NTF*3、*SFN*、*HRAS*、*PIWIL*2 和 *TDRD*1 等基因的启动子区 DNA 的高度甲基化与精子活力及形态异常相关；少精子症患者的印记位点 MEST 甲基化程度较高，而鱼精蛋白异常与 LIT1、SNRPN 的高度甲基化水平相关等（李宏军 等，2015）。

第十四节　基因表达的差异显示技术

1992 年，Liang 和 Pardee 首次提出差异显示技术（DD-PCR），并且利用这一技术克隆了几个基因（Liang et al, 1992）。由于该技术具有快速、灵敏、简单和可分析低丰度 mRNA 的优点，其在医学研究中迅速展开。1994 年，Erric Haay 等将这种方法正式命名为

mRNA 差别显示反转录聚合酶链反应（mRNA differential display reverse transcription PCR），
简称 DDRT-PCR。

一、检测原理

DDRT-PCR 技术是在逆转录反应、PCR 反应和聚丙烯酰胺凝胶电泳这 3 项技术的基础
上发展起来的。它利用大多数真核生物成熟 mRNA 的 3′ 端有多聚腺嘌呤序列，即 poly（A）
尾巴，用 3′ 端含有 poly（T）的引物锚定于来自两组或多组样品的 mRNA poly（A）尾上，
反转录成 cDNA。用不同组合的锚定引物，可以令 mRNA 反转录形成若干个亚群的 cDNA。
以这些 cDNA 为模板，利用锚定引物及 5′ 端随机引物组成的引物对进行扩增，理论上可以获
得所有 mRNA 的特异扩增片段。将扩增产物进行聚丙烯酰胺凝胶电泳可以有效筛选、分离
到差异表达的 cDNA 片段，对获得表达差异的基因片段进行回收、克隆、鉴定及分析。

二、操作步骤

1 试剂及配制

（1）0.1% DEPC（m/V）水：1 000 ml 去离子水中加入 DEPC 1 ml，37℃下充分搅拌
过夜，高温高压灭菌，封闭保存。

（2）5×TBE 缓冲液：Tris-HCl 54 g，0.5 mol/L EDTA（pH8.0）20 ml，硼酸 27.5 g，
定容至 1 L。

（3）2% 戊巴比妥钠：取 2 g 戊巴比妥钠加灭菌双蒸水至 100 ml。

（4）30% 丙烯酰胺单体贮液：丙烯酰胺固体 29 g、N，N′- 亚甲基双丙烯酰胺固体 1 g
用 100 ml 去离子水溶解。过夜搅拌，用棕色瓶贮存于 4℃保存。

（5）0.75 mol/L NaOH：60 g NaOH 溶于 1.5 L 双蒸水中，定容至 2 L，室温保存。

（6）10% 乙酸溶液固定液（1 L）：100 ml 乙酸加入 900 ml 灭菌双蒸水，室温保存。

（7）0.2% $AgNO_3$ 溶液染色液（1 L）：取 1 g $AgNO_3$、750 μl 甲醛加至 500 ml 灭菌双
蒸水中，室温避光保存。

（8）3% Na_2CO_3 溶液显色液（1 L）：取 15 g Na_2CO_3、750 μl 甲醛、100 μl $Na_2S_2O_3$ 加
灭菌双蒸水至 500 ml，室温保存。

（9）1 mol/L Tris-HCl（pH8.0）：Tris 121.1 g，加入 0.1%DEPC 水 800 ml 搅拌溶解后，
用浓盐酸约 42 ml 调 pH8.0，用 0.1%DEPC 水定容至 1 L。高温高压灭菌后室温保存。

（10）10×TE（pH8.0）：100 ml 1 mol/L Tris-HCl（pH8.0），100 ml 100 mmol/L EDTA
（pH8.0），加入 800 ml DEPC 水混合后定容至 1 L。高温高压灭菌后室温保存。

（11）10% 过硫酸铵（使用前新鲜配制）：1 g 过硫酸铵溶于 10 ml 去离子水中，溶解后
需 -20℃保存。

（12）TEMED（N，N，N′，N′- 四甲基乙二胺）。

（13）0.5 mol/L EDTA：Na_2-EDTA·$2H_2O$ 18.6 g 加去离子水 100 ml，用 NaOH 调至 pH8.0，灭菌。

（14）10 mg/ml $Na_2S_2O_3$：取 10 mg 戊巴比妥钠加灭菌双蒸水至 1 ml，-20℃保存。

（15）20% IPTG：2 g IPTG 加水至终体积 10 ml，抽滤灭菌（0.22 μm 滤器），-20℃保存。

（16）2% X-Gal：100 mg X-Gal 溶解于 5 ml 二甲基甲酰胺保存管中，用锡纸包裹 -20℃保存。

（17）100 μg/ml Amp：1 mg Amp 加入 10 ml 双蒸水。

（18）LB 液体培养基：取 25 g LB 培养基粉加灭菌的双蒸水至 1 000 ml，高压灭菌 20 min。

（19）LB 固体培养基：取 40 g LB 肉汤琼脂粉加灭菌的双蒸水至 1 000 ml，高压灭菌 20 min。

（20）SOC 培养基：取 34 g SOC 培养基粉加灭菌的双蒸水至 1 000 ml，高压灭菌 20 min。

（21）8% 序列胶（40 ml）：去离子水 21.1 ml，30% Acr-Bis 10.6 ml，5×TBE 8.3 ml 混合。取出 5 ml，加入 10% 过硫酸铵 100 μl、TEMED 12 μl，封底；其余 35 ml，加入 10% 过硫酸铵 280 μl、TEMED 26 μl，灌胶。

2 组织 RNA 的提取

（1）液氮冷冻条件下将组织（约 85~90 mg）在研钵里研磨 3 次成粉末状（非常细的粉末），待液氮快要挥发后移入 1.5 ml 的离心管中，往离心管中加入 1 ml Trizol，混匀，注意样本总体积不能超过所用 TriIzol 体积的 10%。

（2）在 15~30℃下孵育匀浆后的样本 5 min，以使核酸蛋白复合体完全分离，4℃下 12 000g 离心 5 min，将上清移入新离心管中。

（3）在离心管中按每 1 ml Trizol 加 200 μl 氯仿的量加入氯仿，剧烈震荡 15 s（一定要确保混匀彻底），待充分乳化溶液呈乳白色（无分相现象）后，静置 5 min。

（4）将离心管在 4℃下 12 000g 离心 15~20 min，从离心机中小心取出离心管，此时匀浆液分为 3 层，即无色的上清液、中间的白色蛋白层及有色的下层有机相。吸取上清 300 μl（上清的体积大概是所使用的匀浆试剂的 60%，切忌吸出白色中间层），加入另一离心管中。

（5）向离心管中加入 300 μl 预冷的异丙醇，上下颠倒离心管充分混匀后室温放置 10 min。

（6）4℃下 12 000g 离心 15~20 min（出现白色沉淀），小心移出上清。

（7）缓慢沿管壁加入预冷的 75% 乙醇 1 ml，轻轻上下颠倒洗涤离心管壁，4℃下 7 500g 离心 5 min 后小心弃去乙醇。重复用 75% 的乙醇洗涤 RNA 沉淀一次。

（8）弃去上清，简单地干燥 RNA 沉淀（不可离心或加热干燥，否则 RNA 将会很难溶解），加入 40 µl DEPC 水充分溶解（难溶时可在 55～60℃下孵育 10 min 助溶），用 DNase Ⅰ 消化提取的 RNA 样本，RNA 样本保存于 −70℃备用。

3　DDRT-PCR 反应

（1）取样本总 RNA 2～3 µg、锚定引物（10 mmol/L）5 µl、dNTP（10 mmol/L）1 µl、去 RNase 水加至 10 µl。锚定引物为带有启动子的 Oligo（dT）$_{12}$ NM（N 为 C、G、T 的一种，M 为 C、G、T、A 的一种）。

（2）65℃保温 5 min 后迅速在冰上急冷 2 min 以上。

（3）离心数秒使模板 RNA 与引物等的混合液聚集于 EP 管底部。

（4）在上述的 EP 管中加入反转录反应液，按如下程序进行反转录：25℃，5 min；40℃，10 min；50℃，60 min；70℃保温 15 min 后冰上冷却。得到 cDNA 溶液，其可直接用于 PCR 扩增。

（5）在 0.2 ml 的 EP 管中配制下列混合液，反应体系如下：上述 cDNA 溶液 3 µl、dNTP 混合液（2.5 mmol/L）4 µl、10×PCR 缓冲液（Mg^{2+} Plus）5 µl、锚定引物（10 µmol/L）2 µl、随机引物（10 µmol/L）2 µl、Taq DNA 聚合酶（5 U/µl）0.25 µl、灭菌蒸馏水加至 50 µl。PCR 反应条件如下：94℃预变性 2 min；94℃ 30 s，50℃ 30 s，72℃ 2 min，4 个循环；94℃ 30 s，60℃ 30 s，72℃ 2 min，25 个循环；共 29 个循环。

4　DDRT-PCR 产物的琼脂糖凝胶电泳

（1）称取 0.45 g 琼脂糖，加入 30 ml 0.5×TBE 电泳缓冲液后，在微波炉内加热溶解。

（2）冷至 55℃左右，加 EB 染液（1 mg/ml）15 µl 至终浓度为 0.5 µg/ml，充分混匀后，缓慢倒入制胶模具中，在胶一端插上梳子。

（3）待胶凝固后，拔出梳子，将模具置于电泳槽中，加入 0.5×TBE，让液面高于胶面约 1 mm。

（4）取 DDRT-PCR 产物 10 µl，加入 2 µl 载样缓冲液，上样。

（5）接通电源，5 V/cm 的电压，开始电泳。

（6）根据指示剂迁移位置，判断是否终止电泳。切断电源后，取出凝胶，紫外灯下观察，用紫外 – 凝胶图像分析系统拍照。

5　DDRT-PCR 产物的聚丙烯酰胺凝胶电泳分析

DDRT-PCR 产物亦可用聚丙烯酰胺凝胶电泳分离，分离后银染鉴定，其基本原理为：Ag$^+$ 与核酸形成稳定的复合物，然后在还原剂如甲醛的作用下，使 Ag$^+$ 还原成银颗粒，可把核酸电泳条带染成黑褐色。其灵敏度比 EB 高 200 倍，但银染后 DNA 条带不易回收。

（1）制胶：洗净玻璃板，酒精擦拭，准备封条和梳子，装板时用凡士林涂抹封条。取 8% 序列胶 5 ml，加入 10% 过硫酸铵 100 µl、TEMED 12 µl，封底至凝固，其余 35 ml 序列胶加入 10% 过硫酸铵 280 µl、TEMED 26 µl，灌胶。梳子平端插入，去除气泡，待凝胶凝固后，拔掉梳子。加入 1×TBE 缓冲液。

（2）电泳：① 预电泳：电压 200 V 30 min；② PCR 产物与 6× 加样缓冲液混匀后上样，电压 400 V 电泳 3 h。

（3）银染：① 固定。取下玻璃板，拔出梳子，分离两块玻璃板，将胶置于盛有 1 000 ml 10% 醋酸溶液的容器中，轻摇 45 min，至染料脱色，回收固定液。② 漂洗。用蒸馏水漂洗 2 次，每次 20 s，倾干水。③ 染色。向盛有胶的容器中加入 1 000 ml AgNO$_3$ 染色液，置于摇床上 150 r/min 45 min，倾干染色液。④ 显色。向容器中加入显色液 3% Na$_2$CO$_3$ 溶液 1 L，置于摇床上，直至条带显示出来，倾去显色液。⑤ 终止。将 10% 醋酸溶液加入容器中，2 min。⑥ 漂洗。蒸馏水漂洗胶 10 min。

6 差异条带的回收与再扩增

通过比较两组的凝胶电泳条带，可初步判断两组的差异条带。用无菌刀片切下差异条带，放入 1.5 ml EP 管中，加入 40 μl 去离子水，捣碎胶条，37℃ 孵育 2 天。再次行 PCR 扩增时，50 μl 体系中加入 7 μl 模板，其余同首次 PCR 反应。PCR 反应条件为：95℃ 预变性 2 min；94℃ 30 s，50℃ 30 s，72℃ 2 min，4 个循环；94℃ 30 s，60℃ 30 s，72℃ 2 min，25 个循环；72℃ 7 min。

7 差异条带产物的纯化

DNA 条带的纯化步骤（以 TIAN quick Maxi Purification Kit 为例）：

（1）向吸附柱 CB3（吸附柱放入收集管中）中加入 500 μl 平衡液，12 000 r/min 离心 1 min，倾去收集管中的废液，将吸附柱重新放回收集管中。

（2）取 PCR 产物 50 μl，加入 200 μl 结合液，充分混匀。

（3）将上一步所得溶液加入吸附柱 CB3 中（吸附柱放入收集管中），室温放置 2 min，12 000 r/min 离心 1 min，倾去收集管中的废液，将吸附柱 CB3 放入收集管中。

（4）向吸附柱 CB3 中加入 700 μl 漂洗液，12 000 r/min 离心 1 min，倾去收集管中的废液，将吸附柱 CB3 放入收集管中。

（5）向吸附柱 CB3 中加入 500 μl 漂洗液，12 000 r/min 离心 1 min，倾去收集管中的废液。

（6）将吸附柱 CB3 放回收集管中，12 000 r/min 离心 2 min，尽量除去漂洗液。将吸附柱置于室温数分钟，彻底晾干。将吸附柱放入新的 EP 管中，加入洗脱液 70 μl，12 000 r/min 离心 2 min，将离心所得溶液重新加回吸附柱中，12 000 r/min 离心 2 min，所得溶液即为纯化的差异 DNA。

8 差异片段的克隆

以 TaKaRa pMD18-T Vector 为例介绍，具体操作步骤如下：

（1）在 1.5 ml EP 管中配制下列 DNA 溶液，全量为 5 μl：pMD18-T Vector 0.5 μl，差异片段 4.5 μl。

（2）加入 5 μl（等量）的溶液 Ⅰ。

（3）16℃反应 1 h。

（4）全量（10 µl）加至 100 µl JM109 感受态细胞中，冰中放置 30 min；

（5）42℃加热 90 s 后，迅速在冰中放置 3 min。

（6）加入 890 µl SOC 培养基，37℃下 150 r/min 振荡培养 1 h；

（7）涂布于含有 40 µl 2% X-Gal、7 µl 20% IPTG、100 µg/ml Amp 的 70 mm LB 琼脂平板培养基上 37℃培养过夜，计数白色、蓝色单菌落。

（8）挑选白色单菌落接种至 5 ml 含有 Amp 的 LB 液体培养基中，37℃下 150 r/min 振荡过夜培养。

（9）取 2 ml 菌液，送公司测序。

9　PCR 扩增质粒鉴定

在 0.2 ml 的 EP 管中配制下列混合液，反应体系如下：菌液 5 µl、dNTP 混合物（2.5 mmol/L）4 µl、10×PCR 缓冲液（Mg^{2+} Plus）5 µl、BcaBEST Primer RV-M（10 µmol/L）2 µl、BcaBEST Primer M13-47（10 µmol/L）2 µl、Taq DNA 聚合酶（5 U/µl）0.5 µl 混合，灭菌蒸馏水加至 50 µl。PCR 反应条件如下：94℃预变性 2 min；94℃ 30 s，50℃ 30 s，72℃ 2 min，4 个循环；94℃ 30 s，60℃ 30 s，72℃ 2 min，25 个循环；共 29 个循环。PCR 产物电泳鉴定结果应与测序结果一致。

三、方法学评价

在转录水平上分离表达差异基因的方法有消减杂交（subtractive hybridization）技术、mRNA 差异显示（differential display，DD）技术、cDNA 代表性差异分析（respresentational difference analysis of cDNA）、基因表达系列分析（serial analysis of gene expression，SAGE）、阻抑消减杂交（suppression subtractive hybridization，SSH）和基因芯片等。与其他方法相比，mRNA 差异显示技术的优点在于：效率高，可以同时比较多个来源不同的样品，能很好地进行多组间的比较分析；能用于特定时期表达的基因，而不仅仅是某一细胞系所特有的基因；操作简便快速，技术上仅仅依靠 RT-PCR、聚丙烯酰胺凝胶电泳和 DNA 测序，简化了试验操作并使鉴定低丰度的 mRNA 成为可能；重现性好，约 90%～95% 的条带都能重现；灵敏度高，仅需 0.2 µg 总 RNA 作为起始材料，可检出低丰度 mRNA；最突出的优点是不用等到试验结束即可判断其是否成功，每一步的结果都可以检验比较。但 mRNA 差异显示技术也有不少缺点：所得的 cDNA 差异片段较短，很少扩增到 ORF 内；应用敏感度高的 PCR 技术对高丰度 mRNA 起到了放大作用，可能会遗漏掉低转录水平的差异 cDNA 片段；假阳性率高，假阳性比例有时高达 50%～75%；由于某些序列的特异性，一些差异表达的转录不能得到分离，分离的片段主要位于 3' 端非编码区（张小芳 等，2008）。近年来，不少研究者针对这些缺点对这项技术进行了很多改进，如：采用 TA 克隆，对单克隆质粒 DNA 进行序列分析并以其为探针进行 Northern 杂交，可减少直接对

PCR 产物进行序列分析并以其为探针进行 Northern 杂交导致的假阳性片段；将 DD-PCR 与消减杂交结合，建立了消减差异显示法等。随着该技术的不断成熟和发展，它将被越来越多地应用于生物研究各领域。

四、差异显示技术在生殖医学中的应用

在科技迅猛发展的今天，分子生物学技术已成为认识各种生命现象的重要手段，DDRT-PCR 技术简单易行，实验周期短，能够快速、有效地研究人胚植入前发育过程中的基因表达。人胚的成功着床依赖于母体子宫内膜和囊胚的同步发展，了解与此过程有关的基因表达的变化，可促进避孕、辅助生殖及着床前胚胎的遗传学诊断的发展（贾艳菊 等，2004）。

第十五节　基因重组及蛋白表达技术

基因重组指在生物体进行有性生殖的过程中，控制不同性状的基因重新组合，即染色体上 DNA 分子的断裂和再结合。这种重组在自然的有性繁殖过程中即可发生，但它受生物亲缘关系的严格限制。基因重组技术（recombinant DNA technology）是按照人的意愿，在体外对 DNA 分子进行重组，再将重组分子导入受体细胞，使其在细胞中扩增和繁殖，以获得该 DNA 分子的大量拷贝，并表达相关基因的产物，是进行基因功能研究的基本方法。体外基因重组与重组蛋白质的表达密不可分，是蛋白质表达的必要前提，重组蛋白质的表达分为原核表达和真核表达。

原核表达所用载体为细菌（通常选用的是大肠杆菌），其能够在较短时间内获得基因表达产物，而且所需的成本相对比较低廉，但缺点是目的蛋白常以包涵体形式表达，导致产物纯化困难，且翻译后加工修饰体系不完善，表达产物的生物活性较低。真核表达有酵母表达系统（通常选用甲醇酵母）、昆虫细胞表达系统（通常选用棒状病毒）和哺乳动物细胞表达系统（通常选用 CHO 细胞）。酵母和昆虫细胞表达系统蛋白表达水平高，生产成本低，但它们的加工修饰体系与哺乳动物细胞不完全相同；哺乳动物细胞产生的蛋白质更接近于天然蛋白质，但其表达量低、操作烦琐。各种表达系统由于翻译后的加工不完全相同，因而产生的重组蛋白的生物学活性和免疫原性有时会有差别。因此，选择表达系统时，必须充分考虑各种因素，如所需表达的蛋白质性质、实验条件、生产成本、表达水平、安全性等，权衡利弊后再选择相应的表达系统。

一、检测原理

该项技术通过目的基因的获取→克隆载体的选择和构建→外源基因与载体的连接→ DNA

导入受体菌进行重组体的筛选→克隆基因的表达等一系列步骤，将目的基因导入受体，最终由目的基因的表达情况来判定基因重组是否成功。

二、操作步骤

1　目的基因的获得和载体的选择

目的基因分离的前提是准确地从 DNA 链上把目的基因切割下来，这种精确的切割功能是由能识别 DNA 上特异核苷酸顺序的限制性内切酶完成的。

（1）目的基因的获得方法：① 化学合成法。对于已知目的基因的核苷酸序列或其产物的氨基酸序列者，可以采用化学合成法获得目的基因，其片段一般较短（约 $60 \sim 80$ bp）。② 基因组 DNA。存在于转化细胞内由克隆载体所携带的所有基因组 DNA 的集合，常用 cDNA 文库。其以 mRNA 为模板，利用反转录酶合成与 mRNA 互补的 DNA，再复制成双链 cDNA 片段，与适当载体连接后转入受体菌，即获得 cDNA 文库（cDNA library）。③ 聚合酶链反应（PCR）法。如已知目的基因两端的序列，则可采用 PCR 技术，在体外合成目的基因。但此法可能会造成克隆的目的基因碱基序列的改变。

（2）载体的选择：载体作为载用目的基因的工具，是能与目的基因结合，进入宿主细胞并在宿主细胞内增殖的一个复制子。常用载体有质粒 DNA、噬菌体 DNA、病毒 DNA。作为基因工程载体的条件：① 能够在宿主细胞中复制并稳定地保存；② 具有多种限制酶切位点，以便与外源基因连接；③ 具有某些标记基因，便于进行筛选；④ 载体是安全的，不能对受体细胞有害；⑤ 载体 DNA 分子大小应合适，以便提取和在体外进行操作。

（3）载体和目的基因的切断：通常采用限制性核酸内切酶（简称限制酶）分别切断载体 DNA 和目的基因，以便于重组。限制酶是识别 DNA 的特异序列，并在识别位点或其周围切割双链 DNA 的一类内切酶。切割 DNA 分子实质是断开两个核苷酸之间的磷酸二酯键。限制酶目前已经发现 400 多种，所识别的顺序往往为 $4 \sim 8$ 个碱基对，且有回文结构。由限制酶切断后的末端可形成平端、$3'-$ 突出黏性末端和 $5'-$ 突出黏性末端三种情况。形成黏性末端者较有利于载体 DNA 和目的基因的重组。

2　目的基因与载体的连接

载体和目的基因的重组，即将带有切口的载体与所获得的目的基因连接起来，得到重新组合后的 DNA 分子。用到的酶是 DNA 连接酶，它催化磷酸二酯键形成，主要类型有大肠杆菌 DNA 连接酶、T4 DNA 连接酶。

（1）黏性末端 DNA 间的连接：如果目的序列两端有与载体上相同的限制性核酸内切酶位点，则同一限制酶切开产生的黏性末端，在降低温度退火时，能重新互补结合，在 DNA 连接酶催化下，目的序列就与载体 DNA 链相连接。

（2）平端 DNA 间的连接：T4 DNA 连接酶也能催化限制性内切酶切割产生的 DNA 平末端的连接。如果目的序列和载体上没有相同的限制性内切酶位点可供利用，用不同的限制性内切酶切割后的黏性末端不能互补结合，则可用适当的酶将 DNA 突出的末端削平或补齐成平末端，再用 T4 DNA 连接酶连接，但平末端连接要比黏性末端连接的效率低得多。

（3）同聚物加尾连接：末端核苷酸转移酶要求底物 DNA 上必须带有突出的 3′-OH，所以，得先用 5′- 外切酶处理 DNA 底物，一个 DNA 3′ 末端加多聚 A，一个 DNA 3′ 末端加多聚 T。

其他还有人工接头连接和 T 载体连接等。

3　重组 DNA 分子导入受体细胞

重组 DNA 需导入宿主细胞才能进行增殖或表达。不同的宿主细胞需要不同的导入方法。

（1）受体菌条件：① 安全宿主菌；② 限制酶和重组酶缺陷；③ 处于感受态。

（2）不同导入方式：① 转化（transformation）。在基因克隆技术中，转化特指将质粒 DNA 或以其为载体构建的重组 DNA 导入细菌体内，使之获得新遗传特性的一种方法。② 转染（transfection）。指病毒或以它为载体构建的重组子导入到真核细胞的过程。③ 感染（infection）。以噬菌体、黏性质粒和真核细胞病毒为载体的重组 DNA 分子，在体经过包装成具有感染能力的病毒或噬菌体颗粒，才能感染适当的细胞，并在细胞内扩增。④ 转导（transduction）。指以噬菌体为载体，在细菌之间转移 DNA 的过程，有时也指在细胞之间通过逆转录病毒转移和获得细胞 DNA 的过程。

（3）导入大肠杆菌的方法：① 氯化钙转化法；② 电击法；③ 体外包装感染法。

（4）导入哺乳动物细胞的方法：① 显微注射法；② 电穿孔法；③ DNA- 磷酸钙共沉淀法；④ DEAE- 葡聚糖转染法；⑤ 病毒感染法；⑥ 脂质体介导法；⑦ 细胞融合法；⑧ 原生质体融合法；⑨ 微细胞介导法。

4　筛选出含重组 DNA 分子的受体细胞克隆

由于重组体导入宿主细胞的比例通常较低，因此需要对含有重组体的宿主细胞进行筛选并做鉴定。

（1）直接选择法：① 抗药性标志选择。最常见的载体携带的标志是抗药性标志如抗氨苄青霉素（Amp^r）、抗四环素（Ter^r）、抗卡那霉素（Kan^r）等。当培养基中含有抗生素时，只有携带相应抗性基因载体的细胞才能生存繁殖，这就把凡未能接受载体 DNA 的细胞全部筛掉了。② 标志补救（marker rescue）。当宿主细胞存在某种基因及其表达产物的缺陷时，可采用此方法筛选重组体。即在载体 DNA 分子中插入相应的缺陷基因，如宿主细胞重新获得缺陷基因的表达产物，则说明该细胞中带有重组体。③ 分子杂交法。原位杂交、Southern 印迹。利用标记的核酸作探针与转化细胞的 DNA 进行分子杂交，可以直接筛选和鉴定目的序列克隆。常用的方法是将转化后生长的菌落复印到尼龙膜上，用碱裂解细菌，菌落释放的 DNA 就吸附在膜上，再将尼龙膜与标记的核酸探针孵育杂交，核酸探针就结合在含有目的序列的菌落 DNA 上而不被洗脱。

（2）免疫学方法：如免疫化学方法及酶联免疫吸附测定等。利用特定抗体与目的基因表达产物特异性结合的作用进行筛选。此法不是直接筛选目的基因，而是通过与基因表达产物的反应指示含有目的基因的转化细胞，因而要求实验设计要使目的基因进入受体细胞后能够表达出其编码产物。

（3）PCR技术：PCR技术的出现给克隆的筛选增加了一个新手段。如果已知目的序列的长度和两端的序列，则可以设计合成一对引物，以转化细胞所得的DNA为模板进行扩增，若能得到预期长度的PCR产物，则该转化细胞就可能含有目的序列。

（4）核酸序列测定：已知序列的核酸克隆要经序列测定确证所获得的克隆准确无误；未知序列的核酸克隆要测定序列才能确知其结构、推测其功能，用于进一步研究。因此核酸序列测定是分子克隆中必不可少的鉴定步骤。

5　克隆基因的表达及表达产物的检测和分离纯化

基因工程的最终目的是通过载体将外源基因导入合适的宿主细胞中高效表达，产生有重要价值的蛋白质产品。

（1）克隆基因表达条件：① 基因的编码区不能被插入序列中断；② 基因转录要有启动子，而启动子必须能被宿主细胞的RNA聚合酶有效地识别；③ mRNA必须相当稳定，并有效地被翻译，产生的外源蛋白质必须不为宿主细胞的蛋白酶所降解。

（2）原核表达体系，以大肠杆菌表达体系最为常用。该项技术的主要方法是将经测序证实已正确插入目的基因的重组质粒转化大肠杆菌经培养后，用IPTG诱导表达，然后根据表达载体所携带的融合表达标签（Tag），采取相应的纯化方式纯化获得目的蛋白（重组蛋白）。

（3）真核表达体系，包括酵母、昆虫、哺乳类动物细胞等。将已经证实克隆入外源基因的质粒或病毒颗粒转染入酵母、昆虫细胞、哺乳动物细胞，在相应诱导剂作用下可促进酵母、昆虫细胞及哺乳动物细胞表达重组蛋白。

三、方法学评价

基因重组及蛋白表达技术，操作程序较多，在不同的阶段有各自的注意事项，具体如下：

（1）在目的基因的获得和载体的选择过程中，化学合成法主要适用于序列已知、分子较小而不易获得的基因；基因组DNA/cDNA文库法可以得到几乎所有的基因组数据，但包含基因组数据太多，获得过程相对复杂；而PCR技术相对特异、敏感、快速、简便、重复性好，且易自动化，能在较短时间内将所要研究的目的基因或某一DNA片段扩增至十万乃至百万倍，可供进一步分析研究和检测鉴定，但在PCR反应过程中会出现一些基因的错配和丢失，需通过测序验证。

（2）在目的基因与载体的连接过程中，黏性末端DNA片段连接时，在连接反应中常发生自我环化作用，并在连接酶的作用下重新变成稳定的共价闭合环状结构，此时可用细菌的碱性磷酸酶预先处理线性的载体 DNA 分子，去除其 5′ 末端的磷酸基；平末端连接比黏性末端连接要困难得多，其连接效率很低，约为黏性末端连接的 1%，故在平末端 DNA 片段连接时，常需增加 DNA 的浓度，同时用数倍于黏性末端连接的连接酶处理，以期获得比较满意的连接结果；同聚物加尾法通过 DNA 加尾，既可以使两个具平末端的 DNA 片段进行连接，也可以使具平末端的 DNA 片段与黏性末端的 DNA 片段进行连接，但缺点是：① 其只对质粒载体有效；② 质粒和 cDNA 上的同聚物长度难以控制相等，影响克隆效率；③ 用其转化宿主菌的效率依不同菌株而有较大差异。

（3）重组 DNA 分子导入受体细胞过程中，原核生物细胞作为受体的优点是：① 大部分原核生物细胞无纤维素组成的坚硬细胞壁，便于外源 DNA 的进入；② 没有核膜，染色体 DNA 没有固定结合的蛋白质，为外源 DNA 与裸露的染色体 DNA 重组减少了麻烦；③ 原核生物多为单细胞生物，容易获得一致性的实验材料，并且培养简单，繁殖迅速，实验周期短，重复实验快；④ 基因组小，遗传背景简单，并且不含线粒体和叶绿体基因组，便于对引入的外源基因进行遗传分析。但其也存在一些缺点：① 原核生物细胞不具备真核生物的蛋白质折叠复性系统，即使真核生物基因能得到表达，得到的多是无特异性空间结构的多肽链；② 原核生物细胞缺乏真核生物的蛋白质加工系统，而许多真核生物蛋白质的生物活性正是依赖于其侧链的糖基化或磷酸化等修饰作用；③ 原核细胞内源性蛋白酶易降解异源蛋白，造成表达产物不稳定。

酵母菌细胞为外源真核基因理想的表达系统。其作为受体细胞的优点是：① 酵母菌是结构最为简单的真核生物之一，其基因表达调控机制比较清楚，遗传操作相对比较简单；② 具有真核生物蛋白翻译后修饰加工系统；③ 不含有特异性病毒，不产生毒素；④ 培养简单，利于大规模发酵生产，成本低廉；⑤ 能使外源基因表达产物分泌至培养基中，便于产物的提取和加工。

植物细胞作为受体细胞的优点是全能性，即一个分离的活细胞在合适的培养条件下，较容易再分化成植株，这意味着一个获得外源基因的体细胞可以培养出能稳定遗传的植株或品系。但其缺点是，植物细胞有含纤维素的坚硬细胞壁，不利于摄取重组 DNA 分子。

动物细胞作为受体细胞的优点是：① 能识别和除去外源真核基因中的内含子，剪切和加工成熟的 mRNA；② 真核基因的表达蛋白在翻译后能被正确加工或修饰，产物具有较好的蛋白质免疫原性，约为酵母细胞的 16～20 倍；③ 易被重组 DNA 质粒转染，具有遗传稳定性和可重复性；④ 经转化的动物细胞可将表达产物分泌到培养基中，便于提纯和加工，成本低。但其亦有明显不足，主要为培养技术要求高，难度较大。

（4）在筛选含重组 DNA 基因分子的受体细胞克隆过程中，如果使用根据载体表型特征或插入序列表型特征选择重组体分子的遗传检测法，假阳性概率很高；如果使用限制性酶切的凝胶电泳法或抗药性筛选的物理检测法，电泳法明显优于抗药性法，因为一些假阳性转化菌落，如自我连接载体、未消化载体、两个相互连接的载体以及两个外源片段插入的载体等转化的菌落，抗药性法无法鉴别，但电泳法可准确鉴定；如果使用核酸杂交法，不仅可以揭示亲缘关系的远近，而且可揭示核酸片段中特定基因的位置，但操作相对复杂，且费用较高；如果使用免疫化学检测法如 ELISA 法，其准确性稍差，主要取决于一抗的特异性，其必须与其他方法一起综合考虑。

（5）在克隆基因的表达及表达产物的检测和分离纯化过程中，如果使用原核表达系统，其不宜表达真核基因组 DNA，不能加工表达真核蛋白质，表达的蛋白质常形成不溶性包涵体，很难表达大量可溶性蛋白，而且，原核表达系统中重组蛋白的表达量受多种因素的影响，如表达载体的启动子结构、质粒拷贝数、质粒稳定性、mRNA 结构、密码子的偏爱性和宿主菌的生长状态等，故在进行重组蛋白表达前，选择合适的表达载体及宿主细菌很关键，并且许多条件需要不断优化以达到最佳。如果使用真核表达系统，可表达克隆的 cDNA 及真核基因组 DNA、可适当修饰表达的蛋白质、表达产物可分区域积累，但缺点是操作技术难度大、费时。

四、基因重组及蛋白表达技术在生殖医学中的应用

通过基因重组及蛋白表达技术可在体外成功表达各种蛋白，包括：各种疫苗，尤其是一些传统技术难以解决的特殊病原体的疫苗，如乙肝疫苗、丙肝疫苗、T 细胞免疫缺陷病毒疫苗、霍乱疫苗、多价疫苗等；各种多肽活性类物质（药物），如重组人卵泡刺激素、胰岛素、生长激素、干扰素、红细胞生成素、人组织型纤溶酶原激活物（tPA）、凝血因子、神经生长因子、超氧化物歧化酶、脑啡肽、降钙素等；用于建立体外诊断试剂的各种蛋白，如各种病原体抗体的检测、血清自身抗体的检测、生殖激素的检测等，其相应的抗原成分绝大多数来自体外重组表达。这些重组蛋白的获得在生殖医学的发展中发挥了重要作用。

第十六节　电子显微镜技术

电子显微镜技术（electron microscopy）已成为研究机体细微结构的重要手段，被广泛应用于医学生物学各个领域。目前可以把医学超微结构的研究工作分为三类。一是涉及医学前沿的工作，如生物大分子高分辨成像、蛋白质分子三维重构及 DNA 复制过程的观察等，其样品制备技术、电镜使用技术、图像处理及阐释等均处于领先地位，也是新兴研究领域"纳米生物学"的重要组成部分。二是普通超微结构观察研究，使用常规技术对未知的或处于资料积累阶段的结构进行观察，以期望得到规律性、特征性的研究结果，目前大多数超微结构观察工作均属于这一类。三是把已形成共识的亚细胞特异形态直接用于临

床诊断，即所谓诊断电镜或称超微结构病理学，如肾小球肾病的鉴别诊断、病毒病因诊断及肿瘤诊断等（邵淑娟 等，2007）。电子显微镜技术（简称电镜技术）作为研究微观世界的工具，其应用日益广泛，在生命科学领域为医学、生物学研究开拓了崭新的视野。尤其是在医学领域，在病毒学、细胞生物学、组织学、病理学、分子生物学及分子病理学上均做出了卓有成效的贡献。近年来，电镜在临床医学的实际应用中，如对疾病的病情、病因的鉴定，对肿瘤、肾病、血液病等的分型诊断中都起着重要作用（邵淑娟 等，2014；汪克建，2013）。

电子显微镜技术与免疫学相结合，建立了免疫电镜技术（immune electron microscopy，IEM），其将抗原－抗体反应的特异性与电子显微镜的高分辨能力相结合，在亚细胞和超微结构水平上对抗原物质进行定位分析，是一种高度精确、灵敏的方法。特异性抗体用电子致密物质，如铁蛋白、胶体金等标记后，使之与组织超薄切片中的抗原结合，在电镜下观察到标记物所在位置，即为抗原－抗体反应的部位。首创此项技术的是 Singer（1959），他最先使用铁蛋白标记抗体的方法。随后经过许多学者的不断改进和发展，目前用于免疫电镜的示踪物除了铁蛋白外，主要有过氧化物酶和胶体金；标记物除抗体外，发展为使用葡萄球菌 A 蛋白（SPA）、生物素和亲合素、凝集素等；检测方法也由标记抗体法改进为应用双功能抗体法、搭桥法及不标记抗体的过氧化物酶－抗过氧化物酶（PAP）法等；免疫电镜技术也从最初的透射免疫电镜发展为扫描免疫电镜技术等。

一、检测原理

由于光的衍射现象严重地限制了光学显微镜的分辨本领，利用运动的电子束来代替光束作为显微镜的照明"光源"，可以解决衍射带来的限制光学显微镜分辨本领的问题。电子显微镜按成像机制不同大致分成两种类型：一种是利用磁透镜对穿透样品的电子进行放大成像，称为透射电镜（transmission electron microscope，TEM）；另一种是用扫描电子束打到样品上，以所产生的二次电子、吸收电子、各种射线及透射电子等作为信息并经过电子线路放大，逐点在显示器上成像，称为扫描电镜（scanning electron microscope，SEM）。电子显微镜与光学显微镜在工作原理上是相似的，都是利用微粒（光子、电子）来工作。不同的地方在于：光学显微镜是利用玻璃制作的透镜对光子进行折射，将一物点发出不同角度的光线最终会聚成一个像点；而电子显微镜是利用电场或磁场对运动的电子施加外力，使其改变运动方向，起到折射电子束的作用，只要把电场或磁场的形状设计合理，与光学透镜一样可达到成像目的，这个电场或磁场称为静电透镜或磁透镜。电子显微镜中电子枪就相当于一个光源，发射出电子束，经过聚光镜会聚后照到样品上（应国华，2010）。

当电子束照射到样品上，电子便会与样品发生多种反应，其中一部分电子能够直接穿过样品，而其他的电子中有一部分被样品散射开来，一部分电子从样品表面被反射出来，还有一些电子被样品吸收以后，样品被激化，因而又从样品本身发射出电子等。收集这些电子使它们在显示器上显示亮度的强弱。逐点扫描，在显示器上形成二维像素组成的图像。扫描电子显微镜的分辨率主要取决于扫描电子束的粗细，电子束斑越细分辨率越高。

二、操作步骤

（1）超薄切片技术：一般电子束的穿透能力较弱，大多数标本无法直接在电镜下观察，必须把样本切成厚度小于 100 nm 的薄片。这种切片技术称为超薄切片技术，是制备电镜观察生物样本的常用方法之一（杨勇骥 等，2012）。超薄切片制备方法与光学显微镜石蜡切片法的原理十分相似，但由于电镜分辨率高，样本超微结构被清楚显示的同时也常常暴露出切片存在的各种人工损伤、污染及变形。因此，超薄切片制备技术比普通石蜡切片更为精细和复杂。

超薄切片技术常用戊二醛和锇酸进行双重固定，树脂包埋，用特制的超薄切片机切成超薄切片，再经醋酸铀和柠檬酸铅等进行电子染色。

（2）负染技术：在生物样本中除了组织细胞这一类较大的材料之外，还有许多极小颗粒材料，并且常常存在于悬浮液之中，如病毒，以及蛋白质一类的生物分子，观察这类物质不便于采用切片技术来制样，也不适宜用正染方法来加强反差。为此，观察样本需要用负染技术来制备。负染技术的原理是：当把有重金属的盐溶液与生物材料的悬浮液混合以后，重金属的盐类不是被样本成分所吸附，而是沉积到样本四周，如果样本具有特殊表面结构，染液还能透进表面上凹陷的部分。这样有重金属元素沉积的地方，散射电子的能力强，因而样本四周表现为暗区，而有样本的地方散射电子的能力弱，因而则表现为亮区，这样便能把样本的外形与表面结构清楚地衬托出来。

三、方法学评价

电镜把人们带入了超微世界，使过去看不见的东西已经或正在被人们所认识。从这个意义上讲电镜有不可取代的优点。但它不是一种有求必应的万能仪器，也有一定局限性，如人工损伤缺陷、样本制备烦琐、电镜操作复杂、价格昂贵、图像分析困难等问题都是有待改进的，其中取材组织块小（<1 mm³）、切片超薄（<700 Å）、观察视野小（1 500 倍时仅见 0.001 mm² 的样本面积）等局限性对科学研究的影响尤为突出。因此要注意光镜与电镜的结合，尽可能先做半薄切片光镜定位以减少盲目性。要训练分析、判断三维结构的能力，学会予以平面图像立体、定向的理解与解释。要有严格的对照观察，避免电镜的局限性，特别是人工损伤所导致的错误结论。

在电镜观察时，需要判断切片制备是否合格；样本制备良好的形态学标准为：① 细胞的膜系结构线条清晰，连续而不断裂；② 细胞基质中充满密度均匀的精细颗粒，无明显的空白区和颗粒聚集现象。③ 核膜、核仁、染色质等层次清晰，无不规则的染色质聚集和异常的空白区。

在电镜观察中，首先应了解样本制备的条件，因为不同的样本制备程序，特别是固定剂种类和染色方法不同，可显示不同的图像。如负染和正染所显示的胶原纤维的周期性横纹是不同的，用过锰酸钾固定铀染时则显示为5层结构。因此，同一课题，样本制备条件要相同。

人工损伤是在样本制备过程中和电镜观察过程中，由技术上的原因造成的生活状态下不存在的人工假象，这在超微结构观察中是经常会遇到的，从某种意义上讲也是普遍存在的（郭欣，2011）。但只要人工损伤是轻微的，具有重复性和经常性，如固定和染色所致的蛋白质沉淀等，已为人们所接受。故人工损伤是一个相对概念。例如，按光镜常规制备的样本在光镜下不显示人工损伤，但为某种需要可以把它转制成电镜样本，电镜下虽可看到某些超微结构，但人工假象却显得十分明显。我们在工作中应尽量避免因技术错误所致的人工损伤，同时也要善于识别人工损伤。

光镜或电镜取得图像资料后，一般要经过适当的处理才能发表。在处理照片时，常需要注意以下问题：（1）确定放大倍率，参照所观察样本的有效放大倍率，确定适宜的放大倍率后，再对底片进行光学放大。实验组与对照组放大倍率应该一致。目前绝大多数电镜都配备CCD摄像头，图像直接储存于电脑中。后期在对电脑图像放大处理时，要严格注意在有效放大倍率之内进行放大，否则即形成空放大的图像。（2）对照片进行剪裁，要突出感兴趣的部位，剪去污染、刀痕等，尽可能涵盖有定位意义的结构，如靠近核膜或质膜。如为一组照片，则每张照片大小尽可能一致。（3）编排照片序号一般放在照片右下部，标注放大倍率一般在照片左下部。用箭头或符号注明要显示的结构。（4）书写说明材料来源、预显示的结构及制样方法。（5）如果图像不够理想（如曝光不均、不足等），可试用光学处理（如轴对称结构可用旋转积分方法），也可使用电脑处理图像或改善图像质量。

四、电子显微镜在生殖医学中的应用

电子显微镜技术可以用于观察精子、卵子、各类生殖相关细胞的超微结构，例如，电镜检查可以非常清晰地观察到畸形精子及不动精子的外部和内部异常的部位，如线粒体结构、"9＋2"结构、轴丝等，对男性不育的治疗具有非常重要的参考价值（党连凯 等，2013）；通过电子显微镜对人精子超微结构进行观察，能准确地判断精子的异常部位，了解其不育原因，从而为临床选择合适的治疗方法提供参考。

（李卫巍　吴秋月　张　静　夏欣一　陆金春）

第十八章　如何正确看待生殖医学实验室的检验报告

　　当患者到生殖医学中心妇科门诊或男科门诊就医时，医生往往会开出大量化验单，这常让许多患者难以理解，他们认为只要开几种药就行了。其实，这只是认识上的一个误区。现代医学的发展已使许多疾病的病因得以明确，许多疾病有相同或相似的临床表现，医生仅凭患者的口诉常常难以做出正确的诊断。为了对症下药，查出疾病的病因就十分重要了。因此，必要的化验检查对患者来说是不可少的。化验检查就是为了获得与疾病诊断和治疗有关的信息，有时也是为了获得人体健康状态的信息。进行化验检查，从正面讲，是期望查出阳性结果来协助疾病诊断；但从反面讲，出现阴性结果也可以排除某种疾病。因此，化验检查实际上有双重临床意义。

　　化验单又叫医学检验报告单。目前，主要有两种化验单：一种是医院印制好的化验单，医生开好检验项目之后，检验结果直接填写在同一张化验单上，这在中小医院比较常见；另一种是电脑打印出来的报告单，这常与医生给患者开出的单子不同，这在大中型医院比较常见，患者需要注意，医生开出的只是检查项目申请单，经检验技术人员检查后，项目申请单由检验人员存档，发出的是有具体检查结果的化验报告单。但两种化验单的基本内容是类似的，一般包括医院的名称，患者的姓名、性别、年龄、科室、门诊号或住院号，可能的诊断，标本的类别，开单医生的姓名和时间，检验人员的姓名和时间等。

　　化验单的主要内容为检验结果，一般包括所检验的项目名称、具体结果、正常参考范围、结果提示等。在结果提示中，如果检测结果位于正常参考范围内，往往没有任何显示；如果结果高于正常参考范围，往往以"↑"、H 或 HIGH 表示；如果结果低于正常参考范围，往往以"↓"、L 或 LOW 表示。对于阴性或阳性的结果，往往以阴性、"－"或阳性、"+"表示。有的化验单上还注明检测所用的仪器和方法，目的是告诉患者，由于仪器或方法不同，其检测结果可能有所不同，往往由同一种仪器或同一种方法检测的结果才具有可比性。另外，目前许多大医院的化验单上往往带有 ID 号，保管好此号码对未来检测结果的查询将很有帮助。

　　目前，生殖医学实验室的检测项目有几十种，但任何一项指标都只能从某一个方面部分地反映患者的生殖生理或病理状态，或者是患者的某个组织或器官的变化情况。正常生理情况下，随着个人所处的环境、状态不同，一些指标也不尽相同，有时变化还非常大。因此，应该正确、科学、辩证地看待生殖医学实验室的检验结果。尤其重要的是，患者也应主动地告知医生最近可能有的特殊饮食、是否服用某些药物，以及某些特殊的习惯等，以便医生能做出客观、正确的诊断。

另外，医生和患者也应正确看待异常结果。虽然检验结果也许超过了正常参考范围，但应正确理解正常参考范围的含义，这个范围是指95%的正常人的结果，仍有5%的正常人的结果不在此范围内。而且，每种仪器和方法都有一定的误差。对于有疑问的结果，正确的做法应该是在相似或相同的条件下检验2次或2次以上之后再做出判断。而不要因为一次结果的高低、阴性或阳性，医生就让患者背上沉重的心理负担，或给患者扣上某种疾病的帽子。当检验结果处在"异常"范围内时，临床医师应结合患者的临床症状、结果之间的相互影响关系，经综合分析后给患者做出合理的解释。

生殖医学实验室的一些检验结果的异常变化与禁欲时间的长短有密切关系，尤其是精液分析结果。男科医生应该了解不同检验结果随禁欲时间变化的规律，从而正确看待检验结果。

化验检查结果的准确性与采集样本的质量密切相关。采取的样本如精液、血液、前列腺按摩液、白带等必须能代表患者身体存在的情况，检测的结果也要能反映患者身体的病理状态。因此，化验检查前的准备工作非常重要，必须引起重视，这样才能保证检查结果的有效性，避免不必要的重新采样或者复查以及可能的错误诊断。例如，留取精液样本时，禁欲时间的长短、从取得精液到送达实验室的时间、精液洒掉一部分或被污染等，都会影响检验结果的准确性。

临床上，样本采集一般有一定的时间要求。生殖医学实验室中用于生殖激素检测的血液样本就是如此。由于激素的分泌具有昼夜节律性的变化，一般取早晨空腹样本送检。所谓空腹，是指在前一天晚饭后，不再吃食物，但可以照常饮水，到次日早上8:00左右采集样本。这是因为：① 实验室提供的各种检查项目的正常参考值，基本上是抽取正常人的空腹血，经过检测后统计而确定的。为了使患者的检测结果具有可比性，所以要尽可能在相同条件下进行比较，因为人体血液中许多成分都随时间而动态地变化着；② 人体经过一个晚上的休息，体内的成分达到相对的动态平衡，波动较小；③ 由于许多检查项目的检测过程受血液中糖、脂肪等成分的影响，而糖和脂肪等受饮食影响很大，而且，饮食后血液标本出现脂血的比例很高，这样血清或血浆就会混浊，严重干扰许多项目的检测结果，甚至导致得出错误的结果，使临床医生误诊。因此，为了保证生殖激素等结果的准确性，必须使用空腹血。

采集样本时，一般要求在平静的生活状态下采集，应当避免剧烈的运动或者体育锻炼。这是因为运动时人体处于一种应激状态，通过机体的动员和调节，血液中的许多成分都会发生改变。

在采集样本的时间上要掌握3个最重要的时间：① 最具"代表性"的时间；② 检出阳性率最高的时间；③ 最具有诊断价值的时间。同时应尽可能在进行其他检查和治疗之前采集，如淋球菌的检测。

　　通常情况下，ELISA 定性实验以"阳性"和"阴性"来报告结果，两者间有一条分界线被称为"阳性判断值"（cut-off value，CO 值），这是定性免疫测定结果报告的依据。但 ELISA 的 CO 值的设置不能完全区分正常和异常的人群，尤其是检测结果位于 CO 值附近的人。ELISA 检测还有几个特点：检测变异大（18%～65%）；不同试剂盒 CO 值存在差异；病毒感染存在窗口期；病毒变异后表达产物含量低以及个体差异等。因此在 CO 值附近存在一个临床意义可疑的区域，被称之为"灰区"。国产的传染性病原体抗原和抗体检测的 ELISA 试剂盒中均未涉及"灰区"的设置，仅仅依靠 CO 值来决定感染的有无。因此对于检测结果位于"灰区"的患者可采用确认实验或追踪检测的办法加以确诊。例如用 ELISA 法检测 HIV、抗精子抗体等的 OD 值落在 CO 值附近的"灰区"范围内时，应该用另一家的试剂盒或者其他方法来确证。

　　由于 ELISA 检测结果落在"灰区"而造成的"假阳性"和"假阴性"，一位患者检出两个截然相反的结果，导致医疗投诉、纠纷甚至诉讼的情况在医院时有发生。这一方面要求生殖医学实验室及其管理部门要尽早制订"灰区"标本的确认实验或追踪检测的办法，另一方面要求生殖医学实验室加强对临床或患者的宣传和咨询，说明某些检验方法的不足和局限性，在临床上一旦出现上述投诉，有一个明确合理的解释。

　　总之，生殖医学实验室的检验结果除受患者本身疾病的影响之外，还受到患者饮食、药物、情绪等，检测标本是否正确留取，检测方法的局限性等诸多因素影响。临床医生或患者面对一份异常的检验结果，首先应该排除可能的影响因素，必要时重新复查，以确定结果的真实可靠。对于某种疾病的确诊，尤其对男性不育和女性不孕的诊断，临床医生或患者不能简单地根据某次检验结果就对号入座，而应综合分析各种检查结果后做出判断。尤其是对于生殖激素检测结果和精浆生化指标分析结果，前者应综合所有相关激素包括下丘脑、垂体和性腺相关激素的结果后再做出合理诊断，后者应结合精液常规结果尤其是精液量、pH 值等再做出合理诊断。对于检验结果，临床医生和患者都必须学会辩证地看待。

（陆金春）

第十九章　生殖医学实验室人员与临床医生的沟通

随着检验医学的发展，我国也逐渐出现了"检验医师"这样的专业技术人员。2003年中华医学会检验医师分会在北京成立，制定了我国检验医师准入、培训、考核等一系列标准，随后，经审核、评估、现场考核，原卫生部在全国多所医院设立了检验医师专科培训基地，标志着我国检验医师的培训、考核、管理向国际化、规范化迈出了重要的步伐。

所谓检验医师，是具备血液学、临床化学（包括毒理学）、微生物学、免疫学以及输血医学等专业基础知识和相关学科的操作技能，能充分利用实验室检查结果，对人类疾病进行诊断和治疗的跨学科的专门人才。在男科领域，不少医院的男科医生既是男科门诊的大夫，又是男科实验室的技术人员，因此，他们实际上正担当着"检验医师"的角色。检验医师在检验与临床工作中起着重要的桥梁作用。

检验医师的出现充分显示了实验室人员与临床医生沟通的重要性。由于我国医疗体制中人员职责的划分比较细，在绝大多数医院中，临床医生和实验室人员是相互独立的，因此，强调两者之间的相互沟通是很有必要的，也是很重要的。

第一节　生殖医学实验室诊断的作用、意义及困扰

一、生殖医学实验室诊断的作用和意义

生殖医学实验室诊断包括两个目的：评估患者的生育能力、探索不育的病因。实验室诊室断是用于分析疾病的病情和病因、评估治疗效果、推断疾病的预后与转归的重要手段，其最重要的目的是指导临床医疗决策。通过科学准确的实验室诊断，来判断哪些患者具有潜在可治疗的病因；哪些患者难以治疗却可以进行ART，并发现ART中可能影响后代健康的遗传异常；哪些患者即使ART也不能解决问题且只能进行供精人工授精（AID）或领养，甚至发现潜在的威胁健康和生命的疾病或异常。然而，目前生殖医学实验室诊断的现状堪忧，在很多情况下并没有达到或很好地实现这两个目的，难堪重任且困难重重，诊断项目有扩大化趋势，而且许多特殊的检查项目仍存在一定缺陷（陆金春，2018；李宏

军 等，2015；陆金春，2013）。从各自不同的角度出发，生殖医学实验室人员与临床医生对实验室诊断的理解与认识肯定是不同的，这需要协调和沟通，否则必然会给疾病管理和医疗决策带来不利的影响。

二、生殖医学实验室诊断的困扰

生殖医学的快速发展，不仅在于临床治疗患者的技术和药物进步，还有赖于实验室诊断方法的进步。大量的新的诊断技术方法和正常参考值不断涌现，甚至有些让人应接不暇，与此同时有关实验室诊断存在问题的讨论和争论不断。实验室诊断方法不是不足，而是太杂乱，但是又难以准确理解，远远不能满足临床工作的需要，甚至有些时候还会起误导作用（陆金春，2018；李宏军 等，2015）。临床医生对实验方法的准确性、与疾病相关性等方面的疑问始终存在。临床诊疗与检验医学实现顺利衔接是医生做出合理医疗决策的基础，临床医生与检验技师的深入沟通是实现这种衔接的基础和关键，也是某种形式的转化医学。

临床医生直接面对患者，需要对繁多的化验结果给出合理解释，并结合患者的病情做出疾病性质及严重程度的准确判断和总结，给出具体的治疗方案，并判断预后和疾病转归。但是在许多时候，面对让人眼花缭乱的检测方法以及千变万化的实验诊断结果，却往往很难给出符合逻辑性的合理解释，甚至会完全颠覆临床的预判，让患者难以理解和接受，也让医生十分无奈。临床医生不仅需要完整全面地理解实验结果，还需要实验室诊断结果稳定、准确并与病情变化相一致，因此迫切需要与实验室诊断的检验技师密切配合，而临床工作中的这种配合往往难以顺利、有效开展。在这种诊断技术水平难堪重任且困难重重的情况下，临床医生开展诊疗工作的处境就很艰难，而且在很大程度上，医生的自主决策成为治疗的主导意见，偏差与争议在所难免。过度的检查和治疗加重了患者负担，违背了有利于患者的医学原则，实验室诊断责无旁贷。

通过临床医生与检验技师对生殖医学实验室诊断中相关话题的学术研讨和直接对话，不难发现临床医生存在许多困惑，临床与实验室存在沟通和衔接障碍。许多临床医生对精液分析、生殖激素检测结果、遗传分析报告等实验室诊断结果普遍感到失望和挫折，并提出明确的期望，包括重新认识实验室诊断的作用和意义、对常规检验分析结果和新诊断技术方法临床价值的再认识。此外，还有一大批检验项目，例如已经开展的精液特殊检查项目，如精子低渗膨胀试验、精子顶体完整率分析、精液脱落细胞分析、精浆 α 葡糖苷酶检测、精浆果糖定量分析、精浆肉碱分析、精浆抗精子抗体等，以及大量的新检验项目的结果及意义，都需要加以重新评估和确定。

第二节　临床医生对检验结果的需求

理论上讲，生育能力低下患者的生育能力可能还存在，"不育"的概念应当是相对的。时间让患者可能在没有任何医疗干预的情况下自然怀孕，甚至在专业的生殖中心等待辅助生殖技术（ART）的患者中，自然怀孕现象也时有发生。"时间因素"可能改变人们对"不育"的认识。问题是：怎样去判断不育？哪些人可以等待自然怀孕？哪些人需要药物或 ART 帮助？哪些人没有任何治疗价值？

理所当然地，医生们首先想到的一定是从实验室诊断中寻找答案，而遭遇打击也是必然的，很多情况下医生是难以从实验室诊断结果中获得满意答案的。在没有确切实验室诊断作为依据的前提下，面对患者的医生就不得不费尽口舌去解释，而且往往这种解释会显得苍白无力、事倍功半，患者的就医满意度较低，医疗投诉不断（李洪涛 等，2014），而且也使得许多研究结果没有可比性，专业文章遭遇质疑。本节就生殖医学（主要是男性不育）实验室诊断中临床医生与实验室技术人员的常见困惑与科学衔接相关内容加以阐述，并列举典型问题加以分析。

一、临床医生与检验技师对实验室结果的理解应该一致

实验室诊断报告应该客观反映患者的真实情况，并准确无误地传达给临床医生。检验技师在实验条件下（显微镜、电泳条带等）所能够发现的实验诊断结果，应该能够与医生看到报告单后所理解的一样。实验室诊断结果应该让临床医生一看就明白，有的放矢，并可以有效地为患者实施对症及对因治疗，但是在具体工作中却很难做到。临床医生拿到的检验结果经常含糊不清、前后不一，除了诊断标准和技术水平存在一定的差异外，实验室人员不了解临床医生诊断疾病的客观需求指标，以及临床医生与检验技师的认识差异和沟通不畅成为主要障碍。这种现状不利于临床工作的顺利完成和医患和谐关系的有效构建，尤其是疗效判断不准确时，对于科学研究和总结治疗经验也十分不利，甚至会得出错误的结论。

1　前列腺按摩液检查结果

影响前列腺按摩液（EPS）检测结果的因素太多，包括来自患者的因素、来自医生的因素、来自实验员的因素。不仅如此，对 EPS 化验单的误读也是经常存在的。不同的实验员可以对同一份 EPS 给出不同的结果，然后再经过医生的解读，可以获得不同的临床诊断。

例如，仅就 EPS 报告单内的白细胞计数（WBC）而言，就不难看出其结果的明显不同。"WBC：8/HP" "WBC：3～13/HP" "WBC：3～13/HP，多数均匀分布" "WBC：3～13/HP，分布不均匀，可见局部成堆分布" "WBC：分布不均匀，绝大多数视野内 3～13/HP" "WBC：分布不均匀，绝大多数视野内 0～5/HP，多个视野内可见集簇分布"，这些可能是对于同一

份 EPS 的检验结果，但是理解起来却不一致，甚至可能获得完全不同的结论（存在前列腺炎或不存在前列腺炎），而临床工作中需要更多的数据来加以综合判断其诊断结果。最为重要的是，医生理解的结果应该与显微镜下检验技师的发现一致，这样才不至于发生理解偏差的情况。

2　精液常规分析结果

由于各种损害因素造成的精液质量改变多是非特异性的，临床工作上对病因的判断十分困难（陆金春，2013），目前只能根据精液分析的结果来初步预测生育潜能的大小，任何检测结果都不足以使临床医生得出是否与生育直接相关的诊断结论。那么，科学理解精液检查的结果就变得十分重要。

实验室结果是对患者提供的各种标本的理化和生物学特性的客观判断。但是，具体的患者个体，存在着显著的异质性，主要包括患者的年龄、性别、身高、体重等自身情况的差异，还存在着生活方式、饮食习惯和精神心理状态等的显著差异。此外，在获取实验标本时患者的配合程度也很重要，这些都会对生殖医学相关检测结果造成显著的影响。正如一句哲学名言"人不能两次踏进同一条河流"一样，任何事情都处在不断的变化过程中。我们可以期望，甚至要求检验技师对检测结果精益求精，不断完善对精液分析的标准化探索，但是临床医生一定不要僵化机械地理解具体数据。对生殖医学实验室技师的最大期望是：让检测结果更准确地反映患者的真实情况；在取精出现各种干扰，例如在精液常规分析的取精间隔时间、取精方式，患者身体健康状况、情绪等因素影响下，给出精液常规分析结果的矫正参考值。

除主观因素和环境因素外，实验室诊断方法的不规范，缺乏标准化，一直是困扰结果准确性的重要原因（陆金春，2013；Lu et al，2010；Lu et al，2014）。尽管近年来人们在推广标准化和规范化检测方面已经进行了大量的工作，但是仍然有深入探索和推广普及的巨大空间。

二、实验室结果最好同时做到对病因和病情的双重诊断

无论是精液常规，还是 EPS 常规检查，获得的结果多是对病情严重程度的评估，结果均为非特异性的，不能明确真正病因，毕竟许多危险因素或药物等均可以对人体产生相同的伤害作用，而同一个危险因素对不同个体影响的结果可能又存在很大差异，并且可能同时损害多个器官系统。例如，导致精子数量、活力、形态受损的因素千奇百怪，而某一个损害因素（发热、感染、损伤、药物等）又可以导致精子指标的全面异常。所以，男性生殖实验室诊断给出的结果往往是从某一个侧面来反映事物的属性，显然不够全面，而且存在一定的缺陷。

1　精液常规分析及精子形态检查结果并非病因诊断

男性不育不是一个疾病诊断，而是一个症状（没有后代）描述，是各种异常结果共同

作用后的综合表现，而精液分析不能给出病因诊断，精液质量异常提示的只是病情的严重性。所以，无论精液质量是否正常，都应该对患者进行全面的病史询问及体检，以发现性功能及其他方面的病因。

（1）精液常规分析指标多样化

多年的临床实践告诉我们，只有针对病因治疗，才能够获得满意的疗效。所以，在男性不育的诊治过程中，迫切需要提供病因诊断的实验证据，而精液常规及质量分析是男性不育诊断的基础检查，也是临床医生最为看重的检查项目。然而，检验技师给出的精液分析结果却经常让临床医生很闹心，并带来了极大的困扰。精液常规的质量分析只是对精子一般特性的总结，主要包括对精子数量、活力、形态及精浆特性的综合描述，精液质量的好与坏都只是对病情的基本判断，不能给出病因诊断（Lu et al，2010；Lu et al，2014）。

到目前为止，还难以单纯通过对精液质量的常规分析来判断病因。检验技师曾经试图探索吸烟、酗酒、精索静脉曲张等有害因素导致精液质量异常的特异性改变，例如"尼古丁精子""酒精精子"等，但是却都难以获得理想结果（曹兴午 等，2017）。毕竟某种精液质量异常可以由多种疾病、药物或环境等不利因素所诱发；而一种损害因素，可以同时造成多种精液质量参数异常。临床医生应该结合以往的工作经验和患者的病情加以综合判断，尤其是可以结合患者的病史、查体及其他检查进行综合分析，并做好鉴别诊断。

（2）精子形态异常率太高

按照传统思维，《人类精液检查与处理实验室手册》第5版的精子形态分析方法及结果很难被患者及医生接受（WHO，2010），依照该手册中的标准，精子形态异常率结果往往高得离谱，绝大多数门诊患者的精子形态检查结果畸形率在96%以上，还有许多患者的精子形态检测结果畸形率达到了100%。能否生育？能否生育发育正常的健康后代？成了患者心中的极大顾虑。此外，绝大多数的精子畸形也难以与明确的病因相关联，多属于非特异性改变。

① 医生难以向患者解释如何认识现代的精子形态分类。即使是完全异常形态的精子，也有许多男子成功生育。各种精子形态的特征与临床治疗结局往往难以挂钩。多年从事男科临床工作的男科医生都知道，这些年精子畸形率的正常标准一直在变化，而且变得越来越难以理解和接受，从最早畸形率超过了20%就认为是异常的，增加到50%、70%、85%，而WHO《人类精液检查与处理实验室手册》第5版中异常精子百分率超过96%才认为是异常的。临床检测结果也让医生难以招架，许多不育患者的精子畸形率超过96%，甚至精子畸形率达到100%者比比皆是。这样高的精子畸形率，一旦遭遇不育、流产或畸胎，就难免与其挂钩，并让医生和患者都充满了联想，甚至让后续的医疗决策误入歧途。

关于精子形态已知的事实是：畸形与非畸形精子自然受孕的机会不是均等的。活力异常的精子中正常形态精子百分率明显降低；异常形态精子的单链DNA和DNA损伤发生率高。DNA不完整的精子很难或不能与卵细胞融合。但实际上，精子形态对体外受精（IVF）

结局影响不大。克里夫兰临床生殖中心进行的一项关于卵细胞质内单精子注射（ICSI）的回顾性研究（$n=1\,074$）显示，主要的结果变量受精率、妊娠率、胚胎植入率与精子形态之间没有相关性，而且精子畸形最严重组的妊娠率和出生率也不受影响。

②　理性接受科学发展现状：精子形态带给医生的困扰最大（陆金春，2013）。这个问题不仅存在于三甲医院，同样存在于基层医院，并普遍令医生感到很棘手，应该引起重视。

首先是诊断标准问题。WHO先后发布了5版诊断标准，临床工作中究竟该执行什么标准，确实存在广泛争议。尽管由于WHO的权威地位，WHO《人类精液检查与处理实验室手册》第5版及参考值被视为"圣经"，但其参考值只是一个阶段性的历史记录，而不是终点，而是新起点。为此，有学者认为《人类精液检查与处理实验室手册》第5版手册的诊断标准趋向用于辅助生殖技术，并可作为筛查健康捐精者的参考标准，而临床一线诊断仍可沿用WHO《人类精液及精子-宫颈黏液相互作用实验室检验手册》第4版标准（谷翊群 等，2001）。此外，做出必要的调整很重要，传统（真正意义上的畸形）的和现代（非标准形态意义上的畸形）的精子形态标准检测结果都给出来，以供临床医生判断病情和病因，并为后续的分析提供完整的精子形态学资料。

其次是检测技术标准化问题（陆金春，2012）。在临床男科实验室、生殖中心、精子库和检验科开展精子形态学分析的标准化研究很有必要，并且具有重要的临床和科研价值。对精子进行形态学分析，标准化操作并做好质量控制可以显著提高分析结果的准确性。许多基层检验技师对精子形态的正常与异常标准缺乏必要的完整理解，需要加强相关培训工作。

2　遗传异常的可能性≠后代获得遗传异常的概率

在生殖医学中，遗传异常的发生率不低，而其危害性和重要性不言而喻。2013年的欧洲泌尿外科学会（EAU）指南汇总分析了11篇文献报告，在9 766例不育男性中，染色体异常率为5.8%，其中，性染色体异常4.2%，常染色体异常1.5%。医学诊断技术的进步带动了科学的发展，也给临床医生带来了许多困扰，尤其是遗传学问题。新的诊断技术发现了大量的性质不明确的突变和多态，五花八门的遗传检测结果的临床价值值得商榷。医生期望了解哪些遗传异常完全没有治疗价值，哪些遗传异常是没有临床意义的生理变异，哪些会携带遗传异常但可以存活，某些遗传异常的不良妊娠结局概率是多少。但是残酷的现实常常让医生不知所措，毕竟一旦检查发现有遗传异常和遗传性疾病，就必须对不育夫妇做遗传咨询，而这种异常与临床表型在很多情况下难以一一对应。

（1）精子DNA碎片化分析结果与异常妊娠结局不确定

精子DNA碎片化（DNA fragmentation index，DFI）分析是近年来开展的新检测项目，一般采用流式细胞术检测精子DNA完整性，其检测原理是受损的DNA在酸作用下变性成单链，吖啶橙（AO）与双链DNA结合发出绿色荧光，与单链DNA结合发出红色或黄色荧光，然后通过配有专用软件的流式细胞仪得出相关参数。DFI ≤ 15%为正常，

30%＞DFI＞15% 为临界值，DFI ≥ 30% 为异常。

尽管 DFI 结果与各种异常可能挂上钩，例如不育、流产、畸形胎儿、试管婴儿治疗失败等，但是都不是结论性意见（Lu et al，2018）。DFI 增高只反映精子整体上的质量问题，并不能具体到每一个精子，而怀孕只需要一个精子，理论上应该是功能最好的精子受孕（而这个精子不应该是 DFI 有问题的精子，或者 DFI 异常的精子基本上没有自然受孕或 ICSI 受孕的机会）。真实的情况是，DNA 损伤的精子很难 / 不能与卵细胞融合，但那些已经正常生育过的男性，精子的 DFI 都正常吗？显然不是。DFI 过高是否一定不生育？一定导致 IVF 中的卵子不受精？一定流产？例如：DFI 为 60%，是否意味着流产概率 60%？显然也不是。DFI 检测结果异常 ≠ 不生育或流产 / 畸胎，其结果的意义仅仅是指示生育概率，而不是绝对表明不生育或异常妊娠结局（Gat et al，2018；Sun et al，2018）。当然，DFI 结果异常患者可能同时具有其他的不利因素，这可能是其发生不良妊娠结局概率较高的真实原因。既然如此，为何要对 DFI 过于耿耿于怀？我们需要关注还有哪些诊断方法可以预测 DFI 异常对生育的不利影响，而不能单纯凭借 DFI 检测结果一家独大，否则将会使得我们忽略对真正病因或主要病因的探索，迷失合理治疗的方向。

（2）染色体平衡易位与流产的关系错综复杂

染色体平衡易位获得正常胚胎的可能性有多大？这个问题很难回答（Dai et al，2018；Maithripala et al，2018）。按照遗传学规律进行咨询的结果：后代可能有 1/18 正常核型，1/18 与亲本一致的核型，总体上 1/9 的后代可活，8/9 非平衡染色体不可存活。还有其他一些可能的学说认为后代可能存活的概率为：1/26，1/36……结果是，患者对于生育自己后代普遍没有信心，医生个人经验的说服性也很有限。

而现实情况是：每种配子出现的概率不一样（1/18 正常遗传的可能性 ≠ 1/18 正常概率）。来自植入前基因诊断（PGD）的经验告诉我们，获得可移植胚胎（正常胚胎 + 与亲代相同核型胚胎）概率＞1/9。根据欧美几个生殖中心平衡易位患者（其中男性因素 29.8%，女性因素 23%）获得胚胎情况，可移植胚胎占 25.5%（276/1 081）。有学者表示：染色体平衡易位患者的家庭正常妊娠的概率为 40%～50%；男性染色体平衡易位患者比女性更容易产生正常的配子。设想一下：几亿个精子中的染色体正常或接近正常的精子（1/18 正常核型，1/18 与亲本一致的核型，总体上 1/9 可存活）是否与其他的精子具有同样的竞争成功率？所以，临床医生与患者都不应该被 1/18 正常核型的概率束缚，应该努力尝试自然怀孕或 PGD。那么，生殖医学实验室是否可以为此提供新的、有力的检测项目作为佐证或依据？值得期待。

（3）PGD/PGS 要慎重选择

PGD/PGS 的开展，让 ART 又上了一个台阶，解决了一部分人的后代遗传健康问题，例如筛查诊断 21 三体综合征、血友病等，但是其本身存在的问题更多，需要进一步加强研究。例如，有些遗传异常难以明确定位基因或染色体，有些是多基因疾病，有些遗传异常只是没有意义的多态，有些是没有明显危害的遗传表现，有些是基本不会遗传的遗传异常（例如 47，XXY），即使是明确的遗传异常，也不是都能靠 PGD/PGS 来明确或加以有效排除的（Iews et al，2018）。

由此可见，医学要求的求真、求精与现实的距离还很大。PGD/PGS 带来的不全是益处，目前开展的 PGD/PGS 诊断项目还很有限，加之考虑到不菲的检测费用和失败率（医生诊断不一定完全准确以及患者成功生育率降低），一定要慎重选择。

三、"正常值范围"的困扰

设定实验结果的正常值有许多标准，例如学术团体的规范和指南会给出重要影响和权威性的正常值范围，各级医疗行业与医疗机构自身也会给出正常值，甚至生产试剂盒的制造商及每个试剂盒本身都可能有不同的正常值范围。当然，这些"正常值"也会与时俱进，永远在不断地变化和更新中，例如，仅仅精液常规分析正常值范围，WHO 就给出了 5 个版本。但是，正常值在某些"数字"医生（单纯根据化验单结果的正常与否来对疾病做出诊断的医生）看来，就成为诊断疾病与健康的绝对标准，并经常被误读。

以精液分析报告为例，临床检验提供"正常""异常"结果，包括：精液量、液化、酸碱度、浓度、活力、形态等，甚至还有五花八门的精子功能测定。尽管精液质量异常者中不生育的概率较大，但那些检验结果为"异常"的精液分析报告也不总是预示不育。来自人类精子库结果为"（健康捐精者）的数据提示，许多已经生育者的精液分析都或多或少地存在各种各样问题，甚至是很严重的问题。所以，精液分析能够提示的重要结论是：任何情况下都不能许诺患者"能怀孕"，也不允许肯定患者"不能怀孕"，而只能告诉其怀孕概率。此外，还存在不同年龄、生理、病理状况下的正常值范围的差异，在分析问题时均应该加以考虑。比较遗憾的是，作为有 14 多亿人口的大国，在 WHO 等多个国际学术组织制定的规范中，还缺乏许多国人生殖医学相关的正常参考值范围，临床参考依据又别无选择，只能在摸索中前行。这也是造成目前被动局面的重要原因。

又如，门诊工作中，一些患者在拿到内分泌激素结果报告单时，常常会有这样的疑问："检查结果都在正常范围，为什么说我不正常？"以我院给出的正常值参考范围加以解释。FSHY1.27 ~ 19.26 mIU/ml；LHY1.24 ~ 8.62 mIU/ml；泌乳素（PRL）Y2.64 ~ 13.13 ng/ml；E2Y<47 pg/ml；睾酮 1.75 ~ 7.81 ng/ml。FSH 的水平可以协助判断睾丸的生精潜能，FSH 越高，提示睾丸功能越差。对于一个健康的育龄男性，FSH 的结果一般不会超过 7 mIU/L，超过 10 mIU/ml 提示生精功能已经受损，超过 15 mIU/ml 应该是提示已经存在很严重的睾丸生精功能损害，而正常值的上限是 19.26 mIU/ml；睾酮水平的下限是 1.75 ng/ml，但是在临床工作中，睾酮低于 3 ng/ml 已经怀疑存在雄激素水平低下了；PRL 的上限值是 13.13 ng/ml，但是不超过 20 ng/ml，临床医生一般不太会关注。

第三节　实验室人员与临床医生的主动沟通

实验室人员应与临床医生主动沟通，其贯穿整个项目检验的三个阶段，即分析前、分析中及分析后阶段。现分别简述如下。

一、分析前的沟通

分析前工作的核心是获得合格的检测标本。分析前，实验室人员应制订样本采集手册供临床医生、护士和样本运送者使用。样本采集手册通常包括实验室开设的检验项目目录，申请单的填写（含临床资料填写要求），患者准备，不同项目、部位标本的采集时机、采集方法、采集量及采集次数，所用容器及添加剂，采集者身份标志方法，标本运送要求（温度、运送时间、安全运送的方法等）、延迟运送时标本的贮藏方法，已检样本的存放方法，申请附加检验项目的时间限制，标本标志方法，标本接收或拒收标准等。

提高标本的质量是保证检验结果准确性的前提。标本的采集常由临床医生或护士完成，在临床上，经常会出现不合格标本。因此，实验室人员需根据实际情况，定期向临床医生、护士和相关人员培训样本采集手册中的相关内容，保证其正确执行样本采集手册，以获得合格的检测标本。

生殖医学实验室人员要定期对样本质量进行评估，包括样本的采集次数（如无精子症的诊断必须基于至少两次样本的检测结果等）、适宜的样本量（如前列腺按摩液、宫颈黏液的量以既不过多、也不过少为宜）、标本质量（如血液标本不应溶血）及污染率等，并将评估结果及时向临床反馈，以便不断提高标本质量。

生殖医学实验室人员应加强与临床的信息交流，在临床医生选择检验项目时，可以提出自己的建议。作为实验室人员应采用各种方法向临床介绍新项目的特点、临床意义以及与已有项目的区别，帮助临床医生更好、更快地掌握检验项目的新知识。

二、分析中的沟通

检验结果的准确性除依赖于标本质量、相关的临床资料外，还与方法学、检验过程、人员、试剂、仪器、结果的报告等有关。检验过程涉及方法确认和验证、标准化操作、正常参考范围的确定、实验室内部质量控制体系、测量系统校准和验证等方面。实验室人员应参与并管理检验中的每一个环节，如：常规监督测量系统校准和验证，以确保结果的溯源性；制订实验室检测程序的方案和内容，确保其适宜性，并方便操作；制订检验方法的质量保证和质量控制体系，确保检验方法的有效性，以达到检测目的和要求；确定质量保证标准以及各检测结果的最终报告。

选择检验项目及方法以前，实验室人员应与临床医生讨论。在此后的使用过程中，实验室人员还需进行随访，结合临床诊断、治疗效果，评价检测结果的可信性和技术的准确性，以调整检验过程，确保检验方法的有效性，以达到检测目的和要求。

实验室人员应定期评价实验室所开展检验项目的正常参考范围，必要时进行调整。当怀疑某一特定正常参考范围不再适用于参考人群时，应开展调查；当实验室更改检验程序或检验前程序时，应评价正常参考范围；当开设新检验项目时，应验证正常参考范围的适用性。实验室人员在更改正常参考范围前应与临床医生讨论，更改后应进行随访。

实验室人员应与临床医生讨论检验项目的检验周期、报告时间，以满足临床需要。

一般检测项目及检测结果由检测者直接报告，但对某些特殊检测项目，实验室人员应在结果报告中附注解释性的评论和描述性分析，有时需要参考患者的病史或与临床医师讨论，针对性地给出诊断性报告和解释。经分析发现因受干扰物质或其他非正常因素影响而造成检测结果不能客观反映患者病情时，实验室人员应在报告中附注相应的解释或评价，以免误导临床判断。

三、分析后的沟通

实验室人员与临床医生的信息沟通在检验项目分析后的质量保证中具有重要作用。从严格意义上讲，检验报告所提供的结果绝大多数属于数据资料，而非信息。信息是经过解释的数据，即数据经过分类、整理、分析才成为信息。因此，实验室人员应注重与临床医生沟通信息，并注意信息沟通的途径和方式等。

实验室人员应将实验室所开设项目的相关信息主动告知临床，这些信息包括检验项目的临床意义，检测方法的影响因素和不精密度，检测值的正常参考范围，以及需要临床配合的患者准备、样本采集、运送要求和注意事项等。甚至包括该项目检测的成本核算、收费标准。在检验项目分析后的质量保证中，来自临床的信息主要是检验质量的反馈信息，这对实验室来说非常重要，因为无论实验室质量控制工作做得有多好，最终仍要看是否满足了临床需要，尽管这种反馈信息有时是以质量投诉的形式出现，实验室也必须正确对待。

实验室人员与临床医生最常用的信息沟通方式是电话联系，召开医技－临床对话会或全院性的工作会议交流也是一种较好的信息沟通方式，即使是提意见也是一种信息沟通方式。其实，实验室人员与临床医生的沟通途径多种多样，如开展检验医学专题讲座，编印检验信息发放到临床科室，实验人员到临床参与查房或会诊，通过医院信息管理系统（HIS）在网上进行实验室与临床的信息交流等。

样本的质量是检验报告准确的关键，当出现异常结果时，实验室人员首先要检查样本采集、保存、运送过程中是否存在影响检验质量的因素，如精液标本留取是否完全，运送途中是否注意保温，未及时检测的样本是否采用了正确保存的方法等；对于性传播疾病需要考虑可能的性接触时间和各种病原体感染的潜伏期，以及病毒性感染的窗口期等；两次检验结果差异较大时，除外分析前影响因素后，主要考虑室内质量控制情况，及时检查室内质量控制是否符合要求。此外，实验室人员应掌握循证检验医学的规律，正确评价各种检验项目的方法学及临床应用的局限性，并向临床医生说明。

实验室人员有义务向临床医生和患者及家属提供咨询服务。当临床医生对结果有任何疑问时，实验室人员应结合患者临床表现和检验项目的临床意义，帮助临床医生分析病情，做出合理的解释。实验室人员对患者的诊断、治疗、随访等方面的医学观点及判断常常通过临床医生来表达，很少直接向患者及家属提供咨询。然而，在有些情况下，实验室人员对患者及家属所关心的问题可能具有更丰富的知识，并且理解更透彻，能向患者或家属提供更好的咨询服务，如实验室人员可能比临床男科医生能更好地解释精液分析各种参数之间的相互关系和可能代表的患者病理状况。在疾病治疗方面，实验室人员能根据最新的医学知识提出更客观、更好的治疗建议，而不存在专业偏差或经济利益的问题。此外，在分子遗传学等领域，实验室人员可能是直接向患者及其家属提供特殊实验室检查选择，并对结果进行解释的最适宜的专业人员。

第四节　临床医师与检验师的共同期待

一、生殖实验室诊断标准化

标准化检测是医生与检验师的共同期盼，这样可以省略很多复杂和困难的校对与解释，而且只有这样不同实验室的结果才具有可比性，发表科学文章才容易被接受，尤其是多中心的研究更加需要检测结果的标准化。

精液分析的标准化一直是临床医生盼望的目标（陆金春，2012；陆金春，2017），国家正在加紧开展相关工作，组织科研，科技部基础研究平台、国家卫健委科研所、东部战区总医院、Geoffrey 精子测量技术研究室等，均在进行相关的研究和探索。

生殖激素测定是生殖实验室的最常见检查项目之一，对实验方法具有较为严格的要求，许多因素可以干扰检测结果：一般限定在上午 7:00—9:00 抽取静脉血，应让患者放松、别紧张，询问是否用药治疗过，例如：使用 HCG 者，FSH 可以下降；使用抗雌激素药物（克罗米芬、他莫昔芬等），FSH 可以增高。

二、从实践中发现临床工作的真实需求

医学应该尊重和遵循患者求医治病的初衷。真实需求（即我们开展检验的原动力）来自临床实践，并需要在实践中不断地加以验证与总结，这也是临床医生不断提出新的诊断需求的基础。无论实验诊断方法怎样变化，其为临床服务和疾病诊治的本质不会变，临床

中需要的诊断方法是那些既简单明确，又客观精准的项目，没有必要追求方法上的多样性和华而不实的项目。所以，许多检验诊断的临床价值值得商榷，而许多检验结果异常也并非一定指代疾病，反之亦然。单纯依据检查结果就确定患者患某种疾病或者排除患者患某种疾病，这偏离了医学的原动力。

临床医生提出了对实验诊断工作的基本需求，即检验医学为临床服务，这同样也是转化医学在生殖医学实验室诊断方面的具体体现，值得提倡。在对男性不育诊断的实验室诊断分析中，临床医生和检验技师的沟通不畅表现得特别严重和普遍，这对提高医疗技术和改善患者服务水平都是十分不利的。迫切需要加强临床与实验室的沟通，彼此要全面深入地了解对方的工作特点。

1　现实工作中临床医生对实验室诊断的需求

（1）临床医生认为对精液内的细胞进行鉴别十分必要

在临床工作中，精液细胞学检测报告多数没有区分白细胞和生殖细胞，精液内的细胞性质难定。而对精液内细胞进行鉴别能有效地鉴别精液中细胞的性质，结合精浆生化指标测定可鉴别梗阻性无精子症和非梗阻性无精子症，取代输精管造影，并可反映睾丸的生精功能；了解细胞毒类药物、温度等因素对生精细胞的影响；动态观察精液生精细胞的变化，可作为疗效观察和判断预后的指标之一。

精液内的细胞成分太复杂（曹兴午 等，2017）。一旦在精液内发现圆细胞，许多基层（也包括部分大型综合性医院）的化验员习惯于报告成白细胞，而在精液内发现白细胞，则意味着存在炎症，惯性思维是炎症＝病原体感染、病原体感染＝细菌存在＝需要抗生素治疗。

如果将精液内的圆细胞都报告成白细胞，一定会存在错误报道的结果，最终导致误诊误治，不能给患者解决问题且容易对患者造成伤害。实际上，精液内的细胞成分不仅可能是白细胞，还可能是生殖细胞，尤其是无精子症患者的精液内圆细胞多数可能是生殖细胞。为此，对精液细胞学的鉴别非常重要。

即使是生精细胞，也千差万别，并且具有不同的意义。精液中生精细胞包括：① 精原细胞，② 初级精母细胞，③ 次级精母细胞，④ 精子细胞。

对于那些确实需要明确细胞学特性的精液样本来说，有效地鉴别精液中细胞的性质应该是对检验人员的基本要求，区分白细胞与生精细胞是检验人员必需的责任。可以采取对氧化应激水平的检测、直接镜检法、瑞－吉氏染色或巴氏染色法染色、过氧化物酶染色法（甲苯胺蓝、联苯胺及邻甲苯胺过氧化物酶染色）、荧光原位杂交法、免疫细胞化学法测定（CD45、CD4、CD8）、弹性蛋白酶、白细胞介素 8（IL-8）及溶菌酶测定等，给临床医生进行综合判定提供更多的依据。

明确区分炎症细胞与生殖细胞，在治疗上起关键作用：一旦诊断为炎症细胞，需要了解是否存在感染的病原体；一旦诊断为生殖细胞，需要分析其细胞构成及主体细胞是什么，生精阻滞发生在哪一个发育环节，有助于判断睾丸功能。精液生精细胞的动态分析还可作为疗效观察和判断预后的指标之一，例如观察细胞毒性药物、温度、治疗药物、手术等因素对生精细胞的影响。切记引起检验人员和临床医生的重视。

实际上，精液脱落细胞学一词的含义更广泛、涵盖了精液中显微镜可见的所有内含物。依据精液脱落细胞学检测结果，可以确定不育夫妇双方存在的病理性因素，作为观察与判断疗效的指标，探讨睾丸生殖功能障碍与生殖激素代谢综合征的关系，从而为不育症患者的治疗提供理论依据。

（2）不活动精子 ≠ 死精子

精液常规化验结果中，精子活动力为0%（无活力是一个很严重的问题。但是，精子不活动，不一定是死精子，需要进行判断，尤其是对于ART开展的ICSI精子筛选，意义更大。常见的方法包括：伊红染色、低渗膨胀试验、与改善精子活力的药物共同孵育、超高倍显微镜下观察、机械刺激观察等。有条件的单位还可以选择进行电镜分析。

（3）精液不液化要给出严重程度的判断

目前的生殖实验室诊断中均未能检测和区分精液不液化的严重程度，这给临床工作判断病因和病情带来很大的盲区。我们迫切需要实验室人员总结和给出精液不液化严重程度的判断，同时我们还可以借助于一些其他指标加以综合判断。例如看一下精子的活动能力，寻找一下不液化的可能原因，可以体外有效处理不液化。所以，精液不液化 ≠ 不能生育。

此外，值得注意的是，虽然精液的液化酶是在前列腺内分泌的，但是不液化 ≠ 前列腺炎，该检测指标只能提示前列腺的分泌功能低下。

（4）对生殖能力的综合评估

良好的生育功能需要男性具有优良的精子和良好的性功能，而实验室评估生育潜能的时候，不仅要对精液进行分析，还应该评估附睾功能、前列腺功能、精囊功能等，甚至全身各个组织器官的功能状况。如同高考一样，给出一个总评分，是临床工作所期待的。

在评估男性精液质量的各个参数（精子数量、活力、形态，精浆生化、液化、黏稠度、酸碱度等）时，实验室诊断能否也给出一个针对男性生育能力的综合评分，来全面评估男性不育症的生育潜能及预后？最终医生需要了解的是：根据实验室诊断，患者的生育潜能很好、一般、很差或极差。做到这些就足够了，简化了诊断工作，同时把复杂的事情简单化，做到深入浅出。

2 深受临床医生欢迎的检验项目

临床医生和临床工作需要那些检验结果准确、可重复、对诊断具有较强支撑价值、准确判断预后的实验诊断项目，这也必然成为实验诊断技术研究和广泛开展的基本动力。举例如下：

（1）预测男性不育症药物治疗预后的检测项目

在治疗非梗阻性无精子症及少弱畸形精子症患者过程中，经常涉及预后判断的问题，FSH、AZF、抑制素B、染色体核型等都是判断预后的实验诊断指标。但是到目前为止，这些指标预测预后的准确性有限，尚无预测预后准性很高的指标。

（2）预测精索静脉曲张手术对精液质量改善的项目

什么样的精索静脉曲张患者手术治疗之后会获得精子质量的有效改善？这也是广为关注的问题。手术是精索静脉曲张的有效治疗方法，但是并不一定适合全部患者，过度医疗问题也引起了广泛关注。邢俊平团队（Wu et al, 2015）的研究发现，男性不育患者中，只有谷胱甘肽 S 转移酶 T1 基因（*GSTT*1）表型阳性的患者接受手术治疗才可望获得理想效果，而 *GSTT*1 基因表型阴性的患者手术治疗效果不好，不建议手术治疗。青春期精索静脉曲张患者中，*GSTT*1 基因表型阳性的患者接受手术治疗可预防其成年后的不育。

非梗阻性无精子症（NOA）伴精索静脉曲张患者手术后 10% 出现活动精子，6% 自然怀孕，如何提高其手术治疗的精子出现率非常重要。Zhi 等（2018）研究认为，对精浆 miRNA-192a 低下者进行精索静脉曲张手术治疗是可取的，精浆 miRNA-192a 水平可能成为预测临床手术治疗效果的潜在标志物，而且分析精浆具有方便、无创、快捷等优势，有利于开展临床工作。

三、加强复合型人才培养与制度建设

学科要发展，人才是关键，积极培养生殖医学实验室人才非常重要。临床医生应该了解实验诊断结果是如何获得的，而实验室技术人员也应该了解疾病的诊断过程及检验结果在诊断中的重要作用。建议有条件的医院，临床医生最好能够在实验室工作一段时间，亲自完成相关的实验检测与分析，了解其机制和操作过程，这对于临床医生全面理解实验诊断结果具有非常重要的价值；检验技师也应该参与门诊的诊治工作，深入临床工作中，了解一线工作人员的真实需求，并给出最符合临床要求的报告单。

四、建立生殖实验室检验技师与临床医生的长效沟通机制

任何事情的规范化和长期稳定开展都需要有制度的保障。加强相关领域的组织和管理工作也迫在眉睫。建立统一的生殖医学实验室诊断规范化管理机构，统一规范不育症的检测与质量控制管理刻不容缓。

生殖医学实验室诊断的诸多问题是客观存在、显而易见的，不能回避，而要积极面对，迫切需要加强检验与临床专家之间的有效沟通。希望相关学术团体，包括中华医学会检验医学分会、中华医学会男科学分会、中华医学会生殖医学分会、中国性学会相关专业委员会等，深切体会临床医生的苦衷与困难（不仅要超负荷诊治患者，还必须面对患者的诸多质疑），重视生殖医学实验室诊断的应用与发展，切实关怀生殖医学实验室诊断的检测与临床应用，开发规范化、统一的数据资料库，建立并提高我国生殖医学的临床诊断与治疗标准和水平。

（李宏军）

第二十章　生殖医学实验室的安全要求与防护

生殖医学实验室作为临床实验室的一部分，其基本安全要求和防护必须满足临床实验室的要求。

生殖医学实验室一般设在综合性医院或专科医院里，为医院的一个科室或从属于生殖医学中心。规模较大的生殖医学实验室承担的任务除了医疗外，还包括教学和科研。为了满足临床的需要，实验室总要不断开展新技术、新项目，而新技术、新项目的开展离不开科研；通过教学，实验室可以为社会培养人才，而且，在教学过程中实验室自身的水平也会获得很大的提高。因此，许多大型生殖医学实验室也是教学和科研的优秀基地。

要保证生殖医学实验室安全有序、保质保量地完成各项临床检测项目及配子和胚胎质量的准确评估，以及可能的相关科研工作的开展，生殖医学实验室的建设必须满足一定的安全要求。同时，由于精液、血液及各种体液样本可能含有一些生物危险因子，因此，实验室人员应该注意自身防护和实验室的安全防护，防止可能的病原微生物的扩散。本章将对生殖医学实验室建设的基本安全要求及防护的相关知识做一简要介绍，以保证生殖医学实验室健康有序地发展。

第一节　生殖医学实验室的环境安全要求

生殖医学实验室的环境安全要求是指实验室的设施及设备应满足的安全要求。设施是指实验室在建筑上的结构特征，如实验室的布局、送排风系统等；设备安全要求主要指安全设备的配置，如生物安全柜的选择和安装，高压灭菌器的选择、离心机安全罩、培养箱和胚胎冷冻室的监控设备的配置等。在设计实验室和安排某些类型的实验工作时，对于那些可能造成安全问题的情况要加以特别关注，这些情况包括：① 气溶胶的形成；② 处理大容量和（或）高浓度微生物；③ 仪器设备过度拥挤和过多；④ 未经允许人员进入实验室；⑤ 一些特殊标本和试剂的使用；⑥ IVF 实验室的特殊要求等。

一、生殖医学实验室设计的基本安全要求

生殖医学实验室的设计应满足如下基本安全要求：

（1）实验室的通风和供气管道的设计。实验室通风系统的设计应考虑污染区彼此之间的有效隔离，应保证整个实验室空气的有效循环。每个区域应有各自独立的通风系统。应对空气的流动速度进行定期监测以保证足够的通风，并在工程建设上防止潜在的感染因子和有害气体扩散。供气管道主要为将气瓶室的气体引入 IVF 实验室而铺设的管道，一般用不锈钢钢管。供气管道应根据培养箱的要求设计，有单一供气管道，也应有输送 CO_2、N_2和预混合气体的管道。供气管道的布置要便于检修，接口设置要方便使用且保证良好的密封性。备用气瓶间气体阀门可自动转换。

（2）实验室内所有电路应嵌于墙体内，且应设有足够的电源插口，尽量避免使用插线板。由于实验室内大功率电器较多，应充分考虑仪器所需供电负荷，在所有电路中配备断路器和漏电保护器。电路的布置要方便检查和维修。为防止意外断电对仪器和实验操作过程的影响，主要仪器如 CASA 系统、全自动生化分析仪、流式细胞仪、PCR 仪、生物安全柜、培养箱、程序冷冻仪、显微操作仪等均应配置不间断电源（UPS）或者配备自动的应急发电机。

（3）生殖医学实验室涉及配子和胚胎的培养和储存，而人类配子和胚胎非常珍贵，因此培养和储存设备的运行情况必须时刻关注。培养箱和胚胎冷冻室均应配置监控设备。培养箱监控的要点是监控其温湿度及气体浓度，当气体浓度及温、湿度超出报警限值且在设定的时间内不能自动恢复时，报警系统自动发出报警提示。胚胎冷冻室的液氮储存区应设有 24 h 氧气自动报警装置，当大量液氮泄漏导致低氧状态时，报警系统自动发出报警提示；每个储存罐内也应安装报警模块，当液氮液面低于警戒线时，系统自动报警。报警系统可接入远程报警输出设备，通过电话或是短信报警，让实验室技术人员在非工作时间内也能够了解培养箱和胚胎冷冻室的运行情况，从而及时检查并排除障碍。

（4）实验室应保证对技术工作区域中微生物、化学、放射和物理危害的防护水平进行控制，并且为关联的办公区域和邻近的公共空间提供安全的工作环境。

（5）实验室的每个出口和入口应可分辨，紧急出口应有标记以和普通出口区别。标记应包括国际或国家通用的危险标志（如：生物危险标志、火灾标志和放射性标志）以及其他有关的规定标记。通向出口的走廊和通道应无障碍。

（6）实验室入口应有可锁闭的门，门锁应不妨碍紧急疏散。实验室应仅限于获得授权的人员进入。房间内的门按需要安装门锁，正在检验高风险样本时应有进入限制。存放高风险样本、培养物、化学试剂或供应品还需采取其他的安全措施，如可锁闭的门、可锁闭的冷冻箱、特殊人员的进入限制等。

（7）应保证将采血区（当采血区位于实验室区域内时）、样本接收区、管理区和分析区明确分开。每个区域都应有适于在区内开展工作的受控环境以及设施、家具、工作面和地面。应有足够的无障碍空间来保证安全工作，包括大型设备周围应有空间便于维护人员工作。应在实验室工作区邻近区域（但应安全隔开）设计适宜且足够的空间，以安全、保险地存放样本、化学品、以及处置前的垃圾和特定的实验室废物。

（8）应在所有处理生物源性材料的区域内安装专用洗手池。只要可能，应将手动水龙头替换为自动的。

（9）实验室的采光或人工照明应适合安全地工作，要尽可能减少强光和反射光。

（10）应将可能产生过多烟雾、热量、蒸汽、冷气、异味、噪声或有害物质的所有设备与普通工作区隔离并安装适当的排风罩。对可能产生不良气味的操作过程可采用局部的自然或人工通风。实验室的室温、湿度和换气量应尽可能控制在使实验室工作人员舒适的程度。

二、IVF 实验室设计的特殊安全要求

IVF 实验室主要进行配子的处理、配子及胚胎的培养及储存、配子及胚胎的质量评估等，这些操作直接关系到患者及其子代的安全，因此 IVF 实验室的位置及装饰有其特殊要求，具体如下。

（1）IVF 实验室的位置。确定 IVF 实验室的位置需考虑实验室周围环境的潜在影响。IVF 实验室应远离污染严重的工厂、建筑工地等外部场所，因为空气质量下降，植入前胚胎更易受到伤害，IVF-ET 的妊娠率将降低。在医疗机构内，IVF 实验室应尽量远离传染科、放射科、检验科或中心实验室、病理科、手术室、消毒室、细胞遗传室、分子生物学实验室等，因为这些科室常用的消毒剂、洗涤剂、化学试剂、染料等都是挥发性有机化合物（VOC）的来源。VOC 是非工业环境中最常见的空气污染物之一，常见的 VOC 有苯乙烯、丙二醇、甘烷、酚、甲苯、二甲苯、甲醛等，当 VOC 含量超过一定界限时，会对胚胎造成损伤，影响胚胎着床。故建议 IVF 实验室设置在相对独立、较高的楼层。

（2）IVF 实验室的装饰。IVF 实验室装饰时需特别注意：① IVF 实验室装饰时，不建议使用任何油漆。② 实验室内部使用的黏合剂、密封剂、胶等材料不应含有甲醛、苯酚等，必要时可使用硅质材料。③ 新装修完成的实验室应采取适当的措施促进残留在装修材料中的有害物质释放，比较有效的方法就是提高实验室内的温度和通风率，可在 30～35℃、相对湿度小于 40% 的条件下预运行控温送风系统 2～4 周。待检测的室内 VOC 和微粒水平符合要求后再开始正式运行。

三、生殖医学实验室的设备安全

选择安全设备的基本原则：① 在设计上应能阻止或限制操作人员与感染性物质间的接触；② 建筑材料应防水、耐腐蚀并符合结构要求；③ 设备装配后应无毛刺、锐角以及易松动的部件；④ 设备的设计、建造与安装应便于操作、易于维护、清洁、清除污染和进行质量检验。应尽量避免使用玻璃及其他易碎的物品。

生殖医学实验室常用的安全设备有生物安全柜、高压灭菌器、离心机安全罩、移液器、个人防护装备等。其中，生物安全柜和个人防护装备的使用最为重要。高压灭菌器设

计需经批准，并具有有效的加热灭菌功能；离心机应带有防气溶胶的密封盖或在安全罩里使用；移液器应易于灭菌和清洁等。

（1）生物安全柜（biological safety cabinet，BSC）

生物安全柜是为操作原代培养物、菌毒株以及诊断性标本等具有感染性的实验材料时，保护操作者本人、实验室环境以及实验材料，使其避免暴露于上述操作过程中可能产生的感染性气溶胶和溅出物而设计的，根据气流及隔离屏障设计结构分为Ⅰ、Ⅱ、Ⅲ三个等级。生殖医学实验室使用Ⅰ级生物安全柜基本能满足要求。

Ⅰ级生物安全柜的室内空气通过前窗操作口流过工作台表面，并且通过排风管排出。操作者的手臂可从生物安全柜的前门伸到柜子里，并且通过观察窗观察工作台面，窗子可完全抬起，以便清理工作台。从生物安全柜排出的气体通过一个HEPA过滤器后可以进入实验室，通过建筑物的排风系统排到建筑物外面，或直接通过建筑物的排风系统排到建筑物外面。Ⅰ级生物安全柜可提供对人员及环境的保护，不对产品进行保护，可保证对第二、三、四类病原体（分别相当于Ⅲ级、Ⅱ级及Ⅰ级生物因子风险等级）操作的生物安全，也能应用于放射性核素和挥发性有毒的化学药品的实验操作。

生物安全柜常安装了一种或两种警报，工作窗警报仅限于有推拉窗的柜子，可纠正不正确的窗子高度。气流警报预示着柜内正常的气流模式受到干扰，对操作者和产品可能造成直接危险。当听到气流警报时，应立即停止工作，并向实验室负责人或生物安全员报告。

生物安全柜最好放在远离人员通道及潜在的干扰气流的位置，柜子的后面及两侧各留出30 cm的空隙，以便在保养时检修人员容易通过，在柜子的顶部有30～35 cm的空隙，以便准确测量通过HEPA高效过滤器的气流速度和更换HEPA高效过滤器。只有经过培训和指导的工作人员才能操作该设备。手和双臂伸入生物安全柜中等待大约1 min，使安全柜调整完毕并且让里面的空气"扫过"手和双臂的表面以后，才可以开始对物品进行处理。要在开始实验之前将所有必需的物品置于安全柜内，以尽可能减少双臂进出前面开口的次数。所有物品应尽可能地放在工作台后部靠近工作台后缘的位置，并使其在操作中不会阻挡后部格栅。可产生气溶胶的设备（例如混匀器、离心机等）应靠近安全柜的后部放置。有生物危害性的废弃物袋、盛放废弃吸管的盘子以及吸滤瓶等体积较大的物品，应该放在安全柜内的某一侧。在工作台面上的实验操作应该按照从清洁区到污染区的方向进行。

生物安全柜中不需紫外灯。如有紫外灯，必须每周清理任何有可能影响杀菌效果的灰尘和污垢。生物安全柜里应避免使用明火，它会破坏定向气流的方向，而且当使用挥发性的、易燃的化学品时，会造成危险。接种环灭菌可使用微型电加热器，其效果优于明火。

在使用生物安全柜时应穿着个体防护服。在进行一级和二级生物安全水平的操作时，可穿着普通实验服。

在每次使用前后，要清除生物安全柜内表面的污染。工作台面和内壁要用消毒剂擦拭，所用的消毒剂要能够杀死安全柜里可能发现的任何微生物。每天实验结束时，应擦拭生物安全柜的工作台面、四周以及玻璃的内外侧等部位来清除表面的污染。如对目标生物体有效，可以采用漂白剂溶液或70%酒精来消毒。在使用如漂白剂等腐蚀性消毒剂后，还必须用无菌水再次进行擦拭。

如果在生物安全柜内部发生了生物危险材料的溢出，应在安全柜处于工作状态时马上清理，并使用有效的消毒剂，尽可能地减少气溶胶的产生。所有接触溢出物的材料都应消毒或高压灭菌。

生物安全柜关闭前运行5 min以净化内部的气体。

生物安全柜的所有维修工作应该由有资质的专业人员进行。在生物安全柜操作中出现的任何故障都应该报告，并应在再次使用之前进行维修。生物安全柜在安装、移机和随后的常规使用中，应每年按照国家标准对其有效性和安全性进行检测。检测应由获得授权的部门及专业人员来进行。

（2）个人防护装备（personal protective equipment，PPE）

个人防护装备是减少操作人员暴露于气溶胶、喷溅物以及意外接种等危险的一个屏障。应在危害评估的基础上，按不同级别的防护要求选择适当的个人防护装备。个人防护装备主要有：① 实验室防护服。实验室应确保具备足够的与风险水平相应的洁净的防护服（如外衣和长罩服），可供实验室工作人员或来访者使用。② 护目镜、安全眼镜和面罩。在处理危险材料时应有经过核准的安全眼镜、面部防护罩或其他的眼部、面部防护装置可供使用。要根据所进行的操作来选择相应的装备，避免因实验物品飞溅对眼睛和面部造成的危害。护目镜应该戴在常规视力矫正眼镜或隐形眼镜（对生物学危害没有保护作用）的外面，以对物品飞溅和撞击提供保护。护目镜、安全眼镜或面罩均不得带离实验室区域。③ 手套。在实验室工作时应有可供使用的手套，以防化学品、生物危险物、辐射污染、冷和热、产品污染、刺伤和擦伤等造成的危害。手套应按所从事操作的种类符合舒服、合适、灵活、可握牢、耐磨、耐扎和耐撕的要求，并应对所涉及的危险提供足够的防护。手套使用时应注意：在穿戴前应检查是否存在漏损；戴好后完全遮住手及腕部，如适用，可覆盖实验室长罩服或外衣的袖子；在撕破、损坏或怀疑内部受污染时需重新更换手套；手套为工作专用，即仅在接触有潜在感染性材料时使用；在工作完成或中止后应摘掉并按照安全规范进行相应处置；在接触参考资料、电话和键盘等之前应摘掉污染的手套。④ 鞋。露趾便鞋不适合作为实验室用鞋。推荐使用皮质或合成材料的不渗液体的鞋类。在从事可能出现漏出的工作时可穿一次性防水鞋套。⑤ 呼吸防护装备（如面具、个人呼吸器等）。应按照作业指导书及培训的要求使用。可要求对呼吸器做个体适合性测试。

第二节　生殖医学实验室的生物安全管理与防护

一、生殖医学实验室的生物安全管理要求

生殖医学实验室的各级人员应有其安全职责：实验室主任负责制订并执行生物安全管理计划以及安全或操作手册；实验室主管/生物安全员（由实验室主任指定的人员）应当保证提供常规的实验室安全培训，并将生物安全实验室的特殊危害告知实验室人员，同时要求他们阅读生物安全手册和操作手册，并遵循标准的操作和规程。要确保所有实验室人员都了解这些要求，同时，实验室内应备有可供取阅的安全手册和操作手册。

所有在生殖医学实验室工作的人员都会经常遇到一些高危操作，人为的失误和不规范的操作会极大地影响所采取的安全措施对实验室人员的防护效果。因此，熟悉如何识别与控制实验室危害、加强工作人员的安全意识，是预防实验室感染、差错和事故的关键，不断对工作人员进行安全措施方面的在职培训非常必要。

通过对实验室人员进行培训，可让实验室人员了解生物安全法律法规，熟悉生物安全知识，掌握检验操作中生物安全的技术规范。实验室管理者应确保将安全的实验室操作及程序融合到工作人员的基本培训中。安全措施方面的培训是新工作人员岗前培训的有机组成部分，应向工作人员介绍生物安全操作规范和实验室操作指南，包括安全手册和操作手册。应采用诸如签名传阅的方法，来确保工作人员阅读并理解了这些规程。实验室主管在对下属工作人员进行规范性实验室操作技术培训时起关键作用，生物安全员可以协助进行人员培训并制作教具和教案。人员培训的内容应包括生物安全法律法规、规章制度、生物安全专业知识、操作规范等。

另外，生殖医学实验室要有严格的人员准入制度，发生实验室感染或安全事故的管理制度等。一旦实验室发生感染或意外事故，要及时处理或救治，及时进行免疫接种或预防性服药，必要时进行医学观察。并且先将受害人员调离岗位，重新上岗前进行体检，并将这些情况记入健康监护档案。

二、生殖医学实验室的生物安全防护

生殖医学实验室的工作，会直接接触各种病原微生物（已知或未知的），因此存在着各种生物污染，实验室环境及工作人员也会面临着生物污染的危害。如果病原微生物从实验室泄漏，可在实验室及其周围，甚至更广的范围内造成疾病传播或流行，因此加强生殖医学实验室的环境管理与安全防护至关重要。近年来，我国政府已逐渐意识到实验室生物安全的重要性，从 2002 年起，相继颁布了《微生物和生物医学实验室生物安全通用准则》（WS 233—2002）、《实验室　生物安全通用要求》（GB 19489—2008）、《生物安全实验室建

筑技术规范》(GB 50346—2011)、《医学实验室—安全要求》(GB 19781—2005/ISO 15190：2003，IDT)、《病原微生物实验室生物安全管理条例》(2018修订版)等标准及法规，这些标准及法规的颁布，对于指导实验室工作人员在实验活动中采取有效的防护措施，进一步规范实验操作行为，避免和减少实验活动或其他相关活动中感染性或潜在感染性生物因子对工作人员、环境和公众造成危害等具有十分重要的意义。

1 生物因子风险分级

《医学实验室—安全要求》(GB 19781—2005/ISO 15190：2003，IDT)中将生物因子分为4个风险等级：Ⅰ级风险（个体低风险，群体低风险），即不会使健康工作者或动物发病的微生物（如细菌、真菌、病毒）和寄生虫等（如非致病性生物因子）；Ⅱ级风险（个体中风险，群体有限风险），即能引起人类或动物发病，但一般情况下对健康工作者、群体、家畜或环境不构成严重危险的病原体（如金黄色葡萄球菌、单核细胞增生性李斯特菌等）。实验室暴露很少引起致严重性疾病的感染，具备有效治疗和预防措施，并且传播风险有限；Ⅲ级风险（个体高风险，群体低风险），即能引起人类或动物严重性疾病，或造成严重经济损失，但通常不能因偶然接触而在个体间传播，或能使用抗生素、抗寄生虫药治疗的病原体（如伤寒沙门菌、朊病毒等）；Ⅳ级风险（个体高风险，群体高风险），即能引起人类或动物非常严重的疾病，一般不能治愈，容易直接或间接或因偶然接触在人与人、人与动物、或动物与动物间传播的病原体（如天花病毒等）。

与生物因子风险等级相应的病原微生物亦分为四类：第一类病原微生物（相当于Ⅳ级风险因子），是指能够引起人类或者动物非常严重疾病的微生物，以及我国尚未发现或者已经宣布消灭的微生物，即容易直接或者间接在人与人、动物与人、动物与动物间传播，一般不能治愈的；第二类病原微生物（相当于Ⅲ级风险因子），是指能够引起人类或者动物严重疾病通常不能因偶然接触而在个体间传播，或能使用抗生素、抗寄生虫药治疗的微生物。第三类病原微生物（相当于Ⅱ级风险因子），是指能够引起人类或者动物疾病，但一般情况下对人、动物或者环境不构成严重危害，传播风险有限，实验室感染后很少引起严重疾病，并且具备有效治疗和预防措施的微生物；第四类病原微生物（相当于Ⅰ级风险因子），是指在通常情况下不会引起人类或者动物疾病的微生物。其中，第一类、第二类病原微生物统称为高致病性病原微生物。

2 生殖医学实验室常见危险操作

主要包括：① 微生物气溶胶吸入，如使用接种环、划线接种琼脂平板、移液、制作涂片、打开培养物、打开搅拌器盖、采集血液/血清标本、离心等；② 食入危险，如处理标本、涂片以及培养物等；③ 在使用注射器和针头时刺伤皮肤；④ 离心时离心管碎裂；⑤ 打碎带有培养物的平皿、打碎干燥菌种安瓿等；⑥ 处理动物时被咬伤、抓伤；⑦ 处理血液、精液以及其他有潜在病理学危害的材料；⑧ 实验室间运送病原微生物样本的容器泄漏；⑨ 感染性材料的污染清除和处理；⑩ 化学品、火、电或辐射的危害等。

3 危险度评估

危险度评估是生物安全工作的核心,对于保证生物安全具有重要意义。实际工作中可以借助许多方法来对某一个特定的操作程序或实验进行危险度评估,其中最重要的是专业判断。危险度评估应当由那些对所涉及的微生物特性、设备和规程、动物模型以及防护设备和设施最为熟悉的人员来进行。实验室主任或项目负责人应当负责确保进行充分和及时的危险度评估。危险度评估还应当考虑收集与危险程度相关的新资料以及来自科学文献的其他相关的新信息,以便必要时对危险度评估结果进行定期检查和修订。

进行微生物危险度评估最有用的工具之一就是列出微生物的危险度等级。但对于一个特定的微生物来讲,在进行危险度评估时仅仅参考其危险度等级是远远不够的,还应考虑其他一些因素,这些因素包括:① 微生物的致病性和感染数量;② 暴露的潜在后果;③ 自然感染途径及实验室操作所致的其他感染途径(非消化道途径、空气传播、食入等);④ 微生物在环境中的稳定性;⑤ 所操作微生物的浓度和浓缩标本的容量;⑥ 适宜宿主(人或动物)的存在;⑦ 从动物研究和实验室感染报告或临床报告中得到的信息;⑧ 计划进行的实验室操作(如超声处理、气溶胶化、离心等);⑨ 可能会扩大微生物的宿主范围或改变微生物对于已知有效治疗方案敏感性的所有基因技术;⑩ 当地是否能进行有效的预防或治疗干预。

根据危险度评估过程中所明确的上述信息,可以确定所计划开展的研究工作的生物安全水平级别,选择合适的个体防护装备,并结合其他安全措施制订标准操作规范(standard operating procedure,SOP),以确保在最安全的水平下开展工作。

4 生殖医学实验室工作人员防护规范

生殖医学实验室工作人员的防护规范包括:① 在实验室工作时,任何时候都必须穿合适的工作服或防护服。② 在进行可能直接或意外接触到血液、精液以及其他具有潜在感染性的材料或感染性动物的操作时,应戴上合适的手套。手套用完后,应先消毒再摘除,随后必须洗手。③ 在处理完感染性实验材料和动物后,以及离开实验室工作区域前,都必须洗手。④ 为了防止眼睛或面部受到泼溅物、碰撞物或人工紫外线辐射的伤害,必须戴安全眼镜、面罩(面具)或其他防护设备。⑤ 严禁穿着实验室防护服离开实验室(如去餐厅、咖啡厅、办公室、图书馆、员工休息室和卫生间等)。⑥ 不得在实验室内穿露脚趾的鞋子。⑦ 禁止在实验室工作区域进食、饮水、吸烟、化妆和处理隐形眼镜。⑧ 禁止在实验室工作区域储存食品和饮料。⑨ 在实验室内用过的防护服不得和日常服装放在同一柜子内。

5 生殖医学实验室操作规范

主要包括:① 严禁用口吸移液管。② 严禁将实验材料放入口内,禁止舔标签。③ 所有的技术操作要按尽量减少气溶胶和微小液滴形成的方式来进行。④ 应限制使用注射针头和注射器,注射针头和注射器不能用于移液或用作其他用途。⑤ 实验室应制订并执行处理溢出物的标准操作程序。出现溢出、事故以及明显或可能暴露于感染性物质时，必须向实验室负责人报告，实验室应如实记录有关暴露和处理情况，保存相关记录。⑥ 污染的液体在排放到生活污水管道以前必须清除污染（采用化学或物理学方法）。根据所处理的微生物因子的危险度评估结果准备专门的污水处理系统。⑦ 只有保证在实验室内没有受到污染的文件纸张才能带出实验室。

6　生殖医学实验室工作区域规范

主要包括：① 实验室应保持清洁整齐，严禁摆放和实验无关的物品。② 发生具有潜在危害性的材料溢出以及在每天工作结束之后，都必须清除工作台面的污染。③ 所有受到污染的材料、标本和培养物在废弃或清洁再利用之前，必须清除污染。④ 在进行包装和运输时必须遵循国家和（或）国际的相关规定。⑤ 如果窗户可以打开，则应安装防止节肢动物进入的纱窗。

7　生殖医学实验室设备使用规范

生殖医学实验室常用设备主要包括生物安全柜、离心机、冰箱和冰柜、移液器等，现简要介绍其使用规范。

生物安全柜的使用规范：① 只有经过培训和指导的实验室工作人员才能操作此设备。② 生物安全柜运行正常时才能使用，且在生物安全柜使用中不能打开玻璃观察挡板。在生物安全柜内操作时，不能进行文字工作。③ 生物安全柜内尽量少放置器材或标本，不能影响后部压力排风系统的气流循环。④ 生物安全柜内不能使用明火，否则燃烧产生的热量会干扰气流并可能损坏过滤器。允许使用微型电加热器，但最好使用一次性无菌接种环。⑤ 所有工作必须在工作台面的中后部进行，并能够通过玻璃观察到挡板。⑥ 尽量减少操作者身后的人员活动。⑦ 操作者不应反复移出和伸进手臂以免干扰气流。⑧ 不要使实验记录本、移液管以及其他物品阻挡空气格栅，因为这将干扰气体流动，引起物品的潜在污染和操作者的暴露。⑨ 在生物安全柜内的工作开始前和结束后，安全柜的风机应至少运行 5 min。⑩ 工作完成后以及每天下班前，应使用适当的消毒剂对生物安全柜的表面进行擦拭。

离心机的使用规范：① 离心机良好的机械性能是保障生物安全的前提条件。② 应按照操作手册来操作离心机。③ 离心机放置的高度应当使小个子工作人员也能够看到离心机内部，以正确放置十字轴和离心桶。④ 离心管和盛放离心标本的容器最好为塑料制品，或厚壁玻璃制品，并且在使用前应检查是否破损。⑤ 用于离心的试管和标本容器应当始终牢固盖紧（最好使用螺旋盖）。⑥ 离心桶和十字轴应按重量配对，并在装载离心管后正确平衡。⑦ 操作指南中应给出液面距离心管管口需要留出的空间大小。⑧ 空离心桶应当用蒸馏水平衡。⑨ 对于危险度Ⅲ级和Ⅳ级的微生物，必须使用可封口的离心桶（安全杯）。

冰箱与冰柜的使用规范：① 冰箱和冰柜应当定期除霜和清洁，应清理出所有在储存过程中破碎的安瓿和试管等物品。清理时应戴厚橡胶手套并进行面部防护，清理后要对内表面进行消毒。② 储存在冰箱内的所有容器应当清楚地标明内装物品的科学名称、储存日期和储存者的姓名。未标明的或废旧物品应当高压灭菌并丢弃。③ 应当保存一份冻存物品的清单。④ 除非有防爆措施，否则冰箱内不能放置易燃溶液。

移液器的使用规范：① 使用移液管，严禁用口吸取。② 所有移液管应带有棉塞以减少移液器具的污染。③ 不能向含有感染性物质的溶液中吹入气体，感染性物质亦不能使用移液管反复吹吸混合。④ 不能将液体从移液管内用力吹出。⑤ 最好使用不需要排出最后一滴液体的移液管。⑥ 污染的移液管应该完全浸泡在盛有适当消毒剂的防碎容器中。移液管应当在消毒剂中浸泡适当时间后再进行处理。⑦ 为了避免感染性物质从移液管中滴出而扩散，在工作台面上应当放置一块浸有消毒剂的布或吸有消毒剂的纸，使用后将其按感染性废弃物处理。

8　生殖医学实验室标本安全操作规范

主要包括：① 标本容器最好使用塑料制品，也可以用玻璃制品。标本容器应当坚固，正确地用盖子或塞子盖好后应无泄漏。在容器外部不能有残留物。容器上应当正确地粘贴标签以便于识别。标本申请单不能够卷在容器外面，而是要分开放置，最好放置在防水的袋子里。② 为了避免标本意外泄漏或溢出，标本传递过程中应当使用盒子等二级容器，并将其固定在架子上，使装有标本的容器保持直立。二级容器可以是金属或塑料制品，应该可以耐高压灭菌或耐受化学消毒剂的作用。密封口最好有一个垫圈，要定期清除污染。③ 需要接收大量标本的实验室应当安排专门的房间或空间。④ 接收和打开标本的人员应当了解标本对身体健康的潜在危害，并接受过如何采用标准防护方法的培训，尤其是处理破碎或泄漏的容器时更应如此。⑤ 所有样本应以防止污染工作人员、患者或环境的方式运送到实验室。⑥ 样本应置于被批准的、本质安全、防漏的容器中运输。⑦ 样本运送到机构外部应遵守现行的有关运输感染性和其他生物源性材料的法规。⑧ 精液、血液、组织及其他标本应当由受过培训的人员来采集或指导采集，所有操作均要戴手套。静脉抽血时，应当使用一次性的安全真空采血管取代传统的针头和注射器，这样可以使血液直接采集到带塞的运输管和（或）培养管中。用完后自动废弃针头。打开标本管时，应用纸或纱布抓住塞子以防止喷溅。处理溢出的血液、精液标本时，可使用次氯酸盐来清除污染，有效氯浓度应达到 5 g/L。戊二醛亦可以用于清除表面污染。⑨ 用于显微镜观察的精液、血液等标本在固定和染色时，应当用镊子拿取这些东西，妥善储存，并经清除污染和（或）高压灭菌后再丢弃。⑩ 组织标本应用福尔马林固定。应当避免冷冻切片。如果必须进行冷冻切片，应当罩住冰冻机，操作者要戴安全防护面罩。清除污染时，仪器的温度要升至20℃。

9　感染性物质操作规范

主要包括：① 为了避免被接种物洒落，微生物接种环的直径应为 2～3 mm 并完全封闭，柄的长度应小于 6 cm 以减少抖动。② 使用封闭式微型电加热器消毒接种环，可以避免在明火上加热所引起的感染性物质爆溅。最好使用不需要再消毒的一次性接种环。③ 准备高压灭菌的标本和培养物或将被处理的废弃标本和培养物应当放置在防漏的容器（如实验室废弃物袋）内。在丢弃到废弃物盛器中以前，顶部要固定好（如采用高压灭菌胶带）。④ 在每一阶段工作结束后，必须采用适当的消毒剂清除工作区的污染。⑤ 微生物操作中释放的较大（直径大于 5 μm）的粒子和液滴会迅速沉降到工作台面和操作者的手上。实验室人员在操作时应戴一次性手套，并避免触摸口、眼及面部。⑥ 不能在实验室内饮食、储存食品、化妆，在实验室里时，嘴里不应有东西，如钢笔、铅笔、口香糖等。⑦ 在所有可能产生潜在感染性物质喷溅的操作过程中，操作人员应将面部、口和眼遮住或采取其他防护措施。⑧ 锐器损伤（如被皮下注射针头、巴斯德玻璃吸管以及破碎的玻璃刺伤）可能引起意外注入感染性物质，通过认真练习和仔细操作，可以避免破损玻璃器皿的刺伤所引起的接种感染。应尽可能减少使用注射器和针头，尽可能用塑料制品代替玻璃制品。⑨ 不要给用过的注射器针头戴护套。一次性物品应丢弃在防/耐穿透的带盖容器中。⑩ 应当用巴斯德塑料吸管代替玻璃吸管。

10　消毒和灭菌规范

主要包括：① 清除局部环境污染时，需要联合应用紫外灯、液体和气体消毒剂来清除实验室空间、用具和设备的污染。清除表面污染时可以使用次氯酸钠溶液、75%的乙醇或84消毒液。亦可以通过加热多聚甲醛或煮沸福尔马林，利用所产生的甲醛蒸气熏蒸来清除房间和仪器的污染，但这是一项需要由专门培训过的专业人员来进行的、非常危险的操作。产生甲醛蒸气前，房间的所有开口（如门窗等）都应用密封带或类似物加以密封；清除污染时气体需要与物体表面至少接触8 h；熏蒸后，该区域必须彻底通风后才能允许人员进入。② 清除手部污染时，大多数情况下，用普通的肥皂和水彻底冲洗就足够了。但在高度危险的情况下，建议使用杀菌肥皂。手要完全抹上肥皂，搓洗至少10 s，用干净水冲洗后再用干净的纸巾或毛巾擦干（如果有条件，可以使用暖风干手器）。推荐使用脚控或肘控的水龙头，以防止再度污染洗净的手。如果没有条件彻底洗手或洗手不方便，应该用酒精擦手来清除双手的轻度污染。③ 清除物品污染时，加热是最常用的物理手段。"干"热没有腐蚀性，可用来处理实验器材中许多可耐受160℃或更高温度2～4 h的物品；高压灭菌的湿热法最为有效；煮沸并不一定能杀死所有的微生物或病原体，但在其他方法（化学杀菌、清除污染、高压灭菌）不可行或没有条件时，也可以作为一种最起码的消毒措施。灭菌后的物品必须小心操作并保存，以保证在使用之前不再被污染。④ 在处理那些事先未经清除污染的动物尸体以及解剖组织或其他实验室废弃物时，焚烧是一种有效的方法。只有在实验室可以控制焚烧炉的条件下，才能用焚烧代替高压灭菌来处理感染性物质。需要焚烧的材料应当用袋子运送到焚烧室，最好使用塑料袋。负责焚烧的工作人员应当接受关于如何装载和控制温度等的正确指导。没有焚烧室的医疗机构，应将需要焚烧的材料按要求运输到指定的地点进行焚烧处理。

11　生殖医学实验室废弃物处理规范

主要包括：① 所有不再需要的样本、培养物和其他生物材料应弃置于专门设计的、专用的和有标记的用于处置危险废物的容器内。生物废物容器的装量不能超过其设计容量。② 利器（包括针头、小刀、金属和玻璃）应直接弃置于耐扎的容器内。③ 实验室管理者应确保由经过适当培训的人员采用适当的个人防护装备处理危险废物。④ 不允许积存垃圾和实验室废物。已装满的容器应定期从工作区运走。在去污染或最终处置之前，应存放在指定的安全地方，通常在实验室区内。未被试剂或体液污染的实验室垃圾和日常纸类废物可按非危险废物操作和处理。每天至少适当且安全地处置一次。⑤ 所有弃置的实验室微生物样本、培养物和被污染的废物在从实验室区取走之前，应使其本质上达到生物学安全（可通过高压消毒处理或其他被批准的技术或包装在适当的容器内实现）。⑥ 只要包装和运输方式符合相应法规要求，可允许运送未处理的废物至指定机构。⑦ 对已知未受污染的实验室废物可按非危险废物操作并处理。

12　特殊实验室的工作区域划分

基因扩增实验室：对开展淋球菌、单纯疱疹病毒、衣原体、支原体等病原体DNA检测的生殖医学实验室应设立特殊的临床基因扩增实验室，其应满足原卫生部《医疗机构临床基因扩增检验实验室管理办法》（卫办医疗政发〔2010〕194号）的要求。临床基因扩增实验室工作区域应分为：① 试剂储存和准备区；② 标本制备区；③ 基因扩增区；④ 扩增产物分析区。如使用全自动分析仪，基因扩增区和扩增产物分析区可合并。临床基因扩增实验室的各工作区域必须有明确的标记，避免不同工作区域内的设备、物品混用。进入各工作区域必须严格按照单一方向进行，即试剂储存和准备区→标本制备区→基因扩增区→扩增产物分析区。不同的工作区域最好使用不同（例如不同颜色）的工作服。工作人员离开各工作区域时，不得将工作服带出。

微生物实验室：对开展精液、前列腺按摩液培养以及支原体、衣原体、淋球菌培养的生殖医学实验室应设立专门的微生物实验室，其应符合原卫生部《微生物和生物医学实验室生物安全通用准则》（WS 233—2002）的要求，工作区域分为清洁区、半污染区和污染区。生殖医学实验室中的微生物实验室应至少满足二级生物安全实验室（BSL-2）要求。

艾滋病实验室：从事艾滋病检测的生殖医学实验室、精子库或男科实验室，应设立专门的艾滋病实验室。筛查实验室的检测区域应分为清洁区、半污染区和污染区，应符合生物安全二级实验室（BSL-2）的要求。确证实验室需有独立的血清学检测实验室，分为清洁区、半污染区和污染区，符合生物安全二级实验室（BSL-2）的要求。可根据需要设置核酸检测、免疫学检测等区域。

（骆　峻　陆金春）

参考文献

SHEPARD M C, LUNCEFORD C D, 1967. Occurrence of urease in T strains of Mycoplasma. J Bacteriol, 93（5）: 1513-1520.

DONDERO F, SCIARRA F, ISIDORI A, 1972. Evaluation of relationship between plasma testosterone and human seminal citric acid. Fertil Steril, 23（3）: 168.

JACOBS P A, MELVILLE M, RATCLIFFE S, et al., 1974. A cytogenetic survey of 11680 newborn infants. Ann Hum Genet, 37（4）: 359-376.

SHEPARD M, 1974. Ureaplasma urealyticum gen. Nov., sp. Nov.: Proposed nomenclature for the human T（T-strain）mycoplasmas. Int J Syst Bacteriol, 24（2）: 160-171.

CASEY J, DAVIDSON N, 1977. Rates of formation and thermal stabilities of RNA: DNA and DNA : DNA duplexes at high concentrations of formamide. Nucleic Acids Research, 4（5）: 1539-1552.

RONQUIST G, HEDSTRÖM M, 1977. Restoration of detergent-inactivated adenosine triphosphatase activity of human prostatic fluid with concanavalin A. Biochim Biophys Acta, 483（2）: 483-486.

KURIYAMA M, WANG M C, PAPSIDERO L D, et al., 1980. Quantitation of prostate-specific antigen in serum by a sensitive enzyme immunoassay. Cancer Res, 40（12）: 4658-4662.

TAUBER P F, ZANEVELD L J, PROPPING D, et al., 1980. A new technique to measure the liquefaction rate of human semen: the bag method. Fertil Steril, 33（5）: 567-570.

TULLY T G, TAYLOR-ROBINSON D, COLE R M, et al., 1981. A newly discovered Mycoplasma in the human urogenital tract. Lancet, 1: 1288-1291.

BARRÉ-SINOUSSI F, CHERMANN J C, REY F, et al., 1983. Isolation of a T-lymphotropic retrovirus from a patient at risk for acquired immune deficiency syndrome（AIDS）. Science, 220（4599）: 868-871.

JEYENDRAN R S, VAN DER VEN H H, PEREZ-PELAEZ M, et al., 1984. Development of an assay to assess the functional integrity of the human sperm membrane and its relationship to other semen characteristics. J Reprod Fertil, 70: 219-228.

RONQUIST G, BRODY I, 1985. The prostasome: its secretion and function in man. Biochim Biophys Acta, 822（2）: 203-218.

CHEN C, 1986. Pregnancy after human oocyte cryopreservation. Lancet, 1（8486）: 884-886.

KENNEDY W P, KAMINSKI J M, VANDERVEN H H, et al., 1989. A simple, clinical assay to evaluate the acrosin activity of human spermatozoa. J Androl, 10（3）: 221-231.

MUKHOPADHYAY N K, SAHA A K, SMITH W, et al., 1989. Inhibition of neutrophil and natural killer cell function by human seminal fluid acid phosphatase. Clin Chim Acta, 182（1）: 31-40.

BLEIL J D, WASSARMAN P M, 1990. Identification of a ZP3-binding protein on acrosome-intact mouse sperm by photo affinity cross linking. Proc Nat Acad Sci USA, 87（14）: 5563-5567.

CATALONA W J, SMITH D S, RATLIFF T L, et al., 1991. Measurement of prostate-specific antigen in serum as a screening test for prostate cancer. N Engl J Med, 324（17）: 1156-1161.

LIANG P, PARDEE A B, 1992. Differential display of eukaryotic messenger RNA by means of the polymerase chain reaction. Science, 257（14）: 967-971.

OESTERLING J E, JACOBSEN S J, CHUTE C G, et al., 1993. Serum prostate-specific antigen in a community-based population of healthy men. Establishment of age-specific reference ranges. JAMA, 270（7）: 860-864.

PETER A T, JONES P P, ROBINSON J P, 1993. Fractionation of bovine spermatozoa for sex selection: A rapid immunomagnetic technique to remove spermatozoa that contain the H-Y antigen. Theriogenology, 40: 1177-1185.

GONG X, DUBOIS D H, MILLER D J, et al., 1995. Activation of a G protein complex by aggregation of β -1, 4-galactosyltransferase on the surface of sperm. Science, 269 (5231): 1718-1721.

MALM J, LILJA H, 1995. Biochemistry of prostate specific antigen, PSA. Scand J Clin Lab Invest Suppl, 221: 15-22.

TULLY J G, ROSE D L, BASEMAN J B, et al., 1995. Mycoplasma pneumoniae and Mycoplasma genitalium mixture in synovial fluid isolate. J Clin Microbiol, 33 (7): 1851-1855.

WASSARMAN PM, 1995. Towards molecular mechanisms for gamete adhesion and fusion during mammalian fertilization. Curr Opin Cell Biol, 7 (5): 658-664.

SANCHEZ R, STALF T, KHANAGA O, et al., 1996. Sperm selection methods for intracytoplasmic sperm injection (ICSI) in andrological patients. J Assist Reprod Genet, 13 (3): 110-115.

ALEXANDER R B, TRISSEL D, 1996. Chronic prostatitis: results of an Internet survey. Urology, 48: 568-574.

YANG J J. Apoptosis of endothelial cells induced by neutrophil serine proteases proteinase 3 and elastase. Am J Pathol, 2014. 149 (5): 1617-1626.

GARRETT C, LIU D Y, BAKER H W G, 1997. Selectivity of the human sperm-zonapellucida binding process to sperm head morphometry. Fertil Steril, 67 (2): 362-371.

JENSEN T K, ANDERSSON A M, HJOLLUND N H, et al., 1997. Inhibin B as a serum marker of spermatogenesis: correlation to differences in sperm concentration and follicle-stimulating hormone levels. A study of 349 Danish men. J Clin Endocrinol Metab, 82: 4059-4063.

LO Y M, CORBETTA N, CHAMBERLAIN P F, et al., 1997. Presence of fetal DNA in maternal plasma and serum. Lancet, 350 (9076): 485-487.

ZENTENO J C, LÓPEZ M, VERA C, et al., 1997. Two SRY-negative XX male brothers without genital ambiguity. Hum Genet, 100 (5/6): 606-610.

DERYNCK R, ZHANG Y, FENG X H, 1998, Smads: transcriptional activators of TGF-beta responses. Cell, 95 (6): 737-740.

HOSSAIN A M, RIZK B, BARIK S, et al., 1998. Time course of hypo-osmotic swellings of human spermatozoa: evidence of ordered transition between swelling subtypes. Hum Reprod, 13 (6): 1578-1583.

KIMURA Y, YANAGIMACHI R, KURETAKE S, et al., 1998. Analysis of mouse oocyte activation suggests the involvement of sperm perinuclear material. Biol Reprod, 58: 1407-1415.

MARSHALL A, HODGSON J, 1998. DNA chips: an array of possibilities. Nat Biotechol, 16 (1): 27-31.

CARLSEN E, OLSSON C, PETERSEN J H, et al., 1999. Diurual rhythm in serum levels of inhibin B in normal men: relation to testicular steroids and gonadotropins. J Clin Endocrinol Metab, 84 (5): 1664-1669.

JEFFERY E, 1999. Monitoring gene expression profile changes in ovarian carcinomas using cDNA microarray. Gene, 229 (2): 101-108.

MOREL F, ROUX C, BRESSON J L, et al., 1999. Sex chromosome aneuploidies in sperm of 47, XYY men. Arch Androl, 43 (1): 27-36.

SIMONI M, BAKKER E, EURLINGS M C, et al., 1999. Laboratory guidelines for molecular diagnosis of Y chromosomal microdeletions. Int J Androl, 22 (5): 292-299.

BALLESCA J L, BALASCH J, CALAFELL J M, et al., 2000. Serum inhibin B determination is predictive of successful testicular sperm extraction in men with non-obstructive azoospermia. Hum Reprod, 15 (8): 1734-1738.

CUI Y H, ZHAO R L, WANG Q, et al., 2000. Determination of spermacrosin activity for evalution of male fertility. Asian J Androl, 2 (3): 229-232.

EVENSON D, JOST L, 2000. Sperm chromatin structure assay is useful for fertility assessment. Methods Cell Sci, 22: 169-189.

LEWIS K A, GRAY P C, BLOUNT A L, et al., 2000. Betaglycan binds inhibin and can mediate functional antagonism of activin signalling. Nature, 404 (6776): 411-414.

PESKIN A V, WINTERBOURN C C, 2000. A microtiter plate assay for superoxide dismutase using a water-soluble tetrazolium salt (WST-1). Clin Chim Acta, 293 (1/2): 157-166.

SAXENA R, DE VRIES J W, REPPING S, et al., 2000. Four DAZ genes in two clusters found in the AZFc region of the human Y chromosome. Genomics, 67（3）: 256–267.

TERRIOU P, HANS E, GIORGETTI C, et al., 2000. Pentoxifylline initiates motility in spontaneously immotile epididymal and testicular spermatozoa and allows normal fertilization, pregnancy, and birth after intracytoplasmic sperm injection. J Assist Reprod Genet, 17（4）: 194–199.

KURODA-KAWAGUCHI T, SKALETSKY H, BROWN L G, et al., 2001. The AZFc region of the Y chromosome features massive palindromes and uniform recurrent deletions in infertile men. Nat Genet, 29（3）: 279–286.

LIU D Y, CLARKE G N, MARTIC M, et al., 2001. Frequency of disordered zona pellucida（ZP）-induced acrosome reaction in infertile men with normal semen analysis and normal spermatozoa–ZP binding. Hum Reprod, 16（6）: 1185–1190.

RAMALHO-SANTOS J, SIMERLY C R, HEWITSON L, et al., 2001. Acrosome components after intracytoplasmic sperm injection: the decondensation frontier. Fertil Steril, 76: 196–197.

WANG J, LUNDQVIST M, CARLSSON L, et al., 2001. Prostasome-like granules from the PC-3 prostate cancer cell line increase the motility of washed human spermatozoa and adhere to the sperm. Eur J Obstet Gynecol Reprod Biol, 96（1）: 88–97.

YOUSEF G M, DIAMANDIS E P, 2001. The new human tissue kallikrein gene family: structure, function, and association to disease. Endocr Rev, 22（2）: 184–204.

ZHU H, BILGIN M, BANGHAM R, et al., 2001. Global analysis of protein activities using proteome chips. Science, 293（5537）: 2101–2105.

CHRISTIANSCN P, ANDCRSSON A M, SKAKKCBACK N E, et al., 2002. Serum inhibin B, FSH, LH and testosterone levels before and after human chorionic gonadotropin stimulation in prepubertal boys with cryptorchodism. Eur J Endocrinol, 147: 95–101.

DE JONGE C J, BARRATT C L R, 2002. Assisted reproductive technology: accomplishment and new horizons. Cambridge: Cambridge University Press.

KATAYAMA M, KOSHIDA M, MIYAKE M, 2002. Fate of the acrosome in ooplasm in pigs after IVF and ICSI. Hum Reprod, 17: 2657–2664.

LUETJENS C M, GROMOLL J, ENGELHARDT M, et al., 2002. Manifestation of Y-chromosomal deletions in the human testis: a morphometrical and immunohistochemical evaluation. Hum Reprod, 17（9）: 2258–2266.

PIRRUNG M C, 2002. How to make a DNA chip. Angew Chem Int Ed Engl, 41（8）: 1276–1289.

REPPING S, SKALETSKY H, LANGE J, et al., 2002. Recombination between palindromes P5 to P1 on the human Y chromosome causes massive deletions and spermatogenic failure. Am J Hum Genet, 71（4）: 906–922.

ROBERTSON J A, STEMKE G W, DAVIS J W, et al., 2002. Proposal of Ureaplasma parvum sp. nov. and emended description of Ureaplasma urealyticum. Int J Syst Evol Microbiol, 52（Pt 2）: 587–597.

SCHOVER L R, BREY K, LICHTIN A, et al., 2002. Knowledge and experience regarding cancer, infertility, and sperm banking in younger male survivors. J Clin Oncol, 20（7）: 1880.

BOJESEN A, JUUL S, GRAVHOLT G H, 2003. Prenatal and postnatal prevalence of Klinefelter syndrome: a national registry study. J Clin Endocrinol Metab, 88: 622–626.

EBNER T, MOSER M, SOMMERGRUBER M, et al., 2003. Selection based on morphological assessment of oocytes and embryos at different stages of preimplantation development: a review. Hum Reprod Update, 9（3）: 251–262.

HENKEL R R, SCHILL W B, 2003. Sperm preparation for ART. Reprod Biol Endocrinol, 14（1）: 108–130.

KAMISCHKE A, BAUMGARDT A, HORST J, et al., 2003. Clinical and diagnostic features of patients with suspected Klinefelter syndrome. J Androl, 24（1）: 41–48.

MUÑOZ N, BOSCH F X, DE SANJOSÉ S, et al., 2003. Epidemiologic classification of human papillomavirus types associated with cervical cancer. N Engl J Med, 348（6）: 518–527.

REY R, LUKAS-CROISIER C, LASALA C, et al., 2003. AMH/MIS: what we know already about the gene, the protein and its regulation. Mol Cell Endocrinol, 1: 21–31.

ANDERSSON A M, PETERSEN J H, JORGENSEN N, et al., 2004. Serum inhibin B and follicle-stimulating hormone levels as tools in the evaluation of infertile men: significance of adequate reference values from proven fertile men. J Clin Endocrinol Metab, 89: 2873–2879.

FALK L, FREDLUND H, JENSEN J S, 2004. Symptomatic urethritis is more prevalent in men infected with Mycoplasma genitalium than with Chlamydia trachomatis. Sex Transm Infect, 80（4）: 289–293.

MITTAL R D, SINGH G, SRIVASTAVA A, et al., 2004. Y chromosome microdeletions in idiopathic infertility from Northern India. Ann Genet, 47（4）: 331–337.

SIMONI M, BAKKER E, KRAUSZ C, 2004. EAA/EMQN best practice guidelines for molecular diagnosis of y-chromosomal microdeletions. State of the art 2004. Int J Androl, 27（4）: 240–249.

STEWART A B, ANDERSON W, DELVES G, et al., 2004. Prostasomes: a role in prostatic disease. BJU Int, 94（7）: 985–989.

BONDUELLE M, WENNERHOLM U B, LOFT A, et al., 2005. A multi-centre cohort study of the physical health of 5-year-old children conceived after intracytoplasmic sperm injection, in vitro fertilization and natural conception. Hum Reprod, 20（2）: 413–419.

DOUGLAS-HAMILTON D H, SMITH N G, KUSTER C E, et al., 2005a. Particle distribution in low-volume capillary-loaded chambers. J Androl, 26（1）: 107–114.

DOUGLAS-HAMILTON D H, SMITH N G, KUSTER C E, et al., 2005b. Capillary-loaded particle fluid dynamics: effect on estimation of sperm concentration. J Androl, 26（1）: 115–122.

FEARON M, 2005. The laboratory diagnosis of HIV infections. Can J Infect Dis Med Microbiol, 16（1）: 26–30.

KUMAR V, ABBAS A K, FAUSTO N, 2005. Robbins and Cotran pathologic basis of disease. 7th ed. Philadelphia: Elsevier Saunders.

MADON P F, ATHALYE A S, PARIKH F R, 2005. Polymorphic variants on chromosomes probably play a significant role in infertility. Reprod Biomed Online, 2018. 11（6）: 726–732.

MINELLI A, RONQUIST G, CARLSSON L, et al., 2005. Antiprostasome antibody titres in benign and malignant prostate disease. Anticancer Res, 25（6C）: 4399–4402.

MOROZUMI K, YANAGIMACHI R, 2005. Incorporation of the acrosome into the oocyte during intracytoplasmic sperm injection could be potentially hazardous to embryo development. Proc Natl Acad Sci USA, 102: 14209–14214.

BORINI A, TAROZZI N, BIZZARO D, et al., 2006. Sperm DNA fragmentation: paternal effect on early post-implantation embryo development in ART. Hum Reprod, 21（11）: 2876–2881.

BUDIA A, LUIS P J E, TEJADILLOS S, et al., 2006. Value of semen culture in the diagnosis of chronic bacterial prostatitis: a simplified method. Scand J Urol, 40（4）: 326–331.

BURTIS C A, ASHWOOD E R, BRUNS D E, 2006. Tietz textbook of clinical chemistry and molecular diagnosis. 4th ed. St. Louis: Elsevier Inc.

CHEN F, LU J C, XU H R, et al., 2006. Chymotrypsin effects on the determination of sperm parameters and seminal biochemistry markers. Clin Chem Lab Med, 44（11）: 1335–1339.

FREEMAN E E, WEISS H A, GLYNN J R, et al., 2006. Herpes simplex virus 2 infection increases HIV acquisition in men and women: systematic review and meta-analysis of longitudinal studies. AIDS, 20（1）: 73–83.

HAGGARTY P, WOOD M, FERGUSON E, et al., 2006. Fatty acid metabolism in human preimplantation embryos. Hum Reprod, 21（3）: 766–773.

KRAUSZ C, DEGL'INNOCENTI S, 2006. Y chromosome and male infertility: update, 2006. Front Biosci, 11: 3049–3061.

LU J C, XU H R, CHEN F, et al., 2006. Standardization and quality control for the determination of alpha-glucosidase in seminal plasma. Arch Androl, 52（6）: 447–453.

MILAZZO J P, RIVES N, MOUSSET-SIMÉON N, et al., 2006. Chromosome constitution and apoptosis of immature germ cells present in sperm of two 47, XYY infertile males. Hum Reprod, 21（7）: 1749–1758.

SZARRAS-CZAPNIK M, GAJEWSKA M, KSIAZYK J, et al., 2006. Anti-Müllerian hormone（AMH）measurements in the assessment of testicular function in prepubertal boys and in sexual differentiation disorders. Endokrynol Diabetol Chor Przemiany Materii Wieku Rozw, 12（3）: 195-199.

BENCHAIB M, LOMAGE J, MAZOYER C, et al., 2007. Sperm deoxyribonucleic acid fragmentation as a prognostic indicator of assisted reproductive technology outcome. Fertil Steril, 87（1）: 93-100.

JURSTRAND M, JENSEN J S, MAGNUSON A, et al., 2007. A serological study of the role of mycoplasma gehitalium in pelvic in flammafory disease and ectopic pregnancy.Sex Transm Infect,83（4）: 319-323.

LU J C, CHEN F, XU H R, et al., 2007a. Comparison of three sperm-counting methods for the determination of sperm concentration in human semen and sperm suspensions. LabMed, 38（4）: 232-236.

LU J C, CHEN F, XU H R, et al., 2007b. Standardization and quality control for the determination of fructose in seminal plasma. J Androl, 28（2）: 207-213.

SCHELONKA R L, WAITES K B, 2007. Ureaplasma infection and neonatal lung disease. Semin Perinatol, 31（1）: 2-9.

TŰTTELMANN F, RAJPERT-DE MEYTS E, NIESCHLAG E, et al., 2007. Gene polymorphisms and male infertility-a meta-analysis and literature review. Reprod Biomed Online, 15（6）: 643-658.

BUFFONE M G, ZHUANG T, ORD T S, et al., 2008. Recombinant mouse sperm ZP3-binding protein（ZP3R/sp56）forms a high order oligomer that binds eggs and inhibits mouse fertilization in vitro. J Biol Chem, 283（18）: 12438-12445.

GOULIS D G, POLYCHRONOU P, MIKOS T, et al., 2008. Serum inhibin-B and follicle stimulating hormone as predictors of the presence of sperm in testicular fine needle aspirate in men with azoospermia. Hormones（Athens）, 7（2）: 140-147.

LI R, QIAO J, WANG L, et al., 2008. Serum progesterone concentration on day of hCG administration and IVF outcome. Reprod Biomed Online, 16（5）: 627-631.

LU J C, HUANG Y F, LU N Q, 2008. Antisperm immunity and infertility. Expert Rev Clin Immunol, 4（1）: 113-126.

RAO A R, MOTIWALA H G, KARIM O M, 2008. The discovery of prostate-specific antigen. BJU Int, 101（1）: 5-10.

SELI E, BOTROS L, SAKKAS D, et al., 2008. Noninvasive metabolomic profiling of embryo culture media using proton nuclear magnetic resonance correlates with reproductive potential of embryos in women undergoing in vitro fertilization. Fertil Steril, 90（6）: 2183-2189.

SINISI A A, ESPOSITO D, MAIONE L, et al., 2008. Seminal anti-Müllerian hormone level is a marker of spermatogenic response during long-term gonadotropin therapy in male hypogonadotropic hypogonadism. Hum Reprod, 5: 1029-1034.

ZEGARRA MONTES L Z, SANCHEZ MEJIA A A, LOZA MUNARRIZ C A, et al., 2008. Semen and urine culture in the diagnosis of chronic bacterial prostatitis. Int Braz J Urol, 34（1）: 30-37.

AKSGLAEDE L, JORGENSEN N, SKAKKEBAEK N E, et al., 2009. Low semen volume in 47 adolescents and adults with 47, XXY Klinefelter or 46, XX male syndrome. Int J Androl, 32（4）: 376-384.

DE NICOLA A F, LABOMBARDA F, DENISELLE M C, et al., 2009. Progesterone neumprotection in traumatic CNS injury and motoneuron degeneration. Front Neuroendocrinol, 30（2）: 173-187.

DORSEY F Y, HSIEH M H, ROTH D R, 2009 46, XX SRY-negative true hermaphrodite siblings. Pediatric Urology, 73（3）: 529-530.

GHASEMI N, BABAEI H, AZIZALLAHI S, et al., 2009. Effect of long-term administration of zinc after scrotal heating on mice spermatozoa and subsequent offspring quality. Andrologia, 41（4）: 222-228.

LEIGH M W, PITTMAN J E, CARSON J L, et al., 2009. Clinical and genetic aspects of primary ciliary dyskinesia/Kartagener syndrome. Genet Med, 11（7）: 473-487.

LIU D Y, SIE B S, LIU M L, et al., 2009. Relationship between seminal plasma zinc concentration and spermatozoa-zona pellucida binding and the ZP-induced acrosome reaction in subfertile men. Asian J Androl, 11（4）: 499-507.

LU Q, ZHANG J, ALLISON R, et al., 2009. Identification of extracellular δ -catenin accumulation for prostate cancer detection. Prostate, 69: 411-418.

MOSKOVTSEV S I, WILLIS J, WHITE J, et al., 2009. Sperm DNA damage: correlation to severity of semen abnormalities. Urology, 74（4）: 789-793.

RAUH M, 2009. Steroid measurement with LC-MS/MS in pediatric endocrinology. Mol Cell Endocrinol, 301（1-2）: 272-281.

SCHOOLCRAFT W B, KATZ-JAFFE M G, STEVENS J, et al., 2009. Preimplantation aneuploidy testing for infertile patients of advanced maternal age: a randomized prospective trial. Fertil Steril, 92（1）: 157-162.

SILLS E S, ALPER M M, WALSH A P, 2009. Ovarian reserve screening in infertility: practical applications and theoretical directions for research. Eur J Obstet Gynecol Reprod Biol, 146（1）: 30-36.

WANG T, LIU J H, YANG J, et al., 2009. 46, XX male sex reversal syndrome: a case report and review of the genetic basis. Andrologia, 41（1）: 59-62.

WELSH M, SAUNDERS P T, ATANASSOVA N, et al., 2009. Androgen action via testicular peritubular myoid cells is essential for male fertility. FASEB J, 23: 4218-4230.

ZEGERS-HOCHSCHILD F, ADAMSON G D, DE MOUZON J, et al., 2009. International Committee for Monitoring Assisted Reproductive Technology（ICMART）and the World Health Organization（WHO）revised glossary of ART terminology, 2009. Fertil Steril, 92（5）: 1520-1524.

ZHANG H Y, LU J C, HUANG Y F, et al., 2009. Standardization and quality control for the determination of uric acid level in seminal plasma. LabMed, 40（1）: 23-26.

ZINI A, PHILLIPS S, COURCHESNE A, et al., 2009. Sperm head morphology is related to high deoxyribonucleic acid stainability assessed by sperm chromatin structure assay. Fertil Steril, 91（6）: 2495-2500.

ABDELHAFEZ F F, DESAI N, ABOU-SETTA A M, et al., 2010. Slow-freezing, vitrification and ultra-rapid freezing of human embryos: a systematic review and meta-analysis. Reprod Biomed Online, 20: 209-222.

AKSGLAEDE L, SØRENSEN K, BOAS M, et al., 2010. Changes in anti-Müllerian hormone（AMH）throughout the life span: a population-based study of 1027 healthy males from birth（cord blood）to the age of 69 years. J Clin Endocrinol Metab, 12: 5357-5364.

BAO T, CHEN R, ZHANG J, et al., 2010. Simultaneous detection of Ureaplasma parvum, Ureaplasma urealyticum, Mycoplasma genitalium and Mycoplasma hominis by fluorescence polarization. J Biotech, 150（1）: 41-43.

BORINI A, LEVI SETTI P E, ANSERINI P, et al., 2010. Multicenter observational study on slow-cooling oocyte cryopreservation: clinical outcome. Fertil Steril, 94: 1662-1668.

BRUNI L, DIAZ M, CASTELLSAGUÉ X, et al., 2010. Cervical human papillomavirus prevalence in 5 continents: meta-analysis of 1 million women with normal cytological findings. J Infect Dis, 202（12）: 1789-1799.

CHI H, QIAO J, LI H, et al., 2010. Double measurements of serum HCG concentration and its ratio may predict IVF outcome, Reprod Biomed Online, 20（4）: 504-509.

DARIS B, GOROPEVSEK A, HOJNIK N, et al., 2010. Sperm morphological abnormalities as indicators of DNA fragmentation and fertilization in ICSI. Arch Gynecol Obstet, 281（2）: 363-367.

FAUPEL-BADGER J M, FUHRMAN B J, XU X, et al., 2010. Comparison of liquid chromatography-tandem mass spectrometry, RIA, and ELISA methods for measurement of urinary estrogens. Cancer Epidemiol Biomarkers Prev, 19（1）: 292-300.

LU J C, ZHANG H Y, HU Y A, et al., 2010. A survey on the status of semen analysis in 118 laboratories in China. Asian J Androl, 12（1）: 104-110.

RACOWSKY C, VERNON M, MAYER J, et al., 2010. Standardization of grading embryo morphology. Fertil Steril, 94（3）: 1152-1153.

WORLD HEALTH ORGANIZATION, 2010. WHO laboratory manual for the Examination and processing of human semen. 5th ed. Geneva: World Health Organization.

ALEXANDRINO A P, RODRIGUES M A, MATSUO T, et al., 2011. Evaluation of seminal zinc levels by atomic absorption in men with spinal cord injury. Spinal Cord, 49（3）: 435-438.

ALFARAWATI S, FRAGOULI E, COLLS P, et al., 2011. The relationship between blastocyst morphology, chromosomal abnormality, and embryo gender. Fertil Steril, 95（2）: 520-524.

ALPHA SCIENTISTS IN REPRODUCTIVE MEDICINE, 2011. ESHRE Special Interest Group Embryology. Istanbul consensus workshop on embryo assessment: proceedings of an expert meeting. Reprod Biomed Online, 22 (6): 632-646.

CARCOPINO X, HENRY M, OLIVE D, et al., 2011. Detection and quantification of human papillomavirus genital infections: virological, epidemiological, and clinical applications. Med Mal Infect,41 (2): 68-79.

CARRELL D T, ASTON K I, 2011. The search for SNPs, CNVs, and epigenetic variants associated with the complex disease of male infertility. Syst Biol Reprod Med, 57 (1-2): 17-26.

CHAMAYOU S, BONAVENTURA G, ALECCI C, et al., 2011. Consequences of metaphase Ⅱ oocyte cryopreservation on mRNA content. Cryobiology, 62 (2): 130-134.

FERANDON C, PEUCHANT O, JANIS C, et al., 2011. Development of a real-time PCR targeting the yidC gene for the detection of Mycoplasma hominis and comparison with quantitative culture. Clin Microbiol Infect, 17 (2): 155-159.

GARCÍA-CONTRERAS A, DE LOERA Y, GARCÍA-ARTIGA C, et al., 2011. Elevated dietary intake of Zn-methionate is associated with increased sperm DNA fragmentation in the boar. Reprod Toxicol, 31 (4): 570-573.

GERAEDTS J, MONTAG M, MAQLI M C, et al., 2011. Polar body array CGH for prediction of the status of the corresponding oocyte. Part I: clinical results. Hum Reprod, 26 (11): 3173-3180.

JODAR M, ORIOLA J, MESTRE G, et al., 2011. Polymorphisms, haplotypes and mutations in the protamine 1 and 2 genes. Int J Androl, 34 (5 Pt 1): 470-485.

KHAN M S, ZAMAN S, SAJJAD M, et al., 2011. Assessment of the level of trace element zinc in seminal plasma of males and evaluation of its role in male infertility. Int J Appl Basic Med Res, 1 (2): 93-96.

MIRNEJAD R, AMIRMOZAFARI N, KAZEMI B, 2011. Simultaneous and rapid differential diagnosis of Mycoplasma genitalium and Ureaplasma urealyticum based on a polymerase chain reaction-restriction fragment length polymorphism. Indian J Med Microbiol, 29 (1): 33-36.

PAPAGEORGIOU E A, KARAGRIGORIOU A, TSALIKI E, et al., 2011. Fetal-specific DNA methylation ratio permits noninvasive prenatal diagnosis of trisomy 21. Nat Med, 17 (4): 510-513.

NIU Z H, HUANG X F, JIA X F, et al., 2011. A sperm viability test using SYBR-14/propidium iodide flow cytometry as a tool for rapid screening of primary ciliary dyskinesia patients and for choosing sperm sources for intracytoplasmic sperm injection. Fertil Steril, 95 (1): 389-392.

SARAGUSTY J, ARAV A, 2011. Current progress in oocyte and embryo cryopreservation by slow freezing and vitrification. Reproduction, 141 (1): 1-19.

WALKER C K, SWEET R L, 2011. Gonorrhea infection in women: prevalence, effects, screening, and management. Int J Womens Health, 3: 197-206.

CHEN H, ZHAO H X, HUANG X F, et al., 2012. Does high load of oxidants in human semen contribute to male factor infertility? Antioxid Redox Sign, 16 (8): 754-759.

GARCIA P C, PIFFER R C, GERARDIN D C, et al., 2012. Could zinc prevent reproductive alterations caused by cigarette smoke in male rats? Reprod Fertil Dev, 24 (4): 559-567.

HADWAN M H, ALMASHHEDY L A, ALSALMAN A R S, 2012. Oral zinc supplementation restore high molecular weight seminal zinc binding protein to normal value in Iraqi infertile men. BMC Urology, 12 (1): 32.

KIRKEGAARD K, AGERHOLM I E, INGERSLEV H J, 2012. Time-lapse monitoring as a tool for clinical embryo assessment. Hum Reprod, 27 (5): 1277-1285.

LUNA M, CERVANTES E, VELA G, et al., 2012. Polymorphic variant karyotypes are not innocuous to IVF outcome. Fertil Steril, 98 (3): S277.

MIERLA D, STOIAN V, 2012. Chromosomal polymorphisms involved in reproductive failure in the romanian population. Balkan J Med Genet, 15 (2): 23-28.

PLOTTON I, GARBY L, MOREL Y, et al., 2012. Decrease of anti-Mullerian hormone in genetic spermatogenic failure. Andrologia, 44 (5): 349-354.

RONQUIST G, 2012. Prostasomes are mediators of intercellular communication: from basic research to clinical implications. J Intern Med, 271 (4): 400-413.

RONQUIST G K, LARSSON A, STAVREUS-EVERS A, et al., 2012. Prostasomes are heterogeneous regarding size and appearance but affiliated to one DNA-containing exosome family. Prostate, 72（16）: 1736–1745.

SASLOW D, SOLOMON D, LAWSON H W, et al., 2012. American Cancer Society, American Society for Colposcopy and Cervical Pathology, and American Society for Clinical Pathology screening guidelines for the prevention and early detection of cervical cancer. Am J Clin Pathol, 137（4）: 516–542.

SAVAGE E J, MARSH K, DUFFELL S, et al., 2012. Rapid increase in gonorrhoea and syphilis diagnoses in England in 2011. Euro Surveill, 17（29）: 16–19.

VAN DE LAAR M, SPITERI G, 2012. Increasing trends of gonorrhoea and syphilis and the threat of drug-resistant gonorrhoea in Europe. Euro Surveill, 17（29）: 2–4.

WANG B, WU J R, GUO H J, et al., 2012. The prevalence of six species of Mycoplasmataceae in an HIV/AIDS population in Jiangsu Province, China. Int J STD AIDS, 23（8）: e7-e10.

ZONG C, LU S, CHAPMAN A R, et al., 2012. Genome-wide detection of single nucleotide and copy number variations of a single human cell. Science, 338（6114）: 1622–1626.

APARICIO B, CRUZ M, MESEGUER M, 2013. Is morphokinetic analysis the answer? Reprod Biomed Online, 27（6）: 654–663.

AZIZOLLAHI G, AZIZOLLAHI S, BABAEI H, et al., 2013. Effects of supplement therapy on sperm parameters, protamine content and acrosomal integrity of varicocelectomized subjects. J Assisted Reprod Genet, 30（4）: 593–599.

BARRÉ-SINOUSSI F, ROSS A L, DELFRAISSY J F, 2013. Past, present and future: 30 years of HIV research. Nat Rev Microbiol, 11（12）: 877–883.

BONARRIBA C R, BURGUES J P, VIDAA V, et al., 2013. Predictive factors of successful sperm retrieval in azoospermia. Actas Urol Esp, 37（6）: 266–272.

BRUNHAM R C, RAPPUOLI R, 2013. Chlamydia trachomatis control requires a vaccine. Vaccine, 31（15）: 1892–1897.

CHEN Y, YANG L N, CHENG L, et al., 2013. Bcl2-associated athanogene 3 interactome analysis reveals a new role in modulating proteasome activity. Mol Cell Proteomics, 12（10）: 2804–2819.

HAMASUNA R, 2013. Mycoplasma genitalium in male urethritis: diagnosis and treatment in Japan. Int J Urol, 20（7）: 676–684.

HERRERO J, MESEGUER M, 2013. Selection of high potential embryos using Time-lapse imaging: the era of morphokinetics. Fertil Steril, 99（4）: 1030–1034.

JAIN M, VEERAMOHAN V, CHAUDHARY I, et al., 2013. The Sertoli cell only syndrome and glaucoma in a sex-determining region Y（SRY）positive XX infertile male. J Clin Diagn Res, 7（7）: 1457–1459.

JIANG T, HOU C C, SHE Z Y, et al., 2013. The SOX gene family: function and regulation in testis determination and male fertility maintenance. Mol Biol Rep, 40（3）: 2187–2194.

LOREN A W, MANGU P B, BECK L N, et al., 2013. Fertility preservation for patients with cancer: American Society of Clinical Oncology Clinical Practice Guideline Update. J Clin Oncol, 31（19）: 2500–2510.

MACKERN-OBERTI J P, MOTRICH R D, BRESER M L, et al., 2013. Chlamydia trachomatis infection of the male genital tract: an update. J Reprod Immunol, 100（1）: 37–53.

VAN LANDUYT L, VAN DE VELDE H, DE VOS A, et al., 2013. Influence of cell loss after vitrification or slow-freezing on further in vitro development and implantation of human Day 3 embryos. Hum Reprod, 28（11）: 2943–2949.

VOSNAKIS C, GEORGOPOULOS N A, ROUSSO D, et al., 2013. Diet, physical exercise and aulistat administration increase serum anti-Mullerian hormone（AMH）levels in women with polycystic ovary syndrome（PCOS）. Gynecol Endocrinol, 29（6）: 242–245.

UNEMO M, 2013. Laboratory dignosis of sexually transmitted infections, including human immunodeficiency virus. Geneva: WHO Press.

XIAO B, JI X, XING Y, et al., 2013. A rare case of 46, XX SRY-negative male with a 74-kb duplication in a region upstream of SOX9. Eur J Med Genet, 56（12）: 695–698.

ADAMS D A, JAJOSKY R A, AJANI U, et al., 2014. Summary of notifiable diseases-United States, 2012. MMWR Morb Mortal Wkly Rep, 61（53）: 1–121.

ADLER A, LEE H L, MCCULLOH D H, et al., 2014. Blastocyst culture selects for euploid embryos: comparison of blastomere and trophectoderm biopsies. Reprod Biomed Online, 28（4）: 485–491.

ASTON K I, 2014. Genetic susceptibility to male infertility: news from genome-wide association studies. Andrology, 2（3）: 315–321.

CENTERS FOR DISEASE CONTROL AND PREVENTION, 2014. Recommendations for the laboratory-based detection of Chlamydia trachomatis and Neisseria gonorrhoeae—2014. MMWR Recomm Rep, 63（RR-02）: 1–19.

CENTERS FOR DISEASE CONTROL AND PREVENTION（CDC）, 2014. National HIV Testing Day and new testing recommendations. MMWR Morb Mortal Wkly Rep, 63（25）: 537.

GIMENES F, SOUZA R P, BENTO J C, et al., 2014. Male infertility: a public health issue caused by sexually transmitted pathogens. Nat Rev Urol, 11（12）: 672–687.

GÖKENGIN D, GERETTI A M, BEGOVAC J, et al., 2014. 2014 European Guideline on HIV testing. Int J STD AIDS, 25（10）: 695–704.

JANIER M, HEGYI V, DUPIN N, et al., 2014. 2014 European guideline on the management of syphilis. J Eur Acad Dermatol Venereol, 28（12）: 1581–1593.

JODAR M, OLIVA R, 2014. Protamine alterations in human spermatozoa. Adv Exp Med Biol, 791: 83–102.

KRAUSZ C, HOEFSLOOT L, SIMONI M, et al., 2014. EAA/EMQN best practice guidelines for molecular disgnosis of Y-chromosomal microdeletions: state-of-the-art. Andrology, 2（1）: 5–19.

LU J C, HUANG Y F, LU N Q, 2014. Computer-aided sperm analysis（CASA）: Past, present and future. Andrologia, 46（4）: 329–338.

MEDAROVA Z, GHOSH S K, VANGEL M, et al., 2014. Risk stratification of prostate cancer patients based on EPS-urine zinc content. Am J Cancer Res, 4（4）: 385–393.

NEMATOLLAHIMAHANI S N, AZIZOLLAHI G H, BANESHI M R, et al., 2014. Effect of folic acid and zinc sulphate on endocrine parameters and seminal antioxidant level after varicocelectomy. Andrologia, 46（3）: 240–245.

OEHNINGER S, FRANKEN D R, OMBELET W, 2014. Sperm functional tests. Fertil Steril, 102（6）: 1528–1533.

PATTON M E, SU J R, NELSON R, et al., 2014. Primary and secondary syphilis—United States, 2005–2013. MMWR Morb Mortal Wkly Rep, 63（18）: 402–406.

QIAO J, LI R, 2014. Fertility preservation challenges and opportunities. Lancet, 384（9950）: 1246–1247.

STOUFFS K, SENECA S, LISSENS W, 2014. Genetic causes of male infertility. Ann Endocrinol（Paris）, 75（2）: 109–111.

WIDENER R W, WHITLEY R J, 2014. Herpes simplex virus. Handb Clin Neurol, 123: 251–263.

XIN A J, CHENG L, DIAO H, et al., 2014. Comprehensive profiling of accessible surface glycans of mammalian sperm using a lectin microarray. Clin Proteom, 11: 10.

YANG R, DU X, WANG Y, et al., 2014. The hysteroscopy and histological diagnosis and treatment value of chronic endometritis in recurrent implantation failure patients. Arch Gynecol Obstet, 289（6）: 1363–1369.

YERUVA L, MYERS G S, SPENCER N, et al., 2014. Early microRNA expression profile as a prognostic biomarker for the development of pelvic inflammatory disease in a mouse model of chlamydial genital infection. MBio, 5（3）: e01241-14.

ALVES M G, SÁ R, JESUS T T, et al., 2015. CFTR regulation of aquaporin-mediated water transport: A target in male fertility. Curr Drug Targets, 16（9）: 993–1006.

ANON, 2015. Committee Opinion No. 640: Cell-free DNA screening for fetal aneuploidy. Obstet Gynecol, 126（3）: e31–e37.

ARAKI Y, YAO T, ASAYAMA Y, et al., 2015. Single human sperm cryopreservation method using hollow-core agarose capsules. Fertil Steril, 104（4）: 1004–1009.

CETINKAYA M, PIRKEVI C, YELKE H, et al., 2015. Relative kinetic expressions defining cleavage synchronicity are better predictors of blastocyst formation and quality than absolute time points. J Assist Reprod Genet, 32（1）: 27–35.

CHATZIPARASIDOU A, CHRISTOFORIDIS N, SAMOLADA G, et al., 2015. Sperm aneuploidy in infertile male patients: a systematic review of the literature. Andrologia, 47（8）: 847–860.

COLLODEL G, MORETTI E, MICHELI L, et al., 2015. Semen characteristics and malondialdehyde levels in men with different reproductive problems. Andrology, 3（2）: 280–286.

DE KAT A C, BROEKEMANS F J, LAVEN J S, et al., 2015. Anti-Mullerian hormone as a marker of ovarian reserve in relation to cardiometabolic health: a narrative review. Maturitas, 80（3）: 251–257.

DEBROCK S, PEERAER K, FERNANDEZ GALLARDO E, et al., 2015. Vitrification of cleavage stage day 3 embryos results in higher live birth rates than conventional slow freezing: a RCT. Hum Reprod, 30（8）: 1820–1830.

FENG R X, LU J C, ZHANG H Y, et al., 2015. A pilot comparative study of 26 biochemical markers in seminal plasma and serum in infertile men. BioMed Res Int, 2015: 805328.

ILIADOU P K, TSAMETIS C, KAPRARA A, et al., 2015. The Sertoli cell: Novel clinical potentiality. Hormones（Athens）, 14（4）: 504–514.

KOKKAYIL P, DHAWAN B, 2015. Ureaplasma: current perspectives. Indian J Med Microbiol, 33（2）: 205–214.

KOPEIKA J, THORNHILL A, KHALAF Y, 2015. The effect of cryopreservation on the genome of gametes and embryos: principles of cryobiology and critical appraisal of the evidence. Hum Reprod Update, 21（2）: 209–227.

LEE H L, MCCULLOH D H, HODES-WERTZ B, et al., 2015. In vitro fertilization with preimplantation genetic screening improves implantation and live birth in women age 40 through 43. J Assist Reprod Genet, 32（3）: 435–444.

LIS R, ROWHANI-RAHBAR A, MANHART L E, 2015. Mycoplasma genitalium infection and female reproductive tract disease: a meta-analysis. Clin Infect Dis, 61（3）: 418–426.

MANHART L E, JENSEN J S, BRADSHAW C S, et al., 2015. Efficacy of antimicrobial therapy for Mycoplasma genitalium infections. Clin Infect Dis, 61（Suppl 8）: S802–S817.

MCQUEEN D B, PERFETTO C O, HAZARD F K, et al., 2015. Pregnancy outcomes in women with chronic endometritis and recurrent pregnancy loss. Fertil Steril, 104（4）: 927–931.

MILEWSKI R, KUĆ P, KUCZYŃSKAA, et al., 2015. A predictive model for blastocyst formation based on morphokinetic parameters in time-lapse monitoring of embryo development. J Assist Reprod Genet, 32（4）: 571–579.

NEWMAN L, ROWLEY J, VANDER H S, et al., 2015. Global estimates of the prevalence and incidence of four curable sexually transmitted infections in 2012 based on systematic review and global reporting. PLoS One, 10（12）: e0143304.

PICTON H M, WYNS C, ANDERSON R A, et al., 2015. A European perspective on testicular tissue cryopreservation for fertility preservation in prepubertal and adolescent boys. Hum Reprod, 30（11）: 2463–2475.

RONQUIST G, 2015. Prostasomes: Their characterisation: implications for human reproduction: prostasomes and human reproduction. Adv Exp Med Biol, 868: 191–209.

SCHIFF J D, PALMIRRO G D, VEEK L L, et al., 2015. Success of testicular sperm injection and intracytoplasmic sperm injection in men with Klinefelter syndrome. J Clin Endocrinol Metab, 90: 6263–6267.

TORRE L A, BRAY F, SIEGEL R L, et al., 2015. Global cancer statistics, 2012. CA Cancer J Clin, 65（2）: 87–108.

WORKOWSKI K A, BOLAN G A, 2015. Sexually transmitted diseases treatment guidelines, 2015. MMWR Recomm Rep, 64（RR-03）: 1–137.

WU Q F, TANG K F, SUN J H, et al., 2015. Glutathione S-transferase T1: a potential marker for the selection of varicocelectomy in infertile male patients with varicocele. Asian J Androl, 17（5）: 859–860.

ARGYLE C E, HARPER J C, DAVIES M C, 2016. Oocyte cryopreservation: where are we now. Hum Reprod Update, 22: 440–449.

BENN P, 2016. Expanding non-invasive prenatal testing beyond chromosomes 21, 18, 13, X and Y. Clin Genet, 90（6）: 477–485.

BOUET P E, EL HACHEM H, MONCEAU E, et al., 2016. Chronic endometritis in women with recurrent pregnancy loss and recurrent implantation failure: prevalence and role of office hysteroscopy and immunohistochemistry in diagnosis.

Fertil Steril, 105（1）：106-110.

COX C, MCKENNA J P, WATT A P, et al., 2016. Ureaplasma parvum and Mycoplasma genitalium are found to be significantly associated with microscopy-confirmed urethritis in a routine genitourinary medicine setting. Int J STD AIDS, 27（10）：861-867.

DAMSGAARD J, JOENSEN U N, CARLSEN E, et al., 2016. Varicocele is associated with impaired semen quality and reproductive hormone levels：a study of 7 035 healthy young men from six European countries. Eur Urol, 70（6）：1019-1029.

GEISINGER A, BENAVENTE R, 2016. Mutations in genes coding for synaptonemal complex proteins and their impact on human fertility. Cytogenet Genome Res, 150（2）：77-85.

GÜNERI Ç, ALKIBAY T, TUNÇ L, 2016. Effects of clinical, laboratory and pathological features on successful sperm retrieval in non-obstructive azoospermia. Turk J Urol, 42（3）：168-177.

IRELAND P J, TAVIS J E, D'ERASMO M P, et al., 2016. Synthetic α-hydroxytropolones inhibit replication of wild-type and acyclovir-resistant herpes simplex viruses. Antimicrob Agents Chemother, 60（4）：2140-2149.

JENSEN J S, CUSINI M, GOMBERG M, et al., 2016. 2016 European guideline on Mycoplasma genitalium infections. J Eur Acad Dermatol Venereol, 30（10）：1650-1656.

LU J C, YUE R Q, FENG R X, et al., 2016. Accuracy evaluation of the depth of six kinds of sperm counting chambers for both manual and computer-aided semen analyses. Int J Fertil Steril, 9（4）：527-533.

LUNA-CORONELL J A, VIERLINGER K, GAMPERL M, et al., 2016. The prostate cancer immunome：In silico functional analysis of antigenic proteins from microarray profiling with IgG. Proteomics, 16（8）：1204-1214.

MINASI M G, COLASANTE A, RICCIO T, et al., 2016. Correlation between aneuploidy, standard morphology evaluation and morphokinetic development in 1730 biopsied blastocysts：a consecutive case series study. Hum Reprod, 31（10）：2245-2254.

MOSS J L, CHOI A W, FITZGERALD KEETER M K, et al., 2016. Male adolescent fertility preservation. Fertil Steril, 105（2）：267-273.

MOTATO Y, DE LOS SANTOS M J, ESCRIBA M J, et al., 2016. Morphokinetic analysis and embryonic prediction for blastocyst formation through an integrated time-lapse system. Fertil Steril, 105（2）：376-384.

MUNOZ J L, GOJE O J, 2016. Mycoplasma genitalium：An emerging sexually transmitted infection. Scientifica（Cairo），2016：7537318.

ONA S, MOLINA R L, DIOUF K, 2016. Mycoplasma genitalium：An overlooked sexually transmitted pathogen in women. Infect Dis Obstet Gynecol, 2016：4513089.

ONOFRE J, BAERT Y, FAES K, et al., 2016. Cryopreservation of testicular tissue or testicular cell suspensions：a pivotal step in fertility preservation. Hum Reprod Update, 22（6）：744-761.

PATAT O, PAGIN A, SIEGFRIED A, et al., 2016. Truncating mutations in the adhesion G protein-coupled receptor G2 gene ADGRG2 cause an X-linked congenital bilateral absence of vas deferens. Am J Hum Genet, 99（2）：437-442.

PEREZA N, OSTOJIĆ S, KAPOVIĆ M, et al., 2016. Genetics of recurrent spontaneous abortion：Advances and controversies. Medicina fluminensis, 52（2）：203-210.

RAMCHANDANI M, KONG M, TRONSTEIN E, et al., 2016. Herpes simplex virus type 1 shedding in tears and nasal and oral mucosa of healthy adults. Sex Transm Dis, 43（12）：756-760.

SCHIFFMAN M, DOORBAR J, WENTZENSEN N, et al., 2016. Carcinogenic human papillomavirus infection. Nat Rev Dis Primers, 2：16086.

THUNGA S, ANDREWS A, RAMAPURAM J, et al., 2016. Cervical cytological abnormalities and human papilloma virus infection in women infected with HIV in Southern India. J Obstet Gynaecol Res, 42（12）：1822-1828.

WHO, 2016. WHO Guidelines for the treatment of Neisseria gonorrhoeae. Geneva：World Health Organization.

XIN A J, DIAO H, SHI C G, et al., 2016. Lectin binding of human sperm associates with DEFB126 mutation and serves as a potential biomarker for subfertility. Sci Rep, 6：20249.

XU J, FANG R, CHEN L, et al., 2016. Noninvasive chromosome screening of human embryos by genome sequencing of embryo culture medium for in vitro fertilization. Proc Natl Acad Sci USA, 113（42）: 11907–11912.

AIZPURUA J, MEDRANO L, ENCISO M, et al., 2017. New permeable cryoprotectant-free vitrification method for native human sperm. Hum Reprod, 32（10）: 2007–2015.

ASADI F, SADIGHI GILANI M A, GHAHERI A, et al., 2017. The prevalence of Y chromosome microdeletions in Iranian infertile men with azoospermia and severe oligospermia. Cell J, 19（1）: 27–33.

BALASUBRAMANIAN R, CROWLEY W F, Jr, 2017. Reproductive endocrine phenotypes relating to CHD7 mutations in humans. Am J Med Genet C Semin Med Genet, 175（4）: 507–515.

BEYAZ C C, GUNES S, ONEM K, et al., 2017. Partial deletions of Y-chromosome in infertile men with non-obstructive azoospermia and oligoasthenoteratozoospermia in a Turkish population. In Vivo, 31（3）: 365–371.

CHENG R, MA Y, NIE Y, et al., 2017. Chromosomal polymorphisms are associated with female infertility and adverse reproductive outcomes after infertility treatment: a 7-year retrospective study. Reprod Biomed Online, 35（1）: 72–80.

DE MARTIN H, COCUZZA M S, TISEO B C, et al., 2017. Positive rheotaxis extended drop: a one-step procedure to select and recover sperm with mature chromatin for intracytoplasmic sperm injection. J Assist Reprod Genet, 34（12）: 1699–1708.

DE VOUX A, KIDD S, GREY J A, et al., 2017. State-specific rates of primary and secondary syphilis among men who have sex with men-United States, 2015. MMWR Morb Mortal Wkly Rep, 66（13）: 349–354.

FLANNIGAN R, SCHLEGEL P N, 2017. Genetic diagnostics of male infertility in clinical practice. Best Pract Res Clin Obstet Gynaecol, 44: 26–37.

GLEICHER N, ORVIETO R, 2017. Is the hypothesis of preimplantation genetic screening（PGS）still supportable? A review. J Ovarian Res, 10（1）: 21.

GORKEM U, KUCUKLER F K, TOGRUL C, et al., 2017. Anti-Mullerian hormone exhibits a great variation in infertile women with different ovarian reserve patterns. Aust N Z J Obstet Gynaecol, 57（4）: 464–468.

HALDER A, KUMAR P, JAIN M, et al., 2017. Genomics: Tool to predict and prevent male infertility. Front Biosci（Schol Ed）, 9: 448–508.

HAUG S, GOLDSTEIN M, CUMMINS D, et al., 2017. Using patient-centered care after a prenatal diagnosis of trisomy 18 or trisomy 13: A review. JAMA Pediatr, 171（4）: 382–387.

HELSEL A R, OATLEY M J, OATLEY J M, 2017. Glycolysis-optimized conditions enhance maintenance of regenerative integrity in mouse spermatogonial stem cell during long-term CuI. Stem Cell Reports, 8: 1–12.

HUANG C, LI B, XU K, et al., 2017. Decline in semen quality among 30,636 young Chinese men from 2001 to 2015. Fertil Steril, 107（1）: 83–88.e2.

HUI W W, JIANG P, TONG Y K, et al., 2017. Universal haplotype-based noninvasive prenatal testing for single gene diseases. Clin Chem, 63（2）: 513–524.

IWARSSON E, JACOBSSON B, DAGERHAMN J, et al., 2017. Analysis of cell-free fetal DNA in maternal blood for detection of trisomy 21, 18 and 13 in a general pregnant population and in a high risk population-a systematic review and meta-analysis. Acta Obstet Gynecol Scand, 96（1）: 7–18.

JIANG W, ZHU P, ZHANG J, et al., 2017. Polymorphisms of protamine genes contribute to male infertility susceptibility in the Chinese Han population. Oncotarget, 8（37）: 61637–61645.

JUNGWIRTH A, DIEMER T, KOPA Z, et al., 2017. EAU Guidelines on Male Infertility 2017. [2017–03–01] https://www.researchgate.net.

KRAUSZ C, 2017. Genetic analysis in male infertility//Simoni M, Huhtaniemi I. Endocrinology of the testis and male reproduction.Cham: Springer,.

LIU F, ZOU S S, ZHU Y, et al., 2017. A novel micro-straw for cryopreservation of small number of human spermatozoon. Asian J Androl, 19（3）: 326–329.

LIU X Y, WANG R X, FU Y, et al., 2017. Outcomes of intracytoplasmic sperm injection in oligozoospermic men with Y chromosome AZFb or AZFc microdeletions. Andrologia, 49（1）: 12602.

MOLAEI B, MOHMMADIAN F, EFTEKHAR M, et al., 2017. The frequency of gonorrheal and chlamydial infections in Zanjanian women in 2013−2014. Int J Reprod Biomed（Yazd）, 15（2）: 75−82.

NAGY Z P, VARGHESE A C, AGARWA A, 2017. Cryopreservation of mammalian gametes and embryos. Methods and protocols. New York: Humana Press.

PATEL R, KENNEDY O J, CLARKE E, et al., 2017. 2017 European guidelines for the management of genital herpes. Int J STD AIDS, 28（14）: 1366−1379.

PEELING R W, MABEY D, KAMB M L, et al., 2017. Syphilis. Nat Rev Dis Primers, 3: 17073.

PUERTA S J, SANCHEZ L R, SALAZAR F C, et al., 2017. Chlamydia trachomatis neither exerts deleterious effects on spermatozoa nor impairs male fertility. Sci Rep, 7（1）: 1126.

RIENZI L, GRACIA C, MAGGIULLI R, et al., 2017. Oocyte, embryo and blastocyst cryopreservation in ART: systematic review and meta-analysis comparing slow-freezing versus vitrification to produce evidence for the development of global guidance. Hum Reprod Update, 23（2）: 139−155.

RUMBOLD A R, MOORE V M, WHITROW M J, et al., 2017. The impact of specific fertility treatments on cognitive development in childhood and adolescence: a systematic review. Hum Reprod, 32（7）: 1489−1507.

SACHDEVA K, DISCUTIDO R, ALBUZ F, et al., 2017. Validation of next-generation sequencer for 24-chromosome aneuploidy screening in human embryos. Genet Test Mol Biomarkers, 21（11）: 674−680.

SCHIFFNER J, ROOS J, BROOMHEAD D, et al., 2017. Relationship between anti-Mullerian hormone and antral follicle count across the menstrual cycle using the Beckman Coulter Acess assay in comparison with Gen Ⅱ Manual assay. Clin Chem Lab Med, 55（7）: 1025−1033.

SON J, SAMUEL R, GALE B K, et al., 2017. Separation of sperm cells from samples containing high concentrations of white blood cells using a spiral channel. Biomicrofluidics, 11（5）: 054−106.

TANG S, WANG X, LI W, et al., 2017. Biallelic mutations in CFAP43 and CFAP44 cause male infertility with multiple morphological abnormalities of the sperm flagella. Am J Hum Genet, 100（6）: 854−864.

TSEVAT D G, WIESENFELD H C, PARKS C, et al., 2017. Sexually transmitted diseases and infertility. Am J Obstet Gynecol, 216（1）: 1−9.

UNEMO M, JENSEN J S, 2017. Antimicrobial-resistant sexually transmitted infections: gonorrhoea and Mycoplasma genitalium. Nat Rev Urol, 14（3）: 139−152.

WORLD HEALTH ORGANIZATION, 2017. Herpes simplex virus.（2017−01−31）http://www.who.int/news-room/fact-sheets/detail/herpes-simplex-virus.

WU J K, CHEN P C, LIN Y N, et al., 2017. High-throughput flowing upstream sperm sorting in a retarding flow field for human semen analysis. Analyst, 142（6）: 938−944.

XU J, ZHANG Z, NIU W, et al., 2017. Mapping allele with resolved carrier status of Robertsonian and reciprocal translocation in human preimplantation embryos. Proc Natl Acad Sci USA, 114（41）: E8695−E8702.

YANG B, WANG J, ZHANG W, et al., 2017. Pathogenic role of ADGRG2 in CBAVD patients replicated in Chinese population. Andrology, 5（5）: 954-957.

ZULFIQAR H F, JAVED A, SUMBAL, et al., 2017. HIV diagnosis and treatment through advanced technologies. Front Public Health, 5: 32.

IEWS M, TAN J, TASKIN O, et al., 2018. Does preimplantation genetic diagnosis improve reproductive outcome in couples with recurrent pregnancy loss owing to structural chromosomal rearrangement? A systematic review. Reprod Biomed Online, 36（6）: 677−685.

BAI S, DU Q, LIU X, et al., 2018. The detection and significance of cystic fibrosis transmembrane conductance regulator gene promoter mutations in Chinese patients with congenital bilateral absence of the vas deferens. Gene, 672: 64−71.

BERKOVITZ A, MILLER N, SILBERMAN M, et al., 2018. A novel solution for freezing small numbers of spermatozoa using a sperm vitrification device. Hum Reprod, 33（11）: 1975−1983.

BOE-HANSEN G B, FORTES M R S, SATAKE N, 2018. Morphological defects, sperm DNA integrity, and protamination of bovine spermatozoa. Andrology,6（4）: 627–633.

CENTERS FOR DISEASE CONTROL AND PREVENTION, 2018. Sexually Transmitted Disease Surveillance 2017. Atlanta: U.S. Department of Health and Human Services.

CHELAGHMA N, OYIBO S O, RAJKANNA J, 2018. Normosmic idiopathic hypogonadotrophic hypogonadism due to a rare KISS1R gene mutation. Endocrinol Diabetes Metab Case Rep, pii: 18–0028.

CHOUDHRI Y, MILLER J, SANDHU J, et al., 2018a. Gonorrhea in Canada, 2010–2015. Can Commun Dis Rep, 44（2）: 37–42.

CHOUDHRI Y, MILLER J, SANDHU J, et al., 2018b. Chlamydia in Canada, 2010–2015. Can Commun Dis Rep, 44（2）: 49–54.

DAI R, PAN Y, FU Y, et al., 2018. Role of male genetic factors in recurrent pregnancy loss in Northeast China. Eur J Obstet Gynecol Reprod Biol, 224: 6–11.

DASHTI G R, NATEGHIAN Z, GOLSHAN IRANPOUR F, 2018. Effect of preservation of human semen sample at 4–6 and 25℃ on sperm motility. Cell Tissue Bank, 19（4）: 653–658.

DE SOUZA D A S, FAUCZ F R , PEREIRA-FERRARI L, et al., 2018. Congenital bilateral absence of the vas deferens as an atypical form of cystic fibrosis: reproductive implications and genetic counseling. Andrology, 6（1）: 127–135.

GAT I, LI N, YASOVICH N, et al., 2018. Sperm DNA fragmentation index does not correlate with blastocyst euploidy rate in egg donor cycles. Gynecol Endocrinol, 34（3）: 212–216.

HO J R, ARRACH N, RHODES-LONG K, et al., 2018. Pushing the limits of detection: investigation of cell-free DNA for aneuploidy screening in embryos. Fertil Steril, 110（3）: 467–475.

KÄNSÄKOSKI J, VAARALAHTI K, RAIVIO T, et al., 2018. New intronic Fibroblast Growth Factor Receptor 1（FGFR1）mutation leading to disrupted splicing and Kallmann syndrome. Hum Reprod, 33（2）: 328–330.

LU J C, JING J, CHEN L, et al., 2018. Analysis of human sperm DNA fragmentation index（DFI）related factors: a report of 1010 subfertile men in China. Reprod Biol Endocrinol, 16（1）: 23.

MAITHRIPALA S, DURLAND U, HAVELOCK J, et al., 2018. Prevalence and treatment choices for couples with recurrent pregnancy loss due to structural chromosomal anomalies. J Obstet Gynaecol Can, 40（6）: 655–662.

MIR J, FRANKEN D, ANDRABI S W, et al., 2018. Impact of weight loss on sperm DNA integrity in obese men. Andrologia, 50（3）: e12957.

MORENO I, CICINELLI E, GARCIA-GRAU I, et al., 2018. The diagnosis of chronic endometritis in infertile asymptomatic women: a comparative study of histology, microbial cultures, hysteroscopy, and molecular microbiology. Am J Obstet Gynecol, 218（6）: 602.e1–602.e16.

OLIVER V O, OTIENO G, GVETADZE R, et al., 2018. High prevalence of sexually transmitted infections among women screened for a contraceptive intravaginal ring study, Kisumu, Kenya, 2014. Int J STD AIDS, 2018: 956462418782810.

PÉREZ-IBAVE D C, BURCIAGA-FLORES C H, ELIZONDO-RIOJAS M Á, 2018. Prostate-specific antigen（PSA）as a possible biomarker in non-prostatic cancer: A review. Cancer Epidemiol, 54: 48–55.

SUN T C, ZHANG Y, LI H T, et al., 2018. Sperm DNA fragmentation index, as measured by sperm chromatin dispersion, might not predict assisted reproductive outcome. Taiwan J Obstet Gynecol, 57（4）: 493–498.

WORLD HEALTH ORGANIZATION, 2018. HIV/AIDS.（2018–07–19）http://www.who.int/news-room/fact-sheets/detail/hiv-aids.

ZHI E L, LIANG G Q, LI P, et al., 2018. Seminal plasma miR-192a: a biomarker predicting successful resolution of nonobstructive azoospermia following varicocele repair. Asian J Androl, 20（4）: 396–399.

ZHOU C, NIU Y, XU H, et al., 2018. Mutation profiles and clinical characteristics of Chinese males with isolated hypogonadotropic hypogonadism. Fertil Steril, 110（3）: 486–495.e5.

DAI L, LI Y, WANG Y, et al., 2019. A prostate-specific antigen electrochemical immunosensor based on Pd NPs functionalized electroactive Co-MOF signal amplification strategy. Biosens Bioelectron, 132: 97–104.

GREEN T, FLASH S, REISS A L, et al., 2019. Sex differences in psychiatric disorders: what we can learn from sex chromosome aneuploidies. Neuropsychopharmacology, 44（1）: 9–21.

GU C Y, HUANG Y Q, HAN C T, et al., 2019. Clinical significance of urine prostatic exosomal protein in the diagnosis of prostate cancer. Am J Cancer Res, 9（5）: 1074–1078.

HUSSAIN H M J, MURTAZA G, JIANG X, et al., 2019. Whole exome sequencing revealed a novel nonsense variant in the GNRHR gene causing normosmic hypogonadotropic hypogonadism in a Pakistani family. Horm Res Paediatr, 91（1）: 9–16.

HEIJNE J C M, VAN DEN BROEK I V F, BRUISTEN S M, et al., 2019. National prevalence estimates of chlamydia and gonorrhoea in the Netherlands. Sex Transm Infect, 95（1）: 53–59.

LAHRA M M, ENRIQUEZ R, GEORGE C R, 2019. Australian Gonococcal Surveillance Programme Annual Report, 2017. Commun Dis Intell（2018）, 43: 13.

TUPICKA-STOWIK A, GRZYWA R, LEPOROWSKA E, et al., 2019. Development and evaluation of an immunoglobulin Y-based ELISA for measuring prostate specific antigen in human serum. Ann Lab Med, 39（4）: 373–380.

NOH J J, RYU H M, OH S Y, et al., 2019. A two-year experience of non-invasive prenatal testing（NIPT）at an urban tertiary medical center in South Korea. Taiwan J Obstet Gynecol, 58（4）: 545–551.

PABÓN D, MESEGUER M, SEVILLANO G, et al., 2019. A new system of sperm cryopreservation: evaluation of survival, motility, DNA oxidation, and mitochondrial activity. Andrology, 7（3）: 293–301.

RODRIGO L, MESEGUER M, MATEU E, et al., 2019. Sperm chromosomal abnormalities and their contribution to human embryo aneuploidy. Biol Reprod, pii: ioz125. 101（6）: 1091–1101.

TKAC J, GAJDOSOVA V, HRONCEKOVA S, et al., 2019. Prostate-specific antigen glycoprofiling as diagnostic and prognostic biomarker of prostate cancer. Interface Focus, 9（2）: 20180077.

YEFIMOVA M, BOURMEYSTER N, BECQ F, et al., 2019. Update on the cellular and molecular aspects of cystic fibrosis transmembrane conductance regulator（CFTR）and male fertility. Morphologie, 103（341）: 4–10.

YIN L, TANG Y, PAN A, et al., 2019. The application of IL-10 and TNF-α in expressed prostatic secretions and prostatic exosomal protein in urine in the diagnosis of patients with chronic prostatitis. Medicine（Baltimore）, 98（33）: e16848.

SCIORIO R, TRAMONTANO L, CATT J, 2020. Preimplantation genetic diagnosis（PGD）and genetic testing for aneuploidy（PGT-A）: status and future challenges. Gynecol Endocrinol, 36（1）: 6–11.

曹先维，张鹤龄，1991. 生物素标记核酸探针的分子杂交技术及其应用. 病毒学杂志，6（1）: 1–14.

萨姆布鲁克，弗里奇，曼尼阿蒂斯，1992. 分子克隆实验指南［M］. 2 版. 金东雁，译. 北京: 科学出版社.

尹和平，张世荃，1992. 简述核酸分子杂交技术. 生物学通报（6）: 16.

孙永玉，王汉平，虎宝先，1993. 应用核酸分子杂交技术产前诊断早孕期先天性人巨细胞病毒感染. 中华医学遗传学杂志（3）: 171–172.

黄宇烽，1994. 实用精液细胞学彩色图谱. 南京: 东南大学出版社.

肖春花，王忠山，左文静，等，1994. 精子顶体酶活性检测新方法与临床应用. 男性学杂志，8（4）: 198–201.

易先平，1994. 核酸杂交技术及其在医学中的应用. 中国冶金工业医学杂志（6）: 374–375.

王毓平，1996. 核酸分子杂交技术及其应用. 井冈山医专学报（Z1）: 17–19, 7.

孙卓祥，张金萍，靳光娴，1998. 精浆超氧化物歧化酶 RIA 定量分析. 济宁医学院学报（3）: 31–32.

张金萍，张雷家，孟庆余，等，1999. 精浆超氧化物歧化酶与男性不育的关系分析. 济宁医学院学报（2）: 18–19.

中山医科大学病理学教研室，同济医科大学病理学教研室，1999. 外科病理学. 2 版. 武汉: 湖北科学技术出版社.

世界卫生组织，2001. 人类精液及精子－宫颈黏液相互作用实验室检验手册. 4 版. 北京: 人民卫生出版社.

孙伟，焦奎，张书圣，2001. 酶联免疫分析法研究进展. 青岛科技大学学报（自然科学版），22（3）: 209–214.

武传叶，2001. 120 例习惯性流产患者的抗卵巢抗体的检测. 齐齐哈尔医学院学报（6）: 621.

张凤翔，2001. 黄嘌呤氧化酶法测定血清中超氧化物歧化酶活力的影响因素. 云南医药（6）: 473–474.

李再新，孙素荣，张富春，2002. 免疫组织化学技术进展及在医学研究中的应用. 疾病预防控制通报，17（3）: 90–92.

刘小冬，2002. 基因芯片技术的临床检验医学应用及存在问题. 右江民族医学院学报，24（5）: 763–764.

陆海一，陆金春，胡毓安，等，2002. 考马斯亮兰染色法检测人精子形态和顶体反应. 中华男科学，8（3）：204-206.

沙桂华，林守清，2002. 女性生殖内分泌功能检测的方法学进展. 中国实用妇科与产科杂志，18（7）：441-443.

田振，郭周义，贾雅丽，2002. 时间分辨荧光免疫分析及其在临床检测中的应用. 激光生物学报，11（4）：290-295.

黄荷凤，2003. 现代辅助生育技术. 北京：人民军医出版社.

刘睿智，马淑敏，许宗革，等，2003. 精子顶体酶活性与精液常规参数的相关性. 吉林大学学报（医学版），29（1）：82-84.

中国实验室国家认可委员会，2003. 医学实验室　安全要求：GB19781—2005/ISO15190：2003，IDT. 北京：中国标准出版社.

中华人民共和国卫生部，2003. 人类辅助生殖技术规范.

中华人民共和国卫生部，2003. 人类精子库基本标准和技术规范.

中华人民共和国卫生部，2003. 微生物和生物医学实验室生物安全通用准则：WS 233—2002.

丁萍，关鲁雄，秦旭阳，等，2004. 尿酸检测方法及进展. 湖南人文科技学院学报（2）：7-9.

贾艳菊，陈叙，2004. mRNA 差异显示技术在妇产科领域的应用. 国际妇产科学杂志，31（5）：274-277.

焦奎，张书圣，2004. 酶联免疫分析技术及应用. 北京：化学工业出版社.

王书奎，周振英，2004. 实用流式细胞术彩色图谱. 上海：上海第二军医大学出版社.

徐开生，商学军，陈永刚，等，2004. 男性不育患者精浆尿酸的检测及临床意义初探. 中华男科学杂志，10（12）：900-906.

揭志军，罗勇，徐卫国，等，2005. 急性肺损伤患者血清中中性粒细胞弹性蛋白酶活性的变化. 中华急诊医学杂志，14（6）：497-499.

李刚，孙莹璞，2005. 流式细胞仪在辅助生殖技术中的应用. 国际生殖健康/计划生育杂志，24（6）：309-311.

李克，李伟，时永辉，等，2005. L-肉毒碱的生物学功能及其对男性生育的影响. 生命的化学，25（5）：380-382.

刘雅峰，郑克立，戴宇平，等，2005a. 精子顶体酶检测对男性不育症辅助诊断的价值分析. 中国优生与遗传杂志，13（5）：91-92.

刘雅峰，郑克立，戴宇平，等，2005b. 精浆精子结合抗体 IgG 对男性不育症患者精液参数的影响分析. 中国优生与遗传杂志，13（1）：104-105.

陆阳清，张明，卢克焕，2005. 流式细胞仪分离精子法的研究进展. 生物技术通报（3）：26-30.

佚名，2005. 精子 DNA 碎片检测试剂盒（荧光染色法）说明书. 苏食药监械生产许 20050026 号. 南京：南京欣迪生物药业工程有限责任公司.

辛暨丽，刘睿智，韩淑梅，等，2005. 精浆 α-糖苷酶和酸性磷酸酶活性与顶体酶活性的关系. 中华现代外科学杂志，2：97-98.

班艳丽，滕红，刘凤洁，等，2006. 抗滋养细胞膜抗原抗体水平与妊娠期高血压疾病的关系. 吉林大学学报（医学版），32（6）：1067-1070.

常新剑，任俊宏，2006. 放射免疫分析法原理及操作注意事项. 实用医技杂志，13（12）：2172-2173.

陈芳，陆金春，徐会茹，等，2006. 精浆酸性磷酸酶和 γ-L-谷氨酰转肽酶检测的比较及其与精液参数的相关性研究. 中华男科学杂志，12（10）：879-882.

李晶，刘睿智，2006. 白细胞精子症的研究进展. 中华男科学杂志，12（8）：730-732，736.

陆金春，陈芳，徐会茹，等，2006. 两种精浆酸性磷酸酶检测方法的比较与评价. 中华男科学杂志，12（8）：708-711.

商学军，王修来，黄宇烽，2006. 肉碱与男性生殖. 中华男科学杂志，12（8）：726-729.

魏小斌，白志明，2006. 精浆中性粒细胞弹性蛋白酶检测的临床应用. 中国热带医学，6（5）：896-899.

杨志尚，邢俊平，卢改莲，等，2006. 睾丸穿刺活检在卵浆内单精子注射辅助生育中的价值. 现代泌尿外科杂志（6）：338-340.

张丽珠，2006. 临床生殖内分泌与不育症. 2 版. 北京：科学出版社.

中华人民共和国卫生部医政司，2006. 全国临床检验操作规程. 3 版. 南京：东南大学出版社.

ROSAI J，2006. Rosai & Ackerman 外科病理学. 9 版. 回允中，译. 北京：北京大学医学出版社.

李克，李伟，黄宇烽，等，2007a. 精浆游离 L-肉毒碱水平及其与精子密度、活动率及活力的相关性研究. 中华男科学杂志，13（2）：143-146.

李克，李伟，黄宇烽，等，2007b. 精浆中游离 L- 肉碱水平与附属性腺生化指标的相关性研究. 中华男科学杂志，13（6）：507-510.

李克，李伟，时永辉，等，2007c.HPLC 法测定精浆 L- 肉毒碱的研究及其临床意义. 中华检验医学杂志，30（2）：153-156.

陆金春，徐会茹，黄宇烽，2007. 半自动生化分析仪检测精浆 α 葡糖苷酶活性的研究. 中华男科学杂志，13（9）：791-794.

卢卫国，周迎春，何静，2007. 精子膜表面 IgG 型抗精子抗体的检测应用. 实用医技杂志，14（25）：3448-3449.

马兰红，蔡霞，2007. 玻璃化法与程序化法冻融小鼠胚胎复苏及囊胚孵出情况的观察. 新疆医科大学.

孟冬娅，何莉，万楠，等，2007.2003—2006 年泌尿生殖道支原体感染流行病学及耐药性变异. 中国实验诊断学，11（6）：765-768.

邵淑娟，杨佩满，许广沅，等，2007. 实用电子显微镜技术. 长春：吉林人民出版社.

沈健，王浩飞，冯云，2007. 血清抑制素 B 水平对无精子症行附睾 / 睾丸诊断性穿刺结局的预测价值. 生殖与避孕，27：45-48.

张红烨，陆金春，张瑞生，等，2007. 精浆尿酸的检测及其与精液参数的相关性研究. 中华男科学杂志，13（11）：1016-1019.

ROWE P J, COMHAIRE F H,HARGREAVE T B, et al., 2007. 世界卫生组织男性不育标准化检查与诊疗手册. 李铮，张忠平，黄翼然，等译. 北京：人民卫生出版社.

常笑雪，黄鹏，张鑫，等，2008.109 例不孕妇女血清抗透明带抗体检测结果分析. 中国计划生育学杂志，16（10）：622-623.

郭绶胜，2008. 精液白细胞浓度与精浆尿酸及锌的相关性研究. 检验医学与临床，5（14）：845-846.

萨姆布鲁克，拉塞尔，2008. 分子克隆实验指南.3 版. 黄培堂，等译. 北京：科学出版社.

史庭燕，施惠娟，2008. 化学发光氧化应激检测在精液质量评价中的应用. 国际生殖健康 / 计划生育杂志，27（5）：302-304.

夏欣一，吴永明，侯宝山，等，2008.JC-1 单标法流式细胞术检测精子线粒体膜电位的研究. 中华男科学杂志，14（2）：135-138.

张思仲，2008. 提高我国疾病相关基因单核苷酸多态性研究的水平. 中华遗传学杂志，25（2）：125-128.

张小芳，金梅，2008.DDRT-PCR 技术研究进展. 安徽农学通报，14（20）：29-30.

张燕婉，叶珏，时那，等，2008. 蛋白质免疫印迹技术的实验研究. 实验技术与管理，25（10）：35-37.

赵洪鑫，袁瑶，华敏敏，等，2008. 用 Transgreen/PI 荧光复染法检测精子的存活率. 中国男科学杂志，22（4）：1-4.

邹淑花，宋东坡，张鹏，等，2008. 抗滋养细胞膜抗体、人绒毛膜促性腺激素抗体与体外受精 - 胚胎移植结局的关系. 生殖医学杂志，17（3）：175-177.

陈康，2009. 荧光免疫分析仪基本组成、原理及进展. 中国医疗设备，24（2）：57-59.

杜家菊，赵建飞，2009. 食品中柠檬酸检测方法的研究进展. 山东理工大学学报（自然科学版），23（5）：98-103.

付莉，冯卫，赵怡璇，等，2009. 卵巢早衰和不孕症患者血清中抗透明带抗体及 Th1/Th2 细胞因子的测定及意义. 中国妇幼保健，17（17）：2411-2413.

刘瑜，吴文苑，纪玲，等，2009. 精液黏度增高对混合抗球蛋白反应（MAR）检测结果的影响及对策. 生殖与避孕，29（11）：772-775.

陆金春，黄宇烽，张红烨，2009. 现代男科实验室诊断. 上海：第二军医大学出版社.

牛嗣云，王小杰，高禄福，等，2009. 睾丸生精功能局部调节因素的改变对衰老大鼠生精功能的影响. 中国老年学杂志，29：1469-1471.

王艳梅，2009. 睾丸 Sertoli 细胞在精子发生中的作用及辐射损伤. 中国组织工程研究与临床康复，13：3053-3056.

冼志勇，邹亚光，李飞，等，2009.538 例男性无精症睾丸活检的临床病理分析及临床意义. 南方医科大学学报，29（5）：1030-1031.

中国医师协会皮肤科医师分会临床诊疗指南委员会，2009. 生殖器疱疹临床诊疗指南（2009）. 中华皮肤科杂志，42（12）：877-878.

中华医学会，2009.临床诊疗指南辅助生殖技术与精子库分册.北京：人民卫生出版社.

周慧，2009.血清抑制素 B 在非梗阻无精子症患者中的应用.中国妇幼保健，24：3986-3988.

庄俊华，冯桂湘，黄宪章，等，2009.临床生化检验技术.北京：人民卫生出版社.

赵洪鑫，史庭燕，时伟丽，等，2009.应用化学发光法检测男性不育人群精液活性氧水平.中国男科学杂志，23（4）：14-17.

高健，2010.精液细胞学分析在诊断无精子症中的应用研究.东北师范大学.

谷守义，王刚，陈康宁，等，2010.精子发生阻滞不育患者睾丸病理特征.河北医药，32（17）：2317-2319.

韩茜，贺彩军，段丽，2010.精液白细胞含量与精液质量主要参数的关系.中国优生与遗传杂志，18（7）：121.

江苏省中西医结合学会生殖医学分会，2010.不孕不育诊疗流程手册.南京：南京大学出版社.

李红，杨学农，赵萌，等，2010.不育男性的精子 DNA 完整性与活性氧及尿酸的关系.中国计划生育学杂志，18（3）：149-151.

孙华宾，刘雅峰，刘燕，等，2010.男性不育者精浆及精子乳酸脱氢酶活性的研究.中华全科医学，8（8）：974.

王亚轩，杨书文，瞿长宝，等，2010.左旋肉碱治疗弱精子症患者的疗效观察.中华男科学杂志，16（5）：420-422.

应国华，2010.电镜技术与细胞超微结构.香港：香港现代出版社.

中华人民共和国卫生部，2010.医疗机构临床基因扩增检验实验室管理办法.

蔡文伟，毛金观，常永富，2011.精浆中性 α- 葡糖苷酶水平与精子质量相关性分析.浙江医学，33（11）：1678-1679.

郭欣，2011.生物透射电镜样品制备过程中常易遇到的问题以及解决办法.科技信息（20）：549-550.

江剑辉，2011.新生儿遗传代谢病串联质谱筛查和高危儿筛查：新筛及临床检验技术国际研讨会报告.广州：广州市新生儿筛查中心：3.

廖春盛，戴小波，李慎果，等，2011.精浆锌测定与男性不育的分析.中国医药导报，8（22）：86.

刘锋，丘映，邹彦，等，2011.精子与卵母细胞透明带结合对 ICSI 治疗结局的影响.生殖与避孕，31（1）：25-29.

刘雅峰，欧建平，徐艳文，等，2011a.经皮附睾或睾丸抽吸取精结合 ICSI 治疗无精子症.中国优生与遗传杂志，19（11）：103-104.

刘雅峰，欧建平，钟依平，等，2011b.不育男性精浆 / 精子乳酸脱氢酶活性检测及其临床意义.中国优生与遗传杂志，19（9）：113-114.

聂洪川，范立青，朱文兵，等，2011.初筛合格供精者体检时被淘汰的原因分析.中国现代医学杂志，21（7）：807-810.

世界卫生组织，2011.人类精液检查与处理实验室手册.5 版.北京：人民卫生出版社.

田国力，龚振华，王燕敏，2011.非衍生化串联质谱法检测酰基肉碱方法的应用.检验医学，26（9）：598-601.

王逢春，2011.抗卵巢抗体检测在不孕症诊断中的应用.医学理论与实践，24（17）：2098-2099.

王亚玲，2011.人工流产后继发性不孕妇女自身免疫抗体的变化.临床医学（1）：77-78.

吴晓娜，蒋红兵，2011.流式细胞术的工作原理及其临床应用.中国医疗设备，26（3）：91-93.

赵书涛，武晓东，王策，等，2011.流式细胞仪的原理、应用及最新进展.现代生物医学进展，11（22）：4378-4381.

中华人民共和国住房和城乡建设部，2011.生物安全实验室建筑技术规范：GB50346—2011.北京：中国建筑工业出版社.

陈玉珍，陈向红，阚文清，2012.活检穿刺枪在睾丸取精和睾丸活检术中的应用.现代医药卫生，28（9）：1344-1345.

解肖鹏，张雷，2012.时间分辨荧光免疫分析技术的研究进展.食品与药品，14（3）：203-206.

李敏，李凤华，杜晶，等，2012.实时超声弹性成像评估无精子症睾丸生精功能的初步研究.中国超声医学杂志，28（2）：163-166.

刘勇，肖玉芳，赵东，等，2012.人类精液一步熏蒸法冻融的实验研究.中华男科学杂志，18（3）：227-230.

陆金春，2012.精子形态学分析的标准化与质量控制.临床检验杂志，30（10）：834-836，841.

尚蕾，黄铠，曹妍群，等，2012.一种改良型的免疫印迹法.现代生物医学进展，12（32）：6368-6370.

王丁泉，2012.放射免疫分析技术的发展现状与展望.标记免疫分析与临床，19（4）：249-250.

杨勇骥，汤莹，叶熙亭，等，2012.实用生物医学电子显微镜技术.上海：第二军医大学出版社.

战思恩，2012.抗生殖免疫抗体与不孕不育相关性研究综述.标记免疫分析与临床，19（4）：251-253.

张劲丰，苏荣，庄健海，等，2012.封闭抗体与不良妊娠的相关性研究.国际检验医学杂志，33（24）：2949-2950.

丛玉隆，2013.实用检验医学.2版.北京：人民卫生出版社.

党连凯，陈生，王彤，等，2013.不育患者精子头部超微结构变化的电镜观察.生殖医学杂志，22（1）：48-52.

刘成玉，罗春丽，2013.临床检验基础.5版.北京：人民卫生出版社.

刘平，乔杰，2013.生殖医学实验室技术.北京：北京大学医学出版社.

陆金春，2013.精子形态学分析的是与非.中华男科学杂志，19（4）：291-295.

陆金春，卢坤刚，张红烨，等，2013a.全自动精浆 γ-L-谷氨酰转肽酶检测方法的建立及评价.中华男科学杂志，19（12）：1077-1081.

陆金春，岳茹倩，冯瑞祥，等，2013b.精子计数池深度对精子活力影响的实验研究.中华男科学杂志，19（9）：776-779.

陆金春，岳茹倩，冯瑞祥，等，2013c.精子计数板深度与精子浓度的关系研究.中国男科学杂志，27（12）：17-20，33.

汪克建，2013.医学电镜技术及应用.北京：科学出版社.

王廷华，刘佳，夏庆杰，2013.PCR理论与技术.3版.科学出版社.

熊承良，商学军，刘继红，2013.人类精子学.北京：人民卫生出版社.

许斌，2013.医院检验科建设管理规范.2版.南京：东南大学出版社.

杨根元，2013.实用仪器分析.4版.北京：北京大学出版社，2013.

尹彪，刘红杰，赵明，等，2013.精浆中锌、果糖和肉碱含量与精液参数的关系.中华男科学杂志，19（11）：1051-1053.

郑卫东，周茂华，2013.实用流式细胞分析技术.广州：广东科技出版社.

宁波赛克生物技术有限公司.酶分光光度法测定L-肉碱的方法：201310379341.2013-08-27.

佚名，2014.前列腺小体外泄蛋白（PSEP）检测试剂盒（酶联免疫法）使用说明书.产品标准编号：YZB/苏 0733-2014.苏州：昂科生物医学技术（苏州）有限公司.

陈宇琼，朱清峰，李国祥，等，2014.放射免疫分析与化学发光免疫检测应用对比及发展趋势.同位素，27（3）：188-192.

龚向东，岳晓丽，滕菲，等，2014.2000—2013年中国梅毒流行特征与趋势分析.中华皮肤科杂志，47（5）：310-315.

郭瑞莹，李玉山，王金先，2014.弱精子症患者精子中LDH-C4表达的变化.医药论坛杂志，36（9）：11-12.

胡向农，杨建军，杨关天，等，2014.前列腺小体外泄蛋白（PSEP）在慢性前列腺炎诊断中的临床应用价值研究.江苏省第十五次泌尿外科学学术会议.

黄国宁，2014.辅助生殖实验室技术.北京：人民卫生出版社.

李朝献，张志华，李好蓉，2014.分光光度法和原子吸收法测定精浆锌结果比较观察.现代检验医学杂志，29（2）：89-91.

李洪涛，李宏军，2014.医患沟通及其管理.中国医药科学，4（11）：145-148.

刘容菊，李志凌，周永翠，2014.Klinefelter综合征患者的助孕治疗研究进展.医学综述，20（19）：3559-3561.

刘新星，2014.流式细胞术在细菌快速检测中的应用.微生物学通报，41（1）：161-168.

邵淑娟，郝立宏，2014.电子显微镜技术在医学领域的应用.沈阳：辽宁科学技术出版社.

孙莉，武军驻，2014.抗精子抗体引起不孕不育的机制研究.检验医学与临床，（1）：109-110.

谭艳，2014.Y染色体微缺失与男性不育.湖北医药学院学报，33（3）：197-203.

王炳海，方庆全，叶美华，2014.免疫组织化学在病理学的应用.齐齐哈尔医学院学报，35（3）：429.

王小亮，傅更锋，还锡萍，等，2014.江苏省 2006—2011 年生殖道沙眼衣原体感染的流行病学特征分析.中华疾病控制杂志，18（3）：271-273.

吴长有，2014.流式细胞术的基础和临床应用.北京：人民卫生出版社.

吴正沐，陆湘，吴煜，等，2014.辅助生殖治疗中染色体多态性对妊娠结局的影响.上海交通大学学报（医学版），34（8）：1210-1219.

杨军，康安静，苏宝山，等，2014.免疫组织化学检测结果判读进展.中华临床医师杂志（电子版），8（20）：3699-3703.

张爱英，尹成增，赵元顺，等，2014.蛋白芯片研究进展.中国医学装备，（BO8）：97-98.

张红烨，陆金春，卢坤刚，等，2014.精浆 α 葡糖苷酶全自动检测方法的建立及评价.中华男科学杂志，20（10）：886-889.

中国疾病预防控制中心性病控制中心，中华医学会皮肤性病学分会性病学组，中国医师协会皮肤科医师分会性病亚专业委员会，2014. 梅毒、淋病、生殖器疱疹、生殖道沙眼衣原体感染诊疗指南（2014）. 中华皮肤科杂志，47（5）：365-372.

邹仲之，李继承，2014. 组织学与胚胎学. 8 版. 北京：人民卫生出版社.

昂科生物医学技术（苏州）有限公司. 一种前列腺小体外泄蛋白抗原及其抗体与应用：201410074972.5. 2014-03-03.

DE JONGE C J, BARRATT C L R, 2014. 精子细胞：生成 成熟 受精 再生. 李铮，陈苏红，何祖平，主译. 上海：上海科学技术文献出版社.

白双勇，王剑松，赵庆华，2015. 男性不育患者精子线粒体膜电位检测结果分析. 中国生育健康杂志，26（6）：555-558.

曹云霞，2015. 人类生育力保存. 北京：人民卫生出版社.

陈玉清，方瑞丽，罗苑娜，等，2015. CD138 对不孕合并慢性子宫内膜炎的诊断价值及其相关因素分析. 中山大学学报（医学科学版），36（4）：569-573.

龚向东，岳晓丽，蒋宁，等，2015. 2000—2014 年中国淋病流行特征与趋势分析. 中华皮肤科杂志，48（5）：301-306.

李宏军，曹兴午，2015. 精液检测中临床医生与检验技师的互动. 中华男科学杂志，21（5）：387-390.

李宏军，黄宇烽，2015. 实用男科学. 2 版. 北京：科学出版社.

李相新，江润昌，文海军，等，2015. 封闭抗体和抗心磷脂抗体与复发性自然流产的相关性研究. 血栓与止血学，21（3）：597-599.

李铮，黄煜华，李朋，等，2015. 应加强男性不育的规范化诊疗. 中华医学杂志，95（36）：2897-2899.

刘耀华，2015. 乳酸脱氢酶 C4 活性检测及其与男性不育的关系. 福州：福建医科大学.

陆金春，2015a. 精子 DNA 损伤的相关因素研究进展. 中华男科学杂志，21（8）：675-680.

陆金春，卢坤刚，张红烨，等，2015a. 全自动精浆锌检测方法的建立及评价. 中国男科学杂志，29（2）：31-35.

陆金春，2015b. 精子 DNA 损伤检测的临床应用价值及面临的问题. 中华医学杂志，9（36）：2989-2993.

陆金春，卢坤刚，张红烨，等，2015b. 精浆果糖速率检测法的初步评价. 临床检验杂志，33（1）：6-8.

《男性生殖遗传学检查专家共识》编写组，2015. 男性生殖遗传学检查专家共识. 中华男科学杂志，21（12）：1138-1142.

欧珊，欧惠，唐斌，等，2015. 反复流产夫妇的染色体异常及多态性分析. 实用妇产科杂志，31（5）：376-379.

双卫兵，章慧平，2015. 男性生殖道疾病与生育调节技术. 北京：人民卫生出版社.

唐文豪，张洪亮，刘德风，等，2015. 非梗阻性无精子症患者睾丸穿刺结果和 Johnsen 评分、激素、年龄的相关性研究 // 第十次全国中西医结合男科学术大会、第六届广西中医、中西医结合男科学术大会、全国中西医结合男科疾病诊疗新进展学习班论文集. 武夷山，中国中西医结合学会男科专业委员会.

王文倩，魏颖，王宇，等，2015. 蛋白免疫印迹法检测小分子蛋白的实验条件优化研究. 现代生物医学进展，15（7）：1230-1232.

吴惠，孟宇宏，路平，等，2015. WT-1、AR 和 Ki-67 在睾丸穿刺活检组织病理诊断中的应用. 临床与实验病理学杂志，31（8）：846-849.

曾燕，张娇，陈艳华，等，2015. 前列腺小体外泌蛋白 ELISA 检测方法的建立和初步评价. 实用医药杂志，32（10）：885-888.

张小松，2015. 男性无精症睾丸活检的临床病理分析及临床意义. 医学信息，28（7）：281-282.

中国中西医结合学会男科专业委员会，2015. 男性不育症中西医结合诊疗指南. 中国中西医结合杂志，35（9）：1034-1038.

鲍芸，肖艳群，王华梁，2016. 高通量测序技术在无创产前筛查中的临床应用及研究进展. 检验医学，31（6）：541-545.

陈彩萍，冯志奇，宋壮，等，2016. 蛋白免疫印迹法同时检测大、小分子蛋白的实验条件改进. 现代生物医学进展，16（24）：4618-4621.

陈振文，2016. 辅助生殖男性技术. 北京：人民卫生出版社.

《非淋菌性尿道炎病原学诊断专家共识》编写组，中华医学会男科学分会，2016. 非淋菌性尿道炎病原学诊断专家共识. 中华男科学杂志，22（11）：1038-1043.

韩璐好，陈晓丹，蒋玮莹，2016. 无创产前检测的发展过程. 中国优生与遗传杂志，24（7）：4-5.

胡芷洋，郭辉，2016. 无创产前检测筛查胎儿微缺失微重复综合征阳性病例的临床分析. 中国产前诊断杂志（电子版），8（1）：14-18.

黄伟伟，卢建，董云巧，等，2016. 应用 aCGH 技术建立胚胎植入前遗传学筛查. 中国产前诊断杂志（电子版），8（3）：21-24.

纪晓方，李丽英，常娜，2016. 高内涵分析及 Western blotting 法在蛋白质核质分布研究中的应用及比较研究. 首都医科大学学报，37（5）：616-620.

姜永辉，孔伟，宦晴，等，2016. 105 例染色体多态性患者辅助生殖妊娠结局分析. 生殖医学杂志，25（4）：320-324.

柯昊坚，杨斌，2016. 2015 年美国 CDC 生殖器疱疹治疗指南解读. 中国皮肤性病学杂志，30（5）：530-533.

李铸衡，刘霞，刘殿骏，等，2016. 蛋白质微阵列芯片在临床分析中的应用. 应用化学，33（11）：1253-1264.

刘继红，王涛，2016. 重视非梗阻性无精子症的诊治. 临床泌尿外科杂志，31（4）：293-296.

马芳芳，王厚照，2016a. 女性不孕患者抗苗勒管激素、抗子宫内膜抗体和抗卵巢抗体检测分析. 中国优生与遗传杂志（7）：106-107.

邵雪峰，李晓君，刘锋，等，2016a. NIH-Ⅲb 型前列腺炎患者尿液前列腺小体外泄蛋白的测定及诊断评价. 现代泌尿外科杂志，21（11）：861-863.

马芳芳，王厚照，2016b. D-二聚体和抗心磷脂抗体与反复自然流产的关系研究. 中国优生与遗传杂志（3）：77-78.

邵雪峰，薛波新，2016b. NIH-Ⅲa 型前列腺炎患者前列腺小体外泄蛋白的测定及诊断评价. 苏州大学.

谢美娟，邓权衡，邓红辉，等，2016. 应用下一代测序技术对 α 地中海贫血进行胚胎植入前遗传学检测. 分子诊断与治疗杂志，8（6）：367-374.

徐淑屏，占葆娥，2016. 男性不育患者精液质量与精子顶体酶活性关系分析. 中华男科学杂志，12（5）：439-440.

岳晓丽，龚向东，滕菲，等，2016. 2008—2015 年中国性病监测点生殖道沙眼衣原体感染流行特征分析. 中华皮肤科杂志，49（5）：308-313.

张岱，刘朝晖，2016. 生殖道支原体感染诊治专家共识. 中国性科学，25（3）：80-82.

张剑波，尹国良，徐新蓉，等，2016. 男性泌尿生殖道支原体和衣原体感染对精液质量影响与不育关系分析. 中国优生与遗传杂志，24（2）：120-121.

张婧，程培华，2016. 生殖器疱疹的研究及治疗进展. 中国性科学，25（12）：79-81.

张艳皎，2016. 不孕不育妇女自身免疫抗体的研究. 大家健康（学术版），10（14）：176.

中国疾病预防控制中心，2016. 全国艾滋病检测技术规范（2015 年修订版）. 中国病毒病杂志，6（6）：401-427.

中国疾病预防控制中心性病艾滋病预防控制中心，2016. 中国每万人中 6 人感染艾滋有 3 成感染者未被发现.（2016-11-03）. http://www.chinaaids.cn/yqjc/yqgj/201611/t20161103_135321.htm.

曹兴午，徐晨，李宏军，等，2017. 精液脱落细胞学与睾丸组织病理学. 2 版. 北京：北京大学医学出版社.

段春波，陆群，曾燕，等，2017. 前列腺小体与前列腺疾病的关系. 中华老年医学杂志，36（1）：102.

福建省海峡两岸精准医学协会 HPV 感染疾病专业委员会，2017. HPV 感染疾病相关问题专家共识（2017）. 医学研究生学报，30（12）：1238-1241.

梁祺，2017. 抗精子抗体和抗子宫内膜抗体与不孕不育相关性分析. 临床医学研究与实践（4）：125-126.

陆金春，2017. 我国男科实验室精液分析现状与应对策略. 中华临床实验室管理电子杂志，5（2）：65-70.

马开慧，陈婷婷，应菲菲，2017. 抗心磷脂抗体与抗子宫内膜抗体在反复自然流产中的诊断分析. 检验医学与临床，14（20）：3083-3085.

佚名，2017. 精子 DNA 碎片检测试剂盒（精子染色质扩散法）说明书. 苏械注准 20172400755. 2017-05-22. 南京：南京欣迪生物药业工程有限责任公司.

石碧炜，崔龙，叶晓群，等，2017. 胚胎冻融对卵裂期行植入前遗传学诊断或筛查后可移植胚胎临床结局的影响. 浙江大学学报（医学版），46（3）：295-299.

石瑛，路璐，王云凤，等，2017. 反复自然流产与封闭抗体相关性的 Meta 分析. 中国实验诊断学，21（7）：1195-1198.

松迪，印惠荣，张慧琴，等，2017. 染色体多态性不影响体外受精胚胎移植技术的生殖结局. 第二军医大学学报，38（7）：836-841.

王宏吉，曾晓玲，赵淑云，2017. 无创 DNA 检测临床应用的研究进展. 实用妇科内分泌杂志，4（30）：22-23.

王家雄，史轶超，2017. 支原体和衣原体感染对男性生殖的影响. 中华男科学杂志，23（2）：183-188.

王瑞，2017. 雌二醇、孕酮、抗人绒毛膜促性腺激素抗体联合检测在不孕症诊断中的应用. 实用妇科内分泌杂志（26）：131-132.

魏哲文，杨竣，王涛，等，2017. 人类精子冷冻保存技术的研究进展. 临床泌尿外科杂志，32（12）：923-925.

吴斌，冉丹，王娟，等，2017. 不同冻贮载体在人类微量精子冷冻保存技术中的应用效果. 国际生殖健康 / 计划生育杂志，36（6）：457-462.

吴彤华，余姝毅，陈聪，等，2017. 复发性流产慢性内膜炎患者内膜免疫细胞的变化. 生殖医学杂志，26（12）：1165-1170.

杨志超，杨建军，曾燕，等，2017. 前列腺小体外泄蛋白（PSEP）在慢性前列腺炎诊断中的临床应用. 东南大学学报（医学版），36（5）：800-803.

中华医学会男科学分会，2017. 中国男科疾病诊断治疗指南与专家共识（2016 版）. 北京：人民卫生出版社.

朱伟杰，2017. 抗精子抗体介导不育的再认识. 中华生殖与避孕杂志，37（1）：5-9.

安娜，郭长青，2018. 应用基因芯片研究针刺人迎穴对 SHR 大鼠下丘脑基因表达谱的影响. 北京：北京中医药大学.

戴钰，蒋丽华，黄肖孝，2018. 免疫性不孕患者抗心磷脂抗体、抗卵巢抗体和抗精子抗体的检测价值. 实用妇科内分泌杂志（电子版），5（35）：105-106.

高颖，李艳辉，黄佳语，2018. 妇科肿瘤与生育力保护及保存. 生殖医学杂志，27（4）：293-298.

韩慕天，程洪波，王家雄，等，2018. 不孕女性生殖道 UU,CT,NG 和 MG 感染状况分析及不同检测方法结果比较. 现代检验医学杂志，33（1）：137-140.

贺慧颖，饶秋，赵明，等，2018. 泌尿及男性生殖系统肿瘤病理诊断免疫组化标志物选择专家共识. 临床与实验病理学杂志，34（3）：237-243.

黄荷凤，2018. 实用人类辅助生殖技术. 北京：人民卫生出版社.

邹艳荣，贺占举，王晟，等，2018. 梗阻性与非梗阻性无精子症患者行卵胞浆内单精子注射结局的比较. 中国实用妇科与产科杂志，34（2）：203-208.

刘亚敏，苏锦敏，2018. 免疫不孕症患者外周血 Th1、Th2 细胞因子与血清 AhCGAb、AsAb、AoAb 相关抗体的关系. 检验医学与临床（8）：1140-1142，1146.

陆金春，2018a. 应规范男科实验室的检测项目. 中华医学杂志，98（46）：3789-3791.

陆金春，2018b. 精液生化指标的全自动检测及临床应用. 中华男科学杂志，24（4）：291-296.

陆金春，李铮，夏术阶，2018. 中国男性生育力规范化评估专家共识. 北京：中国医药科技出版社.

皮自信，隗洪进，林秋花，等，2018. 无创产前检测在妊娠期临床应用中的研究进展. 中国优生与遗传杂志，26（4）：3-5.

王卉，徐贵成，王洋，2018. 免疫组织化学技术在临床中的应用及进展. 检验医学与临床，15（14）：156-159.

胥振国，蔡玉华，2018. PCR 技术在疾病基因检测方面应用进展. 齐齐哈尔医学院学报，39（21）：64-67.

朱婵婵，2018. 基因芯片筛选结直肠癌转移肿瘤干细胞分子标记物的研究. 济南：山东大学.

朱文标，黄政城，卢善明，2018. 无精症患者睾丸穿刺活检的临床病理类型及意义. 海南医学，29（20）：2847-2849.

朱晓芳，张海燕，何丽，等，2018. 抗心磷脂抗体及抗子宫内膜抗体与复发性流产的关系探讨. 重庆医学，47（2）：249-251.

陈欢，吴畏，2019. 胚胎植入前遗传学检测技术的发展及临床应用. 国际生殖健康 / 计划生育杂志，38（4）：300-304.

王闪闪，2018. 放射免疫分析对提升核医学科综合实力的重要意义. 标记免疫分析与临床，25（2）：286-288.

赵洪雨，曾亮，2018. 免疫组织化学标志物在髓母细胞瘤分子分型中的研究进展. 肿瘤防治研究，45（4）：247-252.

中华人民共和国国家卫生和计划生育委员会，2018. 生殖器疱疹诊断：WS/T236—2017.

中华人民共和国国家质量监督检验检疫总局，中国国家标准化管理委员会，2018. 实验室　生物安全通用要求：GB 19489—2008 北京：中国标准出版社.

中华人民共和国国务院，2018. 病原微生物实验室生物安全管理条例（2018 修订版）.

唐运革，张欣宗，陆金春，2019. 实用辅助生殖男科实验室技术. 广州：广东科技出版社.